323 Immers Kd + 256
338 Focuswechsel
339 Emotion. Ausdruck

Lotte Hartmann-Kottek

Gestalttherapie

Unter Mitarbeit von Uwe Strümpfel

Mit 39 Abbildungen und 8 Tabellen

Illustrationen von Lotte Hartmann-Kottek

Springer

Dr. Lotte Hartmann-Kottek
Eichholzweg 8 a
34132 Kassel
E-mail: Lotte.Hartmann-Kottek@t-online.de
Homepage: www.Lotte.Hartmann-Kottek.de

Unter Mitarbeit von
Dr. Uwe Strümpfel
Nollendorfstr. 13–14
10777 Berlin
E-mail: Struempfel@t-online.de

ISBN 3-540-20163-7 Springer-Verlag Berlin Heidelberg New York

Bibliografische Information Der Deutschen Bibliothek
Die Deutsche Bibliothek verzeichnet diese Publikation in der Deutschen Nationalbibliografie; detaillierte bibliografische Daten sind im Internet über <http://dnb.ddb.de> abrufbar.

Springer-Verlag ist ein Unternehmen von Springer Science+Business Media

springer.de

Planung: Dr. Svenja Wahl, Renate Scheddin, Heidelberg
Lektorat: Miriam Geißler, Neuss
Desk-Editing: Michael Barton
Einbandgestaltung: deblik Berlin
Layout: deblik Berlin
Satz: K + V Fotosatz, Beerfelden

Gedruckt auf säurefreiem Papier 26/3160SM – 5 4 3 2 1 0

Vorwort

Wie kommt es, dass sich gerade in dieser Zeit wieder vermehrt das Interesse auf Gestalttherapie, als eines der bekanntesten, erlebnisorientierten Verfahren richtet?

Der offizielle Status, zumindest in Deutschland, spricht eher gegen die obige Beobachtung. Gestalttherapie hat sich zunächst nicht oder nur wenig längs der mental geleiteten, universitären und offiziell wissenschaftlichen Schiene verbreitet, was zum Teil an ihrer speziellen Bedeutungszuweisung lag, nämlich an der Priorität der individuellen, spontanen, kreativen und emotionsgeleiteten Veränderungsprozesse im Hier und Jetzt. Zum Teil mag es auch an den Menschen und deren Lebensprioritäten liegen, die sich vom gestaltischen Vorgehen angezogen fühlen. Schlicht gesprochen, engagierte Gestalttherapeuten sind eher ausnahmsweise gleichzeitig auch dokumentationsfreudige Forscherköpfe, die bereit sind, sich um eines Forschungsdesigns willen in ihren Möglichkeiten einzuengen. Zum Glück gibt es inzwischen diese »Ausnahmen« auch.

Gestalttherapie, wie auch manche ihrer humanistischen »Geschwister«, hat sich vielmehr unter der Hand bei den engagierten, praxisbezogenen Psychotherapeuten »an der vorderen Front« verbreitet und wurde oft als »heißer, kollegialer Tipp« und als wirksames Handwerkszeug weiterempfohlen. Bei dieser interessierten Kollegengruppe hatte ein großer Teil bereits eine Psychotherapie-Aus- oder Weiterbildung in einem der Regelverfahren abgeschlossen. Auch in psychotherapeutisch-psychosomatischen Großkliniken mit Abteilungen unterschiedlicher Methodenpräferenz kam es unter den Klinikassistenten oft zu vergleichenden Einschätzungen und zu einer Neugier, humanistische Verfahren kennen lernen zu wollen.

So hat die Gestalttherapie aufgrund ihrer Faszination die unterschiedlichsten Verbreitungswege gefunden, ungeachtet der Mauern berufspolitischer und schulenspezifischer Abgrenzungen. Ihre methodischen Aspekte tauchen oft in Variation, in »Verdünnungsform«, als Versatzstück, in einem neuen Beziehungsverständnis und/oder anderen Etiketten auf. Nach meiner Beobachtung haben im Laufe der letzten 3 Jahrzehnte die verinnerlichten, humanistischen Aspekte inoffiziell und fast unbemerkt sowohl die kognitiv-behavioralen als auch die psychodynamischen Verfahren von innen her verwandelt und dadurch – neben der direkten Auseinandersetzung miteinander – einander angleichen geholfen.

Das Erfahrungswissen über die hohe Effektivität der Gestalttherapie ist in den letzten 20 Jahren, also mit einer gewissen zeitlichen Verzögerung, auch wissenschaftlich bestätigt worden. Die Forschungsergebnisse werden in Kap. 11 von Dr. phil. Uwe Strümpfel, Berlin, mit hoher Kompetenz dargestellt. Ich sage ihm an dieser Stelle meinen großen und herzlichen Dank, dass er diese mühevolle Aufgabe übernommen und hier seine speziellen Kenntnisse über den aktuellen Stand der humanistischen Forschung, speziell der Gestalttherapie, auch über ihre zwischenschulischen Vergleiche, eingebracht hat. Er kommt auch bei der Zweitsicht von früheren Metaanalysen zu korrekturbedürftigen Bewertungen.

Ein neuer Interessensschub an den erlebnisorientierten Verfahren, speziell an der Gestalttherapie, ist durch die Emotions- und durch die neurobiologische Forschung in der letzten Dekade aufgekommen. Dabei steht die neuronale Plastizität im Mittelpunkt des Interesses. Belastende Erlebnisspuren werden dann modifiziert, wenn sie ausreichend lebensecht wieder aufgegriffen und dann – mithilfe der Chancen eines therapeutischen Schutzraums – mit emotional verändertem Kontext im Erleben weiter verändert werden können.

Dies steht im Fokus der Gestalttherapie und dürfte einer der Gründe ihrer besonderen Wirksamkeit sein.

Mein Dank gilt all denen, die mir förderlich und mitmenschlich auf meinem Lebensweg begegnet sind, meine Familie, viele meiner Lehrer aus den verschiedensten Bereichen, meine »guten« und meine schwierigeren Freunde, Kollegen, Mitarbeiter, Kandidaten und Patienten, die mich an ihren Welten, ihren Veränderungsschritten und ihrer Freude darüber haben teilnehmen lassen.

Konkret danke ich bei der Entstehung dieses Buches für die gute und verständnisvolle Zusammenarbeit mit den Mitarbeiterinnen im Lektorat des Springer-Verlags: Frau R. Scheddin, Frau Dr. phil. S. Wahl und Frau Dipl.-Psych. M. Geißler, sowie meinem hilfsbereiten EDV-Berater, Herrn Jörn Fischer.

Lotte Hartmann-Kottek

Kassel, im März 2004

Inhaltsverzeichnis

Einleitung und Vordialog

Quintalog 1 – 4

Martin Buber (I and Thou): »Am Anfang war Beziehung.«

Seien Sie herzlich willkommen geheißen bei diesem Versuch, den Gestalt-Ansatz zu skizzieren, die gestalttherapeutische Vorgehensweise lebendig erfahren zu lassen, die Vielfalt der Anwendungsfelder zu berühren und den geistigen Hintergrund dazu zu beleuchten. Es wird natürlich eine subjektive Auswahl von all den vielen Möglichkeiten sein, das Thema anzugehen, eine Auswahl, die meine gut 30-jährige, therapeutische Erfahrung, meine Faszination mancher theoretischer Aspekte und auch meinen speziellen Werdegang spiegelt. Das Ganze aber ist sicher umfangreicher und größer, als ich es zu fassen vermag.

Zum Erscheinungsbild: Normalerweise werden meistens Kinderbücher, im Allgemeinen nicht aber wissenschaftliche Bücher illustriert. Ich möchte es dennoch wagen. Das Ineinandergreifen von verbalen und nonverbalen Kommunikations- und Ausdrucksformen gehört zum Wesen der Gestalttherapie. Vieles davon ist aufgrund der Buchform ohnehin nicht möglich: Wir können uns weder zurufen, in die Augen sehen, die Hand auf die Schulter legen oder aus dem Augenblick unserer momentanen Befindlichkeit heraus ein »Experiment«, wie z. B. ein Begegnungsspiel entstehen lassen, das unsere Beziehung spiegelt. So erlauben wir uns, aus der nonverbalen Ausdruckspalette immer mal wieder zwischendurch ein paar skizzenhafte Kritzeleien hinzuzunehmen, so unvollkommen sie auch sein mögen. Für Gestaltbücher gehört dies allerdings eher zur Tradition. Ferner werden manche Passagen in Form freier Rhythmen oder in Gedichtform gefasst sein. Auch das steht in der Tradition der Gestalttherapie. Schließlich gibt es durch das ganze Buch hindurch einen wiederkehrenden Dialograum für einen imaginierten, kleinen Leser- und Diskutantenkreis, in dem es umgangssprachlicher und assoziativ gelockerter zugehen darf. Dieser mag auch immer wieder etwas von der unbeschwerten Heiterkeit spiegeln, die bei all der ernsthaften Arbeit – vielleicht auch gerade deswegen – für die therapeutische Gestaltarbeit so typisch ist.

Der Wert und Sinn, sinnliche Komponenten in die Darstellungsform eines Lehrbuches miteinzubeziehen, begründet sich nicht nur aus der spezifischen Tradition der Gestalttherapie, sondern erhält auch Unterstützung durch die neuesten Forschungsergebnisse der Neurobiologie. Die Engrammierung von Neuerfahrungen und die plastische, neuronale Umgestaltung benötigen Informationen mit möglichst direktem, subjektiv bedeutsamen, sensorischen Zufluss.

Das Buch möchte Sie zu Quervernetzungen zwischen Ihren bildhaft-kreativen und Ihren kognitiv-analysierenden Fähigkeiten einladen. Es möchte die Lust erhöhen, über die »Brücken« zwischen Ihren verschiedenen inneren Welten zu schlendern, sie zu genießen, um schließlich »Ihre Welt« immer mehr als ein Ganzes zu erleben.

Somit: willkommen auf den Brücken! (◘ Abb. 1).

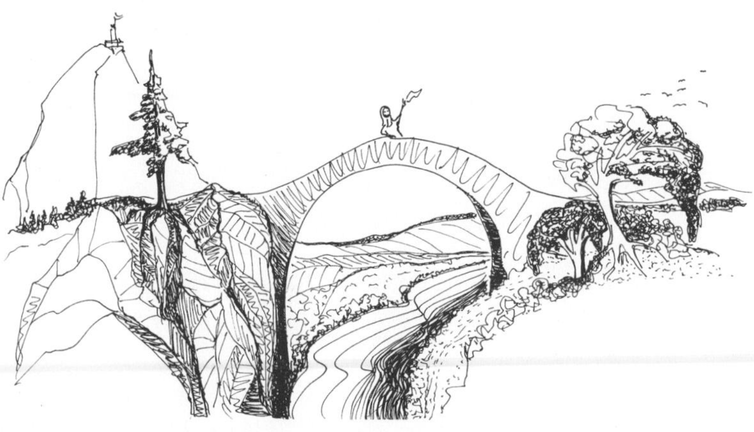

◘ **Abb. 1.** Brücke

Vordialog

Lieber Leser, liebe Leserin!

Sie sitzen vor meinem geistigen Auge mir gegenüber, neugierig, begeisterungsfähig, aber auch kritisch und mit einer guten Portion »gesundem Menschenverstand« versehen. Ich nenne Sie **Mark Müller** und **Angela Schmidt.** Sie sind vielleicht etwa so alt, wie ich es damals war, als ich erstmals mit der Gestalttherapie in Berührung kam, also Anfang/Mitte Dreißig, sind offen, in gutem Sinne neugierig und auf der Suche nach einem Weg, der zu Ihnen passt.

Und dann gibt es noch einen Kollegen im Hintergrund, Herrn **Stefan Kunzelmann.** Er hat sich in der Forschung verdient gemacht, ist schon einiges älter und beobachtet eine Sache zuerst sehr genau, bevor er sich auf sie, wenn überhaupt, näher einlässt. Dann aber richtig. Etliche Jahre hatte er sich intensiv der Verhaltenstherapie zugewandt, die seinem Bedürfnis nach kognitiver Transparenz am ehesten entsprach. Er vertrat sie mit innerer Überzeugung und hatte gute Ergebnisse, auf die er stolz sein konnte. Aber immer mal wieder schien etwas zu fehlen. Und er fragte sich dann, ob das an ihm, an der Vorgehensweise oder an beidem lag.

Immer wieder mal taucht auch noch in der zweiten Reihe eine ziemlich therapieerfahrene, ältere Kollegin auf, Frau **Gudrun Heimerath**, die, trotz relativ guter Behandlungserfolge in ihrer tiefenpsychologisch/psychoanalytisch orientierten Praxis, an bestimmten Stellen ein gelegentliches Unbehagen registriert und dabei die Hoffnung nicht aufgegeben hat, etwas im therapeutischen Umgang und beim methodischen »Handwerkszeug« verbessern zu können.

Ich bin meinerseits neugierig, wie es kommt, dass Sie mir gegenüber sitzen, innerlich mit mir reden und welches Interesse Sie dazu bewogen hat, in dieses Buch hineinzuschauen. (In meinem Inneren verdichten sich dabei die weit über tausend Kolleginnen und Kollegen der letzten 2 bis 3 Jahrzehnte, die sich bei mir zu Einführungskursen und Seminaren in Gestalttherapie eingefunden hatten, zu einigen markanten Profilen, die ich eindrucksvoll finde.)

Da wir mit mir zusammen 5 »Personen« sind, wenn wir uns miteinander unterhalten, was wir uns zwischendurch gönnen wollen, wenn uns danach ist, möchte ich vorschlagen, dass wir unseren lockeren Gedankenaustausch »Quintalog« nennen. Zuerst möchte ich Sie aber persönlich begrüßen.

Quintalog 1

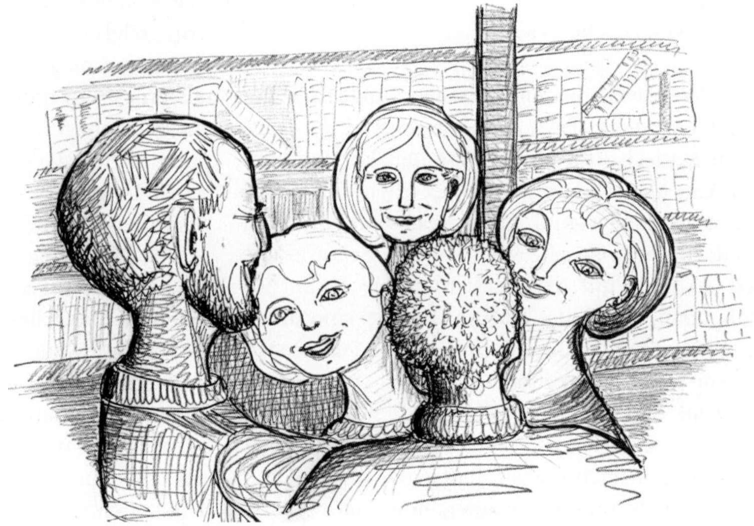

»Frau **Heimerath** Sie haben Ihre Motivation schon angesprochen. Ich drücke Ihnen meinen Respekt dafür aus, dass sie trotz Ihrer doch relativ bewährten und vertrauten Vorgehensweisen in Ihrer Psychotherapie-Praxis und trotz Ihrer bisherigen, langjährigen Therapieausbildungen, offen geblieben sind für neue Wege, sofern sie mit diesen überzeugende Erfahrungen machen. Sie betonen, wie wichtig Ihnen immer schon die persönliche Ebene und die zwischenmenschlichen, sozialen und familiären Verhältnisse Ihrer Patienten gewesen sind.

Herr **Kunzelmann**, ich schätze es, dass und wie Sie sich verpflichtet fühlen, zuerst alles vorurteilslos zu überprüfen, was auf Sie zukommt, und zu sehen, ob es den rationalen Wissenschaftskriterien standhält, die Sie sich erarbeitet haben. Gleichzeitig zeigen Sie sich auch als einer, der den Mut hat, sich dafür zu interessieren, wie sehr unsere Wissenschaft an ihren heutigen Erkenntnisgrenzen um neues Verstehen ringt und dabei das Risiko eingeht, unter Umständen das bisher sicher Geglaubte wieder relativiert zu sehen. Ganz früher einmal hatten Sie Umbrüche im Wirklichkeitsverständnis derart irritiert, dass Sie Ihr Physikstudium an den Nagel hängten, sich dann eine Zeitlang in der Medizintechnik umsahen und zuletzt mit einem großen Sprung in der Psychotherapie gelandet sind. Ein langer Weg. Aber gerade deshalb: willkommen an Bord!

Mark, bei Ihnen erlebe ich noch viel grundsätzliche Neugier, ganz allgemein und auch auf das, was heute abseits der ausgetreteneren Pfade liegt, ferner den Wunsch und das Zutrauen, über den eigenen Weg selbst entscheiden zu wollen und zu können. Vielleicht spielt auch etwas Lustangst eine Rolle, da Sie gerüchteweise etwas von der ehemaligen Rolle der Gestalttherapie als das »enfant terrible« der Psychotherapie-Szene und von dem Ruf eines schillernden Faszinosum der 70er-Jahre gehört hatten. Außerdem sehe ich Ihr Gesicht immer auch dann aufleuchten,

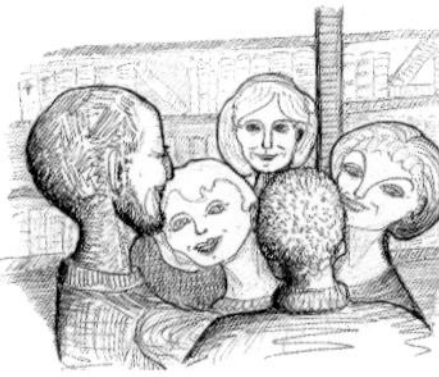

wenn es um Sinnfragen und philosophische Aspekte geht. Sie erzählten uns, dass Sie früher in Betracht gezogen hatten, Philosophie und Theologie zu studieren, bevor Sie sich der Medizin zuwandten.

Angela, Ihr Interesse als junge Psychologin und angehende Psychotherapeutin, die schon ein intensives gestalttherapeutisches Einführungsseminar mitgemacht hat, haben Sie sehr klar formuliert: Es gilt gezielt dem praktischen »Know-how«, das Sie eindrucksvoll als eine Verdichtung von liebevoll haltgebender, personaler Beziehungs- und gezielter, hocheffektiver Konfliktlösungsarbeit kennen gelernt haben. Dieses Vorgehen möchten Sie gerne als psychotherapeutisches Handwerkszeug zur Verfügung haben. Sie wirken erfrischend und eindrucksvoll sicher, wenn Sie von Ihrer Erfahrung berichten.

Ich freue mich über die Gemeinschaft mit Ihnen, über Ihr vielfältiges Interesse, Ihre Fragen, Ihre Zweifel und über Ihre positive Resonanz, da, wo sie für Sie stimmt. Wir werden uns zwischendurch immer wieder zu einem zwanglosen Gedankenaustausch zusammensetzen, der für all das Raum gibt, was Ihnen vielleicht merkwürdig, klärungs- oder ergänzungsbedürftig vorgekommen ist. Und ich bin auch völlig offen für unkonventionelle Einfälle. – Möchte gerne jemand von Ihnen gleich zu Anfang etwas einbringen?«

Mark Müller:

»Ja, ich habe neulich etwas Lustiges erlebt, das möchte ich doch gerne in unserer Gruppe zum Besten geben: Es spielt auf einem Psychotherapie-Kongress, zu dem Vertreter verschiedenster Schulen eingeladen sind. Es ist Pause. Viele umdrängen die Kaffeebar. »Was kommt als nächstes dran?«, fragt einer seine Nachbarin. »Irgend etwas über Gestalttherapie.« »Was ist denn das eigentlich?« »Weiß nicht, vielleicht ist da ein Druckfehler passiert und es sollte Gestaltungs-Therapie heißen?« »Nee«, dreht sich ein anderer herum, »dat gibts, is was Exotisches, da is manchmal ordentlich was los, sagt mein Freund, neulich hätten sie sich mit einigen leeren Stühlen angelegt. Sei aber schließlich noch gut ausgegangen.« Nicht, dass Sie jetzt glauben, mein Freund gehörte in die Klapse. Der is o.k., dem gehts in letzter Zeit sogar bärig gut.« – »Hm,« meinte der Erste, »ich hab es ja lieber mit solchen Dingen zu tun, die ich gut vorausberechnen kann.« »Sie gehen also nicht zum nächsten Vortrag?« »Hab ich das gesagt? Also, ich würde mich ja auch mal gerne lebendig fühlen. Vielleicht setze ich mich erstmal hinten hin, nahe an der Türe...«. Jetzt würdet Ihr vermutlich gerne wissen, wie es mit dem Kollegen weiter gegangen ist? Ja, also seine heimlichen Katastrophenerwartungen waren offenbar nicht eingetreten. Im Gegenteil, er erlebte so etwas wie eine Ermutigung, sich auf seinen eigenen Weg zu sich selbst aufmachen zu dürfen – und es auch in seiner Weise zu schaffen. Am Ende des Vortrags kam er etwas zögernd, aber mit leuchtend erwartungsvollen Augen auf mich zu und fragte, ob ich eine Gruppe wüsste, bei der er mitmachen könnte.«

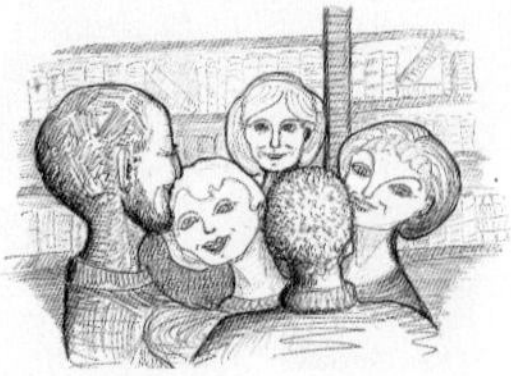

Angela Schmidt:
»Spitze, Mark, ganz ähnlich ist es mir selbst gegangen, als ich mich erstmals entschloss, ein Gestalt-Wochenende zum Kennenlernen zu besuchen. Und jetzt mache ich weiter, – auch wenn ich es bisher noch nicht ganz klar im Kopf habe, was Gestalttherapie alles genau ist. Ich hoffe das hier herauszufinden.«

Was ist »Gestalttherapie«? Was ist »Gestalt«?

Gestalttherapie lässt sich aufgrund seiner Komplexität nicht in einem einzigen Begriff fassen, – wiewohl es unter verschiedenen Gesichtspunkten Kurzdefinitionen gibt.

Wir versuchen beides: die Definitionen aus den verschiedenen Perspektiven:

1. der historisch-zeitgeschichtlichen,
2. der erkenntnistheoretischen,
3. der der methodischen Aspekte,
4. der anwendungsorientiert-pragmatischen etc. einerseits und
5. die verdichtenden Reduktionen auf Sinnkürzel andererseits.

Die vorgeschaltete Frage dazu lautet natürlich zunächst: Was meint man mit »Gestalt«?

! Ganz allgemein gesehen, ist Gestalt ein Etwas (philosophisch: ein Seiendes), das sich für den Betrachter als *Vordergrundfigur* von seinem *Hintergrund* ab- und heraushebt und dadurch ein unterscheidendes Erkennen erlaubt. Dieser unterscheidende Vorgang erschafft Dualitäten von kürzerer oder längerer Dauer.

Die erkenntnistheoretische Frage nach dem **Sein als Ganzem**, den Seienden als seinen **Teilen** und dem **Verhältnis zwischen ihnen** allen, ist die älteste Frage der Philosophie überhaupt, speziell der Seinslehre, also der Ontologie, die dem Gestalt-Ansatz letztlich zugrunde liegt.

! Die Gestalt-Lehre ist Ontologie (das heißt: Lehre vom Sein).

In einem **quantitativen** Sinn heißt die Grundpolarität deshalb: **Gestalt** als »**Teil** und als **Ganzes**«.

Der Vielfalt von Gestalten, bzw. von Phänomenen, in ihrem lebendigen Wechsel von Werden und Vergehen auf der einen Seite – steht als unermesslich großer Gegenpol das (re)integrierte, ungeschiedene **Ganze als Gesamtgestalt** gegenüber, in letzter Konsequenz das »Alleine«.

Qualitativ gesehen kombiniert sich obige Dimension aufgrund der Beschaffenheit des Seins (und des Menschen, als eines Teilaspekts davon,) mit einer weiteren gepolten Dimension, nämlich mit der von **Gestalt** als »**Struktur und Feld**«. Der Mensch und alles Seiende existiert im Fadenkreuz dieser Dimensionen. Der Mensch neigt aufgrund seiner primär begrenzten Wahrnehmung der Erscheinungsweisen zu einer »Entweder-oder«-Sicht, kann diese jedoch relativieren und die Natur ihres potenziellen »Sowohl-als-auch« erkennen.

Der Feld-Struktur-Dualismus des Gestalt-Begriffs lässt sich in etwa analog zur »Welle-Teilchen-Doppelnatur« des Lichts verstehen.

Im Fadenkreuz des **Gestalt-Ansatzes** überkreuzen sich die Dimensionen, die selbst nicht substanzieller, polarer Natur sind, sondern von der menschlichen Sichtweise abhängen, von:

1. Teil (als Vordergrundfigur) versus Bezugs-Ganzes und
2. Feld-Gestalt versus materiell-struktureller Gestalt.

Eine Gestalt im Rahmen der **Feldtheorie**, wie sie bei Kurt Lewin (1890–1947) in die psychologische Forschung Eingang fand, kann ein – v.a. sozialpsychologisch – erlebtes **Feld** mit einer besonderen Qualität von Kräften und informativen Schwingung sein, z. B. ein als inspirierend erlebter Lebensraum mit interessierten Menschen, oder ein Ort, behaftet mit Widerstand, Angst und Spannung, oder ein Raum der Stille und Erhabenheit, oder ein besonders intensives, zwischenmenschliches Begegnungsfeld, also ein »Ich-Du«-Erleben im Sinne Martin Bubers, oder auch der atmosphärische und wertorientierte Bezugsrahmen eines bestimmten Zeitgeistes oder einer speziellen Kultur etc.

Felder können eine eigene, innere Dynamik aufweisen, können durch widerstrebende Kräfte überlagert oder Barrieren moduliert und an besonderen Bezugssystemen ausgerichtet sein. Lewin entwickelte zum Skizzieren der wirksamen Kräfte im Feld eine eigene raumsymbolische Zeichensprache.

Felder im Außenbereich wurden aus historischen Gründen zuerst benannt.

Aber: All unsere intrapsychischen Räume bestehen ebenfalls aus interagierenden Feldern. Dies wird noch später ausführlicher erläutert. Neuronale Erregungsmuster als Informationsträger sind sehr wichtige, flüchtige Konfigurationen als Feldgestalten.

Felder werden hier als mit Information aufgeladene, wechselwirkende Beziehungsnetze oder auch als mehrdimensionale Interferenzmuster in einem physikalischen Sinn verstanden. Ihre integrierte Information ist eine Gestalt. Diese kann, aber sie muss nicht, bewusst und/oder unbewusst zugänglich sein.

! Das älteste und grundlegendste Feldverständnis der Gestalttherapie geht auf Jan Smuts (1926) und seiner Auseinandersetzung mit Albrecht Einsteins Hypothesen zurück. Mit heutigen Worten: Die Phänomene von Feld und Struktur sind grundsätzlich wechselseitig ineinander überführbare Energieformen. Der Pol der Strukturierung verkörpert Abgrenzung, der Pol des schwingenden Feldes steht für Verbundenheit und ihr holistisches Potenzial. Lebewesen existieren als Zwischenformen.

Der Kontakt mit einem Feld im Sinne des »Einlassens« bedeutet Teilhabeerleben, in dem Veränderung riskiert und ermöglicht wird.

Eine Gestalt kann andererseits – und das erscheint uns allgemein nahe liegender – als eine konkret hervortretende, materielle **Struktur** in Erscheinung treten, die zu einem abgegrenzten Gegenüber wird, ganz im Sinne einer abgegrenzten Konstellation, wie sie die gestaltpsychologische Wahrnehmungsforschung untersuchte. (Auf der Beziehungsebene benötigt man dabei eher die »Ich-Es«-Einstellung Bubers, die das relativ abgegrenzte Gegenübersein anstrebt.)

! Das Wesentliche einer Gestalt ist ihre Form, das Merkmal der spezifischen, raumzeitlichen Formgebung.

Als »Gestalt« lässt sich auch jede markante Ausdrucksweise, z. B. eine irritierende Verhaltensdiskrepanz, eine überwertige Idee, evtl. als ein Symptom mit Krankheitswert, etc., also jedes Muster, das sich von seinem Bezugskontext abhebt, auffassen. Strukturen erscheinen uns als relativ festgefügte Gebilde auf materieller, emotionaler oder geistiger Ebene.

Ob sie angemessen, bedeutsam, förderlich oder hinderlich sind, entscheidet der Kontext.

Beim Zusammenfassen von Reizen zu einer strukturellen Gestalt spielen die Gestaltgesetze der Gestaltpsychologie eine Rolle, die uns angeborenerweise bei der raschen und möglicherweise überlebenswichtigen Informationsverarbeitung helfen.

! Auch wenn die Gestalt in sich gegliedert ist, ist sie ein einheitliches Ganzes, das in seiner Art unteilbar ist, wenn seine spezifische Qualität erhalten bleiben soll. Eine Gestalt ist ferner transponierbar, wie eine Melodie, und übersummativ: Das Ganze ist mehr und anders als die Summe seiner Teile.

Komplexe Gestalten mit Feldaspekten und Struktur sowie mit **Innen-Außen-Verschränkung:** Da, wo ein spezifisch motivierter Betrachter nach bestimmten, äußeren Strukturen sucht, z. B. wenn ein in der Wüste dürstender Wanderer nach Wasserquellen Ausschau hält, entsteht eine erhöhte Möglichkeit oder sogar Wahrscheinlichkeit dafür, dass bedürfnisbedingte, projektive Verzerrungen bei der Wahrnehmung äußerer Strukturen entstehen, wodurch die jeweilige, **subjektive Welt** vorübergehend oder auch bleibend eingefärbt und in ihrer individuellen Einmaligkeit akzentuiert wird. Überzeichnet ausgedrückt: die subjektive Welt wird vom jeweiligen, bedürfnisangetriebenen Individuum konstruiert und abgerufen und bildet in diesem Sinne mit ihm zusammen vorübergehend ein Ganzes. Alternative Möglichkeiten verschwinden in den Hintergrund, solange, bis die motivierende Bedürfnislage abgesättigt ist.

Ob als »Feldqualität«, als »Struktur« oder als Kombination von beidem:

! Gestalt ist ein im Bewusstsein des Erlebenden herausgehobener, vorübergehend ausreichend abgrenzbarer Teilaspekt des übergeordneten Ganzen im Hintergrund, also ein Subsystem eigener Qualität, das sich im Moment seiner Aktivierung mit Hilfe der Aufmerksamkeitsenergie aufládt, hervorgehoben wird und als bedeutsame Figur aufleuchtet.

Gesamtgestalt: Trotz obiger Definition wird der Gestalt-Begriff auch für die übergeordnete Ganzheit der »**Gesamtgestalt**« des umfassenden Seins angedacht.

Als eingebettete Subgestalt, die wir Menschen im Gesamtsystem sind, ist es uns natürlich nicht möglich, die übergeordnete Gesamtgestalt zu verlassen und aus einer Distanz her objektivierend zu erfassen, wohl aber lässt sich u. U. über die Resonanz zur übergeordneten Feldqualität ein Teilhabeerleben erreichen oder dies zumindest als Möglichkeit einräumen.

Wie können derart abstrakte Dimensionen von

1. Teil und Ganzem und von
2. Feld und Struktur

mit einem therapeutischen Anliegen verbunden werden?

Das **heilsame Potenzial** liegt in der angemessenen und achtsamen Beziehungsdynamik zwischen den Polen, zwischen den Teilaspekten und zwischen den Seinsweisen untereinander.

Jedes Subsystem regelt seine Beziehung nach 4 Seiten: zum großen Ganzen, zu den unmittelbar übergeordneten Gestaltformationen, zu den Nachbareinheiten und zu seinen eigenen Subsystemen. Wie interagieren horizontal und vertikal.

Ken Wilber (2000, 2002) würde an dieser Stelle statt von Gestalten und Ganzheiten lieber von »Holonen« sprechen.

Auf der Feld-Struktur-Dimension kommt es bei jedem einzelnen Kontaktgeschehen nach innen und außen auf die Differenzierung der **Eigenschwingung**, die einen Anpassungsspielraum besitzt, von der **Fremdform** an. Dadurch wechseln »Struktur-« und »Feldqualität« ständig, ergänzen sich, stehen im Dienst der Bewusstheit des Selbst, und ermöglichen reifende Veränderung.

Bei einer hohen Bewusstheit sorgen die selbstorganisatorischen Wechselwirkungskräfte für ein lebendig geordnetes Gleichgewicht. Das will in jedem Augenblick durch Kontaktaufnahme neu erschaffen werden. Holografisch gesehen, spiegelt sich die Balance – oder ihr Gegenteil – im Großen, wie im Kleinsten wider.

Als Zielvorstellung steht die **achtsame Beziehungsregulierung nach innen und außen** im Mittelpunkt.

Trotz dieser sehr abstrakten Verdichtung des Gestalt-Ansatzes wird uns im Folgenden die Fülle des konkreten, bunten Lebens begegnen!

Quintalog 2

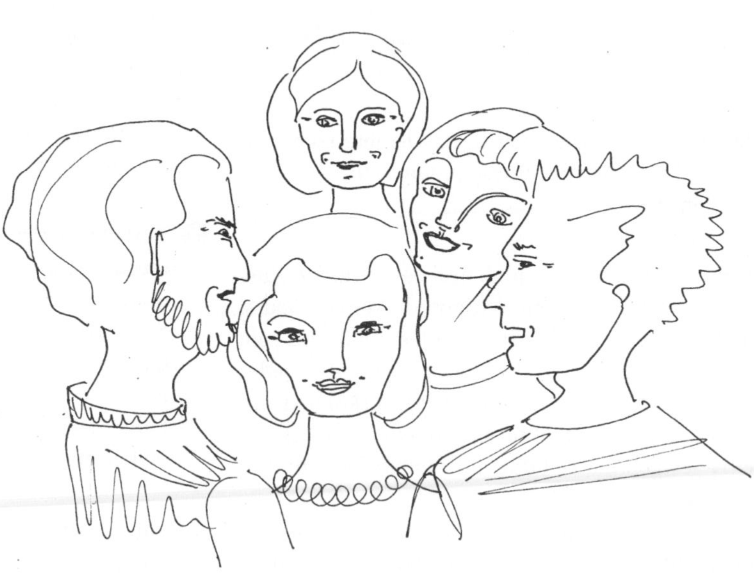

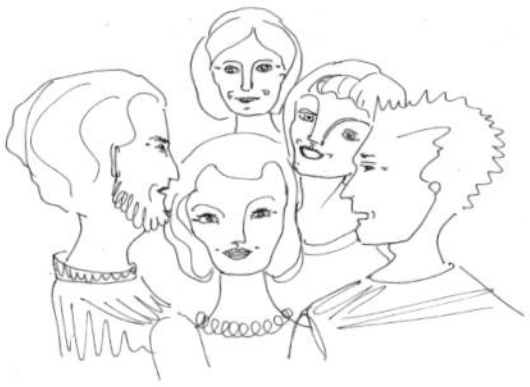

Angela (mit tiefem Seufzer):
»Das hoffe ich sehr! Eben bekam ich über soviel Philosophie und Abstraktion schon leichtes Bauchweh und innerliche Fluchttendenzen.«

Mark (verblüfft):
»Mir ging es gerade umgekehrt. Es war wie ein Heimkommen in die altvertrauten Zeiten meiner Philosophiebegeisterung! – Als Fast-Theologe bin ich außerdem zwischendurch versucht gewesen, dem »Sein« theistische Qualitäten zuzuordnen. Ist das im Gestalt-Ansatz latent mitgemeint?«

Lotte H.-K.:
»Nein, streng genommen nicht, der Gestalt-Ansatz bleibt im Grundentwurf bewusst abstrakt und inhaltlich **neutral.** Es gibt **keine** religiöse oder **weltanschauliche Aussage** oder Festlegung vom Gestalt-Ansatz her. Es gibt auch keinen Bewertungsunterschied zwischen dem Pol des Ganzen und dem Pol der vielfältigen Phänomene. Die Wertschätzung im Gestalt-Ansatz zielt auf das bewusste und achtsame, gegenseitige Wechselspiel ab. Als Ausgleich zum ständigen »Werden und Vergehen« auf der Ebene der Phänomene wird die Fähigkeit gefördert, möglichst zeitgleich immer auch in die Identifikation mit den verschiedenen anderen Positionen, den Gegen-Polen und deren übergeordnete Ebenen zu gehen und dadurch in ein relatives Konstanz- und Kohärenzerleben zu kommen. Trotzdem haben Sie, lieber Mark, etwas Wichtiges herausgespürt: dieser Entwurf scheint uralt und zeitlos und recht gut vereinbar zu sein mit den Grundstrukturen aller Hochreligionen, wenn man diesbezüglich interessiert ist. Die Zuordnung, bleibt aber jedem Einzelnen überlassen. Nochmals: der Gestalt-Ansatz selbst bleibt bewusst philosophisch abstrakt und inhaltlich abstinent.«

Stefan Kunzelmann:
»Das finde ich gut. Sonst bekäme ich mit meiner wissenschaftlichen Identität Schwierigkeiten. Das Abstraktionsniveau schreckt mich überhaupt nicht, im Gegenteil, als ich mich früher der Physik zuwandte, war es eben der Wunsch, etwas Allgemeingültiges erkennen zu wollen, der mich dorthin zog.«

Gudrun Heimerath:
»Ich finde das alles ganz schön und gut, aber mein Maßstab bleibt, ob sich aus diesem Ansatz, wie er sich auch immer begründet, ein brauchbares Handwerkszeug für die Praxis ergibt. Darauf bin ich noch gespannt und neugierig.«

1.1 Schaubild zur Zeit- und Ideengeschichte

Kommentar: Das Schaubild (◘ Abb. 1.1) ist natürlich nur eine subjektive Auswahl nach dem Kenntnisstand der Autorin. Sehr viele wichtige Namen fehlen sicherlich und einige der aufgeführten sind nicht allgemein bekannt. Auch für die räumlichen Zuordnungen gibt es an einigen Stellen verschiedene Möglichkeiten. Trotzdem mag das Schaubild als Entwurf für einige Entwicklungslinien einen plastischen Anhalt bieten und eine Vorstellungshilfe sein. Es gibt, v.a. am Rande, etliche eingeklammerte Namen. Die Klammer bedeutet, dass diese Namen nicht zur Gestaltszene gehören, dass diese Personen aber entweder geistige Anstöße gegeben haben, die von Gestalttherapeuten aufgenommen worden sind oder dass der Eindruck aufkam, dass sonstige Wechselwirkungsketten von Einflussnahmen entstanden sind. Die Klammern können auch bedeuten, dass jemand, der früher der Gestalttherapie verbunden war, sich inzwischen abgegrenzt hat und andere Wege geht. (Das trifft auf Hilarion Petzold und seine Institutsmitglieder zu, da er sich als Schulengründer der integrativen Therapie versteht, die er deutlich anders als die Gestalttherapie definiert, obwohl er manche gestalttherapeutische Teilaspekte in sein Verfahren übernommen hat.)

Die Wahl des Baummotivs soll zum Ausdruck bringen, dass durch die Gestalttherapie ein starker Impuls gesetzt worden war, der sich in vielfältiger Weise fortgesetzt und vielfältige Früchte getragen hat. Es sind nicht nur die Früchte der offiziellen Anerkennung, die zählen. Gestalttherapie, als eine der kraftvollsten Strömung der humanistischen Psychologie, hat mit dazu beigetragen, neue Maßstäbe zu setzen, um den Geist in der Psychotherapie zu verändern. Andererseits hat auch sie sich verändert und einen klärenden Reifungsprozess durchgemacht.

1.2 Definitionen

1.2.1 Zeitgeschichtliche Definition

Zeitgeschichtlich ist die **Gestalttherapie**, wie aus obigem Schaubild (◘ Abb. 1.1) ersichtlich, zum einen v.a. ein geistiges Kondensat der ersten zwei Drittel des 20. Jahrhunderts in Europa, einschließlich der existenziellen Holocausterfahrungen; zum anderen ist sie partiell ein Resonator philosophischer Aspekte aus der gesamten menschlichen Kulturgeschichte zum Thema: Entfaltung, Differenzierung und Balance zwischen Selbstwerdung und Integration.

1.2.2 Anwendungsbezogene Definition

Gestalttherapie ist die **Anwendung** des Gestalt-Ansatzes auf den psychotherapeutischen Bereich.

Andere Anwendungsbereich sind: Gestalt-Beratung, Gestalt-Pädagogik, Gestalt-Seelsorge, Gestalt-Kinderpsychotherapie, Gestalt-Paar- und Familientherapie, Gestalt-Suchtarbeit, Gestalt-Altenbetreuung, Gestalt-Sozialarbeit, Gestalt-Supervision, Gestalt-Coaching und -Organisationsberatung.

1.2.3 Methodische Definition

Gestalttherapie ist ein **methodisches Ganzes** mit folgenden Teilaspekten:

- Gestalttherapie ist ein erlebnis- und erfahrungsorientiertes, ausgeprägt dialogisches und phänomenologisches Vorgehen, d.h., eines, das sich an den offensichtlichen Erscheinungen im inneren und äußeren Beobachtungsraum orientiert, über diese Wirklichkeit unmittelbar und hypothesenfrei im »Hier und Jetzt« austauschen lässt – und im therapeutischen Experiment die Freiheit zu alternativen, korrigierenden Erfahrungen und Handlungsentwürfen eröffnet.

- Gestalttherapie ist ein psychodynamisches Verfahren, in dem das Kräftespiel bewusster und v.a. unbewusster Konflikt-Felder unter Nutzung der Körpersprache, der Übertragungs- und Gegenübertragungsreaktionen und mit fokussierter Kurzzeit-Regression bis zum Zentralkonflikt freigelegt, identifiziert, assoziativ ausgelotet, über einen direkten, gelegentlich kathartischen Dialog auf der krank machenden Beziehungsachse emotional ausgetragen, nachmodifiziert und entsprechend der jeweiligen, inneren Wahrheit durch einen neu gewachsenen Entscheidungsspielraum einer bewusst verantworteten, authentischeren Lösung zugeführt wird.
- Gestalttherapie ist eine Methode mit genuinen Lern- und Übungsaspekten, sowie mit Anregungen zu experimentell selbst erkundeten, persönlichkeitsadäquateren Verhaltensmodifikationen, die prozessorientiert eingebettet und auch zur Stabilisierung des Ergebnisses einer regressiven Einzelarbeit eingesetzt werden.
- Gestalttherapie ist aufgrund seiner – therapeutisch geschützten – erlebnis- und körperorientierten, zielsicheren und persönlich direkten Kontaktaufnahme mit dem Gegenüber des aktualisierten oder des Zentralkonflikts imstande, neurophysiologisch relevante Spuren aufzugreifen, chronisch konflikthaft blockierte Emotionen zu lösen, zu modifizieren, zu integrieren und so tiefgreifende, struktur- und identitätsverändernde Arbeit zu leisten (sofern eine neurosefähige Persönlichkeitsstruktur mit mittlerer Belastbarkeit vorliegt).
- Gestalttherapie ist ein wachstumsorientiertes, emotional stützendes, kreatives, körperfreundliches, sozial-kommunikatives, gleichgewichtsbewusstes und potenzialentfaltendes Vorgehen, das sich erforderlichenfalls (z.B. bei psychosenahen Menschen) auf Nachreifung und auf den Aufbau von fehlenden oder brüchigen Persönlichkeitsstrukturen zentriert.
- Gestalttherapie ist gleichzeitig ein primär gestalttheoretisch begründeter Systemansatz, sowohl für den intra- wie auch für den interpersonalen Raum, in dem sowohl für den jeweiligen Kontext (von Organisation, Gesellschaft und Zeitgeschehen) für die wirksamen Rahmenbedingungen, wie auch für systemrelevante, hilfreiche, selbstorganisatorische Prozesse sensibilisiert wird.
- Gestalttherapie ist ein Verfahren, das methodisch im Prozess der heilsamen Wiederaufnahme blockierter Erlebnisspuren imaginative Vorstellungskräfte, Tag- und Nachtträume, sämtliche nonverbale Techniken, z.B. Klang-, Fantasie- und Zeitreisen, Bilder malen, kreatives Gestalten, Pantomime, Stegreiftheater, Poesie, Bewegung und Tanz, Symbole, besonders auch die Raumsymbolik, gestalttherapeutisches Familienstellen – und auch bewusstseinsverändernde Aspekte kreativ einsetzt und für den Prozess nutzt.
- Gestalttherapie ist ein Verfahren mit existenziellen – sowie latent spirituellen – Dimensionen und mit einer Wertausrichtung im Sinne der humanistischen Psychologie, in der die Freiheit, die Selbstbestimmung, die Würde und die liebevolle Wertschätzung eines jeden menschlichen Wesens unterstrichen wird.

1.2.4 Kurzdefinitionen

Gestalttheoretisch:

! Gestalttherapie ist mehr und anders als die Summe ihrer Teile.

Humorvolle Kurzdefinition der Gestalttherapie von Fritz Perls: »Here and Now – I and Thou«!

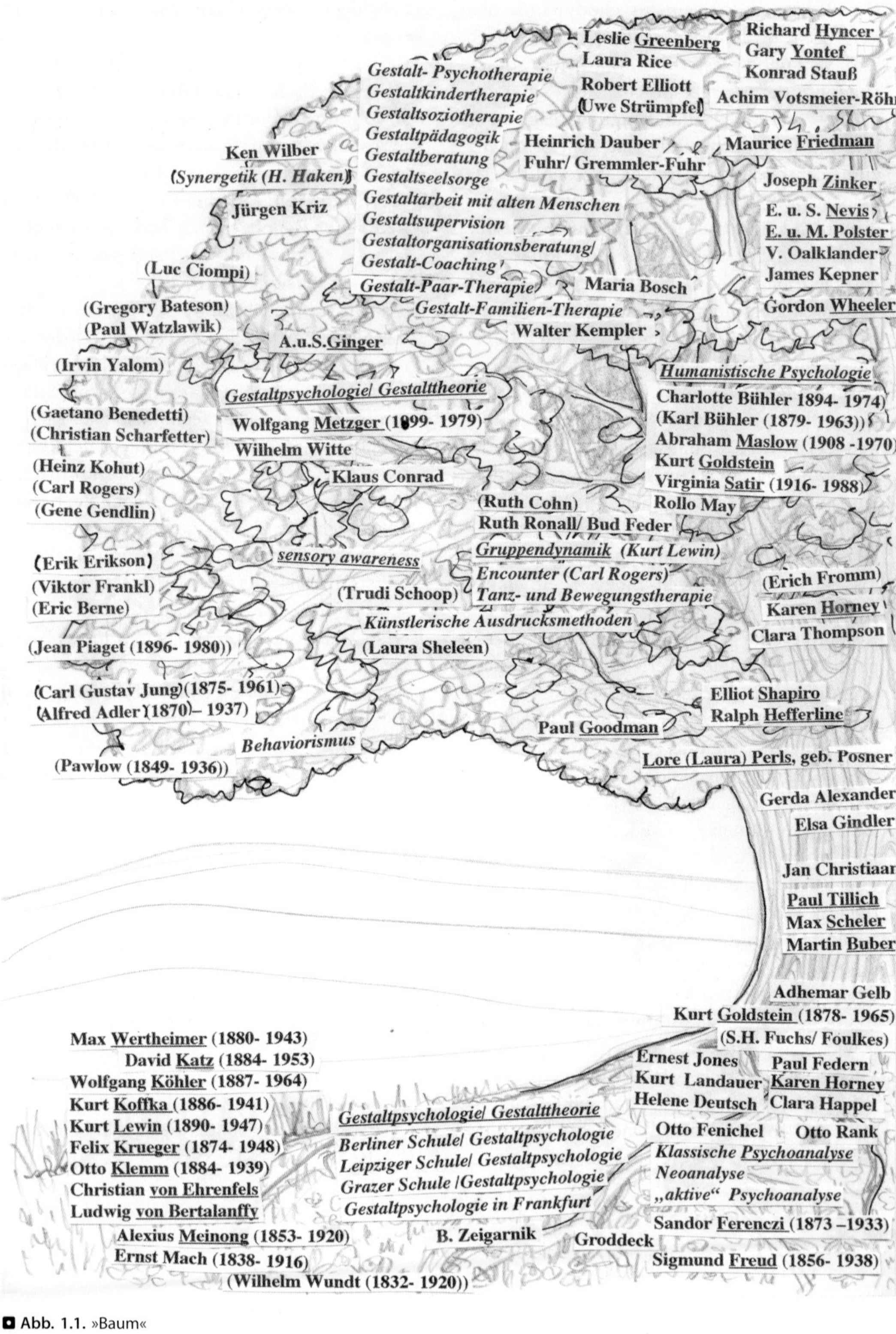

Leslie Greenberg
Laura Rice
Robert Elliott
(Uwe Strümpfel)
Richard Hyncer
Gary Yontef
Konrad Stauß
Achim Votsmeier-Röh
Gestalt- Psychotherapie
Gestaltkindertherapie
Gestaltsoziotherapie
Gestaltpädagogik
Gestaltberatung
Gestaltseelsorge
Gestaltarbeit mit alten Menschen
Gestaltsupervision
Gestaltorganisationsberatung/
Gestalt-Coaching
Gestalt-Paar-Therapie
Gestalt-Familien-Therapie
Heinrich Dauber
Fuhr/ Gremmler-Fuhr
Maurice Friedman
Joseph Zinker
E. u. S. Nevis
E. u. M. Polster
V. Oalklander
James Kepner
Gordon Wheeler
Ken Wilber
(Synergetik (H. Haken))
Jürgen Kriz
(Luc Ciompi)
Maria Bosch
(Gregory Bateson)
(Paul Watzlawik)
A.u.S.Ginger
Walter Kempler
(Irvin Yalom)
Humanistische Psychologie
Charlotte Bühler 1894- 1974)
(Karl Bühler (1879- 1963))
Abraham Maslow (1908 -1970)
Kurt Goldstein
Virginia Satir (1916- 1988)
Rollo May
Gestaltpsychologie/ Gestalttheorie
Wolfgang Metzger (1899- 1979)
Wilhelm Witte
Klaus Conrad
(Gaetano Benedetti)
(Christian Scharfetter)
(Heinz Kohut)
(Carl Rogers)
(Gene Gendlin)
(Ruth Cohn)
Ruth Ronall/ Bud Feder
Gruppendynamik (Kurt Lewin)
Encounter (Carl Rogers)
Tanz- und Bewegungstherapie
sensory awareness
(Erik Erikson)
(Viktor Frankl)
(Eric Berne)
(Trudi Schoop)
Künstlerische Ausdrucksmethoden
(Laura Sheleen)
(Erich Fromm)
Karen Horney
Clara Thompson
(Jean Piaget (1896- 1980))
(Carl Gustav Jung)(1875- 1961)
(Alfred Adler)(1870)– 1937)
Elliot Shapiro
Ralph Hefferline
Paul Goodman
Behaviorismus
(Pawlow (1849- 1936))
Lore (Laura) Perls, geb. Posner
Gerda Alexander
Elsa Gindler
Jan Christiaan
Paul Tillich
Max Scheler
Martin Buber
Adhemar Gelb
Kurt Goldstein (1878- 1965)
(S.H. Fuchs/ Foulkes)
Max Wertheimer (1880- 1943)
David Katz (1884- 1953)
Wolfgang Köhler (1887- 1964)
Kurt Koffka (1886- 1941)
Kurt Lewin (1890- 1947)
Felix Krueger (1874- 1948)
Otto Klemm (1884- 1939)
Christian von Ehrenfels
Ludwig von Bertalanffy
Gestaltpsychologie/ Gestalttheorie
Berliner Schule/ Gestaltpsychologie
Leipziger Schule/ Gestaltpsychologie
Grazer Schule /Gestaltpsychologie
Gestaltpsychologie in Frankfurt
Ernest Jones
Kurt Landauer
Helene Deutsch
Paul Federn
Karen Horney
Clara Happel
Otto Fenichel
Otto Rank
Klassische Psychoanalyse
Neoanalyse
„aktive“ Psychoanalyse
Sandor Ferenczi (1873 –1933)
Alexius Meinong (1853- 1920)
Ernst Mach (1838- 1916)
(Wilhelm Wundt (1832- 1920))
B. Zeigarnik
Groddeck
Sigmund Freud (1856- 1938)

Abb. 1.1. »Baum«

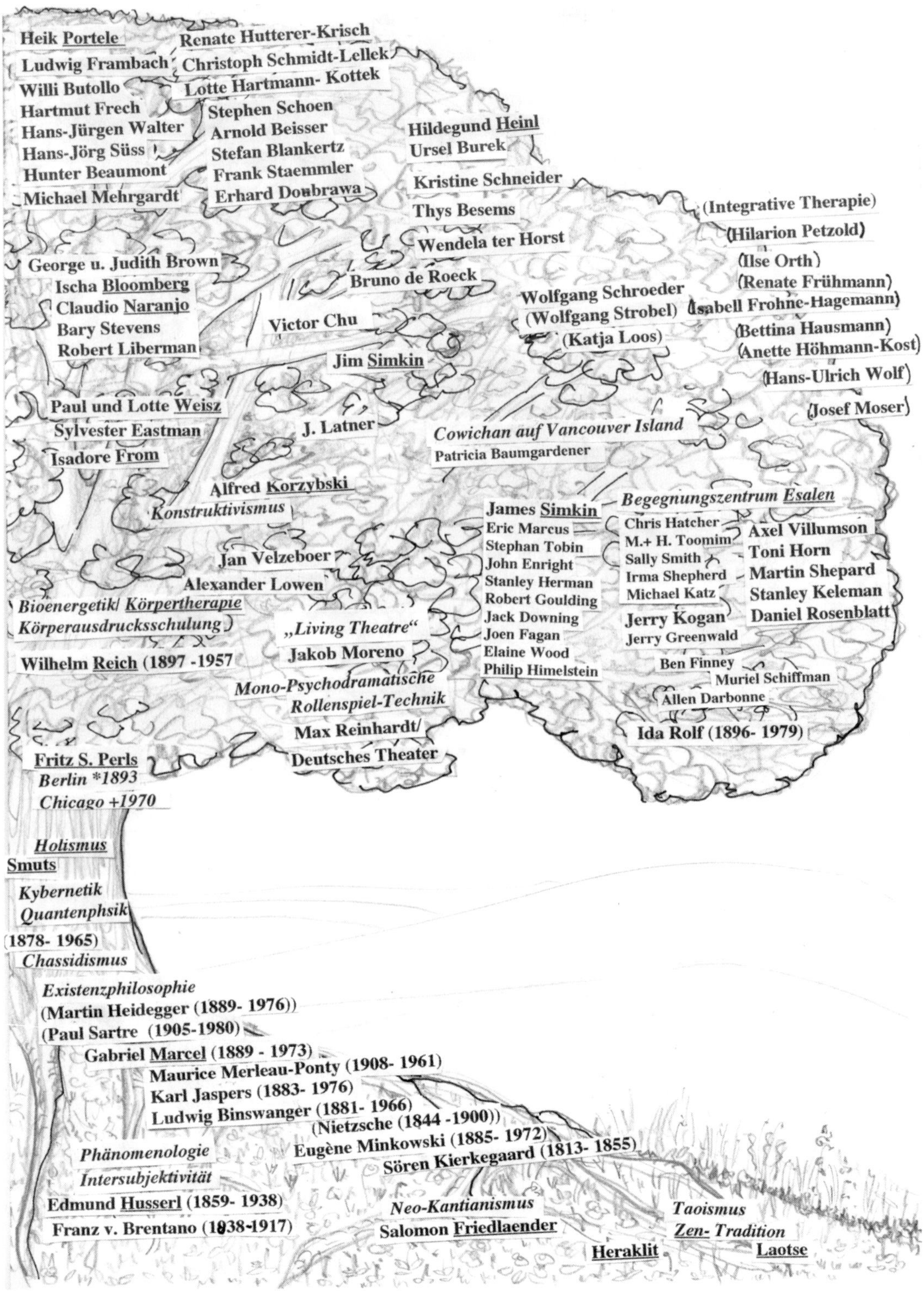
Heik Portele
Renate Hutterer-Krisch
Ludwig Frambach
Christoph Schmidt-Lellek
Willi Butollo
Lotte Hartmann- Kottek
Hartmut Frech
Stephen Schoen
Hans-Jürgen Walter
Arnold Beisser
Hans-Jörg Süss
Stefan Blankertz
Hunter Beaumont
Frank Staemmler
Michael Mehrgardt
Erhard Doubrawa
Hildegund Heinl
Ursel Burek
Kristine Schneider
Thys Besems
Wendela ter Horst
(Integrative Therapie)
(Hilarion Petzold)
(Ilse Orth)
(Renate Frühmann)
(Isabell Frohne-Hagemann)
(Bettina Hausmann)
(Anette Höhmann-Kost)
(Hans-Ulrich Wolf)
(Josef Moser)
George u. Judith Brown
Ischa Bloomberg
Claudio Naranjo
Bary Stevens
Robert Liberman
Bruno de Roeck
Victor Chu
Jim Simkin
Wolfgang Schroeder
(Wolfgang Strobel)
(Katja Loos)
Paul und Lotte Weisz
Sylvester Eastman
Isadore From
J. Latner
Cowichan auf Vancouver Island
Patricia Baumgardener
Alfred Korzybski
Konstruktivismus
James Simkin
Eric Marcus
Stephan Tobin
John Enright
Stanley Herman
Robert Goulding
Jack Downing
Joen Fagan
Elaine Wood
Philip Himelstein
Begegnungszentrum Esalen
Chris Hatcher
M.+ H. Toomim
Sally Smith
Irma Shepherd
Michael Katz
Jerry Kogan
Jerry Greenwald
Axel Villumson
Toni Horn
Martin Shepard
Stanley Keleman
Daniel Rosenblatt
Ben Finney
Muriel Schiffman
Allen Darbonne
Ida Rolf (1896- 1979)
Jan Velzeboer
Alexander Lowen
Bioenergetik/ Körpertherapie
Körperausdrucksschulung
„Living Theatre“
Jakob Moreno
Mono-Psychodramatische
Rollenspiel-Technik
Max Reinhardt/
Deutsches Theater
Wilhelm Reich (1897 -1957
Fritz S. Perls
Berlin *1893
Chicago +1970
Holismus
Smuts
Kybernetik
Quantenphsik
(1878- 1965)
Chassidismus
Existenzphilosophie
(Martin Heidegger (1889- 1976))
(Paul Sartre (1905-1980)
Gabriel Marcel (1889 - 1973)
Maurice Merleau-Ponty (1908- 1961)
Karl Jaspers (1883- 1976)
Ludwig Binswanger (1881- 1966)
(Nietzsche (1844 -1900))
Eugène Minkowski (1885- 1972)
Sören Kierkegaard (1813- 1855)
Phänomenologie
Intersubjektivität
Edmund Husserl (1859- 1938)
Franz v. Brentano (1838-1917)
Neo-Kantianismus
Salomon Friedlaender
Heraklit
Taoismus
Zen- Tradition
Laotse

Quintalog 3

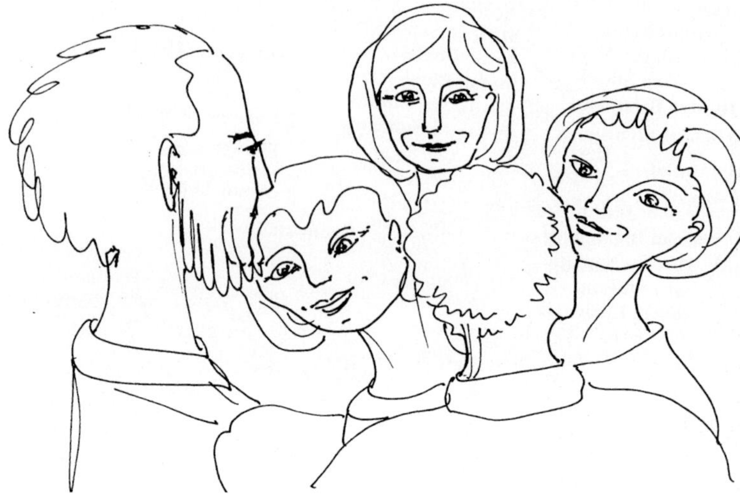

Gudrun Heimerath (mit halb fragendem, halb begeistertem Blick):
»Wenn das alles so stimmen sollte, dann wäre das ein ideales Rundum-Verfahren, das keinerlei andere Ergänzungen bräuchte. Das kann doch nicht sein. Das wäre zu schön. Mal sehen, ob das nicht ein bisschen zu dick aufgetragen ist. Ich bleibe gespannt, v.a., wie überzeugend es beim praktischen Teil wird.«

Angela Schmidt:
»Glaube schon, dass es einigermaßen stimmt, habe ja schon eine eindrucksvolle Erfahrung gemacht. Aber ich glaube, auf die Technik allein kommt es nicht an, sondern auf die Art und auf die Glaubwürdigkeit dessen, der sie ausführt. Das sollten wir auch mal ansprechen und nachfragen, wie man das alles als Therapeut draufkriegt…«

Gudrun Heimerath (nickt spontan):
»Ohne Glaubwürdigkeit geht es aber auch mit anderen Verfahren nicht – oder jedenfalls nicht überzeugend. Aber hier scheint es nochmal mehr darauf anzukommen, weil die augenblickliche Beziehungsachse immer wieder auf dem Prüfstand zu stehen scheint. Ob mir das nicht öfters zu viel würde, frage ich mich gerade.«

Lotte H.-K.:
»Das ist sicher manchmal so. Man kann aber tatsächlich lernen, damit relativ offen umzugehen. Das vertieft und entspannt zugleich. Wir kommen im praktischen Teil noch darauf zurück, wenn die therapeutische Beziehung besprochen wird.«

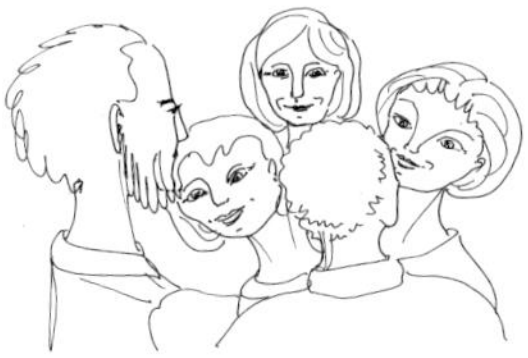

Mark Müller:
»Diese vielen nonverbalen Möglichkeiten verwirren mich, das kann doch nicht sein, dass diese ganze Latte an Kreativverfahren in der »Gestalt« enthalten – oder sogar von ihr einverleibt worden ist – und dass man die alle beherrschen sollte.«

Lotte H.-K.:
»Das sind hier Medien im Sinne von Materialangeboten zu Projektions- und Ausdrucksmöglichkeiten, die man benutzen kann, aber nicht muss. Die angewandte Methodik ist jeweils die der Gestalttherapie. Das bleibt durchaus überschaubar. Niemand muss die ganze Vielfalt ausschöpfen, wenn er es nicht möchte, aber es empfiehlt sich, sich in mehr als einem nonverbalen Medium zu Hause werden zu lassen, um den Patienten Wahlmöglichkeiten anbieten zu können. Man kann es auch nicht so sehen, dass die Verfahren, die sich nach einem Medium bezeichnen, also z. B. die Kunst-, Musik- oder Tanztherapie in die Gestalttherapie einverleibt worden seien. Sie behalten ihre Eigenständigkeit dadurch, dass sie mit ihrem Medium in der von ihnen bevorzugten Weise aufarbeiten, meistens geschieht das in einer psychodynamischen Variante mit einigen mediumspezifischen Besonderheiten. Aber naturgegeben besteht eine große, gemeinsame Schnittmenge mit der Art, wie Gestaltpsychotherapeuten in den kreativen Medien arbeiten. Letztere haben eben dabei das hochwirksame Handwerkszeug der Gestalttherapie zur Verfügung. Der große Vorteil, Psychotherapie und »kreative Therapie« von vornherein zu vereinen ist die Möglichkeit, ständig zwischen verbalen und nonverbalen Interaktionen zu oszillieren und bedarfsweise auch nonverbal zu intervenieren. Viele Menschen, bzw. Patienten, sind so eher oder überhaupt erst zu erreichen.«

Stefan Kunzelmann (mit verunsicherter Stimme):
»Mir ist so etwas fremd. Ich halte mich lieber ans Wort. Da kenne ich mich besser aus.«

Mark Müller:
»Eben. Da kannst du dich besser verstecken.«
Stefan Kunzelmann (stirnrunzelnd):
»Hm…«

Gudrun Heimerath:
»Die Menge an Perspektiven und Qualitäten, die bei der methodischen Definition angesprochen worden ist, bestaune und begrüße ich einerseits, andererseits löst sie etwas Misstrauen in mir aus. Es wäre gar zu schön, wenn es eine Vorgehensweise gäbe, die alle in den sonstigen Schulen wichtigen Schwerpunkte in sich vereinen würde. Wir wären auf einen Schlag den meist unerfreulichen Schulen-Hick-Hack los. Aber: Steht da nicht eine gewisse Omnipotenzfantasie Pate?«

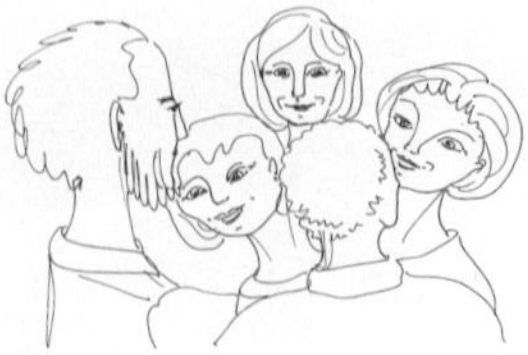

Angela Schmidt:

»Zum Schulen-Hick-Hack kommt mir gerade ein Bild, das Ihr vermutlich alle schon kennt: Im alten Indien werden ein paar Blinde gefragt, was ein Elefant sei. »Kennen wir nicht, wollen wir aber gerne herausfinden, wenn wir dazu eine Chance bekommen.« Gesagt, getan. Die Gruppe der Blinden wird an einen Elefanten herangeführt, und jeder bemüht sich sorgsam an seiner Stelle die Qualität des Elefanten zu erkunden. Bald bricht unter ihnen ein Streit aus. – »Ein Elefant ist eine feste, mächtige Säule.« – »Nein, ein Elefant ist ein schwerer, geraffter, lederner Vorhang!« – Nein, ein Elefant ist eine bewegliche, luftige Quaste!« – »Ganz und gar nicht, ein Elefant ist ein glattes, hartes, langes Horn!« – »Nein, er ist ein schaukelnder, armdicker, glucksender Wurm!« – »Stimmt alles nicht, ein Elefant ist ein breites, erholsames Ruhebett!« – »Ach Ihr unwissenden Träumer! Ein Elefant ist ein Sturzregen, so mächtig wie ein großer Wasserfall! Wer es nicht glaubt, kann mich berühren und merken, wie nass ich bin!« – Alle haben aus ihrer Perspektive reale und wichtige Erfahrungen beigesteuert, aber das große Ganze wurde ihnen so nicht zugänglich.«

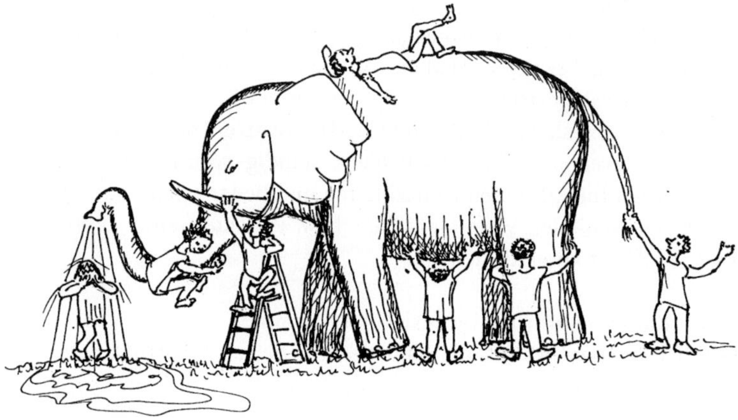

Gudrun Heimerath:

»Und was wäre das »große Ganze« für uns, was wäre unser Elefant? Wäre es die bestimmte, heilsame Art, wie wir am angemessensten und wirksamsten mit einem psychotherapiebedürftigen Menschen umzugehen hätten?«

Lotte H.-K.:

»Ja, so etwa. Wenn man sich mal selbst als Patient fühlt, wird es einem recht schnell klar, welche Mischung von Beziehungs-, Handlungs- und Einsichtsangebot (um nur eben mal die drei von Grawe hervorgehobenen Ebenen anzuführen) einem gut täte und weiterbrächte – bei allem Respekt vor der notwendigen Variabilität, die der Therapieverlauf verlangt und die, die durch die spezifische Therapeut-Patient-Konstellation sowie durch die erfahrungsbedingte Erwartungshaltung entsteht. Alle

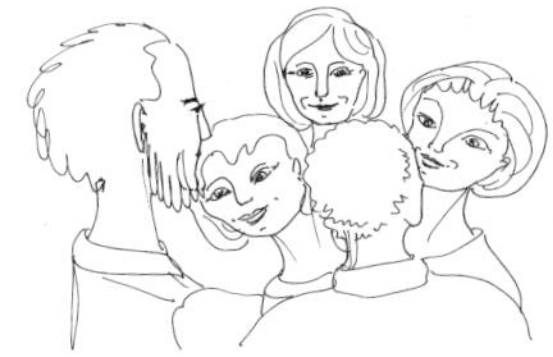

Schulen finden sich in ihrem Vorgehen ausreichend bestätigt, weil sie wichtige (Teil-)Aspekte vertreten, oft einen, der in der Blickweise der Vorgänger vernachlässigt war und der Mühe gekostet hatte, in der Wertschätzung der Allgemeinheit zu etablieren. Freud wäre dafür ein gutes Beispiel. Um sich voneinander zu unterscheiden, akzentuieren sie die Unterschiede, die sie nach vorne kehren und lassen meist das Verbindende im Hintergrund.«

Gudrun Heimerath:
»Das macht die Gestalttherapie doch auch, oder nicht?«

Lotte H.-K.:
»Ja und Nein. Vielleicht wird es am Ende des Buches deutlich, wann Ja und wann Nein gilt. Zunächst nur soviel, dieses Buch ist diesem »Elefanten« gewidmet, der viele Namen bekommen hat, in jeder Schule einen etwas anderen. Und jeder Name begreift etwas anderes Bemerkenswertes, das mehr oder weniger an der Ganzheit und am Wesen des Elefanten teilhat. Die Gestalttherapeuten nennen ihn am ehesten »heilsame, existenzielle Begegnung«. Und obwohl wir jetzt gerade eben das Verbindende ins Auge gefasst haben, respektieren wir auch, dass es dazu einen Gegenpol gibt, der nach Abgrenzungslinien verlangt.«

1.3 Abgrenzungen

1.3.1 Abgrenzung aus methodischer Sicht

Was ist Gestalttherapie nicht?

Es ist keine Ansammlung von Einzeltechniken, keine Anleitung von Übungen, keine »Trickkiste«, kein »Schnellkochtopf« (auch in der Gestalttherapie braucht Entwicklung und Nachreifung Zeit, wenn auch vergleichsweise weniger als in den meisten Nachbarverfahren). Gestalttherapie ist keine Abortiv- oder Mini-Ausgabe anderer Verfahren, weder von Tiefenpsychologie noch von Psychoanalyse, noch von anderen Nachbardisziplinen, auch wenn es gemeinsame Schnittmengen gibt, die unten besprochen werden.

Abgrenzungskriterien aus methodischer Sicht

Fremdinterpretationen (Deutungen) gelten als nicht förderlich, sondern eher als übergriffig und als vertane Chance zur wirksameren Selbstinterpretation

- Vermeidung von Kontakt
- Übersehen der Phänomene der Gegenwart
- Fremdbestimmte Übungsangebote zur Verhaltensänderung
- Funktionalisieren des Patienten
- Rationalisieren
- Hypothesengeleitetes Darüber-Reden als Realitäts- und Kontaktvermeidung
- Beratertätigkeit
- Arbeitstherapie, Bastel-, Ergo- oder Gestaltungstherapie
- Freizeitanimation, Unterhaltung, Kontaktanbahnungsgruppen

1.3.2 Abgrenzung aus inhaltlicher Sicht

- Ausschließliche und gezielte Vergangenheitsfokussierung ohne Verbindung zum »Hier und Jetzt«,
- hypothesengeleitete Konfliktvorgabe, statt Konfliktfeld-Entfaltung aus den gegenwärtigen Anzeichen,
- themenzentrierte oder allgemeine Erörterungs- und Diskutierrunde,
- Lebensberatung, Schulung/Unterricht.

1.3.3 Abgrenzung aus anwendungsbezogener Sicht (Nachbarverfahren)

Etliche Formen werden an späterer Stelle ausführlicher besprochen.

Die Gestalttherapie kennt verschiedene Ausformungen, die unterschiedlichen **Indikationsbereichen** entsprechen und berücksichtigt werden wollen: Die **Standardmethode** ist auf die Mehrzahl der »neurosefähigen Strukturen« zugeschnitten. Das sind Persönlichkeitsstrukturen, die ausreichend stabile, basale Kohärenzfelder ausbilden konnten.

Die wachstumsorientierte, **potenzialentfaltende Therapieform** ist frühgestörten Patienten vorbehalten. Sie hat einiges gemeinsam mit den stützenden Angeboten der traumatisierten Menschen, die auch als Kriseninterventionen genutzt werden. Suchtklienten und forensische Patienten erhalten deutlich mehr strukturierende Außen-Reglementierungen und pädagogische Elemente als die bisher genannten Gruppen.

Histrionische Patienten werden zu Ausdrucksverhalten deutlich weniger stimuliert als andere Strukturen. Dafür wird von Anfang an auf die Befindlichkeit hinter der Ausdrucksfassade fokussiert. Dieses Störungsbild kann man, wenn man will, als eine **relative Gegenindikation** für die Patienten-Gruppe zur Gestalttherapie ansehen.

! Wenn ein Gestalttherapeut in der gesamten Palette der gestalttherapeutischen Modifikationen ausgebildet ist, braucht grundsätzlich keine Zielgruppe aus dem Indikationsbereich der Gestalttherapie ausgeschlossen werden.

1.4 Gemeinsame Schnittmengen mit anderen Verfahren und spezielle Abgrenzungen

1.4.1 Allgemeine Gesichtspunkte

Gemeinsame Schnittmengen entstehen entweder durch primäre Wurzeln in dem entsprechenden Verfahren, z. B. der Gestalttherapie in der Psychoanalyse, oder durch Parallelentwicklungen aus einem gemeinsamen Ansatz heraus oder durch Schöpfen aus dem gemeinsamen Zeitgeist.

Gemeinsames Gedankengut kann sich auch durch einen inneren, nach außen hin nicht deklarierten oder sogar tabuisierten Dialog ergeben. Man findet dann in letzterem Fall die gleichen Phänomene unter unterschiedlichen Begriffen in einem zeitnahen Berührungskontext mit der ungenannten Quelle. Bewusste und unbewusste, geistige Übernahme- und Rückübernahmephänomene sind in jegliche Richtungen nachzuweisen. In Kap. 10 »Weiterverbreitungen« am Ende des Buches wird dieser Gedanke noch einmal aufgegriffen.

Die Funktionäre der Schulen und berufspolitischen Richtungen wachen im Allgemeinen über die Abgrenzungen und über die »Reinerhaltung ihrer Lehre« und drohen mit Ächtung, während ihre dynamischere, meist praxisorientiertere Avantgarde schon längst über den Tellerrand gespäht hat und durch den Gartenzaun hindurch Kontakte eingegangen ist.

Trotz der schulen- und verbandspolitischen Grenzsetzungen ist über all die Zeit der Koexistenz ein **selbstregulatorischer Vernetzungsprozess** entstanden, der alle diejenigen Elemente, die überzeugen, die vielleicht sogar faszinieren und von den Therapeuten innerlich als hilfreich bejaht werden, weiterverbreitet und anderes in seiner Bedeutung verblassen lässt. In diesem Sinne ist es hochinteressant, was voneinander wann wie übernommen wird oder bereits adaptiert einverleibt worden ist, soweit man das bei der gegebenen Komplexität noch identifizieren kann.

Auch wenn die Psychotherapie-Szene in Gruppierungen aufgegliedert und von Machtinteressen leider nicht unbehelligt bleibt, ist sie dennoch ein Ganzes, das sich erfreulicherweise im wechselseitigen Dialog weiterentwickelt.

1.4.2 Gemeinsame Schnittmengen mit der Psychoanalyse

Klassische Psychoanalyse (Freud, ...)

Fritz Perls war in seinen jungen Jahren, d. h. ab etwa 1923 bis Mitte der 30er Jahre voll mit der Psychoanalyse identifiziert, d. h., er war bewusster Psychoanalytiker bis zu seinem 43. Lebensjahr. In seiner Berliner Zeit war er stolz darauf, jede Veröffentlichung von Freud gelesen zu haben. In den kritischen Diskussionen, die es dort auch gab, stand er damals eher auf der Seite Freuds. Es wirkt, als ob er zunächst Freud und seinen psychoanalytischen Gedankenentwurf idealisiert hätte. So ist ihm das frühe Gedankengut der Psychoanalyse zur eigenen Substanz geworden und blieb es teilweise auch über den Bruch mit Freud hinaus. Seine langjährige, spätere Polemik gegen Freud lässt sich unschwer als Zeichen für die enorme Bedeutung Freuds für Perls ansehen.

Als Schnittmenge zwischen Gestalttherapie und Psychoanalyse ist an erster und zentraler Stelle das strukturelle *Neurosenverständnis* zu nennen, d. h., der Blick für das unbewusste, konflikthafte, intrapsychische Kräftespiel und für die mannigfaltigen, unbewussten Abwehrmanöver.

(Der inhaltliche Schwerpunkt und das Umgehen mit den einzelnen Aspekten, also das Durcharbeiten, unterscheidet sich bereits deutlich von dem der Psychoanalyse.)

Der **Traum**, die via regia Freuds zum Unbewussten, ist auch für Perls wichtig. Bei der Art der Traumarbeit unterscheidet sich Perls bereits von Freud. Letzterer bevorzugte zunächst objektive Deutungskriterien, ersterer die subjektstufige Traumarbeit. Zusätzlich wandten sich beide alltagsanalogen Beziehungsaspekten zu. Für die heutige Psychoanalyse erhält die subjektstufige Sicht inzwischen ebenfalls Priorität (Thomä & Kächele, 1985), sodass dieser Gesichtspunkt heute vom Ansatz her zur gemeinsamen Schnittmenge gehört. (Die Durchführung der Traumarbeit in der Gestalttherapie unterscheidet sich jedoch wiederum deutlich.)

Die Bedeutung des ungelösten **Zentralkonflikts** für die Organisationsstruktur der Persönlichkeit und die Vorstellung, dass dieser Konflikt nur durch die Wiederaufnahme aus einer regressiven Haltung heraus erreicht und gelöst werden könnte, teilen beide Verfahren im Grundsatz, wiewohl die späte Gestalttherapie auch hierbei Abkürzungswege geht. Der Umgang mit **Regression** und **Progression** als therapeutische Mittel gehören zur Schnittmenge beider Verfahren. Ihr Einsatz unterscheidet sich allerdings erheblich. In der Psychoanalyse gehören Langzeitanalysen mit Langzeitregressionen zum Standardverfahren. Die Gestalttherapie arbeitet mit fokussierter Kurzzeitregression mit unmittelbar anschließender Progression, die jeweils auf eine Arbeitseinheit begrenzt werden.

Die für die Psychoanalyse äußerst wichtige Dimension der Übertragung und Gegenübertragung hat auch für die Gestalttherapie große Bedeutung.

Sie gehört somit zunächst zur gemeinsamen Schnittmenge, wird aber dennoch in der Gestaltarbeit durch ein umfangreicheres, mehrdimensionales, therapeutisches Beziehungsverständnis relativiert. Dies wird später ausführlich behandelt.

Als Unterschied: Sobald die Übertragungsqualität ausreichend prägnant ist, wird der »Übertragungsschatten« in der Gestalttherapie abgelöst.

Der Übertragungsschatten wird einer biografischen Einzelarbeit zugeführt, der Konflikt wird mit der imaginierten, biografischen Urheberperson im Originalkontext bearbeitet und das therapeutische Verhältnis von der Wahrnehmungsverzerrung entlastet. Diese Maßnahme dient außer zur Konfliktentlastung dazu, für die Weiterentwicklung einen emotional geklärten, therapeutischen Beziehungsraum bereit zu stellen. Eine Übertragungsneurose wird im Unterschied zur Psychoanalyse ausdrücklich **nicht** intendiert.

Als naturgegebene, primäre Motivationsbündel haben die **Triebe** in beiden Verfahren einen Platz. Obwohl die Gestalttherapie in ihren Anfängen das »Ad-greddi«, die wertneutrale Aggression, als Gegenentwurf zum Libido-Primat aufstellte (Perls, 1942) hat sie jedoch spätestens seit Maslow (Maslow, 1973) die Entfaltung einer motivationalen Hierarchie im Blick (vergleichbar mit den heutigen Entwürfen in der Selbstpsychologie Lichtenbergs und Sterns,) deren höhere Entwicklungsebenen bei Maslow allerdings nicht mehr von einem Triebbegriff angemessen umfasst werden können.

Die **frei schwebende Aufmerksamkeit** in Freuds therapeutischer Haltung, sowie die **therapeutische Spaltung** kann man zur gemeinsamen Schnittmenge rechnen. Der Therapeut beachtet gleichermaßen die inneren wie die äußeren Vorgänge, ist konzentriert und entspannt zugleich. Er befindet sich im mittleren Modus der Aufmerksamkeit heißt es in der Gestalttherapie.

! Der Therapeut ist sowohl Teil des Geschehens, wie auch gleichzeitig distanzierter Beobachter auf der Metaebene.

Im Unterschied zur Psychoanalyse liegt die Aufmerksamkeit des Therapeuten in der Gestalttherapie deutlich mehr bei den Ausdrucks- und Verhaltensphänomenen, die sich am Patienten beobachten lassen und als Wegweiser genutzt werden – und sehr viel weniger bei den eigenen, inneren Bildern, Fantasien und schon gar nicht bei eigenen Hypothesen. Zusätzlich hat der Gestalttherapeut zwischenzeitlich sein Rollenverhalten zu modifizieren, nämlich immer dann, wenn zur Vertiefung des Prozesses eine Erfahrungssequenz (im Sinne einer Übung) oder zur Lösung eines Konflikts ein therapeutisches Rollenspiel ansteht. Dann ergreift er als Experte die Initiative für die situative Regie. Er macht dem Patienten gleichzeitig deutlich, dass seine Vorschläge nur Angebote und damit abwählbar sind. Die Priorität bleibt, dass der Prozess für den Patienten stimmig sein soll. Der Therapeut ist gehalten, sich darüber innerlich Rechenschaft zu geben, ob sein Vorschlag wirklich der Klärung und Vertiefung des Prozesses – oder ob er in irgendeiner Weise der Vermeidung – dient. Die gleiche Frage stellt sich natürlich immer auch für die Zustimmung oder Ablehnung des Patienten und wird dann ggf. Thema.

Widerstandsphänomene

Widerstandsphänomene sind in beiden Verfahren von großer Bedeutung.

In der Gestalttherapie wird erst das Phänomen, z. B. das Zuspätkommen, vom Patienten aus seiner Sicht erbeten. Zunächst wird die sinnvolle **Schutzfunktion** des Widerstands gewürdigt. Dann aber gilt es vom Patienten überprüfen zu lassen, ob sie für die heutige Situation und für die aktuelle Beziehung in dieser Weise angemessen ist. Durch diese Überprüfung löst sich meist der Widerstand auf. Das ermöglicht, sich nachträglich in gemeinsamer Neugier diesem Phänomen zuzuwenden.

Das Widerstandserleben wird vom Patienten nochmals eingefühlt, erlebnisnah geschildert oder assoziativ angereichert und dabei in das auftauchende Konfliktfeld übersetzt. Evtl. steht eine Übertragungs-Ablösungsarbeit an. Sehr wahrscheinlich entsteht eine zeitregressive Arbeit mit Rückübertragung auf die pathogene Originalperson. Die assoziierte Szene wird dabei vergegenwärtigt, die blockierten Emotionen und die Handlungsentwürfe werden verlebendigt, befreit und zu Ende gebracht. Der Therapeut fördert die offene, konstruktive Auseinandersetzung und anerkennt, wenn der Pat. eine ihm gemäße Form findet. Ein blockiertes »ad-greddi« hat sehr gute Chancen, sich unter der geschilderten, therapeutischen Begleitung in einem großen Schritt nach vorne in selbstsicheres Für-sich-Einstehen zu verwandeln.

»Vive la resistance!« Im Widerstand ist ein großes Kraftpotenzial verborgen, das dem Patienten in der Gestalttherapie dadurch wieder in einer direkteren Form zur Verfügung gestellt wird, dass der Therapeut vorübergehend in die Lebenssituation des sich verbarrikadierenden und dort stecken gebliebenen (meist Kinder-)Selbst-Anteils eintaucht und im solidarischen Beistand Rückenwind gibt, diese Blockade zu überwinden und zu überwachsen.

Etwas anders sieht es bei Widerstandsphänomenen aus, bei denen unbewusst Nachteile durch die therapeutisch angestrebte Veränderungen gefürchtet werden. Das braucht nicht der Verlust eines »klassischen, **sekundären Krankheitsgewinns**« zu sein, sondern auch verschiedene andere Verlustängste, und wenn es nur die Angst ist, die Geborgenheit der vertrauten Situation, Rolle, Verhaltensweise, Beziehungskonstellation etc. zu verlieren. Sobald nur das geringste Konfliktbewusstsein auftaucht (und ein grundsätzliches Arbeitsbündnis besteht), lässt sich dann wunderbar die differenzierende Zwei-Stuhl-Technik benutzen, bei der die wiederstrebenden Positionen zum einen die des Entwicklungsbereiten und zum anderen die des siegreichen Blockierers von jeder Sichtweise her ausgelotet und im Rollentausch in einen integrierenden Dialog gebracht werden, dessen Argumente allein aus dem Klienten stammen. Der Dialog kann im Hier und Jetzt geführt werden, er kann aber auch plötzlich assoziativ in das Dort-und-Damals kippen und auf jener Ebene zum Schlagabtausch führen, falls sich ein alter Konflikt in den jetzigen eingespeist haben sollte. Der Therapeut und die Methode dienen dem Prozess des Patienten. Danach fällt jeweils die Entscheidung.

In der Psychoanalyse wird der Patient gebeten, alle Einfälle unzensiert zuzulassen, also **frei** zu **assoziieren** und sie verbal auszudrücken. In der Gestalttherapie wird der Patient gebeten, letztlich sein eigener »chairman« zu bleiben, die Vertrauenslage immer wieder neu zu überprüfen und Verantwortung für sein Tempo zu übernehmen (v.a. in Gruppen), damit er sich nicht überfordert. Dieses progressive Element lässt den Patienten sicherer und selbstbestimmter voran gehen. Oft hat diese Intervention einen paradoxen Effekt und mobilisiert die Bereitschaft, sich einzulassen.

Methodisch kann der Patient auf allen ihm zur Verfügung stehenden Sinneskanälen »frei assoziieren«, einschließlich auf der spielerischen Handlungsebene. Das führt zum »Experiment«, einem fast traumhaften, hypnoiden Begegnungsraum mit dem eigenen Unbewussten.

Das »**Experiment**« hat seine Bezeichnung aus Kurt Lewins Feldforschung übernommen. Bei dieser Form entstehen zunächst nonverbal improvisierte Phänomene, die als ichsynton und authentisch erfahren werden und einen Korrekturmaßstab zum bisherigen Selbstbild bilden können. Die Wahrnehmung innerer Impulse wird intensiviert, die der äußeren weitgehend abgeblendet. Man benutzt möglichst eine Ausdrucksebene, die dem Patienten liegt: z. B. Bewegungssequenzen, Klangerzeuger, bildnerisches Gestalten, Fantasiereisen etc., also primär Nonverbales, das vom Erlebenden selbst übersetzt wird. Dieser Prozess wird vom beobachtungsgeübten Therapeuten sorgfältig begleitet. Das Nonverbale hat im Allgemeinen eine Überzeugungskraft, die an der üblichen Abwehr mühelos vorbeikommt. (Weiter unten sind dafür Beispiele zu finden.)

Das Gemeinsame in beiden Verfahren ist die Erlaubnis an das unbewusste, psychische Material, sich frei zu entfalten und die inneren Konstellationen in den äußeren Ausdruck zu bringen.

Deutungen

Fremddeutungen sind in der Gestalttherapie eindeutig nicht erwünscht. Sie werden im Prinzip als Übergriffe aufgefasst. Einfälle des Therapeuten können – also solche deklariert – zwar geäußert werden, sollten aber von vornherein so angeboten werden, dass sie vom Patienten bzw. Klienten leicht abgelehnt werden können (z. B.: »Mir ist gerade dazu eingefallen…, aber das braucht für Sie so nicht zu stimmen…«).

Bevorzugt werden in der Gestalttherapie »systemimmanente« Selbstdeutungen von Zusammenhängen und nonverbalen Botschaften angeregt. (»Wie ist das für Sie? Wie erleben Sie das jetzt gerade?…«)

Eine gewisse Gemeinsamkeit zur Deutungspraxis der Psychoanalyse entsteht durch die Lenkung der Aufmerksamkeit in der Gestalttherapie, die als Vorform der **Deutung** einer Bedeutungszuweisung gleichkommt, etwa im Sinne: »Da scheint eben etwas Wichtiges zu passieren, mögen Sie diese Körperreaktion von eben nochmals wiederholen? Vielleicht sogar verstärken? Mögen Sie mal versuchen, sich mit diesem Impuls zu identifizieren und ihm Worte zu verleihen? Wie könnten die in etwa heißen?«

! Die therapeutische Haltung wird in der Psychoanalyse mit *abstinent*, in der Gestalttherapie mit *semi-authentisch* beschrieben.

Das sind Unterschiede und Gemeinsamkeiten zugleich. Gemeinsam ist beiden, dass der therapeutische Prozess nicht dazu da ist, persönliche Bedürfnisse des Therapeuten zu befriedigen. In dieser Weise kennen beide Abstinenz.

Beide nutzen die Gegenübertragung, als eine emotionale Reaktion im Therapeuten auf den Patienten, in differenzierter Weise.

Bei der »engen Form der Gegenübertragung« erkennt der Therapeut die Resonanz seiner eigenen (leider immer noch oder frisch aktualisierten) ungelösten Anteile, unterscheidet sie mit erhöhter Wachsamkeit von der Qualität der Patientenproblematik und bringt sie in seine Supervision ein. Die »erweiterte Form« der Gegenübertragungsreaktion dient der Orientierung des Therapeuten in der Welt des Patienten und beruht auf dem subtilem Informationsfluss und der unterschwelligen Kommunikation im zwischenmenschlichen Feld. Sie ist ein wertvoller Seismograf, der in der Psychoanalyse erst allmählich seine Bedeutung erlangte (Thomä & Kächele, 1985). Unterschiedlich ist in beiden Verfahren der Umgang mit der inneren Antwort. Bei der Psychoanalyse wird sie überwiegend im Therapeuten einsichtsorientiert zu Deutungen verarbeitet, die möglichst zur rechten Zeit und am rechten Ort platziert werden sollen, damit sie vom Patienten genutzt werden können. Im **semi-authentischen** Therapeutenverhalten kommt es darauf an, diejenigen inneren Antworten (Emotionen, Impulse, Bilder, Einfälle, Phantasien) sowie die entsprechenden äußeren Beobachtungen, die dem Prozess des Patienten dienlich scheinen, einzubringen und mit ihnen, als zur Verfügung gestellte, unmittelbare Antwort, im Patienten seinen eigenen Erkenntnisprozess anzuregen. Das Interesse des Therapeuten und seine Überzeugung, dass der Proband im tiefsten Inneren seine passende Antwort und Lösung finden kann, wenn er sich auf das »Hier und Jetzt« einlässt und wenn der rechte Zeitpunkt gekommen ist, stimuliert und motiviert (Sokratische Therapeutenhaltung). Ferner würdigt es die Fähigkeiten und das noch verborgene Potenzial des Klienten. Somit wirkt diese Art der therapeutischen Begleitung progressiv, auch dann, wenn es um regressive Inhalte geht. Emotionale Antworten, die nicht im Dienste der gemeinsamen Arbeit stehen, die überwiegend aus der Verfassung des Therapeuten stammen, gehören nicht zu einem semi-authentischen Therapeutenverhalten und haben in der Patienten-Behandlung keinen Platz.

Es gibt eine voll-authentische Leitungsform, die in Seminaren mit belastbaren, vollverantwortlichen Gesunden mit dem Ziel einer »Persönlichkeitserweiterung« veranstaltet und besucht werden. Sie gehören zum konfrontativen »Westküsten-Stil« der späten Gestaltzeit, waren in den 70er und 80er-Jahren stark gefragt und waren für ihren intensiven Erfahrungs- und Erlebnisreichtum berühmt und berüchtigt zugleich. Obwohl viele profitierten und von einem intensiven Wachstumsschub berichteten, hatten sich manche Teilnehmer in ihrer Belastbarkeit überschätzt und wurden dabei labilisiert. Diese »personal-growth«-Variante der Gestaltbewegung ist nicht Thema des vorliegenden Buches.

! Die vorliegende Arbeit widmet sich der Gestalttherapie als patientenorientierte, therapeutische Heilmethode.

Setting

Das Setting der klassischen Psychoanalyse und das der Gestalttherapie unterscheiden sich. Die klassische Couch-Situation ist geeigneter, den Patienten in eher regressiver Haltung zur Selbstexploration seiner inneren Welt anzuregen. Die mögliche Korrektur erfolgt über eine deutungsgeleitete Einsicht.

In der Gestalttherapie arbeitet man im dialogischen, relativ partnerschaftlichen Gegenübersein. Das kann Sitzen, Stehen oder auch sich Bewegen bedeuten. Das Setting ist relativ variabel und gibt dem Patienten Spielraum zum Mitgestalten. Es entsteht mehr oder weniger Augenkontakt. Der Therapeut versteht sich als ein antwortbereiter, empathischer, interessiert spiegelnder Mitmensch, der seinem Gegenüber beim Erkunden des Hier und Jetzt, in das sich dessen innere Konstellation hineinprojiziert, Resonanz gibt. Dieses Vorgehen verwebt unmittelbar die Innen- und Außenwelt. Die mögliche Veränderung erfolgt über die korrigierende Erfahrung des Probanden, der dabei begleitet wird.

Gestalttherapie und Psychoanalyse:
Gemeinsame Schnittmenge/Unterscheidungsmerkmale vonseiten der Gestalttherapie

Neurosenverständnis und Abwehrlehre	Zielsicherer Zugang zum Zentral-Konflikt mit dialogischer Teilaspektarbeit
Übertragung und Gegenübertragung	Keine Übertragungsneurose, dafür Übertragungsablösungsarbeit
Umgang mit Regression und Progression	Fokussierte Kurzzeitregression mit angekoppelter Progression
Trieblehre (Libido-Primat) relativiert	Trieb-, Antriebs- und höhere entfaltungsspezifische Motivationen
Therapeutenverhalten: Weitgehende Abstinenz	Empathisch-reaktionsbereites, selektiv-authentisches Verhalten
Widerstandsanalyse	Bündnissuche mit dem Kraftpotenzial im Widerstand durch Sichtwechsel
Behandlungstechnik: Freie (verbale) Assoziation	»Experiment« als assoziativ-spielerische Selbstexploration der Erlebens- und Verhaltensebene
Wunsch nach langzeitlicher Zensor-Reduktion	Spezifische Verantwortungsübernahme vor und nach Regressionsarbeiten
Frei schwebende Aufmerksamkeit und therapeutische Spaltung	Zusätzlich zeitweise Regieaufgaben für Rollenspiele und prozessrelevante Übungen
Ziel: Einsichtsorientierte, verständliche Zuordnung	Selbstdeutung der aktuellen Erfahrung über Sokratische Grundhaltung des Therapeuten

Quintalog 4

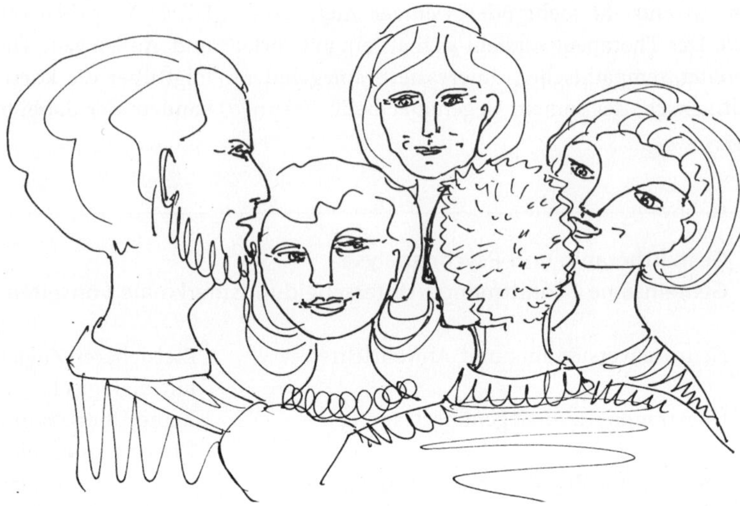

Gudrun Heimerath:
»Also mit dem psychoanalytischen Abstinenzverhalten ist das doch heutzutage nicht mehr so krass wie etwa noch in den 50er-Jahren, als noch darüber diskutiert wurde, ob ein Psychoanalytiker seinem Analysanden die Hand zum Kondollieren geben durfte, wenn dessen Vater gestorben war. Ich habe mich bei meiner Analytikerin an deren nonverbalen Äußerungen ganz gut orientieren können. Das ist eben ein Lernprozess.«

Mark Müller:
»Mag sein. Aber das kommt mir wie ein unnötiger Umweg vor. So wie du es schilderst, ist es bei dir deshalb gut gegangen, weil du dich verstanden und gut aufgehoben gefühlt hast. Oder?«

Gudrun Heimerath:
»Ja für mich war das damals gut. Ich hatte meinen gesicherten Ort und meine sichere Zeit, in der jemand nur für mich alleine da war und mir das Gefühl gab, dass meine inneren Vorgänge – und damit ich selbst – wichtig genug sind, diesen Raum zu bekommen. Das empfand ich damals als sehr heilsam. Vergleiche hatte ich nicht, wie es hätte anders gehen können.«

Angela Schmidt (ungläubig):
»Hast du nicht zwischendurch den unmittelbaren Kontakt vermisst?«

Gudrun Heimerath:
»Nachträglich gesehen schon gelegentlich, aber während meiner Analyse waren solche Wünsche tabuisiert und kamen, abgesehen von der Anfangszeit, gar nicht mehr ins Bewusstsein. Das war eben so und hatte seine guten Gründe. Der Konflikt stellte sich erst gar nicht oder bald nicht mehr.«

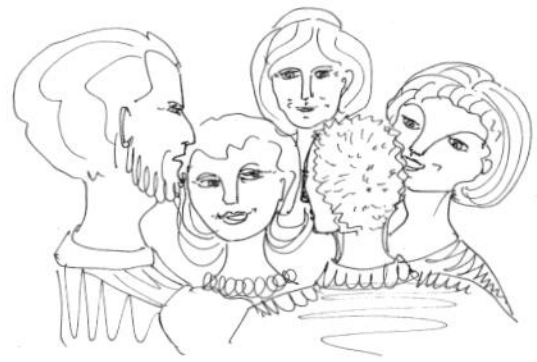

Stefan Kunzelmann (etwas bärbeißig):
»Gut angepasst.«

Gudrun Heimerath (funkelt ihn etwas pikiert an):
»Du bist ja auch nicht gerade der Allerspontanste! – Aber neulich in einem Vortrag bei Daniel Stern, einem amerikanischen Psychoanalytiker, habe ich gestaunt, als er von Momenten (»now-moments«) in den Behandlungen sprach, in denen gegen alle Regeln und ungeschriebenen Gesetze hinweg Begegnungen stattfinden sollten, wenn die Therapie nicht zum Scheitern verurteilt werden soll. Er brachte als Negativbeispiel einen Patienten, der als Kind großflächige Hautverbrennungen an der Brust erlitten hatte, die er anlässlich der Schilderung des Vorfalls anbot zu zeigen, vielleicht auch mit der unbewussten Frage verknüpft, ob er für das Gegenüber dennoch annehmbar sei. – Ich kann beides verstehen, dass der Analytiker abwehrte, die Narbenfelder zu betrachten – und, dass sich der Patient in seinem Beschädigtsein nicht angenommen erlebte. Die Therapie verflachte und hörte danach bald auf, berichtete Daniel Stern in seinem sehr empathischen Vortrag.«

Stefan Kunzelmann:
»Daniel Stern ist doch Selbstpsychologe. Dort pflegt man ein anderes therapeutisches Selbstverständnis als im psychoanalytischen »mainstream«, nämlich ein empathisches.«

Mark Müller:
»Und das nennt sich dennoch Psychoanalyse? Begegnung im »now-moment« und die Bedeutung von »I and Thou – Here and Now« dürften ziemlich deckungsgleich sein. Auch die empathische Grundeinstellung ist doch das typische Basisverhalten der humanistischen Psychologen und unterscheidet sich von der klassischen Analyseform.«

Stefan Kunzelmann:
»Soweit ich weiß, gab es auch Ausschluss-Überlegungen beim konservativen Analytiker-Flügel. Die Besinnung auf das Gemeinsame im psychoanalytischen Verband hat hier jedoch den Ausschlag gegeben.«

Gudrun Heimerath:
»Ich finde es gut, dass die Entwicklung weiter geht und auch zu spüren ist.«

Angela zu Gudrun:
»Dafür bist auch du ein gutes Beispiel. Ich hoffe, ich bleibe später auch noch flexibel und so kritisch neugierig wie du.«

Neoanalyse (Schultz-Hencke, Karen Horney,...)

Nach seiner medizinischen Promotion in Berlin 1921 gewann Fritz Perls zunehmend Interesse an Freuds Veröffentlichungen, suchte in Berlin den Kontakt mit dem Kreis der psychoanalytisch Interessierten und begann 1925 offiziell seine psychoanalytische Ausbildung mit seiner Lehranalyse bei Karen Horney. Diesem Interessentenkreis, der Freuds Entwurf durchaus kontrovers diskutierte, gehörte u.a. auch Schultz-Hencke an, der damals seine erste Veröffentlichung vorzubereiten begann (»Einführung in die Psychoanalyse«, 1927). Deshalb scheint ein gedanklicher Vergleich sinnvoll, obwohl sich keine schriftlichen Hinweise auf eine direkte Auseinandersetzung oder Bekanntschaft finden lassen.

Als **Schnittmenge** der frühen Neoanalyse mit der Gestalttherapie kann man die kritische Sicht von Freuds Zentralthesen ansehen: nämlich die These vom Primat des Libido-Triebes und vom Primat des Ödipus-Komplexes als dem Kern jeglicher Neurose.

Die Berliner Psychoanalytiker glaubten verschiedene, eigenständige Antriebe beim Kind beobachten zu können, die sie nicht als sexuelle Partialtriebe auffassen mochten. Sie räumten auch aggressive Antriebsvarianten ein und zeigten sich bei ganz jungen Säuglingen beeindruckt durch deren zielgerichtetes Interesse an der Welt (Intentionalität). Ihr Interesse richtete sich immer mehr auf die frühesten Lebensabschnitte, die dadurch eine Differenzierung erfuhren. Auch Perls erster theoretischer Beitrag (Vortrag am psychoanalytischen Kongress in Marienbad 1936) handelte über »Orale Widerstände« und stellte Beobachtungen an Kindern am Ende der oralen Phase zur Diskussion. (Das Manuskript ist leider nicht erhalten geblieben.)

! In der frühen Gestalttherapie (ab Mitte der 30er-Jahre) taucht als Motor und Hauptantrieb der Begriff des »*ad-greddi*« auf, das ein zielgerichtetes, wertfreies Herangehen an die Welt bedeutet. Es ist nicht gleichzusetzen mit der destruktiven Aggression, obwohl auch diese zur Gesamtpalette des »ad-greddi« gehört. Im gestalttherapeutischen Gesamtentwurf dient die Aggression der Integration und der stimmigen Assimilation, die sie erst ermöglicht.

Als krankheits- und neurosenauslösend gewinnen in beiden Verfahren über den relativierten Ödipus-Komplex hinaus an Bedeutung: Eltern-Kind-Probleme, sozialpsychologische und gesellschaftliche Konfliktkonstellationen sowie Folgen von Mangelsituationen (Karen Horney, 1937/1951).

In der Gestalttherapie wird der soziale Kontext oft erst zum sinnstiftenden Bezugsrahmen und wird in seiner Wechselwirkung erkannt. Die bahnbrechenden sozialpsychologischen Feldforschungen des Gestaltpsychologen Kurt Lewin nehmen in den 40er-Jahren großen Einfluss.

Im Verhältnis zur freudschen Psychoanalyse, die den Fokus der Aufmerksamkeit ganz auf die Entstehungsgeschichte in der Vergangenheit gesetzt hat, richten beide Verfahren ihr Interesse zunehmend mehr auf den **Gegenwartsbezug** der Krankheitsentstehung, auf die aktuelle, auslösende Situation, allerdings ohne frühere Vorschädigungen leugnen zu wollen. Bei der Neoanalyse kann man in jener Zeit von relativer Gegenwartsnähe sprechen. Die spätere Gestalttherapie führt diesen Trend weiter und zentriert sich ganz auf das »**Hier und Jetzt**«, in dem die relevanten Spuren des »Dort und Damals« erkennbar eingebettet sind und sich entfalten, falls und wenn sie reaktualisiert werden.

! In beiden Verfahren gewinnt die objektive Beobachtung an Wertschätzung und kehrt sich bewusst von der von Freud bevorzugten, systemkonformen Hypothesenbildungen ab.

Schultz-Hencke setzt sich für eine mikropsychologische Untersuchung und Analyse der objektiven Daten ein unter »immerwährender Kontrolle der Realität« (Schultz-Hencke, 1927).

Perls, der sich der **Phänomenologie** (Husserl, 1985, 1986) zugewandt hatte, geht bezüglich der subtilen Beobachtung zunächst einen parallelen Schritt, bemüht sich jedoch, seine Wahrnehmungen im Dialog mit dem Klienten durch ihn bewerten und in dessen Erlebnishorizont einordnen zu lassen.

Schultz-Hencke warnte vor der Überwertigkeit der Hypothesenbildungen, wenn sie nicht mehr an der Realität gegengeprüft würden. Perls verfiel nahezu in eine **Hypothesenfeindschaft** und ließ nur erfahrungsgestützte Aussagen gelten.

Als Hinweis für eine verwandte, psychische Krankheitsvorstellung beider lässt sich anführen, dass Schultz-Hencke von Antriebs-Lücke spricht, die durch eine krankhafte Hemmung hervorgebracht werden kann, während bei Fritz Perls in späteren Jahren von typischen »**wholes**« der Neurotiker die Rede ist, die seelisch ein mottenfraßähnliches Muster ergeben. In den Rückübersetzungen wird allerdings der Begriff »Löcher« verwendet.

Das Behandlungsziel als gemei[n]... menge lässt sich als »energetisch f... den« skizzieren. Bei Schultz-Hen... darauf an, aus einer konfliktbedingten Hemmung, die sogar die Qualität eines Totstellreflexes haben kann, wieder ungehemmten Zugang zu den eigenen Leistungsmöglichkeiten zu bekommen. Für Fritz Perls ist spätestens seit seiner Analyse bei Wilhelm Reich die Vorstellung von einem blockadenfreien, »ungehinderten Energiefluss« das Leitbild eines gesunden Systems geworden.

Auf Harald Schultz-Hencke und Karen Horney wurde hier aus historischen Gründen, weil sie zum gedanklichen Nährboden der Gestalttherapie gehören, stärker eingegangen.

Weitere, wichtige Vertreter dieser Richtung sind: H.S. Sullivan und Erich Fromm, zu dem Fritz und Lore Perls bei ihrem Neustart in New York hilfreiche Kontakte hatten, und andere.

Gestalttherapie und frühe »Neoanalyse«:
Gemeinsame Schnittmenge/Unterscheidungsmerkmale vonseiten der Gestalttherapie

Kein Libido-Primat, Vielfalt eigenständiger Antriebe	Haupt-Antrieb: »ad-greddi« (mit intentionaler Akzentuierung)
Kein Ödipus-Konflikt-Primat als generellem Neurosenkern; stärkere Bedeutung der aktuellen Lebenssituation	Konfliktpotenzial ist immer auch im aktuellen sozialpsychologischen Kontext und Bezugsrahmen; verschärfende Resonanz des alten Hintergrundkonflikts
Fokusverschiebung auf präödipale Phasen	Interesse für frühe Phasen und auch für spätere Entwicklungsphasen und für das Alter
Relative Gegenwartsbezogenheit	Primäre Hier-und-Jetzt-Zentrierung
Minutiöse Beobachtung und Kontrolle der jetzigen Realität	Phänomenologische Zugangsweise, Beobachtungskunst im Dialog
Warnung vor überwertigen Hypothesenbildungen	Hypothesenfeindlichkeit, erfahrungsgestütztes Vorgehen
Behandlungsziel: »ungehemmter« und energetisch fließender Mensch	Unblockierter Energiefluss im Gleichgewichtssystem

Ungarische Schule (Sandor Ferenczi, ...)

Sandor Ferenczi zählt (mit Abraham, Sachs und Rank) zu den ersten und zu den produktivsten Schülern Freuds. Er lieferte Beiträge

- zur Struktur und Dynamik der Person,
- zur Pathologie der Neurosen,
- zur Therapie und
- zur theoretischen Konzeption.

Der vielleicht wichtigste Beitrag Ferenczis ist der über die »Stufen in der Entwicklung des Wirklichkeitssinnes«.

Er geht dabei von einem paradiesischen Zustand des Embryo im Mutterleib aus, der über die erste Stufe der »bedingungslosen Allmacht« und weiter durch die Stufe der »magisch-halluzinatorischen Allmacht«, über die Stufe der »Allmacht durch die Hilfe magischer Gesten«, durch die Stufe der »magischen Gedanken und magischen Worte« usw. an die neue Realität angepasst wird. Später vertieft er das Thema über den Wirklichkeitssinn durch eine Untersuchung über »das Problem der Unlustbejahung« (1926). Thematisch wendet er sich intensiver den Problemen der Impotenz und der Homosexualität zu (er glaubte bei Homosexuellen eine extreme Mutterbindung beobachten zu können) sowie der Konversionsbildung hysterischer Patienten. In seiner Grundkonzeption geht er von einer ewigen (regressiven) Sehnsucht nach dem meeresähnlichen Mutterleibparadies aus.

! Ferenczi versuchte, die lange Dauer der psychoanalytischen Behandlung durch erhöhte Aktivität vonseiten des Analytikers abzukürzen.

Das brachte ihm Differenzen mit und Entfremdung von Freud ein. Bis 1927 hatte Ferenczi stark erzieherische Momente in seine Therapien eingebracht. Nach 1927 war er der Meinung, dass der Patient echte Liebe erfahren muss, weil seine Störungen durch Liebesmangel entstanden seien, und so änderte er entsprechend sein Verhalten. …r hatte aber Sinn für die Unterscheidung zwi…n präödipaler Kinderzärtlichkeit und sexua…r Liebe. Bei Freud vertiefte sich die Skep-

! Ferenczi forderte auch seine Patienten auf, sich aktiv angsterzeugenden Belastungen auszusetzen und verlangte ihnen Expositionen ab, die sie sonst gemieden hätten. Dieser Stil wurde »aktive Therapie« genannt. Trotz der Missbilligung Freuds wurde er von den Neoanalytikern Sullivan und Schultz-Hencke aufgegriffen. Für die Anhänger Freuds blieb die aktive Stilvariante tabu. Genau diese »aktive« Vorgehensweise gehört zum einen Teil der gemeinsamen Schnittmenge mit der Gestalttherapie.

Der andere ist der der liebevollen Kontaktgestaltung.

Der Therapeut kann zwar nicht das Lebensdefizit an Angenommensein beim Patienten füllen. Das wäre eine Illusion. Aber durch die akzeptierende Grundeinstellung des Gestalttherapeuten können soweit korrigierende Erfahrungen gemacht werden, dass der Patient auch anderen Menschen außerhalb der Therapie die Chance geben kann, dass sich nährende Beziehungsaspekte entwickeln können. Das wird in der Therapie entsprechend thematisiert. Somit gibt es an diesem Punkt etwas Gemeinsames und etwas Unterschiedliches mit Ferenczis Vorgehen.

! Insgesamt steht Ferenczis Therapiestil von allen Psychoanalyserichtungen (der ersten Gerneration) der Gestalttherapie am nächsten.

Michael Balints Ansatz der »primären Liebe«, der es nach Zärtlichkeit verlangt, hat Perls nicht mehr kennen gelernt, da beide nahezu gleich alt sind. Während seiner Berliner Studienjahre begab sich Michael Balint dort in die Analyse bei Hans Sachs und nach seiner Rückkehr nach Ungarn zu Sandor Ferenczi. Zu einem »Neubeginn« und Wendepunkt in den Analysen/Therapien kommt es nach Balint am ehesten dann, wenn der Patient eine »arglose«, mitmenschliche Beziehung erleben darf, in deren Rahmen er sich eine echte, vertrauensvolle Hingabe gestatten kann. Dabei kann er sich erlauben, auf seine Abwehr zu verzichten, seine alten Ängste zu verlassen und die entscheidende Neuerfahrung zu machen, dass Hingabe und Liebe gefahrlos sind oder sein können. Balint setzt hier Ferenczis Tradition fort und feilt sie aus. Diese »primäre Objektbeziehung« wird bei Balint als einseitig definiert, als bedingungslose Liebe des Therapeuten. Balint geht es darum, dass der Patient dadurch Anschluss an seine früheste, heile Identität bekommt und von dort aus wieder regenerieren und sein Vertrauen auch auf andere Menschen ausdehnen kann. Dieser Ansatz ist mit der Gestalttherapie über seine Affinität zu Buber voll kompatibel.

Auch Balints nachnährender Umgang mit den ichdefizitären Patienten, bei denen er von »Grundstörung« spricht, kommt aus der selben inneren Haltung.

Individualpsychologie (Adler,...)

Alfred Adler (1870–1937) hatte biografisch einen schwierigen Start, litt an Rachitis, war kleinwüchsig und war körperlich behindert. Er verlor einen Bruder an Tuberkulose. Diese schwierige Situation prägte seine Motivationen und seinen Denkansatz. Er war vielseitig interessiert, studiert außer Medizin auch Psychologie, Philosophie und Sozialwissenschaften. Er engagierte sich linkspolitisch und heiratete eine Russin mit deutlich radikalerer politischer Einstellung. Alfred Adler war von Freuds Schriften angetan.

Seine erste eigene Studie war der Überwindung von Organminderwertigkeiten gewidmet (1907).

1911 kam es zum Dissens mit Freud, der keine deutlichen Abweichungen von seiner Lehre tolerieren mochte. Adler gründete eine eigene Gesellschaft, den »Verein für freie Psychoanalyse«. Seine eigenen Ansichten nannte er schließlich »Individualpsychologie«. Sein Schwerpunkt waren mehr pädagogisch interessierte Kreise, v.a. Erziehungsberatungen.

Ein wichtiger Punkt, der sich mit der Gestalttherapie berührt, ist der der Einheitlichkeit.

> Jeder Organismus stellt eine in sich geschlossene Einheit dar... Ein Organismus lässt sich nicht spalten und teilen, er ist unteilbar... So bleibt der Begriff der Ganzheit mit dem Begriff des lebendigen untrennbar verbunden (Wexberg, 1928, S. 70).

Von diesem Ansatz leitet sich der Name Individualpsychologie ab.

! Adlers Entwurf ist eine einheitliche, zielgerichtete, also finale Persönlichkeit. Der Mensch ist auf das Zusammenleben mit anderen Menschen ausgerichtet. Sein persönliches Ziel und sein Lebensplan beziehen sich auf seine Stellung in der Gemeinschaft. Dabei spielt der Wille »oben« zu sein und Geltung zu erlangen eine große Rolle.

Das unterstellt Adler zunächst jedem Kind. Erwachsenen gegenüber habe es Minderwertigkeitsgefühle. Entsprechend werden von Adler Kompensationen und Überkompensationen erwartet. Auch sozioökonomische Minusvarianten sind aus seiner Sicht meist Quellen von Minderwertigkeitsgefühlen. In Adlers Zeit waren auch die Frauen in ihren Chancen deutlich benachteiligt, was er anprangerte.

Alfred Adler interessiert sich (auch aufgrund eigener Betroffenheit), inwiefern die Stellung in der Geschwisterreihe Anlass für Benachteiligungen sein kann.

Der Sinn für und der Drang nach Gemeinschaft ist für Adler Ziel und ein heilender Weg zugleich. Der Gemeinschaftsbezogenheit steht als Gegenpol die Selbstbezogenheit gegenüber. Je größer das Minderwertigkeitsgefühl und demzufolge auch das Geltungs- und Machtstreben eines Menschen ist, umso selbstbezogener ist er und umso weniger vermag sein Sinn für die Gemeinschaft durchzudringen.

Alle Fehler leitet Adler aus mangelndem Gemeinschaftsgefühl ab. Dieser Begriff ist sehr weit gefasst, er beinhaltet eigentlich den Mut zur Hingabe und Selbstaufgabe und zwar nicht nur in Bezug auf Mitmenschen, sondern auch in Bezug auf sachliche Werte und auf eine Aufgabe.

Verstärkte, fixierte Minderwertigkeitsgefühle machen einen »nervösen Charakter«. Wenn sich dessen übersteigertes Geltungsbedürfnis nicht mehr durch reale Leistungen befriedigen lässt, wird der Ehrgeiz entmutigt, der Mensch erkrankt als Neurotiker, der nun den Rückzug von seinen Lebensaufgaben antritt. In der Therapie spielt der unbewusste Lebensplan eine große Rolle. Ein unangemessener Lebensplan kann enorm viel

Kraft vergeuden. Adler ist der Ansicht, dass nur der Patient allein den Plan umbauen oder verabschieden kann, sodass er als Therapeut an diesem Punkt die Hände in den Schoß lege und zu verstehen gebe, dass er dem Patienten nun nichts mehr sagen könne, was er nicht schon selber besser wüsste.

> **Als gemeinsame Schnittmengen mit der Gestalttherapie gibt es folgende Punkte:**
>
> 1. Die betonte Ganzheitsvorstellung eines individuellen Wesens,
> 2. der krankmachende Fixierungsvorgang,
> 3. in gewisser Weise auch die Finalität des Wachstums,
> 4. die Wertorientiertheit,
> 5. in gewissem Maße das Vertrauen in das Veränderungspotenzial des Patienten.

Analytische Psychologie (Jung,...)

Carl Gustav Jung (1875–1961), ein Schweizer Psychiater aus einer Theologenfamilie, war eine Zeitlang Freuds Lieblingsschüler und Hoffnung auf einen »Kronprinzen«. Eigenständigkeiten seiner Schüler führten bei Freud jedoch immer früher oder später zum Bruch, so auch bei Jung. Jungs Eigenständigkeit begann damit, dass er dem aktuellen Konflikt seiner Patienten mehr Gewicht beimaß, als dem Konflikt der Kindheit. Dann begann sein Interesse für die Übereinstimmung individueller Fantasien mit Motiven in Mythologien. Schließlich wagt er auch die Bedeutung der Libido zu relativieren und stellt ihr ein geistiges Bedürfnis zur Seite.

Jungs Typologie umfasst 2 Einstellungen, die der Intra- und Extraversion, und 4 Orientierungsfunktionen: Denken, Fühlen, Empfinden (im Sinne von Außenwahrnehmen) und Intuieren (im Sinne von intuitivem Innenwahrnehmen). Das sind polare Gegensatzpaare. Das jeweils weniger bewusste wird inferior und weniger differenziert. Es kommt auf die Dauer zu einer Gleichgewichtsstörung im Verhältnis zu sich und zu der Welt. Dies ist hier gleichbedeutend mit Neurose.

Auch die Geschlechtlichkeit ist polar mit einem jeweiligen, inneren Gegengeschlecht angelegt als Anima und Animus und will integriert gelebt werden.

Eine existenzielle Polarität ist der Schatten, er ist das, was an uns anders ist, als wir zu sein glauben, was also nicht mit dem von uns bewusst bejahten Selbstbild übereinstimmt. Die normative Seite ist natürlich eingeschlossen. Es lässt sich der persönliche Schatten unterscheiden vom überpersönlichen. Wir haben Teil am Schatten unserer jeweiligen Kultur und unseres Zeitgeistes.

Auch zur sozialen Rolle, zur Maske oder Idealbild, die Jung »Persona« nennt, steht die Restpersönlichkeit in einer Art Polarität gegenüber. Die drei genannten Aspekte sind das Ergebnis einer Auseinandersetzung mit der Mitwelt und sind Ausdruck eines Kompromisses zwischen dem Individuum und der Sozietät. Die Persona ist für Jung die äußere Einstellung, wie sich ein Mensch gegenüber der Mitwelt verhält. Für ihn gibt es eine Anpassung nach außen und nach innen. Die Persona kann der eigentlichen Individualität (im Sinne der Veranlagung) entsprechen oder auch nicht. Die Maske entspricht einer unechten Verhaltensweise. Wenn sich jemand mit seiner Rolle oder Maske überidentifiziert hat und diese mit dem »wahren Selbst« in Konflikt kommt, ist eine Krise zu erwarten. Das kann sich so zeigen, als stünden sich 2 Personen gegenüber.

! Es geht darum, soziale Rolle und wahres Selbst in Kontakt und in Einklang zu bekommen.

Die übergeordnete Aufgabe ist, die »Individuation«, d.h. das Selbst als »Ganzheit« zu verwirklichen.

Das bedeutet nicht nur die Reintegration des persönlich Verdrängten wie bei Freud, sondern auch die Integration der Archetypen, die sich im kollektiven Unbewussten befinden, an dem jeder von uns teil hat. Der Begriff des »Archetypus« ist von Jung nicht exakt definiert worden. Es sind präformierte Erlebnismöglichkeiten, bzw. intuitiv erfassbare Einheiten, die teils als Instinkte, teils als Niederschlag des Erlebens unserer Ahnen aufgefasst werden, die von einigen zu den platonischen Ideen, von anderen den Kategorien von Kant zugerechnet werden. Die einzelnen Archetypen können in diesem Rahmen hier nicht besprochen werden. Auch das Selbst taucht zuletzt im Rahmen des Individuationsprozesses als Archetypus in Form von Motiven auf.

Eine sehr große Bedeutung für die Behandlung hat die Arbeit mit Träumen. Die Inhalte sind stets auf 3 Ebenen zu betrachten:

1. als eigenständiges Objekt der Wirklichkeit,
2. als subjektive Projektion,
3. als Abbild eines Urbildes/Archetyps.

In Ergänzung zur Traumarbeit steht das »aktive Imaginieren« mit nachfolgendem Malen zur Verfügung. Dabei erlaubt man sich, dass Fantasien aus dem Unbewussten hochsteigen, die dann gemalt werden.

Obwohl sich Perls und Jung nicht persönlich kannten, ist die Schnittmenge ihrer Gedankenwelten sehr groß:

1. Der polare Aufbau der Welt und des Menschen;
2. die Aufgabe der Assimilation, um man selbst zu werden;
3. auch Jung kennt dialogische Zwiegespräche zwischen einzelnen Persönlichkeitsaspekten;
4. das Unbewusste ist sehr viel größer als das des biografisch Verdrängten und hat zudem durch seinen Reichtum ein positives Vorzeichen.

Selbstpsychologie (Kohut,...)

Die Selbstpsychologie ist der jüngste Spross der Psychoanalyse. Sie formierte sich in den 70er- bis 80er-Jahren in den USA aus Anhängern rund um den innovativen Psychoanalytiker **Heinz Kohut** (1913–1981), der in jungen Jahren aus Wien emigrieren musste. Somit hat auch sie im Hintergrund Holocaust-Erfahrung zu integrieren. Über die geistige Entstehungslandschaft der Selbstpsychologie in den USA (Chicago) ist teils zuvor, teils parallel die humanistische Welle hinweggerollt und hat einen neuen Bezugsrahmen für das allgemeine psychotherapeutische Selbstverständnis gesetzt, mit dem nun die dortige psychoanalytische Tradition konfrontiert wurde. Der Zusammenprall mit dem humanistischen Zeitgeist ermöglichte einen neuen kreativen Aufbruch innerhalb der Psychoanalyse, der etliche, traditionelle Grundpositionen infrage stellte und herausforderte.

Es entstanden Konvergenzphänomene mit humanistischen Positionen, wie z.B. die Vorrangigkeit der Empathie für die therapeutische Beziehung, der moralisch bewertungsfreie Umgang mit Abwehr und Widerstand aus der Sicht des Patienten und dessen Schutzbedürfnisses, die Responsivität, d.h. die möglichst optimale Beantwortung der Selbstobjektbedürfnisse des Patienten, um dessen Kohärenz aufrecht zu erhalten und dessen Wachstum zu fördern, die Vorstellung von einem ganzheitlichen Selbst als energetischem Kontinuum, das in ständig sich verändernde Beziehungen eingebaut ist, die Selbstregulierung der verschränkenden und konkurrierenden Motivationssysteme, die hohe Bedeutung des subjektiven Erlebens, der korrigierenden Erfahrung, die Verwendung von Modellszenen in der Behandlungstechnik, die Forderung nach einer unmittelbar erfahrungsabhängigen Deutungstechnik (im Gegensatz zu einer, die sich aus deskriptivem Wissen ableitet), die Chance des »now-moments«, in dem sich Begegnung und Sinnverständnis verdichten, u.a.m.

Ob die Selbstpsychologie mit all diesen neuen Elementen noch innerhalb der Psychoanalyse toleriert und beheimatet werden konnte, schien lange Zeit fraglich. Der Widerstand innerhalb der psychoanalytischen Vereinigung war ziemlich groß und führte zunächst zu Kohuts Isolation und insgesamt fast zu einer Zerreißprobe für die psychoanalytische Identität.

Es ist beeindruckend, in welchem Ausmaß in diesem lebendigen Bereich der Psychoanalyse eine Konvergenz mit humanistischen Grundvorstellungen erwachsen ist – trotz immer noch gewichtiger, restlicher Unterschiede.

Als wichtige Vertreter der Selbstpsychologie seien stellvertretend genannt: D. Stern, A. und Ph. Ornstein, E.S. Wolf, J.D. Lichtenberg, L. Köhler, Ch. Schöttler, W. Milch.

1.4.3 Gemeinsame Schnittmenge mit der Bioenergetik

Die Bioenergetik ist eine der Wurzeln der Gestalttherapie, weil Fritz Perls bei **Wilhelm Reich** (1897–1957), obwohl dieser 4 Jahre jünger war, seinen letzten Lehranalyseteil machte. Es muss ein eher freundschaftlich-geschwisterliches Verhältnis zwischen den beiden gewesen sein, im Rahmen dessen sie viel ausprobierten und weiterentwickelten. Fritz Perls schien zufrieden mit der Art, wie die beiden miteinander arbeiteten. Umso mehr schmerzte es ihn, den misstrauisch-depressiven Rückzug Wilhelm Reichs in dessen späteren Jahren mit ansehen zu müssen.

Von Fritz Perls gibt es zur Bioenergetik folgende Zitate:

> Das System der Muskelkontraktionen, durch die der Neurotiker seine spontanen Regungen angreift und unterdrückt, wird (nach Wilhelm Reich) sein »Charakterpanzer« genannt. Dieser erhält so den Status einer objektiven Schranke, die irgendwie angegriffen und durchbrochen werden muss. Tatsächlich ist es aber nur die eigene Aggression des Betreffenden, die er gegen sich selbst kehrt. Statt diesen Panzer als ein lebloses Objekt zu betrachten, als eine starre Schale oder Kruste, die man zerschlagen müsste, ist es gewiss die richtige, therapeutische Technik, ihn als fehlgeleitetes Tun des Patienten selbst zu interpretieren. Unter diesen Voraussetzungen könnte der Patient zu sagen lernen: »Ich habe Rückenschmerzen und einen steifen Bauch, d.h. ich ziehe den Rücken ein, bis er wehtut, und ich unterbinde die unzüchtigen Bewegungen des Beckens und unterdrücke die bösen Gelüste.« Im weiteren Fortgang kann er dann sagen: »Ich verabscheue das Geschlechtliche und meine geschlechtlichen Gelüste«, und dann wird es möglich sein, seine falsche Identifizierung mit dem gesellschaftlichen Tabu durchzuarbeiten, und man kann versuchen aufzulösen, was er introjiziert hat. Mit anderen Worten: In einem solchen Fall müssen wir – zuerst die Projektion auflösen (»Ich leide an meinem Panzer«), – dann die Retroflexion (»Ich versteife mein Becken«) und schließlich die Introjektion (»Ich verabscheue Geschlechtliches«) (Perls, Hefferline & Goodman, 1979, S. 216).

An anderer Stelle heißt es noch:

> Der Panzer (Reich) zeigt eine ähnliche Struktur (wie die Überkompensation). Muskelkontraktionen, die zu schlechter Koordination und Unbeholfenheit führen, sollen den Ausdruck unerwünschter »vegetativer Energien« vermeiden helfen... (Perls, 1978, S. 81).

Das Wissen um den bioenergetischen Ansatz ist präsent, wenn es auch über weite Strecken in der Latenz bleibt.

Es hat Tradition, dass in die Gestaltarbeit bioenergetische Übungsangebote eingestreut werden, sofern sie den Prozess unterstützen.

In den Anfängen der Gestalttherapie hatte man in Gruppen Übungsangebote gemacht, die keinen Zusammenhang hatten, also nicht in irgendeinen therapeutischen Prozess eingebettet waren und hat gewartet, ob assoziatives Material zu den evozierten Körperempfindungen geäußert wurde.

Das Ausmaß des aktiven, bioenergetischen Anteils bleibt jedem Gestalttherapeuten überlassen und hängt natürlich von dessen Erfahrungen in seiner Ausbildung ab. Viele haben kein ausreichendes Rüstzeug für einen aktiven Einsatz bioenergetischer Angebote.

! Was auf jeden Fall immer als »bioenergetisches Erbe« bereit steht, ist die Wahrnehmung der Körpersprache, der Haltung und der Beobachtung, wie der Atem fließt oder stockt, wie der Kontakt zum Boden beim Gehen und Stehen ist, wo Verspannungen blockieren etc.

In der Gestalttherapie amalgamiert sich das bioenergetische Erbe mit der subtilen Körperausdruckskunst Elsa Gindlers und des »sensory awareness« Charlotte Selvers.

In dieser subtilen, individuellen Tradition entwickelte Hildegund Heinl, die viele Jahre am Fritz-Perls-Institut wirkte, ihren sensiblen, intuitionsgeleiteten, körpertherapeutischen Gestalt-Stil, in den gleichzeitig die sichere Kenntnis und Erfahrung als Orthopädin mit einging.

Die Bioenergetik hat sich mit vielen Facetten weiterentwickelt. Die Schweizer Bioenergetikerin Margit Koemeda hat sich die Mühe gemacht, die sich verwandelnden Konzepte in der bioenergetischen Körperpsychotherapie zusammenzustellen. Als wichtige bioenergetische Vertreter der 2. und 3. Generation seien erwähnt: Ola Raknes, Nic Waal, Elsworth Baker, Myron Sharaf, David Boadella, Gerda Boysen, Malcolm Brown, Alexander Lowen, William Walling, John Pierrakos, Robert Lewis, Angela Klopstech, Ed Muller, Steven Johnson, Reinhold Dietrich, Waldefried

Pechtl, U. Sollmann und andere. Nicht über Reich, sondern aus der jungschen Tradition in Kombination mit Zen entwickelte sich um Karlfried Graf Dürckheim die initiatische Leibtherapie, die sein Neffe Wolf Büntig zusammen mit Einflüssen von Lowen, Keleman und Brown aufgriff. Stanley Keleman ist ein Körpertherapeut mit adlerianischem Hintergrundverständnis. Aus fernöstlichen Quellen, der Gestalttherapie und der Keleman-Tradition schöpft der Hakomi-Begründer Ron Kurtz.

1.4.4 Gemeinsame Schnittmenge mit der tiefenpsychologisch fundierten/psychodynamisch orientierten Psychotherapie

Die tiefenpsychologische Psychotherapie ist in Deutschland die verbreitetste in der Bevölkerung. Über die Hälfte der Therapien werden z. Z. in dieser Form beantragt, wenn auch der Nachwuchs mehr zur verhaltenstherapeutischen Aus- und Weiterbildung drängt.

Die tiefenpsychologisch fundierte Psychotherapie, die sich in Anlehnung an den angloamerikanischen Sprachgebrauch in den letzten Jahren zunehmend auch »psychodynamische Psychotherapie« nennt, hat sich nach einer mehrjährigen Vorlaufzeit schließlich anlässlich der staatlichen Regelung für die Psychologenausbildung neu formiert, einen eigenen Dachverband gegründet (DFT) und sich vom Status der kleinen Minusvariante der Psychoanalyse verabschiedet. Sie hat beschlossen, sich auf ihr Potenzial zu besinnen und sich selbst zu definieren. Sie verfügt über eine Menge Erfahrung in der Notfallpsychotherapie, in der Kurztherapie in allen Varianten und der Psychotherapie mit besonders schwierigen Patienten. Sie hat die Erfahrung, dass sie sehr gut strukturverändernd arbeiten kann, obwohl die Psychoanalyse dieses Privileg für sich beansprucht. Ihr Know-how ist inzwischen stark mit humanistischen Elementen, manchmal auch zusätzlich mit verhaltenstherapeutischen Aspekten durchsetzt. Die Not, in begrenzter Zeit bei einem eher schwieriger werdenden Klientel, ein möglichst gutes Ergebnis zu erzielen, hat viele Kollegen und Kolleginnen zu einem gewissen Pragmatismus gebracht, der sie nach geeigneten, integrierbaren Ergänzungsmethoden sich hat umsehen lassen.

Das Selbstverständnis des Dachverbandes beschreibt die Merkmale der tiefenpsychologisch fundierten Psychotherapie derzeit wie folgt:

Aktuelle Merkmale der tiefenpsychologisch fundierten Psychotherapie

- Gemeinsame Erarbeitung von intersubjektiven Zielen, Rahmen und Methode
- Fokussierte Übertragungs- und Widerstandsanalyse
- Gezielte, begrenzte Regression
- Entwicklungsbezogene und entwicklungsfördernde Gestaltung der Interventionen und des therapeutischen Raumes; variables Setting
- Multimodaler Zugang zu unbewussten Prozessen auch über andere als verbale Kommunikationsformen; Nutzung von Inszenierungen
- Ressourcenmobilisierende und handlungsaktivierende Interventionen
- Anregung und Förderung neuer emotionaler Erfahrungen in der therapeutischen Beziehung durch Betonung des »therapeutischen Erlebnisses«

In diesem Rahmen, der aus der Schnittmenge zwischen Tiefenpsychologie und humanistischen Positionen geschaffen worden ist, kann sich bereits ein gestalttherapeutisch arbeitender Psychotherapeut bewegen, ohne sich verleugnen zu müssen.

1.4.5 Gemeinsame Schnittmenge mit der Verhaltenstherapie

Das Bild der Verhaltenstherapie hat sich mehrmals grundlegend geändert. Gestartet ist sie mit wissenschaftlichen Experimenten über bedingte Reflexe durch I. **Pawlow** (1849–1936), der als geistiger Vater der Lernpsychologie angesehen

1

wird. »Verhaltentherapie« nannte man in der Mitte des 20. Jahrhunderts – im Sinne von H.J. **Eysenck** – die »klinische Anwendung der durch die psychologische Forschung etablierten Prinzipien der Lerntheorien« (Margraf, 1996, S. 2). Auch spätere Definitionsversuche behalten stets die Orientierung an der experimentellen Effektivitätsforschung als gemeinsamen Nenner bei.

Dies war der Stand zu Fritz Perls Zeiten, der immer mal wieder von sich sagte: »In some way, I am a behaviorist too«. Das erstaunt, denn die Unterschiede waren damals sicher gravierend. Perls sieht Parallelen zwischen sich, als Phänomenologen und einem Behavioristen: für beide ist die **exakte Beobachtung** von großer Bedeutung. Er setzte allerdings eine Modellvorstellung voraus, die über das einfache Stimulus-Response-System Skinners hinausging; er hatte ein zweistufiges Modell im Sinn, das zwischen beobachtbaren und nicht beobachtbaren Prozessen unterscheidet. Über die Fokussierung auf die inneren, modifizierten Reaktionen und Lernprogramme und die Vorstellung, dass der Mensch ein Ganzes ist, wie auch eine Ansammlung von Gewohnheiten und gelernten Verhaltensweisen, die ein bestimmtes Beziehungsgefüge eingegangen sind, versuchte Perls seine gestalttherapeutische Arbeit auch aus behavioristischer Sicht zu verstehen. Die verhaltenstherapeutische Sichtweise umfasst jedoch allenfalls einen Teilaspekt der Gestalttherapie.

! Es gibt auch in der Gestalttherapie praktisch übende und erprobende Sequenzen und solche, die aktiv emotional korrigierende Erfahrungen ermöglichen oder wenigstens begünstigen. Es gibt im Konsens mit dem Patienten auch »Hausaufgaben« und praktische Bewährungsproben, wenn dies für den Prozess sinnvoll erscheint.

Im Unterschied zur Verhaltenstherapie findet in der Gestalttherapie der Patient seine Ziele selbst, wenn er auch durch die sokratische Haltung des Therapeuten dabei deutlich unterstützt wird. Jede größere Einzelarbeit wird mit einer Sequenz der Handlungserprobung abgeschlossen, um das erarbeitete Ergebnis zu verinnerlichen und den Transfer in das Alltagsgeschehen zu bahnen.

Neben der Verhaltensänderung geht es in der Verhaltenstherapie (VT) der späten 70er-Jahren auch um kognitive Veränderungen. Dies läutet die »**kognitive Wende**« in der VT ein, die sich nunmehr auch Aspekten wie Emotion, Traum, Trance, Vorbewusstsein, Vorstellung, logisches Denken, Wertsysteme und Sprache – nicht aber der unbewussten Informationsverarbeitung – zuwendet.

Unter dem Abschnitt »Verhaltenstherapie und emotionale Prozesse« (Revenstorf, in Margraf, 1996, S. 140) wird Gestalttherapie als therapeutische Möglichkeit innerhalb der heutigen Verhaltenstherapie nach der **emotionalen Wende** gesehen und zwar immer dann, wenn Emotionen als »notwendige Voraussetzung der Handlungssteuerung« betrachtet werden. (Es zeichnet sich eine abermalige »Wende« ab, nämlich eine, die den Körper und die Körpertherapie entdeckt und diese bei sich einverleiben möchte.)

> Während der emotionale Bereich in der klassischen Verhaltenstherapie nur im defizitären Sinne berücksichtigt wird und dort zum Abbau von Exzessen dient, fand die Berücksichtigung der positiven Aspekte von Emotionen als Grundlage des Handlungsentwurfs bisher wenig Beachtung. Entsprechende Methoden zur Evokation und Nutzung emotionaler Ressourcen bietet die Gestalttherapie, die zur Arbeit auf dieser Ebene herangezogen werden kann (Revenstorf, in Margraf, 1996, S. 151).

Gestalttherapeutische Vorgehensweisen und Teilaspekte haben seit der »emotionalen Wende« in vielen Varianten Eingang in das inzwischen **eklektische Methodeninventar der heutigen »Verhaltenstherapie«** gefunden, sei es als übende Rollen- und Trainingsspiele, intrapsychische Dialoge, Zeitreisen, gezielte Konfliktlösungs- und Regressionsarbeiten, konfrontierende Beziehungsarbeit unter Nutzung von Körpersprache und Raumsymbolik, Stabilisierungsübungen, Körperwahrnehmungsangebote etc.

> Wie man dem kochbuchartigen Aufbau derzeitiger Standardwerke zur Verhaltenstherapie entnehmen kann (etwa Fliegel et al., 1998; Linden & Hautzinger, 1991), sieht sich die Verhaltenstherapie selbst als eklektisch an. Es habe immer schon Pragmatiker in der Psychotherapie gegeben, die das für legitim hielten, was hilfreich in der Behandlung ist, als ein Gebot dem Patienten gegenüber. Alles Verfügbare zu nutzen, erscheint im Sinne des Patienten wünschenswert (Revenstorf, in Margraf, 1996, S. 150).

Im Sinne der Effektivität und Kompetenzerhöhung begrüße ich Integrationsversuche. Ich bin jedoch besorgt, wenn bei den Anwendern kein solides Know-how von einer Sache (hier von der Gestaltmethodik) aufgebaut wird, ihre Anwendung aber gleichzeitig – fast schon notfallmäßig – empfohlen wird. Gestalttherapie ist ein wirksames Handwerkszeug und kann, wenn man sich als Therapeut nicht gut auskennt, auch schaden. Ich würde mir wünschen, dass sich die maßgeblichen Experten und Verantwortlichen über Lösungswege, die es gibt, zu verständigen suchen!

Es bleibt auch zu fragen, wie diese doppelte Buchführung zu verstehen ist: Ein Gestalttherapie-Verschnitt im Rahmen einer eklektischen VT wird als wissenschaftlich und ethisch zulässig und abrechnungsfähig angesehen, die genuine Gestalttherapie solide ausgebildeter Therapeuten jedoch nicht! Das ist einer der absurden berufspolitischen Aspekte.

Den pragmatischen Aspekt verstehe ich vonseiten der Kollegen sehr gut. Jeder möchte gerne ein wirksames Handwerkszeug zur Verfügung haben. Es wäre nur sehr zu wünschen, dass die interessierten Kollegen und Kolleginnen die Gelegenheit haben, diese Methode ausreichend zu lernen, um damit sicher zu sein und mit dem Indikationsspektrum vertraut gemacht werden (schlicht gesagt, damit sie nicht aus naiver Unwissenheit v.a. im strukturlabilen Grenzbereich Unheil anrichten).

> Die Gestalttherapie ist mit der Verhaltenstherapie kompatibel und wird schon seit vielen Jahren, speziell seit der »emotionalen Wende«, in offiziell verhaltenstherapeutischen Kliniken und Praxen teils in Ergänzung, teils auch (meines Wissens) in Reinkultur angewendet.

1.4.6 Gemeinsame Schnittmenge mit der systemischen Therapie

Gestalttherapie ist von ihrer Grundstruktur her ein systemisches Verfahren, auch wenn diese Qualität oft nicht ausgespielt und in den Vordergrund geholt wird. Manchmal bleibt dadurch die Gewichtung der systemischen Seite etwas im Hintergrund und hat eine relativiertere Bedeutung als bei den Therapieformen, die sich ausschließlich diesem Aspekt verschreiben und bei der Differenzierung dieser Richtung zweifelsfrei hohe Verdienste haben.

! Der systemische Aspekt kommt sowohl über den gestaltpsychologischen Ganzheitsansatz mit seiner Teil-Ganzes-Relation, seiner Vorder-Hintergrund-Dynamik, seinem Pol-Gegenpol-Verständnis in die Gestalttherapie, wie auch durch ihre holistische Wurzel über Jan Smuts.

Sein Buch »Holism and Evolution« (1926) hatten die beiden Perls noch in Deutschland vor ihrer Emigration kennen und schätzen gelernt. Smuts hat

> ... den Begriff des »Feldes« in Anlehnung an Einstein konzipiert, das ihm als Basiseinheit für seine Theorie des Holismus diente. Er stellte Holismus als eine ganzheitliche Weltanschauung dar (Sreckovic, 1999, S. 104).

Die Evolution schreite zu immer komplexeren Ganzen.

Der Hauptfokus der Gestalttherapie liegt zunächst beim Individuum als Ganzes – und seinen intrapsychischen Aspekten, also den Emotionen, Impulsen und Programmen etc. als Teilaspekte, die einer Beziehungsveränderung bedürfen.

Später werden das Paar, die Familie, eine Klein- oder Großgruppe, ein Arbeitsteam, eine Organisation als Ganzes entdeckt und als solches fokussiert. Die Beziehungen ihrer Teile sind nun interpersonal.

Man kann in der Gestalttherapie das systemische Merkmal ganz in den Vordergrund holen, z. B. in der Supervision. Eindrucksvoll ist, wenn man die 5 Spiegelungsebenen einer Störung durch alle gegebenen Integrationseinheiten vom psychosomatischen Symptom über die verschiedenen intra- und interpersonellen Ebenen von jetzt und früher bis zum gesellschaftlichen Beziehungskosmos durchgeht und nebeneinander stellt.

Der systemische Aspekt gehört zur konstituierenden Grundsubstanz des Gestalt-Ansatzes.

Gegen Lebensende hat sich Perls mit dem Bezug zur **Kybernetik** beschäftigt, der »linkshirnigen«, mentalen Form der Informationsverarbeitung, die man als ein Geschwister der eher »rechtshirnigen« bildhaften Form der Gestaltpsychologie ansehen kann.

In heutiger Zeit gibt es ein verwandtes Anliegen mit systemischem Akzent, die **Synergetik**, die sich als »Lehre vom Zusammenwirken« versteht, und sich primär aus selbstorganisatorischen Gesetzmäßigkeiten aus der Physik ableitet und dabei eine große Schnittmenge mit der Gestaltpsychologie entdeckt (Haken, 1981/1995; Schiepek, 2003).

1.4.7 Gemeinsame Schnittmenge mit der Traumatherapie

Die Traumatherapie, für die **Francis Shapiro** als Begründerin (mit Patentanmeldung) gilt, hat in kurzer Zeit große Bedeutung gewonnen und sich für viele Betroffenen segensreich ausgewirkt.

Francis Shapiro beschrieb in »EMDR in Aktion« wie sie **vor** ihrer Gründungszeit in den 80er-Jahren zunächst ein paar Jahre die »Workshop-Szene« von Kalifornien miterlebt und sich das Passendste angeeignet hatte. Insider wissen, dass diese Szene damals von Gestalttherapie und ihren Derivaten geprägt und dominiert war. Deshalb wundert es nicht, dass die stabilisierende Hauptarbeit (exklusive der EMDR-Technik) wie Gestalttherapie anmutet, die Distanzierungsmethoden mit inbegriffen.

Das heißt, sowohl die Stabilisierungstechniken, z.B. die des »sicheren Ortes«, der »inneren Helfer«, der Selbstfürsorgetechniken aus der Inneren-Kind-Arbeit, wie auch die Distanzierungstechniken, sind Gestalttherapeuten bestens vertraut. Das ist genuine Gestalttherapie und dies bildet zur Traumatherapie eine große, gemeinsame Schnittmenge.

Es gilt dann aber für traumatherapeutisch interessierte Gestalttherapeuten das spezifische Know-how für den Umgang mit Traumatisierten hinzuzulernen, natürlich auch die EMDR-Technik, die Indikation und Gegenindikation für die Traumaexposition, sowie das Gesamtverständnis für die Traumaschutzmechanismen.

Da Gestalttherapeuten den stabilisierenden Behandlungsteil ohnehin schon zur Verfügung haben, fällt es ihnen, soweit ich es beobachten kann, relativ leicht, sich auch zu guten Traumatherapeuten zu entwickeln. (Ich verweise gerne auf den Bericht von Ulrich Wolf über die Traumaarbeit innerhalb der Zwestener Gestaltabteilung; Wolf, 1999b, S. 827 f).

Quintalog 5

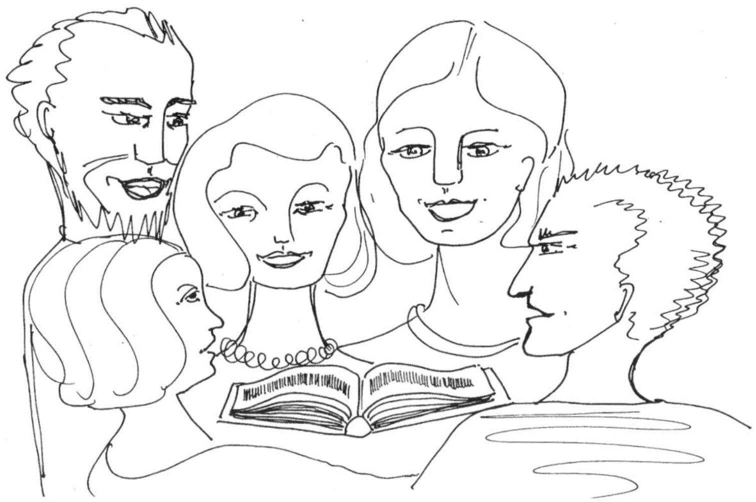

Mark Müller:
»Sind das nicht ein bisschen viel Schnittmengen? Das kann ein einzelner Mensch doch fast nicht mehr überschauen. Was meint Ihr?«

Gudrun Heimerath:
»Ich glaube, so ist das gar nicht gemeint, dass jeder die vielen Facetten im Blickfeld haben müsste. Ich verstehe es so, dass ein Überblick des Gemeinsamen innerhalb der vielfältigen Psychotherapielandschaft über das Bewährte zum Allgemeingültigen findet. Den Einfluss des Zeitgeistes muss man dann auch noch in Abzug bringen. Den Schnittmengenvergleich hätte meiner Meinung nach nicht unbedingt die Gestalttherapie bringen müssen, hätte auch eine andere, möglichst neutrale Richtung vornehmen können. Neutral bezieht sich auf das berufspolitische Macht- und Einflussgerangel.«

Stefan Kunzelmann:
»Weiß nicht. Die »Gestalt« als ontologischer Entwurf hat tatsächlich die Weite und Neutralität, kommt mir vor. Will jetzt mal bewusst die Gestalttherapie, also die Therapeuten, die die angewandte Seite repräsentieren, und die natürlich auch ihre berufspolitischen Wünsche haben, bewusst vom Hintergrundentwurf abtrennen und auseinander halten. Die Teil-Ganzes-Matrix mit all ihren Facetten taugt schon als gemeinsame Plattform für alle und für das Zuordnen ihrer wesentlichen Anliegen, ihrer Problemfelder-Interessen, ihrer Lösungsbeiträge, ihrer spezifischen Verdienste.«

Angela Schmidt:
»Im Vergleich sieht man ja auch, wie stark der Beitrag eines jeden Schulengründers mit den Herausforderungen seiner Biografie und mit dem Geist seiner Zeit zusammenhängt. Das schmälert keine dieser Leistun-

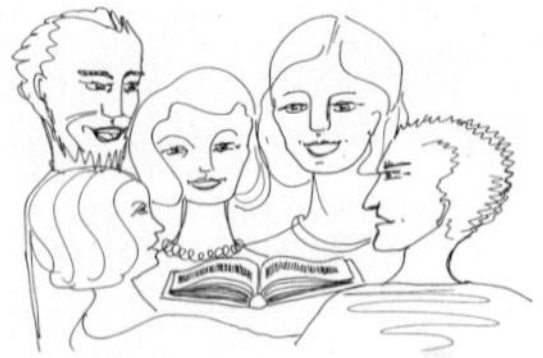

gen, aber es relativiert den Allgemeingültigkeitsanspruch, da wo er gestellt wird. Gut, die Nachfolger haben meist ergänzt und ausgeglichen. Trotzdem, das Potenzial der Gesamterfahrung ist sehr viel größer, das es gibt und das wir für unsere vielfältigen Patienten benötigen. Da finde ich es dann gut, wenn man sich letztlich darauf verlassen kann, dass die Lösung irgendwo in der Tiefe des Patienten darauf wartet »wachgeküsst« zu werden.«

Gudrun Heimerath:
»Das hielt ich früher für einen faulen Trick. Ich dachte damals, der Therapeut müsse die Lösung parat haben, dafür werde er auch bezahlt. Es hat mir gar nicht geschmeckt, einzugestehen, dass ich es nicht weiß und eigentlich im Detail auch gar nicht wissen kann und es auch nicht muss. Seitdem bin ich zwar vom vermeintlichen Podest gestiegen, aber bin doch auch sehr entlastet. Also mit der sokratischen Haltung ist das schon in Ordnung. Nur, der Fritz Perls hatte diese Bescheidenheit nicht am Leibe. Ich habe einmal einen Videoausschnitt gesehen, da ging mir seine autoritäre Haltung massiv gegen den Strich. Hattet Ihr auch schon mal eine Live-Kostprobe genossen?«

Stefan Kunzelmann:
»Ich, ja. Ich kann dich verstehen. Aber du solltest ihn nicht völlig mit der Gestalttherapie identifizieren und von seiner narzisstischen Persönlichkeitsstörung, oder wie man seine Auffälligkeiten auch immer nennen möchte, Abstand nehmen. Er hat über seine Intuition wichtige Anregungen aufgenommen und weitergegeben. Es gilt nachzusortieren, was davon breiter verwendbar ist, und was mehr das spezielle Filter seiner Struktur wiedergibt. Damit sind wir wieder zum Anfang des Gesprächs zurückgekehrt. Auch sein Beitrag, da wo er persönliche Züge trägt, ist zu relativieren. Da wo er aber mit altem oder zeitlosen Gedankengut lediglich in verstärkende Resonanz gegangen ist und es damit in unsere Bewusstseinsebene geholt hat, ist Allgemeingültigeres verborgen.«

Mark Müller:
»Das hat mich jetzt richtig neugierig auf diesen Menschen und seine Geschichte gemacht.«

Geschichte der Gestalttherapie

2.1 Zeitgeschichtlicher Rahmen

Das ausgehende 19. und beginnende 20. Jahrhundert boten auf vielen Ebenen Umbrüche und Zündstoff: politisch, kulturhistorisch, gesellschaftlich, wirtschaftlich, philosophisch und wissenschaftlich. Vor allem erweiterte sich zwischen »linken« und »rechten« Kräften das Spannungsfeld, wurde allgemein zunehmend bewusster und versuchte sich neu zu organisieren. Die Spannungen über die sozioökonomischen Missstände entladen sich mit Rückenwind des Marxismus v.a. in der russischen Revolution, sind aber in ganz Europa zu spüren, die politischen führen schließlich in den 1. Weltkrieg. Der gedanklich-philosophische Umbruch, in dem auch Nietzsches Einfluss mitwirkte, gebiert die Existenzphilosophie. Der kunsthistorische Abgesang an die traditionellen Stilrichtungen wird durch die Aufbruchskraft des Jugendstils abgelöst. In der Musik schlägt die Hörgewohnheit spätromantischer Harmonik über verschiedene Varianten unberechenbar rhythmisierter disharmonischer Reibungen in die so genannte Atonalität um. Das sich seiner selbst bewusste, einzelne Individuum ist zunehmend dazu aufgefordert es zu wagen, sich aus den historisch tradierten Lebensformen der kollektiven Überanpassung zu befreien.

In diesen Zeitgeist werden die Gründerpersönlichkeiten der Gestalttherapie hineingeboren.

2.2 Lebens- und Ideengeschichte

Die »Gestalttherapie« beginnt bei **Fritz Perls**, genauer gesagt: bei Dr. med. Friedrich Salomon Perls, geboren in Berlin 1893, gestorben 1970 in Chicago. Seine Frau **Lore Perls**, geb. Posner (1905–1990), promovierte Gestaltpsychologin, war der um Ausgewogenheit, Angemessenheit und um wissenschaftliche Klarheit und Fundiertheit bemühte Part in Ergänzung zur intuitiven Genialität ihre Mannes, inklusive all seiner unausgewogenen Seiten. Vieles von den Gedankengängen der ersten Jahre, die Fritz Perls zugeschrieben werden, stammen von ihr, was bei der ersten Auflage des ersten Buches noch im Vorwort Erwähnung gefunden hatte. Als dritter im Bunde ist ab der ersten New Yorker Zeit der amerikanische Literat **Paul Goodman** (1911–1972) zu nennen, der den beiden immigrierten Perls seine Fähigkeit, differenziert und kreativ mit seiner Muttersprache umgehen zu können, zur Formulierung ihrer Gedanken, auf die er sich mitschöpferisch einließ, zur Verfügung stellte.

> **!** **Das in der Gestalttherapie verdichtete Gedankengut spiegelt einerseits die geistige Aufgeschlossenheit seiner Zeit und die von Fritz Perls wider. Andererseits kommen die philosophischen Fragen und Ansätze, die uns in der Gestalttherapie begegnen, oft aus einem sehr viel früheren Ursprung und finden hier Resonanz.**

Begleiten wir ihn zunächst auf seinem Lebensweg (z. T. zit. n. Hartmann-Kottek, 2002).

Lebensweg und Wegbegleiter von Fritz und Lore Perls

Fritz ist drittes Kind und einziger Junge einer jüdischen Kaufmannsfamilie. An die mütterlichen Großeltern, gütige, praktizierende Juden, knüpft das Kleinkind Fritz fast paradiesische Erinnerungen. Sie sterben bald. Von der Mutter erhält er Ermutigung für seine künstlerische Seite. Sie liebt Theater-, Oper- und Museumsbesuche.

Sehr schwierig gestaltet sich die Elternehe. Sie wird belastet durch Kränkung, Hass und Aggression. Der charmante Vater unterhält immer wieder Nebenbeziehungen. Der Sohn wirft ihm Doppelmoral vor. Der Vater, der sich aus familiärer Sicht aufbrausend, stolz und gewalttätig verhält, schafft es jedoch, aktives Mitglied bei den Freimaurern zu werden. Das Vater-Sohn-Verhältnis ist äußerst gespannt. Fritz agiert davon vieles im Umfeld aus. Wegen unerträglicher Streiche wird er 13-jährig vom Gymnasium verwiesen. Er meldet sich selbst 14-jährig in einem anderen an, wo er sich angenommen erlebt, kooperiert und zurecht kommt. Er malt, dichtet und verdient sich am Deutschen Theater (Regisseur

Max Reinhardt), das damals noch »Königliches Theater« hieß, sein Taschengeld durch Übernahme kleinerer Rollen.

Das Theater wird seine »erste, große Liebe«, Max Reinhardt sein erster, großer Meister.

Dabei beeindruckt ihn das von Max Reinhardt geforderte totale Aufgehen in der jeweiligen Rolle und lernt die entlastende und integrierende Funktion einer Rollenübernahme kennen, sofern sie Bezug zur Hintergrundpersönlichkeit des Darstellers hat. Während seiner Studenten- und Assistentenjahre, (aber auch später nach seiner Einwanderung in die USA in New York), fühlt er sich am wohlsten in linksintellektuellen Künstlerkreisen.

Während des 1. Weltkrieges kommt er als Rot-Kreuz-Helfer in todesbedrohliche Situationen, deren Verarbeitung ihm lange zu schaffen machen. Sein bester Freund fällt. Nach dem Krieg beendet er sein Medizinstudium, promoviert 1921 und wird Neuropsychiater.

1922/1924 lernt er den Schriftsteller-Philosophen **Salomon Friedländer** (1918, 1926) kennen, der sich selbst als Neo-Kantianer versteht. (Der Neokantianismus kommt Ende des 19. Jahrhunderts als Gegenbewegung zu einer popularmaterialistischen Geisteshaltung auf. Er zeigt sich an Strukturen des menschlichen Geistes interessiert, sowie an Werten und Idealen.)

Perls erinnert sich noch im Alter an die große Verehrung, die er zu diesem persönlichen Lehrer, S. Friedländer, empfunden hatte. Er spricht sogar von Demut, die er angesichts dieses für ihn glaubwürdigen Menschen kennen lernte.

Friedländers Lebenswerk ist der **Überwindung der Polaritäten** gewidmet, bzw. dem Auffinden einer Mitte darüber, die bei ihm »Punkt der schöpferischen Indifferenz« genannt wird. Perls, der Zeit seines Lebens um seine Mitte zu ringen hat, sieht sich auf diese Weise mit einer seiner Lebensaufgaben konfrontiert, die ihn bescheiden werden lässt und ihn gleichzeitig ermutigt. (Sehr viel später stößt Perls bei seinen Japanreisen in den Schriften **Laotses** auf ein faszinierend ähnliches Gedankengut: wiederum geht es um die Überwindung von Polaritäten, die hier in ein **Gleichgewicht** gebracht werden wollen.)

In den Intellektuellenkreisen, in denen Perls verkehrt, wird auch versucht, die Konsequenzen der neuen Theorien der **theoretischen Physik**, speziell der Relativitätstheorie, aufzugreifen, soweit sie für Laien zugänglich sind.

Albert Einstein war 1914 nach Berlin gekommen und veröffentlichte 1916 seine allgemeine Relativitätstheorie. In den Folgejahren rufen die neuen Erkenntnisse der Physik den Widerstand der neokantianischen Philosophie, die zu jener Zeit fast alle Lehrstühle inne hat, auf den Plan. **Werner Heisenberg** (1985, S. 163 ff) schildert rückerinnernd heftige Disputationen mit Verfechtern dieser Richtung.

Nach längerem, sehr interessiertem Eigenstudium von **Sigmund Freuds** Werken beginnt Fritz Perls 1925 mit der psychoanalytischen Ausbildung und Analyse bei **Karen Horney** (1885–1952), der er vertraut, deren Empathie ihn beeindruckt und der er sich zeitlebens verbunden fühlt.

Er steht dadurch im Gedankenaustausch mit dem Kreis der psychoanalytischen **Berliner Schule. Harald Schultz-Hencke** bereitet seine erste Veröffentlichung vor, »Einführung in die Psychoanalyse« (1927). Etliche Gedanken tauchen bei beiden in ähnlicher Weise auf: Beide stellen den Primat der Libidotheorie infrage, richten den Interessenfokus auf frühere Phasen der Kindheit, verfolgen ein Neurosenmodell von Hemmung und Lücke (bei Perls »wholes,« die mit »Löcher« rückübersetzt werden), beide wenden sich gegen die Überwertigkeit von Hypothesen, die Eigenleben gewinnen und eine irreführende Pseudorealität vorspiegeln können und beide verpflichten sich zu einer möglichst genauen Beobachtung der therapeutischen Situation im Hier und Jetzt. Die Körpersprache gewinnt dabei besonders an Bedeutung. Beide befassen sich mit den Begriffen **»ad-greddi«** und **Intentionalität**, wenn auch mit einer etwas anderen Zuordnung.

Horney und Schultz-Hencke entwickeln in jener Zeit das **Setting** einer beziehungszentrierten Analyseform im Sitzen.

Trotz des kritischen Berliner Diskussionsklimas bleibt Fritz Perls durch sein langjähriges Literaturstudium in insgesamt loyaler Verbundenheit zu Sigmund Freud, auf den er in seinen Fantasien eine Wunschvater-Übertragung entwickelt haben dürfte. Er sehnt sich danach, einmal nach Wien zu gehen.

Zunächst folgt für ihn ein sehr wichtiges Jahr (1926) in Frankfurt. Er übernimmt eine Assistentenstelle bei **Kurt Goldstein** (1878–1965), der seit 1919 Professor am Neurologischen Institut der Universität Frankfurt ist und gleichzeitig Direktor eines damals berühmten Instituts für Hirnverletzte. Er hatte als klinischen Gestaltpsychologen Adhemar Gelb in seiner Klinik angestellt. Er versucht lebenslang eine geistige Brücke zwischen Biologie und Philosophie zu schlagen und entwickelt dabei seinen organismischen Ansatz.

Goldstein setzt sich sehr ernsthaft mit der **Gestaltpsychologie** auseinander. In der 1921 gegründeten, gestaltpsychologisch orientierten »psychologischen Forschung« arbeitet er zusammen mit **Wertheimer, Köhler, Koffka** und Gruhle.

1933 flieht Goldstein über Amsterdam nach New York (1935). Ohne die Verbindung zwischen den Perls und Goodman zu kennen, nimmt er bei Goodman Englischunterricht, um sich für die »Harvard Lectures«, die er zu halten hat, sprachlich vorzubereiten. Später, 1962, begegnet er uns wieder als Gründungsmitglied der humanistischen Psychologie.

Goldstein betrachtet sich in seiner beobachtenden Vorgehensweise als Phänomenologe. Er glaubt für jeglichen Organismus eine grundsätzliche »**Tendenz zum Ausgleich**« erkennen zu können, die ihm erlaubt, seine optimale Leistungsfähigkeit und seine »Ordnung…trotz Störung durch Reize aufrecht zu erhalten« (1934, S. 236, zit. nach Ludwig-Körner) Die Zentrierung des Organismus versetzt ihn in ein homöostatisches Gleichgewicht und dadurch in einen »**mittleren Spannungszustand**«, der für die Reizbewältigung optimal sei. (Hiermit unterscheidet er sich von Freud, der die Spannungsreduktion als Ziel ansieht.) Zur »mittleren Spannung«, als »normalem Lebensvorgang«, gehöre »ein gewisses Schwanken in entgegengesetzte Phasen«, in der der Organismus zwischen einem »**Sein in Ordnung**«, als Zeichen einer adäquaten Reizverarbeitung, und einem »**Sein in Unordnung**« pendle, einer »unadäquaten Reizverwertung« bei »**katastrophaler Erschütterung des Seins**« (1934, S. 195).

> Normal, gesund nennen wir den, bei dem die Tendenz zur Verwirklichung von innen heraus schafft, und der die Störung, die durch den Zusammenstoß mit der Welt entsteht, überwindet, nicht aus Angst, sondern aus Freude an der Überwindung (zit. n. Ludwig-Körner, 1934, S. 197).

Die Gestaltpsychologie wird in dieser Zeit – ähnlich wie später die Kybernetik – für Verständnismodelle der Informationsverarbeitung im Gehirn und im Zentralnervensystem herangezogen.

Der gesunde Organismus reagiere ganzheitlich; im beschädigten komme es nur zu Reaktionen isolierter Teile. Die Niveaueinbuße der hirngeschädigten Persönlichkeit gehe parallel zum Verlust ganzheitlicher Verarbeitungsformen. Interessanterweise ist auch zeitlich überlappend zu Fritz Perls S.H. **Foulkes** (Fuchs) Assistent bei K. Goldstein; er setzt sich ebenfalls mit der Gestaltpsychologie auseinander, außerdem mit den Arbeiten von Kurt Lewin, auf die er noch Fritz Perls aufmerksam macht, und begründet aus diesem ganzheitlichen Denkansatz heraus später im Londoner Exil die Gruppenanalyse. Eine weitere Mitarbeiterin von Kurt Goldstein war die Psychoanalytikerin Frieda Fromm-Reichmann.

Fritz Perls lernt in Frankfurt die Psychologie-Studentin **Lore Posner** kennen, seine spätere Frau. Lore promoviert bei **A. Gelb** in Gestaltpsychologie. Sie hat Freude an **körperorientierten Verfahren** und macht Erfahrung mit den Methoden von **Gerda Alexander, M. Feldenkrais** und **Elsa Gindler**.

Lore Posner ist 1905 in einer wohlhabenden, sehr kultivierten, »assimilierten« jüdischen Familie in Pforzheim geboren, wo sie auch 1990 gestorben ist. Der Vater, ein Juwelier, ist zu Hause ein »stiller Patriarch«, der zu Hause wohl wollend und großzügig Hof hält, die Mutter ist in diesem Arrangement »erste Hofdame«, aber spielt die »zweite Geige« (nach Sreckovic, 1999). Zum Haushalt gehört noch neben der Schwester einiges an Personal. Lore liebt ihren Vater sehr, hat etwas Schwierigkeiten mit der Distanziertheit und Angepasstheit der Mutter. Lore musiziert (Klavier), bekommt Unterricht im Ausdruckstanz, lernt sehr leicht, übt sich eher darin, ihr Licht unter den Scheffel zu stellen, um nicht unangenehm aufzufallen, wird als einziges Mädchen zum Gymnasium geschickt, wo sie sich angewöhnt, mit Jungs kumpelhaft umzugehen, was ihr eine Zeit lang Probleme bringt. Nach einer ersten unglücklichen Liebe, die von zu Hause unterbunden wurde, kommt sie in Kontakt mit Schriften von Freud, die sie mit Interesse verschlingt. Über einen ersten, kurzen juristischen Studienversuch 1923/24 schwenkt sie auf Philosophie und Psychologie um und hört in Frankfurt mit großem Interesse Scheler, Tillich, Cornelius (Doktorvater von Horkheimer), Goldstein, Gelb und Buber, der in seinen Seminaren auch Laotse und taoistische Philosophie vermittelte. Sie promoviert bei Gelb, der die Berliner Schule vertrat, über ein gestaltpsychologisches Thema.

Lore und Fritz besuchten Ende Oktober 1926 ein Kolloquium von Goldstein/Gelb »Über das Bewusstsein und das so genannte Unbewusste«, in dem sie sich zuerst sahen (Sreckovic, 1999, S. 34). »Ab Januar 1927 waren sie ein Paar.« Der ständige, stimulierende Gedankenaustausch muss für beide beeindruckend gewesen sein.

Lores Einfluss auf Fritz und auf die Gestalttherapie ist in den Folgejahren sehr viel bedeutender, als das allgemein in der Öffentlichkeit den Anschein hat. Sie ist eine kompetente Gesprächspartnerin einerseits und ein korrigierender, ausgleichender und haltgebender Mensch des Vertrauens andererseits. Sie ahnt schon am Anfang der Beziehung, trotz ihres Verliebtseins, dass ihr mit dem äußerlich brillianten Fritz Perls, der sich gerne in origineller, zynisch-intellektueller Weise präsentiert, um dahinter seine Verzweiflung und Heimatlosigkeit zu verbergen, eher schwierige Zeiten bevorstehen.

Oft besuchen beide die gleichen Vorlesungen, vor allem bei **Martin Buber**, von dem Fritz Perls bis ins Alter tief beeindruckt bleibt.

Buber bringt ihnen die Unterscheidung zwischen den beiden Beziehungsaspekten nahe, zwischen der beobachtenden und distanzierenden »Ich-Es«-Beziehung, die das Gegenüber verdinglicht und funktionalisiert, und zwischen der »Ich-Du«-Ebene, die durch die empathische Teilhabe an der anderen Person einen übergeordneten Zwischenraum eröffnet, in dessen »Wir« beide gehalten sind und aneinander reifen. Die Qualität seiner Beziehung wirkt auf Perls wie ein heilsamer Strom.

Perls bedauert, Buber nicht in dessen chassidischer Tradition nachfolgen zu können. Für Buber hat jeder Mensch über seinen zentralen Wesenskern teil an der göttlichen Dimension. (So wählte die englische Übersetzung mit Bedacht die Worte »I and Thou«, die Anrede Gottes im Sprachgebrauch unseres Jahrhunderts.) Perls hält mit seinem Verstand an seinem atheistischen Selbstbild fest, schaut aber mit dem Herzen durch die Barriere seines Intellekts hindurch. Er fühlt sich in seiner tiefsten Sehnsucht von dieser »Ich-Du«- bzw. »I and Thou«-Beziehungsqualität angesprochen und glaubt darin dem Modell einer heilsamen, therapeutischen Beziehung zu begegnen, die jedoch (leider) den Vorstellungen der Psychoanalyse, die sein Zuhause ist, entgegensteht.

Fritz Perls und Lore Posner führt ihr philosophisches Interesse auch in die Vorlesungen von **Max Scheler** (1874–1928) und **Paul Tillich**, der 1929 die Nachfolge Schelers antrat.

Scheler, der in der Nachfolge E. Husserls steht, wendet die schauende und beschreibende Methode der Phänomenologie auf die personale Ethik an. So wird die phänomenologische Wesensschau Husserls bei Scheler zur Werteschau. Werte brauchten nicht befohlen zu werden, sie ziehen den Menschen von selbst an. Diese **Neigungsethik** geht von einem inneren, intentionalen Akt aus, der die Werte in ihrer Objektivität »wittere«. Werte werden bei ihm also nicht neu gesetzt, sondern als ein zuvor schon Vorhandenes entdeckt. Die freie Entscheidung, die erkannten Werte zu verwirklichen, macht den betreffenden Menschen zu einer ethischen Person und entspricht einer liebenden Teilhabe an der Ordnung der höchsten Wertewelt. Diesem, dem »Geist« zugeordnete Gedankengang, stehe der »Drang«, das ist hier alles vital Triebhafte, polar gegenüber. Der Geist, der zunächst als der ohnmächtige Teil erscheint, wird im Zusammenspiel mit seinem Gegenpart »ermächtigt« und geht schließlich – so die Idealvorstellung – für beide zusammen in Führung. Soweit Scheler.

Paul Tillich, der Einflüsse von Kierkegaard, Marx, Husserl, Schelling, Scheler, Freud, Wertheimer und Goldstein verdichtete, gipfelte in den Gedanken, dass Selbstliebe und Liebe des begegnenden Dus in ein und demselben Akt zusammenfielen.

Fritz Perls setzt seine Lehranalyse während seiner Frankfurter Zeit bei **Clara Happel** fort.

Dort beginnt auch Lore ihre erste Lehranalyse, nicht aus innerem Druck, sondern nur, um mitreden zu können, wenn es um diese Erfahrung geht. Einen besonderen Effekt habe weder sie bei sich, noch Fritz bei sich feststellen können.

1927/28 geht er für einige Monate nach Wien, dem Mekka der Psychoanalyse, bekommt auch einige Klienten und einen Supervisionsplatz bei **Helene Deutsch** (die er als »eiskalte Frau« beschreibt).

Mit Freud ergibt sich in Wien kein Kontakt. Zu erwähnen wären aber Vorträge und Vorlesungen sowie Gespräche mit **Otto Fenichel, Paul Federn, Edward Hitschmann, Sandor Ferenczi**, später **Karl Landauer** und **Ernest Jones.**

Rückerinnernd berichtet Miriam Polster (1987), die viele Jahre mit Fritz Perls in Kontakt gestanden hatte, wie sehr er sich von **Otto Rank** und v.a. auch von **Carl Gustav Jung** beeindruckt erlebte.

Zurückgekehrt nach Berlin beginnt er seine 3. Psychoanalyse bei dem Ungarn **Eugen Harnick** (18 Monate 5-mal pro Woche), einem überaus abstinenten, nach Aussagen von Lore Perls zwanghaften Analytiker, der kaum mehr als einen Satz pro Woche spreche und auch das Handgeben beim Verabschieden vermeide. Fritz kann diesen Minimalkontakt nicht als positiv oder entwicklungsfördernd erleben. Er bricht anlässlich seiner Verheiratung mit Lore diese Analyse ab (1930).

Seine 4. und letzte Analyse macht er auf Anraten Karen Horneys bei **Wilhelm Reich.** Er versteht sich mit ihm auf Anhieb gut. Reich ist einige Jahre jünger, so ergibt sich eher ein geschwisterliches Verhältnis, in das beide ihre Kreativität einbringen.

Reich praktiziert eine »**aktive Analyse**« und berührt gelegentlich den Körper seines Patienten, um auf die Spannungen des »**Charakterpanzers**« aufmerksam zu machen. Für die Gestalttherapie ist die **körpertherapeutische Arbeit** in ihren verschiedensten Varianten von Anfang an ein selbstverständlicher Bestandteil der Methode. Die reichianischen Vorstellungen erfahren durch Lore Perls eine subtilere Modifikation. (Insgesamt kommen aber die körpertherapeutischen Möglichkeiten erst nach 1936 im Behandlungsstil zur Auswirkung.)

Die Perls leben in Berlin. 1931 kommt ein Mädchen, Renate, zur Welt. Fritz ist stolz, Vater geworden zu sein. Er kümmert sich viel um das Kind. Vier Jahre später wird ein Junge, Steve, folgen. Die **psychoanalytische Praxis** floriert. Bald aber verdüstert sich die politische Lage. Die Nationalsozialisten übernehmen die Macht. Der Reichstag brennt. Die Perls sind, wie viele ihrer Schicksalsgenossen, in echter Lebensgefahr. Sie lassen alles Vermögen zurück und fliehen im April 1933 nach Holland, wo sich Fritz Perls vergeblich um eine Arbeitserlaubnis in Amsterdam bemüht.

Mithilfe von **Ernest Jones**, dem Freund und Biografen Sigmund Freunds, gelingt die **Emigration** nach Südafrika.

In Johannesburg gründen sie das erste **Psychoanalytische Institut** Südafrikas. Bald schon sind sie bekannt. Der Zulauf ist beträchtlich.

Fritz Perls arbeitet nach den orthodoxen Regeln (zumindest in den ersten beiden Jahren): »Fünf mal fünfzig Minuten pro Woche und Patient«, keinen körperlichen, visuellen oder sozialen Kontakt. Rückblickend spürt er in jener Zeit schon Unbehagen aufkommen, das Entfremdungserleben eines »chronometrischen Kadavers«, wie er das in seiner Schnodderigkeit beschreibt. Aber noch überwiegt die Freude an der neuen Existenz und an ihren Kompensationsmöglichkeiten.

Die Perls gewinnen gesellschaftlich und materiell an Boden, kaufen ein großzügiges Anwesen mit Tennisplatz, Swimmingpool, Eisbahn etc., leben umgeben von Hauspersonal und klinken sich innerlich und äußerlich in das dortige mondäne Leben ein. Fritz Perls spielt gerne Schach. Noch mehr liebt er sein Privatflugzeug.

In seinen Wunschträumen fliegt er als »erster fliegender Analytiker« nach Europa zum nächsten **Internationalen Kongress für Psychoanalyse,** der in **Marienbad** (bei Prag) **1936** stattfindet, um auch selbst ein Referat vorzutragen. Der Wunsch nach Freuds Anerkennung und die der psychoanalytischen Kollegen, die weiterhin seine innere Bezugsgruppe bilden, wird zu einer starken Triebfeder. Obwohl er die Reise natürlich nicht mit dem Privatflugzeug unternehmen kann, bricht er doch mit großen Erwartungen auf. Schließlich geht es um nichts geringeres, als den »Segen« eines Wunschvaters für die bisherige Lebensleistung zu erfahren und – vielleicht (?) – den früheren Status des rebellierenden »enfant terrible« zu verwandeln.

Der Absturz aus der Ebene der großen Erwartungen ist bei dieser Ausgangslage fast schon vorprogrammiert.

Perls trifft mit seiner Fassade des Erfolgreichen, hinter der seine Bedürftigkeit nur sehr versteckt hervorschaut, auf zumeist existenzgeängstigte Kollegen, die sich unter der politischen Bedrohung verstärkt in geistiger Loyalität um den von seiner Krankheit gezeichneten Sigmund Freud scharen. Kein guter Boden für neues, eigenständiges Denken. (Wahrscheinlich wäre die Betonung der Verbundenheit passender gewesen.)

In Ergänzung zu Freuds Gedanken über die »analen Widerstände«, aber zugegebenermaßen auch als diskussionswürdige Gegenposition, trägt Perls Beobachtungen zum Thema »**Die oralen Widerstände**« zusammen. Sie bemühen sich um ein differenziertes Verständnis der ausgehenden oralen Phase, in der sich mit der beginnenden Zahnentwicklung des Säuglings aggressive bzw. auf-die-Welt-zugehende Verhaltenselemente beobachten lassen. Perls zieht Parallelen zwischen Hunger (im engen und weiten Sinn) als dem Selbsterhaltungstrieb einerseits und der Sexualität als dem Arterhaltungstrieb andererseits. Er beobachtet den Modus der Nahrungsaufnahme des Kleinkindes als ein mögliches Modell für seine zukünftige Beziehung zur Welt. Das »ad-greddi« rückt in die Nähe zur Intentionalität. Das Referat findet nur eine reservierte Aufnahme im Auditorium.

Eine weitere Enttäuschung erlebt er bei der Wiederbegegnung mit Wilhelm Reich, der ihn kaum wieder erkennt, kein Interesse an seinem weiteren Fortgang zeigt und offenbar ganz in eigenen Gedankengebäuden – (vielleicht auch Ängsten, die Perls nicht wahrzunehmen vermag) – gefangen ist.

Schließlich kommt es zu dem ersehnten Besuch bei **Sigmund Freud** in **Wien**, bei dem Fritz Perls seinen Bericht zur Diskussion vorlegen möchte. Der alte Perls schreibt rückerinnernd (1969/1981, S. 58 ff):

> 1936 dachte ich, dass es soweit wäre. War ich nicht die Triebfeder für die Gründung eines seiner Institute und hatte ich nicht 4000 km zurückgelegt, um an seinem Kongress teilzunehmen? Ich vereinbarte einen Termin, wurde von einer ältlichen Frau empfangen (ich nehme an, seine Schwester) und wartete. Dann öffnete sich die Tür etwa einen Meter breit und da war er, vor meinen Augen. Es wirkte seltsam, dass er die Tür nicht verließ, aber damals wußte ich noch nichts von seinen Phobien.
>
> »Ich bin aus Südafrika gekommen, um einen Vortrag zu halten und um Sie zu sehen.« »Und wann fahren Sie zurück?«, sagte er.
>
> Ich erinnere mich nicht an den Rest der (etwa vierminütigen) Unterredung. Ich war schockiert und enttäuscht... (Perls, 1969).

Die folgende Heimreise nach Südafrika steht unter dem Zeichen einer **tiefen, persönlichen Krise**, die auch noch zu Hause länger anhält. Zu dem Verlust der geografischen Heimat ist der der geistigen hinzugekommen. Für den 43-jährigen Fritz Perls steht die berufliche **Identität** als Psychoanalytiker zur Disposition. Was aber ist er sonst?

! Die Krise mobilisiert in Perls einen wissenschaftstheoretischen Neuorientierungswunsch, lässt alte Zweifel gegenüber dem bisher Hochgehaltenen aus ihrer Verbannung frei, besinnt sich neu auf sich selbst und leitet damit die Geburt der Gestalttherapie ein.

Neuorientierung

Alle bedeutsamen Gedankengänge, die ihn in der Vergangenheit fasziniert hatten, aber die bisher aufgrund des psychoanalytischen Primats im Hintergrund schlummern mussten, dürfen nun in den Vordergrund kommen und werden von Perls auf ihren möglichen Beitrag zu einem für ihn wahrhaftigeren und umfassenderen Welt- und Menschenbild und einem stimmigeren Therapieverständnis abgetastet und ggf. neu integriert.

Was für Insider nicht zu übersehen ist: Der forcierte Ablösungsversuch und die heftige **Polemik gegen die Psychoanalyse** zeigt Perls tiefe Verwurzelung in ihr. Sie bleibt in vielen Aspekten, v.a. im Verständnis von widerstreitenden, bewusstseinsfernen, psychischen Kräften, eine selbstverständliche Basis in dem neuen und komplexen Gebilde des Gestaltentwurfs. Perls scheint alles das zu behalten, was sich für ihn in seiner bisherigen psychoanalytischen Praxis bewährt hat. Aber die Gewichtung – auch die des uneingestanden »assimilierten« psychoanalytischen Gedankenguts – relativiert sich. (Die innere Aussöhnung mit der Psychoanalyse, v.a. mit der Person Freuds, schafft Perls erst kurz vor seinem Tode, in einem Zeitabschnitt, in dem er, wie es scheint, wirklich in seiner Mitte angekommen ist.)

! Obwohl letztlich alle psychotherapeutischen Schulen auf reflektierte und konstruktiv verarbeitete Krisenerfahrungen ihrer Begründer rückführbar sind, scheint dies für die Gestalttherapie in besonderem Maße zuzutreffen.

So sind die einzelnen inhaltlichen Aspekte, die in die Gestalttherapie eingeschmolzen wurden, von nachrangiger Bedeutung, auch wenn sie zu der eigenen Note beitragen, die aus der Verdichtung des damaligen Zeitgeistes vor dem Hintergrund der **Holocaust-Bedrohung** entsteht.

Existenzielle Krisen, also die Fragen nach Sein und Nicht-Sein, nach Sinn und Wirklichkeit, stellen zunächst alles, was bisher Halt und Identität zu geben versprach, infrage. Funktionen, Rollen, Status, »Beziehungsspiele«, Gruppenzugehörigkeiten, Konzepte, Programme und die »Landkarten« unserer jeweiligen Welt zeigen sich dann in ihrer beschränkten Bedeutung und fallen ab wie Blätter im Wind. Was bleibt? Bleibt etwas? Und falls ja, wie verändert sich die Art und Weise zu leben, wenn die Kontakterfahrung zu diesem Etwas über die Krise hinaus bestehen bleibt?

Diese existenzielle Dimension gibt der Gestalttherapie Zentrum, Tiefe und Bezugsrahmen.

Zurück zu Perls. Beim Auftauchen aus seiner Identitätskrise kommt er wieder mit vielen Gedanken und Erfahrungen in Kontakt, die ihm im Laufe seines bisherigen Lebens bedeutsam waren:

! Die Existenzphilosophie hatte für ihn immer schon eine große Bedeutung. Sie mobilisiert den Sinn für Verantwortung und das Ausloten der persönlichen Entscheidungsfähigkeit.

Sören Kierkegaard, der Wegbereiter des Existentialismus, ruft das Individuum in seiner Einmaligkeit auf. Er fragt es nach seinem Einsatz und seiner Innerlichkeit, nach seinem inneren Handeln. Dieses existenzielle Ich erlebt seine Wirklichkeit in der inneren Bewegung, in seiner individuellen Eigentätigkeit, die sehr wohl zwischen »Entweder-oder« schwanken könne. Wichtig sei jedes Mal seine Entscheidung, auch wenn sie sich wie ein »Sprung« anfühle, der naturgemäß mit Angst verbunden sei. Die Entscheidung zwischen den Möglichkeiten ist das Wagnis der Freiheit. Die objektive Ungewissheit könne nur mit der »Leidenschaft der Innerlichkeit« überbrückt werden, deren Wagnis auch scheitern könne. Wer diese Angst kennt und ausgehalten hat, hat die Brüchigkeit, Unsicherheit und Nichtigkeit dieser zeitlichen Realität begriffen und hat hier nichts mehr zu verlieren. Er wird frei von der Welt. Bei Kierkegaard wird er dabei gleichzeitig frei für Gott. Der Begriff des Nichts bei **Martin Heidegger** (in seiner Spätzeit) ist gleichzeitig die Kehrseite des Seins und gibt daher Boden und Fülle. **Gabriel Marcel**, katholischer Existenzphilosoph in Frankreich, findet im einzelnen Subjekt eine Verpflichtung dem Sein gegenüber, die so ursprünglich ist, wie ein lebendiges Ich-Du-Verhältnis. Hier kann man eine Brücke zu Martin Buber sehen. **Jean Paul Sartre**s Mensch ist absolut und bodenlos frei, ist zur Freiheit verdammt. Für ihn gibt es keine Wahrheit, keine Werte, keine haltgebenden Beziehungsqualitäten, keine Transzendenz. Von Sartres Existenzialismus möchte sich Fritz Perls distanzieren. Wenn es Sartre nicht gegeben hätte, hieße die Gestalttherapie sehr wahrscheinlich »Existenztherapie«.

! In seiner erkenntnistheoretischen Krise wendet er sich auch wieder der Phänomenologie zu, der schlichten, unvoreingenommenen Schau der Wirklichkeit.

Sie mündet über »die Hingabe an das Objekt in der Intuition« (Diemer, 1956, S. 9) in der nicht weiter hinterfragbaren Erfahrung der »Sachen selbst« (E. Husserl). Jede Hypothesenbildung und jedes »Darüber-Reden« schiebt sich wie ein Vorhang zwischen den Erlebenden und seine

Wirklichkeit, unterbricht oder verdünnt seinen unmittelbaren Kontakt. Die unmittelbare Erfahrung ist haltgebend und korrigierend und hat damit bereits ein eigenes, therapeutisches Potenzial. Die bewusste Erfahrung hilft, sich in der Gegenwart zu zentrieren und mit ihr und dem Fluss der Ereignisse in Verbindung zu sein. Sehen, was (wirklich) ist, verändert.

Perls erinnert sich weiterhin an die von seinem Lehrer Kurt Goldstein so hoch geschätzte **Gestaltpsychologie.**

Sie erlaubt, sich die **Vernetztheit der Wirklichkeit** vorzustellen, sowohl hinsichtlich **der Wechselwirkungsgefüge** von scheinbar (!) unabhängigen Systemen, z. B. Therapeut und Klient, wie auch die gegenseitige Einflussnahme **zwischen übergeordneten Ganzheiten und ihren Subsystemen**, z. B. Staat/Gruppe/Familie und Individuum. Die Gestalttheorie ist eine anschauliche **Systemtheorie.**

»**Gestalt**« wird synonym zu Ganzheit gebraucht. Sie ist ein unteilbares aber **transponierbares Beziehungsgefüge**, wie z. B. eine Melodie oder eine Erlebnisbereitschaft (z. B. aufgrund eines paranoiden Wahrnehmungsfilters), ein Verhaltensmuster (z. B. Überlebensstrategien durch Rückzug, Anpassung oder Vorwärtsverteidigung etc.) oder ein Selbstbild (der Schlichter, der ewige Verlierer, der einäugige König, die graue Eminenz etc.). Gestalt lässt sich auch als eine Informationseinheit oder als ein Energiefeld auffassen. Sie wird durch eine aktualisierte Bedeutungszuweisung aus dem Hintergrundfeld der vielen anderen Möglichkeiten, die im Reizgesamt einer Situation enthalten sind, hervorgeholt.

Die Gestalttheorie hilft, den kreativen Prozess der Erschaffung der jeweiligen subjektiven Welten zu verstehen: Unsere bedürfnisgesteuerte Wahrnehmung holt sich durch Bedeutungszuweisung dasjenige aus der Vielfalt der Wirklichkeit in den Vordergrund, was dem Ausgleich der eigenen Unausgewogenheit entspricht. So verschränken wir vorübergehend durch solche Funktionsgestalten unser Inneres mit dem Außen zu einer subjektiven Scheinwelt. Wenn wir wieder im Gleichgewicht sind und sofern uns noch kein anderes Defizit in seinen Bann gezogen hat, wird das Wahrnehmungsspektrum der Welt wieder etwas weiter und subjektunabhängiger. Einfaches Beispiel: Die Sichtweise eines Autofahrers mit fast leerem Tank verengt sich drastisch auf Tankstellenanzeigen, je mehr, umso bedrohlicher die Nadel gegen Null zeigt. Nach dem Tanken sieht die Welt wieder anders aus, vielfältiger und farbiger. Der selektiv Wahrnehmende und sein Objekt bilden vorübergehend eine Beziehungsgestalt.

! **Ein unvollendeter, in seinem Ablauf blockierter Gestaltentwurf drängt danach, zum Abschluss zu kommen, z. B. ein unverständlicher Beziehungsabbruch, eine abgebrochene, berufliche Laufbahn, ein versäumter Versöhnungsversuch am Sterbelager, eine abgewehrte Trauer etc. »Unerledigte Gestalten« fixieren, halten fest. Abgerundete verabschieden sich wie eine reife Frucht. Gestalten erkennen, schließen und loslassen befreit und ermöglicht neues, volles Einlassen auf das Leben jetzt.**

Kurz erwähnt sei noch Perls Interesse an der **Kybernetik** und an der **Quantenphysik,** soweit er sie als Nicht-Physiker aufnehmen kann. Natürlich geht es um die Frage, wie diese neuen Einsichten, z. B. die der **Relativitätstheorie**, in der psychotherapeutischen Praxis zu berücksichtigen sind, welche Auswirkungen sie auf die therapeutische Beziehung hat. Perls findet es höchste Zeit das in der Psychoanalyse immer noch hoch gehaltene monokausale Denken zu verlassen und sich auf die gegenseitigen Wechselwirkungen in einem gemeinsamen Feld einzustellen.

Eine wichtige Bezugsperson für Fritz und Lore Perls ist der Schriftsteller-Philosoph und Polit-Ökologe **Jan Christiaan Smuts** (Premierminister in Südafrika 1919–24 und 1939–48, sowie Justizminister 1933–39) geworden. Sein Buch »Holism and Evolution« (1926) war Perls noch vor seiner Emigration, als er noch bei Goldstein Assistent war, in die Hände gefallen und hat es ihm erleichtert, sich für Südafrika zu entscheiden. Der **Holismus** Smuts weist auf die Vernetzung aller sozialer und naturgegebenen Lebensräume hin, nicht nur im Äußeren, sondern auch in der inneren Welt. Man kann im Holismus einen Vorläufer des Holografie-Konzeptes sehen.

Der Holismus Smuts führt zum Gedanken der selbstorganisatorischen Kompetenz des Organismus. Sie wird auch als »**Weisheit des Organismus**«

angesprochen, ein Ausdruck, der zwar relativ biologistisch und individuumzentriert klingt, der aber durch seinen Kontext auf die Einbindung in das gesamte Netzwerk der Natur verweist. Der Holismus ist mit der Gestaltpsychologie hochkompatibel. Die Perls identifizieren sich mit ihm in vieler Hinsicht.

Bedeutsam sind für Fritz Perls ferner die Schriften von **Alfred Korzybski** (1879–1959). Er arbeitet über die **Sprache**, über das Verhältnis ihres intellektuellen und ihres emotional-intuitiven Anteils sowie ihres semantischen Umfeldes. Sprechen sei Handeln, und zwar in einem kulturell vorgegebenen Kontext. Von ihm stammt der von Perls vielzitierte Satz: »Die Landkarte ist nicht die Wirklichkeit!«, d.h., die sprachlich gefasste Aussage ist nicht die Ganzheit der Erfahrung. Von Korzybski aus verläuft eine Brücke zum **Konstruktivismus,** auf den sich manche neuere Gestalt-Autoren stärker beziehen (Portele, H., Fuhr R., und andere).

Noch vieles andere taucht aus Perls Hintergrundwissen auf, z.B. die Erinnerung an seinen philosophischen Lehrerfreund S. **Friedländer.**

Beeindruckend dabei bleibt dessen Gewissheit, dass über jeder Polarität eine Ebene der »Indifferenz« existiert, eine suprapolare Existenz. Friedländer sieht es als Lebensaufgabe an, dieses überpolare Zentrum zunehmend in sich zu verankern.

Wenn Perls **Heraklit** zitiert, was er öfters tut, scheint es, dass dieser aus einer ähnlichen Meta-Perspektive, nämlich der des »Logos«, auf das Auf und Ab des Lebens herabsieht und von dieser Warte her den Pendelschlag zwischen den Polen als sinnvolles Ganzes zuzuordnen vermag.

In späteren Jahren wird sich Perls öfter auf **Laotse** beziehen, wird sich dort von dem Streben nach dem Ausgleich der Pole und dem Umkreisen der nicht benennbaren, übergeordneten Mitte anziehen lassen.

Die Fortsetzung der Lebensgeschichte soll ab jetzt verdichtet dargestellt werden: Das Erstlingsbuch »Ego, Hunger and Aggression«, ein Gemeinschaftswerk von Fritz und Lore Perls, erscheint 1942 in Durban.

Während des 2. Weltkriegs arbeitet Perls 4 Jahre als Armeepsychiater.

Die zunehmenden Rassenunruhen in Südafrika reaktualisieren die erlebte Holocaust-Bedrohung. So beschließt er 1946 (53-jährig) nach New York auszuwandern. Seine Familie kommt ein Jahr später nach.

Im New Yorker Psychoanalytischen Institut findet Perls Starthilfe und Unterstützung durch die altvertraute **Karen Horney,** durch **Erich Fromm,** dem späteren Autor von u.a. »Zen Buddhism and Psychoanalysis« (1960), und durch die Ferenczi-Schülerin **Clara Thompson.** Bei anderen Kollegen löst er durch seine »abweichlerischen Ideen« und sein unangepasstes Verhalten Zwiespältigkeit und Kritik aus.

! Er nimmt wieder Kontakt mit Künstlerkreisen auf und begeistert sich für das »Living theater«. 1947 und 1949 kommt es zu Kontakten mit dem Psychodramatiker Jakob Moreno. Beide finden sich über ihre Theaterleidenschaft. Perls lernt die Monodrama-Technik kennen und wandelt sie für sich ab. Sein Schwerpunkt wird die intrapsychische Inszenierung im Rollenspiel.

Als gestaltorientierte Kerngruppe finden sich 1950 in New York zusammen: **Paul Goodman** (Dichter und Schriftsteller), **Isadore From** (Phänomenologiestudent), **Paul Weisz** (Psychotherapeut und Zen-Praktizierender), **Lotti Weisz, Elliot Shapiro, Sylvester Eastman, Fritz (Frederick)** und **Lore (Laura) Perls,** etwas später auch **Ralph Hefferline** (Uni-Professor). Noch etwas später stoßen **Joseph Zinker** und **Erving** und **Miriam Polster** zu dieser Gruppe.

Paul Goodman, der die Gestalttherapie in Worte fassen half und als Mitbegründer gilt, war ein überaus kultivierter, facettenreicher, künstlerischer, sozial engagierter, oft querdenkender Mensch, der mehrmals durch seine anarchischen und durch seine bisexuellen Ambitionen in Schwierigkeiten gekommen war und ferner darunter litt, dass ihm als Künstler (Poet) der Erfolg, das Publikum, versagt geblieben ist. Seine für die Gestalttherapie bedeutsamen »Identitäten« reduziert Sreckovic (1999, S. 57) auf die folgenden: Literat, Philosoph, Amerikaner, Existenzialist, konservativer Anarchist und psychoanalytischer Künstler. In seiner Biografie gibt es belastende Aspekte (jüdische Herkunft, Vaterlosigkeit, Armut u. a.), die den schillernden, für ihn unbefriedigenden Weg, trotz seiner offensichtlichen Begabung, etwas verständlicher machen. (Er geht seine Belastungen erst relativ spät in einer Therapie bei Lore Perls an, die ihn als Person sehr schätzt.) Zu Fritz Perls besteht von Anfang an kein warmes, sondern eher ein funktionales Zweckverhältnis.

1951 erscheint das Buch »**Gestalt-Therapy**« von Perls, Hefferline und Goodman, das Perls endgültigen Abschied von seiner psychoanalytischen Identität anzeigt. Es ist damals in einem abgrenzendem Sinne als Antithese zur Psychoanalyse geschrieben worden. Später war eine solche Blickrichtung nicht mehr notwendig.

1952 wird das **New Yorker Gestalt-Institut** gegründet, 1954 das in Cleveland.

Die Wege von Fritz und Lore Perls trennen sich nun weitgehend, aber nie ganz. Lore bleibt im New Yorker Institut und im Kontakt mit der Gründergruppe, deren Umfeld sich ständig erweitert.

Für Fritz Perls folgen mehrere Jahre Vortragsreisen und Workshop-Tätigkeiten, teils mit Großgruppenerfahrungen, in denen er seinen Stil ausfeilt, mit ihm experimentiert und verdichtet. So kommt es, dass sich der Arbeitsstil des alten Fritz Perls, der sich überwiegend auf die gegenwärtig blockierenden Verhaltensmuster zentriert, von der Arbeitsweise der New Yorker und Clevelander Gruppe (= »Ostküstenstil«) unterscheidet.

Fritz Perls führt in den Folgejahren das Leben eines genialen Außenseiters. 70-jährig reist er um die Welt. Sein Interesse für **Zen** bringt ihn in Zen-Klöster in Japan, wo er sich unterweisen lässt.

Die insgeheime Hoffnung auf ein »satori«, ein Erleuchtungserlebnis, erfüllt sich natürlich nicht. Unerwartet beglückend gestaltet sich jedoch sein Reiseabschnitt in **Israel**, wo er sich in einem Kibbuz integriert erlebt und voll neuer Lebensfreude an der Küste Elats wieder – wie in alten Zeiten – zu malen beginnt.

❗ Zurück in den USA wird er 1963 nach Esalen (Kalifornien) eingeladen, einem therapeutischen Tagungs- und Begegnungszentrum, das im Wesentlichen durch seine eindrucksvollen Workshops berühmt wird. Für die 68er Generation Amerikas wird er zu einer Art »Kultfigur«.

1969 zieht er sich mit etwa 30 Schülern in die Stille an den See von Cowichan auf Vancouver Island zurück, um dort mit ihnen in gestaltischer **Lebensgemeinschaft** (nach Art eines Kibbuz) zu leben. Er ist dort integriert, »zu Hause«, umgänglich und glücklich. Er stirbt 1970 (77-jährig) auf einer Vortragsreise in Chicago an einem Herzinfarkt.

Fritz Perls Persönlichkeit wird immer wieder zwischen genial und schillernd beschrieben. Sein Auf und Ab ist beträchtlich. Das Gegenüber fühlt sich manchmal verführt, ihn hochzuheben, ein anderes Mal ihn zu entwerten. Beides spiegelt ihn und doch führt beides an seinem Kern vorbei. So gesehen lädt er nicht dazu ein, sich ihn als Vorbild zu nehmen. Allenfalls beeindruckt das lebenslange Ringen um Wachstum und Mitte, seine Wahrhaftigkeit (wenn er auf die Fassade verzichtet) und die hohe Sensibilität und Kreativität. Sein besonderes Verdienst ist es, wie mir scheint, dass er sich von seiner Intuition führen lässt. So wirkt er in gewisser Weise wie ein Brennglas, das einen beträchtlichen Teil der Aussage seiner Zeit, aber auch des Menschseins (vielleicht in seiner mühevolleren Form) verdichtet.

Da wo er Lücken lässt, nicht zuletzt durch die Grenzen seiner Persönlichkeitsstruktur, haben die nachfolgenden Generationen die Möglichkeit, das unvollständige System der »Gestalt« weiter abzurunden.

Es ist nicht verwunderlich, dass die Gestalttherapie, über die es noch kein allgemein verbindliches Theoriewerk gibt, oft nur in Teilaspekten weiter gegeben worden ist, meist mit einem reduziertem, technischen Know-how, dem der tragende und modulierende Hintergrund fehlt. In den ersten Jahren der Verbreitung ist durch relativ unerfahrene, selbst ernannte Gruppenleiter öfters auch Schaden angerichtet worden. Damals war noch keine Modifikation für struktur- und kohärenzlabile Patienten erarbeitet gewesen. Gestalttherapie ist ein hochpotentes Instrumentarium und gehört deshalb nur in die Hand solide ausgebildeter Therapeuten.

Die Kenntnisse und Erfahrungen, die in diesen Artikel eingehen, stammen (neben dem Literaturstudium) aus einer abgeschlossenen Ausbildung am Fritz-Perls-Institut, einer etwa 30-jährigen klinischen und ambulanten Patientenbehandlungspraxis und Weiterbildungserfahrung und aus den persönlichen Begegnungen mit: Lore Perls (†, New York/Pforzheim), Axel Villumsson (†, Esalen, Ca), Erving Polster (San Diego), Hildegund Heinl (Mainz), Hilarion Petzold (Düsseldorf), Toni Horn (†, ehemaliger Perls-Schüler), Jan Velzeboer (Holland) und andere.

2.3 Zusammenfassung der Haupteinflüsse

- Theoretische Quellen:
  - Psychoanalyse bis 1936:
    - klassische
    - neoanalytische
    - reichianische
    - »aktive Psychoanalyse« nach Ferenczi
  - Philosophische (inklusive religionsphilosophische Strömungen):
    - Existenzphilosophie
    - Phänomenologie
    - Neo-Kantianismus
    - Taoismus und Zen-Buddhismus
    - Chassidissmus
    - Holismus und Konstruktivismus
  - Gestalttheorie und Gestaltpsychologie
  - Kybernetik und Quantenphysik
- Methodische Einflüsse:
  - Psychoanalytische Sicht von Psychodynamik, Unbewusstem und Übertragung
  - Phänomenologischer Wirklichkeitszugang, Intersubjektivität
    - Bewusstseinsschulung und Awareness-Konzept, »sensory awareness«
  - Körpertherapien, Körperausdrucksschulung, Körpersprachverständnis
  - Mono-Psychodramatische Rollenspieltechnik
  - Integration der Gruppendynamik
  - Künstlerische Methoden des Ausdrucks (Stegreiftheater, bildnerische, tänzerische, musikalische und dichterische Ausdrucksformen)

Gestaltpsychologie

3

3.1 Geschichte

Die **Gestalttheorie** ist eine **anschauliche Systemtheorie**, die primär auf den Untersuchungen der **ganzheitlich** orientierten **Wahrnehmungspsychologie** ruht. Daher widmet sich die Gestaltpsychologie (zunächst v.a. am Beispiel des visuellen Bereiches) den Organisationsprinzipien der menschlichen Wahrnehmung und generell der Informationsverarbeitung im menschlichen Zentralnervensystem (Goldstein, 1934).

! Die Gestaltpsychologie kam um die Jahrhundertwende als Gegenströmung zur damals etablierten, analysierenden Elementenpsychologie (Wundt, 1832–1920) und andere auf.

Als Gestalttheoretiker der »Berliner Schule« seien M. Wertheimer (1880–1943), K. Koffka (1886–1941), K. Lewin (1890–1947), W. Köhler (1887–1967) angeführt, Vertreter der »Leipziger Schule« waren F. Krüger (1874–1948), O. Klemm (1884–1939) und andere. Als philosophischer Vorreiter gilt Ch. v. Ehrenfels (1859–1932). In Frankfurt gehörte der Psychologe Adhemar Gelb, bei dem Lore Perls promovierte, und der Neurophysiologe Kurt Goldstein, bei dem Fritz Perls Assistent war, zu den markanten Vertretern der Gestaltpsychologie. David Katz (1884–1953) wirkte in Göttingen. Für die Folgegeneration ist Wolfgang Metzger (1899–1979), ein Assistent von Max Wertheimer, hervorzuheben, sowie Wilhelm Witte. (Bei den beiden letztgenannten hat die Autorin noch studiert.)

Bei der These, dass »**das Ganze mehr ist als die Summe seiner Teile**«, berufen sich die Ganzheitstheoretiker vom philosophischen Ansatz her auf Plato, auf Aristoteles und auch auf Laotse.

Heik Portele (1987, 1989, 1999) ist zum einen davon überzeugt, dass man die Gestalttherapie nur dann versteht, wenn man die Gestalttheorie versteht und zwar in ihrem revolutionärem Ansatz, der Wertheimer, Köhler und auch Fritz Perls bewusst gewesen war, und zum anderen, dass die Gestalttherapie v.a. eine Erkenntnistheorie ist. Portele (1999, S. 265) zitiert Wertheimer (1925):

> Lange Zeit schien es selbstverständlich und ist für die europäische Erkenntnistheorie und Wissenschaft höchst charakteristisch gewesen, dass Wissenschaft überhaupt nur auf folgendem Wege gemacht werden könne (wobei das »Lebendige der Sache verloren ginge«) ... Grundvoraussetzung schien das Zurückgehen auf Elemente, auf Stücke, das Zurückgehen auf stückhafte, einzelne Beziehungen und gesetzliche Beziehungen zwischen solchen Einzelstücken und Elementen, die Analyse und Synthese durch die Zusammensetzung von Stücken und Elementen zu größeren Komplexen. Die Gestalttheorie glaubt nun, einen entscheidenden, sachlichen Punkt für das Problem darin gefunden zu haben, dass sie erkennt: es gibt Zusammenhänge, Gegebenheiten anderer – formaler anderer – Art. Nicht nur in der Geisteswissenschaft. Man könnte das Grundproblem der Gestalttheorie etwa so zu formulieren suchen: Es gibt Zusammenhänge, bei denen nicht, was im Ganzen geschieht, sich daraus herleitet, wie die einzelnen Stücke sind und sich zusammensetzen, sondern umgekehrt, wo – im prägnanten Fall – sich das, was an einem Teil dieses Ganzen geschieht, bestimmt ist von inneren Strukturgesetzen dieses seines Ganzen.

Wolfgang Metzger stellt als zwei Grundsätze die chaotische Unordnung der Natur einerseits der natürlichen Ordnung andererseits gegenüber (1975, S. 209 f, zit. n. Portele, 1999):

> Es gibt ... Arten des Geschehens, die, frei sich selbst überlassen, einer ihnen selbst gemäßen Ordnung fähig sind ... Ordnung kann u. U. von selbst ... entstehen. Sie kann sich ... auch ohne Zwang starrer Vorrichtung erhalten. Sie kann – ja muss – sofern sie nicht auf starren Vorrichtungen beruht, sich unter veränderten Umständen ohne besonderen Eingriff ändern. Endlich kann Ordnung wegen des Mangels an starren und daher auch schützenden Vorrichtungen zwar leichter gestört werden, aber sie kann sich – und das begründet ihre ungeheure Überlegenheit über jede Zwangsordnung ... grundsätzlich auch ohne weiteres auch wieder herstellen: es sind dieselben Kräfte und Bedingungen, denen sie ihre Entstehung, ihre Erhaltung, ihre Anpassung an veränderte Umstände und ihre Wiederherstellung verdankt (Metzger verweist hier auf Köhler (1925). Mit einem Wort: Es gibt – neben den Tatbeständen der von außen geführten Ordnung, die niemand leugnet – auch natürliche, innere, sachliche Ordnungen, die nicht aus Zwang, sondern in Freiheit da sind ... Gesetz und Zwang sind nicht dasselbe, Gesetz und Freiheit schließen sich nicht aus...

Das ist als allgemeines Prinzip formuliert und gedacht. Diese Vorstellung von einer natürlichen Ordnung ist auch in Kurt Goldsteins Begriff von der »organismischen Selbstregulation« enthalten, den Fritz Perls von ihm übernimmt. Köhler sprach analog von »spontaner Selbstregulierung«, Wertheimer versteht eine Gestalt als etwas, »das von innen her bestimmt« ist.

Für Perls ist jemand dann autonom und verantwortungsfähig, wenn er von innen her bestimmt ist und sich auf sich selbst stützen kann.

Heik Portele, dessen überzeugende Gedanken ich hier nachzeichne, ist überzeugt, dass Fritz Perls das wesentliche Anliegen der Gestalttheorie sehr wohl erfasst und seine Therapie (trotz des Widerstands von Lore Perls und Paul Goodman) wohl überlegt Gestalttherapie genannt hatte.

Perls nutzt die gestaltpsychologischen Organisationsprinzipien für das Verständnis der allgemeinen, menschlichen Erlebnisverarbeitung im äußeren und inneren Wahrnehmungsfeld. Dazu gehören v.a.:

- **Figur/Hintergrund-Organisation durch den Vorrang des jeweils dringlichsten Bedürfnisses nach selbstorganisatorischen Prinzipien,**
- **selektive Wahrnehmung durch motivationsabhängige Innen-Außenwelt-Verschränkung,**
- **Prägnanztendenz (Tendenz zur und »kreative Anpassung« an eine »gute Gestalt«),**
- **Kontextabhängigkeit,**
- **Vorrang der Beziehungskonstanz,**
- **»Gestalt« als transponierbares Beziehungsgefüge.**

3.2 Gestalt-Phänomene als »automatisierte«, präkognitive Leistungen

Obiger Begriff von den »automatisierten«, präkognitiven Leistungen ist aus der Neurobiologie (Roth, 1997, S. 175) übernommen. Dort wird bestätigt, dass sich die gestaltpsychologischen Wahrnehmungsgesetze oder Gesetzmäßigkeiten aus der Informationsverarbeitung ergeben, die darauf aus ist, für uns Lebewesen ein möglichst konstantes Weltbild zu konstruieren, in dem wir uns einigermaßen zurecht finden. Es ist eine großartige Leistung, die an ein Wunder grenzt, dass dies trotz der ständigen inneren und äußeren schwankenden Bedingungen, z. B. Helligkeitsunterschieden, weitgehend gelingt. Unser Informationsverarbeitungssystem ist in diesem Sinne bestrebt, Relationsgefüge konstant zu halten und ihnen als Ganzheiten ausrichtende Priorität einzuräumen.

Ein gut untersuchtes Beispiel, das Roth (S. 120) anführt, ist die **Farbkonstanz**. Offenbar gibt es keine feste Zuordnung von Lichtwellenlängen und Farbempfindungen. Die Erregungsmuster der Farbrezeptoren werden im Gehirn im Rahmen eines ganzheitlichen Bezugsystems interpretiert. Im Verlauf des Tages ändert sich die spektrale Lichtzusammensetzung erheblich. Mittags überwiegt der kurzwellige, also der »blaue« Lichtanteil, am Abend der langwellige, also der »rötere«. Das visuelle System scheint für jedes Detail seine Relation innerhalb des aktuellen, gesamten Lichtspektrums zu ermitteln und danach seinen Farbwert zu interpretieren. Die jeweils kürzeste Wellenlänge wird danach als »blau-violett« und die jeweils längste als »rot« gesehen, unabhängig von den Schwankungen des Tageslichts.

Für die **Hell-Dunkel-Konstanz** sei folgendes Beispiel angeführt: Ein Stück Kohle in der Sonne ist objektiv heller als der Schnee in einer Mondnacht und dennoch bleibt für uns im Erleben vor dem Hintergrund des jeweiligen Umfelds die Kohle schwarz und der Schnee weiß.

Für die **Konstanz der Größenverhältnisse** als stabile Ganzheiten geben eine Reihe von Täuschungsfiguren lebhaftes Zeugnis (◘ Abb. 3.1). Man könnte auch von Beziehungskonstanz sprechen. Wir nehmen nicht Details in additiver Weise auf, sondern Details in ihrem ganzheitlichen Kontext, eben als Gesamtgestalt. Unsere Ratio kann sich gegen das ganzheitliche Evidenzerleben nicht wehren, auch wenn sie die objektiven Verhältnisse und Maße kennt.

Man kann auch von einer Art **Bedeutungs-Konstanz** ausgehen, die für das Selbst- und Fremdbild im sozialen Kontext wichtig ist. Von jemandem, der sich in einem speziellen Umfeld durch besondere Leistungen hervorgetan hat, erwartet man dies auch in anderen Umfeldern und umgekehrt. Auch die Erwartungen an sich selbst

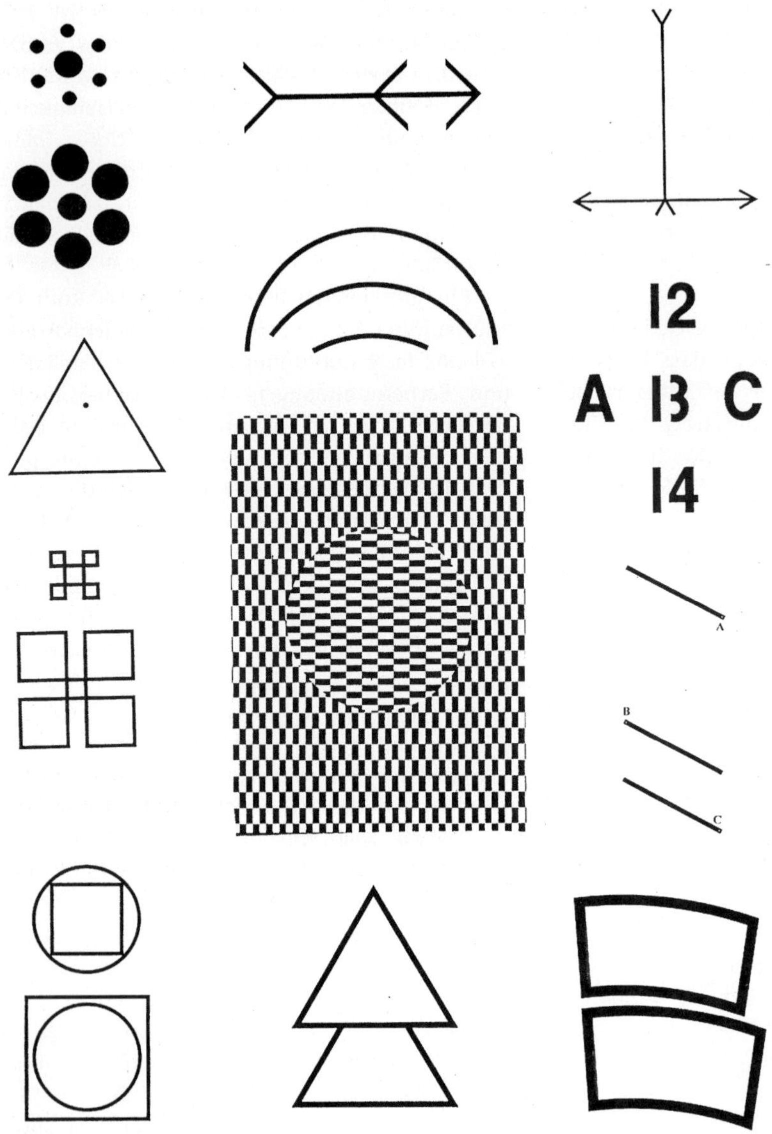

■ **Abb. 3.1.** Täuschungsfiguren. Bei 9 Figuren geht es um die Frage: Was ist größer? Oder: Welches ist der größte Kreis? Welche Strecke ist länger? Welcher Mittelkreis ist größer? Welches Mittelquadrat ist größer? Welches Linienstück ist länger? Wie viel länger ist die Vertikale als die Horizontale? Wie hoch sitzt der Punkt in der Pyramide? Aufgrund unserer ganzheitlichen, kontextabhängigen Wahrnehmung registrieren wir die relativierenden Größenverhältnisse im Umfeld und nicht die absoluten Größen. Es gibt einen Sonderfall, dass wir Vertikales grundsätzlich überhöht sehen gegenüber gleich langen Strecken in der Horizontalen. Die Täuschungsfigur in der **Mitte** scheint sich im ballartigen Mittelteil zu bewegen. Es gibt keine eindeutige Erklärung. Unser Auge fasst eher gerade, prägnante Linienverhältnisse zu stabilen Einheiten zusammen, als schräge. Gleichzeitig macht unser Auge ständig Mikrobewegungen, die wir selbst nicht registrieren. Die Lockerung des Zusammenhangs an der Stelle der unübersichtlichen Winkel könnte durch die Kombination dieser beiden Effekte zustande kommen. Die Figur **rechts**, 2. von **oben**, ist ein Beispiel dafür, dass wir Zeichen zu Ganzheiten über den gemeinsamen Sinnzusammenhang zusammenfassen. Lesen wir horizontal, sehen wir Buchstaben, lesen wir vertikal, interpretieren wir mehrdeutige Zeichen als Zahlen. Die Figur **unten, Mitte**: Sind das 2 Dreiecke halb übereinander? So scheint es uns, weil wir prägnante Figuren bevorzugt sehen. Objektiv sind das keine 2 Dreiecke dürften ebenfalls zunächst unreflektiert dem Konstanz-Prinzip unterliegen und Ähnliches induzieren. Auch dem Volksmund ist die bezugsystemabhängige Wahrnehmung geläufig, z. B.: »Unter den Blinden ist der Einäugige König.«

In der Psychotherapie, v.a. in der Familientherapie, kennen wir die **Definitionsmacht der übergeordneten Gruppe** für den Einzelnen, wenn er sich überwiegend mit ihren Augen sieht. Auch in der Einzeltherapie begegnen uns immer wieder Menschen, die sich aus neurotischen Gründen an Identitätsaspekte fixieren, die aus überholten Bezugsystemen stammen, z. B. der ewige »Zweite«, der niemand entthronen darf, das bedauernswerte Omega, das »enfant terrible«, das Aushängeschild der Familie etc. Viele Krisen entstehen durch unvorbereiteten Wechsel des Bezugsystems (Schul-, Orts-, Kulturwechsel etc.), umso heftiger, je weniger gruppenunabhängige Identität bis dahin ausgebildet worden ist.

> Gestaltphänomene sorgen für die Konstanterhaltung der Relationen in verschiedener Weise und dabei für die Konstanz von Welt- und Selbstbildern.

3.3 Beziehungsgestalten des Selbst- und Weltbildes – Gestalttheoretische Assoziationsgesetze

Andere Untersuchungsreihen beschäftigten sich mit der Frage, welche Reizkombinationen bevorzugt miteinander verkoppelt bzw. assoziiert und abgespeichert werden und fanden dabei eine Reihe von Gesetzmäßigkeiten heraus (Metzger, 1953). Diese gelten nicht nur für die Außen-, sondern auch für die Innenwahrnehmung, speziell für Freuds Primärebene (z. B. werden nach dem **Ähnlichkeit**sprinzip gleichartige Details zu einem Ganzen zusammengefasst, auch wenn sie aus anderen Kontexten stammen). Dieses Kategorisieren nach Ähnlichem ist ein neurophysiologisch verankerter Mechanismus.

! Unwillkürlich verführt örtliches Nebeneinander zum Zusammenfassen.

Ferner werden zeitgleich eintreffende Reize als Gesamtgestalt verkoppelt, worauf die Lerntheorie und Verhaltenstherapie aufbauen. Insofern lässt sich die Lerntheorie als gestalttheoretischer Sonderfall einordnen.

Das Gleiche gilt für Konfigurationen mit einem scheinbar **ähnlichen Schicksal**, z. B. wenn sich zwei Lichtpunkte mit gleicher Geschwindigkeit bewegen, werden sie zu einer Einheit zusammengefasst, bzw. wenn zwei Menschen Ähnliches passiert, tritt deren individueller Unterschied fast gänzlich in den Hintergrund.

Wenn wir eine **durchgehende Linie** ahnen, obwohl etwas anderes Teile davon zu verdecken scheint, interpretieren wir zwei Teilstücke als Ganzes.

Wenn wir in einer verwirrenden Vielfalt eine einfache, »**prägnante Gestalt**« ausmachen können, sehen wir sie bevorzugt, trotz anderer Interpretationsmöglichkeiten.

Wenn wir auf eine Interpretation oder bestimmte Sinngebung eingestimmt sind, sehen wir sie bevorzugt in ein vieldeutiges Reizangebot und glauben, dass wir das einzig Mögliche und objektiv Vorhandene gesehen hätten (◘ Abb. 3.1 und ◘ 3.2 inklusive Kommentar).

3.4 Gestaltbildungsverschränkung zwischen Innen- und Außenwelt

Allgemein vertraut ist die Kenntnis darüber, wie stark emotionale, antriebs- und deprivationsbedingte Defizitzustände zu einer **selektiven Wahrnehmung** und zu einer **spezifischen Reaktions- und Resonanzbereitschaft** führen können. Umgekehrt: Je ausgewogener ein individuelles System in sich ist, umso differenzierter gelingt die Wahrnehmung der Außenwelt in annähernd subjektunabhängigeren Aspekten. Und dennoch: meine »Außenwelt« bleibt stets meine Schöpfung.

Systemisch interessant sind die Phänomene der so genannten **Kippfiguren** (◘ Abb. 3.2). Sie

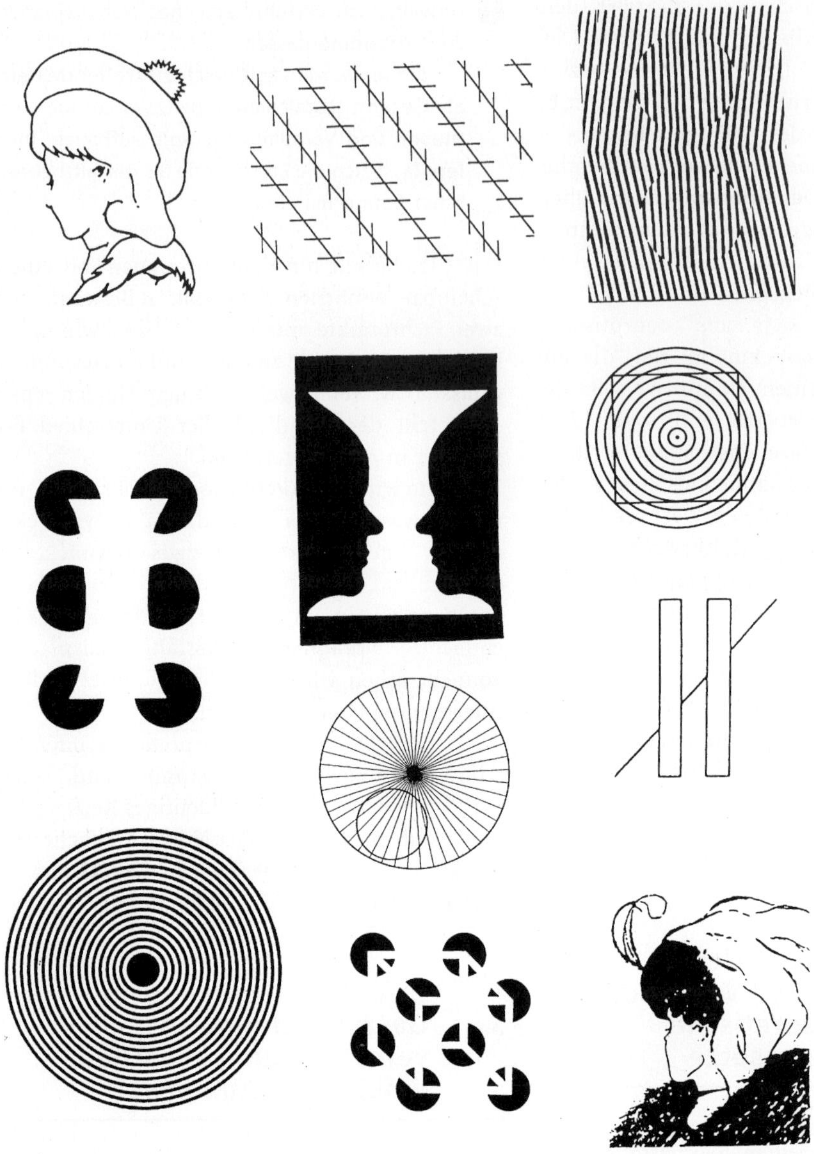

Abb. 3.2. Es gibt 3 Kippfiguren. Je nach innerer Gestimmtheit springt das Bild in eine andere Wahrnehmungsorganisation. Dann gibt es 2 Scheinfiguren. Wir verbinden die ausgesparten Linien untereinander. Wir lassen unseren Blick stark von markanten Ecken leiten und konstruieren die Zwischenstücke. **Rechts außen, untere Mitte**: Die 2 markanten Pfosten dominieren den Blick und lassen die schräge Linie nicht durchlaufend, sondern versetzt erscheinen. 4 Beispiele bringen Verzerrungseffekte durch unterschiedlich schräge Winkel und unterschiedliche Liniendichte. **Rechts oben** wird gefragt, wie die Streifen in den Kreisen verlaufen. Senkrecht und parallel? Wir nehmen nicht in Details, sondern in Figur-Grund-Einheiten als ein gemeinsames Beziehungsgefüge wahr. **Links unten** kommt es beim Hin- und Herbewegen zu scheinbaren Bewegungen

sind ein Beispiel dafür, dass der **Wahrnehmende** vorübergehend (motivationsabhängig) mit passenden **Aspekten seines Umfelds** – über seine körperliche Innen-Außen-Grenze hinweg – ein **gemeinsames System** bildet. Das ist das Prinzip des schöpferischen Aktes, mit dem wir unsere **subjektive Welt** erschaffen. Wir sehen bei den Kippfiguren immer nur eine Variante, nie beide. Wir können die übergeordnete Gesamtgestalt dabei nicht erfassen, solange wir mit einem seiner **Subsysteme verschränkt** sind. So erliegen wir auch in dieser Teilvernetzung mit unserer Welt einer gewissen Sinnestäuschung.

Eine der berühmtesten »physikalischen Kippfiguren« ist das Licht. Ist es Welle oder Korpuskel? Beides, doch sind wir Menschen nicht dafür ausgestattet, die übergeordnete Ganzheit davon zu erfassen.

! Die Kippfiguren sind ein krasses, augenfälliges Beispiel, dafür, dass wir aus dem »Reizgesamt« Teilaspekte hervorholen und im Kontakt mit ihnen das Evidenzerleben der einzig möglichen Wirklichkeitserfassung haben, obwohl sie nur eine der möglichen Erscheinungsweisen des Gesamten darstellen.

So lebt jeder in dem Fluss seiner teilwahren Erscheinungen. Den Normalfall übersehen wir oft aufgrund mitgebrachter Festlegungen: unsere Denkschablonen, die Struktur unserer Sprache, die Werthaltungen unseres Umfelds, unserer Bezugsgruppen, unseres Zeitgeistes, aber auch die Struktur unserer Sinnesorgane und die Möglichkeiten und Begrenzungen unseres Zentralnervensystems sind filternde Festlegungen für die Wirklichkeitserfassung, die dadurch zu einem dualisierenden Prozess wird:

! Wenn wir irgendetwas hervorheben, leuchtet dieses als aktuell bedeutsamer Pol auf und sein Gegenteil verschwindet in den bedeutungs- und bewusstseinsfernen Hintergrund.

Im alten Indien sprach man in diesem Zusammenhang von »Maya« (=sanskrit, Trug- oder Scheinwelt). Auch Perls verwendete in seinen letzten Jahren diesen Ausdruck gerne, wenn er sich neurotisch fixierten Vordergrundkonzepten, die für die unumstößliche Wahrheit gehalten wurden, gegenüber sah. Dennoch wird der Gedanke der zeitlich flüchtigen Erscheinungswelt in der Gestalttherapie (etwas abweichend vom üblicherweise mit Entwertung behafteten Maya-Begriff) positiv aufgefasst, sofern darüber Bewusstheit besteht, dass der dualisierende Ereignisfluss zum einen ein Merkmal unserer Daseinsform ist und zum anderen der potenziell ergänzenden Perspektive bedarf, auch wenn diese aufgrund unserer strukturellen Festlegungen unzugänglich scheint.

So wird im Gestalt-Ansatz eine doppelte Identifikation erwartet:

1. Die flexible Präsenz im Fluss der Teilwahrheiten der Erscheinungen und gleichzeitig – zumindest annähernd –
2. eine Bewusstheit von der ganzheitlich-überpolaren Meta-Ebene, in der die von uns geschaffenen Ungleichgewichte bzw. Dualitäten, durch ihre Ergänzungsaspekte wieder ausgewogen und dadurch in einer latenten Form enthalten sind.

> Für den psychotherapeutischen Alltag heißt das oft, zunächst erst nach dem abgewehrten Gegenpol Ausschau zu halten, seine Kontaktaufnahme vorzubereiten und zum richtigen Zeitpunkt das bisherige System evtl. durch eine **paradoxe Intervention** in den kathartischen Kippvorgang zu bringen, der eine Integrationschance für den bisher abgewehrten Pol eröffnet.

3.5 Holografisches Spiegelprinzip als besonders prägnantes Prinzip zwischen Teil und Ganzem

In jedem Detail ist die wesentliche Information des Gesamtsystems enthalten und abrufbar. Umgekehrt beeinflusst jedes Detail die Gesamtgestalt mit. Die vielfältigen Spiegelphänomene, die v.a. der psychodynamisch orientierten Alltagserfahrung gut vertraut sind, die dennoch ein systemisches Phänomen sind, haben in der Gestalttherapie, in der es häufig um die Stimmigkeit geht, einen besonderen Platz. Sie helfen, sich in und an einem Gesamtsystem zu orientieren.

Dabei geht es um die folgenden Beziehungsebenen, auf denen sich die gleiche Konflikt-Gestalt in Variation widerspiegelt:

1. das Kräftespiel im Symptom, im Verhaltenskürzel oder der Diskrepanz im sonstigen, beobachtbaren Verhalten,
2. der zwischenmenschliche Konflikt im Hier und Jetzt (auslösende Situation),
3. der prägende, frühkindliche Beziehungskonflikt (Dort und Damals),
4. die konflikthafte Introjektkonstellation (Innenwelt),
5. die Spiegelung auf der Übertragungs-Gegenübertragungs-Achse im Zweier- oder Gruppensetting,
6. die Veränderungen in der Gesamtgruppe (bezüglich Atmosphäre, Abwehr, Normen, Antriebslage, Bezogenheit, Entwicklungsstadium, Selbstverständnis).

> Die Beschäftigung mit den gestaltpsychologischen Gesichtspunkten und Ergebnissen bringt für das Selbst- und Fremdverständnis eine Bereicherung und die Möglichkeit, ihre Gesetzmäßigkeiten in ihrer Wirkung zu erkennen und zu relativieren, da wo es sinnvoll scheint.

Theoretische Grundlagen

4.1 Zusammenfassung der Abschnitte 4.2–4.6

Zusammenfassung für Eilige und für naturwissenschaftlich weniger Interessierte

Die Kurzausflüge in die benachbarten Wissensgebiete (der Neurobiologie, Physiologie, Molekularbiologie, Chaostheorie und theoretischen Physik) dienen folgenden Fragen:

- Vor dem Hintergrund welches neurophysiologischen Erkenntnisstandes ist die unübertroffene **Wirksamkeit erlebnisorientierter Psychotherapie**, speziell der Gestalttherapie, zu verstehen?
- Welche bisher weitgehend **verborgenen Feldgestalten** treten aufgrund ihrer integrierenden Kraft in den Vordergrund und weisen wirksame Beziehungsgefüge (»Gestalten«) jenseits des Offensichtlichen auf?
- Vor dem Hintergrund welcher wissenschaftlichen Theorieentwicklung ist das Konzept eines hierarchisch gegliederten, übergeordneten **Ganzheitsentwurfs**, als Basis des **Gestalt-Ansatzes**, aktuell begründbar?
- Zum 1. Fragenkomplex:

Die neurobiologischen Befunde bekräftigen die Vorstellung, dass alte, belastende Erfahrungen durch sinnennahes, imaginatives Nacherleben, also durch die Reaktualisierung von Bottom-up-Vorgängen, wenn diese mit lösungsorientiertem Umerleben und evtl. auch mit sekundär modifizierenden Top-down-Prozessen verknüpft werden, und wenn diese (therapeutische) Aktion vom Betroffenen als erfolgreich erlebt wird, echte, heilsame **Veränderungschancen** haben.

- Zum 2. Fragenkomplex:

Die Kommunikationsfelder innerhalb und außerhalb eines individuellen Wesens eröffnen in manchen Disziplinen eine bisher noch wenig wahrgenommene Welt von bedeutungstragenden **Wirkgestalten**, die teils präformiert sind, teils im selbstorganisatorischen Freiraum existieren. Wir haben es mit vertikalen und horizontalen Bezogenheiten, als Subsysteme, auf unterschiedlichen Integrationsebenen zu tun, auf sozialpsychologischer, individueller, physiologischer, molekularbiologischer etc. Forschungsbedarf besteht für die ultravisiblen Frequenzfelder und deren informative Wirkgestalten, da die quantenphysikalische Seite der menschlichen Existenz in der Medizin (und Psychologie) noch nicht wahrgenommen und integriert wird.

- Zum 3. Fragenkomplex:

In der theoretischen Physik scheint nach dem jahrzehntelangem Ringen um die Unverträglichkeiten zwischen der allgemeinen Relativitätstheorie und der Quantenmechanik der Durchbruch zu einem übergreifenden, **ganzheitlichen Entwurf** der **Wirklichkeit als Gesamtgestalt** gelungen zu sein: Materie und Nicht-Materie bestehen aus winzigen, in unterschiedlichen Raumdimensionen unterschiedlich schwingenden String-Schleifen.

4.2 Ausflug in die Grundlagen der Neurobiologie

4.2.1 Historische Wurzeln

In der Geschichte der Gestalttherapie hatte das Interesse an der neurophysiologischen Reizverarbeitung im Zentralnervensystem immer schon einen hohen Stellenwert. Es geht auf den Neurophysiologen Kurt Goldstein (1919, 1927, 1929, 1934, 1940, 1948, 1967, 1971) in Frankfurt zurück, der dort vor seiner Emigration eine Klinik mit Schädel-Hirn-Verletzten betreute. Er erhoffte sich von der Gestaltpsychologie Erkenntnis- und Erklärungsmodelle für die Informationsverarbeitung und für das Zusammenspiel von Teilbereichen und der zerebralen Gesamtfunktion im gesunden und geschädigten Hirnsubstrat.

Teilweise auf seinen gestaltorientierten, hirnpathologischen Überlegungen baute in den Jahren 1941/42 der Göttinger Psychiater **Klaus Conrad** (1947, 1948, 1949, 1952, 1953, 1958/1987), der sich in der geistigen Nachfolge der phänomenologischen Anthropologie sowie der Psychopathologie von K. Jaspers und der Heidelberger Schule mit Gruhle, K. Schneider, Mayer-Gross, Bürger-Prinz (und anderen) sieht, weitere, gestaltpsychologisch orientierte Hypothesen zur Genese der Schizophrenie auf, mit denen er in gewisser Weise seiner Zeit weit vorauseilte. Für den frischen, psychotischen Schub mit Wahnbildung arbeitete er empirisch zwei Kriterien heraus: das Erlebnis des abnormen Bedeutungszuwachses, sowie den Verlust der Freiheitsgrade, das jeweilige Bezugsystem, bzw. die momentane Perspektive, jederzeit beliebig wechseln zu können.

Nachdem die Wege von Psychiatrie, Psychopathologie/Psychotherapie/Psychosomatik einerseits und die der Neurobiologie und hirnphysiologischen Forschung andererseits fast zwei Generationen lang getrennt gelaufen waren, findet zur großen Erleichterung vieler die heutige Zeit seit etwa einer Dekade wieder einen Brückenschlag zwischen diesen bedeutsamen Disziplinen. Die erlebbaren Phänomene, die die 1. Gruppe fokussiert, können dank der fortgeschrittenen Technik, zumindest ansatzweise, von den Forschern der 2. Gruppe live beobachtet und dokumentiert werden.

4.2.2 Neuronale Plastizität

Sichtet man die neuere Literatur zum Thema der **neuronalen Plastizität** (Calvin, 2002; Damasio, 1997, 2002; Deneke, 1999; Eccles, 1987; Hüther, 2000, 2001, Hüther, Wedekind & Adler, 2002; Roth, 1997; Rüegg, 1998, 2001; Schiepek, 2003; Spitzer, 2000, 2002), dann verdichtet sich der Erkenntnisstand dahingehend, dass neurobiologisches Wachstum auf Synapsen- und Neuronenebene durch eine bewältigbare Funktionsanforderung angeregt wird, also durch eine Herausforderung, die zu einer befriedigenden Lösung kommt. In der Stress-Nomenklatur ist diese Herausforderung als »Eustress« einzuordnen, auch wenn er an die jeweiligen Grenzen des Möglichen gehen mag. Entscheidend für ein positives Ergebnis ist die subjektiv belohnende Erlebnisverarbeitung.

> Der wohl mit Abstand wichtigste Trigger für die adaptive Modifikation und Reorganisation einmal entstandener neuronaler und synaptischer, das Denken, Fühlen und Handeln eines Menschen bestimmender Verschaltungsmuster ist die mit der Aktivierung emotionaler Zentren neuroendokrine Stressreaktion (Hüther, 1996; Hüther & Rüther, 2003, S. 225).

Endet die Anstrengung in Frustration, im Erleben der Vergeblichkeit, Unfähigkeit und Ohnmacht, kommt es auf der betreffenden neurophysiologischen Ebene zu funktionellen Löschungsphänomenen bzw. zu konkreten, substanziellen Abbauvorgängen. Das Gehirn hat gelernt, dass es in diese Richtung keine Lösung gibt.

> Die mit der Aktivierung emotionaler Zentren einhergehenden Bahnungsprozesse sind weitaus tiefgreifender und nachhaltiger, als die normalerweise stattfindenden, nutzungsabhängigen Bahnungen. Sie werden rascher und effektiver verankert und sind später nur schwer durch neue Erfahrungen wieder auflösbar (emotionales Gedächtnis). Die mit Abstand häufigste Ursache für Erschütterungen des emotionalen Gleichgewichts beim Menschen ist psychosozialer Natur (Hüther & Rüther, 2003).

Das Geschilderte besagt allerdings auch, dass die gleiche Aufgabe für den einen ein aufbauender Wachstumsreiz, für den anderen aber eine schädigende Überforderung sein kann. Für gute Pädagogen und einfühlsame Eltern entspricht das der Erfahrung und erstaunt in keiner Weise.

Auch für die wachstumsorientierte Gestalttherapie galt immer schon die Leitvorstellung von der entwicklungsadaptierten, in der Dosis genau angemessenen, »skillfull frustration« als Entwicklungsreiz.

Die konfliktlösende Gestalttherapie ist genau darauf ausgerichtet, die konfrontative Situation so zu gestalten, dass die ehemals vermiedene, weil subjektiv chancenlose Begegnungssituation, zwar immer noch eine Herausforderung bleibt, aber nun gemeistert und als Erfolg erlebt werden kann. Es gibt eine Reihe von Maßnahmen, das Kräfteverhältnis entsprechend so zu verändern, auf der Seite des Klienten zu verstärken und auf der Seite des Kontrahenten zu relativieren. Näheres wird in Kap. 6 besprochen.

Die oft der Gestalt-Einzelarbeit nachfolgenden Übungsangebote, die den Erfolg, die errungene Erkenntnis und v.a. die Identitätsveränderung (z. B.: »Ich bin jetzt jemand, der XY stand halten und der Grenzen setzen kann!«) gezielt vertiefen und festigen sollen – und die v.a. nach Einzelarbeiten in der Gruppe beliebt sind, dürften den Prozess der neuronalen Plastizität günstig beeinflussen und fördern (Hypothese).

4.2.3 Anatomisch-hirnphysiologische Strukturen

Diese Strukturen sind als Substrat des Hintergrundverständnisses einer erlebniszentrierten und phänomenologisch orientierten Psychotherapie zu verstehen.

Welche materiellen Strukturen sind nach dem derzeitigen Kenntnisstand v.a. mit der Erlebnisverarbeitung maßgeblich befasst? Es sind mittelliniennahe Strukturen des Gehirns, deren Lage zueinander in einem Schaubild (◘ Abb. 4.1) dargestellt werden.

Limbisches System als zentrales Bewertungssystem

Im Mittelpunkt steht das komplex in sich und mit dem gesamten Gehirn vernetzte **limbische System,** das über die Steuerung der Emotionen als das **zentrale Bewertungssystem** des Gehirns angesehen wird (Roth, 1997).

Die Basisbewertung des limbischen Systems richtet sich nach Lust und Unlust aus. Diese Grunddimension mit ihren Gegenspieler-Qualitäten ist durch je ein System spezifischer Zellinseln im Hypothalamus angelegt und abgesichert. Sie wurde schon in den 50er-Jahren von W. R. Hess durch Reizversuche am Katzenhirn belegt. Später differenzierte D. Ploog und sein Arbeitskreis die hypothalamische Landkarte der Glücks- und Horror-Inseln durch Selbstreizversuche mit Affen.

Die einzelnen, komplexen Vernetzungsbahnen des limbischen Systems zu beschreiben, würde den gegebenen Rahmen sprengen. Dies gilt auch für die sich überlagernden Neurotransmitter-Systeme im Gehirn (z. B. für Neuronen mit spezifischer Sensibilität gegen Dopamin, Serotonin, Noradrenalin oder Acetylcholin).

Vom limbischen System, das ein zentrales, steuerndes Bewertungssystem ist, mit dem Ziel, in einer komplexen Umwelt zu überleben, sollen nur einige funktionelle Schwerpunkte herausgehoben oder wenigstens benannt werden (◘ Abb. 4.1): Cingulärer Kortex, Hypothalamus, Amygdala (Mandelkern), Septum, Nucleus accumbens, Mammillarkörper, thalamische Kerne (Nucleus anterior und medialis), Raphe-Kerne, Hippokampus (Seepferdchen-Formation), zentrales Höhlengrau des Tegmentum, Locus coeruleus, Insula, sowie auch der orbitofrontale Kortex, der zum basalen Vorderhirn und damit zur Schnittstelle zwischen limbischem System und dem Isokortex des Endhirns gehört.

Der **Mandelkern,** lat. **Amygdala,** wird von den meisten Untersuchern v.a. als das Zentrum der Furchterkennung und der erlernten Angstreaktionen identifiziert, jedoch ist seine Funktion damit nicht erschöpft. In den letzten Jahren konnte man 13 Kernanteile differenzieren, die sich auch funktionell unterscheiden. Ihre Identifikation ist im Detail noch nicht abgeschlossen.

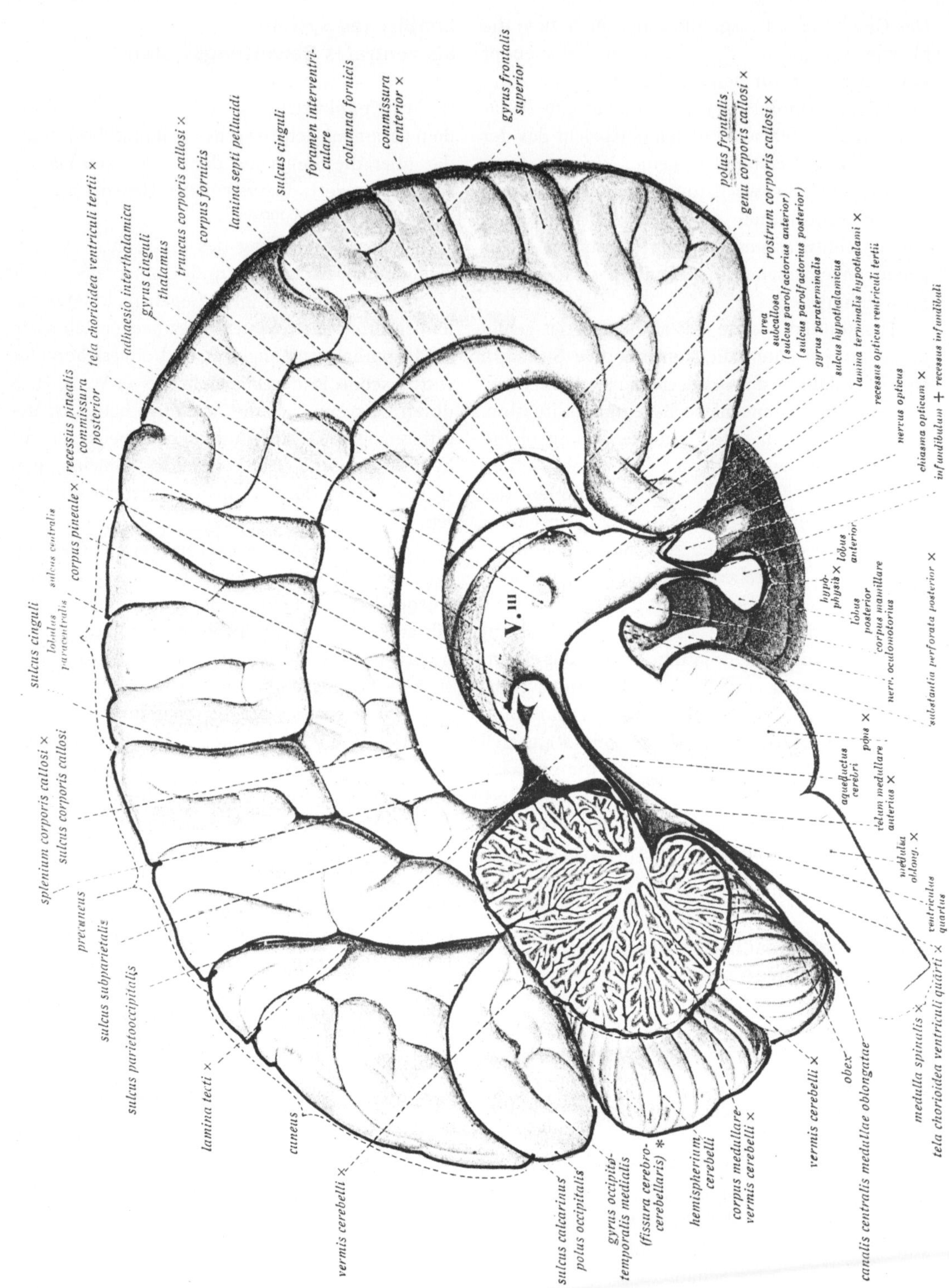
gyrus frontalis superior
commissura anterior ×
columna fornicis
foramen interventriculare
sulcus cinguli
lamina septi pellucidi
corpus fornicis
truncus corporis callosi ×
thalamus
gyrus cinguli
adhaesio interthalamica
tela chorioidea ventriculi tertii ×
recessus pinealis
commissura posterior
corpus pineale ×
sulcus centralis
lobulus paracentralis
sulcus cinguli
sulcus corporis callosi
splenium corporis callosi ×
precuneus
sulcus subparietalis
sulcus parietooccipitalis
lamina tecti ×
cuneus
vermis cerebelli ×
sulcus calcarinus
polus occipitalis
gyrus occipitotemporalis medialis
(fissura cerebrocerebellaris) *
hemispherium cerebelli
corpus medullare vermis cerebelli ×
vermis cerebelli ×
obex
canalis centralis medullae oblongatae
medulla spinalis ×
tela chorioidea ventriculi quarti ×
ventriculus quartus
medulla oblong. ×
velum medullare anterius ×
aqueductus cerebri
pons ×
substantia perforata posterior ×
nerv. oculomotorius
corpus mamillare
lobus posterior
hypophysis ×
lobus anterior
infundibulum + recessus infundibuli
chiasma opticum ×
nervus opticus
recessus opticus ventriculi tertii
lamina terminalis hypothalami ×
sulcus hypothalamicus
gyrus paraterminalis
(sulcus parolfactorius posterior)
(sulcus parolfactorius anterior)
area subcallosa
rostrum corporis callosi ×
genu corporis callosi ×
polus frontalis
V. III

Die Amygdala ist aufgrund ihrer sensorischer Zuflüsse aus den visuellen, auditorischen, olfaktorischen, gustatorischen, viszeralen, kortikalen und subkortikalen Bereichen ein somatosensorisches Integrationsorgan.

Sie projiziert zur temporalen wie zur okzipitalen Hirnrinde, zu Basalganglien (über die die motorischen Fluchtreaktionen mobilisiert werden), zum zentralen Höhlengrau, (wo die Schmerzwahrnehmung durch körpereigene Endorphine blockiert und wo archaische Totstellreflexe ausgelöst werden können), zum Trigeminuskern (der die mimische Angstreaktion vermittelt) und zum Hirnstamm, wo sie Vigilanz und Aufmerksamkeit modifiziert, je nachdem, wie die affektiven Reize von ihr eingestuft worden sind. Mittlere und höhere Stimulationen erhöhen die Aufmerksamkeit, Extremstimulation blockiert. »Angst macht dumm«, sagt man landläufig und zu Recht.

Die Amygdala steuert das Verteidigungs- bzw. das Kampf- und Flucht-Verhalten, oder aber gibt Entwarnung. Über ihre Information an den Hypothalamus und die Medulla oblongata samt deren Hirnstammkernen werden das vegetative Nervensystem und das endokrine System entsprechend einbezogen und angestoßen.

Innerhalb des erweiterten limbischen Systems verschaltet sich die Amygdala ferner zum orbitofrontalen und zum insulären Kortex sowie zum anterioren Cingulum.

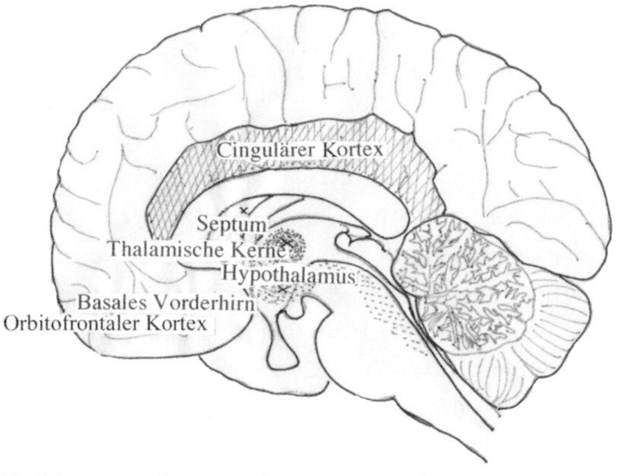

Abb. 4.1. Wichtige Strukturen im Mittelhirn

Die beidseitige Beschädigung der Amygdala ruft bei der Katze, je nach der Lokalisation der zerstörten Kernanteile, entweder Hyperaggressivität oder extreme Zahmheit hervor. Affen mit bilateraler Mandelkernentfernung finden sich nicht mehr in ihrem Sozialleben zurecht, für das die Beachtung der Rangfolge eine zentrale Rolle spielt. Die Forschergruppe um J.S. Morris (1996, 1998) betont die Differenzierungsaufgabe der Amygdala bei der Unterscheidung zwischen dem mimischen Ausdruck von Furcht und dem Ausdruck von Glücksempfinden. Sie reagiere prinzipiell auf ins Auge fallende, affektive Reize, auch mehrdeutige, und versuche, sie sekundär in ihrer Bedeutung, ob freundlich oder feindlich, förderlich oder bedrohlich, einzuordnen.

Was die Amygdala nicht als bedeutungsvoll genug herausgefiltert und freigegeben hat, so scheint es derzeit, wird vom **Hippokampus**, dem Organisator von Lernen und Gedächtnis, nicht in den chronologisch geordneten, »deklarativen« bzw. »expliziten« Gedächtnisspeicher übernommen und dort, mehr oder weniger kreativ umgestaltet, integriert. Von einer »objektiven Speicherung« – also frei von subjektiver Bewertung – kann nicht ausgegangen werden.

Bei bedrohlicher Reizüberflutung im Mandelkern, wie etwa bei einem schweren Trauma, kann eine Art Kurzschluss eintreten, den man vielleicht als letzte, gnädige Notmaßnahme auffassen mag, wodurch die traumatische Situation nicht in den allgemein zugänglichen Gedächtnisspeicher gelangt. Die Spuren dieses Ereignisses bleiben mit ihrer unmittelbaren Gegenwartsqualität im Mandelkern bruchstückhaft gespeichert, wie uns die Traumaforschung lehrt (van der Kolk, McFarlane & Weisarth, 2000). Bei PET-Untersuchungen (Positronenemissionstomografie) obiger Forschergruppe zeigte sich, dass die betroffenen Menschen bei Konfrontation mit den Daten ihres eigenen Traumaprotokolls eine erhöhte Aktivität im limbischen System und in der rechten Hirnhälfte aufweisen, während die linke, wo sich auch das brocasche Sprachzentrum befindet, relativ »abgeschaltet« wird. Dies korreliert für den Ernstfall mit der Erfahrung des »sprachlosen Entsetzens«.

Die Arbeitsgruppe um LeDoux (1998) konnte für die sensorische Verarbeitung der Amygdala-Information zwei Bahnen herausarbeiten:
1. eine schnelle, direkte, automatisch reagierende Verbindung zwischen Thalamus (z. B. Corpus geniculatum laterale) und lateralem Mandelkern und
2. einen langsameren, »höheren« Weg vom Thalamus nach oben über Hirnrindenfelder (v.a. über den Temporallappen und den präfrontalen Kortex) und dann wieder absteigend zur Amygdala. Auf diesem Weg können sämtliche kognitive Funktionen, die gespeicherten Bezugsysteme, Normen, Kontextinformationen und situativen Variablen modifizierend Einfluss nehmen. Dieser »höhere« Weg wird als der potenziell willentliche angesehen, der auch zum »Top-down-Modus« zählt, und dessen Modifikationskraft in der Therapie genutzt werden kann. Zum Top-down-System zählen v.a. die spät myelinisierten, neuronalen Strukturen, die von den verschiedensten Rindengebieten zum nucleus reticularis thalami »wieder herunter« ziehen, ein Kerngebiet das den Thalamus beiderseits wie eine flache Schale umgibt. Der »Bottom-up-Modus«, reiz- oder datengetriebene Modus (Miltner et al., 2003) läuft unwillentlich und unbewusst unter Umgehung kortikaler Bereiche. Er kann aufgrund der neuronalen Plastizität unter traumatisierenden Bedingungen eine schwer korrigierbare Fehlprägung erleiden, wodurch eine Erwartungshaltung für Bedrohliches, inklusive der damit verkoppelten psychovegetativen und endokrinen Begleitreaktionen, festgelegt wird.

Als gestalttherapeutische Korrekturmaßnahmen bewähren sich
1. die ständige, bewusste Überprüfung der Bewertung der momentanen Wirklichkeit, speziell die der Vertrauenswürdigkeit der Beziehung in der gegebenen Situation und
2. als Ziel die Grundeinstellung der freundlichen Achtsamkeit sich selbst und der Umwelt gegenüber.

Das Cingulum umschließt das Corpus callosum wie mit einem Gürtel. Im vorderen, rostralen Teil weist das **anteriore Cingulum** eine interessante Zweiteilung auf: Der dorsal gelegene »affektive Teil« ist in erster Linie mit der Amygdala, aber auch ansonsten innerhalb des limbischen Systems reich verschaltet. Es sorgt für die viszeralen und autonomen Reaktionen auf affektiv bedeutsame Reize, also mobilisiert die psychovegetativen Begleitreaktionen und Symptomatik. Der rostral gelegene »kognitive Teil« wird bei visuellen Aufmerksamkeitsprozessen aktiv und selektiert nach Bedeutung. So scheint das anteriore Cingulum wiederum ein Ort der Integration zwischen Aufmerksamkeit, Emotion und Selbststeuerung zu sein, wann immer auch mehrdeutige Situationen Anpassung oder Konfliktlösung verlangen oder eine sonstige Herausforderung bedeuten (Thayer & Lane, 2000).

Eine ähnliche sensomotorische Integrationsleistung wie die der Amygdala wird auch dem **Inselkortex** zugeschrieben, der zum limbischen System gerechnet wird. Sein Schwerpunkt scheint etwas mehr im gustatorischen und taktilen Bereich zu liegen, weswegen er bei Untersuchungen über Ekel besonders interessiert.

Roth (1997, S. 211 f) schlussfolgert: »Kognition ist nicht ohne Emotion möglich.« Gefühle sind »konzentrierte Erfahrungen«, »ohne sie... ist vernünftiges Handeln unmöglich«. Als höchste Hirnzentren, wenn es das geben sollte, postuliert er Konvergenzzonen zwischen Neokortex und limbischem System.

Eng mit der Amygdala, dem Thalamus und dem Hypothalamus einerseits, aber auch mit etlichen Rindenbereichen andererseits ist der **orbitofrontale Kortex** in beide Richtungen verflochten. Es ist der Hirnrindenanteil, der über den Augenhöhlen zu liegen kommt. Er soll deshalb an dieser Stelle hervorgehoben werden, weil er die Bewertungs- und Einschätzungsaufgabe der Amygdala übergeordnet zu modifizieren scheint.

! Der orbitofrontale Kortex stellt die Möglichkeit her, positive oder negative soziale Konsequenzen im Voraus vorauszusehen (zu antizipieren). Er ermöglicht, sich rasch in einer neuen Situation zurechtzufinden und sie zu verstehen.

Interessant ist die Beobachtung einer funktionalen Untergliederung dieser Formation: das mittlere Areal wird durch Belohnung aktiviert, das seitliche durch Bestrafung (O'Doherty et al., 2001).

Ein ähnliches, übergeordnetes, zweigeteiltes, funktionales System beschreiben Davidson, Jackson und Kalin (2000) als »Emotion-Motivation-System«. Dabei arbeiten der orbitofrontale Kortex und der dorsolaterale, präfrontale Kortex zusammen. Sie zeigen gemeinsam eine deutliche Seitendifferenz: wird die rechte, vordere Hemisphäre aktiviert, wird Angst und Ekel, kombiniert mit Rückzugstendenzen, ausgelöst. Bei Stimulation der linken, vorderen Hemisphäre kommen positive Emotionen mit Annäherungstendenzen auf.

Zwischenbemerkung

Für Psychotherapeuten ist es eindrucksvoll, dass die **Polarisierung** zwischen gut und schlecht, förderlich versus bedrohlich, vertrauenswürdig versus angstauslösend etc. als steuerndes Handlungsmotiv bis in die phylogenetisch jüngsten, d.h. auch reifsten Hirnregionen neuroanatomisch unterlegt ist. Das bedeutet, dass die Klärung und Differenzierung auf dieser Dimension immer wieder neu angegangen werden muss und dass die ersehnte Integration den sorgfältigen Klärungsschritt nicht überspringen darf. Die gestalttherapeutische Behandlungstechnik ist präzise darauf eingestellt. Der Auftrag an unsere Reifung scheint auch da in der dichten Vernetzung der präformierten Pole zu liegen. Die Weisheit lebt offensichtlich im energetisch-dynamischen Feld, im funktionalen Zwischenraum darüber. Willkommen auf der Brücke!

Ein anderer interessanter Fragenkomplex ist angesichts der »frohen Botschaft über die neuronale Plastizität«, wie ein menschliches Wesen eine etwas stärkere Repräsentanz in den Trägerbereichen der **positiven Emotionen**, speziell im höheren Belohnungssystem, entwickeln kann, als in denen des angstvollen Rückzugs. Neben erb- und entwicklungsgenetischen Faktoren scheint es einen Spielraum für die bewusste und auch unbewusste Entscheidung zu geben, – aus welchen Motiven dies auch immer geschieht –, diejenigen Seiten der Realität in den Mittelpunkt der Aufmerksamkeit zu holen, für die ein überzeugendes Gefühl der Dankbarkeit aufkommt, das von innen heraus berührt (Bottom-up-Prozess). Hilfreich kann dabei die Veränderung des Bezugsrahmens sein (Top-down-Prozess), sofern die Sichtveränderung nicht als »Trick« vor sich oder gegenüber anderen eingesetzt wird, sondern aus einer echten Revision einer – meist zuvor ichbezogenen – Sichtverengung herrührt.

Aufsteigendes retikuläres Aktivierungssystem

Im weiteren Sinn wird dem limbischen System auch die vom verlängerten Mark über die Brücke und das Mittelhirn hochziehende Struktur der **Formatio reticularis** zugerechnet (Roth, 1997), der Informationen über alle Sinneskanäle und über die körperliche Befindlichkeit zufließen. Sie sendet Fortsätze sowohl zu allen wichtigen limbischen Kerngebieten als auch zu den assoziativen Bereichen der Großhirnrinde.

! In ihrer medialen Kerngruppe verläuft das aufsteigende, retikuläre Aktivierungsystem (ARAS), das generell Wachheit und Erregung erhöht. Zum Ausgleich gibt es dazu ein dämpfendes Gegenspieler-System, dem speziell der Locus coeruleus (=blauer Kern) und der dorsale Raphe-Kern angehören. Dieses reizabschirmende System filtert den Reizzufluss nach den Kategorien »bekannt – unbekannt« und »wichtig – unwichtig« vor.

Diese vermutlich archaischen Vorfilter der Bedeutungszuweisung sollten v.a. der raschen Früherkennung lebensbedrohlicher Reize dienen und ansonsten zur Schonung des Organismus die Alarmreaktionen und die überwache Vigilanz ausbremsen.

Diese Filter scheinen nach den gestaltpsychologischen Wahrnehmungsgesetzen organisiert zu sein. Oder anders herum gesehen: die Gestaltpsychologie hat versucht, ein wenig hinter die Kulissen zu sehen, hinter denen die Flut der Reizvielfalt so weit reduziert und herausgefiltert wird, dass sich ein Lebewesen, wie z.B. der Mensch, in seiner Umwelt Orientierung findet und im Überlebenskampf nicht chancenlos ist. Den gestaltpsychologischen Befunden, die v.a. am Anfang des 20. Jahrhunderts Interesse fanden, ist in diesem Buch ein eigenes Kapitel (► s. Kap. 3) gewidmet.

Wenn das Reizabschirmungssystem aufgrund hoher, willentlich bewusster Aufmerksamkeit blockiert wird, und sich die gespannte Aufmerksamkeit bündelt, lässt sich in der Mitte über dem Scheitel (Vertex) mit einem besonderen EEG-Verfahren (das das Herausmitteln der spezifischen Zacke aus dem »weißen Rauschen« nach mehreren experimentellen Wiederholvorgängen ermöglicht), eine Depolarisationswelle als Summenvektor abgreifen, die mit dem Ausmaß der **Aufmerksamkeit**, der **Unerwartetheit** und dem der **Bedeutung** positiv korreliert. Dieses konzentrations-, willens- und überraschungsabhängige evozierte Potenzial wird seit ca. 30–40 Jahren beforscht und hat schon viele Bezeichnungen erhalten: Vertex-Zacke, »expectancy-wave«, Bereitschaftspotenzial, CNV (»contingent negative variation«), P300-Welle, weil sie etwa 300 Millisekunden dem spezifischen Reiz nachfolgt, bei kompliziert erscheinenden Reizen braucht sie etwas länger (Roth, 1997, S. 243).

Aus der Anordnung der Experimente, bei denen z. B. 100-mal ein bestimmter Knopf bei einer bestimmten Lämpchen-Konstellation gedrückt werden muss, die zufallsgesteuert mit einer anderen Konstellation abwechselt, bei der nicht gedrückt werden soll, geht hervor, dass die Bereitschaft, willentlich reaktionsbereit zu sein, das Kriterium von »bekannt« überformt.

! Die subjektive Bedeutungszuweisung ist maßgeblich, ob der »volle Strom« der Aufmerksamkeitsenergie fließt, für die dann auch ein neurophysiologisches Korrelat fassbar ist.

Von der allgemeinen Aufmerksamkeit/Vigilanz wird die **selektive** unterschieden. Diese bewirkt in dem entsprechenden Hirnrindengebiet eine umschriebene, hohe Aktivität, die wiederum im Sinne der neuronalen Plastizität einen lokalen Wachstums- und Differenzierungsschub auslöst (Spitzer, 2002). Als Beispiel kann die überdurchschnittlich ausgeprägte, kortikale Repräsentanz der Finger beim Erlernen der Blindenschrift gelten.

Als Hypothese kann man den vom Frontalhirn rückläufigen Neuronensträngen das Potenzial einer besonders ausgeprägten, emotionalen Differenzierung zubilligen, wenn sie durch die Dauerhaltung der »Achtsamkeit« ständig selektive Aufmerksamkeitsenergie zugewiesen bekommen.

Zwischenbemerkung

Aufgrund der großen Affinität der Gestalttherapie zur Haltung und **Kultur** des **Zen** bekommt der bewussten Kultivierung und therapeutischen Nutzung der **achtsamen Aufmerksamkeit** mit ihrer liebevollen Rücksichtnahme und Empathie zu allem Seienden besondere Bedeutung zu. Diese Einstellung scheint nur bei einer geglückten Integration von Bottom-up- und Top-down-Aspekten möglich zu sein.

Gehirn und Psychosomatik

Die engen Zusammenhänge sind bei der Besprechung des limbischen Systems immer wieder angesprochen worden. Für besondere Situationen, z. B. bei Bedrohung des Überlebens, müssen in der körperlichen Peripherie eine Reihe von Maßnahmen schnellstmöglich mobilisierbar sein. Der Alarm wird

1. sowohl über neuronale Muster an das vegetative Nervensystem gegeben, wie auch
2. auf dem etwas langsameren, humoralen Weg über Hormone, also Polypeptide, wirkungsvoll an die Zielorgane geschickt.

Wie Candace B. Pert (Pert, Snowman & Snyder, 1974; Pert et al., 1985; Pert, Dreher & Ruff, 1998; Pert, 2001) in ihren Forschungen aufzeigt, gibt es im Gehirn, v.a. im Bercich des limbischen Systems, reichhaltige Rezeptorenfelder für die verschiedensten Hormone. Desgleichen finden sich aber auch Rezeptoren der so genannten Neuropeptide, also der Hormone des Zentralnervensystems, auf den beweglichen Zellen des Immunsystems und der inneren Organe in der Peripherie, speziell der Drüsen, sodass sich das Gehirn ständig in direkter Kommunikation mit den peripheren Erfolgsorganen befindet. Die Interaktionsdichte, die sich dadurch in beide Richtungen andeutet, ist kaum fassbar. Hier kann einerseits gegenseitige Stimulation und Feinabstimmung, andererseits auch Überstimulierung mit nachfolgender Auslenkung und Blockierung der Wechselwirkungskreise stattfinden.

J.C. Rüegg (2001) hat in seinem Buch detailliert den Wissensstand zu den Stress-Kaskaden im Bereich der Mandelkern-Hypothalamus-Hypophysen-Nebennierenrinden-Achse – sowie die reziproke Koppelung zwischen Gehirn und Immunsystem – dargelegt. Psychosomatik und Neurobiologie wirken dabei noch deutlicher verschränkt, als das früher den Anschein hatte.

St. Mentzos (1992a, 1992b, 1999) ordnet sein psychodynamisches Psychosenverständnis vor dem Hintergrund des mehrfach gepolten Aufbaus der Psyche – sowie vor den vermutlich teils erbgenetisch, teils entwicklungsbedingten Ungleichgewichten innerhalb der verschiedenen Neurotransmittersysteme – ganz bewusst in den Rahmen von »**Psychosomatosen des Zentralnervensystems**« ein (mündliche Mitteilung).

Geschichte der Psychosomatik

Die Vorstellung von einer »psychosomatischen Medizin« soll in der Romantik geboren worden sein. C. G. Carus (1831) habe diesen Begriff bereits verwendet. Der damalige anthropologische Ansatz (J.C.A. Heinroth, 1823) war bereits ganzheitlich und wollte die Beziehungen und Bedingungen des menschlichen Daseins mit berücksichtigen. S. Freud und J. Breuer führten 1895 für die hysterischen Patientinnen das Konversionsmodell ein, das auf verdrängten Triebrepräsentanzen beruhte, die ihrerseits als Äquivalent Abfuhr in somatischen Fehlinnervationen suchten. Eine angesehene, psychosomatische Tradition aus einer zutiefst humanistischen Grundeinstellung heraus wurde von Ludolf Krehl (»Es gibt keine Krankheiten, sondern nur kranke Menschen«), Gustav von Bergmann und Viktor von Weizsäcker aufgebaut. Letzterer bemühte sich, psychoanalytisches Gedankengut in der inneren Medizin zu integrieren.

Mit Viktor von Weizsäckers Gedankenwelt gibt es zwei indirekte, geistige Schnittmengen mit der Gestalttherapie:

1. Er sah sich über Interessen oder über sein Ausgerichtetsein auf etwas hin in ganzheitlichen, personenüberschreitenden Funktionsbezügen, in einem »Gestaltkreis«, wo er sich als Teil eines übergeordneten Ganzen erlebte. Beispiel: das gegenseitige Geben und Nehmen in einer Arzt-Patient-Beziehung.
2. Er legte Wert darauf, als Subjekt einem anderen Subjekt gegenüber stehen zu können. Hier wird Martin Bubers Einfluss deutlich, mit dem von Weizsäcker von 1926–1930 zusammen die Zeitschrift »Die Kreatur« herausgegeben hatte. Der Subjekt-Subjekt-Ansatz entspricht in etwa dem Ich-Du-Verständnis Martin Bubers. Andererseits wurde der Ich-Du-Ansatz wiederum das Modell des basalen, therapeutischen Beziehungsverständnisses in der Gestalttherapie, da Martin Buber ein lebenslanges Leitbild für Fritz Perls geworden war.

In der Geschichte der Psychosomatik ist die Spezifitätslehre von F. Alexander zu nennen, die Mitte des Jahrhunderts große Hoffnungen erweckt hatte, aber leider als Artefakt wieder verworfen werden musste. Ähnlich ging es später dem Alexithymie-Konzept. Als das Hauptinstrument der Psychosomatik diente über viele Jahrzehnte hinweg fast ausschließlich das Gedankengut der Psychoanalyse, zunehmend angereichert durch nonverbale, meist körperorientierte Zusatztherapien. In den letzten 10–20 Jahren, also nach ihrer »emotionalen Wende« kamen mehr und mehr verhaltenstherapeutische Angebote hinzu, die sich zunehmend erlebnisaktivierender Methoden bedienten.

Als richtungsweisender Nestor der Psychosomatik über die ganze 2. Hälfte des 20. Jahrhunderts hinweg muss **Thure von Üexküll** genannt werden. Er setzte sich für die Integration der Psychosomatik sowohl in die universitäre Ausbildung, wie in sämtliche medizinische Fachgebiete ein und rief auch zum Aufbau von Informations- und Kooperationsnetzen auf, die zum Wohle des Patienten institutionelle Organisationsgrenzen überschreiten sollten. Das von ihm und seiner Arbeitsgruppe herausgegebene, fast enzyklopädische Psychosomatik-Lehrbuch hat richtungsweisend geprägt.

Eine alte Säule der Psychosomatik war von jeher die Stressforschung, die sich aus der Physiologie ableitete: Cl. Bernard (1859), W. Cannon (1925) und H. Selye (1950).

1969 erhielt sie einen wichtigen Beitrag von G. Engel und A. Schmale durch die pathogene Bedeutung von Hilflosigkeit und Hoffnungslosigkeit (»giving up – given up«) in belastenden Extremsituationen. Hierbei berühren sich psychodynamisches Denken mit dem Stresskonzept. Die Stressforschung wird auch heute von der

Neurobiologie weiterhin untermauert und weiter differenziert.

Michael von Rad findet in der neurobiologischen Stressforschung wie auch in der Traumaforschung Aspekte seiner früheren Untersuchungen über Alexithymie bestätigt und schlägt eine Brücke zwischen früher, psychosozialer (stressbedingter) Hirnreifungsstörung im limbischen System und psychosomatischer Imbalance (von Rad & Gündel, 2003).

Soweit ein kurzer Überblick mit ausgewählten Aspekten.

Die **Gestalttherapie** arbeitet von Anfang an direkt am Phänomen des körperlichen Ausdrucks und der durch ihn durchscheinenden Befindlichkeit. Die **Körpersprache** ist ein wichtiges Geländer für den **Weg zum Zentralkonflikt.** Sie wird wie eine zweite, parallele Sprache genutzt. Manchmal wird ihr durch ein »Experiment« oder ein spezifisches Übungsangebot ein besonderes Entfaltungsangebot gemacht. Von Anfang an hat die Gestalttherapie auf die »Weisheit des Organismus« gebaut und auf sein großes Potenzial der Lösungsmöglichkeiten, die unserem Wachbewusstsein meist verborgen bleiben. Die Kunst ist, die Sprache des Körpers verstehen zu lernen und seine Botschaften zu erhören.

Die Übersetzung eines psychosomatischen Symptoms kann manchmal mehr als einen Schritt benötigen, z. B. wird vielleicht das Darmrumoren eines Kolitis-Patienten zunächst in ringendes Kneten der Hände übersetzt, das sich in einen Klumpen Ton überträgt, und wird dann erst in seiner Gequältheit und in seiner Aggressivität bewusst erkannt und in Worte gefasst. Diese Qualitäten stoßen weiterhin szenische Assoziationsketten an und enden meist in belastenden Beziehungssituationen, die dialogisch aufgearbeitet werden können.

! Der Vorteil des gestalttherapeutischen Angebots ist, dass Nonverbales und Verbales jederzeit integriert werden können, als grundsätzlich gleichwertiger Ausdruck angesehen sind und mit der gleichen Leiterperson bearbeitet werden können. Angestrebt ist eine Oszillation, eine gegenseitige Befruchtung zwischen diesen beiden Ebenen. Beim therapeutischen Vorgehen wird einerseits nach Impulsen gesucht, die vom Psychischen auf die körperliche Ebene abgedrängt worden waren und dort ein desintegriertes Eigenleben führen, und andererseits wird nach den gesunden Potenzialen Ausschau gehalten, die für die Restabilisierung genutzt werden können.

Große Verdienste um die gestalttherapeutische Ausarbeitung eines effektiven Stils für psychosomatische Problemfelder kommt Hildegund Heinl zu (Heinl & Heinl, 2004). Ihr eigenständiges, intuitives Psychosomatikverständnis hat sie zunächst vor ihrem orthopädischen Hintergrund entwickelt. Sie hat von jeher zeitgeschichtliche Aspekte und die Traumatisierungen durch Kriegsereignisse aufgegriffen und gelöst, lange schon, bevor es eine eigene »Traumatherapie« gab.

Belohnungssystem

Es ist in Teilaspekten schon erwähnt worden, es gehört insgesamt zum Bewertungssystem. Es setzt sich aus verschiedenen Strukturen zusammen, die sich im Hirnstamm und der Hirnrinde verteilen und vermutlich eine einander überformende Hierarchie bilden: Basal gibt es lust- wie auch unlusterzeugende Inseln im Hypothalamus. Dazu höher gelegen findet sich die **Area 10 im ventralen Tegmentum.** Aus ihr entspringen zwei dopaminerge Faserbündel:

1. Das **mesolimbische** System führt von dort aus über den **Nucleus accumbens**, den es aktiviert, zum frontalen Kortex und schüttet dort körpereigene Opiate (Opioide) aus und
2. das **mesokortikale** System, das direkt zum frontalen Kortex geht und Dopamin produziert.

Dasjenige Verhalten, das als »besser als erwartet« ausgefallen war, und zur Belohnungsreaktion geführt hatte, wird als günstige Lösung abgespeichert (Spitzer, 2002).

Im **orbitofrontalen Kortex** existiert ein schnell lernendes System, das sich an den eingetretenen und vorausgenommenen positiven Konsequenzen ausrichtet und die negativen zu vermeiden trachtet. (Rolls, 1999; Bechara et al., 1994). Neuroanatomisch gibt es dazu eine Differenzierung: das seitliche Feld reagiert auf Bestrafungsreize, das mittlere wird bei Belohnung aktiviert (O'Doherty et al., 2001).

Ferner wurde auch schon erwähnt, dass die rechte Hemisphäre mehr auf schwere, düstere und belastende Ereignisse in Resonanz geht während die linke Hemisphäre auf erfreuliche und freudige Ereignisse Antwort gibt.

Auch die frustrierenden und als Bestrafung erlebten Ereignisse finden eine analoge Kette resonanzbereiter, neuroanatomischer Strukturen. Die Hinweise auf sie scheinen mir etwas weniger prägnant.

Es lassen sich derzeit keine genauen Belege dafür finden, ob die beiden motivierenden Systeme, das der Belohnung und das der Bestrafung, die teils synergistisch zusammen und teils konkurrierend gegeneinander arbeiten, von der allgemeinen Veranlagung her gleichgewichtig vorhanden sind, ob es große, angeborene Unterschiede gibt, was zur antiken Temperamentenlehre passen könnte, oder ob die erfahrungsbedingte Prägung den überwiegenden Ausschlag für die Ausprägung und Vernetzung des einen oder anderen Teils gibt. Letzteres wünschen sich natürlich alle, die sowohl pädagogisch, wie psychotherapeutisch arbeiten. Dabei wird es auch darauf ankommen, weniger die frühen Belohnungsmöglichkeiten, sondern die der reiferen Ebenen zu stärken und über die Erfahrung gut zu verankern, z. B. Freude über eigene Fähigkeiten, über Erfolge nach Übungsanstrengungen, über soziale Anerkennung, über freundliche Worte, einen liebevollen Blick, Freude am Abschließen einer begonnenen Arbeit, am Lösen einer Aufgabe, an Ordnung, Gerechtigkeit, Freude über Erkenntnis, Ästhetik, über echtes Vergeben- und Loslassen-Können und, wenn möglich, über Teilhabe an bedingungsloser Liebe, – selbst wenn sie nur einigen Sternstunden vorbehalten sein mag.

In der Reifungsspirale des Belohnungssystems wohnen die Ziele und Ideale der Menschlichkeit, vielleicht sogar die Hoffnung der Menschheit. Wenn das Bestrafungssystem die Macht übernimmt, regieren Angst und Zerstörung und wir schaffen in und unter uns eine Art Hölle. Das Bestrafungssystem kann jedoch das Belohnungssystem unterstützend ergänzen, wenn es in der angemessenen Dosierung aktiviert wird und für das Gesamtsystem des Selbst rückkoppelbar bleibt.

Die diesem gepolten Motivationssystem übergeordnete Zielvorstellung könnte Reifung sein, Reifung und sinnvolles Überleben in einer veränderlichen, nicht gut kalkulierbaren Welt. Für die übergeordnete, integrierende Funktion scheint neurobiologisch kein Substrat fassbar zu sein – zumindest nicht beim jetzigen Kenntnisstand. Dennoch gibt es Erfahrungen von emotionaler Neutralität und Ausgewogenheit, Zielvorstellungen, die in den fernöstlichen Kulturen seit Jahrtausenden hoch angesehen sind und als Ergebnis eines langen Reifungsweges gelten. Dabei ist nicht ein primäres Abstumpfen oder Verleugnen von Emotionalität gemeint, sondern das Ergebnis eines Prozesses, bei dem sich der Betreffende mit allem, auch, wenn es sein muss, mit seinem derzeitigen Widersacher, zu identifizieren gelernt hat, und so allem, was ist, seinen Lebensraum zubilligen kann. Diese Haltung überformt das überlebensnützliche, angeborene Kategoriensystem: Nutzt oder schadet mir mein derzeitiges Gegenüber? Ist es mir zum Vorteil oder nicht? Verspricht es mir Lust und Freude oder nicht? Eltern, die ihre Kinder lieben, übersteigen häufig die oben skizzierte Bewertungskategorie. Natürlich auch andere Liebende…

Bewusstseinstragende Strukturen

> Dass der gesunde Menschenverstand, aus welchen Gründen auch immer, diese Vorstellung zurückweist (dass mentale Ereignisse keinen Ort haben), beweist gar nichts. Auch andere Wissenschaftsgebiete gründen sich auf Aussagen, die absurd erscheinen mögen, in Wirklichkeit aber wahr sind (Luft ist schwer, hat ein Gewicht? Wasser wird aus zwei Gasen gemacht? Die Kontinente treiben in den Ozeanen herum?) (Donald O. Hebb, 1980, zit. n. W. H. Calvin, 2000, S. 131).

Dieses Zitat scheint mir ein ermutigender Vorspann zu sein, wenn es um das Abenteuer »Bewusstsein« geht, um das seit Jahrhunderten gerätselt wird.

Der Darwinist W. H. Calvin sieht sich durch sein großes Leitbild Hebb ermutigt, die enge, traditionelle Definition von Bewusstsein als bloße Bewusstheit hinter sich zu lassen, wobei er dessen Gedanken des **zweispurigen Gedächtnisses** aufgreift. Er entwickelt eine Theorie, wonach in der Hirnrinde einer auf Zell-Ebene rein räumlich geprägte, sechseckförmige Waben-Konstellation des Langzeitgedächtnisses ein aktuelles, raumzeitliches Schwingungsmuster kooperierend gegenübersteht, das dazu allerdings nicht ganz identisch mit ersterem zu sein braucht. Spannend ist, unter welchen Bedingungen es dem aktuellen, »spatiotemporalen« Muster gelingt, das statische, rein räumliche (des Langzeitgedächtnisses) zu modifizieren. Calvin denkt an die Möglichkeit, dass das aktuelle Schwingungsmuster auf die neurale, d. h. räumliche Ebene kopiert werden kann. Dies sieht er analog zu demjenigen Prozess, der bei der Dekodierung der Gene läuft. Es geht ihm um das **Kopieren von Schwingungsmustern**.

Der amerikanische Physiker Murray Gell-Mann (2000, S. 234 ff) macht sich zum Bewusstsein folgende, hypothetische Gedanken:

> Im Zusammenhang mit den vielen parallel ablaufenden, psychischen Prozessen beim Menschen scheint das Phänomen Bewusstsein oder Aufmerksamkeit einem sequenziellen Prozess zuordenbar, einer Art Scheinwerfer, der in rascher Folge von einem Sinneskanal auf den anderen oder von einer Vorstellung auf die andere gerichtet werden kann. Wenn wir glauben, uns mit vielen verschiedenen Dingen gleichzeitig zu befassen, bewegen wir den Scheinwerfer in Wirklichkeit vielleicht ständig zwischen den verschiedenen Objekten unserer Aufmerksamkeit hin und her. ... Welches objektive Phänomen bringt diesen subjektiven Eindruck der Willensfreiheit hervor?«. ... dass eine Entscheidung von den vorausliegenden Ereignissen nicht völlig determiniert wird? Was ist die Ursache dieser scheinbaren Unbestimmtheit? Die verlockende Erklärung besteht darin, eine solche Entscheidung mit fundamentalen Unbestimmtheiten in Verbindung zu bringen, vorzugsweise mit quantenmechanischen, die durch klassische Phänomene wie das Chaos verstärkt werden. Eine von einem Menschen getroffene Entscheidung hätte dann nicht voraussagbare Merkmale, die man im Rückblick als frei gewählt bezeichnen könnte...Erinnern wir uns daran, dass bei einer bestimmten Grobkörnigkeit sämtliche aufsummierten (nicht verfolgten) Phänomene scheinbare Unbestimmtheiten (wie etwa thermische Schwankungen) beisteuern können, die mit den quantenmechanischen Fluktuationen in einen Topf geworfen werden. Da der Suchscheinwerfer des Bewusstseins viele parallel ablaufende psychische Prozesse nicht beleuchtet, werden diese Vorgänge in den extrem grobkörnigen Geschichten, an die wir uns bewusst erinnern, aufsummiert. Die daraus resultierenden Unbestimmtheiten scheinen stärker zum subjektiven Eindruck des freien Willens beizutragen, als die im engeren Sinn physikalisch bedingten Unbestimmtheiten. Mit anderen Worten: Das Verhalten des Menschen wird häufiger von versteckten Motiven beeinflusst, als von den Ergebnissen eines inneren Generators...

Hier geht es also um einen Gesamtprozess, dem vieles unwillentlich aufgeschwungen wird, der chaotische und damit aber auch selbstregulatorische Qualitäten hat, und es geht um die Vorstellung eines **Bewusstseins-Scheinwerfers**, wie immer der auch physikalisch zu fassen sein mag.

Für Roth (1997, S. 219 ff) ist der assoziative Kortex der Ort des Bewusstseins, wenn auch nicht sein alleiniger Produzent. Dies ist von der Basis her die Formatio reticularis des Hirnstamms und verschiedene seiner Subsysteme. Wird die Formatio reticularis verletzt, setzt Bewusstlosigkeit ein. Dennoch braucht es genauso ein intaktes Endorgan, den assoziativen Kortex. In den bildgebenden Verfahren wird deutlich, wie sehr seine Aktivität auf ständige Zucker- und Sauerstoffzufuhr angewiesen ist. Das Gehirn hat keine Depots, lebt sozusagen von der Hand in den Mund. Es macht nur 2% der Körpermasse aus, beansprucht aber 20% der Energie des Stoffwechsels. Das macht es empfindlich gegen Mangel. Schon einige Minuten Sauerstoffmangel verursachen irreparable Zelluntergänge.

Zwischen dem basalen Vigilanz- und Bewusstseinsträger der Formatio reticularis und den spezifischen Rindenfeldern liegen die Filter und Bewertungssysteme für den breiten Fluss des unbewusst Wahrgenommenen, das System der Raphe-Kerne und des Locus coeruleus (=blauer Kern), die für ihre Kriterien wiederum beim Gedächtnisspeicher Anleihen machen, das gesamte limbische System, verschiedene thalamische Kerne und das basale Vorderhirn.

! Somit ist das »Bewusstsein« keine rein kortikale Funktion, kein lokal umschriebenes Phänomen, sondern eine »Gemeinschaftsarbeit« verschiedenster neurobiologischer Subsysteme, die sich durch das gesamte Gehirn ziehen. Bewusstsein ist eine in sich gegliederte Ganzheit, eine »Gestalt«.

Nach Damasio (1997, 2002) lassen sich in diesem gegliederten Ganzen des Bewusstseins, dem Träger des Selbst, verschiedene Qualitäten differenzieren. Er unterscheidet drei Bereiche:

1. Das unbewusste **Proto-Selbst**, das von ihm auch als »neuronales Selbst« bezeichnet wird,
2. das flüchtige **Kern-Selbst** bzw. das Kern-Bewusstsein, und
3. das autobiografische **Selbst** bzw. das erweiterte Bewusstsein.

Das autobiografische Selbst. Für Damasio ist das autobiografische Selbst die Krönung. Es verleiht dem Menschen Persönlichkeit und überdauernde Identität im Sinne einer selbstidentischen Selbst-Gestalt, trotz Werden und Vergehen. Das autobiografische Selbst erlebt sich flankiert von seiner Vergangenheit und der daraus abgeleiteten, antizipierten Zukunft, es hat über die Gedächtnisleistung alle seine ihm wichtigen »Objekte« als Dinge und Menschen zur Verfügung, denn es kann sie jederzeit wieder aufrufen und vergegenwärtigen. Es vermag sich an ausgewählten, persönlichen Erinnerungen in ständig wiederholter Darbietung stärken. Es kann sich an seinem inneren, weiten Panorama erfreuen, das sich über verschiedene Zeiten erstreckt, an seiner individuellen Perspektive, evtl. auch den Besitzanspruch und die Urheberschaft von gewissen Wissensgebieten genießen und sich so in der von ihm überschauten und innerlich kartierten Welt einrichten. Diese Übersicht, die das erweiterte Bewusstsein bietet, ist eine Vorbedingung für Intelligenz. (Sie ist aber nicht mit Intelligenz gleichzusetzen.) Das um seine Speicherfähigkeit erweiterte, autobiografische Bewusstsein benutzt in weiten Teilen die Sprache, ist aber nicht auf Sprache angewiesen. Es kommt ansatzweise beim Menschen im vorsprachlichen Alter und auch bei höheren Tieren vor.

Das Arbeitsgedächtnis, das die Fähigkeit hat, ein neuronales Muster über Sekunden bis Minuten vor dem geistigen Auge zu halten, bis an ihm die gewünschten, intelligenten Manipulationen vorgenommen worden sind, arbeitet dem erweiterten Bewusstsein zu, ist ihm aber nicht zuzurechnen.

Damasio sieht keine Gefahren was das erweiterte, autobiografische Selbst angeht. Er schildert es allerdings so – und das scheint der Idealfall zu sein –, dass der Kontakt zum Kern-Selbst ungehindert und natürlich gelebt werden kann.

Die Gestalttherapeuten – v.a. die der ersten Generation – hatten als Gefahr ein Ungleichgewicht vor Augen, bei dem die virtuelle Welt des mentalen Speicherwissens und der konservierten Erfahrung die naturgegebene Fähigkeit zur unmittelbaren Neubegegnung mit der Welt verstellen kann und zu einem labyrinthären Gefängnis wird, in dem sich der Einzelne verlaufen, den Kontakt mit der Welt seiner Gegenwart und mit seinem Nächsten verlieren und sich selbst dadurch entfremden kann. Diese Gefahr besteht nach wie vor, nur sehen die heutigen Gestalttherapeuten weniger die Entweder-oder-, als die Sowohl-als-auch-Seite dieses alten Konfliktes.

Das Kern-Bewusstsein. Den Beginn des Kern-Bewusstseins schildert Damasio wie ein Gefühl des Erkennens, wie »der Anfang der Freiheit, eine Situation zu verstehen«, um sie vielleicht zu beeinflussen. Dabei kommt ein intensiveres Wachsein auf. Die Aufmerksamkeit bündelt sich auf das Objekt, das gerade Interesse auslöst und hebt es hervor. Das Bewusstsein, das auf dieser Ebene beginnt, erwächst aus dem verstärkten Wachsein und der fokussierten Aufmerksamkeit. Dieses Interesse begünstigt, dass das Objekt sensorisch differenziert verarbeitet und überprüft wird und dass ggf. eine weitere, explorierende Interaktion, eine Begegnung oder eine Abgrenzung erfolgt. Hier kommen erste, nichtsprachliche Schlussfolgerungen vor. Ferner wird die eigene Perspektive aus diesem, meinem körperlichen Sein und der eigene Standort, die eventuellen Anpassungsreaktionen, in dieser speziellen Situation unmittelbar, »hautnah« erlebt.

Damasio (2002, S. 223) schreibt dazu:

> Wenn Sie also an ein Objekt denken, einen Teil der Anpassungsbewegungen rekonstruieren, die erforderlich waren, um es in der Vergangenheit wahrzunehmen, und die emotionalen Reaktionen von damals abrufen, dann reicht es aus, um das Proto-Selbst ganz ähnlich zu verändern, wie es zu dem Zeitpunkt der Fall war, als Sie sich dem äußeren Objekt direkt gegenüber sahen. Der unmittelbare Ursprung des Objekts, dessen Sie sich bewusst werden, ist in der realen Wahrnehmung und in der Erinnerung verschieden, aber das Bewusstsein vom Erfassen ist dasselbe, egal, ob Sie wahrnehmen oder erinnern.

Dies ist die Eingangsstufe zum Kern-Bewusstsein. Mit anderen Worten: Wenn der Zustand des Proto-Selbst durch die Interaktion mit einem Objekt verändert wird, muss zuerst in nichtsprachlicher Vorstellungsform ein »neuronales Protokoll (1. Ordnung)« über die Ausgangslage vorliegen (so vage wie es auch immer sein mag), dem dann ein »Protokoll (2. Ordnung)« über die interaktionsbedingte Veränderung folgt. Damasio glaubt, dass eine solche, nichtsprachliche »Vorstellungserzählung« die Grundlage des Bewusstseins ist. Die Qualitäten dieser Geschichten sind flüchtig und manchmal eher wie ein Ahnen. Aber es sind die ersten »Ansätze des erkennenden Geistes und die Anfänge des Selbst« (S. 227).

> Die Bündel neuronaler Muster 2. Ordnung, welche die Beziehung zwischen Objekt und Organismus beschreiben, modifizieren die neuronalen Muster, die das Objekt beschreiben, und tragen zur Verstärkung der Objektvorstellung bei. Der umfassende **Selbst-Sinn** im Akt des Objekterkennens erwächst aus den Inhalten des Vorstellungsberichts **und** aus der Verstärkung des Objekts. Vermutlich liegt er in Form eines großflächigen Musters vor, das in zusammenhängender Weise beide Komponenten verbindet (S. 233).

Mit Selbst-Sinn ist der wahrnehmende Kontakt zu sich nach innen gemeint (◘ Abb. 4.2).

Das Kern-Selbst ist der Prozess der bewusst werdenden Begegnung, der Prozess, der »etwa gleichzeitig die neuronalen und mentalen Muster für das Objekt, für den Organismus und für die Beziehung zwischen ihnen herstellt« (S. 235).

Das flüchtige Kern-Selbst lebt ganz im Hier und Jetzt. Das Kern-Selbst hat die Funktion, Zeuge der Verwandlung zu sein. Verwandelt wird das neuronale Muster des Proto-Selbst durch die aktuelle Begegnung mit einem Objekt. Das gilt erstaunlicherweise gleichermaßen für Abläufe in der realen Welt, wie auch für Begegnungen mit abgespeicherten Vorstellungen. Das Kern-Selbst ist der Prinz, der sie mit seinem energetisierenden Interesse erweckt und wach küsst. Vielleicht passt hier noch besser die Metapher vom Suchscheinwerfer oder von einem verwandelnden Zauberstrahl.

Das Kern-Selbst besteht aus einer Kette von bewusstseinsfähigen Begegnungen. Jede Interaktion mit einem Objekt von draußen (oder mit einer Erinnerung, einem Objekt von drinnen) erzeugt – nach Damasio – eine Art Pulsschlag des Bewusstseins. Durch die unzähligen Objekt-Interaktionen, die sich teilweise überlagern mögen, weil mehreres gleichzeitig läuft, entsteht ein kontinuierlicher Strom des Bewusstseins, ein »strömender Fluss aus nichtsprachlichen Erzählungen des Kernbewusstseins« (S. 214).

Hier mag man zurecht an William James unwillkürlichen Bewusstseinstrom erinnert sein (W. James, 1890).

Dem Kern-Selbst, bzw. dem geschilderten Vorstellungsbericht über die Beziehung und Verstärkung der Objektvorstellung, liegen nach Damasio (2002) folgende **neuroanatomische Strukturen** zugrunde: Cingulärer Kortex, Thalamus und Colliculi superiores (◘ Abb. 4.1).

Ausdrücklich außen vor ist bei diesem Geschehen der Hippokampus, der das Eingangstor zum deklarativen Gedächtnis bzw. zum autobiografischen Selbst bildet.

Anmerkung

Für Gestalttherapeuten ist Damasios Kern-Selbst von allergrößtem Interesse. Es ist der Ort der unmittelbaren, unverstellten Begegnung, der Ort der Verwandlung und der Ort der Reanimation und Umschmelzung alter Erfahrungen, worauf wir,

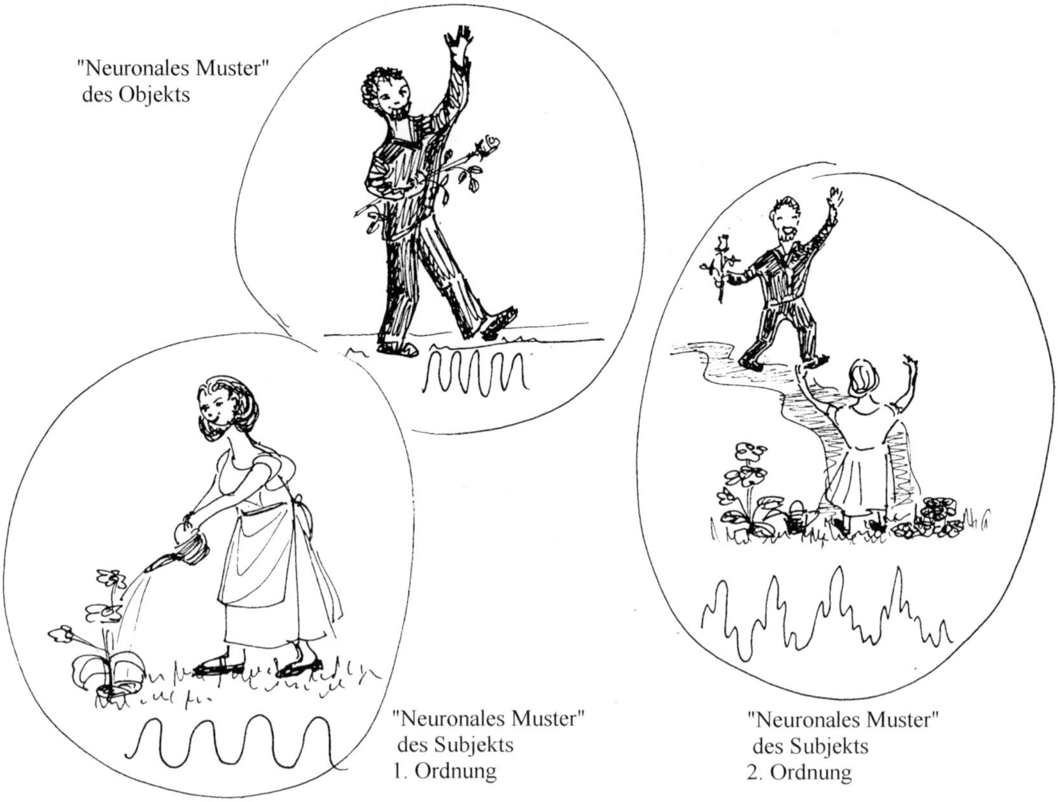

Abb. 4.2. Begegnung

wenn wir wirksame Therapie machen wollen, abzielen. (Weiteres im Behandlungsteil.)

Das Kern-Selbst, d.h. das bewusste Erleben im Hier und Jetzt, sofern es im Schutz einer speziellen therapeutischen Beziehung steht, ist auch das Tor zum erfahrungsgestützten Neuanfang nach einer Krise. Es ist ferner sowohl die Chance für defizitbedingte Störungsbilder, wie auch für strukturaufbauende Therapiemaßnahmen. Es ist der »Punkt Null«, von dem aus pathogene Erfahrungen durch bewusste Neuerfahrungen relativiert und umstrukturiert werden können.

Das Proto-Selbst. Die neuroanatomischen Strukturen, die dem **Proto-Selbst** zur Verfügung stehen, erstrecken sich auf Hirnstammkerne, Hypothalamus und somatosensorische Kortexfelder.

Das Proto-Selbst ist Repräsentant für den Zustand des Organismus. Das heißt, es spiegelt den Zustand des inneren Milieus, der Viszera (inneren Organe), des Vestibularsystems (Gleichgewichtsystems) und des Bewegungsapparats. Diese Befindlichkeit, auf die sich irgendein Objekt auswirkt, und damit zur Befindlichkeitsänderung wird, wird in uns in einer Art neuronalem Protokoll registriert, doch bleibt dies für uns unbewusst.

Das Proto-Selbst ist eine »Ansammlung von wechselseitig verbundenen und zeitweise zusammenhängenden, neuronalen Mustern, die den Zustand des Organismus von Augenblick zu Augenblick auf verschiedenen Ebenen des Gehirns repräsentieren« (Damasio, S. 211).

Anmerkung

Die Gestalttherapeuten der ersten Generation sprachen gerne bewundernd von der »Weisheit des Körpers« oder von der »Weisheit des Organismus«, die wir mit unserem begrenzten Verstand möglichst nicht stören sollten. Wir können auch als geschulte Mediziner nicht annähernd die Unzahl der Balanceakte und der hierarchisch gegliederten Wechselwirkungskreise überblicken, die hinter der Integrationsleistung des Proto-Selbst verborgen existieren. Sofern dieses Wunderwerk an Zusammenspiel mit einem Ungleichgewicht nicht zurecht kommt, so die Vorstellung, taucht es als offenes Bedürfnis, z. B. als Durst, Bewegungsdrang, Erkenntnishunger, oder was auch immer, auf dem inneren Bildschirm (des Proto-Selbst) auf, wird vom wachen »Strahl der Aufmerksamkeit« geprüft, über Abgleich mit den Speicherengrammen identifiziert, um dann lösungsorientiert das Umfeld auf ein geeignetes Objekt hin abzutasten. So beginnt der gestalttherapeutische Kontaktzyklus, der sich zu den geschilderten neurobiologischen Vorstellungen nahtlos zuordnen lässt.

4

! Eine Vorstellung, die auch von Anfang an mit der Selbst-Vorstufe, die bei Damasio Proto-Selbst heißt, verbunden wird, ist die der »Selbstorganisation«.

Gemeint ist, dass sich das dringendste der offenen Bedürfnisse nach oben schiebt, bearbeitet wird und dann den Platz dem nächst nachdrängenden überlässt.

Dieser Punkt ist bei den neurobiologischen Erwägungen nicht angeklungen, er wird uns jedoch noch in Abschn. 4.4 der Chaostheorie beschäftigen.

Edelman (Nobelpreis 1972) und Tononi suchen in ihrem Buch »Wie aus Materie Bewusstsein ensteht« (2002) nach dem Ort der Verknüpfung. Sie kommen zu dem Ergebnis, dass es dafür im Gehirn keine festen, lokalen Neuroneneinheiten gibt, sondern vielmehr ein (S. 197) »flexibles oder dynamisches Kerngefüge« (»dynamic core«), womit gleichzeitig seine Integriertheit und seine konstant veränderliche Zusammensetzung betont werden soll. Ein flexibles Kerngefüge ist somit ein Prozess, kein Ding oder Ort, und definiert ist es über seine neuronalen Wechselwirkungen, nicht über eine besondere, neurale Lokalisierung, seine Verknüpfung oder Aktivität. Zwar wird es über eine gewisse räumliche Ausdehnung verfügen, aber diese wird in der Regel nicht fest umrissen sein, sich in der Zusammensetzung unablässig ändern, und daher nicht im Gehirn an einem einzigen Platz dingfest zu machen sein. Außerdem, so unsere Voraussage, wird ein funktionaler Cluster mit solchen Eigenschaften nur dann mit dem Entstehen bewusster Erfahrungen assoziiert sein, wenn die in ihm ablaufenden, reentranten Interaktionen von hinreichender Differenziertheit sind, dies wiederum schlägt sich in seiner Komplexität nieder.

> Die Beobachtungen sprechen dafür, dass zu einem beliebigen Zeitpunkt auch bei weiträumigster Verteilung lediglich ein Teil der neuronalen Gruppen unseres Gehirns unmittelbar am Entstehen unserer bewussten Erfahrung beteiligt ist...
>
> Unsere »dynamic core hypothesis« besagt, dass die Aktivität einer Neuronengruppe dann direkt zur Entstehung bewussten Erlebens beitragen kann, wenn diese Teil eines funktionalen Clusters und über einen Zeitraum von einigen hundert Millisekunden durch starke, gegenseitige Wechselwirkungen mit einer Reihe anderer neuronaler Gruppen gekennzeichnet ist. Um bewusstes Erleben aufrecht zu erhalten, ist es von entscheidender Bedeutung, dass dieser funktionale Cluster hochdifferenziert ist, was sich in einem hohen Komplexitätsniveau niederschlägt. Ein solcher Cluster, den wir aufgrund seiner sich permanent ändernden Zusammensetzung bei gleichzeitig bestehender Integriertheit als »flexibles« oder »dynamisches Kerngefüge« bezeichnen wollen, wird großenteils, wenn auch nicht ausschließlich, im thalamokortikalen System erzeugt (Edelman & Tononi, 2002, S. 190 ff).

Edelman und Tonini unterstreichen damit ausdrücklich William James alte Erkenntnis, dass Bewusstsein kein Ding, sondern ein Geschehen ist. Ein Bewusstseinsprozess tritt als eine **integrierte** und **kohärente Einheit** auf.

! Kohärenz bedeutet hierbei, dass ein bestimmter Wahrnehmungsstatus einen anderen ausschließt.

Zum Verhältnis von **bewussten** und **unbewussten** Vorgängen gibt es bei Edelman und Tonini zwei Vorstellungen:

1. Die Dynamik des Kerns kann durch eine Reihe von neuralen Routineabläufen massiv beeinflusst werden, die selbst durch unterschiedliche Kernzustände ausgelöst wurden und, sobald sie vollendet sind, ihrerseits wieder zu neuen Kernzuständen beitragen können. Solche unbewussten Routineabläufe – sowohl motorischer als auch kognitiver Art – verlaufen über lange, parallel geschaltete, neurale Schleifen in den kortikalen Anhängen wie den Basalganglien und dem Kleinhirn.
2. Als Möglichkeit besteht auch, dass gleichzeitig mit dem dynamischen Kerngefüge eigenständige Aktivitätsinseln im thalamokortikalen System existieren können, die dessen Verhalten beeinflussen und dennoch nicht in dieses Gefüge integriert sind (S. 241).

Edelman und Tonini vergleichen ihr dynamisches Kerngefüge mit der Gestalt einer galaktischen Wirbelbildung.

4.2.4 Modellvorstellungen der Gestalttherapie in Übereinkunft mit neurobiologischen Erkenntnissen

Was von den vertrauten psychotherapeutischen, speziell gestalttherapeutischen Modellen findet nach den heutigen hirnphysiologischen Erkenntnissen eine bestätigende Zuordnungsmöglichkeit und was nicht?

Sowohl das »Kern-Selbst« Damasios wie das »flexible, dynamische Kerngefüge« Edelman und Toninis entsprechen den Vorstellungen des Selbst-Begriffes in der Gestalttherapie. Es ist eine sich ständig neu aktualisierende Kraft, deren Grenzen sich entsprechend ihrem Kontakt ständig wandeln. Es ist der Kontaktprozess nach innen und außen.

In der Gestalttherapie wird die Spitze der **Aufmerksamkeitsenergie** mit dem **Ich**-Begriff belegt, sodass das Ich eine Funktion und Verdichtung des Selbst darstellt.

Die Übereinstimmung des **Proto-Selbst** mit den organismischen Vorstellungen der Gestalttherapie ist im vorigen Abschnitt ausgeführt worden.

Das erweiterte, **autobiografische Selbst**, unser Langzeit- und Gedächtnisspeicher entspricht dem, was Fritz Perls die **Mittelzone** nannte. Dort sind Denken, Planen und der Verstand zu Hause und sind die vergangenen Erfahrungen, Überzeugungen, Leitsätze, Fantasien und Vorstellungen etc. abgelegt. Die Mittelzone könne die direkte Kommunikation mit dem Selbst im Inneren und den anderen draußen verhindern, befürchtet Perls. Sie hindert daran, »in Berührung zu sein«. Es mag dabei nicht nur um die Berührung mit konkreten Menschen gehen, sondern mit jeglicher anderen Schwingung. Wir blockieren unsere Sensibilität, Aufnahmefähigkeit und unser kreatives Wachstumspotenzial, wenn wir uns als Dauerhaltung auf unsere altvertrauten, oft konflikthaft fixierten, abgespeicherten Spuren einengen und innerlich um sie kreisen. Das ist die Besorgnis, die hinter dem Aufbruch und dem Aufruf zu mehr Hier und Jetzt stand und steht. Leider kam diese Sorge oft reichlich polemisch eingekleidet daher und hat dem Anliegen nicht unbedingt gedient. Die Nachfolgegenerationen erlebe ich sehr viel ausgewogener, ohne dieses Anliegen aus den Augen zu verlieren.

Den Modellaspekt der normativen Seite, wie das Über-Ich und Ich-Ideal in der Psychoanalyse, gibt es in der Gestalttherapie nur in einer aufgefächerten Form. Zum einen wird primär nach verinnerlichtem, psychischen Fremd-Material gesehen, zum anderen auch nach eigenem Erfahrungsgut, das inzwischen nicht mehr ausreichend stimmig ist, weil sich die Persönlichkeit weiterentwickelt hat und es nicht mehr assimilierbar ist. Der entsprechende Nachdifferenzierungsprozess wird in Kap. 5 ausführlich besprochen. Neurobiologisch sind sämtliche introjizierte Spuren im Speichergedächtnis aufzusuchen.

Neurobiologisch ließe sich hypothetisch auch ein erb- und/oder entwicklungsgenetisch bedingtes Ungleichgewicht zwischen verschiedenen »Bottom-up«- und »Top-down«-Funktionen und Subsystemen denken.

Dazu fehlen meines Wissens derzeit Daten aus der Forschung.

Die Vorstellungen von Reizverkoppelungen unter hoher Erlebnisintensität, die sowohl lerntheoretischen wie gestaltpsychologischen Regeln folgen, werden hirnphysiologischerseits bestätigt.

Keine völlig überzeugende, neurobiologische Modellvorstellung oder Erhebung bietet sich bisher für die unterschiedlichen Abwehrvorgänge an, die immerhin ein ganz zentraler Gedanke der psychodynamischen Neurosenlehre sind. In der Gestalttherapie spricht man von inter- oder intrapsychischen Kontaktunterbrechungen oder Kontaktmodifikationen.

Möglicherweise findet sich ein Schlüssel zur Erklärung dieser Vorgänge bei den konkurrierenden, selbstorganisatorischen Schwingungszuständen in Subsystemen, soweit sie Informationsträger sind.

4.3 Ausflug in die Molekularbiologie und Physiologie

4.3.1 Bedeutungsgestiftete Bezugs- und Funktionskreise als Ganzheiten

Bei unserem Kurzausflug geht es nicht so sehr darum, die vertrauten Strukturen dieser Wissensgebiete zu schildern, sondern mehr um das prinzipielle Verhältnis zwischen dem Ganzen, seinen vielen Unterganzen und seinen zahllosen Teilen als ein aufeinander bezogenes, strukturiertes, gegliedertes System – und um seinen jeweils ergänzenden Feldaspekt.

Was aber erfassen wir als Ganzes? Der Molekularbiologe J. Hoffmeyer (1992), der die Denktradition Jakob von Uexkülls aufnimmt und weiterführt, lenkt den Blick auf die die Grenzen der üblichen Entitäten überschreitenden bedeutungsabhängigen, vielfältigen Kommunikationsformen, die eine autonome Kommunikationssphäre erschaffe, die er **Semiosphäre** nennt. Diese gibt es außerhalb und innerhalb der üblichen Grenzen, aber überall dort, wo es **bedeutungsabhängige Bezogenheit** gibt. Als Beispiel für den Innenraum können wir uns an die dichte hormonelle Kommunikation zwischen Gehirn, Zellen des Immunsystems und peripheren Organen erinnern, die in Abschn. 4.2.3 (Psychosomatik) als Beitrag von C. Pert beschrieben war. Hier erschafft die gegenseitige, funktionale und bedeutungsvolle Bezogenheit neue, lebendige Ganzheiten. Diese sind nicht starr zu sehen, sondern besitzen einen kontextabhängigen, selbstregulatorischen Interpretationsspielraum zwischen Zelle und Zelle. So kann das gleiche Neuropeptid eine Zelle veranlassen, sich zu bewegen, sich zu differenzieren oder sich zu teilen. Die »Sprache« dieser Verständigung liegt noch im Dunkeln.

Als ein Beispiel für eine »semiotische Ganzheit« im Außenraum nun ein Beispiel aus der Biologie.

> Keine Eigenschaft der Haut rechtfertigt, Prozesse im Inneren und Äußeren des Körpers als qualitativ verschieden zu behandeln. Die Ausscheidung eines Pheromonmoleküls durch ein Insekt und die anschließende Aufnahme durch ein anderes darf nicht als ein kombinierter, semiotischer Prozess außerhalb und innerhalb der Cutikel (Außenhaut) analysiert werden. Der semiotische Zusammenhang, das heißt, das Anlocken von Männchen, die biochemische Produktion, die Sekretion, die Aufnahme und schließlich der »Freisetzungs-Effekt«, ist nicht nur ein Epiphänomen, sondern vielmehr das Wesentliche, um jeden dieser Prozesse wissenschaftlich richtig zu verstehen (Hoffmeyer, 1992).

Es gab zwar schon immer einzelne Pioniere, die sich die Welt solcher Beziehungsgestalten erschließen und dadurch neue Bedeutungsfelder erkennen konnten, aber die Sichtweise des naturwissenschaftlichen »mainstreams« ist es nicht.

4.3.2 Physiologische »Sprach- und Informationsvielfalt«

Die Kommunikation und Regelkreise auf unserer leiblichen Ebene benutzen nicht nur »eine Sprache«, sondern insgesamt verschiedene gleichzeitig, obwohl es für unsere jeweiligen Subsysteme spezifische Signale beim Senden und Empfangen gibt: z. B. Hormone und andere Botenstoffe, neuronale Muster als elektromagnetische Phänomene, biochemische Reaktionen, Elektrolyt- und andere Konzentrationsverschiebungen, Druck- und Spannungsänderungen, Reizschwellenschwankungen, Variationen autonomer Rhythmen, Synchronisationen und Desynchronisationen, Resonanzen auf Schall- und ultravisible Lichtsignale und anderes mehr. Interessant sind die Übersetzungsstellen der Kommunikationskanäle, speziell zwischen der biochemischen und biophysikalischen Ebene. Alle Kommunikationsverdichtungen lassen sich als Teilganze mit bestimmten, eigenen Qualitäten auffassen.

Entsprechend unseres sehr komplexen, gegliederten, körperlichen Aufbaus lässt sich ein großes, breit gefächertes Frequenz-Spektrum innerhalb der Körpergrenzen, sowie im äußeren Abstrahlungsbereich nachweisen: Wärmestrahlung, Mikrowellen, Infrarotwellen, geringfügig elektromagnetische Wellen im visuellen und im Röntgenbereich sowie im noch höherfrequenten und im Quantenbereich. So entsteht ein komplexes Feld innerhalb und um jedes Wesen, mit allen erdenklichen Interferenzen das üblicherweise von Menschen bezüglich seiner Qualität und Quantität nicht oder allenfalls nur unterschwellig aufgefangen wird. In diesen vielschichtigen Hintergrundfeldern dürfte viel (bezüglich unseres Bewusstseins) ungenutzte Information verborgen sein (► s. Abb. 4.9, S. 100).

Es scheint, dass die **Welt der Schwingungsmuster** für unsere Identität nicht oder noch nicht ausreichend erschließbar ist. Damit fehlt etwa die Hälfte der Substanz unserer Gesamtgestalt, so, als wolle man das Licht nur von seiner korpuskulären Seite her begreifen und seine Wellenseite ausblenden.

Ein paar kleine Bruchstücke unserer Wellenseite kennen Sie aus dem Alltag allerdings schon: Allgemein vertraut ist in unserer Medizin hierzulande die Ableitung des durch Herzmuskelarbeit hervorgerufenen Summenvektors. Er stammt von unzähligen, muskulären Aktionspotenzialen, die sich über dem Herzen auf eine Größenordnung aufsummieren, die im Milli-Volt-Bereich liegt und als EKG (Elektrokardiogramm) bekannt ist. Etwa eine Zehnerpotenz schwächer als das EKG liegen die elektrischen Spannungsänderungen, die über dem Schädel aufgrund der (kalottennahen) Gehirnaktivität abgegriffen werden können (EEG/Elektroenzephalogramm). Die neurologische Diagnostik, Therapie und Forschung nutzt schon lange die Möglichkeit, subtil einzelne Strukturen, sensorischer oder motorischer Art, gezielt zu stimulieren und den elektrischen Erregungsverlauf zu analysieren, bzw. Stimulationen diagnostischer oder therapeutischer Art zu setzen. Auch elektrische Hautwiderstandsänderungen sind seit langem gut beforscht.

Im Unterschied zu den westlich geprägten Ländern gibt es im Fernen Osten aus traditionellen Gründen keinerlei wissenschaftliche Berührungsscheu, wenn es darum geht, den Energiefluss innerhalb der Körpergrenzen zu nutzen, wie das bei der Akupunktur und bei den mit ihr verwandten Methoden geschieht, oder den Feldanteil höherfrequenter Abstrahlungen technisch in den sichtbaren Bereich zu transformieren und diagnostisch zu nutzen. (Auch in Russland besteht für die wissenschaftliche und diagnostische Dokumentation der ultravisiblen Lichtabstrahlungen von Lebewesen seit mehreren Generationen ungebrochenes Interesse.)

4.3.3 Bio-Information auf Quantenebene

Im Westen scheint das Thema des »Bio-Feldes« oder »Biophotonen-Feldes« bisher fast nur speziell Interessierten geläufig.

Vor etwa 20 Jahren hat der Biophysiker F.-A. Popp mit seinem Arbeitskreis Nachweise einer **ultraschwachen Biophotonenstrahlung** lebender Zellen erbringen können (1984 a, b, 1992, 2000, 2002). Ultraschwach heißt hierbei im anschaulichen Bild der Vergleich von einer brennenden Kerze im Abstand von etwa 20 km Entfernung. Diese Wahrnehmung ist für menschliche Sinne nicht zu leisten, wohl aber für spezielle Geräte, so genannte Restlichtverstärker. Die Biophotonenstrahlung dient offenbar der Zellkommunikation, erweist sich bei Krebszellenpopulationen gestört, und formiert sich fakultativ selbstregulatorisch zu einer kohärenten Laserstrahlung. Nach Popps Untersuchungen stammt die Photonenstrahlung aus der DNS jeder Zelle, und zwar aus den 90%, die nicht zur Protein-Kodierung genutzt werden. Die kleinen Zwischenräume der vier zusammengehörigen, einander gegenüber aufgereihten DNS-Basen (Desoxyribosenukleinsäuren) fungieren als erste Hohlraumresonatoren, die die emergierenden Photonen reflektieren und sie dabei auf ein höheres Energieniveau bringen. In diesem ultraschwachen Mikrobereich können vorhandene Strukturen (z. B. markhaltige Neuronenscheiden, Gefäßwände, Membranen etc.) die Rolle von relativen Reflektoren übernehmen, sodass – im Gegensatz zum technischen Laser – auf dieser Ebene natürlich keine Spiegel notwendig sind (persönliche Mitteilung von Prof. Popp). In den vorhandenen Hohlräumen ist von spezifischen, vieldimensionalen Interferenzphänomenen auszugehen, die zur Integration und Information genutzt werden dürften.

Angesichts dieser Erkenntnisse, die ich in diesem Rahmen nur andeuten möchte, kann man nur vage ahnen, welcher riesige Sprung unserem »semiotischen Verständnis«, um mit Hoffmeyer zu sprechen, auf Zell- und Zellverbandsebene noch bevor steht, sofern wir die Bedeutungen dieser Informationsebene einmal entschlüsseln lernen sollten.

Vor Popp beobachtete schon Gurwitsch 1922, ein russischer Biologe und Mediziner (Professor in Petersburg), wie keimende Zwiebelsprossen andere zum Keimen anregten und schloss auf eine biologische, mitogenetische (mitoseauslösende) Strahlung im UV-Bereich.

! Verbindet man diese Beobachtungen und Ergebnisse mit denen der Neurobiologie, speziell damit, wie waches, aufmerksames Training die neuronale Plastizität fördert, so liegt die Hypothese nahe, dass das körpereigene, ultraschwache Licht, wenn es kohärente Laserlichtqualität bekommen hat, dabei der wesentliche Wachstumsfaktor sein dürfte (Hypothese).

4.4 Ausflug in die Welt von Chaos und Selbstorganisation

4.4.1 Spontan emergierende Ordnungsmuster

J. Kriz (1999) beginnt sein Kapitel »Selbstorganisation« mit dem Untertitel »Das Problem der Ordnung« mit folgenden Sätzen:

> Die Überschrift dieses Abschnitts entstammt einem Lehrbuch der Gestaltpsychologie von Wolfgang Metzger (1954): Neben den Kapiteln über »die Probleme des Werdens« stellt »das Problem der Ordnung« wohl das zentrale Anliegen und Forschungsthema der auf Max Wertheimer, Wolfgang Köhler und Kurt Koffka zurückgehenden »Berliner Schule« der Gestaltpsychologie dar. Entgegen den Vorstellungen einer Zwangsordnung, d.h. einer Ordnung, die nur von außen in ein System eingeführt und durch ordnende Eingriffe aufrecht erhalten werden kann, setzte dieses Wissenschaftsprogramm bereits zwischen 1912 und ca. 1935 (bis zur Zerschlagung durch die NS-Diktatur) konkrete Vorstellungen darüber, wie »organisches Geschehen, und natürliches Geschehen überhaupt, wenn es in dynamischen Wechselbeziehungen abläuft, auch ohne äußere Zwangsvorrichtungen geordnet abläuft (zit. n. Metzger 1954/86, S. 143).

Als ein Beispiel für eine natürliche, spontane (Neu-)Ordnungsbildung auf der hochkomplexen zwischenmenschlichen Ebene kann man die Geburt des ersten Kindes für ein Paar ansehen, also der Untergang der bisher ausschließlichen Mann-Frau-Dyade, was oft zu Verunsicherungen oder sogar Krisen führt, und mit der Geburt der Triade »Eltern mit Kind« endet. Das ist jeweils eine andere Beziehungsgestalt und bewirkt im Individuum durch seine andere Position im gemeinsamen Bezugsystem eine anders akzentuierte Identität.

Hier kommt das systemische Selbstverständnis des Gestalt-Ansatzes voll zum Tragen.

! Als Begründer der allgemeinen Systemtheorie und des »offenen Systems« werden der Gestaltpsychologe Wolfgang Köhler und der Biologe Ludwig von Bertalanffy angesehen, die diese Gedanken 1932 entwickelten (Kriz, 1999).

Das naturgegebene Phänomen der sprunghaften Ordnung aus einem chaotischen Zustand unmittelbar davor, wird allgemein mit Faszination bestaunt.

Die meistzitierten »klassischen« Beispiele der Selbstorganisation kommen zunächst aus »ferneren Gebieten«, nämlich aus der Biologie, Chemie und Physik:

1. Bénard-Zellen:

Dies ist die Sechser-Rollen-Bildung von erhitzter Flüssigkeit durch temperaturausgleichende Konvektionsströmung bei einer gewissen vertikalen

Temperaturdifferenz. Von oben betrachtet formt sich ein flächiges Bienenwabenmuster. Es gibt in Vulkangebieten oft ganze Basalt-Landschaften aus in Sechser-Rollen-Türmen erstarrten Lavamassen.

2. »Chemische Uhren«:
Diese haben sich mit dem Namen Ilya Prigogine, dem Chemie-Nobelpreisträger 1977, verbunden, obwohl das Phänomen grundsätzlich schon vor ihm beobachtet und berechnet worden war. Hierbei schwingt eine chemische Reaktion durch selbst verstärkende Rückkoppelung zwischen zwei Zuständen, die durch unterschiedliche Färbungen augenfällig gemacht werden können, hin und her. Diese »dissipative Struktur« ist ein »offenes System«, das auf Energiezufuhr von außen angewiesen ist. Prigogine zeigte sich von dem Phänomen beeindruckt, wie sich die Myriaden von Molekülen beim Farbwechsel als Ganzes verhalten, als könnten sie miteinander kommunizieren.

3. Laser-Licht:
Dies dient als besonders faszinierendes Beispiel für selbstorganisatorische Übergänge (Laser: »**l**ight **a**mplification by **s**timulated **e**mission of **r**adiation«). Es wurde von H. Haken für den technischen Bereich ab 1960 erforscht. Das Prinzip ist eine verspiegelte Gasentladungsröhre als offenes System, in der durch Stromzufuhr Elektronen zu einem höheren Erregungszustand stimuliert werden, die Licht abgeben, wenn ihr Elektron wieder auf die ursprüngliche, energieärmere Umlaufbahn zurückfällt. Die Spiegel dienen dazu, die Lichtwellen möglichst lange im Laser zu behalten, wodurch Letztere mehr Leuchtelektronen in ihren Bann ziehen können. Bei niedriger Stromstärke wird Licht mit unkoordinierten Lichtwellen abgegeben, was einer üblichen Lampe entspricht. Bei höherer Stromstärke und entsprechend mehr angeregten Leuchtelektronen, die die Lichtwellen verstärken, entsteht schlagartig eine hochgeordnete, gleichmäßige, unendlich lange, kohärente Lichtwelle. Den Übergangsvorgang beschreibt der Autor wie folgt:

> Die Elektronen selbst verstärken verschiedene Lichtwellen aber nicht in ganz gleicher Weise, sondern geben ihre Energie mit einem meist nur kleinen Vorzug an eine bestimmte Welle ab. Es ist diejenige Welle, die in ihrem Rhythmus dem »inneren Tanzakt« der Leuchtelektroden am nächsten kommt. Obwohl also diese Welle nur ein ganz klein wenig bevorzugt wird, wird sie lawinenartig verstärkt und gewinnt schließlich gegenüber allen anderen. Diese werden unterdrückt, und alle Energie der Leuchtelektronen geht nur noch in die eine völlig gleichmäßig schwingende Welle... Die neu entstandene Welle bestimmt somit die Ordnung im Laser, sie spielt die Rolle des Ordners... (Haken, 1995, S. 76).

Das Auftreten der ordnenden Lichtwelle einerseits und das kohärente Auftreten der Elektronen andererseits bedingen und verstärken sich gegenseitig in zyklischer Kausalität. Wenn die zugeführte Stromstärke weiter erhöht wird, kommt es nach kurzen Übergangsturbulenzen zu einem weiteren Phasenübergang, zu einem anderen Ordnungsmuster: der Laser fängt plötzlich an, »regelmäßig unglaublich kurze und intensive Lichtblitze auszusenden. Jeder Lichtblitz kann so viel Leistung ausstrahlen, wie alle Kraftwerke der USA zusammen. Ein Blitz dauert dabei den billionstel Teil einer Sekunde.« Nach dieser Phase der ultrakurzen Laserpulse folgt bei weiterer Stromstärkenerhöhung wieder Turbulenz, genannt das »deterministische Chaos« (◘ Abb. 4.3).

Zwischenbemerkung

Der Physiker H. Haken (1981), dem weite Teile der technischen Lasererforschung zu verdanken sind, hat in seinen späteren Jahren aus seiner speziellen Erfahrung und seinem interdisziplinären Interesse für übergeordnete Prinzipien heraus, die Denkrichtung der »**Synergetik**« gegründet, der »Lehre vom Zusammenwirken«. Dabei geht es um das Kräftespiel der Selbstorganisation in den verschiedenen Systemen und Lebensbereichen und um die dabei auftretenden, ganzheitlichen Phänomene. Erst nachträglich entdeckte er die innere Verwandtschaft bzw. die gemeinsame Schnittmenge mit der Gestaltpsychologie (persönliche Mitteilung).

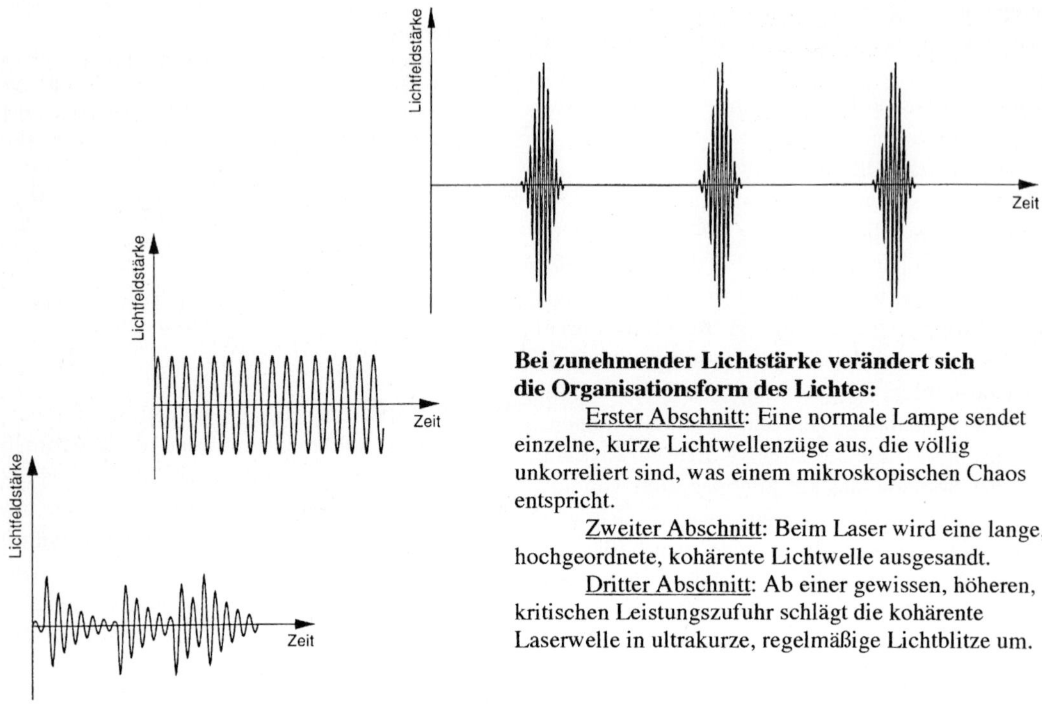

Abb. 4.3. Laser-Licht. (Mod. n. Haken & Haken-Krell, 1992)

Der Hirnforscher W. H. Calvin (2002, S. 45 ff) zeigt sich tief beeindruckt von einer ähnlich anmutenden Art von **synchronem Kohärenz-Phänomen**, das er im Neokortex beobachtet und das er auf positive Rückkopplungskreise zurückführt. Er vergleicht seine Beobachtung wie folgt:

> Stellen Sie sich einen zehn bis zwölf Meter hohen Baum vor, bei dem anscheinend auf jedem Blatt ein Glühwürmchen sitzt, und sie alle leuchten mit einer Rate von ungefähr dreimal pro zwei Sekunden in perfektem Gleichklang auf; dazwischen steht der Baum in völliger Dunkelheit da. Stellen Sie sich vor, dass an einem Flussufer auf einer Länge von 150 Metern ein Mangrovenbaum am andern steht, und auf sämtlichen Blättern sitzen Glühwürmchen, die synchron aufblitzen; die Insekten auf den Bäumen an den Enden der Reihe sind in perfektem Gleichschritt mit all den anderen dazwischen…
>
> Selbst bei kortikalen Stimulationen mit Ausbreitungsverzögerungen kommt es zu einer Beinahe-**Synchronizität**… Eine schwache, gegenseitige Re-Exzitation (ein paar Prozente Schwellenwert) genügt voll und ganz, um andere mitzureißen; man muss nicht starke Verbindungen postulieren… Solange die Neuronen (oder Glühwürmchen) genügend Input bekommen, um wiederholt zu feuern, gibt es eine Tendenz zum Mitreißen, wenn sie sich gegenseitig einander re-exzitieren. Und das ist genau das, was die 0,5 mm voneinander entfernten Oberflächen-Pyramidenneuronen aller Wahrscheinlichkeit nach tun. (Die Oberflächenschichten des Neokortex weisen) die Kombination von gegenseitiger Re-exzitation (und) »stiller Lücken« (auf), die sie bündeln und die daraus resultierenden Gleichschritt-Tendenzen machen. (Das) durchschnittliche Interneuron (sendet) so viel Synapsen aus, wie es auch empfängt, in der Regel zwischen 2000 und 10 000… Wenn zwei Oberflächen-Pyramidenneuronen im Abstand von rund 0,5 mm sich wegen ähnlicher Inputs und Schwellenwerte für die selben Sachen interessieren, müssten die Reihen ihrer Spitzen dann und wann anfangen, eine Synchronizität aufzuweisen…

Calvin untersucht Zellensembles, die zueinander in Dreier- und Sechserformation angeordnet, funktional aufeinander bezogen sind und dadurch wechselnde Untereinheiten bilden. Die Fähigkeit des gegenseitigen Mitreißens von Zellensembles wirkt wie der zu einem potenziellen, neokortikalen Flächenbrand. Die schlüssige Interpretation für die beobachteten, **emergenten Synchronizitäten** im **Neokortex**, speziell die der langen Pyramidenneuronen, stehen neurobiologischerseits noch aus. Jedenfalls scheinen wir bei Aufmerksamkeit und hohem Interesse synchrone, kohärente Erregungsmuster abzufeuern.

4.4.2 Freiheit im Chaos versus Festlegung in der Ordnung

Es gibt noch ein anderes interessantes Phänomen im Bereich der Selbstorganisation: die Wiederholung des Gleichen.

Wenn ich ein einzelnes, freies Gasmolekül in einem Gasgemisch bin, das sich im Gleichgewicht befindet, kann ich tun und lassen, was ich will. Ich kann jede Richtung einschlagen, ich kann so schnell und so langsam herumwirbeln, wie ich will. Ich kann »jemanden« treffen oder nicht. Ich bin frei (antropomorph ausgedrückt).

Wenn ich ein Photon in einem Laserstrahl bin, »weiß« ich, dass es nur in diese eine Richtung geht, wo die anderen auch hinwollen, ich habe dadurch teil an dem großen, gewaltigen Strom, der »wir« sind, ich bin identifiziert mit dem großen Ganzen, das Kraft verleiht, vielleicht auch ein Erleben von Sinn vermittelt und mir einen Ort im Bezugsystem des Ganzen gibt (wiederum antropomorph formuliert, was Gestalttherapeuten lieben).

Wechseln wir die Ebene. »Festlegung in der Ordnung« ist zunächst unser uralter, archaischer Weg. Für die allermeisten Entwicklungsschritte, zumal wenn wir für sie sowieso keine Bewusstheit haben, aktiviert die DNS zur rechten Zeit das passende Entfaltungsprogramm. Bei den höheren Tieren werden zunehmend prägbare, vulnerable Entwicklungsphasen eingebaut, um eine bessere Anpassung an das Milieu, in das das betreffende Wesen hineingeboren wird, zu ermöglichen. Das dient dem Überleben, auch wenn es gelegentlich zu drolligen Fehlprägungen kommen mag, wie bei den Graugänsen von Lorenz, wozu sich auch auf der menschlichen Ebene im Ansatz Analogien finden lassen dürften. Nun gut. Beim Menschen ist die programmatische Entfaltung insgesamt durch permanente Lernchancen aufgelockert. Das heißt, er wird aus der strengen Bindung der angeborenen Erlebens- und Verhaltensprogramme – ein wenig (!) – in die individuelle Freiheit entlassen und kann, wenn er mag, später zu selbst gefundenen Festlegungen kommen. Das wäre ein idealer Weg.

Zunächst nochmals zurück zum festprogrammierten Beginn. In der 2. Hälfte des 20. Jahrhunderts kamen zwei Denkrichtungen aus ganz unterschiedlichen Richtungen auf, die viel Faszination ernteten:
- der Konstruktivismus einerseits und
- die fraktale Geometrie andererseits.

Bei beiden geht es um strukturelles Festgelegtsein.

Exkurs: Radikaler Konstruktivismus

Maturana und Varela (1980) fokussieren beim Beobachten einer Zelle darauf, wie diese mithilfe des Netzwerks ihrer chemischen Reaktionen ihre Bestandteile (Zellkern, Mitochondrien) weitestgehend selbst aufbaut, von diesen wiederum rekursiv gestärkt wird, wie sie sich als materielle Einheit verwirklicht und wie sie sich durch ihre Membran nach außen abgrenzt. Die Autoren nennen dieses operational abgeschlossene System »autopoietisch« (autos = selbst, poiein = machen) und billigen ihm mit seiner Umwelt allenfalls eine »strukturelle Koppelung« zu. Das heißt, dass Zustandsänderungen von Organismus und Medium aufeinander wirken und allenfalls zu einer konsensuellen Wahrheitsfindung kommen können.

Zusammenfassend kann man speziell zu Maturanas Gedanken sagen: Lebende Systeme seien selbsterzeugende, selbstorganisierende, selbstreferenzielle und selbsterhaltende Systeme. Durch ihre zirkuläre Organisation funktionierten sie in prognostizierender Weise: was einmal geschehen sei, das ereigne sich wieder. Ihre Organisation sei konservativ und wiederhole nur das, was funktioniere. Lebende Systeme seien historisch, ihr Verhalten werde von der Vergangenheit her determiniert. Die organisationelle Geschlossenheit lebender Systeme bedinge ihre Autonomie gegenüber ihrer Umwelt. Lebende Systeme seien informationsdichte, kognitive Systeme, Leben als Prozess sei ein Prozess der Kognition. Das System erzeuge selbst die Information, die es im Prozess der eigenen Kognition verarbeite. Lebewesen werden als geschlossene Systeme betrachtet, die von ihrer Struktur her determiniert seien, ausschließlich nur subjektgebundene Erkenntnis erlangen könnten und die nicht zwischen inneren und äußeren Reizkonstellationen unterscheiden könnten.

Die Generalisierung der Beobachtungen, die Maturana und Varela glaubten an der einzelnen Zelle gemacht zu haben, führten zum Ansatz des »**radikalen Konstruktivismus**« mit den oben skizzierten Positionen.

Die angeführten Formulierungen stammen im Wesentlichen aus dem »Diskurs des Radikalen Konstruktivismus« (Schmidt, 1987).

Die Gestalttherapie hat seit Anbeginn eine gemeinsame Geschichte mit den Anfängen des Konstruktivismus, da sich Fritz Perls und Alfred Korzybski (1933) kannten. Im Verständnis der bedürfnis- und motivationsverzerrten Wahrnehmung sind seit eh und je konstruktivistische Positionen enthalten.

In seiner Radikalität vertragen sich aber meiner Meinung nach Gestalttherapie und Konstruktivismus nicht. Als **Kritik** am radikalen Konstruktivismus lässt sich an vielen Punkten nachweisen, dass berechtigte Relativierungen zu überzogenen Gegenpositionen ausgebaut wurden, die mit einem unangemessenen Absolutheitsanspruch vertreten wurden oder immer noch werden. Aus der Erkenntnis, dass wir die Realität nur ausschnitthaft durch unsere sinnlichen Filter, also unsicher und zeitweise auch bedürfnisverzerrt wahrnehmen können, wird gefolgert, dass wir sie überhaupt nicht erkennen können. Die Konstruktivismusvertreter erheben einen übersteigerten Anspruch auf eine absolute Gewissheit und Wahrheit als Messlatte und wollen Annäherungsversuche an die Wahrheit nicht gelten lassen. Ebenso wenig gibt es für sie korrigierendes Lernen, das zu einem annähernden Dialog zwischen ihrem Konstrukt von der Welt und der Realität führen könnte.

! Gestalttherapie sieht den Menschen als ein für Informationen offenes System an, das in Maßen durchaus kommunikationsfähig ist, sich nur bedingt vergangenheitsdeterminiert verhält, im Allgemeinen ausreichend Innen- und Außenwelt unterscheiden kann und nicht nur auf seine Kognition reduzierbar ist. Der Mensch ist sehr viel mehr als sein kognitives Konstrukt, in dessen Labyrinth er leicht Gefahr läuft, sich zu verirren und sich seiner selbst zu entfremden. Zugegeben, das Gehirn des Menschen hat sich nicht unter der Zielvorstellung, die Welt erkennen zu wollen, herausgemendelt, sondern zunächst, um in dieser Welt zu überleben. Dennoch sind wir in kleinen Schritten dabei, die alte Zielvorstellung um die neue zu erweitern, vielleicht auch deshalb, weil unter den gegebenen Weltverhältnissen die zweite eine Transzendierung der ersten sein mag.

Fraktale Geometrie und Selbstähnlichkeit

Das andere Faszinosum, das auch erst durch eine primäre, strukturelle Festlegung verständlich wird, ist in der **fraktalen Geometrie** enthalten, der sich Benoit Mandelbrot (1991) gewidmet hat. Ob man vom Übergeordneten zum Detail geht, das, immer neu vergrößert, ungeahnte Welten analoger Strukturen im Kleinstdetail eröffnet, oder umgekehrt, ob man vom Detail durch unendliche Wiederholungen des gleichen formalen, geometrischen oder mathematischen Schrittes zum großen Ganzen hochsteigt: es zeigt sich, dass die Struktur der Operation (und nicht der Inhalt, bzw. das Ausgangsdetail) für die Selbstähnlichkeit sorgt und für die charakteristische Formgebung das wesentliche Moment ist (z. B. ein durchgehendes Verhältnis des Goldenen Schnitts). Wenn ein Ganzes durch dieses Prinzip aufgebaut ist, ist die Konstruktionsanweisung in jedem winzigen Detail enthalten und kann aus ihm regeneriert werden, dann ist jedes Detail eine Art Stichprobe für das Gesamte.

In der Natur kennen wir dieses Prinzip, weil in jeder unserer Zellen die gesamte Erbinformation in der DNS ruht. Aus jeder Zelle kann theoretisch das ganze Wesen geklont werden, wie die heutige Generation weiß. Auch in der Pflanzenwelt scheint die Selbstähnlichkeit als konstruierendes Ordnungsprinzip zu Hause zu sein. Eindrucksvoll ist die Konstruktion von Blatt-, Gras- oder Farn-Silhouetten aus der geometrisch rückgekoppelten Wiederholung von relativ einfachen Zeichenoperationen (Kriz, 1999, S. 35).

In der Psychotherapie scheint das Selbstähnlichkeitsprinzip unbewusst auch ein vertrautes Prinzip. Wenn man, wie es Balint war, überzeugt ist, dass man in »**5 Minuten pro Patient**« ganz Entscheidendes vom funktionierenden Selbstverständnis und von der Problematik des Patienten erfahren kann, hat man gelernt, das Prinzip der **Verhaltensstichprobe** gut zu nutzen, – bei aller dennoch gebotenen Einschränkung, da nicht alle Menschen in vergleichbarer Weise integriert und gleichmäßig strukturiert sind. Daher übersteigt oft die Komplexität des einzelnen Menschen die Aussagekraft, die ansonsten von einem »Mandelbaum-Fraktal« erwartet werden kann.

Andersherum gesehen scheint es als Ziel wünschenswert, wenn die Persönlichkeit soweit in sich abgestimmt und integriert wäre, dass ihre entscheidenden Grundsätze bei allen ihren Handlungen und Lebensäußerungen mit anklängen, transparent würden. Dann wäre das »Pars-pro-toto«-Prinzip auch beim komplexen Menschen gerechtfertigt. Zunächst gilt es aber einzuschätzen, ob beim konkreten Gegenüber ein derartiges Ausmaß an primärer Selbstähnlichkeit (durch starre Anwendung von gleichen Prinzipien) – oder ob eine nachträgliche Selbstähnlichkeit durch Integration und Assimilation entwickelt worden ist.

Für den krankhaften Bereich halten wir im Auge, dass es meist früh und/oder konfliktbedingt fixierte Programme mit Eigendynamik geben kann, die es drängt, sich immer wieder neu zu realisieren. Vielleicht sind Sie sofort an den freudschen Terminus vom **Wiederholungszwang** erinnert. (Gestalttherapeuten sehen darin allerdings einen wiederholten, frustranen Versuch, eine »offene Gestalt« abzuschließen.)

! Für Psychotherapeuten ist es ein vertrautes Phänomen, die ungelösten Konfliktfelder in hervorgehobenen Momenten, wie z. B. in dem der Anfangssituation, wie in einer Nussschale verpackt – unbewusst – präsentiert zu bekommen. Gestalttherapeuten sind auf die Wahrnehmung solcher »Angebote« besonders spezialisiert.

› Stellen wir uns als kleines Beispiel einen Menschen vor, der in seiner Kindheit erlebte, dass immer dann, wenn er etwas heiß begehrte, er es erst recht nicht bekam (sondern eines der Geschwister), und dass für ihn noch am ehesten etwas an Zuwendung abfiel, wenn er weglief und man ihn suchen musste. Später kürzte er den Bogen ab und wich vor seinen Wünschen direkt in den Wald aus, immer schneller und immer öfter. Das unbewusst generalisierte Programm könnte lauten: Weg, sobald es interessant wird. Auch in den ersten 5 Minuten beim Therapeuten findet er einen Grund, schnell wieder zu entweichen. …

Oder: Jemand wird von früh an für sein Ordentlichsein gelobt. Für nichts anderes sonst. Später, zur Abwehr eines Selbstwerteinbruchs, wird dies ein Selbstläufer, den er immer noch mehr übertrumpfen muss. Er kommt zu nichts mehr sonst, wird mit den Alltagshandlungen fast nicht mehr fertig und schafft es fast nicht, beim Therapeuten pünktlich zu sein, obwohl ihm gerade dessen gute Meinung wichtig ist. So beginnen die »ersten 5 Minuten« mit der angestrengten und angstvollen Erwartungshaltung, ob er denn wohl genügen werde.

Die Beispiele kann man ohne weiteres neurosenpsychologisch bzw. psychodynamisch auflösen. Auch die Verhaltenstherapie fände jeweils einen gangbaren Weg über das kognitive Programm. Die Durchgängigkeit eines generell verankerten

Verarbeitungsprogramms, die man als Parallele zur fraktalen Geometrie sehen kann, wenn man will, ist kein konkurrierender, sondern soll nur ein ergänzender Aspekt sein.

Zum Abschluss eine eher **humorvolle Illustration**, die vielleicht die Aussage dieses Abschnitts auf den Punkt bringen kann: Ein Jemand, der es am Lebensanfang nicht sehr leicht hatte und deswegen ziemlich verunsichert war, fand bei seiner ersten, schwierigen Entscheidung heraus, dass es sich gelohnt hatte, »rechts zu gehen«; als er dies bei seiner zweiten gewichtigen Entscheidung bestätigt fand, die nach etwa zwei Drittel des Weges auf ihn zu gekommen war, (gemessen an dem ersten Streckenabschnitt), »wurde ihm klar«, dass es zur optimalen Lebensbewältigung gehört, nach zwei Dritteln »rechts kehrt um« zu machen… (■ Abb. 4.4).

Diese Karikatur will vor Augen führen, was geschieht, **wenn sich Programme verselbständigen** und nicht mehr an neuen Erfahrungen rückgekoppelt und korrigiert werden, woran der Gestalttherapie so sehr gelegen ist.

Die archaische Ausstattung für die Fixierung von Erstprägungen ist in uns vorhanden. Sie macht sich unter psychischer Extrembelastung, in der wir oft in irrationaler Weise auf altbewährte Programme zurückgreifen, am ehesten bemerkbar. Umso wichtiger ist es, sobald als möglich zum Überprüfen der Realität anzuregen und emotionale Korrekturen zu ermöglichen.

Es dürfte eben deutlich geworden sein, dass die Haltung, ausschließlich aus alten Erfahrungsschablonen seine Welt konstruieren zu wollen und keinen Direktkontakt mehr zu wagen – oder dies gar nicht mehr für möglich zu halten –, aus einem beeinträchtigten und angstbesetzten Welterleben kommen dürfte.

Der Mensch ist so ausgestattet, dass ihm zweierlei zur Verfügung steht: die Erinnerung an alte Problemlösungen und die Chance, sich neu einzulassen. Keine Situation gleicht exakt einer früheren. Er muss das Mischungsverhältnis zwischen den beiden Quellen, die ihm in der gegenwärtigen Situation als Kriterium weiterhelfen, ständig neu bestimmen.

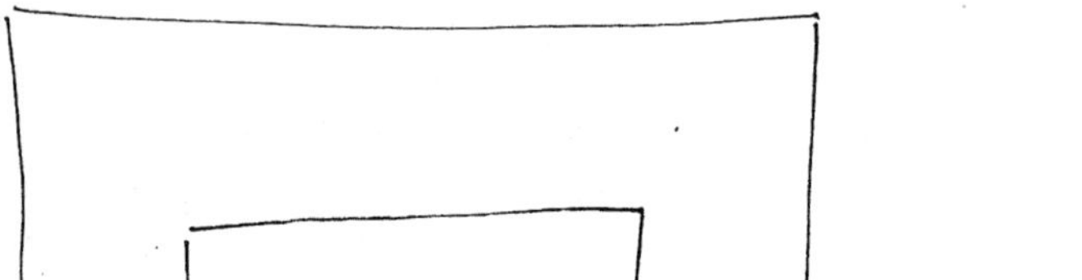

■ **Abb. 4.4.** »Festlegung in der Ordnung«

4.4.3 Selbstorganisatorischer Gestalt-Dialog zwischen Frequenzfeldern und materiellen Raum-Strukturen

In der synergetischen Fachsprache könnte man auch von einer Konkurrenz unterschiedlicher Ordnungsparameter sprechen.

Für Gestaltinteressierte ist die gegenseitige Beeinflussung von schwingenden Feldern und der Ausprägung einer bestimmten Form nicht nur von besonderem Interesse bezüglich Wachstum, Differenzierung und Evolution, sondern manchmal auch von einer beeindruckenden, ästhetischen Faszination. Es finden sich in der Natur dafür zahllose Beispiele, seien es Formen bei Pflanzen und Tieren, seien es Formationen in so genannter toter Materie.

Fast jeder Mensch hierzulande, der in der Schule propädeutischen Physikunterricht hatte, sah zu Beginn des Kapitels »Wellenlehre« den einen oder anderen Wellenbild-Versuch. Dabei werden die sonst nicht sichtbaren Schwingungen in einem materiellen Medium augenscheinlich gemacht. Am häufigsten werden auf ein Papier aufgestreute Eisenspäne durch einen darunter gehaltenen Magneten in die Form seiner Feldlinien gebracht. Oder: Eine gleichmäßig mit Sand bestreute Metallplatte wird seitlich mit einem Geigenbogen angestrichen und in Schwingung versetzt.

Je nach Frequenz und Schwingungsstärke einerseits und je nach Form und Maß des Schwingungsträgers andererseits, entstehen andere Schwingungsformationen oder Klangbilder als selbstorganisierte Gestalten aus dem interferierenden Zusammenspiel von Wellen und begrenztem Raum. Ihre Vielfalt und Schönheit löst oft Erstaunen aus.

Die Sandkörnchen lassen sich vom vibrierenden Bewegungssturm erfassen und ordnen sich seinem Schwingungsmuster entsprechend aus, das interferenzbedingte »Knoten und Bäuche«, also dichtere und dünnere Zonen aufweist.

Die ◘ Abb. 4.5, die in Modifikation aus Charles Taylor (1992) »Der Ton macht die Physik« (S. 100) entnommen ist, deutet eine quadratische (20×20 cm) Messingplatte von 15 mm Dicke an, die mittig mit einer Schraube an einem Standfuß befestigt ist. Damit die eingezeichneten Interferenzmuster entstehen können, wird die Platte an den Orten der spitzen Dreiecke mit einem Geigenbogen angestrichen und an den mit Kreisen markierten Orten mit einem Finger berührt. Dies ist der historische Versuch, der bereits auf Herrn Ernst Florens Friedrich Chladni (1756–1827) zurückgeht, der damit seinerzeit die Salons der Gesellschaft und sogar Napoleon zum Staunen gebracht hatte.

Der Schweizer Arzt Hans Jenny (1904–1972) untersuchte analog die Wellenbilder in unterschiedlich schwingenden Medien, was von Alexander Lauterwasser (2002) unter dem Interessensfokus der **selbstorganisierenden Gestaltbildungsprozesse** in der Natur wieder aufgegriffen wurde.

Einige wenige, willkürlich herausgegriffene und nachgezeichnete Beispiele aus seinen systematischen Untersuchungsergebnissen sollen die Vielfalt demonstrieren (◘ Abb. 4.6). Zur Versuchsanordnung: Eine Wasserschale von 4 cm Durch-

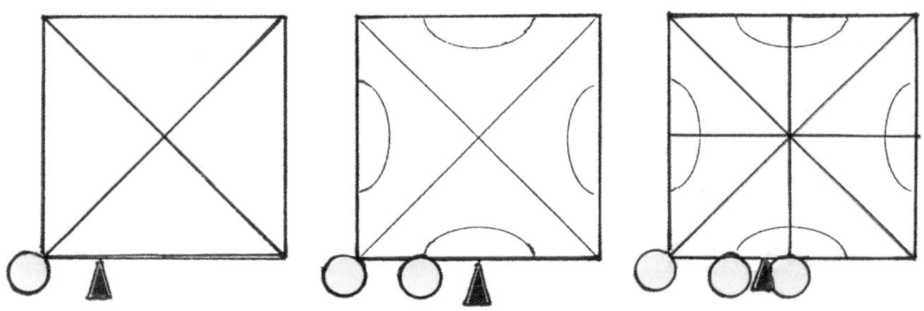

◘ **Abb. 4.5.** Chladni-Platte: Ernst Florens Friedrich Chladni (1756–1827). (Mod. n. Charles Taylor »Der Ton macht die Physik«, 1992, S. 100)

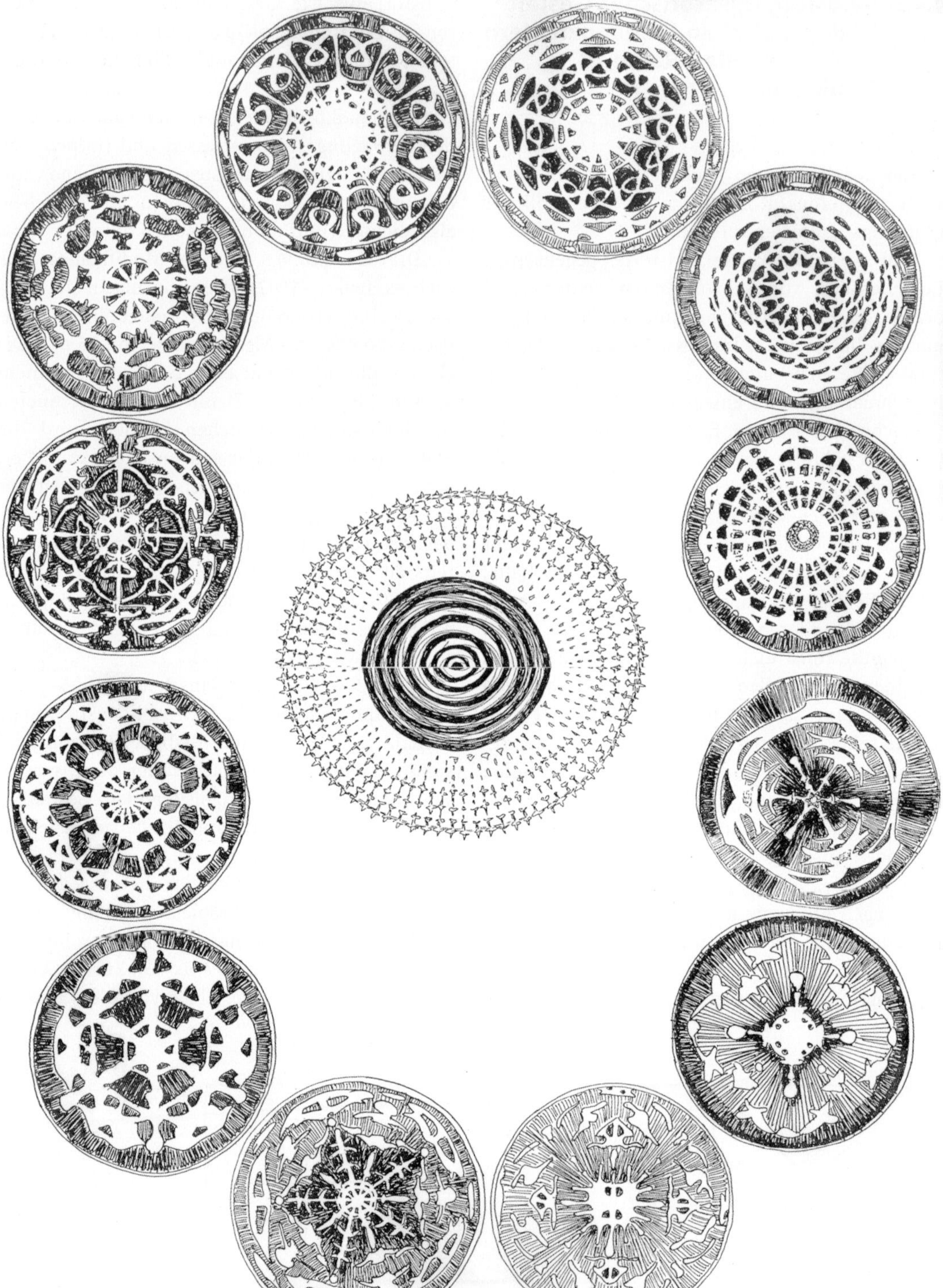

messer und 8 mm Wassertiefe wird mit Aqua destillata gefüllt und von unten her mit anhaltenden, reinen Sinustönen verschiedener Frequenzen in Vibration versetzt. Von oben wird das Gefäß beleuchtet und gefilmt. Die Kamera fängt vom Wellenmuster nur die Strahlungsreflexe auf, die nach oben gerichtet sind, also die der Wellenkämme, die sich scharf abzeichnen, und die der Täler, die verschwommen wirken, aber nicht die der schrägen Wellenseiten. Es liegen die Wellenbilder zwischen 10 und 160 Hertz vor. Dabei überlagern sich die für ein rundes Gefäß typischen Ring- und Radialwellen in immer anderen Formationen. Beim langsamen Hochgehen mit der Frequenz wechseln sich erwartungsgemäß Phasen von Strukturauflösung, chaotischer Wellensituation und – fast sprunghaft – erneut klarer, in sich ruhender Strukturen ab.

Diese »Wasser-Klang-Bilder«, wie sie genannt werden, sind besonders vor dem Hintergrund bedeutsam, dass die meisten Lebewesen überwiegend aus Wasser bestehen, der Mensch zu 80–90%. Hohlräume gibt es in uns ebenfalls zuhauf. (Über die inneren Auswirkungen gibt es meines Wissens keine gesicherte Kenntnis.)

Für Musiker sind die sprunghaften, selbstorganisatorischen Musterbildungen »täglich Brot«, nur werden sie in anderen Begriffs- und Bedeutungssystemen wahrgenommen. Die »Rahmenbedingungen« sind die Maße der Instrumente, der Klangerzeuger, z.B. eine Klangschale bestimmter Größe- oder eine Obertonflöte bestimmter Länge etc. Mit langsamem Luftstrom geblasen, hört sie sich tief und vielleicht geheimnisvoll an. Der Luftstrom schwingt mit einem Bauch im gesamten Rohr. Dann blasen wir etwas intensiver. Der Schwingungsbauch halbiert sich in der Mitte, sodass im Flötenrohr eine Art liegende Acht entsteht. Der Ton springt dabei um eine Oktave nach oben. Nochmals beherzter hineingeblasen und wir erhalten noch einen weiteren Oktavensprung in die Höhe. Die Länge des Hohlraums im Rohr haben sich nun 4 Schwingungsbäuche regelmäßig aufgeteilt. Klingende Zwischenformen bekommen wir nicht (turbulente »Übergangskrächzer« zählen nicht als Ton). Die Luftstromstärke und die Flötenrohrlänge sind die entscheidenden Variablen, die die Möglichkeiten der Tongestaltung vorgeben. Ein anderes Beispiel wäre ein Saiteninstrument. Durch Berührung an Knotenpunkten entstehen die hohen Flagiolett-Töne, deren niedrigster eine Oktave über dem Grundton schwingt.

In das Klangbild geht auch die Eigenresonanz des in Schwingung versetzten Körpers ein, das ist seine bevorzugte Schwingung, die mit seiner räumlichen Form und mit der Feinstruktur seines Materials zu tun hat. Es werden sich nur solche Frequenzen für eine stehende Welle aufsummieren und damit durchsetzen, deren »Knoten und Bäuche« mit einem ganzzahligen Vielfachen der kleinsten Einheit, zwischen die Grenzen des vorgegebenen Raumes gehen. Das ist das gleiche Prinzip, wie wir es beim Entstehen einer kohärenten Laserschwingung kennen gelernt haben, aber auch, wie wir es bei den schwingenden »Strings« im gesamten Universum antreffen, um dem folgenden Abschnitt kurz vorwegzugreifen.

Zwischenbemerkung

Kenner der Chinesischen Medizin sagen, die Akupunkturpunkte und Meridiane seien analoge »Klangfiguren« der Grundschwingung des jeweiligen Körpers und seiner organischen Untereinheiten, die durch die leiblichen Begrenzungen und die individuellen, körperlichen Beschaffenheiten des Betreffenden ihren genauen Ort fänden. Es sei ein übersummatives Wellenbrechungsmuster, das aus den lokalen Verhältnissen in der jeweils individuellen »Klangschale des Körpers« entstehe.

◄

Abb. 4.6. Wasser-Klang-Bilder.
Erläuterung zur Abbildung der stehenden Wellen: Im Kreis herum sind 12 Bilder angeordnet, das mittlere sei das 13. Der Kreis beginnt mit niedrigen Hertz-Stufen bei Position 6/7 und endet bei 5/6 bzw. in der Mitte. 1) Bipolare Dreiecksstruktur, fragliche 6er-Struktur. 28,9 Hz. 2) 4er-Struktur, 24,2 Hz. 3) 4er-Struktur, 25,38 Hz. 4) phasenversetzte 5er-Struktur, 38,45 Hz. 5) 6er-Struktur, 20,1 Hz. 6) 7er-Struktur, 79,7 Hz. 7) 8er-Struktur, 24,24 Hz. 8) 10er-Struktur, 22,12 Hz. 9) 12er-Struktur, 30,5 Hz. 10) 12er-Struktur, 45,7 Hz. 11) 14er-Struktur, 115,43 Hz. 12) 24er-Struktur, 57,2 Hz. 13) »Vielzahl«-stehende Welle, 91,8 Hz.)

4.4.4 Selbstorganisatorischer Dialog im Rahmen der Zeit

Bisher haben wir uns mit der Schwingung im Raum befasst. Bei Takt und Rhythmus werden für die Impulse zeitliche Grenzen für die »Zeiträume« gesetzt. Dadurch entstehen analoge, typische Muster, die aufgrund des inneren Beziehungsgefüges eindeutig »Gestalten« sind. Diese Formationen werden von uns Menschen unterschiedlich erlebt: ein 4/4-Takt mobilisiert andere Impulse und eine andere Stimmung als ein 3/4-Takt. Und wiederum anders wird weltweit ein 6/8-Takt erlebt, in dem üblicherweise Wiegenlieder gesungen werden. Die Sprache der Rhythmen ist reich und differenziert, speziell bei den Naturvölkern. Die westliche Zivilisation scheint diesbezüglich verarmt.

Die Fähigkeit zu wechselnder, rhythmischer Koordination von Bewegungen hat stammesgeschichtlich alte Quellen. Erich von Holst (1908–1962), ein Biologe und Ethologe, hat schon sich schon früh (1932) mit der Bewegungskoordination bei Würmern, Fischen, Vögel und später auch bei Säugern befasst und festgestellt, dass es sich dabei nicht um starre, reflektorische Abläufe handle, sondern um selbstorganisatorische Informationsverarbeitung unter ganzheitlichen, gestaltpsychologisch verstehbaren Gesichtspunkten. Liegt im Gesamtsystem eine »relative Koordination« verschiedener Rhythmen gleichzeitig vor, und verändert sich ein Parameter schleichend, wird eine Zeit lang noch das alte Bewegungsmuster beibehalten, um dann sprunghaft in die »absolute Koordination« mit den nächst möglichen ganzzahligen Frequenzverhältnissen umzuspringen.

Das Zusammenschalten mehrerer autorhythmischer Elemente führt zu einer systembedingten Stabilität bei ganzzahligen Frequenzverhältnissen (B. Hassenstein, 1984, S. 102).

4.4.5 Stabilität, Dialog und Wandel

Kommen wir nochmals zurück auf das Phänomen, das sich in diesem Abschnitt als wirksames Prinzip, als Wirkgestalt, erweist: auf ein übergeordnetes, stabil verkoppeltes Wellenmuster. Dieses ist mehr als die Summe der in bestimmter Frequenz schwingenden Teilchen des jeweiligen Mediums und – der begrenzenden Rahmenbedingungen, die für Reflektionen und Interferenzen sorgen und damit für das Zustandekommen einer stehenden Welle.

Das Koordinationsmuster wird für die gegebene Situation steuernder Faktor und besitzt auch eine gewisse Toleranz gegenüber Veränderungstendenzen.

(Eindrucksvolle Beispiel dafür geben die »Hysterese-Experimente«, bei denen eine Reihe mehrdeutiger Reizkonstellationen erstmals genauso interpretiert werden, wie beim Vorgang davor, obwohl in einem anderen Kontext eine andere Sichtweise plausibler erscheint. Hier übernimmt die Konstanz der Bedeutungszuweisung die Funktion der gestaltbildenden Prägnanz.)

Was für einen Sinn oder Funktion könnte das stabile Wellenmuster im lebenden Organismus außer einer situationsgemäßen Steuerung noch haben? Beim Anblick der Formenvielfalt der Wasser-Klang-Bilder und dem Formenreichtum der Natur, speziell zunächst der Pflanzenwelt, könnte man auf die Idee kommen, dass DNS-gesteuerte, stehende Wellen im Bereich der Wachstumszonen für den lokalen Reifungsprozess als Ordnungsschablonen oder als ein energetisches Verteilungsmuster fungieren könnten. Oder auch allgemeiner gefragt: Wie finden sprossende Neuronen und Gewebezellen ihren Ort?

Was hat es nun mit dem **Dialog** zwischen **Feld und Struktur** auf sich?

Jeder, der ein Streichinstrument spielt, weiß, dass neue Instrumente »nicht klingen«, dass sie erst eingespielt werden müssen und dass sie ihren vollen Klang erst entfalten, wenn sich in der Feinstruktur des Holzes durch die Vibrationen, bevorzugt die der Eigenschwingung, subtile Umlagerungen ergeben konnten, die mit obigen chladnischen Klangfiguren (◻ Abb. 4.6) sehr wohl vergleichbar sind.

Ein völlig anderes Beispiel. Landschaften werden durch die Druck- und Strömungsverhältnisse von Wind und Wasser geformt, seien es Dünen, seien es Spuren von Hurrikans, seien es Schluchten und Canyons etc., wo sich die Handschriften der Strömungskräfte besonders zeigen. Umgekehrt prägen die festen Strukturen den »freieren Existenzen« zeitweilig ihre Form auf, sei es beim Wasserfall, beim stillen Kratersee, beim Heulen des Windes im Gebirge, das Turbulenzen hervorruft, oder auch die Brechung und Streuung des Lichts am Kristall und im ewigen Eis (um noch eine andere Dimension hinzuzunehmen).

Ein einfaches strukturelles Veränderungsbeispiel für den menschlichen Körper aus der Orthopädie: unsere Knochenbälkchen, z.B. im Oberschenkelknochen, bauen sich entsprechend den Druckbelastungen auf und um, auch entsprechend den etwaigen Fehlbelastungen, und versuchen sich den Druckverhältnissen anzupassen. Andererseits kennen wir gerade im orthopädischen Bereich bei unphysiologischen Extrembelastungen Materialermüdungserscheinungen, wie das auch in der Technik geläufig ist (z.B. bei längerer Betätigung eines Presslufthammers). Interessant wäre zu untersuchen, welche Schwingungsfelder noch im physiologischen Bereich liegen und welche zur Strukturschädigung und Auflösung führen. Das letzte war ein ziemlich grobes Beispiel für ein Zusammentreffen einer unphysiologischen Schwingungsformation von außen, der die leibliche Struktur ausgesetzt wird.

In der **Psychosomatik** und **Psychotherapie** sind der Hypothese nach subtilere, aber deshalb nicht weniger wirksame Dissonanzen zwischen Fremd- und Eigenschwingungen am Werk, wobei sich diese Dissonanzen überwiegend intrapsychisch zwischen einer zentraleren Identität und introjektdominierten Teilbereichen abspielen.

! Die Turbulenzen fördernde Irritation von konkurrierenden Gestalt-Mustern um die ordnende Vorherrschaft – um in der Vorstellungswelt der Chaostheorie zu bleiben – destabilisieren die innere Ordnung.

Ein normales Alltagsbeispiel für die **Kollision** von **Mustern**: Etliche Berliner, die in der Hörweite der Umzugsmeile wohnen, verreisen regelmäßig, wenn ein Umzug mit Techno-Musik ansteht. Sie sagen, entweder muss man sich hineinbegeben und mitmachen oder es setzt einem zu. Sich nicht dafür entscheiden und davon überrollt werden, macht krank. Einige entscheiden für sich als temporäre Zwischenlösung: bewusst für begrenzte Zeit einzutauchen und in sich die entsprechende Resonanz, so vorhanden, in den Vordergrund zu holen, sich darüber zu freuen, aber bereit zu sein, sie sofort nach Beendigung der relativen Fremdstimulation wieder zu verabschieden, um wieder »zu sich nach Hause« zu kommen, was sie dann in ganz besonderer Weise genießen. Diese Flexibilität setzt voraus, dass man sich seiner Eigenschwingung (Eigengestalt) ausreichend sicher ist und sie bewahren kann, oder sogar auch, dass sich die eigene Selbstregulation zur rechten Zeit auf die angemessene und persönlich stimmige Schwingung einpendeln wird, wenn man sie ernst nimmt und auf sie hört. Diese Eigenschwingung ist aber nur relativ konstant. Die 100%ige Garantie, sein »Zuhause« genauso wieder anzutreffen, wie man es verlassen hat, gibt es eben nicht – und das ist gut so. Akzeptierte Erlebnisspuren werden integriert. Niemand steigt als derselbe zweimal in den gleichen Fluss, – sagte schon Heraklit.

> Der Grundgedanke dieses Abschnitts über das Verhältnis zwischen dem, was uns als strukturelle Gestalt und dem, was uns als flüchtige Feldgestalt entgegen kommt, ist die gegenseitige Beeinflussbarkeit, bei der alte Konstellationen vergehen können, sprungartig neue Muster auftauchen und dabei die **selbstorganisatorische Dynamik** greift. Dabei braucht nicht über Bord zu gehen, was gestimmt hat, es wird in der neuen Gesamtstruktur enthalten sein.

4.4.6 Definitorischer Exkurs: Kohärenz als Merkmal eines Gestalt-Feldes

Der Begriff der Kohärenz hat in unserer Zeit interdisziplinär eine hervorgehobene Bedeutung bekommen. Er wird in den unterschiedlichen Wissensgebieten unterschiedlich gebraucht und soll deshalb aus den verschiedenen Blickrichtungen beleuchtet und definiert werden, um das Gemeinsame und Unterschiedliche besser fassen zu können.

Für die Gestalttherapie, deren Ziel die Integration ist, gehört die Qualität von Kohärenz, als eine mögliche Integrationsform, sinngemäß zum zentralen Fokus des Interesses. Der Gebrauch dieses Begriffs hat zwar in der Gestaltgeschichte keine Tradition, wohl aber das Phänomen und der in gewisser Weise verwandte Begriff der Konfluenz.

Orientiert man sich bei »Gestalten« im Sinn der Vordergrundfiguren schwerpunktmäßig an deren Außenstruktur und an der Musterbildung, so steht bei »Feldgestalten« überwiegend die Bezogenheit im Binnenverhältnis im Fokus. Beiden gemeinsam ist die Eigenschaft der Kohärenz.

! Die Kohärenz ist eine notwendige Bedingung für das Gestalt-Erleben sowie für die integrierende Organisationsform einer Gestalt. Damit sei sowohl der subjektive wie der subjekt-unabhängige Pol einer Gestalt-Wahrnehmung angesprochen.

Im assoziativen Bedeutungshof von »Kohärenz« gibt es allerdings, je nach wissenschaftlichem Arbeitsbereich, ganz unterschiedliche Definitionen und gedankliche Zuschreibungen. Da der Gestalt-Begriff quer durch alle Disziplinen anwendbar ist, sehen wir uns analog verschiedene, derzeit geläufige Kohärenz-Begriffe an.

Kohärenz im Ansatz der Salutogenese

Das Kohärenz-Gefühl (Kohärenz-Verständnis) im salutogenetischen »**sense of coherence**« (SOC) ist ein medizin-soziologisches Konstrukt, das aus eindrucksvollen Ergebnissen einer Befragung stammt von Frauen in der Menopause unterschiedlicher ethnischer Herkunft in Israel, von denen ein Teil nationalsozialistische Konzentrationslager überlebt hatte (A. Antonovsky, 1997).

! Das empirische Konstrukt vereint »Verstehbarkeit« und »Handhabbarkeit« des Lebens sowie sinnvolle Bedeutungszuweisung an das Leben.

Vor dem erschütternden Hintergrund des Holocaust hat es die Rolle eines Hoffnungsträgers bekommen.

Die Aspekte von »Verstehbarkeit und Handhabbarkeit« passen gut zu den alten Erkenntnissen der Stressforschung, die Ohnmacht, bzw. den Verlust von Kontrolle und Orientierung als den wesentlichen pathogenen Faktor und hier dessen Gegenpol zu identifizieren. Der situative Zusammenhang wird wohl an beiden Polen erlebt, entscheidend für die Gesundheit scheint jedoch die Erkenntnis der Zusammenhänge und die eigene Einflussnahmemöglichkeit im jeweiligen System.

Antonovsky war nach eigenen Angaben stark von Viktor Frankl beeindruckt, der in Wien lebte. Dieser, ein direkter Überlebender eines Konzentrationslagers (Auschwitz), hat der »Bedeutsamkeit« sein wissenschaftliches Leben gewidmet. Er nannte seinen Entwurf »**Logotherapie**« und zielte auf die protektive Kraft und Heilung von Vorstellungen über den Lebenssinn ab, sei es eine religiös-weltanschauliche oder eine mehr sozial und mitmenschlich begründete Sinngebung. Dies lässt sich als eine ergänzende Bestätigung von Antonovskys Befunden verstehen.

Antonovsky lebte ursprünglich in den USA. Dahin waren Karl und Charlotte Bühler aus Wien, wo sie das Psychologische Institut der Universität Wien geleitet hatten, emigriert. Charlotte Bühler hatte seit den 30er-Jahren über Biografien geforscht, ursprünglich über solche von hervorragenden Persönlichkeiten, wobei sie die Bedeutung des Lebenssinns und der Verwirklichung eines »erfüllten Lebens« herausarbeitete, ein Werk, das sie nach dem Krieg in den USA fortsetzte. Sie wird daher als die Begründerin der »Life-span-Developmental-Psychology« angesehen. Zusammen mit Abraham Maslow, der ebenfalls in der Live-event-Forschung tätig war, mit Kurt Goldstein und mit noch anderen begründete sie 1960 die humanistische Psychologie. Dem Geiste nach, wenn auch nicht geografisch, wird Viktor Frankl ebenfalls der humanistischen Psychologie hinzugerechnet (dies zur Hintergrund-Ergänzung von Antonovskys Salutogenese-Verständnis).

Als »salugenetische Gestalt« bedeutet Kohärenz: sich selbst und mit ausreichender Handlungsfähigkeit innerhalb eines übergeordneten, sinnvollen Ganzen verstehen zu können.

Kohärenz in der Psychiatrie

Kohärenz ist in der Psychiatrie ein wichtiger Aspekt. Beim basalen Aufbau des personalen Ichs unterscheidet Scharfetter (2002) 5 Qualitäten, deren Störungen in besonderer Weise psychiatrierelevant sind, weil sie zu Formen der Depersonalisation führen:

1. Ich-Vitalität,
2. Ich-Aktivität,
3. Ich-Konsistenz und -Kohärenz,
4. Ich-Demarkation,
5. Ich-Identität.

Bei der Störung der Ich-Konsistenz und -Kohärenz erfahren sich die Kranken »nicht mehr als selbstverständliche Einheit, als ein zusammengehöriges Ganzes, von bestimmter (menschlicher) Beschaffenheit und Kontinuität/Kohärenz, Gefühle und Gedanken sind dissoziiert. Sie fühlen sich innerlich zerrissen (s. Ambivalenz), zersplittert und haben Angst. Darin können sie erstarren (katatoner Stupor) oder in Panik geraten (katatone Erregung). Manche fühlen sich von divergierenden Mächten auseinandergezogen und spüren diese Qual der Spaltung auch leiblich. In der Zersplitterung gibt es Verdopplungen mit relativer Selbständigkeit der Teile, aber auch das Gefühl der Auflösung« (Scharfetter, 2002, S. 91).

> Wenn die Konsistenz gelockert, die Kohärenz gar zerrissen ist, stimmen Affekt, Gefühl, Stimmung und Gedanken sowie andere Erlebnisinhalte nicht mehr zusammen: paradoxe Affekte und Mimik (Parathymie und Paramimie). Während ein Teil des Gesichtes grimmig scheint, lacht der andere Teil. Oder der Kranke lacht gequält oder verkrampft bei der Erzählung seiner Qualen (Scharfetter, 1983, S. 43).

In Werken der biologischen Psychiatrie taucht der Begriff »Kohärenz« in den Sachregistern nicht auf. Wohl aber spielt er eine Rolle in der linguistisch-strukturellen Forschung. Schizophrene haben offenbar mehr Mühe mit den »sachlogischen Verweisungen der Textstellen aufeinander«, d.h. mit der »Kohärenz«, die den Sinn eines Textes begründe (Tress et al., 1984, zit. n. Mundt & Lang, 1984).

G. Benedetti (1983a,b, 1984, 1992, 1998) greift Scharfetters Kohärenzbegriff auf, wie auch den der Demarkation, und lässt ihn nachreifend im dualen Therapeut-Patienten-Raum erleben. Dabei taucht der Therapeut vorübergehend in die Welt des Psychosekranken ein, sucht nach den dortigen, psychopathologisch gesehen, meist archaischen Möglichkeiten der Kommunikation und stellt sich als heilsames, positivierendes »Übergangssubjekt« zur Verfügung. Dabei wird die aufkommende Kohärenz des Zwischenraums in den Innenraum des Patienten aufgenommen. Diese besondere, vorübergehende, therapeutische Symbiose ist auf Wachstum, späterer Trennung und schließlich auf Individuation hin ausgelegt.

> Die psychiatrische Kohärenzgestalt hebt mehr den **inneren Feldbegriff** hervor, der zwar zur Voraussetzung die Integration verschiedener Teilsysteme (z.B. Körperwahrnehmung, sprachliche Ausdrucksfähigkeit, affektive Resonanz etc.) haben mag, der aber subjektv in der Innenwahrnehmung wie der Boden erlebt wird, aus dem die Gewissheit »ich bin« hervorwächst.

Kohärenz in der Traumatherapie

In der Traumatherapie ist zwar ebenfalls die **Wiederherstellung** der **Kohärenz** der betroffenen Persönlichkeit das angestrebte **Fernziel**. Jedoch liegt die Auffassung eines zusammenhängenden Kohärenzfeldes als Voraussetzung für eine gesunde Persönlichkeit und zwar sowohl für den Erlebnisvorgang im Hier und Jetzt und seine Speicherung, wie auch für das Selbstverständnis der Gesamtpersönlichkeit zugrunde.

Zunächst zieht der Gegenpol, nämlich die verschiedensten **Dissoziationsphänomene** nach **Kohärenzverlust** die Aufmerksamkeit auf sich. Diese werden im therapeutischen Prozess in ihrem spezifischen, traumatischen Zusammenhang auch in ihrer schützenden Funktion erkannt und gewürdigt, für die künftige Lebensbewältigung aber, soweit sie keine Extrembelastungen mehr vorhält, jedoch relativiert (van der Kolk, Mc Farlane & Weisarth, 2000; Lamprecht, 2001; Reddemann, 2002; Petzold et al., 2002).

Die in der Traumatherapie als Ziel angestrebte Kohärenzgestalt ähnelt etwas der oben geschilderten der Psychiatrie, doch ist sie zweischichtig. Auf der neurobiologischen Ebene wird die Integration der traumatisch versprengten Erlebnissplitter gefördert, nachdem sie emotional weitgehend neutralisiert worden sind; auf der vorgeschalteten und flankierenden psychotherapeutischen Ebene wird das Kohärenzgefühl über liebevolle Selbstannahme, Fremd- und Selbst-Wertschätzung und durch Förderung von angemessener Vertrauensfähigkeit in den »Rest der Welt« gestärkt.

Kohärenz in der Neurophysiologie

In der Neurophysiologie wird von Kohärenz gesprochen, wenn elektrophysiologische **Synchronizitäten** beobachtet werden. Sie beruhen, zu mindest teilweise, auf **sich positiv verstärkenden Erregungskreisen,** die sich synchron auf einander einschwingen. Die Interpretation dieses Phänomens ist noch nicht sicher zugeordnet (s. Calvin, 2002).

Analog finden sich auch im EEG (Elektroenzephalogramm/summarische Hirnstromableitung) zeitweilig kohärente Felder rhythmisierter Wellenformationen aus tiefen Hirnstamm- und oberflächennahen Rindengebieten (z. B. bei Entspannung, im Tiefschlaf und bei Bewusstlosigkeit übernehmen Kohärenzen – unterschiedlicher Formationen und Frequenzen – die Überhand). Wache Aufmerksamkeit, konzentriertes Denken etc. erzeugen hochfrequente, de-kohärente, also unregelmäßige, chaotisch erscheinende Wellenformationen, als gäbe es an vielen Orten gleichzeitig Aktivitätszentren, deren Erregungsmuster sich überlagerten.

Diese Kohärenzgestalt hat Feldcharakter im Sinne von gemeinsamer Ausrichtung.

Der Kohärenzbegriff in der Physik folgt im nächsten Abschnitt.

4.5 Ausflug in die theoretische Physik

4.5.1 Historischer Paradigmenwechsel

»Wie lange noch muss sich die Wissenschaft der Medizin auf eine Weltanschauung aus dem 17. Jahrhundert stützen?« So lautet die Kapitelüberschrift von George Engels einleitendem Beitrag zu Thure von Uexkülls Lehrbuch für psychosomatische Medizin (1996). (Ich habe selten so erleichtert durchgeatmet, als beim Lesen dieses Titels.)

Engel stellt darin die nachfolgenden Paradigmen gegenüber und plädiert für die Anerkennung von Beziehung und Dialog als wissenschaftliche Werkzeuge.

> Das Paradigma des 17. Jahrhunderts (Newton, Descartes):
> Der Untersuchungsgegenstand existiert außerhalb und unabhängig vom Forscher, der dessen Eigenschaften und Verhaltensweisen entdeckt und charakterisiert.
>
> Das Paradigma des 20. Jahrhunderts (Einstein, Heisenberg):
> Das zu Untersuchende ist untrennbar mit dem Forscher verbunden. Er entwickelt geistige Konzepte seiner Erfahrungen mit dem zu Untersuchenden, mit dem Ziel, sein Verständnis von dessen Eigenschaften und Verhalten zu fassen (Delbruck, 1986, zit.n. Engel, 1996, S. 5).
>
> Der Akt der Beobachtung ist ein einheitlicher Vorgang, an welchem unsere Wahl einen aktiven, subjektiven Anteil hat … im Drama des Lebens spielen wir die Doppelrolle des Handelnden und des Beobachters! Wie merkwürdig…, dass diese Erkenntnis…, die den Denkkonzepten der Wissenschaft diametral gegenübersteht, uns von der Atomphysik aufgedrängt wird (zit. n. Engel, 1992).

Spätestens seit Einsteins Umwandlungsformel zwischen Energie und Materie (1905) ist die Physik der theoretische Ort, an dem sich materielle Struktur und das »immaterielle«, energetische Feld begegnen und die gedankliche Voraussetzung finden, sich ineinander zu verwandeln. Heisenberg, Nobelpreisträger 1932, schreibt 1954 (Heisenberg, 1984, Bd. I, S. 430) und hypostasiert,

> ... dass alle Elementarteilchen aus derselben Grundsubstanz, nämlich aus Energie oder... einfach aus Materie bestehen, dass man also eigentlich nicht zwischen qualitativ verschiedenen Elementarteilchen unterscheiden kann, sondern, dass man sagen muss, die Elementarteilchen seien nur verschiedene Formen ein und derselben Grundsubstanz, Materie oder Energie.

Also alles sei von **gleicher Grundsubstanz**, kann aber unterschiedlich erscheinen aufgrund einer unterschiedlichen Ordnungsdynamik, das war schon damals sein Entwurf.

Seit Einsteins spezieller Relativitätstheorie behalten wir auch im Auge, dass auf der Ebene der subatomaren und quantenphysikalischen Vorgänge die alltagsgewohnte, konventionell-naturwissenschaftliche **Unterscheidung** zwischen **subjektiv** und **objektiv** nicht gilt. Die Gesetze der konventionellen Physik beruhen auf statistischen Näherungswerten und sind nur in einem Größenbereich »alltagstauglich«, in dem zwischen dem Beobachter und den beobachteten Ereignissen ein sehr großer Abstand bezüglich der Quantität und der Größendimension besteht (z.B. bei der Anwendung der Gasgesetze zwischen dem Beobachter Mensch und dem relativ kleinen Gasmolekül in seiner statistisch riesigen Häufung). Dagegen sind Messung und Beobachtung für den quantenmechanischen Einzelvorgang nachweislich eingreifende Ereignisse, die ihn verändern.

Obwohl sich der Paradigmenwechsel in der Physik schon vor einem ganzen Jahrhundert angebahnt hat, ist von ihm erstaunlich wenig in das allgemeine Bewusstsein gedrungen, auch nicht in Bereiche der angewandten Naturwissenschaften, wie z.B. den der Medizin.

Anmerkung

Querverbindung zur Psychologie: Obige Situation erinnert an das Problem der Normierung und der begrenzten Aussagefähigkeit von psychologischen Tests, die zwar einen statistischen Vergleich innerhalb der großen Bezugsgruppe der Allgemeinbevölkerung liefern können, aber bei der Bedeutungszuordnung im individuellen Lebenslauf wenig aussagen können und auf das Erfassen von komplexen, persönlichen und evtl. einmaligen Bezugsystemen angewiesen bleiben. Die Variabilität des Einzelnen ist im Verhältnis zu groß.

Noch ausdrücklicher gilt diese Einschränkung für die Psychotherapie, wenn es methodisch um die Anwendung von Fremddeutung geht, soweit sich diese aus scheinbar »allgemeingültigen« Hypothesen abzuleiten versucht.

Die Alternative dazu sieht die Gestalttherapie in der Stimulation einer systemimmanenten Antwort, also zu einer Selbstdeutung des Betroffenen.

4.5.2 Quantenphysik: Die freie Welt der Einzelereignisse

! Sein ist Bewegung: Nichts, was existiert, steht völlig still.

Alle Atome, samt ihren Elektronen, Protonen, Neutronen und Quarks, alle Moleküle und alle noch komplexeren, materiellen Strukturen haben Quantenenergie und sind Sender elektromagnetischer Felder mit Kraftwirkung. Der »Bewegungstanz« der elementaren Strukturen ist gequantelt bezüglich ihrer Grundeigenschaften (von Umdrehungszahl, Schwingungsweite, Bahnradius, Bahnneigung, elliptische Achsenverhältnisse u.a.) und baut sich bei komplexen Strukturen zu einem ebenso komplexen Schwingungsmuster auf. Diese Wechsel-Felder besitzen im Allgemeinen eine Hauptfrequenz und verschiedene Nebenfrequenzen, die der Information dienen, z.B. scheint genau dadurch ein Enzym seinen spezifischen Wirkungsort zu finden. Alle Moleküle und jegliche materielle Substanz haben elektrische Ladungen, die meist asymmetrisch verteilt sind, und haben eine Eigenschwingung. Das befähigt sie, zum Sender zu werden, wie auch zu einer spezifisch kodierten Energie in Resonanz zu gehen. Elektromagnetische Wellen lassen sich als potenzielle Kraftfelder und als potenzielle Quantenstrahler verstehen.

4

Energie*quanten* werden dann *Photonen* genannt, wenn ihr Energiespektrum in das schmale Frequenzband des sichtbaren Lichts fällt.

Ein *Photon* bzw. *Quant* wird definiert als eine massenlose, ort- und zeitlose, bewegte Energieeinheit, als elektromagnetische Welle von Lichtgeschwindigkeit mit einem Energiebetrag, der dem der Frequenz der jeweiligen Mutterwelle entspricht, und einer Polarisierung, die von der parallelen oder antiparallelen Spinachse zur Flugrichtung abhängt.

Zur Veranschaulichung: Ein menschlicher Körper von 60 kg wird aus etwa $(6\times10)^{28}$ Atomen aufgebaut; jedes Atom sendet bei 37 °C ca. 1450 Quanten pro Sekunde (Warnke, 1998).

Der Mensch – und jedes andere Lebewesen auch – ist also ein Quantenstrahler.

Wenn eine elektromagnetische (Wahrscheinlichkeits-)Welle irgendwo auf Resonanzstrukturen trifft, dann verwandelt sich diese augenblicklich kollabierende Welle in Quanten/Photonen, die wiederum ein eigenes, interferenzfähiges Kraftfeld aussenden.

Dieses Ereignis kann dem Beobachtungs- bzw. Messungsvorgang bei einem wissenschaftlichen Experiment entsprechen. Beobachten verändert unmittelbar. Das gilt im quantenphysikalischen Bereich in extremem Maße.

Wenn Ihnen das alles sehr befremdlich vorkommt, dann lassen Sie sich damit trösten, dass Sie sich damit in guter Gesellschaft befinden. Die Physiker der ersten Generation taten sich damit auch schwer, Einstein vorne dran.

4.5.3 »Schrödingers Katze« oder die Superposition als Sowohl-als-auch-Phänomen über den Polen

Schrödingers Katze

An dieser Stelle sei eine berühmt gewordene Paradoxie aus den Anfängen der Quantenphysik (1935) eingeflochten, die zum Ausdruck bringt, wie sehr sich die damaligen mit ihr befassten Physiker mit der Diskrepanz zwischen ihren Formeln, die in sich zu stimmen schienen, und dem gesunden Alltagsverstand, bzw. mit dem gewohnten, klassisch-physikalischen Verständnis, schwer taten. Einstein voran war zeit seines Lebens mit der Quantentheorie unzufrieden, obwohl er sie selbst voran gebracht hatte. Er wurde v.a. von Nils Bohr provoziert, der das alte Raum-Zeit-Konzept für erledigt erklärte. Auch Schrödinger hatte seine Schwierigkeiten mit der Deutung der Quantentheorie, insbesondere mit dem Messprozess. Um diese zu illustrieren, erfand er folgendes Gedankenexperiment (◘ Abb. 4.7 und ◘ 4.8): Wir sperren eine Katze in einen Kasten, den wir aber vorläufig nicht einsehen können, sodass wir also den **Quantenzustand** der Katze nicht messen können. Im Kasten befindet sich ferner ein radioaktives Atom, bei dessen Zerfall ein giftiges Gas freigesetzt wird, das die Katze tötet. Nach der Quantentheorie ist der Zeitpunkt des radioaktiven Zerfalls nicht vorhersehbar (lediglich im Sinne einer Zerfallswahrscheinlichkeit). Wir wissen also nicht, ob die Katze lebendig oder tot ist, und wir müssen ihr nach der Quantentheorie ei-

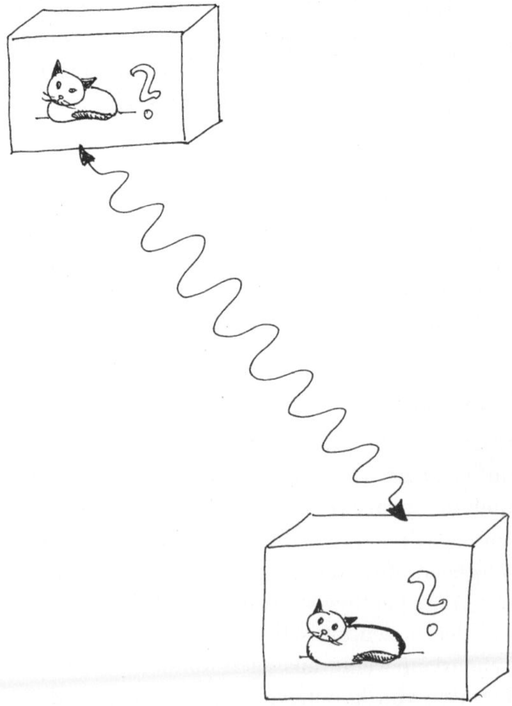

◘ **Abb. 4.7.** »Schrödingers Katze im Quantenzustand«

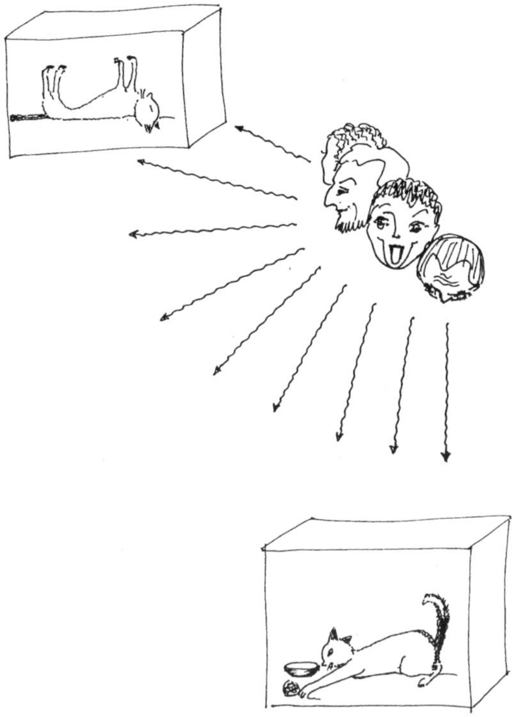

■ Abb. 4.8. »Schrödingers Katze in der Dualität«

ne Wellenfunktion zuschreiben ... (Diese) ist ... eine kohärente Überlagerung der beiden Zustände »lebendig« und »tot«. Erst wenn wir den Kasten öffnen, hinsehen und so in der Sprechweise der Quantentheorie »den Quantenzustand der Katze messen«, wird das Wellenpaket auf den Zustand »lebendig« oder »tot« reduziert.

Man hat hier natürlich den berechtigten Eindruck, dass der »Quantenzustand« der Katze nicht von unserem Hinsehen abhängen kann, also ein ernster Widerspruch zur Deutung der quantenmechanischen Messung vorzuliegen scheint« (Haken & Wolf, 2001, S. 415).

Das Gedankenexperiment sollte damals dazu dienen, die Quantenphysik ad absurdum zu führen, was ihm letztlich nicht gelang. Es bediente sich zweier Pole, die gedanklich kein gemeinsames Drittes, keine »Superposition« zulassen. Die Physik kennt jedoch verschränkte, kohärente Wellenpakete als gemeinsame Nenner.

Später, in den Jahren um 1960, konnte der Physiker John Bell theoretisch zeigen, dass ein Teilchenpaar, nachdem es sich getrennt hat, unabhängig von Raumdistanzen und Zeitmomenten, dennoch zusammen existiert, »zusammenlebt« und um den Zustand des anderen »weiß«. Nochmals anders herum erklärt: Es kommt in uns und um uns herum ständig dazu, dass die Schwingung eines Quants durch Brechung in 2 Strahlen aufgeteilt wird, die nun in 2 Richtungen durch den Kosmos eilen unter Beibehaltung ihrer Symmetrie. Wird nun der eine Strahl unterwegs gemessen und fixiert, dann wird damit auch der andere an seinem beliebigen Ort bestimmt sein. Hier wirkt ein ganzheitliches Prinzip der momentanen Informationsausbreitung, das nicht in Raum und Zeit lokalisierbar ist.

In den Begriffen der Gestalttherapie entspricht der intakten Welle, bzw. dem Wellenpaket der »Indifferenz-Zustand« (S. Friedlaender), einer kohärenten Dimension in ihrem Ursprungszustand, bevor sie in ihre Pole zerfallen ist.

Beispiel

Über den Polen »Liebe« und »Hass« schwingt die übergeordnete Dimension »emotional bedeutsam sein«. Oder: Über den Polen von »Schmerz« und »Freude« stellt sich oft etwas übergeordnetes Drittes ein, das sich wie Wehmut anfühlt.

Das war ein Abstecher zu Schrödingers Katze. Eigentlich sollte das historische und absurde Beispiel dazu dienen, auf die Kohärenz von Quantenpaaren hinzuweisen, das sind Ganzheiten von unermesslichen Dimensionen, an denen wir mit unserer quantenphysikalischen Existenz auch teilnehmen und eingebunden sind.

4.5.4 Kohärenz in der Physik

In der technischen Physik begegnet uns der Kohärenzbegriff in der Wellenlehre und dann v.a. in der Laser-Forschung (► s. ■ Abb. 4.3).

> Damit zwei oder mehr Lichtquellen geordnete und stationäre Interferenzerscheinungen erzeugen können, müssen sie **kohärent** sein. Wellen sind kohärent, wenn die Zeitabhängigkeit der Amplitude in ihnen bis auf eine Phasenverschiebung die gleiche ist. Bei rein harmonischen Wellen heißt das, dass die Frequenzen übereinstimmen müssen; die Phasen dürfen eine konstante Differenz gegeneinander haben (Gerthsen Physik, D. Meschede. 2002, S. 518).
> ▼

Bei der erzwungenen oder **stimulierten Emission** ist die Lage anders. Hier veranlasst eine auffallende Lichtwelle geeigneter Frequenz angeregte Atome, synchron mit dem einfallenden Lichtfeld zu schwingen und gespeicherte Energie abzustrahlen. Dann besteht eine **feste Phasenbeziehung** zwischen auslösender und emittierter Welle und somit auch zwischen den Emissionen der einzelnen Teile des erzwungenen, emittierten Mediums.

Laserlicht wird durch stimulierte Emission erzeugt und ist daher viel kohärenter als spontan emittiertes Licht. Die Kohärenzlänge kann viele km betragen (Gehrtsen Physik, S. 519).

4.5.5 Das abstrahlende Frequenzspektrum

Eine Übersicht über die elektromagnetischen Schwingungsmuster (◼ Abb. 4.9), die für den Menschen relevant sind und die uns teilweise aus dem technischen Umgang bekannt sind, wurde in Modifikation von Warnke (1998, S. 27) übernommen. Am besten belegt sind die Membran-Depolarisationen an Zellwänden und speziell an Neuronen. Sie liefern außer den elektrischen Aktionspotenzialen reichlich Quanten im Bereich der Mikrowelle.

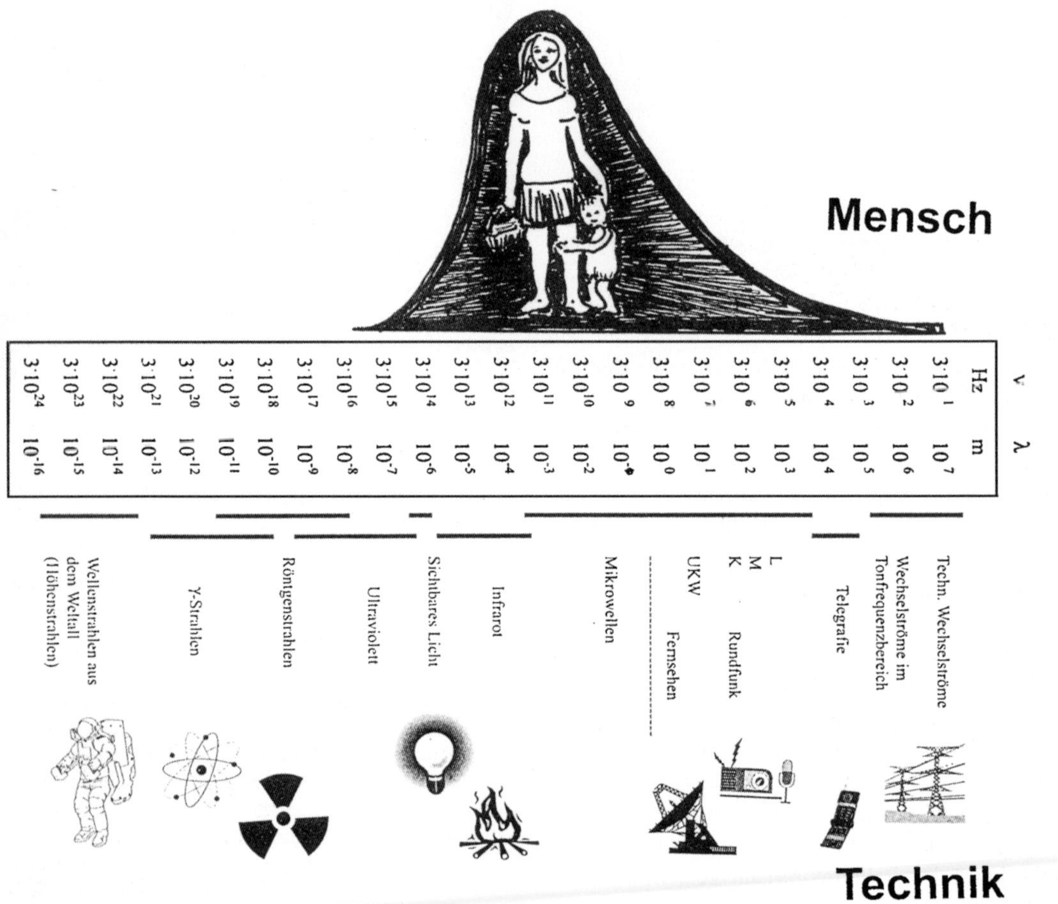

◼ **Abb. 4.9.** Elektromagnetisches Schwingungsspektrum. (Mod. n. Warnke, 1998, S. 27)

In unserem Organismus fließt freie Energie in Form elektromagnetischer Schwingungen; primär ausgehend von Elektronen, Ionen, Molekülen und letztlich immer mündend in Quanten und Photonen (Warnke, S. 28).

Wir können davon ausgehen, dass wir im und um den menschlichen Körper herum ein hochkomplexes Schwingungsfeld aus longitudinalen, elektromagnetischen und Quantenstrahlungen haben.

Wir können weiter annehmen, dass dies nicht nur ein interessantes Neben- oder Abfallprodukt unseres körperlichen Funktionierens ist, sondern, – das ist nun eine Hypothese –, dass das Gesamt der **Frequenzfelder** im Vergleich zum fassbaren Körper für die Persönlichkeit mindestens genauso sehr unsere **Existenz** ausmacht. Es ist davon auszugehen, dass diese Felder vielfach wechselwirken und dass sie zum Teil nach innen und außen als Trägerwellen für Informationen dienen. Es ist anzunehmen, dass informationstragende Felder entstehen. Es werden durch Überlagerung teilweise Kohärenzen entstehen, aber auch teilweise dissonante Schwebungen und Löschungsphänomene.

In sehr begrenztem Umfang dürfte es für diese Schwingungsseite in uns **Wahrnehmungsmöglichkeiten** geben, sowohl für die eigene Befindlichkeit, wie auch für die Qualität einer anderen Person. Ob es sich dabei um lokalisierbare Rezeptoren im körperlichen Bereich handelt oder um eine Differenzwahrnehmung einer »kortikalen Hochrechnung«, bzw. einer hochkomplexen, registrierbaren Musterveränderung, etwa in Analogie, wie sie das Kern-Selbst zur Orientierung an der Innen/Außen-Grenze nutzt, ist derzeit offen. Zumindest habe ich darüber nichts in Erfahrung bringen können.

Mögliche Hypothese: Sofern dabei Quanten eine Rolle spielen sollten, die nach Schrödingers Unschärferelation nicht gleichzeitig bezüglich Ort, Zeit und der Impulsgröße exakt bestimmt werden können, die aber als Kompromissbildung zu »Wellenpaketen« fähig sind, könnte die verwunderlich aufwändige Anordnung der kortikalen, großflächigen Gedächtnisspeicherung Sinn machen, bei der über mehrere benachbarte Zellgruppen hinweg der gleiche Inhalt gespeichert wird. Bei obiger Hypothese könnte ein solches Areal als »Landeplatz« für ein in Resonanz stehendes Wellenpaket dienen, das die gespeicherte Information in seine Kohärenz holt und dadurch aktiviert.

4.5.6 Die eine Welt als Superstring-Tanz

Wir haben von unserem Ausflug in die theoretische Physik noch die letzte und besonders interessante Wegstrecke vor uns, die Geschichte von Zeit und Raum **nach** Einstein. Sie gehört der **»Superstring-Theorie«**.

Brian Greene (2002) skizziert einleitend:

> Die moderne Physik ruht auf zwei Grundpfeilern. Der eine ist Albert Einsteins allgemeine Relativitätstheorie, die den theoretischen Rahmen zum Verständnis des extrem großräumigen Universums darstellt: der Sterne, Galaxien, Galaxienhaufen bis hin zu den ungeheueren Räumen des Universums selbst. Der andere Pfeiler ist die Quantenmechanik, die den theoretischen Rahmen zum Verständnis der kleinsten Größenverhältnisse liefert: der Moleküle, Atome bis hinab zu subatomaren Teilchen wie Elektronen und Quarks. Im Laufe vieler Jahre hat man fast alle Vorhersagen mit fast unvorstellbarer Genauigkeit experimentell bestätigen können. Doch genau diese theoretischen Werkzeuge führen auch zu einer sehr beunruhigenden Schlussfolgerung: So, wie sie gegenwärtig formuliert sind, können allgemeine Relativitätstheorie und Quantenmechanik **nicht beide richtig sein...**, wollen partout nicht zueinander passen... Auf sinnvolle physikalische Fragen gibt die unglückliche Verbindung beider Theorien sinnlose Antworten (Greene, 2002, S. 17 ff).

Im neuen theoretischen Rahmen der Superstring-Theorie sind allgemeine Relativitätstheorie und Quantenmechanik aufeinander angewiesen und ergänzen sich.

Um es auf den Punkt zu bringen: Alle bisher bekannten Kräfte (elektromagnetische, »starke« und »schwache« Kraft, Gravitation) sowie alle materiellen und Kraft-Teilchen (Proton, Neutron, Elektron, Quark, Myon, Tauon, Gluon, Photon, Eichboson, Graviton ...) sind schwingende, membranartige Energie-Schleifen, »Strings«.

Für diese übersummative Energieform, die alles bisherige umfasst, kann derzeit noch keine unabhängige Definition gegeben werden. Die Variabilität der Strings ist allerdings enorm. Sie können offen oder geschlossen sein, schnell oder langsam tanzen, spiralig oder elliptisch, mehr oder weniger verwunden, heftig oder sanfter oszillieren, locker oder straff gespannt und unvorstellbar verwickelt sein.

Zur besseren Vorstellung schildert Greene (2002, S. 31) folgenden Vergleich:

> Wie die Saiten einer Geige oder eines Klaviers Resonanzfrequenzen besitzen, bei denen sie bevorzugt schwingen – mit Mustern, die unsere Ohren als Töne und höhere Harmonien wahrnehmen –, haben auch die Schleifen der String-Theorie bevorzugte Schwingungsfrequenzen. Doch wie wir sehen werden, erzeugt in der String-Theorie das bevorzugte Schwingungsmuster eines Strings keinen Ton, sondern es tritt als Teilchen mit einer bestimmten Masse und Kraftladung in Erscheinung. Das Elektron ist ein String, der in bestimmter Weise schwingt, das up-Quark ein String, der auf andere Weise schwingt und so fort. In der String-Theorie sind die Teilcheneigenschaften alles andere als eine Sammlung chaotischer Experimentaldaten, sondern die Erscheinungsformen eines einzigen physikalischen Merkmals: der charakteristischen Schwingungen – gewissermaßen der Musik – von fundamentalen Stringschleifen...
>
> Die Saiten einer Geige können in charakteristischen Mustern schwingen, bei denen jeweils eine ganze Zahl von Wellenbergen und -tälern genau zwischen die beiden Enden passen (S. 173).

Diese Muster setzen sich in verschiedene Massen und Ladungen um. Heftige, energiereiche Muster ergeben massereichere Formen. Abgesehen von ihren unterschiedlichen Bewegungsmustern sind aber alle Strings identisch. So weit, so gut.

Das, was für unsere menschliche Vorstellungsgabe eine besondere Heraus- bzw. eine Überforderung darstellt ist die – inzwischen offenbar sehr gut überprüfte Tatsache –, dass wir uns nicht in einem 4-dimensionalen Raum-Zeit-Gebilde befinden, sondern: Wir leben in einer Welt, die aus 10 Raumdimensionen plus 1 Zeitdimension besteht. Man stellt sich sphärische, winzigst aufgewickelte und eingefaltete Zusatzdimensionen vor. Auch wenn das Vorstellungsvermögen an seine Grenze kommt, verstandesmäßig begreift man, dass die Erweiterung der räumlichen Dimensionen für den String zusätzliche Möglichkeiten bedeutet, unabhängig zu schwingen. »Wenn sich der String schwingend fortbewegt, spielt die geometrische Form der Extradimensionen eine entscheidende Rolle bei der Festlegung seiner charakteristischen Schwingungsmuster« (Greene, 2002, S. 243). Den Mathematikern zur Ehre, die solche geometrischen Zusatzräume berechnet haben, werden sie »Calabi-Yau-Räume« genannt. Die ◘ Abb. 4.10 zeigt einen bescheidenen Versuch, einen ansatzweise rosettenartig, zumindest 6-fach gefalteten Raum zweidimensional abzubilden.

Was die naive Vorstellung weiter auf die Probe stellt: Raum und Zeit werden durch kohärente Muster von Strings erst geschaffen. Als Gegenpol bietet sich ein raum-zeit-freier, strukturloser (Ur?-)Zustand an. Hans-Peter Dürr (1995, 1996, 1999, 2000; Dürr & Oesterreicher, 2001) nennt ihn schlicht »Potenzialität«. Das Merkmal der Potenzialität ist Kohärenz.

> Zum ersten Mal in der Geschichte der Physik haben wir damit ein System, mit dessen Hilfe sich jede fundamentale Eigenschaft des Universums erklären lässt. Aus diesem Grund wird die String-Theorie auch manchmal als »theorie of everything« (TOE), als »allumfassende«, »endgültige« Theorie oder schlicht als »Weltformel« bezeichnet (Greene, 2002, S. 31).

Dieser Entwurf, der zu dieser Weltformel führt, umfasst das Substrat einer Gesamtgestalt, in der wir als »Teilchen« sowohl unseren Ort haben wie auch gleichzeitig an seiner »nicht-lokalen Potenzialität« mit unserer »nicht-lokalen Existenz« teilnehmen.

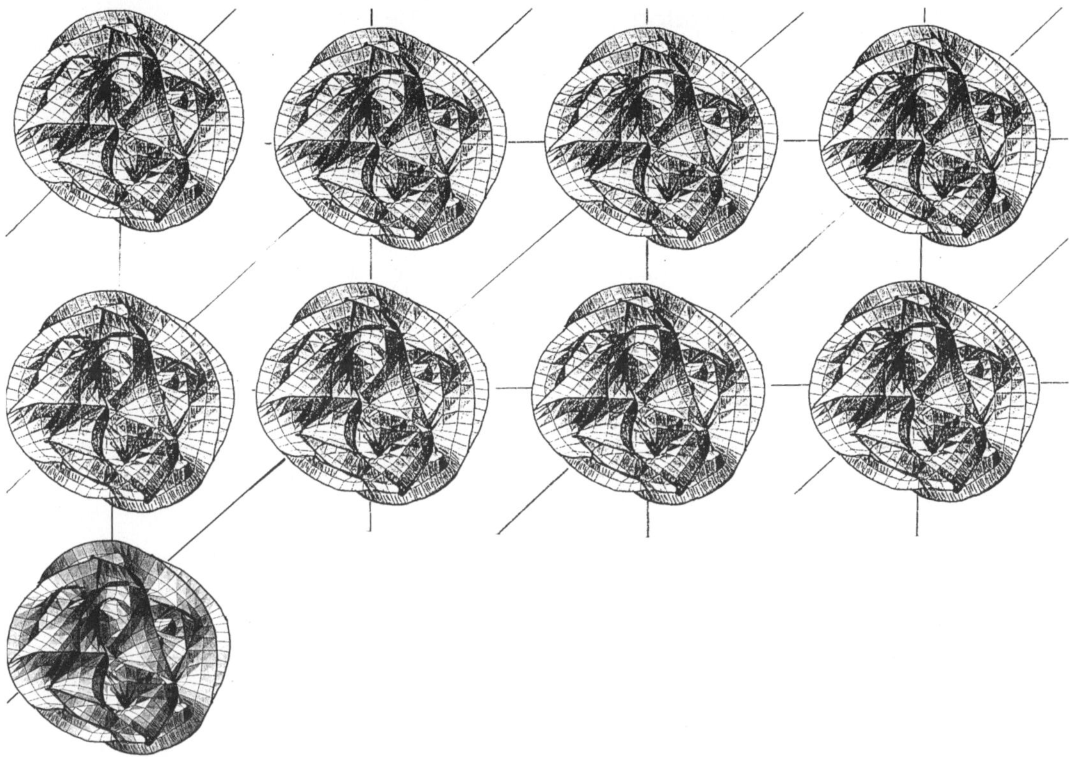

Abb. 4.10. Calabi-Yau-Raum: Versuch, einen mathematisch berechneten, 6fachen Calabi-Yau-Raum auf einem 2-dimensionalen Papier zeichnerisch anzudeuten. So ist nach der String-Theorie jeder Punkt durch die Kaskade der Raumdimensionen rosetten- oder »blumenkohlartig« entfaltbar. (Mod. n. Greene, 2002)

Quintalog 6

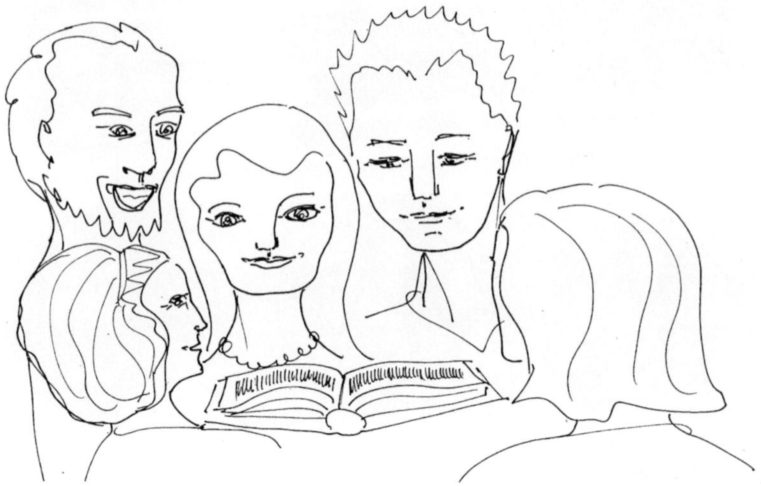

Mark Müller:
»Uff, endlich Pause! Das war aber ne Menge Holz. »Weltformel« und »Potenzialität« als übergeordnetes Ganzes. Intuitiv war mir das immer schon klar, aber dass Leute mit ihrem Verstand hinkommen, beeindruckt mich.«

Gudrun Heimerath:
»Der Verstand ist sicher nicht das Mittel der Wahl, zum Allumfassenden vorzustoßen. Der ist viel zu kleinkariert. Jahrtausendelang gehen die Menschen andere Wege, nur unsere Zeit meint, es ginge nur über den Verstand.«

Mark Müller:
»Ach Gudrun! Sei doch nicht so sauertöpfisch. Es nimmt dir niemand deinen Weg. Ich finde es entlastend, wenn Wege aus verschiedenen Seiten zu konvergieren scheinen. Und den Eindruck hatte ich eben. Aber, Lotte, ich habe eine Frage, weil ich mich trotz meines Interesse von der Fülle der Gedanken zwischendurch fast erschlagen fühlte: Sind diese theoretischen Überlegungen notwendig, um in guter Weise Gestalttherapie auszuüben?«

Gudrun und Angela:
»Das würde mich auch interessieren!«

Lotte H.-K.:
»Eindeutig: Nein. Ich habe deswegen am Anfang dieses Theorieteils extra eine Zusammenfassung eingeschoben für alle diejenigen, die diese allgemein theoretischen Überlegungen zum Hintergrundverständnis der Gestalttheorie übergehen möchten und habe damit auch bewusst dazu verführt. Ich kenne wirklich sehr fähige Gestalttherapeuten, Praktiker

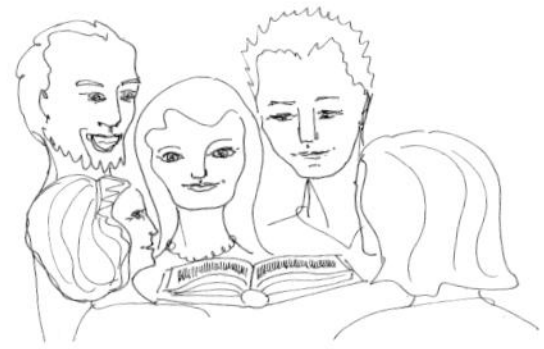

im guten Sinn, die wenig Freude an diesen allgemeineren Gedankengebäuden haben. Das ist dann auch in Ordnung. Andere wieder brennen darauf. Ich liebe beides.«

Angela Schmidt:
»So, damit fällt mir ein Stein vom Herzen. Freiwillig interessieren macht mehr Spaß. Was ich die Gruppe fragen wollte, habt Ihr das mit der halbtoten Katz verstanden? Was hat denn Schrödingers Katze mit Gestalttherapie zu tun?«

Stefan Kunzelmann:
»Also direkt nichts, glaube ich, aber vom Ansatz her ne Menge.«

Angela Schmidt:
»Wieso? Dann leg mal los!«

Stefan Kunzelmann:
»Unsere Koryphäen haben sich damals darüber in die Wolle gekriegt, und das finde ich, ehrlich gesagt, recht tröstlich, weil sie sich dabei als »Menschen wie du und ich« zeigten, die haben sich also darüber in die Wolle gekriegt, als es darum ging, sich eine reale, quantenmechanisch bestimmte Gegenwelt zur alltagsgewohnten materiellen Teilchen-Welt vorzustellen, obwohl ihnen das ihre Berechnungen vorgaben. In der Gestaltheorie geht es oft auch darum, über die Wahrnehmung des ergänzenden Gegenpols den eigenen Standort zu relativieren und die nächst höhere Ganzheit zu erreichen. Wenn unsere Welt durch exaktes »Entweder-oder«, durch »Leben oder Tod« gekennzeichnet ist, ist die quantenphysikalische Gegenwelt die des »Sowohl-als-auch«, der Unbestimmbarkeit von exakten Raum-, Zeit- und Impulsverhältnissen, also der Nichtlokalität. Das Wechselspiel beider führt zum Verständnis der Ganzheit. Der Mensch ist eine Miniausgabe der Ganzheit, ein holografischer Splitter davon, meinetwegen auch ein kurzgestutztes Bonsai-Bäumchen. Mit dem Verständnis unserer nichtlokalen Seite tun wir uns, v.a. wenn wir westlich naturwissenschaftlich sozialisiert sind, schwer, denn, falls wir keine Spezialisten dafür sind, fehlen uns für diese Seite der Realität die Messinstrumente. Unsere Alltagsratio ist selbst ein Kind der sinnlich fassbaren, raum-zeitlichen Teilchen-Realität und hat zunächst keine Kategorie für nichtlokale Phänomene. Diesen gegebenen Filter zu erkennen und zu relativieren ist ein ziemliches Stück Arbeit gegen die Alltagsevidenz.«

Lotte H.-K.:
»Lieber Stefan, erlauben Sie, dass ich an dieser Stelle eine kleine Geschichte einschiebe, die Hans-Peter Dürr (1995, S. 106) bei diesem Thema so gerne zum Besten gibt? (Er nickt und auch die anderen schauen interessiert.) Es handelt sich um die Parabel des englischen Astrophysikers Sir Arthur Eddigton aus seinem Buch »The Philosophy of Science«): »Eddington vergleicht in dieser Parabel den Naturwissenschaftler mit einem Ichtyologen, einem Fischsachkundigen, der das Leben im Meer er-

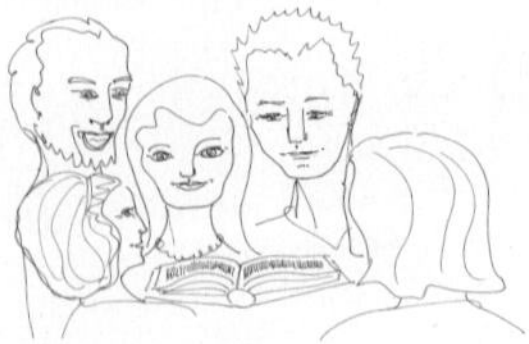

forschen will. Er wirft dazu sein Netz aus, zieht es an Land und prüft seinen Fang nach der gewohnten Art eines Wissenschaftlers. Nach vielen Fischzügen und gewissenhaften Überprüfungen gelangt er zur Entdeckung eines Grundgesetzes der Ichtyologie: Alle Fische sind größer als 5 cm! Er nennt diese Aussage ein Grundgesetz, da diese Aussage sich ohne Ausnahme bei jedem Fang bestätigt hatte. Versuchsweise nimmt er deshalb an, dass diese Aussage auch bei jedem künftigen Fang sich bestätigen, also wahr bleiben wird. Ein Freund, den wir den Metaphysiker nennen könnten, bestreitet jedoch diese grundsätzliche Bedeutung dieses Grundgesetzes, weil er dieses als eine Folge der 5-cm-Maschenweite des Netzes ansieht. Der Ichtyologe ist von seinem Einwand keineswegs beeindruckt und entgegnet: Was ich mit meinem Netz nicht fangen kann, liegt prinzipiell außerhalb fischkundlichen Wissens. Es bezieht sich auf kein Objekt derart, wie es in der Ichtyologie als Objekt definiert ist. Für mich als Ichtyologen gilt: Was ich nicht fangen kann, ist kein Fisch.« Ich glaube, das braucht keinen Kommentar. Ich freue mich über Ihre schmunzelnden Gesichter.«

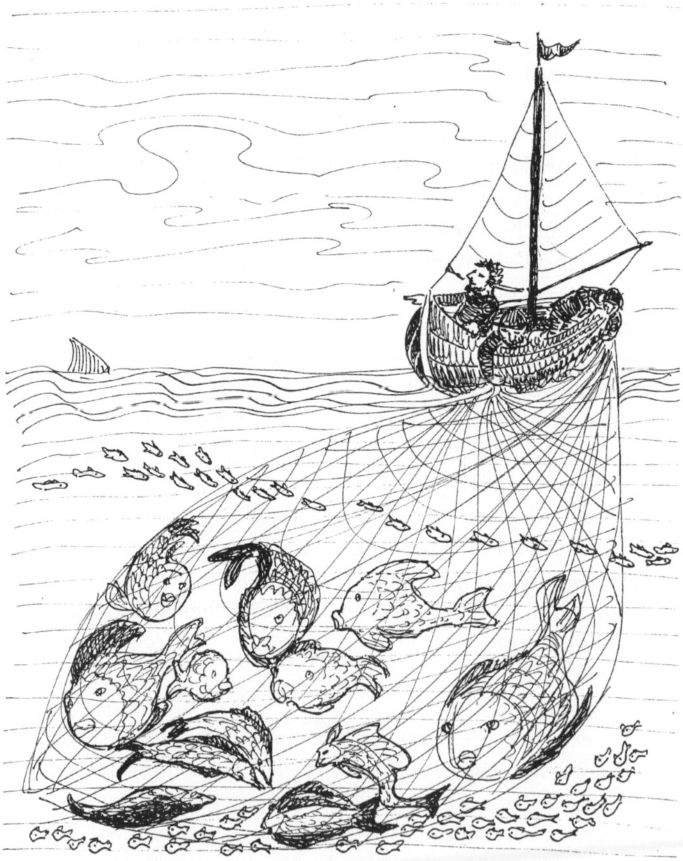

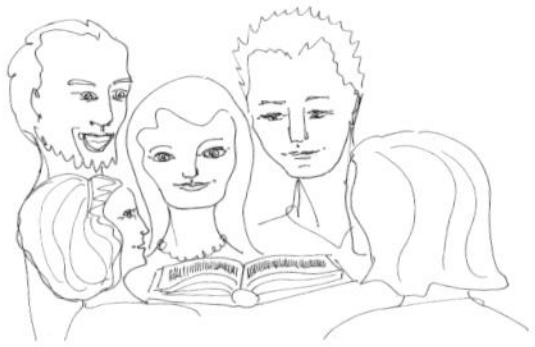

Stefan Kunzelmann:
»Nichtlokalität hat er mit seinem Netz natürlich auch nicht einfangen können, denn das entspräche in dieser Geschichte vermutlich am ehesten dem Ozean. Wie fängt man einen Ozean?«

Mark Müller:
»Mal im Ernst, warum spielt Nichtlokalität und Raum-Zeit-Relation für uns Menschen eine Rolle? Für die extremen Dimensionen der Mikro- und Makrowelten mag es von unübersehbarer Bedeutung sein. Da mag es beispielsweise sonst schwierig sein, Sterne zu orten oder zu sagen, wann ein Stern aufhört zu sein, wenn sein Licht weiter durch das Universum geistert, obwohl der Ursprungsstern schon längst zerborsten ist etc.«

Angela Schmidt:
»Aber das ist mit deiner Abstrahlung genau das Gleiche. Du hörst auch nicht an deiner Haut auf. Das ist nur eine Frage der Messfeinheit. Genau wie beim Ichtyologen eben.«

Mark Müller (augenzwinkernd zu Angela):
»Na, dass Du ständig am Wellenmachen bist, leuchtet mir ein, aber unsereins?«

Angela Schmidt:
»Blödelmann! Aber ich werde leicht wirr im Kopf, wenn ich mir vorstelle, in welcher Wellen- und Quantensuppe wir herumschwimmen und wir meinen, es sei leerer Raum um uns, also nichts. Das ist sicher gut, dass man es nicht mitkriegt.«

Gudrun Heimerath:
»Manchmal kriegt man schon etwas mit, meine ich. Erinnert Euch doch bloß daran, wie es oft in der Supervision zugeht, oder auch bei der Balint-Arbeit: Da hat man sich zusammen mit den anderen bemüht, etwas von einem Patienten, der einem zu schaffen macht, zu verstehen – und beim nächsten Behandlungstermin kommt der zur Tür herein und spricht und verhält sich so, als wär er als Mäuschen in der Supervision oder in der Balint-Stunde dabei gewesen. Da habe ich schon manchmal mit einer gewissen Gänsehaut gestaunt, als wäre etwas nicht mit rechten Dingen zugegangen.«

Angela Schmidt:
»Kenne ich auch. Ist ein bisschen viel, alles auf den Zufall zu schieben.«

Mark Müller:
»Und was heißt das für dich?«

Gudrun Heimerath:
»Nach meiner Erfahrung gibt es viel unabgesprochenes Verstehen, das man nicht mehr nur vom nonverbalen Erfassen herleiten kann. Gerade

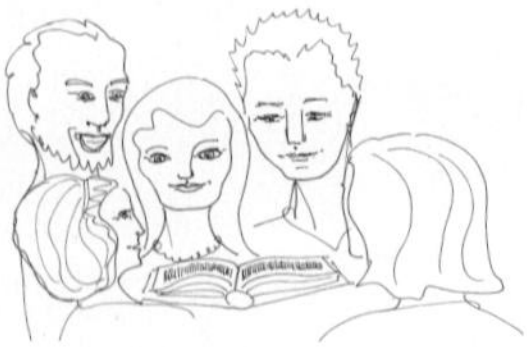

zwischen Therapeut und Patient, aber v.a. zwischen gut eingespielten Freunden, Geschwistern oder Eheleuten. Ich persönlich empfinde das so, als ob man sich mit den »Wellenlängen« oder dem Energiefeld abtasten könnte. Beweisen kann ich natürlich gar nichts.«

Stefan Kunzelmann:
»Vermutlich ist das ein Phänomen, das unserer Quantenseite zuzurechnen ist. Ich kenne das auch. Oft weiß ich, wenn das Telefon klingelt, im Voraus wer es ist. Das kennen viele Leute. Oder du bist an jemandem vorbeigegangen und spürst dessen Blick im Rücken, drehst Dich um und merkst, dass er dir wirklich nachgesehen hat.«

Mark Müller:
»Also Leute, jetzt wird es ganz schön magisch, gleich landen wir bei Harry Potter. Aber, sagt mal, warum haben wir eigentlich soviel – oder überhaupt – Angst davor?«

Gudrun Heimerath:
»Weil diese Seite unserer Natur gemeinschaftlich mit kollektivem Druck verdrängt wird und wir nicht gewohnt sind, natürlich und verantwortungsvoll damit umzugehen. Wir »Psychos« wissen doch nur allzu gut, wie Abgedrängtes schräg verzerrt zum Dämon werden kann, zur ängstigenden Fratze.«

Mark Müller:
»Natürlich umgehen mit der Unbegreiflichkeit der Quantenseite – sag, wie macht man das?«

Angela Schmidt (begütigend):
»Du bist doch schon dabei, dich darauf einzulassen. Du schaust doch schon hin.«

Mark Müller:
»Allein das Hinschauen tut es auch nicht immer. Als wir vorher die neue Theorie der Strings mit ihren schachteligen, aufgetürmten Räumen hörten, da war ich einfach platt. Wie ging es euch? (Die andern nicken kräftig allesamt.) Die Sache selber reicht dafür schon aus. Doch habe ich mich erinnert, wie ich neulich las, wie platt einst Heisenberg (1985, S. 18) als junger Gymnasiast war (1919), als er begeistert Platon las, speziell die Stelle mit der Genesis der Körper und der Welt. (Ihr habt sie im Timaios stehn. Platon, Bd.3, S. 138). Er war sich fast gewiss, dass sich in dieser Stelle etwas Gültiges verborgen hält. Das faszinierte ihn. Doch wie er sich auch mühte, konnte er die Stelle wissenschaftlich nicht verstehen. Die Stelle handelt, wie ein Turm von Räumen, welche Dimensionen sind, aus einem Punkt entfaltet wird. Da gibt es die Gerade, eine Dreiecksfläche, den Tetraeder dann und danach eine Vielzahl von komplexen Raumgebilden, die man sich aus Tetraedern konstruieren kann.«

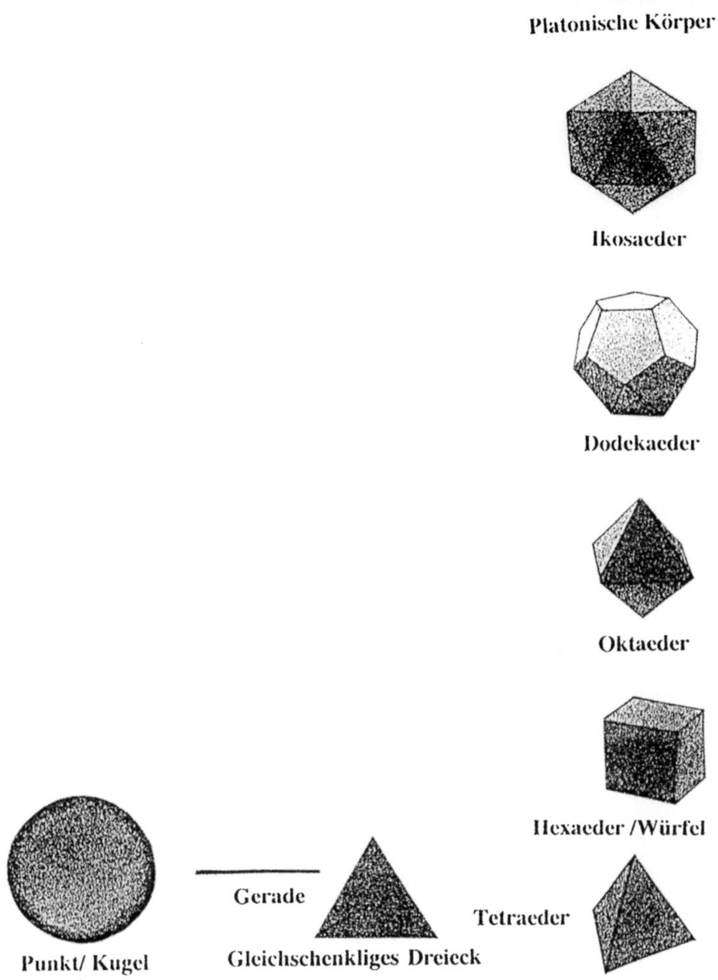

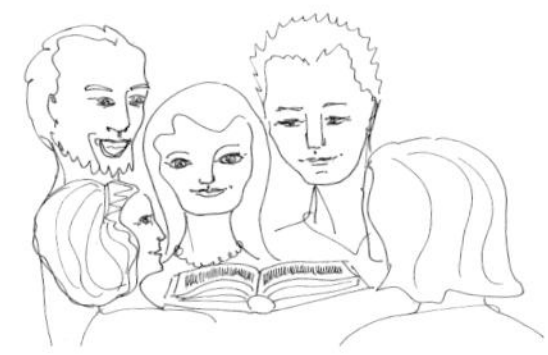

Stefan Kunzelmann:

»Und die Idee von dir ist nun, dass in dem Platon-Text bereits etwas von dem enthalten sei, was heute für die Dimensionen der Fädentänze unserer »Strings«, für deren Ausrichtung im Raum, berechnet wird?«

Mark Müller:

»Wär das nicht ungeheuerlich? Bei Platon gibt es auch den Hinweis, (Bd. 3, S. 142), dass die so beschriebenen Körper derart klein sind, absolut extrem, dass sie das Menschenauge nicht entdecken kann. Es sieht sie aber in der Form von großen Massen. Sagt, habt Ihr einen Reim wie solch ein alter Visionär an die Ideen kommt?«

Die Gesichter in der Runde zeigen ungläubiges Staunen.

Gudrun Heimerath:

»Wir haben wenig Ahnung, welche Eigenschaften unsere Quantenseite für uns alle noch verborgen hält. Es lohnt sich sicher, sich für sie zu interessieren.«

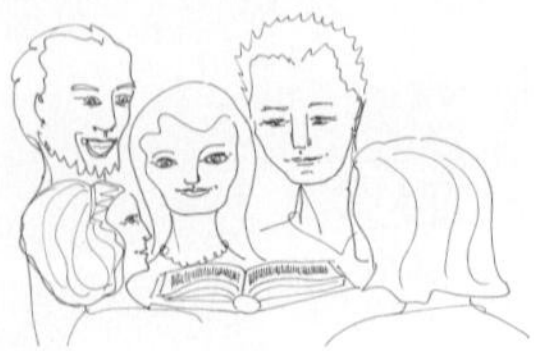

Angela Schmidt (zu Stefan):
»Hilf du mir bitte doch noch weiter mit der Katze. Wir waren vorhin von ihr weggekommen. Weißt du es noch?«

Stefan Kunzelmann:
»Ja, ich sinne zwar noch etwas über Marks Entdeckung nach – mit allem Vorbehalt, ob sich die Parallelität erweist – doch glaube ich, dass deine Frage in die gleiche Richtung geht. Auf unserer gewohnten, materiellen Seite, da existiert man – oder eben nicht. Entweder – Oder. Leben oder Tod. Sein oder Nichtsein, heißt es auch bei Hamlet. Nach diesem Dualismus ist das Beispiel konstruiert. Im Quantenraum, da überlagern sich die Möglichkeiten und schließen sich nicht aus. Die Katze kannst du dir gleichzeitig jung und alt vorstellen. Der Quantenzustand schließt die ganze Dimension der Katze- oder was auch immer – ein. Erst, wenn du diese Dimension durch einen ganz bestimmten Messvorgang an jener Stelle zum Kollaps bringst, hast du eine Form von allen ihren Möglichkeiten in die Wirklichkeit gebracht, meintwegen: materialisiert.«

Angela Schmidt:
»Es klingt so fremd. Gibts das im Alltag?«

Gudrun Heimerath:
»Ich denke, dass die »Quantenseite« im Leben eine größere Rolle spielt, als unsere Ratio es für möglich hält. Vermutlich ist sie »schuld« an Fremd- und Autosuggestion, an echtem Wünschen, an der Wirkung von »Placebo« (einschließlich dem »Nocebo«), an Fluch und Segen, Voodoo-Tod, sowie auch an der Heilkraft von Gebeten, die mehrfach schon streng wissenschaftlich überprüft ist. Wenn wir allein die 30–40% Placebo-Effekte als unsere Kräfte nutzen könnten, die nachgewiesen sind und sie zum Heilen zur Verfügung hätten, das wär für alle eine gute Sache.«

Mark Müller:
»Wie seht Ihr das Verhältnis von der Quantenseite mit dem Geist? Bisher erschien es mir in den speziellen Büchern, dass wir zunächst aus Materiellem aufgebaut sind und beachtlich funktionieren und dass nun von den Forschern im Gehirn auf den speziellen Überbrückungsschritt gewartet wir, der sich bisher nicht blicken ließ, der sich verhüllt.«

Stefan Kunzelmann:
»Du scheinst in deiner Frage schon die Antwort anzudeuten!«

Mark Müller:
»Nach allem, was wir bisher hörten, kommt es mir vor, dass uns die »andere Seite«, die von der Art des unbegrenzten Geistes ist, schon von der kleinsten Zelle an begleitet, dass sie in altvertrautem Dialog schon immer bei uns ist und wir mit ihr. Die Frage ist nicht die, wann uns der Geist aufsucht. Die Frage ist, wann wir den Geist als unser eigenes Sein bemerken. Die Quantenseite ist schon immer da, vielleicht sogar ursprünglich früher. Wie dem auch sei, jetzt spielt die eine Seite mit der anderen Match.«

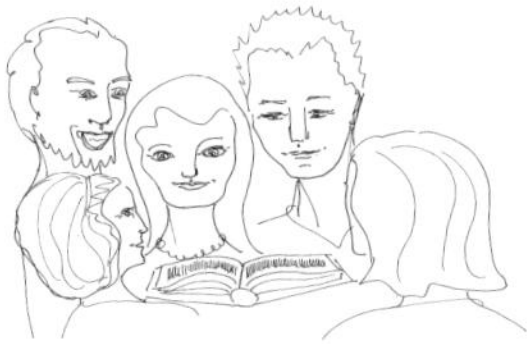

Stefan Kunzelmann:
»Das ist ein selbstbewusstes Bild! Geist und Materie spielen Match. Ich gratuliere!«

Mark Müller:
»Vielleicht ist es zu schräg und stammt allein aus meiner Teilchen-Sicht. Ich fürchte, du hast Recht mit deinem leichten Spott: Dem Bild fehlt jene unbegrenzte Weite, die mich gleichzeitig anzieht und ans Schaudern bringt. Die Quantenseite fließt durch uns hindurch und hüllt uns ein. Wir schwimmen in ihr – oder sollt ich sagen: in dem Geist? – so wie ein Fisch im Wasser. Doch sind wir leider zunächst blind für ihn. Was heißt hier Geist? Wir setzen locker beides gleich, die Quantenseite und den Geist. Ist das in Ordnung?«

Stefan Kunzelmann:
»In einer Weise sicher nicht. Die Tradition des Denkens ist schon jeweils sehr verschieden, aus der die Quantenseite stammt, verglichen mit dem »Geist«. Niemand weiß letztlich was Genaues über beide. Doch scheinen beide in die gleiche Richtung zu verweisen. Das Quantum ist auch nicht die letzte Einheit, wie du ja weißt. Es wäre besser, Potenzialität zu sagen, wenn es ums Ganze geht.«

Gudrun Heimerath:
»Liebe Kollegen! Allmählich habe ich den Wunsch, den Höhenflug zu erden. Vielleicht ist es zu trivial, die Kraft, die diese Wandlungsketten zwischen all den Mustern, zwischen freiem Chaos und der Ordnung schafft, dem Geist zu unterstellen oder mit ihm gleichzusetzen, was meint Ihr dazu?« Nachdenklich fragende, interessierte Gesichter.

Angela Schmidt:
»Vergiss die große Schönheit seiner Muster nicht.«

Mark Müller:
»Genau. Und seine Kraft, aus sich heraus zu sein, die Macht, sich zu entfalten.«

Stefan Kunzelmann:
»Und stell dir vor, der Geist läuft ständig durchs Gelände des Gehirns auf 1000 Quantenpfoten samtweich und behände und überstreicht gleichzeitig anderswo die Welt. Ich fange an, die unsichtbaren Katzen heiß zu lieben.«

Angela Schmidt:
»Oh Stefan, du entpuppst dich gleich als Ober-Schmusekater, hätt ich dir anfangs gar nicht zugetraut!« (Stefan guckt etwas verlegen zum Boden.)

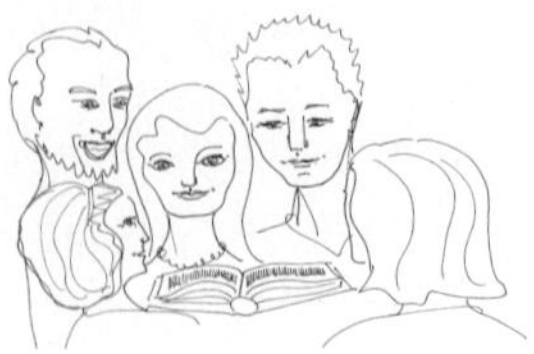

Mark Müller:
»In mir ist dieses Bild vom Spiel zurückgekehrt, wenn auch ein bisschen anders: die Potenzialität spielt mit dem »Alter-Ego« ihrer selbst – sich selbst die Bälle zu.«

Lotte H.-K.:
»Das ist ein guter Schlusspunkt. Lasst uns zu Ende kommen, noch bevor wir ganz ins Schwärmen kommen.«

4.6 Zwischenbilanz zu den »Hintergrundkulissen«

In der Gestaltpsychologie Anfang des 20. Jahrhunderts unterschied man einfach zwischen **Vorder- und Hintergrund** im Wahrnehmungsgeschehen. Das Interesse galt im Allgemeinen dem Erschaffen des Vordergrundes, der die Aufmerksamkeit des Betrachters auf sich zog. Das konnte primär durch seine Merkmale bedingt sein, oder aber auch durch die Motivationslage des Betrachters – oder durch eine Kombination von beidem.

Dem Hintergrund wurde gestaltpsychologisch nicht viel Aufmerksamkeit gewidmet. Man achtete auch nicht auf den Unterschied zwischen dem »Hintergrund mit (noch oder wieder) eingebetteter Vordergrundfigur«, also dem Prä- oder Postzustand bezüglich des Ausdifferenzierungsaktes einerseits, und dem Resthintergrund als Gegenpol zur herausgelösten Vordergrundfigur.

Das Wahrnehmungsfeld, das uns für diesen Differenzierungsvorgang zur Verfügung steht, erweist sich bei näherem Hinsehen als **Kulissenlandschaft.** Es kommt darauf an, auf welche Ebene der Wirklichkeit unser Fokus eingestellt ist.

Üblicherweise entwerfen unsere 5 Sinne eine 3-dimensionale, räumlich anschauliche und bildhafte Wirklichkeit mit subjektiv linearem Zeitgeschehen.

Es ist die Welt unserer insgesamt 4-dimensionalen Raumzeit, für die wir als menschliche Lebewesen biologisch ausgerüstet und spezialisiert sind.

Unsere Sinnenwelt erscheint uns als etwas Primäres und Naturgegebenes, aber sie ist bereits durch biologische Übersetzungsarbeit entstanden bzw. konstruiert worden. Für andere Lebewesen bestehen für ihre Raumzeit-Welten andere Übersetzungscodes, da ihre »Sinnesfenster« auf andere Frequenzspektren eingestellt sind, z. B. für Ultraviolett- oder Infrarotstrahlung und für andere hörbare Hertz-Bereiche. Möglicherweise stehen ihnen sogar andere Sinneskanäle zur Verfügung, z. B. Rezeptoren für Magnetlinien.

Bei der **Informationsverarbeitung** innerhalb unseres menschlichen Nervensystems, also im Bereich der **Neuro- und Hirnphysiologie**, spielen die so genannten »**Gestaltgesetze**« eine größere Rolle.

Sie helfen u. a. bei der Orientierung und raschen Identifizierung von potenziell gefahrenträchtigen Reizkonstellationen und haben offenbar im Laufe der Stammesentwicklung einen nicht zu unterschätzenden Überlebensbeitrag geliefert.

Ihr Nachteil, der dabei in Kauf genommen wurde, sind Näherungslösungen, Unschärfen und gelegentliche Sinnestäuschungen. Diesen gestaltpsychologisch gut untersuchten Verarbeitungsmodi ist in diesem Buch ein eigenes Kapitel gewidmet (▶ Kap. 3, Abschnn. 3.2).

Insgesamt besteht noch viel Forschungsbedarf für das Kapitel der Informationsverarbeitung.

Außerhalb der eingeschränkten Bandbreite unserer Rezeptoren und Sinnesorgane gibt es als »Hintergrund« eine bezüglich Frequenzspektren und Modalitäten erheblich breiter gefächertere Realität.

Einen kleinen Teil davon können wir Menschen uns, bzw. unseren Sinnen, durch **technische Übersetzungshilfen** zugänglich machen und dadurch unsere Sinnesfenster etwas verbreitern (z. B. Radiowellen, Röntgen-Strahlung, Radioaktivitätsmessung über »Geigerzähler«, Magnetfeldtomografie, Einsatz von Teleskopen, Mikroskopen, Frequenzmodulatoren etc.).

Der größere Teil dieser primären Hintergrund-Wirklichkeit, die aus den unterschiedlichsten Schwingungsmustern, Masseteilchen und Kräften besteht, bleibt uns jedoch unzugänglich.

Die Physik der letzten 3 Jahrhunderte hat diesen **Hintergrund unserer Wirklichkeit** mit großem Einsatz theoretisch und experimentell zu erschließen versucht und hat in mehreren Etappen und mit immer wieder neuen Etappensiegen nach der kleinsten Einheit geforscht – und nach dem, »was unsere Welt im Innersten zusammenhält«...

Kurzgefasst besteht unsere 4-dimensionale Raumzeit-Welt im Sinne der »vorletzten Fassung« aus 4 Kräften:

1. elektromagnetischer Kraft,
2. Gravitationskraft,
3. starker und schwacher Kernkraft,
4. aus Elementar-Teilchen unterschiedlicher Masse (Elektron, Myon, Tauon, Neutrinos, Quarks) und aus Kraft-Teilchen (Photon, Graviton, Gluon, schwache Eichbosonen; Greene, 2002).

   Diese Bestandsaufnahme scheint weiterhin im Fluss.

Seit knapp einem Jahrhundert, seit Einstein, ist die Umwandlung von Energie und Masse im Raumzeit- System sowie die relativierende Einflussnahme zwischen Masse und Raumzeit in der physikalischen Welt akzeptiert. Diese theoretisch vielfach überprüften Ergebnisse können von der naiven Sinneswahrnehmung nie überzeugend bestätigt werden und sorgen beim erfahrungsorientierten Laien immer wieder neu für Verblüffung und Irritation. Das menschliche Gehirn wurde nicht für Erkenntnisfragen, sondern für das Überleben in den Raumzeit-Verhältnissen »ausgemendelt«. Mit dieser Dissonanz haben inzwischen wissenschaftlich ausgerichtete Menschen leben gelernt.

Für die theoretischen Physiker sorgt jedoch ein anderer Umstand für Irritation, nämlich, dass die Systeme der **allgemeinen Relativitätstheorie**, die sich für die Berechnungen des extrem großräumigen Universums bewährt hat, und die **Quantenmechanik**, die ein sicherer Pfeiler im Umgang mit den kleinsten Einheiten im subatomaren Bereich geworden ist, theoretisch nicht zusammenpassen wollen und deshalb in der heutigen Formulierung nicht beide richtig sein können.

Die Verwirrung der Laien lässt sich noch steigern durch die Erkenntnis, dass auch die Raumzeit-Welt nur ein minimaler Ausschnitt einer **mehrdimensionalen Hintergrundwelt** ist. Der Entwurf der »String-Theoretiker« (Greene, 2002) von einer 11-dimensionalen Welt (10 Raumdimensionen + 1 Zeitdimension) übersteigt die sinnengeprägte Vorstellungswelt eines menschlichen Gehirns in großem Maße.

Aber genau aus dieser Richtung kommt die »frohe Botschaft« für die theoretische Physik: die **Superstring-Theorie**(n) – es gibt mehrere Formulierungsversuche – vereinen im Ansatz Relativitätstheorie und Quantenmechanik und stellen die langgesuchte allgemeine **Weltformel** in Aussicht, den allgemeingültigsten theoretischen Hintergrund unser aller Realität.

Konkret handelt es sich bei den »Strings« um unterschiedlich komplexe, virtuelle Schwingungsmuster von Fäden, Schleifen, Membranen und Klümpchen mit möglichen Massen und Kraftladungen jenseits unseres Raum-Zeit-Netzes im Subquantenfeld des so genannten Vakuums, das als Meer der Potenzialität, also als Hintergrund und ewige Quelle aller konkreter Seinsweisen betrachtet werden kann.

Quintalog 7

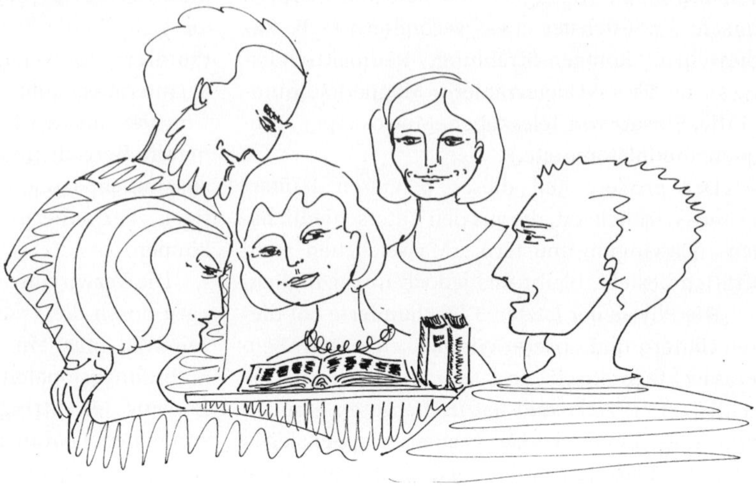

Gudrun Heimerath:
»Nochmals Halt! Das geht mir alles zu rasant! Wir haben zwar vorhin schon darüber diskutiert, aber ich habe immer noch erheblichen Diskussionsbedarf. Das sind ganz neue Sachen für mich, die es zu meiner Zeit weder in der Schule noch im Studium gab.«

Lotte H.-K.:
»Klar. Ist in Ordnung. Auch für mich und die anderen hier gab es das noch nicht in der Schule. Für die Anfänge der String-Theorie wurde doch erst 1981 der Nobelpreis vergeben. Und sie ist weiterhin unterwegs. Was möchten Sie gerne nochmals ansehen?«

Gudrun Heimerath:
»10-Raum-Dimensionen! Wie soll ich mir das denn vorstellen?«

Angela Schmidt:
»Das ist mir auch schleierhaft!«

Stefan Kunzelmann:
»Vielleicht kann ich da mit einem etwas lausigen Einfall auf die Sprünge helfen: Stell dir vor, Gudrun, du balancierst auf einem dicken Seil, etwa auf einem Schiffstau. Da hast Du nur die zwei Möglichkeiten der einen Dimension, wenn du nicht hinunterfallen willst: vor oder zurück. Okay? Dann verwandelst du dich in eine Ameise und untersuchst dein Seil als Terrain. Jetzt kannst du ohne weiteres auch nach rechts und links, schräg in alle Richtungen und auch um das ganze Seil herum marschieren. Die Raumdimensionen haben sich mehrfach erweitert. Auch in Ordnung? Du nickst belustigt. Und nun verwandelst du dich in eine klitzekleine, neugierige Filzlaus. Die interessiert sich auch für die innersten, gewundenen Hohlräume, Einbuchtungen und Faserngänge. Vielleicht entsteht durch

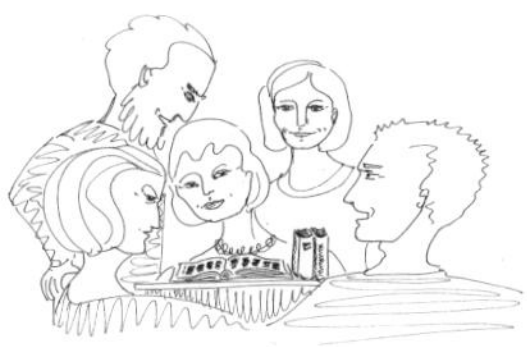

sie sogar ein winzig kleines rosetten- oder blumenkohlähnliches Gebilde. Das sähe schon sehr ähnlich wie ein (nach ihren Entdeckern genannten) Calabi-Yau-Raum aus (◘ Abb. 4.10), in dem (nach Ansicht der String-Theorie) das Universum räumliche Zusatzdimensionen aufgewickelt bereit hält. Die Geometrie dieser zusätzlichen Raumdimensionen bestimmt das Schwingungsmuster der Strings und damit auch ihre möglichen Teilcheneigenschaften, also Ladungen und Masse, die wir schließlich in unseren Alltagsdimensionen beobachten (Greene, 2002, S. 242). Ich finde das allemal noch leichter, als diese gewundenen Räume zu berechnen.«

Gudrun Heimerath:
»Danke für die Lauseoptik. Die finde ich schon sehr hilfreich. Als du von Rosetten sprachst, bekam ich ein Bild, als wären überall in unserer Welt und vielleicht sogar im ganzen Universum Rosen eingefaltet, um ihre symbolträchtige, liebenswerte Form als Modell für die Materie erschaffenden Schwingungen zur Verfügung zu stellen. Das hat mich für diese »Stringgeschichte« direkt vom Herzen her erwärmt.«

Stefan Kunzelmann (etwas schmunzeld und kopfschüttelnd):
»Ach ja, ihr Frauen mit euren Einfällen. Gut, dass wir hier unter uns und nicht auf einem offiziellen Pannel sind. Aber dein Vergleich kommt eigentlich ganz gut hin.«

Mark Müller (zu Stefan):
»Hast du das mit dem Vakuum verstanden? Das scheint eine mächtig dicke Kloßbrühe zu sein. Von wegen Leere – damit ist wohl nichts, oder?«

Stefan Kunzelmann:
»Ja und Nein. Hans-Peter Dürr spricht immer von Potenzialität, von einem Meer der Möglichkeiten. Die Impulse sind solange virtuell, solange sie mit einem entsprechenden Partneraspekt in neutralisierter Ausgeglichenheit existieren. Materie und Antimaterie. Oder bei der Zeit: Zukunft und Vergangenheit.«

Angela Schmidt:
»Den Punkt verstehe ich überhaupt nicht.«

Stefan Kunzelmann:
»Stell dir vor, du lebst in einer großen Hohlkugel. Da du in eine bestimmte Richtung gehst, bestimmst du, dass dort, vor dir, die Zukunft liegt und hinter dir die Vergangenheit. Wenn du weit genug gegangen bist, findest du deine vergangene Spur wieder. Wenn du rückwärts gingest, entdecktest du dich bald in deiner Zukunft.«

Angela Schmidt:
»Ja, für die Hohlkugelwelt stimmt das natürlich. Aber für die unsrige?«

Stefan Kunzelmann:
»Bist du dir sicher, dass wir nicht in einer Hohlkugel leben? Ich nicht.«

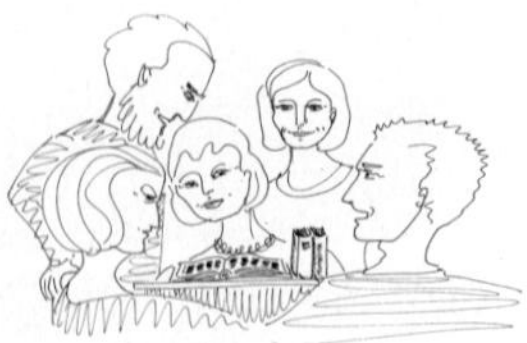

Angela Schmidt (zuckt mit den Achseln):
»Ich finde es schwierig, sich so weit von der natürlichen Anschauung zu entfernen. Da scheint der gesunde Menschenverstand zu versagen. Den brauche ich aber noch für meinen Alltag.«

Stefan Kunzelmann:
»Du bist doch sonst nicht gleich für Entweder-oder.«

Angela Schmidt (lacht ihn versöhnlich an):
»Na gut, dir zu lieb, Stefan, marschiere ich auch in einer Hohlkugel. Eine verrückte Welt ist das aber schon, findet Ihr nicht auch?«

Mark Müller:
»Die hätte sich freundlicherweise doch nach unseren Verständnismöglichkeiten richten sollen, nicht wahr, Angela?«

Angela Schmidt:
»Blödmann, willst mich wieder veräppeln, was!«

4.7 Ausflug in die Philosophie

4.7.1 Strukturen der Wirklichkeit

Die Dynamik der Gestalttheorie sowie der Gestalttherapie ist zwischen a) einem polar strukturierten **Vordergrund**-Geschehen mit den ständig sich verwandelnden Phänomenen einerseits und ihrem **Hintergrund** andererseits ausgespannt. Beim Hintergrundverständnis ist wiederum der b) unmittelbare, aktuelle Ergänzungs-Hintergrund zu den Vordergrund-Phänomenen von der c) **überpolaren Seinsform** zu unterscheiden, die ihrerseits beides erfasst und die Differenzierung wieder aufhebt.

Wenn man sich Vorder- und Hintergrund, also a) und b) als Differenzierungsvielfalt in der Horizontalen vorstellt, ergibt sich bildlich durch die überpolare Seinsform (c) darüber ein Dreieck.

Ich teile Heik Porteles (1989, 1999) Auffassung:

Der Gestalt-Ansatz ist eine Erkenntnistheorie, – ich möchte ergänzen, eine **ontologische Erkenntnistheorie**, deren Grundstruktur durch den oben skizzierten Entwurf gegeben ist (Ontologie=Lehre vom Sein).

Interessant ist nun, wer aller dafür Pate gestanden hat, sowie auch, wo analoges Gedankengut in einem gewissen Gleichklang zu stehen scheint.

Wenn wir als Einstieg unseres Erkundungsausflugs die Faszination an dem **polaren Auf und Ab** der Ereignisse aufgreifen, kommen wir schnell zu Heraklit, den Perls häufig zitiert.

Heraklit (544–484 v. Chr.), den die Alten »den Dunklen« nannten, den schwer Verständlichen, lebte im antiken Griechenland in Ephesus, also am kleinasiatischen Rand Griechenlands. Für Heraklit macht das Wesen der Welt das **Ewig-im-Fluss-Sein** aus: »Man kann nicht zweimal in denselben Fluss hinabsteigen«, heißt es in dem vielzitierten Fragment 91, »andere Wasser sind da und wir selbst sind auch anders geworden. Alles fließt«. Und im Fragment 30 heißt es weiter: »Diese Welt hat kein Gott und kein Mensch erschaffen, sondern sie war immer und ist und wird sein ein ewig lebendiges Feuer, nach Maßen erglimmend und nach Maßen erlöschend.« Das Feuer ist hier ein Symbol für die ewige Unruhe des Auf und Ab, das allerdings »nach Maßen« geregelt ist und damit auf eine weise Weltvernunft, die er auch **Logos** oder göttliches Gesetz nennt, verweist. Das Werden ist bei Heraklit ein sich Entfalten in ergänzenden Gegensätzen, kein Vorübergleiten von immer Neuem. Dazu nochmals ein Zitat (Fragment 88): »Es ist immer ein und dasselbe, Lebendiges und Totes, das Wache und Schlafende, Jung und Alt. Wenn es umschlägt, ist es jenes, und jenes wieder, wenn es umschlägt, dieses.« (Fragment 51): »Sie verstehen nicht, wie es zwieträchtig doch miteinander übereinstimmt. Es ist gegenstrebige Fügung wie von Bogen und Leier.« (Fragment 91): »Es zerstreut sich und sammelt sich wiederum; es naht sich und entfernt sich.« (Frag. 53): »Der Krieg ist der Vater aller Dinge, ist aller Dinge König«, dies ist aus dem Ergänzungsansatz zu verstehen, für den Leben nicht ohne Tod, Werden nicht ohne Vergehen, vorstellbar ist. Im Fragment 102 wird ausgesagt, dass vor Gott alles schön und gerecht sei; nur die Menschen hätten das eine als ungerecht, das andere als gerecht angenommen. Dieser Ansatz sorgte bereits in der Antike für Zündstoff. (Im Zusammenhang dieses Buches mag als Basis dieser Sichtweise das im Menschen angelegte Bewertungssystem von Interesse sein.)

Heraklits Zeitgenosse Parmenides (540–470 v. Chr.) aus Elea, dem damals griechischen Unteritalien, vertritt – zumindest in der Sicht Platons (geb. 427 v. Chr.) – die sachliche Antithese zu Heraklit. Ob die beiden geistigen Kontrahenten etwas voneinander wussten, ist unklar und nicht verbürgt. Parmenides fokussiert das bleibende Sein, nicht das sich Verwandelnde. Fragment 3: »Dasselbe ist Denken und Sein«. Parmenides sieht mit dem für die Vorsokratiker typischen, pantheistischen Verständnis in allem, was ist, ein »zusammenhängendes, in sich ruhendes, mit sich selbst identisches All«. Für Parmenides führt nicht der Weg über die Sinneserfahrung, sondern der über das Denken im Sinne der (höheren) Erkenntnis zur Wahrheit. Der Weg der Sinneserkenntnis führe zu Bildern des Werdens und der Vielheit zu Trug und Einbildung, zu Meinung und Schein. Parmenides sucht die ewige Wahrheit, wenn es eine gibt, was er glaubt, jenseits der Vielfalt und versucht sich dort zu beheimaten. Heraklit hingegen hat v.a. das ewige Fließen der »wirklichen« Welt in Raum und Zeit im Auge und arrangiert sich mit ihm.

Für den Gestalt-Ansatz bedeutet diese vorsokratische Konstellation, dass Heraklit, der Perls innerlich sehr nahe zu stehen scheint, eher als der Repräsentant der Gestaltbildungs- und -lösungsketten anzusehen wäre und dass Parmenides eher den von Friedlaender anvisierten Indifferenzebenen entspräche, wenn man sich eine solche Zuordnung überhaupt erlauben möchte.

Falls man eine Entsprechung aus der physikalischen Sicht wagt, würde Heraklit eher die (selbstorganisatorische) Dynamik der »Teilchen-Welt« repräsentieren und Parmenides eher die Welt der unzerstörbaren, schwingenden Ursubstanz.

Die damalige Philosophie war nicht der Anfang. Im Jahrtausend vor der Zeitwende, als das antike Griechenland aufblühte, verfiel die alte, ägyptische Kultur. Die ehemals »hermetisch« geschlossenen, geheimen Mysterienschulen Ägyptens öffneten sich auch für Griechen und bildeten Ableger außerhalb Ägyptens. Heraklit und Platon sollen auch Adepten dieser Schulen gewesen sein. Insofern scheint es interessant, welches Gedankengut über diese Tradition weitergegeben worden ist. Soweit diese Grundgedanken, nämlich die geheime, altägyptische Weisheitslehre des Hermes trismegistos (ca. 3000 v. Chr.), des »dreifach Großen«, die über Jahrtausende mündlich weitergegeben wurde, unsere Zeit erreicht hat, (1960 als »Kybalion« aufgezeichnet) verdichtet sie sich in folgende Aussagen:

1. Das Prinzip der **Geistigkeit:** das All ist Geist, das Universum ist geistig.
2. Das Prinzip der **Entsprechung:** wie oben, so unten, wie unten, so oben.
3. Das Prinzip der **Schwingung:** Nichts ist in Ruhe, alles bewegt sich, alles ist in Schwingung.
4. Das Prinzip der **Polarität:** Alles ist zwiefach, alles hat zwei Pole, alles hat sein Paar von Gegensätzlichkeiten; gleich und ungleich ist dasselbe; Gegensätze sind identisch in der Natur, nur verschieden im Grad; Extreme berühren sich; alle Wahrheiten sind nur halbe Wahrheiten; alle Widersprüche können miteinander in Einklang gebracht werden.
5. Das Prinzip des **Rhythmus:** Alles fließt aus und ein, alles hat seine Gezeiten, alle Dinge steigen und fallen, das Schwingen des Pendels zeigt sich in allem; das Maß des Schwungs nach rechts ist das Maß des Schwungs nach links; Rhythmus kompensiert.
6. Das Prinzip von **Ursache und Wirkung:** Jede Ursache hat ihre Wirkung, jede Wirkung ihre Ursache; alles geschieht gesetzmäßig. Zufall ist nur der Name für ein unbekanntes Gesetz. Es gibt viele Ebenen der Ursächlichkeit, aber nichts entgeht dem Gesetz.

▼

7. Das Prinzip des **Geschlechts**: Geschlecht ist in allem, alles hat männliche und weibliche Prinzipien, Geschlecht offenbart sich auf allen Ebenen.

Das altägyptische Gedankengut befremdet angesichts der heutigen Physik weniger, als man es aufgrund des immensen zeitlichen Abstandes zunächst erwarten könnte.

Natürlich hat es auch seine damaligen Nachbarn beeinflusst. Es wundert nicht, dass wir eine Stelle im **Alten Testament** finden, die ein vertrautes Gedankengut zur Rhythmik des Lebens aufweist, ähnlich dem Bild des Pendels in den hermetischen Lehren.

Im Folgenden werden einige Zeilen aus Prediger 3 zitiert:

Jegliches Ding hat seine Zeit
Und alles Vornehmen unter dem Himmel seine Stunde.
Das Geborenwerden hat seine Zeit
Und ebenso das Sterben;
Das Pflanzen hat seine Zeit
Und ebenso das Ausraufen des Gepflanzten;
Das Töten hat seine Zeit
Und ebenso das Heilen;
Das Einreißen hat seine Zeit
Und ebenso das Aufbauen;
Das Weinen hat seine Zeit
Und ebenso das Lachen,...
Das Liebkosen hat seine Zeit
Und ebenso das Neiden der Liebkosung,...
Das Schweigen hat seine Zeit
Und ebenso das Reden;
Das Lieben hat seine Zeit
Und ebenso das Hassen;
Der Krieg hat seine Zeit
Und ebenso der Friede.

Das Auf und Ab des Lebens, das sich in gesetzmäßiger Ergänzung aufeinander zu beziehen scheint, und dadurch eine gewisse tröstliche Orientierung gibt, so wie wir es bei Heraklit schon kennen gelernt haben, ist auch hier ganz deutlich spürbar und zeigt eine ähnliche, geistige Handschrift.

Neben Heraklit gab es für die Gestalttherapie, bzw. für Fritz und Lore Perls, noch andere geistige Paten. Schon Buber hatte die beiden auf Laotse verwiesen. Als Fritz Perls aufgrund seines Interesses an der Zen-Tradition, worin er durch seine Freunde Paul und Lotti Weisz bestärkt wurde, 1962/63 70-jährig nach Japan reiste und sich v.a. nochmals mit den Schriften Laotses beschäftigte, stellte er verblüfft und mit Freude fest, dass der wesentliche Gedankenansatz bei Laotse mit Friedlaenders Entwurf übereinstimmte, der ihn in jungen Jahren geprägt hatte.

Im Tao Te King Laotses trifft er auf eine Welt, in der sich wiederum die Gegensätzlichkeiten in Komplementaritäten, in sich ergänzende Pole, die sich ausdrücklich suchen, verwandeln. Laotse ist ein ungefährer Zeitgenosse Heraklits. Er soll 602 v. Chr. geboren und im Alter von 160 Jahren 442 v. Chr. gestorben sein, was allerdings viele Gelehrte bezweifeln. Wie auch immer, sein Buch Tao-Te-King hat eine große, geistige Wirkung entfaltet. Lesen wir einige Zitate (aus Vers 40, 2, 56, 5, 1):

Polarität ist die Bewegung des Tao.
Empfänglichkeit ist die Art, es zu gebrauchen.
Die Welt und alle Dinge gingen hervor aus seinem Sein.
Sein Sein ging hervor aus dem Nichtsein.
Sein und Nicht-Sein erschaffen einander.
Schwierig und einfach ergänzen einander,
lang und kurz heben sich voneinander ab,
hoch und tief ruhen auf einander...
Jene, die wissen, reden nicht.
Jene, die reden, wissen nicht.
Mehr Worte sagen weniger.
Halte an der Mitte fest.
Allzeit ohne Wünsche, sieht man das Geheimnis,
allzeit voller Wünsche, sieht man die Erscheinungsformen.
Ihr Ursprung ist derselbe,
unterschiedlich sind die Namen.
Die Weichheit wird zu Stärke:
Nichts ist weicher und nachgiebiger unter dem Himmel als Wasser.
Doch nichts ist besser für das Angreifen des Festen und Starken.
Nichts kommt ihm gleich.
Die Leere ermöglicht Sinn, Funktion und Erfüllung:
Forme Ton zu einem Gefäß:
Der leere Raum darin macht es brauchbar.
Dreißig Speichen teilen sich in die Nabe des Rades:
Das Loch in der Mitte macht es brauchbar.
Brich Türen und Fenster in ein Zimmer:
Die Öffnungen machen es brauchbar.
Das ist der Wert des WuWei, des nicht tätigen Seins,
einer aktiven, achtsamen Passivität.

Das fernöstliche Denken, speziell das des alten Chinas, meistert die Dualität durch **komplementäres** Erfassen ihrer **Teil**aspekte aus der Sicht des **übergeordneten Ganzen,** das bevorzugt im Yin-Yang-Symbol dargestellt wird.

Dieses Ganze ist weder wirklich benennbar, noch beschreibbar, auch wenn es mit dem Namen TAO, der Weg, belegt wird. TAO bedeutet auch »Rhythmus des Universums«, »Strom der Realität« oder »ewig lebendes Feuer«, schreibt Bede Griffiths (1994, S. 34).

Wenn wir uns mit Denktraditionen befassen, die sich mit dem Umgang mit Polaritäten auseinandersetzen, dürfen wir nicht über die **Kultur des alten Indien** hinweggehen. Die frühesten datierbaren, schriftlich fixierten »Belehrungen«, nämlich die »4 edlen Wahrheiten«, sind in Stein gehauene Inschriften, sie stammen zwar erst aus dem frühbuddhistischen Zeitraum (2. Jahrhundert n. Chr.), werden aber gleichzeitig als Verdichtung des sehr viel älteren, vedischen Gedankenguts aufgefasst, dessen Anfänge bis in das 5. Jahrtausend zurückgehen sollen (nach Tarab Tulku XI, persönliche Mitteilung).

In der ältesten **vedischen Mythologie**, die Bede Griffiths in seinem Werk »Unteilbarer Geist« (1994) beschreibt, steht »**Agni**« (in einer späteren Version »Indra«), der Gott des Feuers, der göttlichen Kraft, uranfänglichen Macht und Weisheit, sowie der das Universum ordnenden und gestaltenden Energie, einer Gegenmacht, genannt »**Vrata**«, gegenüber. Diese hält die Menschheit und den Geist im harten Fels der Materie gefangen. Mithilfe eines Donnerstrahls (Vajra) durchbricht ersterer den harten Felsen und **befreit das Licht** und den **lebendigen Geist.** In der dort verwendeten Bildersprache werden dabei gefangenes Wasser und Kühe, ein altvedisches Symbol für Licht und Fruchtbarkeit, aus der Felsenhöhle befreit.

Zurück zu den »4 edlen Wahrheiten«, die diese Weltsicht in 4 Begriffen verdichten (in Sanskrit):

1. duhkhasatya: Das heißt: Wir leben hier auf der Ebene der Dualität.
2. samudayasatya: Dies ist die Ursache von Leid (sofern wir uns durch die Unausgewogenheit unseres Selbst an Vergängliches haften
3. nirodhasatya: Das Ende dieses Zustands (und damit die Befreiung) ist gewiss
4. margasatya: Achte auf den richtigen, wahren und wahrhaftigen Weg

Interessant ist, dass der erste Begriff »duhkhasatya« mangels adäquater Denkkategorien in den westlichen Sprachen fast durchweg mit »das Leben ist Leid« übertragen wird, was eine Sinnverkürzung und Reduktion bedeutet. Zunächst heißt die Originalaussage (nach Tarab Tulku XI, der ein tibetisch-buddhistischer Religionswissenschaftler ist) nur: »Das Leben hier heißt, **sich mit der Dualität auseinanderzusetzen**«.

Sie lässt offen, ob es eine Chance gibt, damit halbwegs zurecht zu kommen.

Trotz dieser ermutigenden Einschränkung bleibt aber dennoch das primäre Bild für die Grundbeziehung zwischen Geist und Materie einprägsam, nämlich vom Geist, der im Fels der Materie gefangen gehalten wird und gewaltsam befreit wird.

Eine kurze Anmerkung zur differenzierten Anwendung der Begriffe Dualität und Polarität in der Gestalttherapie (in Anlehnung an Frambach, 1994, S. 107 f): Bei **Polarität** stehen sich die natürlichen Pole potenziell gleichgewichtig gegenüber, etwa so, wie bei einer gut ausbalancierten Wippe. Bei **Dualität** ist der Mittel- und Drehpunkt verrutscht, aus welchem Motiv auch immer. Normalerweise kommt der für uns jeweils gewichtigere Pol in den Vordergrund der Aufmerksamkeit. Aus unbewusst konfliktbedingten (=neurotischen) Gründen, kann sich unser Aufmerksamkeitsstrahl mit dem weniger gewichtigen Aspekt verbinden und den ungeliebten Gegenspieler in den Hintergrund verbannen. Darauf fußen beliebte Abwehrformen, die die Psychoanalyse »Aussage durch das Gegenteil«, oder »Reaktionsbildung«, etc. nennt.

Eine ansatzweise Brücke zwischen dem Entwurf des »alten Indien« und der Gestalttherapie kann man, wenn man mag, darin sehen, dass der alte Fritz Perls (nach Angaben von Patricia Baumgardener, 1990) sehr gerne den Ausdruck »maya« (sanskrit: Trugbild) immer dann verwendete, wenn er bei einem Patienten auf fixierte, einengende Denk- und Verhaltensschablonen stieß, die der als unveränderlich ansah und selbst festhielt. Hier spielt sich dieser Mythos im Miniformat innerhalb des Menschen ab. Sein lebendiger Geist wird durch unadäquate, erstarrte schematisierte Überzeugungen gefangen gesetzt. Dies bleibt potenziell eine Macht- und Machtmissbrauchsbeziehung, solang sie nicht an der Wirklichkeit nachgeeicht ist, die in der Gestalttherapie immer wieder hinterfragt, aufgelöst und in einer neuen, adäquateren Weise festgelegt wird.

Für den Umgang mit der gefürchteten Ohnmacht (die bei der Auflösung einer Gestalt entsteht, auf die man sich fixiert hat), wurde im »alten Indien« häufig, wenn auch nicht durchgehend, oft im Voraus schon der Abschied von der »Anhaftung«, bzw. vom Einlassen auf die Freuden der Welt und deren sinnlichen Erfahrung, also deren primärer Verzicht der Kontaktaufnahme, anempfohlen. Zumindest wurde auf das Einüben des rechtzeitigen Loslassens zur Leidensverminderung Wert gelegt. Mit letzterem stimmt die Gestalttherapie überein, mit ersterem nicht.

Das rechtzeitige Loslassen ist eine entscheidende Voraussetzung zur Lebensbewältigung und Lebensfreude. Die Gestalttherapie unterstützt die »Kunst«, sich im richtigen Moment und mit der richtigen Haltung mit Freude auf das Leben einzulassen und im richtigen Moment (vielleicht dann auch sogar mit Dank) wieder loslassen zu können.

Erleichtert wird dieser Vorgang durch die Fähigkeit, das zunächst auf das Detail (das verabschiedet werden möchte) fokussierte Bewusstsein wieder in die Weite (seiner Selbst- und Fremdwahrnehmung) zu entlassen, wodurch sich der unwillkürlich wertende Bezugsrahmen mitverändert und die Bedeutung dieses Details relativiert.

Bei der Wirklichkeitswahrnehmung differenziert das »alte Indien« zusätzlich eine interessante **Dreiteilung** aus, die die harte Polarität mildert. Zwischen der groben Materie und dem subtilen Geist wird eine Zwischenform wahrgenommen, das so genannte »Feinstoffliche«, das im Allgemeinen schwingende, energetische Felder umfasst, soweit sie vom Menschen direkt wahrgenommen werden können. Dies hat dort eine lange Tradition. (Durch Training dürften die entsprechenden Fähigkeiten mithilfe der neuronalen Plastizität analog intensiviert werden können, wie das feinfühlige Lesen der Blindenschrift bei Erblindenden.)

Vielleicht die älteste Erwähnung dieser **3-kategorialisierten Wirklichkeit** aus vor- (oder früh-)buddhistischer Zeit enthält das »Gayatri-Mantra«, das in seinen beiden ersten Zeilen die »Genesis« erzählt: Om Bhur Bhuvah Svah/Tat Savitur Varenyam/...(sanskrit), was etwa heißt: Als sich das unbeschreibbare, sonnengleich lebensspendende, göttliche Sein als Urschwingung OM vernehmen ließ, entstanden und schieden sich dabei das Grob-Irdische, das Feinstoffliche und das Subtil-Himmlische.

Hier ist also eine mittlere Erfahrungskategorie zwischen den extremen Polen der Seins-Vielfalt angeboten, die zwar nicht identisch mit der suprapolaren Indifferenzebene darüber ist, die aber den direktesten Weg zu ihr haben und für Spiegelungen der suprapolaren Ebene am ehesten geeignet sein dürfte.

Dieser Verortung entspricht in gewisser Weise auch der Rat Laotses: Halte an der Mitte fest.

Wir sind auf unserem Rundgang den Spuren des anfangs geschilderten Entwurfs gefolgt, dem Dreieck, das auf der Ebene seiner polarisierten Dimension (mit oder ohne erlebbare Mitte) ruht – mit einem überpolaren Nullpunkt als Brückenpfeiler darüber.

Kehren wir nun wieder nach Europa zurück. Salomon Friedlaender, der sich als Neo-Kantianer verstand, wurde schon mehrfach erwähnt.

! Der Neukantianismus war als Gegenreaktion gegen einen Populärmaterialismus etwa in den 70er-Jahren des 19. Jahrhunderts entstanden. Er mahnte, die Grenzen des Erkennens im Sinne Kants im Auge zu behalten, sowie die menschlichen Werte und Ideale zu wahren.

Friedlaender war für den jungen Fritz Perls im Berlin der frühen 20er-Jahre eine natürliche, eindrucksvolle Autorität. Er war eine Mischung aus ironisch-geistreichem Literat im Vordergrund und hintergründig tiefsinnigem Philosoph, der offenbar über Kontemplation einen Zugang zur Ebene des Allverbundenseins hatte. Sein Konzept vermittelte als Zielvorstellung genau das, woran es Fritz Perls immer wieder fehlte, eine stabile Mitte und Ausgewogenheit und eine verborgene Spiritualität.

Das kantsche These-Antithese-Synthese-Konzept hatte sich bei Friedlaender in den Ansatz von Pol, Gegenpol und Indifferenzebene oder Nullpunkt modifiziert. Im Unterschied zu Kant, bei dem die Synthese der These und Antithese folgt, liegt der Nullpunkt genetisch vor der polarisierenden Differenzierung.

Zunehmend erhält bei Friedlaender die Indifferenzebene in seinen späteren Jahren eine latente Bedeutungszuschreibung mit göttlichen Qualitäten.

4.7.2 Zugangswege zur Wirklichkeit

Eigentlich sind die Zugangswege ein umstrittenes, kontrovers diskutiertes und allenfalls ein unbefriedigend gelöstes Kapitel geblieben. Wir können in der Gestalttherapie zumindest drei Ansätze beschreiben, die miteinander kombiniert werden.

1. Phänomenologie

Diese geht v.a. auf Husserl (1859–1938) zurück. In Fritz Perls Studienzeit und auch noch danach beeinflusste Husserl die geistige Welt maßgeblich, nachdem er 1913 seine »Ideen zu einer reinen Phänomenologie und phänomenologischen Philosophie« herausgegeben hatte. Husserls Phänomenologie ist der Versuch, durch die **intuitive Hingabe an das Objekt** zu einer schlichten, unvoreingenommenen Schau der Wirklichkeit zu kommen.

Über diese hingebende Intuition **an die Sache selbst** intendiert Husserl eine **Wesensschau.** Bei diesem Vorgehen sieht er die Vernunft in der Erfahrung verankert. »Wesen« ist bei Husserl nicht die Seins-Einheit der alten Transzendenzmetaphysik, sondern objektive Sinneinheit logisch-idealer Art. Man könnte dazu auch Sachzugehörigkeit sagen.

Husserl verfolgt die Sicherung der Objektivität des Objektes gegen jede falsche Subjektivierung. Er wandte sich gegen den Psychologismus seiner Zeit, der die Erfassung des sachlichen Gehaltes des Objekts und seine Wesensschau vernachlässigte. Bei seinen Objekten geht es oft um mathematisch-logische Operationen, bei denen sich der logisch formale Sachverhalt eindeutig fassen lässt. Bei anderen Beispielen können allerdings die psychologisierende Kritiker eher Ansatzpunkte finden.

2. Existenzialismus

In den ersten Jahrzehnten des 20. Jahrhunderts erfasste der Existenzialismus die philosophisch interessierte Welt. Allerdings unterschieden sich die einzelnen Exponenten sehr stark, sodass der Begriff Existenzphilosophie fast nicht gemeinsam angewendet werden kann. Als gemeinsamer Nenner des Existenzialismus könnte vielleicht eine Grundeinstellung gegen eine Verflachung der Lebensauffassung herausgestellt werden, ferner ein prägnanteres Gefühl für die Einmaligkeit des Menschen, für seine Verantwortung und Würde, vielleicht auch die fehlende Selbstverständlichkeit, Leben als sinnvoll zu erleben. Die radikale Reduktion auf die **subjektiv erfahrene Existenz** des **individuellen Seins** schafft zwar einen schicksalhaft verbindenden Hintergrund zu allen Kreaturen, bleibt aber damit im Allgemeinen latent.

Der Fokus der Wahrnehmung ist nicht wie bei der Phänomenologie beim Objekt, sondern beim Subjekt in seiner Seins-Erfahrung in seiner Welt.

Als deutsche Existenzphilosophen werden am meisten Jaspers und Heidegger genannt, als französische Sartre und Marcel. Die emotional beladenen Schlagworte sind Angst, Sorge, Pessimismus und tragisch heroischer Nihilismus. Die deutschen Existenzphilosophen sehen sich als Seinsphilosophen. Karl Jaspers arbeitet an der Existenzerhellung durch ein rückbezügliches Zusammenwirken von Leben und Geist, ein Sich-zu-sich-selbst-Verhalten. Martin Heidegger geht es um die Unterscheidung von Sein und Seiendem, um In-der-Welt-Sein, um Zeitlichkeit und Sein-zum-Tode. Zunehmend wird sein Thema das Sein, das unterschwellig theistische Züge erhält. Die menschliche Existenz bedeutet das Hineingehalten-Sein in das Sein. Das Nichts ist zugleich Sein, ist Boden und Fülle. Er grenzt sich in seinem Ansatz von Sartre ab, obwohl letzterer seine Begriffe verwendet und sich auf ihn bezieht.

Jean-Paul Sartre ist halb Dichter, halb Philosoph. Sein Grundsatz lautet: Der Mensch ist nichts anderes, als das, wozu er sich macht. Zuerst kommt sein Dasein, sein Wille und sein freies Handeln. Der Mensch ist zur Freiheit verdammt. Es gibt nichts mehr, worauf man stehen könnte, keinen Glauben an Gott, keine Wahrheiten, keine Werte. Der einsame und hilflose Mensch steht allein in einer feindseligen Welt. In der Bodenlosigkeit lauert die Gefahr, wirklich ins Nichts zu versinken. Sartre ist radikaler Nihilist und Atheist.

Gabriel Marcel ist katholischer Existenzphilosoph, der stark von Kierkegaard beeinflusst ist. Er findet wieder echtes Sein und verankert es in der Leiblichkeit. Er findet im Subjekt eine Verpflichtung dem Sein gegenüber, die so ursprünglich ist, wie ein lebendiges Ich-Du-Verhältnis.

Martin Buber ist auf seine Weise chassidischer Existenzphilosoph. Seine Ich-Du-Beziehung ist primär von existenzieller und sinnstiftender Art. Sie geht gleichzeitig zur sozialen Ebene auch mit einer transzendenten in Resonanz einher. Für Perls schien Bubers Beziehungsangebot von heilender Qualität zu sein.

3. Konstruktivismus

Er gehört von Anfang an als eine der wichtigen Perspektiven zur Gestalttherapie, und zwar nicht erst seit Maturana und Varelas Zeiten, sondern schon seitdem sich die Perls in den 40er-Jahren mit Alfred Korzybskis konstruktivistischen Gedankengut auseinandersetzten.

Der konstruktivistische Ansatz ist in dem zentralen Entwurf des Kontaktkreises mitenthalten, bei dem es zu einer vorübergehenden Verschränkung zwischen dem inneren Bedürfnis und einem Außenaspekt, der Befriedigung verspricht, kommt. Beide bilden in der Bezugnahme eine einheitliche Gestalt. In der Vorphase dieser Gestaltbildung kommt es zu mehr oder weniger starken Verzerrungen im Sinne der erwünschten Passung. Hier wird die Außenwelt vom mangelgesteuerten Subjekt mehr oder weniger umkonstruiert.

Es gibt dazu eine Fülle lohnender Literatur: von Foerster (1988), Schmidt (1988), Maturana & Varela (1980), Maturana (1988), Watzlawick & Kreuzer (1988), Watzlawick (1987, 1997), Fuhr & Gremmler-Fuhr (1995), Mehrgardt (1999) und viele andere.

Ich lasse jetzt bewusst jemand sprechen, der den konstruktivistischen Ansatz in erster Linie von der praktischen Seite her erwogen hat. Der Neurophysiologe Roth (1997, S. 362 f) fragt in seinem letzten Kapitel: Kann man sinnvoll über eine bewusstseinsunabhängige Welt sprechen? Die exakte Antwort lautet sinngemäß: nein; objektive Wahrheiten lassen sich aufgrund der Abhängigkeit unseres Wahrnehmens, Fühlens und Denkens von unserer Konstruktion nicht aussagen. Die Evidenz scheint zu widersprechen. Die scheinbare Paradoxie »löst sich auf, wenn ich die Unterscheidung zwischen »drinnen« und »draußen« als eine Unterscheidung in meiner (vom realen Gehirn erzeugten) Wirklichkeit erkenne. Die Gegenstände meiner Wahrnehmung werden durch das Gehirn dem »draußen« zugeordnet. Die Annahme, dass sie im Gehirn entstehen, ist von uns **erschlossen**, kann aber erlebnismäßig nicht nachvollzogen werden, denn das reale Gehirn, welches »in sich« die Wirklichkeit erzeugt (was auch immer das bedeuten mag), ist mir erlebnismäßig unzugänglich.

Die Paradoxie, dass mein Gehirn ein Teil der Welt ist und sie gleichzeitig hervorbringt, wird durch die Unterscheidung zwischen realem und wirklichem Gehirn gelöst. Vom realen Gehirn nehmen wir an, dass es die Wirklichkeit hervorbringt, in der es wirkliche Organismen mit wirklichen Gehirnen gibt, die mir anschaulich gegeben sind (unter Umständen auch mein eigenes). Die wirklichen Gehirne enthalten aber nicht wieder die wahrgenommene Welt und bringen sie auch nicht hervor, sondern sie sind ein Teil von ihr.

Die Paradoxie, dass ich im Gehirn keine Farben, Formen, Töne, keine Gedanken und Erinnerungen entdecke, sondern Nervenzellen bzw. Verbände von Zellen und ihre Aktivitäten, löst sich dadurch auf, dass dieses anschauliche Gehirn nicht dasjenige ist, welches mentale Zustände hervorbringt. Wir können in unserer Wirklichkeit nur die **Parallelität** beider Prozesse feststellen. Gleichzeitig gehen wir angesichts der Neutralität des neuronalen Codes davon aus, dass die verschiedenen Modalitäten und Qualitäten (ebenso wie alle anderen Inhalte unserer Wahrnehmung) **Konstrukte** des Gehirns aufgrund interner Kriterien sind, Kriterien freilich, die sich – so dürfen wir annehmen – stammesgeschichtlich und individualgeschichtlich bewährt haben (hinreichend waren). Über die letzte Paradoxie, die Selbstbezüglichkeit wissenschaftlicher Erkenntnis über das Gehirn, habe ich soeben ausführlich gesprochen. Sie verschwindet, wenn ich auch als Wissenschaftler den Anspruch aufgebe, objektive Wahrheiten zu verkünden, z.B. in diesem Buch. Ich kann lediglich dafür sorgen, dass dasjenige, was ich hier dargestellt habe, gehobene Ansprüche an Plausibilität und interner Konsistenz erfüllt.«

Kritische Aspekte gegenüber dem Konstruktivismus, v.a., wenn er in seiner radikalen Form auftritt, sind bereits weiter vorne im Konstruktivismus-Abschnitt 4.4.2 geäußert worden.

4.7.3 Komplexe Zugangsversuche

Gestalttheorie ist in allen Variationen an der Relation zwischen dem **Ganzen** und seinen **Teilen** interessiert. Damit steht sie nicht alleine.

Ken Wilber (1996) schildert die **Oszillation** zwischen den Sichtweisen, so wie wir sie auch aus typischen Sequenzen im komplexen, gestalttherapeutischen Ablauf kennen. Für ihn ist eine Entweder-oder-Fragestellung der Wirklichkeit gegenüber nicht angemessen. Beides existiert gleichzeitig und gleichwertig.

> Um das Ganze verstehen zu können, muss man die Teile verstehen. Um die Teile zu verstehen, muss man das Ganze verstehen. Das ist der Zirkel des Verstehens. Man geht vom Teil zum Ganzen und wieder zurück, und in diesem **Tanz des Erkennens**, in diesem erstaunlichen **Zirkel des Verstehens** erwacht man zu Bedeutung, Wert und Vision... (Hervorhebungen von der Verf.).

In einem anderen Entwurf geht er dazu über, zwei Wirklichkeitsausschnitte unterschiedlicher Bezugsysteme zeitgleich zu erfassen, vergleichbar einem Kippbild, dessen beide Möglichkeiten ich gleichzeitig zu sehen versuche. Normalerweise übersteigt das die Konstruktionsmöglichkeiten unseres Gehirns.

Wilber (1996, S. 55 f) fasst seine Untersuchungen folgendermaßen zusammen:

> Die Wirklichkeit besteht nicht aus Dingen oder Prozessen und nicht aus Atomen oder Quarks; sie ist weder aus Ganzen zusammengesetzt, noch hat sie irgendwelche Teile. Sie besteht vielmehr aus Ganzen/Teilen, aus Holons. Das gilt für Atome, Zellen, Symbole und Ideen. Sie sind weder als Dinge noch als Prozesse zu verstehen, weder als Ganze noch als Teile, sondern nur **als Ganze und Teile zugleich**. Der atomistische und der ganzheitliche Standardansatz greifen also beide daneben. Aufwärts und abwärts, unbeschränkt: nichts existiert, was nicht ein Holon wäre... Bevor ein Atom ein Atom ist, ist es ein Holon. Bevor eine Zelle Zelle ist, ist sie ein Holon. Bevor eine Idee Idee ist, ist sie ein Holon. Sie alle sind Ganze, die in anderen Ganzen existieren, und daher zuerst und vor allem (und lange bevor wir ihnen irgendwelche Kennzeichen zuschreiben) Ganze/Teile oder Holons... (Hervorhebungen von der Verf.).

Die Wahrnehmung richtet sich also primär nach der Beziehung zwischen dem Teil und seinem Ganzen, soweit letzteres erfassbar wird. Bei Wilber verschränkt sich die subjektive, konstruktivistische Dimension mit dem immanenten, objektiven Beziehungsgefüge, das sich dem einzelnen Individuum nur teilweise und zwar v.a. reifungsabhängig erschließt.

Der **komplexe Ansatz** hat trotz seiner Herausforderung eine alte Tradition. Machen wir wieder einen kurzen **Abstecher in die Antike:**

- **Platon** (427–347 v. Chr.), der die Einseitigkeit der Heraklit-Anhänger genauso kritisiert wie die der Eleaten, die Parmenides-Anhänger, findet zwischen dem **Einen** und dem **Vielen** einen Sowohl-als-auch-Weg. Es gibt **Identisches** und **Verschiedenes**, Seiendes und Nichtseiendes, Eines und Vieles. Der Schlüssel, der diese, die Gegensätze überbrückende Synthese zustande kommen lässt, ist der **Teilhabe**gedanken. Er sieht das Identische, ohne das Verschiedene zu übersehen. Der Gedanke verknüpft sich mit der **Ideenlehre.** (Die »Idee« ist bei Platon ein allgemeiner Begriff, nicht im nominalistischen Sinne, sondern als einheitliche, geistige, schaubare Gestalt gemeint, die Allgemeingültigkeit und Wirklichkeitsgehalt besitzt, weil sie gegenstandsbezogen ist.) In Platons Ganzem finden Identisches und Verschiedenes als ergänzende Pole ihren Raum.
- **Aristoteles** (384–322 v. Chr.), zunächst Schüler von Platon, kehrt später in gewisser Weise die Seinsperspektive um: das Sein bekommt seinen Ursinn von unten, vom Konkreten her,

nicht von den Ideen, wie bei Platon. Bei Platon erscheinen die Ideen in den konkreten Einzeldingen und machen deren Existenz erst dadurch möglich. Für Aristoteles hingegen ist das einzelne Sinnending primär real. Es lässt sich in 2 Prinzipien des Seienden aufgliedern: in Stoff und Form. Beide sind im Prinzip ewig. »Alles Seiende ist Geformtsein; alles Werden Formempfangen; alles Vergehen Formverlieren« (Hirschberger, 1962, Bd. I, S. 192). Das Werden wird durch die Form gesteuert, dabei ist hier das Ganze immer früher als die Teile. Die Form spielt bei Aristoteles die gleiche Rolle wie bei Platon, sie bestimmt das Wesen, steuert das Geschehen und ist das eigentliche, ewige Sein. Sie existiert für ihn aber nur in den raumzeitlichen, konkreten Einzeldingen (nicht in einer abstrakten, unabhängigen Allgemeinform). Die einzige reine Form, die für sich allein reines Dasein hat, ist bei Aristoteles der »unbewegte Beweger«, was wie ein Standortwechsel wirkt, insofern man nach einer Entweder-oder-Perspektive sucht.

- **Augustinus** (354–430 n. Chr.) nimmt den platonischen Ideenbegriff auf und führt in weiter fort, nämlich dass »die Ideen »in ipsa mente creatoris« seien (De div. quaestionibus 83, qu. 46,2). An diesen schöpferischen Ideen (ideae, rationes, species) sieht er alles, was überhaupt ist, partizipieren. Das bedeutet: Sein heißt für ihn immer Gestaltet-Sein. Gestaltloses **ist** nicht:...« (Beck, 1989, S. 30). Alles Gestaltete existiert in seiner individuellen Form durch seine Teilhabe am alleinen Geist Gottes, in den Augustinus die Welt der Ideen hineinverlegt hat; die Ideen sind für ihn nicht mehr wie bei Platon eine eigenständige, unpersönliche, logische Welt, sondern bekommen Spiegelungsfunktion göttlicher Urbilder für den formgebenden Abbildungs-Prozess auf der konkreten Wirklichkeitsebene.

! Vor dem Hintergrund der von der String-Theorie beschriebenen, durch Raum- und Zeitdimensionen vorgegebenen, geformten Bewegung als basales Seinsmerkmal und als Verständnisschlüssel zur Welt der Vielfalt, bekommen die antiken Aussagen, z. B. über das Gestaltet-Sein als eine existenzielle »conditio sine qua non« bei *Augustinus*, über die Priorität von Form und Bewegung bei *Aristoteles* und über die Entfaltung der Raumdimensionen im Vorlauf zur Weltentstehung bei *Platon* einen neuen Bedeutungshorizont.

Zurück zum Hier und Jetzt der **heutigen Denkgepflogenheiten** in Wissenschaft und Alltag (in Ken Wilberscher Terminologie: zurück ins Flachland der Gegenwart).

Welches Ganze ist für unser heutiges Denken – mehr oder weniger unbewusst – maßgeblich und plausibel? Was setzt unsere heutige, angewandte Wissenschaft – unhinterfragt – als Ganzes an, als dessen Teil sie sich oder ihr Forschungsobjekt versteht?

Es scheint fast tabuisiert, nach einem Ganzen zu fragen. Allein die Frage mobilisiert vermutlich Assoziationen über rational und damit wissenschaftlich unzulässige Vorannahmen metaphysischer, weltanschaulicher oder gar religiöser Art. Gefragt ist derzeit eher die nüchterne und bescheidene Zurücknahme auf das rational und messtechnisch Zugängliche, aus der Angst, sich ins Spekulative verlaufen zu können, und in der Hoffnung, damit auf sicherem Boden zu stehen. Insofern stellt diese Beschränkung einen Standpunkt dar, dem auch Achtung gebührt. Dass er zu einem freiwilligen Gefängnis werden kann, dürfte inzwischen auch jedermann klar sein. (Hier sei nochmals auf Sir Eddingtons Parabel verwiesen.)

Zugegeben, das Sowohl-als-auch zwischen den Perspektiven des Teils und der Ganzheit erscheint als ein schmaler Grat, wenn es überhaupt möglich ist..

Im Alltag treffen wir auf Teilperspektiven, die sich meist unreflektiert für das Ganze halten.

Wenn ich an mein Medizinstudium denke, war das Ganze materiell zu »begreifen«, inklusive der Daten, die den Sinnesorganen über eine verfeinerte Technik zugänglich gemacht werden konnten. Wenn ich an mein Psychologiestudium denke, umfasste der inhärente Wirklichkeitsbegriff v.a. verschiedene Beziehungsebenen, intra- und interpersonelle, und deren emotionale Erlebnisverarbeitung. Wenn ich in einem quantenphysikalischen Vortrag sitze, bin ich wiederum mit einem ganz anderen Wirklichkeitsverständnis konfrontiert, der die vertraute Alltagswelt zu einem Sonderfall der Möglichkeiten des Mesokosmos relativiert.

Jeder Fachbereich scheint (mehr oder weniger reflektiert) seine konsensuelle Optik und Wahrheit, seine Übereinkunft über relevante Wirklichkeitsbereiche und deren Begrenzungen zu haben und auch zu pflegen.

Das bringt vermutlich ein Sicherheits- und Zugehörigkeitsgefühl zur imaginären Gruppe Gleichgesinnter. Entsprechend scheint es Angst zu machen, sich dem Rand dieser Wirklichkeitsbereiche zu nähern. Ich möchte dennoch bei folgendem Entwurf dazu einladen.

Vorstellungsexperiment

Das **Ganze** sei das **schwingende Universum.** Das betrachtete Kleindetail sei ein menschliches Individuum. Diese **schwingende Realwelt** könnte man sich aus Gründen der Übersichtlichkeit als Frequenzspektrum aufgefächert vorstellen, ähnlich einer Fourier-Analyse, wobei dieses Spektrum aber alle Arten von Wellenformen enthalten müsste, nicht nur die elektromagnetischen. (Für die exakte, angemessene Darstellung bräuchte ich die Hilfe eines Physikers, für einen Entwurf mag es so gehen.)

In diesem Meer von Schwingungen treibt oder strudelt ein menschliches Wesen, ein »halbfester Winzling«, halb aus verdichteter Substanz, das ein hochkomplexes Hohlraumresonatorensystem bildet, halb aus einem eigenen Schwingungsbereich, der die Fähigkeit hat, wie die Atmosphäre der Erde oder wie der Schein einer Kerze, sich gegen das Umfeld etwas abgegrenzt zu verhalten. Das Schwingungsfeld wird von dem Hohlraumsystem individuell geformt und von dem Gesamtwesen, das ein offenes System ist, gespeist.

Das Individuum besitzt ein zentrales Verarbeitungssystem für jeweils einen kleinen Ausschnitt von 5 Kategorien von Schwingungen: unsere Sinnesorgane (◘ Abb. 4.11). Die kann man

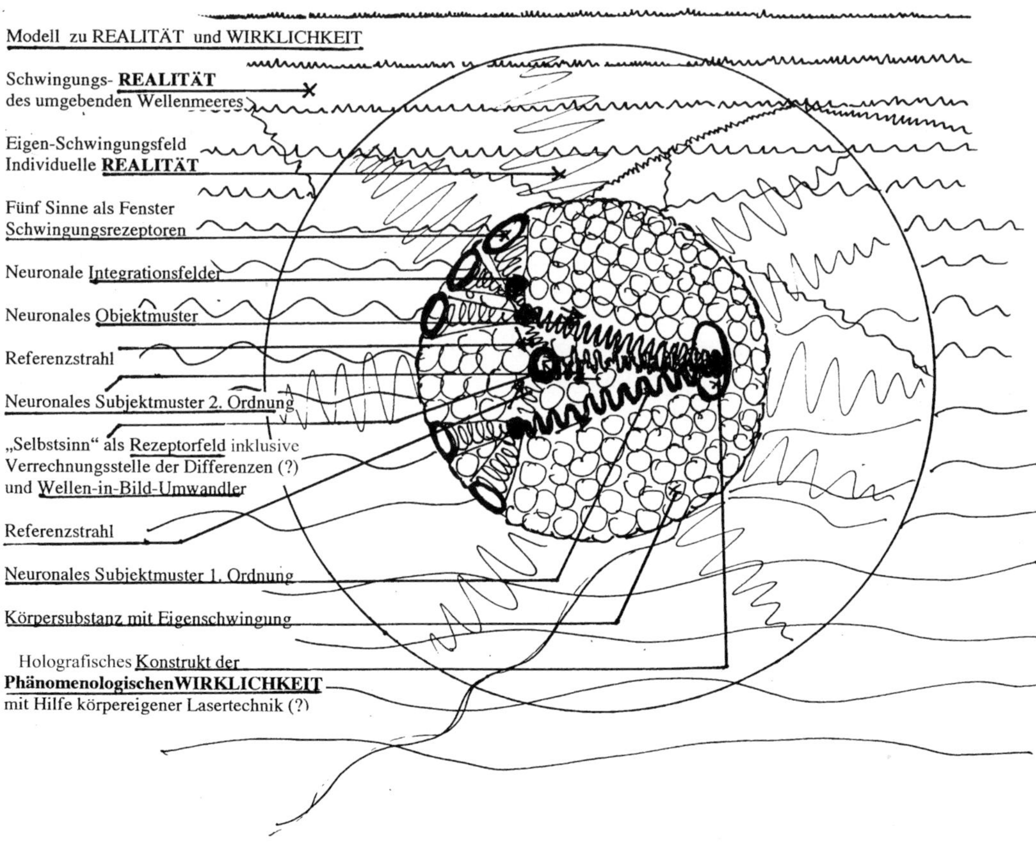

◘ **Abb. 4.11.** Modell der Realitäts- und Wirklichkeitserfassung

sich als offene Fenster zum Schwingungsmeer vorstellen. (Im Schlaf oder im Reizentzugsexperiment sind diese Fenster überwiegend geschlossen.) Die Informationen von außen werden stufenweise vernetzt und konvergieren schließlich zu einem Außenweltbild; dieses wird in Bezug zu dem ebenfalls aus vielen Informationen hochgerechneten, konvergierten, körpernahen Selbstbild gesetzt. Die Interferenz beider Muster wird durch den Strahl der Aufmerksamkeit angeleuchtet, vermutlich energetisch erfasst, in einer Bildersprache unserer »Phäno-Wirklichkeit« umkonstruiert (wie auch immer dies geschieht), auf unsere »innere Leinwand im Gehirn projiziert« und dort mit wechselnder Bedeutungszuweisung abgelesen, wodurch bestimmt wird, was aus dem vorbeiziehenden Strom an Eindrücken engrammiert wird und was nicht. Dies ist die konstruktivistische Seite der Medaille. Sie gleicht einem Heimkino oder – mit nochmaligem Gruß an Platon – im Prinzip seinem Höhlengleichnis.

Ich bin überzeugt, dass das Interferenzgeschehen zwischen den neuronalen Schwingungsmustern der Innen- und Außenbild-Repräsentanten, das wir zum Aufbau der Innen-Außengrenze nutzen, nicht das einzige Begegnungsgeschehen zwischen eigenen und anderweitigen Frequenzmustern ist. Vermutlich ist unser ganzes Schwingungsfeld eine Art Wahrnehmungsorgan, dessen Informationen nur selten das Bewusstsein erreichen, die aber in die »organismische Selbstregulation« eingerechnet werden und die instinktives, wie intuitives Verstehen und Handeln ermöglichen, wozu Kinder und Naturvölker, aber auch kontemplative Menschen leichteren Zugang haben als einseitig rational trainierte Personen. Ob es innere Rezeptorfelder gibt oder sogar einen »Selbstsinn« in der Reichweite des Kern-Bewusstseins, wie ihn Damasio postuliert, ist bis jetzt offen.

So wie das äußere Auge bei Tageslicht keine Sterne sehen kann, weil deren Lichtscheine überstrahlt werden und die Reizschwelle in der Retina angehoben ist, scheint es am inneren Horizont für subtile Reize keine Chance zu geben, vom Strahl der Aufmerksamkeit entdeckt zu werden, wenn das »Heimkino« ständig mit »grellen Action-Filmen« gefüttert wird.

In äußerer und innerer Stille bei gleichzeitiger Konzentration steigern sich die inneren Wahrnehmungsmöglichkeiten sprunghaft. (Das ist in verschiedenen Traditionen seit Jahrtausenden bekannt und entsprechend kultiviert worden.) Diese intuitiven, inneren Wahrnehmungsmöglichkeiten haben den Charakter von freien Einzelereignissen, wie sie für die Quantenwelt typisch sind. Sie können zwar durch begünstigende Bedingungen wahrscheinlicher gemacht, aber nicht erzwungen werden. Von daher entziehen sie sich der üblichen wissenschaftlichen Methodik, die auf Wiederholbarkeit angewiesen ist.

Zurück zum beruflichen Alltag: Für Psychotherapeuten gehört es zum täglichen Brot, mit dem berühmten »dritten Ohr« zu hören und mit dem »dritten Auge« zu sehen, wenn sie sich auf Therapie, Supervision oder Balint-Arbeit einlassen. Von den Intuitionen, die dabei auftauchen, ist dabei nur ein gewisser Teil aus nonverbalen Zeichen erschließbar.

Bisher ist wohl aus Gründen einer sich selbst verstärkenden Spirale zwischen Methodenzugänglichkeit und Realitätsverständnis der wissenschaftliche Forschungsfokus auf dem materiell verdichteten, also auf dem niederfrequenteren Substrat des menschlichen Wesens gelegen. Die höherfrequente Schwingungsseite des Menschen, die, wie es mir scheint, mit ihrem Umfeld in analoge Kommunikation und in direkten Informationsaustausch eintreten kann, sofern resonanzfähiges Schwingungspotenzial vorhanden ist, liegt vorläufig noch brach.

Wenn das Ganze des Universums ein multimodaler und multifrequenter Schwingungsvorgang ist, wird sich sein Spektrum in unserer Existenz im Wesentlichen wieder finden lassen.

Quintalog 8

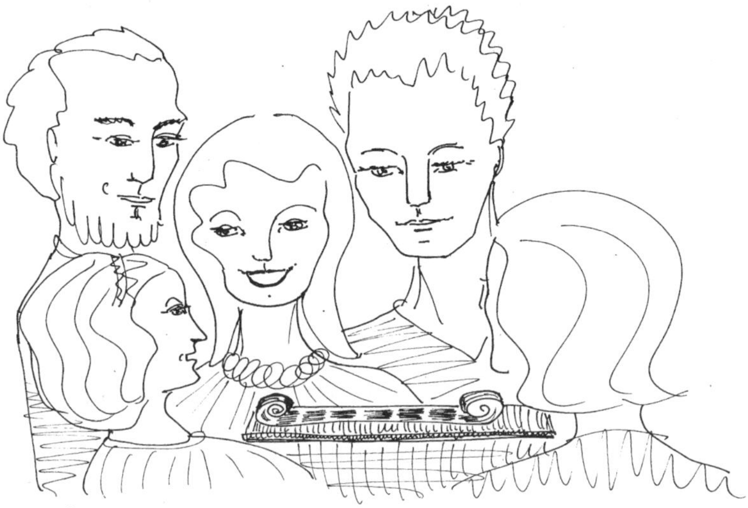

Gudrun Heimerath:
»Ich hänge noch an der altindischen Genesis mit ihrer **Drei-Teilung.** In der abendländisch-christlichen Vorstellungswelt sind wir ja immer an eine stark polarisierte **Zwei-Teilung** gewohnt. Ich erinnere mich zwar nur bruchstückhaft, aber es hieß da in der Schöpfungsgeschichte etwa: Am Anfang schuf Gott Himmel und Erde. Etwas später: Da schied Gott das Licht von der Finsternis und nannte das Licht Tag und die Finsternis Nacht. Und so weiter.«

Mark Müller:
»Was willst du damit sagen?«

Gudrun Heimerath:
»Ich horche gerade in mich, ob ich eine Antwort darauf finde, wenn ich mir vorstelle, ich wäre als Kind nicht in dem Spannungsverhältnis Gut – Böse, bzw. Himmel – Hölle aufgewachsen, was mir damals durchaus Angst gemacht hatte, sondern, der Fokus der Aufmerksamkeit hätte sich darauf konzentriert, ob ich die rechte Mitte, den guten Weg zwischen den Extremen finde. Ich glaube, das ergibt ein anderes Lebensgefühl.«

Angela Schmidt:
»Das finde ich interessant. Mir fällt gerade dazu ein, – vielleicht findet Ihr das äußerst abwegig –, dass wir in der Psychiatrie bei der Psychosenarbeit vergleichbar auf das ausgewogene Reagieren aus der Mitte fokussieren und den Extremreaktionen möglichst wenig Aufmerksamkeitsenergie schenken. Die Bedeutungszuweisung bekommt das Leben aus der Mitte, damit sie erstarkt. Könnt Ihr mit diesem Einfall etwas anfangen?«

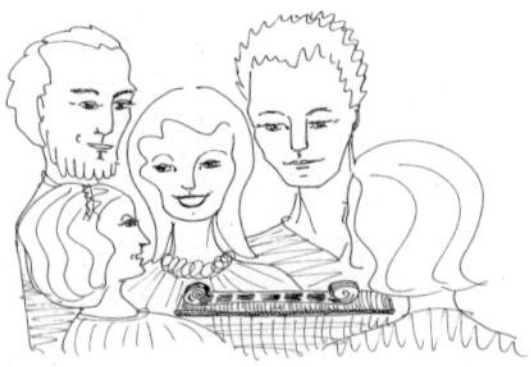

Gudrun Heimerath:
»Ich glaube, ja. Meinst du damit, dass es zumindest für die Kinderzeit, aber vielleicht auch darüber hinaus gut wäre, den Fokus auf die Mitte zu halten, so wie wir es bei der Frühstörungstherapie tun, um den Angstlevel zu senken? Das würde zu meinen Erfahrungen passen. Schade, dass ich meine Kindheit nicht noch einmal mit dem anderen Vorzeichen ausprobieren kann. Ich wüsste gerne, wie ich dann geworden wäre.«

Stefan Kunzelmann:
»Vielleicht wärst du keine Psychotherapeutin geworden.«

Gudrun Heimerath:
»Da hast du Recht. Ich hätte mich nicht erst aus meinen Ängsten herausbuddeln müssen. Das war erst so. Und schließlich hab ich Freude an der Sache gekriegt und bin dabei geblieben. Ich bin nicht unglücklich über den Verlauf. Aber ich hätte auch unterwegs stecken bleiben können. Und du?«

Stefan Kunzelmann:
»Da lief viel ähnlich. Du hast schon Recht, dass du mir den Ball zurückwirfst.«

Mark Müller:
»He, Ihr beiden, habt Ihr jetzt euren Schlagabtausch erledigt? Wir sind von Gudruns Genesis-Gedanken abgekommen. Ich fand den Inhalt hochbrisant. Ich habe mich erst kürzlich damit beschäftigt, so kam mir inzwischen, dass »wir« in der »Wiege« des Abendlandes, in Ägypten und in seinem Umfeld, das sich u. a. im Alten Testament zentriert, mit fast extremen Spannungsfeldern aufgewachsen sind und mit entsprechend vielen Ängsten. Erschreckend grausam straften die weltlichen Gesetze im alten Babylon. Auch wenn sich die mosaischen Gebote dazu vergleichsweise mild ausnehmen, geht es im Alten Testament immer wieder um Gesetzestreue und um Gehorsam. Im alten Ägypten kreisten die zentralen Leitideen um den Begriff und die gleichnamige Göttin »Ma'at«, die Tochter des Sonnengottes Re, die für Wahrheit, Gerechtigkeit, Tugend, Unsterblichkeit und für ein Ordnungsgefüge steht, in dem der Einzelne horizontal über ein strenges Recht mit polarisiertem »Gut und Böse« in die Gemeinschaft eingebunden ist und in »vertikaler Solidarität« nach oben zu Gehorsam und nach unten zu Schutz verpflichtet ist (Jan Assmann, 1990). Beim Totengericht muss die Seele, wenn sie für zu leicht befunden wird, fürchten, dass sie eines zweiten, endgültigen Todes sterben muss.«

Gudrun Heimerath:
»Das macht mich beklommen, wenn ich mich dahinein versetze, mehr noch, als ich es aus meiner Kindheit her kenne. Man ist von vornherein nur ein winziges Rädchen in der Gemeinschaft, das mitzuhelfen hat, dass dieses übermächtige Staatsgebilde in Gang bleibt.«

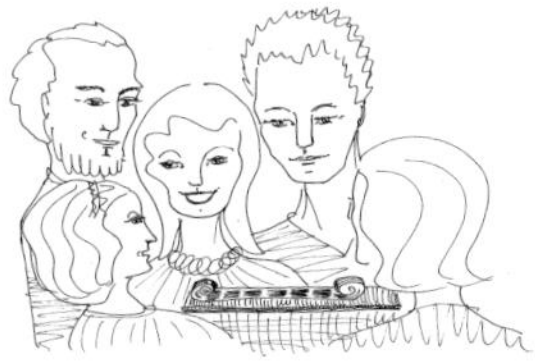

Mark Müller:
»Genau, darum geht es wohl. Aber wenn du mit dem Ganzen des Ordnungsgefüges identifiziert bist und dich an die Regeln hältst, hast du im vorgesehenen Maß auch Schutz und Sicherheit im Kollektiv und in der Jenseitsvorstellung.«

Gudrun Heimerath:
»Ein hoher Preis, findest du nicht?« – Mark zuckt mit den Achseln.

Mark Müller:
»Ich weiß nicht, ob wir uns halbwegs adäquat einfühlen können. Das System muss lange für alle Beteiligten einigermaßen im Gleichgewicht gewesen sein, sonst hätte diese Kultur nicht insgesamt so lange und so produktiv überlebt.«

Angela Schmidt:
»Ich habe noch etwas Faszinierendes über Ägypten beizusteuern. Mögt Ihr noch hören? (Die anderen nicken.) Wir hatten doch mit dem Welterschaffungsgedanken begonnen. Als ich letzthin in Ägypten war, erzählte uns unser Reiseleiter, der ein historisch sehr gebildeter Ägyptologe war, die Geschichte vom Anch-Kreuz, eine Hieroglyphe, mit der die Pharaonen bevorzugt abgebildet wurden. Sie wird üblicherweise mit »du mögest leben« übersetzt. In ihr ist aber gleichzeitig auch die alt-ägyptische Genesis bildlich gefasst: der obere Teil des Bildzeichens besteht aus einem Kreis, bzw. aus einer runden Kugel, die das primäre, allumfassende Sein darstelle. Der quere Balken darunter symbolisiere den Punkt oder die Ebene, ab der sich das einheitliche Sein in seine Vielfalt differenziere. Der Strahl nach unten, in Richtung Erde, der sich nach unten verbreitert und in den ganz alten Darstellungen sogar aufspaltet, symbolisiere die zunehmende Dualität, die sich intensiviere, je weiter sich die jeweilige Existenz vom Allumfassenden entferne. Die »Rückkehr« aus der Dualität gewährleiste einzig die Befolgung der gegebenen gesetzlichen Bestimmungen der Gemeinschaft.«

Mark Müller:
»Das finde ich hochinteressant. Es passt gut zu dem vorher Gesagten.«

Stefan Kunzelmann:
»Also an unserer »allerfrühesten, kulturellen Wiege« ist es streng zugegangen, da wurde das zwischenmenschliche Gesamtgefüge mit Ordnung, Gesetz, Solidarität, Macht und Strafandrohung im Diesseits und Jenseits geregelt und zusammengehalten. Wie ist das denn anderswo gelaufen – entsprechend zum jeweiligen Welt- und Menschenbild? Wir hatten vorhin einen kleinen Blick nach Indien geschickt. Weiß jemand etwas von Fernost?«

Lotte H.-K.:
»Ich werfe einen Beitrag über Zen in die Diskussion. Es ist ein Ausschnitt aus dem Vorwort des Zen-Meisters Daisetz T. Suzuki zu Eugen Herrigels

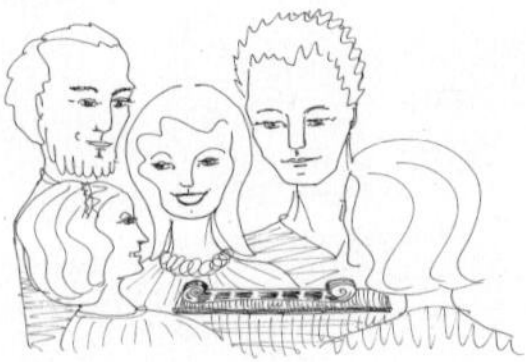

»Zen in der Kunst des Bogenschießens« (1953). Ich möchte damit das Interesse auf das Verhältnis zwischen der Mitte auf der Ebene der Polaritäten einerseits und der suprapolaren Ebene andererseits lenken: »Einer der wesentlichen Faktoren in der Ausübung des Bogenschießens und jener anderen Künste, die in Japan...ausgeführt werden, ist die Tatsache, dass sie keinen nützlichen Zwecken dienen..., sondern eine Schulung des Bewusstseins bedeuten und dieses in Beziehung zur letzten Wirklichkeit bringen sollen. So wird Bogenschießen nicht allein geübt, um die Scheibe zu treffen, das Schwert nicht geschwungen um den Gegner niederzuwerfen..., sondern v.a. soll das Bewusstsein dem unbewussten harmonisch angeglichen werden. Um wirklich Meister des Bogenschießens zu sein, genügt technische Kenntnis nicht. Die Technik muss überschritten werden, so dass das Können zu einer »nichtgekonnten Kunst« wird, die aus dem Unbewussten erwächst. In Bezug auf das Bogenschießen bedeutet dies, dass Schütze und Scheibe nicht mehr zwei entgegengesetzte Dinge sind, sondern eine einzige Wirklichkeit... Dies ist etwas vollkommen anderes, als jeder Fortschritt, der in der Kunst des Bogenschießens erreicht werden könnte. Dieses andere, das einer ganz anderen Ordnung angehört, wird »satori« genannt. Es ist Intuition, die aber vollkommen verschieden ist von dem, was gemeinhin Intuition genannt wird. Deshalb nenne ich sie »prajna« – Intuition. »Prajna« kann als »transzendentale Weisheit« bezeichnet werden. Aber auch dieser Ausdruck vermag nicht alle Tönungen wiederzugeben, die in dieser Bezeichnung enthalten sind, denn »prajna« ist eine Intuition, die sofort die Totalität und Individualität aller Dinge erfasst. Es ist eine Intuition, die ohne irgendwelche Meditation erkennt, dass Zero unendlich ist (–) und Unendlichkeit Zero ist (–); und dies ist nicht symbolisch oder mathematisch gemeint, sondern ist eine unmittelbar wahrnehmbare Erfahrung. »Satori« ist deshalb, psychologisch gesprochen, ein Jenseits der Grenzen des Ichs. Logisch betrachtet ist es Einsicht in die Synthese von Bejahung und Verneinung, metaphysisch gesprochen intuitives Erfassen, dass das Sein Werden und das Werden Sein ist. ...Zen ist »das tägliche Bewusstsein«,... (es) ist nichts anderes als »schlafen, wenn man müde ist, essen, wenn man hungert«...Der Mensch ist ein denkendes Wesen, aber seine großen Werke werden vollbracht, wenn er nicht rechnet und denkt. »Kindlichkeit« muss nach langen Jahren der Übung des Sich-Selbst-Vergessens wieder erlangt werden. Ist dies erreicht, dann denkt der Mensch und denkt doch nicht. Er denkt wie der Regen, der vom Himmel fällt,...Er ist in der Tat selbst der Regen, das Meer, die Sterne, das Grün. Hat der Mensch diese Stufe der »geistigen« Entwicklung erreicht, ist er ein Zen-Meister des Lebens. Er bedarf nicht wie der Maler Leinwand, Pinsel und Farben... Seine Hände und Füße sind die Pinsel, und das ganze Weltall ist die Leinwand, auf der er sein Leben siebzig, achtzig, neunzig Jahre lang aufmalen wird.«...

Stefan Kunzelmann:
»Mir ist beim Hören dieses Textes gerade zweierlei aufgegangen: mit welcher liebevollen Bescheidenheit sich im Zen derjenige, der die suprapolare Ebene erreicht hat, der dualen **Alltagsebene wieder zuwendet**, oh-

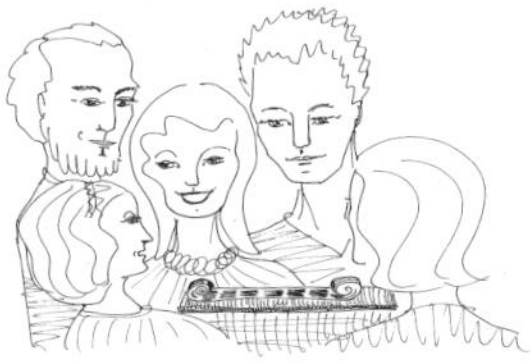

ne ihr neu zu verfallen, das heißt auch, ohne ihre Getriebenheit und ihr Defiziterleben aufzugreifen. Er hebt nicht ab, er bleibt äußerlich dem Alltagsgeschehen zugewandt und lebt gleichzeitig auf der Teilhabeebene. Und ferner ist mir aufgegangen, welcher Ansatz in der Gestalttherapie verborgen ist, wenn es um die **transzendierende (!) Relativierung der Intellektualität** geht, die Perls leider nur in einem abstoßenden Zerrbild vermitteln konnte, weil er dieses Anliegen offenbar nicht verstanden hatte. Hier stieß er absolut an die Grenzen seiner Persönlichkeitsstruktur. Mit Wilber gesprochen, unterlag er dabei einer Prä-Trans-Verwechslung. Es geht nicht um das regressive Zurückweichen in die vorrationale Sinnlichkeit, sondern um das transrationale, teilhabende Einschwingen und Erkennen auf der suprapolaren Ebene. Diese Ebene dürfte er nie erreicht haben, obwohl er sich darum mühte. Dieses Ringen darum ist ihm allerdings anzuerkennen.«

Angela Schmidt:
»Ich habe gerne zugehört und bekam Sehnsucht nach dieser suprapolaren Ebene, die so friedlich und so souverän zu machen scheint, und die ich leider noch nicht kenne. Wie kommt man dahin?«

Gudrun Heimerath:
»Das kann man nicht genau planen. Graf Dürckheim sagte immer: sich finden lassen vom »Numinosen«, das sei die Kunst dabei. Ich habe erfahren, dass man als Anfänger ganz gute Chancen hat, wenn man in der Gegenwart von diesbezüglich geübten und fähigen Menschen meditiert, als könnten diese den Vorgang zu transzendieren katalysieren.«

Mark Müller:
»Ich hatte einmal ganz unerwartet ein entsprechendes Erleben für kurze Zeit beim Joggen, als ich mit völlig leerem Hirn zufrieden im Wald vor mich hin trottete. Ich war plötzlich in die Weite der Raum- und Zeitlosigkeit eingetaucht, fühlte mich überall und dennoch zentriert, was paradox erscheint, hatte gleichzeitig ein ganz intensives Erleben von einem vitalem, sinndichtem »ich bin« und »ich bin das erkennende Prinzip, kann in alle Dinge eingehen, z. B. in einen Baum, in seine Blätter, und kann sie von innen her begreifen; ich sah und hörte, wie es in allen Zwischenräumen vibrierte und sang und dass der Austausch der Botschaften ihrer Schwingungen das Entscheidende sei, was dieses lebendige Wesen zu einem in sich abgeglichenen Ganzen mache.«

Angela Schmidt:
»Da beneide ich dich darum. Hast du noch mehr solcher Erfahrungen?« Mark nickt etwas verlegen, deutete aber an, dass er darüber lieber nicht reden wolle.

Gudrun Heimerath:
»Danke Mark. Ich finde es sehr bereichernd, wo wir uns jetzt gerade eingefunden haben, – aber von vorhin habe noch ein wenig ein befremdliches Gefühl übrig behalten, wenn ich denke, dass wir innerlich bis an das

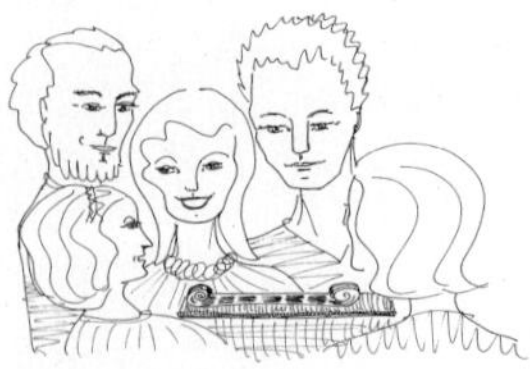

andere Ende der Welt reisen mussten, um unsere höhere Mitte zu finden. Gibt es nichts Entsprechendes in Europa?«

Mark Müller:
»Weiter vorne im Text ging es viel um antike und frühmittelalterliche Philosophen. Hattest du da innerlich nicht andocken können? Bei Platons Ideenwelt? Oder beim unbewegten Beweger von Aristoteles, zu dem Augustinus in gewisser Weise den Bogen zurückschlägt, wenn er sagt: »Irrequietum est cor meum, donec requiescat, domine, in te?« (Unruhig ist mein Herz, bis es ruht in dir, o Herr.) Wir haben bei unserem Rundgang bisher die Revolution der Liebe durch den Aufbruch des Christentums ausgelassen, vielleicht, weil heute davon nicht mehr viel übrig geblieben zu sein scheint. Aber Augustinus kennt noch diese kraftvolle, sichere Gewissheit: liebe und tu, was du willst.« (Gudrun schaut versonnen nach innen.) »Übrigens habe ich von Japanern sagen hören, dass sie unseren Meister Eckardt als einen erleuchteten Zen-Meister ansehen würden, wenn er in ihrer Kultur gelebt hätte. Und von solchen »Kalibern« gibt es doch noch ein paar mehr bei uns.«

Angela Schmidt:
»Der große Respekt scheint dich jetzt gerade nicht zu plagen!«

Mark Müller:
»Doch, aber wenn es zu doll damit wird, muss ich ihn verblödeln, verstehst du?«

Stefan Kunzelmann:
»Ich verstehe das gut.«

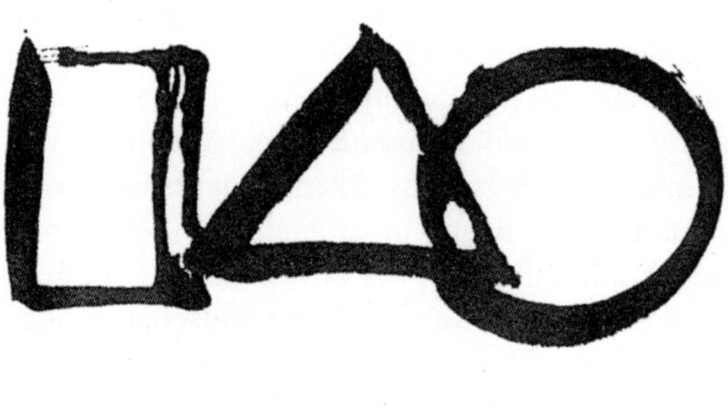

4.8 Dimensionen des Bewusstseins

> Ich habe das **Bewusstsein** zum **Angelpunkt meines Ansatzes** gemacht, weil mir klar wurde, dass die Phänomenologie der wichtigste und unabdingbare Schritt ist, den wir machen müssen, um zu wissen, was zu wissen ist. Ohne Bewusstsein ist nichts. Ohne Bewusstsein ist Leere (Perls, 1981, S. 72).

Hinzuzufügen ist: das ist die subjektive, konstruktivistische Sicht. Ohne mein Bewusstsein ist für mich subjektiv Leere.

4.8.1 Fokussierte Aufmerksamkeit versus Weite des Bewusstseins

Fokussierung des Bewusstseins

Wenn Perls in den 40er- und 50er-Jahren mit Begeisterung von seiner Konzentrationstechnik spricht, meint er nicht die zähe, unlustvolle und absichtliche Anstrengung, die manche mit Pflicht, Schule und Aufgabenlösen verbinden.

Perls meint mit Konzentrationstechnik die natürliche Fokussierung des Bewusstseins durch »Anziehung, Interesse, Faszination oder Hingegebensein« (Perls, Hefferline & Goodman, 1951/1979, S. 66).

Er bittet seine Patienten, sich mit reiner Beobachtung zufrieden zu geben, sie zu beschreiben, ohne sie zu bewerten und zunächst die Fähigkeit zu entwickeln, die Fakten, wie sie sind, anzunehmen, sich ihrer bewusst zu werden und sie in ihrer Existenz zu würdigen. Dann geschieht oft etwas Paradoxes, denn: »Sehen, was ist, verändert«.

! Für Perls ist das fokussierte Bewusstsein ein Werkzeug mit Tiefenwirkung. Mit ihm lässt er den Patienten sein Symptom anleuchten und lehrt ihn, subtil wahrzunehmen, wie er im Umfeld des Symptoms – im Vergleich mit sonst – mit seinen Gefühlen umgeht, wie er sich verhält und wie er vermeidet. Der Gegenpol zum fokussierten Bewusstsein ist, funktional gesehen, die Vermeidung.

Der Methode haftet etwas Sokratisches an: Das ernsthafte Interesse des Therapeuten, das die Problempunkte in den Brennpunkt rückt, lässt den Patienten nicht länger die Störung vermeiden, hilft ihm tief gehender Sehen und mobilisiert dabei, entsprechend der Figur-Hintergrund-Dynamik, das verborgene Lösungspotenzial im Patienten.

Perls ist in den 40er-Jahren drauf und dran, seine neue Therapieform insgesamt »**Konzentrationstherapie**« zu benennen. Ihn hält nur davon zurück, dass das assoziative Umfeld dieses Begriffes allzu sehr mit unlustvoller Anstrengung und Leistung verkoppelt ist.

Claudio Naranjo (1978), ein Perls-Schüler der späteren Jahre, beschreibt den geschickten Umgang mit der Wahrnehmungslenkung, wodurch der Klient von selbst über die Erfahrung mit dem Offensichtlichen in Kontakt mit seiner bisher abgewehrten, inneren Wahrheit kommt. Dabei kommen die fixierten Selbstkonzepte immer wieder neu auf den Prüfstand.

Der Aspekt des fokussierten Bewusstseins führt zur Erfahrung und ist daher ganz eng mit dem phänomenologischen Weg verkoppelt, eine Aussage, die im Eingangszitat enthalten ist.

In der späteren Gestalttherapeutengeneration, v.a. in der Cleveland-School, wird diese scharfe, unverzerrte Wahrnehmung, die auf die abgrenzbare Figurbildung ausgerichtet ist, »Achtsamkeit« genannt.

! Dem Ansatz dieses primär konzentrierten Vorgehens der Kontaktnahme zu den sich dabei in Minischritten prozesshaft enthüllenden Phänomenen, verdankt die Gestalttherapie ihre zentrale Methodik der Konfliktlösung.

Bewusstheit (awareness)

Der konzentrativen Bewusstseinseinengung, die manchmal synonym mit dem Begriff der »Aufmerksamkeit« belegt wird, steht am Gegenpol eine weite Form des Bewusstseins gegenüber, für das Perls lieber »Bewusstheit« verwendet. Hören wir einige Sätze im Originalton, da Perls dieses schwierig zu vermittelnde Kapitel als das Zentrum seines Ansatzes ansah:

> Wir reden … von Bewusstheit (awareness), die als eine etwas flatterhafte Zwillingsschwester der Aufmerksamkeit (attention) beschrieben werden könnte. Bewusstheit ist diffuser als Aufmerksamkeit – sie bedeutet eher eine entspannte als eine angespannte Wahrnehmung der ganzen Person (Perls, 1976, S. 29). … Die Bewusstheit (awareness) verschafft dem Patienten den Sinn für seine eigenen Fähigkeiten, für seine eigene sensorische, motorische und intellektuelle Ausstattung. … Bewusstheit (awareness) hat noch etwas, das über das Bewusstsein (consciousness) hinausgeht, … denn Bewusstheit findet immer in der Gegenwart statt. Sie eröffnet Handlungsmöglichkeiten … Ohne Bewusstheit gibt es keine Kenntnis einer Wahlmöglichkeit (S. 84). Bewusstheit ist ein Grundelement und eine umfassende Ganzheit (Perls, 1981, S. 27). Alles gründet in Bewusstheit. Bewusstheit ist die einzige Grundlage des Wissens, der Kommunikation usw. (Perls, 1974, S. 52). Jenseits der Bewusstheit gibt es nichts… Diese eine Bewusstheit scheint die Spaltung in Selbst/Andere zu verursachen… in Frieden gelassen, findet sie sich selbst als eines. Die scheinbaren Grenzen von ich/du, mein/dein werden fließend, verschwinden und tauchen unbekümmert wieder auf (Perls, 1981, S. 252 f). Ich glaube, dass die Materie – neben Ausdehnung, Dauer etc. – auch Bewusstheit hat (Perls, 1974, S. 67).
>
> Wenn wir… die drei Dimensionen – Ausdehnung, Dauer und Bewusstheit – in Erwägung ziehen, dann können wir sagen: Alles ist ein Bewusstheitsprozess. Wir zögern immer noch, die Bewusstheit der Materie zuzuordnen, wir sind so daran gewöhnt zu glauben, die Bewusstheit sei im Gehirn beheimatet. Es ist am Anfang sehr schwierig sich vorzustellen, dass die ganze Welt … immer über Bewusstheit verfügt … Sobald wir das akzeptieren, beginnt eine weitere Spaltung, die zwischen dem Objektiven und dem Subjektiven, zusammenzubrechen. Das Subjektive ist immer Bewusstheit, und das Objektive ist der Inhalt der Bewusstheit. Wir müssen uns bewusst machen, dass uns nie nichts bewusst ist. Ohne Bewusstheit ist nichts… Bewusstheit ist immer mit der gegenwärtigen Erfahrung verknüpft. Wir können uns unmöglich der Vergangenheit bewusst sein. Wir sind uns der Erinnerungen bewusst, wir sind uns der Vorahnung bewusst und der Zukunftspläne; aber wir sind uns hier und jetzt bewusst – das ist ein Teil des Bewusstheitsprozesses. Die entscheidende Bewusstheit ist die der Einzigartigkeit eines jeden von uns.. und wir sind uns auch bewusst, dass uns ständig etwas anderes bewusst wird, dass wir zu einer anderen Zeit an einem anderen Ort sind (Perls, 1976, S. 217 ff, zit. n. von Bialy & Volk-von Bialy, 1998).

Die beschriebene und umschriebene Bewusstheit ist also allgegenwärtig präsent, nichtlokal und ganzheitlich. Der unaufhörliche Fluss der Bewusstheit zieht durch uns hindurch; das Bewusstheitskontinuum entsteht durch die Kette der Erfahrungen, bzw. durch den fortlaufenden Prozess von Gestaltbildung und Gestaltlösung.

Wird dieser von außen unterbrochen oder von innen her blockiert, ohne dass die zunächst mobilisierte, erhöhte Bewusstheit das Problem befriedigend lösen kann, greifen Mechanismen, die den Komplexitätsgrad des Informationsflusses absenken, wobei es zu einer Art Störung kommt, die als das kleinere Übel in Kauf genommen wird.

Die heutige Gestalttherapeutengeneration benutzt als Übersetzung von »awareness« eher »Gewahrsein« als Bewusstheit.

> Gewahrsein bezeichnet das unmittelbare Wahrnehmen und Erkennen von umfassenderen Zusammenhängen. Es bezieht sich auf das gesamte Feld, also auf den Zusammenhang von Figur und Hintergrund (Gremmler-Fuhr, 1999, S. 382).

Beim **kritischen** Durchgehen der Perls-Zitate, die aus verschiedenen Zeiten stammen, kann ich mich des Eindrucks nicht erwehren, dass von ihm zwei Bewusstheitszustände mit dem gleichen Begriff belegt worden sind, die ich zu trennen vorschlage.

- Auf der Alltagsebene gibt es als Gegenpol zum konzentrierten Bewusstseinszustandes »die flatterhafte Zwillingsschwester« des diffusen, **entspannten Alltagsbewusstseins** mit einer in die Weite eingestellten, offenen, inneren Haltung.
- Weit wichtiger ist ihm jedoch die **Bewusstheit** des umfassenden Hintergrundes, der existenziellen Charakter hat, nichtlokal ist, der in allem Sein enthalten ist und natürlich der überpolaren Ebene zuzurechnen ist. (In der hermetischen Begrifflichkeit würde hier von »Geist« gesprochen werden.)

4.8.2 Mittlerer Bewusstheitsmodus

Wir haben zwei Pole kennen gelernt: auf der einen Seite der bewusst und willentlich lokal eingeengte Aufmerksamkeitsfokus, der wie eine Linse oder ein Brennglas vergrößern und Energie konzentrieren kann – und die nichtlokale, weitschweifende, ganzheitliche Bewusstheit auf der anderen Seite, die sich allerdings im präsenten Erfahren des Hier und Jetzt zentrieren lässt.

Nach Friedlaenders Theorie gibt es vor oder über jeder Polarität den indifferenten Nullpunkt, in dem beide Pole vor ihrer Differenzierung aufgehoben sind, der Ort des echten »Sowohl-als-auch«. Diese Qualität wird hier mit »mittlerem Modus« bezeichnet. Also eine Bewusstseinsqualität, die voller Interesse sowohl auf Einengung wie auf Weitung eingestellt ist und dabei eine hohe Flexibilität besitzt. Sie verbindet beide Qualitäten in einer.

Unsere Sprache, die weitgehend von der dualen Denkweise erschaffen ist, findet für die Qualitäten der ursprünglich übergeordneten Ebene meist keine passenden Begriffe.

! Der mittlere Modus ist auch richtungsweisend für die Bewusstseinshaltung des Therapeuten. Darin eingeschlossen ist das Loslassen von jeglichem Bewerten und die Entscheidungsfreiheit gegenüber Ambivalenzen. Es ist mit der Haltung des »WuWei« verwandt, d. h., nicht schädigend oder störend in dessen Fließen eingreifen.

> Der mittlere Modus ist…eine ganz grundlegende innere Einstellung, die dem Respekt vor der Selbstorganisation alles Lebendigen im Wechselspiel von Chaos und Ordnung gemäß ist (Gremmler-Fuhr, 1999, S. 383).

4.8.3 Zuordnung zu anderen Klassifikationssystemen

Die beiden **Bewusstseinsdimensionen** des konzentrierten und des entspannten Bewusstseins sind zweifelsfrei Spielarten des alltäglichen Tages- oder Wachbewusstseins.

Das **Unbewusste** wurde eben nicht näher ausgeführt, hat jedoch zum einen den analog zur Psychoanalyse typischen, biografischen Anteil des persönlich Verdrängten, zum anderen auch einen großen, neutralen Bereich für unterschwellig Wahrgenommenes und für die »Weisheit des Organismus« mit ihrer selbstorganisatorischen Kompetenz.

Die Haltung der **Bewusstheit** jenseits der dualen und schwankenden Alltagswelt hat in der »Schulpsychiatrie/-psychotherapie« – außer bei Scharfetter – keine Entsprechung. Bei Scharfetter (1983, 1995) entspräche diese Ebene dem **Überbewusstsein.** In diesem Zustand wird in verschiedenen Stufen die Ich-Zentrierung überschritten und eine befreite Zugehörigkeit in einem größeren Zusammenhang erlebt. (Voraussetzung für diese Entwicklung ist eine vorherige, gute Verwurzelung im personalen Ich.)

4.9 Wachstumsdimension

4.9.1 Wachstum, Differenzierung und Reifung als lebenslange Verlaufs-Gestalt

»Das Wachstum des Organismus geschieht durch Integration unserer Erfahrungen, d. h. indem von unserem Organismus die physischen, emotionalen und intellektuellen Substanzen, die die Umgebung anbietet und die auf ein Bedürfnis treffen, assimiliert werden« (Perls, 1981, S. 165).

Wachstum ist immer auch differenzierendes Reifen, ein Prozess der Verwandlungen, der das ganze Leben begleitet und der eine Reihe von Phasen mit mehr oder weniger prägnanten Erscheinungsweisen der Identität aufweist, die von relativ destabilisierteren Umbruchzeiten voneinander abgesetzt sind. Ziel des Prozesses ist, trotz der Integrations- und Anpassungsleistungen in Richtung Anlage und Umwelt, durch Assimilation immer in sich stimmiger, d. h. selbstähnlicher, zu werden.

Ein entscheidender Zeitgeber für diese Phasenabfolge ist die biologische Entwicklung und zwar allem voran die Hirnreifung, aber auch die parallele, in Schüben verlaufende, endokrinologisch-hormonelle Entwicklung inklusive ihrer späteren Involution.

Man kann dabei unterschiedliche Schwerpunkte setzen, z. B. auf die histologisch nachweisbare Markscheidenreifung in den einzelnen Hirngebieten, bzw. deren Funktionsfähigkeit, auf die hormonell-endokrinologischen Reife- und Involutionszeichen oder auf die Entwicklung der Intelligenz (Piaget, 1973), die indirekt als Hirnreifungsfolge erschlossen werden kann, oder auf die Entwicklung der sinnlichen Wahrnehmungsfähigkeiten (Affolter, 1992) und ihrer sukzessiven Vernetzung.

Aus historischen Gründen dürfen S. Freuds und M. Mahlers Libido-Partialtriebentwicklung in dieser Reihe nicht fehlen, die durch Säuglings- und Kleinkind-Beobachtungen gewonnen waren, die allerdings inzwischen durch systematischere Untersuchungen der »Baby-watcher-Generation« modifiziert bzw. überholt wurde. Nichtsdestotrotz gebührt der ersten Generation großen Respekt für ihre richtungsweisenden Impulse.

In der Gestalttherapie von Fritz Perls wird die universelle Lebensenergie, die bei Freud Libido heißt, mit einer Variante von »Aggression« belegt, eine Variante, die oft »ad-greddi« genannt wird, um damit zum Ausdruck zu bringen, dass es sich um das neugierige und zupackende Herangehen auf die Welt handelt und eigentlich mehr mit Intentionalität bzw. konstruktiver Aggression zu tun hat, als mit der destruktiven Form.

Trotzdem gibt es auch Zitate, die zwischendurch einen anderen Eindruck vermitteln:

> Aggression heißt »herangehen an den Gegenstand des Verlangens oder des Hasses« (Perls, Hefferline & Goodman, 1979, Bd. 2, S. 130). Aggression hat eine zweifache Absicht: erstens, einen bedrohlichen Feind bis zu dem Punkt zu de-strukturieren, wo er machtlos wird; und zweitens, bei einer expansiven Aggression eine Substanz, die für das Wachstum gebraucht wird, soweit zu de-strukturieren, dass sie assimiliert werden kann... Somit gehört Aggression wesentlich zum Überleben und zum Wachstum. Sie ist keine Erfindung des Teufels, sondern ein Mittel der Natur... Die Natur ist nicht so verschwenderisch, eine so kraftvolle Energie zu schaffen wie die Aggression, bloß um sie »loszuwerden« oder sie »abzureagieren«...Als ein Werkzeug der Natur ist Aggression wertvoll (Perls, 1981, S. 163).

Diese Ausführungen sehe ich als Teilwahrheit an. Es fehlt hier der Gegenpol der empathischen Einfühlung, die sonst in der Gestalttherapie ihren festen Platz hat.

Meine Position weicht beim Thema Aggression als universelle Energie von der von Fritz Perls ab. Ich identifizieren mich mit der Kraft der Intentionalität des »ad-greddi« als eines machtvollen, aufmerksamen, interessierten Bezogenseins auf das Leben selbst, in das meine Person und die der anderen integriert sind.

4.9.2 Motivationssysteme

Das Leben entfaltet sich dabei in einer Hierarchie von Bedürfnissen, die von Maslow in seinen Stufen des Seins skizziert, später bezüglich der Unterstufen ziemlich ähnlich von J. Lichtenberg (1991/1983, 1988, 1989) in eine Hierarchie von **Motivationssystemen** gefasst worden sind:

1. System zur Regulierung physiologischer Bedürfnisse,
2. System zur Regulierung von Bindung und Verbundenheit,
3. System, das Neugierverhalten und Selbstbehauptung reguliert,
4. System zur Regelung aversiver Regungen, und
5. System der sinnlich-sexuellen Bedürfnisse.

Bei Lichtenberg handelt es sich um relativ selbstständige und dennoch kooperierende, motivationale Subsysteme. Üblicherweise verlangen elementarere Ebenen Vorfahrt gegenüber später differenzierten. Eine hoch motivierte Entscheidung kann diese Regel aber außer Kraft setzen, z. B. kann man trotz Müdigkeit dennoch aufnahmefähig sein, wenn einen eine Nachricht von einem geliebten Menschen erreicht, dessen Verbleib unklar war.

Nochmals zur Begriffspräzisierung: Das »ad-greddi« ist nicht nur auf mein Überleben, sondern auch auf das des anderen ausgerichtet. Das setzt die Integration meiner archaischen Überlebenswünsche mit den Bedürfnissen nach achtsamen und liebevoll-empathischen Begegnungen in mir selbst voraus, also die Integration mit dem liebenden Gegen-Pol der Aggression. Das ergibt auf der übergeordneten Ebene eine kraftvolle Akzeptanz des Lebens an sich. Zugegeben: bei dieser Integration handelt es sich bereits um ein Wachstumsziel, das nicht selbstverständlich vorausgesetzt werden kann.

4.9.3 Prägung durch Bindungserfahrungen und Lebensereignisse

Diese biologischen Zeitgeber des Wachstumsvorgangs verflechten sich nun mit den **Umwelterfahrungen** und modifizieren sich gegenseitig.

Großes Interesse hat – zu Recht – in den letzten Jahren die **Bindungsforschung** erhalten, die auf John Bowlby (1951, 1960, 1980, 1988) und Mary Ainsworth (1977, Ainswort & Bowlby, 1991) zurückgeht und inzwischen von verschiedenen Forschungsgruppen aufgegriffen und schulenübergreifend weitergeführt wurde (z. B. Strauß, Buchheim & Kächele, 2002).

Die Bindungsforschung bereichert das Verständnis über die protektiven, wie über die belastenden Faktoren, die aus den frühen Beziehungserfahrungen stammen. Sofern diese nicht korrigiert werden, werden sie unwillkürlich an die nächste Generation weitergegeben: Psychisch gesunde, autonome Mütter bekommen »sicher gebundene« Kinder, distanzierte Mütter eher »vermeidende« und emotional verstrickte eher »ambivalent gebundene« Kinder. Eltern, die unter einem unbewältigten Trauma leiden, haben vermehrt »desorganisiert gebundene« Kinder zu erwarten (zit. n. Dornes, 2001, S. 71).

Mindestens genauso bedeutsam wirken sich als mögliche Einflüsse aus der Umwelt **Traumen** aus, denen inzwischen eine, der Bedeutung des Themas angemessene, reichhaltige Forschungstätigkeit gewidmet ist (Butollo, Hagl & Krüsmann, 1999; van der Kolk, Mc Farlane & Weisarth, 2000; Reddemann, 2002; Petzold et al., 2002, und andere).

Für die **Life-event-Forschung**, die ganz ursprünglich auf Charlotte Bühler (1971, 1972) zurückgeht, die sich dafür schon im Wien der 30er-Jahre interessierte und diesen Ansatz aufgrund der Emigration nach den USA brachte, ferner auch auf Abraham Maslow (1973, 1981), später auch auf Aaron Antonovsky (1997) und andere.

! Für die potenzialorientierte Sichtweise der Life-event-Forschung zählt erstmals auch das Gelungene, bekommen auch die Höhepunkte des Lebens sowie die persönliche Sinn- und Bedeutungszuweisung wissenschaftliches Interesse.

Wir können uns ein Diagramm vorstellen, bei dem die subjektiv bedeutsamen Ereignisse eines Lebenslaufs auf der Waagerechten eingezeichnet werden, die biologisch wichtigen Schwellen auf der Vertikalen. Dann finden sich auf der Diagonalen dazwischen die überlagernden Knotenpunkte von beiden Dimensionen.

4.9.4 Erlebnisverarbeitung

Nun interessieren wir uns für die individuelle **Erlebnisverarbeitung** an diesen Knotenpunkten und holen sie als **Vordergrund-Gestalt** vor dem beschriebenen **Hintergrund-Gewebe** der Umwelt-Anlage-Verschränkung hervor.

In dieser Vordergrund-Gestalt setzt ein **Abschätzvorgang** im Dienste der prägnanten Identitätsverdichtung im Hier und Jetzt ein, bei dem sich 2 Dimensionen kreuzen.

1. Für die Verarbeitung von aktuellem Erleben bietet die körperliche Basis unserer Hirnstruktur zunächst das polarisierende, emotionsorientierte Bewertungssystem als Instrument an. Wir mögen es zwar nuancenreich abschattieren (und je reifer und souveräner wir sind, umso mehr tun wir

das), aber es meldet sich zunächst mit großer Überzeugungskraft die polarisierende Frage nach dem: »gut oder schlecht«? bzw. nach »Liebe oder Hass/Angst« bzw. »Annähern oder Distanzgewinnen, bzw. fight/flight«.
2. Die andere Dimension ist die globale Einschätzung des Verhältnisses: »**Ich und die anderen**«.. Die anderen sind jeweils die bedeutsame Bezugsgruppe meines Kontextes. Der kann stark schwanken. Es kann die ganz konkrete, momentan im äußeren Umfeld vorhandene Menschengruppe sein. Es kann auch nur ein einzelner, konkreter Mensch sein, der »signifikante Andere«. Es kann auch ein verinnerlichtes, evtl. schon verstorbenes Gegenüber sein, das ich zum maßgeblichen Bedeutungsträger mache. Es kann auch eine Idealgestalt, mit der es nie eine konkrete Begegnung gab, in dieser Funktion wirksam sein. Es scheint darauf anzukommen, mit dem oder den Bedeutungsträger(n) in bestätigender Weise in Schwingung zu sein und sich dabei selbstidentisch und akzeptiert zu erleben. Ist das nicht der Fall, steht eine Krise an. Die Frage ist, ob bei den jeweiligen Lebensereignissen meine Zugehörigkeit, da wo ich sie mir wünsche, bzw. meine Abgrenzung, wo ich sie für meine Identität brauche, bestätigt oder verworfen wird.

Die selbstorganisatorische Dynamik der Erlebnisverarbeitung schützt normalerweise die positiven Aspekte des Selbstbildes in einer Art abgemilderten Überlebensstrategie: Die Selektionskraft der Bedeutungszuweisung kann erstaunen: Bei Kindern aus risikobelasteten Milieus und Familien, kann das bedeutsame Herausholen einer einzigen, positiven Beziehungsgestalt, mit der eine oft nur ganz subtile, innere Gemeinschaft gelebt wird (z.B. zu einer freundlichen Nachbarin oder zu einer angeschwärmten Lehrerin), der entscheidende Schutzfaktor für eine »gesunde« Entwicklung sein. Auf die erwählte Person wird der Strahl der Aufmerksamkeit gebündelt und eingeengt. Die gegenseitige Resonanz zu ihr wird zur »Gestalt«, zur Vordergrundfigur erhoben. Im Notfall richtet sich die Bedeutungszuweisung sogar »nur« auf eine kompensatorische Schutzfantasie. In diesem Fall muss die Fantasie auch noch die positive Resonanz der anderen Seite hinzuliefern.

Wenn man sich nach dem »seelischen Nährwert« fragt, der das Weiterwachsen ermöglicht, dann ist es wohl in dieser beidseits akzeptierenden Schwingung zu suchen, die zwischen zwei Menschen (oder sollte ich besser »Lebewesen« sagen?) aufkommt, wenn in einer Begegnung der »Scheinwerfer« des liebevollen Wahrnehmens gegenseitig beantwortet wird. Obwohl die Dimensionen extrem weit auseinander liegen, stellt sich hierbei ein analoges Bild vom rückspiegelnden und sich aufschaukelnden Licht in einem Hohlraumresonator ein.

Andersherum gesehen, die Selektionskraft lässt den Rest der Ereignisse dadurch verblassen, dass sie nicht anleuchtet, ihnen die Bedeutung entzieht, sie in ihrer Bedeutung löscht. In diese spezifische Richtung wird einfach die resonante Schwingung verweigert.

❗ **Dieser Selektionsvorgang setzt eine innere Wertsetzung und eine – meist unwillkürliche – Entscheidung und Differenzierung voraus, was für das seelische Überleben und Weiterkommen als günstig und was als schädlich empfunden wird.**
Es dürften dabei auch Affinitäten über die »Eigenschwingungen« eine Rolle spielen.

So positiv sich diese **Selektionskraft der Bedeutungszuweisung** in seelischen Notzeiten auswirken kann (sie muss das nicht automatisch tun), diese kreative Fähigkeit kann den Bezug zur Realität deutlich unterminieren. Sie kann abwehren, was nicht opportun erscheint und ein intaktes Bild von uns selbst und unserer Welt vorgaukeln, obwohl es gegenteilige Hinweise gibt.

4.9.5 Peripherer Beobachter im Zeugenstand

Diese kreative Fähigkeit der Bedeutungszuweisung benötigt eine Gegenkraft, die das, was ist, bewertungsfrei und neutral registriert. Der Standort hierfür ist nicht mit den Strukturen, die dem Überleben dienen, verkoppelt. Im inneren Wahrnehmen wirkt diese Kraft peripher platziert. Seit je her wird von einem »**inneren Zeu-**

gen« gesprochen, der neutral und einfach unbestechlich registriert und wie von oben schaut.

Entwicklungsmäßig taucht sie spät auf, manchmal, wie es scheint, gar nicht oder kaum zu bemerken. Es ist entscheidend für die innere Entwicklung, inwiefern und welcher Art die beiden wichtigen Instanzen sich respektieren und sich in der Arbeit arrangieren. Typisch für den »neutralen Zeugen« ist, dass er überall zu Hause sein kann, dass er sich überparteilich verhält. So bahnt er uns den Weg, bildlich gesprochen, wenn wir die Position, die Sichtweise oder die Rolle wechseln und nimmt den Bedeutungszuweiser sekundär im Schlepptau an die Hand, damit das subjektive Leben in der neuen Position mit ankommt. Der »innere Zeuge« hat offenbar die Möglichkeit den Bedeutungszuweiser zuzulassen oder aber ihn zu bremsen und im Zaum zu halten. Der »Zeuge« hütet durch seine Neutralität die »innere Wahrhaftigkeit«. Er begrenzt die narrativen »Umbauarbeiten« im Langzeitgedächtnis genauso, wie die Schräglagen der aktuellen Wahrnehmung, die durch die Selektion der Bedeutungszuweisung üblicherweise entstehen.

Zum differenzierenden Wachstum brauchen wir beide in ihrer je spezifischen Funktion, v.a. beide als ein gut kooperierendes Team, die sinnen- und erlebnisnahe Bottom-up-Seite einerseits und die neutral abwägende Top-down-Seite andererseits.

4.9.6 Substanz der inneren Autonomie

Ein weiteres Ziel des reifenden Wachstums ist, schrittweise die externe Unterstützung durch Selbständigkeit und innere Autonomie zu ersetzen. Damit ist die Fähigkeit verbunden, sich von innen heraus selbst zu unterstützen. Im Behandlungsteil werden einige Beispiele geschildert, bei denen die eine Seite der Persönlichkeit eine andere, meist ein zu kurz gekommenes Kinder-Ich, fürsorglich und liebevoll unter die Fittiche nimmt. Ferner gibt es in jedem von uns die innere Weisheit zu entdecken, sie immer besser in Kontakt zu holen und sich ihrer Führung immer mehr anzuvertrauen.

! Die »Stimme der Weisheit« ist üblicherweise dort am besten zu hören, wo man die größte Klarheit der inneren Substanz antrifft, wo der Assimilationsprozess am weitesten fortgeschritten ist.

Die einzelnen Wachstumsschritte werden in Abschn. 4.11 und 4.12 näher erläutert.

4.10 Kontakt-, Beziehungs- und Begegnungsdimension

4.10.1 Kontaktdefinitionen

Zur Einstimmung werden einige originale Perls-Zitate vorangestellt.

> Wenn wir mit der Welt in **Kontakt** sind, dann geschieht etwas. Zum Kontakt mit der Welt werden wir veranlasst durch eine auftauchende **Gestalt**, ein auftauchendes Bedürfnis, eine auftauchende, unabgeschlossene Situation (Perls, 1976, S. 218).
>
> Jeder echte Kontakt mit der Welt hat den Charakter des Neuartigen, wenn er erlebt wird. Das gilt in solchem Maße, dass wir menschliche Entwicklung als eine fortlaufende **Transformation** von Neuartigem in Routine beschreiben können (Perls, 1981, S. 55).
>
> **Kontakt und Rückzug** sind dialektische Gegensätze. Sie sind Ausdruck unserer Art und Weise, mit psychischen Ereignissen umzugehen, sie stellen unsere Möglichkeiten dar, an der Kontaktgrenze Objekte des Feldes zu behandeln (Perls, 1976, S. 40).
>
> Kontakt zur Umwelt bedeutet in gewissem Sinne eine **Gestalt formen**. Der Rückzug ist entweder das völlige Schließen der Gestalt oder die Sammlung der Kräfte, um einen Abschluss zu ermöglichen....Kontakt und Rückzug in **rhythmischem Wechsel** sind unsere Mittel zur Bedürfnisbefriedigung und zur Fortsetzung der laufenden Lebensprozesse (Perls, 1976, S. 41).
>
> Auseinandersetzen und zurückziehen, zusammenziehen und ausdehnen, implodieren und explodieren – so wie das Herz implodiert, sich zusammenzieht und dann explodiert, sich öffnet, um gefüllt zu werden. Permanente Kontraktion führt schnell zum Tod, und das gleiche gilt für permanente Ausdehnung (Perls, 1981, S. 205; die Zitate sind der Sammlung von Bialy & Volk-von Bialy, 1998 entnommen.

Umgangssprachlich wird der Begriff Kontakt etwas diffus im Sinne von einen anderen/ein anderes irgendwie Berühren verwendet. Auch in der gestalttherapeutischen Literatur taucht er in dieser allgemein gebräuchlichen Weise auf.

»Kontakt im engeren gestalttherapeutischen Sinn« ist ein bewusst differenziertes Miteinander von »Ja« und »Nein«, sozusagen ein Ja-Nein-Geschwisterpaar. Es ist ein »Kontakt an der Grenze« (um gleichzeitig den Titel eines Buches von Lore Perls zu zitieren). An der Grenze zum anderen nehme ich einerseits die Andersartigkeit meines Gegenübers, also die Differenz zu mir wahr, möglicherweise schmerzlich, möglicherweise kann dabei auch meine eigene Identität im positiven Kontrasterleben faszinierend aufleuchten. Andererseits kann es in mehr oder weniger großen Teilbereichen zu Gleichklängen kommen, evtl. über das Interesse zu ersehnten Aspekten oder solchen, die ich zur Ergänzung meiner offenen Bedürfnisse, bzw. meiner Leerstellen für tauglich halte. So entsteht ein Muster, indem Offenheit und Abgegrenztheit nebeneinander stehen. Letzteres schützt die bisherige Identität vor generalisierter Überflutung durch Fremdeinfluss, also gegen »Land-unter«-Erleben. Ersteres ermöglicht Austausch und Zugewinn über punktuelle Grenzöffnung und partielle Konfluenz.

! Dieser differenzierende Ja-Nein-Kontaktmodus setzt ein gewisses differenziertes Reifestadium und eine gewisse aktuelle Balance voraus.

In Zeiten von Krisen, Not und traumatischen Überforderung steht er üblicherweise nicht zur Verfügung, geht er vorübergehend verloren. Er kann aber nachträglich bei der Krisenverarbeitung zur Nachdifferenzierung eingesetzt werden. Jegliches Introjekt kann mit diesem Kontaktmodus in seine schädlichen und in seine förderlichen Anteile zerlegt und in Richtung Assimilation bzw. Aussonderung nachverarbeitet werden. Das macht den Großteil der therapeutischen Arbeit aus.

Dieser gestalttherapeutische Kontaktmodus beinhaltet in jedem seiner kleinen Schritte zum einen die Anforderung nach innen zu hören, was das Eigene sei, bzw. was die ersehnte Richtung, und zum anderen die Entscheidung zu treffen zwischen »Zu-sich-Stehen« oder »Anpassen« und wenn Letzteres, aus welcher Motivation heraus: Opportunismus? Vermeidung von Auseinandersetzung? Loyalität? Echte Bewunderung und Anerkennung?

Wenn sich die Grenzöffnung von zwei oder mehreren Individuen gleichzeitig verschränkt, kann es zu etwas neuem Dritten kommen, das von jedem etwas zu einer Superpositions-Gestalt integriert. Ein solcher gemeinschaftlicher kreativer Prozess ist für alle Beteiligten bereichernd und beglückend.

Das Fremde, dem ich mich im Kontakt bewusst aussetze und das ich ausgegrenzt lasse, vermittelt die Erfahrung, dass ich mit ihm umgehen kann. Das senkt die Angst, sollte eine da gewesen sein, und erhöht meine Toleranz.

! Kontakt ist für Gestalttherapeuten ein rhythmisches Geschehen. Es schwingt zwischen innen und außen, zwischen Kontakt und Rückzug.

Das was als Rückzug erscheint, kann zwar eine Kontaktvermeidung sein – und das gilt es jeweils zu überprüfen, kann aber auch, – und das betonen die Gestalttherapeuten –, dem unumgänglichen Kontakt nach innen dienen. Die Aufmerksamkeit vollziehe durch ihren mehr oder weniger ständigen Richtungswechsel zwischen außen und innen eine liegende Acht. So verbindet sie außen und innen, öffnet und schließt jeweils einen Gestalt-Prozess.

4.10.2 Kontaktunterbrechungen, Kontaktmodifizierungen

Der eigentliche Gegenpol zur Kontakt-Rückzugsschleife ist die **Kontaktunterbrechung**. Sie kann willkürlich oder unwillkürlich zustande kommen. Auch sie kann sich im **Außen**- oder **Innenfeld** ereignen.

Als Beispiele für **unwillkürliche** Fixierungen im Außenfeld liebte Perls verschiedene Formen von sinnentleertem Rollenklischee-Verhalten, das keinen Bezug mehr zum echten, inneren Erleben hat. Es entsteht dabei der Eindruck einer Verhaltenshülse, bzw. eines falschen Selbst. Bei unwillkürlichen Kontaktunterbrechungen im inneren Kontakt liegt es nahe, an psychosomatische

Symptome und Funktionsstörungen zu denken, wobei ein Teilsystem vom übergeordneten System nicht mehr rückkoppelbar ist, z. B. die Blutdruckregulation oder die Magensaftsekretion oder die Histaminausschüttung oder eine wuchernde Krebszelle vom Umgebungsgewebe etc. Wenn Subsysteme nicht mehr rückkoppelbar sind, fällt die Gesamtleistung des Ganzen ab. Die lokale Destabilisierung kann u. U. zur Destabilisierung des Ganzen führen.

! Welche Ursachen auch immer zur unwillkürlichen Kontaktunterbrechung führen, sie ist der Schlüsselbegriff für das Krankheitsverständnis in der Gestalttherapie.

Nun gibt es auch eine willkürliche Möglichkeit der Kontaktunterbrechung, die ebenfalls unterschiedliche Facetten hat. Im Zwischenmenschlichen begegnet sie uns bei bewusst unversöhnlicher Ablehnung, ob gerechtfertigt oder nicht, ist hier nicht zu klären. Im Falle von Traumatisierungen gilt als Faustregel, dass der Täterkontakt beendet sein muss, bevor mit einer Therapie begonnen werden kann. Eine andere Art von bewusster Kontaktunterbrechung im Dienste der Heilung ist in der Suchtarbeit üblich, sei es von speziellen Kontaktpersonen, sei es vom Suchtmittel selbst. Auch bei der Therapie sozialer Delinquenz wird der Sozialkontakt kontrolliert. Die Kontaktunterbrechungen, die in diesen Fällen zunächst vom Außenfeld an den Behandelnden herangetragen werden, wollen ein Angebot zur Verinnerlichung sein.

Bei Kontaktunterbrechungen, die in der Psychotherapie primär auf eigenen Wunsch vollzogen werden, handelt es sich meist um Kontakte zu Menschen, zu denen ein Abhängigkeitsverhältnis bestand, und die als schädlich, verletzend, entwürdigend, kränkend, entwicklungshemmend etc. erlebt worden waren. Sofern die Beziehungen zu den gleichen Personen ehemals auch mit positiven Aspekten vermengt empfunden wurden, die die emotionale Grundeinstellung verwirrten, ist es nachvollziehbar, dass die notwendige Eindeutigkeit meist erst nachträglich gelingt. Hier dient die nachträgliche Beziehungsklärung mit Zurückweisung des schädlichen Beziehungsteils, die meist auch mit einer Eliminierung des Introjekts aus seiner bisherigen Position verbunden ist, der Heilung des Patienten.

Willkürliche Kontaktunterbrechungen mit einer gesunden Komponente gibt es auch überall da, wo ein Individuum, das sich weiterentwickelt hat, nach Überprüfung feststellt, dass manche alte Zugehörigkeiten nicht mehr stimmen, nicht mehr tragen oder vielleicht sogar schädlich geworden sind. Ob es angemessen scheint, den Kontakt lediglich zu verdünnen, in seiner Bedeutung zu relativieren oder bewusst gänzlich abzubrechen, muss der Betroffene im Einzelfall entscheiden.

Gibt es willkürliche Kontaktunterbrechungen nach innen hin? Ja. Jeder kennt den Spielraum des Willens, mit dem es möglich ist, Körpersignale, die Grundbedürfnisse anzeigen, eine Zeit lang auszublenden und gegen sie weitere Leistungen vom Körper abzuverlangen, das Weitermachen trotz Müdigkeit, trotz Hunger, Durst, Hitze, Kälte oder sonstigen Entbehrungen. In gewisser Weise wird das Hinausschieben können der unmittelbaren Bedürfnisbefriedigung als menschliches Kultiviertheits- und Reifekriterium genommen. Dieses Beherrschen der Natur hat sowohl eine emanzipatorische, bewundernswürdige, faszinierende, wie auch eine problematische, potenziell selbstschädigende Seite.

Es gibt einen sanfteren Weg der Beeinflussung, z. B. im autogenen Training (Oberstufe) und bei anderen imaginativen Techniken; dort hat es schon eine lange Tradition, Einfluss auf Symptome zu nehmen, die auf eine überschießende Regulation im vegetativen Nervensystem zurück gehen. Man kann bei der Schmerz- und Tinnitus-Behandlung auf suggestivem Wege versuchen, Leitungsbahnen zu dämpfen.

> Die willkürliche Kontaktunterbrechung ist ein Instrument, das sinnvoll eingesetzt der Gesundheit ähnlich dienen kann wie ein Skalpell.

4.10.3 Konfluenz und Isolation

Konfluenz

Konfluenz, (das sich von lat. confluere=zusammenfließen ableitet) ist bereits im vorigen Abschnitt als mögliches Detail innerhalb des Kontaktgeschehens im engeren Sinn benannt worden.

Hier ist die Konfluenz in der Form der ausschließlichen Grenzauflösung gemeint, eine Extremsituation, bei der die Existenz des Einzelwesens infrage steht.

Auch bei dem Gegenpol, der Isolation, handelt es sich um eine Extremposition, bei der das Überleben nicht garantiert ist.

Es ist wichtig, diese Phänomene bezüglicher ihrer Entwicklungshöhe und ihrer Funktion zu differenzieren.

Verschiedene Formen der Konfluenz

- Frühe, physiologische Konfluenz:

In ihrer frühen, natürlichen Form der weitgehenden Durchlässigkeit ist diese frühe Form Ausdruck dafür, dass die zerebralen Trägerstrukturen der »Innen-Außen-Grenze« noch ausreifen. Das bedingt eine ungewisse Abgrenzung zur Umwelt.

- Psychotische Konfluenz:

In der Psychose oder in psychosenahen Zustandsbildern geht die bereits erworbene Innen-Außen-Grenze in einem krankheitsbedingten Vorgang der strukturellen Regression, bzw. eines Entwicklungsrückschritts, wieder verloren. Es wird angenommen, dass diese Grenze aus genetischen oder anderen Gründen von brüchiger Qualität war. Im Erleben des Kranken kann zwischen inneren Affekten und der äußeren Umgebung nicht unterschieden werden. So kommt ihm z. B. seine eigene Angst gleichzeitig von außen gespiegelt übermächtig entgegen.

- Konfluenz als frühe Abwehrform:

Durch die verschmelzende Teilhabe an einem großen, starken Wesen kann sich ein kleines bedürftiges subjektiv Sicherheit und Aufwertung holen. In einem undifferenzierten, überschießenden scheinbaren Assimilationsvorgang, der im Dienste der Angstminderung steht, versucht sich das bedürftige Wesen das ersehnte Potenzial zu borgen. »Unpassendes« am idealisierten Großen muss großzügig verleugnet werden. (Entspricht der kohutschen Idealisierung).

- Konfluenz als reifere Abwehrform:

Sie steht neurosefähigen Strukturen zur Konfliktvermeidung zur Verfügung. Um sich nicht wegen Dissonanzen auseinandersetzen zu müssen, wird die an sich stabile Innen-Außen-Grenze punktuell aufgeweicht, um den Unterschied zum signifikanten Anderen nicht registrieren zu müssen. Dabei sind dissonante Identifikationen mit ihm und das Eindringen von an sich abgelehnten Teilaspekten möglich, die zu einer inneren Unklarheit, Spannung oder neurotischen Selbstablehnung führen können.

- Konfluenz als Bestandteil des Normalkontaktes:

Wie schon oben beschrieben, ist die Konfluenz im Normalkontakt der Anteil, der nach vorheriger Überprüfung des ausreichenden, partiellen Zusammenklangs, und der ausreichenden Vertrauenswürdigkeit des Gegenübers, das »Fenster« zum anderen öffnet und sich auch dessen Strahl der Aufmerksamkeit aussetzt. Aus der Teilhabe an der gemeinsamen Schnittmenge von Information und Energie entsteht subjektiv der so genannte »seelische Nährwert« dieser Begegnung.

Bei intensiven Begegnungen kommt es subjektiv zum Phänomen eines Feldes stehender Wellen zwischen den beiden, die sich öffnen, das einen intensiven, existenziellen Austausch ermöglicht, der nicht auf rationale Verwörterung angewiesen ist. Dies entspricht Martin Bubers Ich-Du-Begegnung.

- Konfluenz als reife Entwicklungsform:

Sie setzt, gerade auch, wenn sie als überwiegende Dauerhaltung praktiziert wird, die Fähigkeit zum differenzierten Prüfen und Abgrenzen voraus. Die Grenzöffnung ist steuerbar, bewusstseinsfähig und der freien Entscheidung unterworfen. Sie ist nicht angstmotiviert, sondern stammt im Gegenteil aus einer inneren Sicherheit und Balance.

Isolation

Isolation allgemein ist gekennzeichnet durch ihr Abgetrenntsein vom umgebenden, lebendigen Netzwerk.

Verschiedene Formen der Isolation

- Frühe Isolation mit Stimulationsmangel: Neugeborene und Babys werden in emotionaler Isolation, v.a. ohne gezielte, altersgemäße Kontaktangebote, nicht nur entwicklungsverzögert und krank, sondern sterben. Das ist bereits seit dem Experiment von Friedrich II im Mittelalter bekannt. Bowlbys Beobachtungen (1951, 1980) und Harlows (1962) Affenversuche gehen in die gleiche Richtung.
- Isolationsphänomene bei Psychosen: Diese sind sowohl im intrapsychischen wie im zwischenmenschlichen Bereich fast die Regel. Sie dienen einesteils als Schutz vor Reizüberflutung, anderenteils auch als frühe Abwehr gegenüber Verschmelzungsängsten und -wünschen. Strukturell dürften bei psychotischen Erkrankungen auch nicht die Voraussetzungen für ein modifiziert abgestuftes Kontaktgeschehen gegeben sein, sondern vielmehr die Neigung zu den Extrempolen, zu früher Konfluenz oder zu einer frühen Art von Schutz-Isolation.
- Konfliktbedingte Isolation: Aus erfahrungsbedingten Schutzbedürfnissen und fixierten, isolierenden Überlebensstrategien entstehen oft emotionale, charakterliche oder somatisierte Abwehrhaltungen, die Verpanzerungs- oder Einigelungsfunktion haben. Hinter den isolierenden, manchmal trotzig wirkenden »Mauern« findet sich meist ein kontaktmäßig fast verhungertes Wesen. In der Therapie wird die Kraft der Abwehrformationen bei der Übersetzung auf die Beziehungsebene dem Betreffenden wieder zur Verfügung gemacht.
- Isolation als Überlebenskonzept: Diese Form kann eine reife, starke Fähigkeit sein und bedarf einer guten Anbindung an die eigene Mitte, um lange durchzuhalten. Es kann sinnvoll sein, sich bewusst und zum Schutz der eigenen Identität und inneren Autonomie zu einer Kontaktunterbrechung mit dem Umfeld zu entschließen, z.B. in einem destruktiven, totalitären Regime, wenn eine offene Auseinandersetzung nicht möglich ist oder Vernichtung bedeuten würde.
- Isolation als allgemeines Prinzip: Diese ist das Gegenteil zur Integration. Sie fördert die Differenzierung und die Dualität. Intrapsychisch und zwischenmenschlich ermöglicht sie Distanz, die in turbulenten Situationen heilsamen Abstand bedeuten kann.

Martin Bubers Ich-Es-Beziehung besitzt diese distanzierende Qualität. Sie erlaubt die Welt nüchtern und sachlich zu betrachten, zu vermessen, zu zählen, zu planen, handzuhaben und zu gestalten. Es ist eine Dosisfrage, wie viel es davon in der menschlichen Umwelt bedarf. Buber warnt ausdrücklich vor ihrer Ausschließlichkeit.

4.10.4 Historischer Kontaktkreis

Dem Kontaktkreis werden Aussagen über das Figur-Grund-Prinzip und über die organismische Selbstregulierung vorgeschaltet.

In den Originaltexten heißt es bei Perls (zitiert nach von Bialy & Volk-von Bialy, 1998) wie folgt:

> Das Figur/Grund-Prinzip diktiert, dass immer nur ein Ereignis im Vordergrund stehen kann und die Situation bestimmt. Andernfalls gibt es einen Konflikt und Konfusion. Und die stärkste Figur/Grund-Beziehung übernimmt jeweils zeitweilig die Kontrolle über den gesamten Organismus. Das ist das Grundgesetz organismischer Selbstregulierung – kein spezifisches Bedürfnis, kein Instinkt, Zweck oder Ziel und kein willkürliches Vorhaben besitzt einen Einfluss ohne die Unterstützung der Gestalt, die ihnen Energie verleiht. Wenn mehr als eine Gestalt auftaucht, ist die einheitliche Kontrolle und Handlung in Gefahr. In unserem Beispiel vom Durst ist es nicht der Durst, der nach Wasser sucht, sondern der gesamte Organismus. Ich suche danach. Der Durst leitet mich (Perls, 1980, S. 97).

▼

Wenn diese (die dringlichste) Gestalt geschlossen ist, wird sie in den Hintergrund zurücktreten und den Vordergrund freigeben für einen anderen Vorfall oder Notfall. Nachdem eine Gestalt geschlossen ist, kann sich der Organismus mit der nächsten, dringenden Frustration befassen (Perls, 1980, S. 98).

Dieser Prozess der Kontaktnahme – das Berühren des geliebten, begehrten oder interessanten Objekts oder das Ausstoßen des gefährlichen oder unangenehmen Objekts durch Vermeiden oder Vernichten – ist im Allgemeinen eine Abfolge von Gründen und Figuren, in der jeder Grund sich leert und seine Energie auf die sich bildende Figur überträgt, die ihrerseits wieder der Grund für eine schärfere Figur wird; der ganze Prozess ist ein Anschwellen der Erregung, dessen man gewahr ist. Zu beachten ist, dass die Energie für die Bildung der Figur von beiden Polen des Feldes her fließt, vom Organismus wie von der Umwelt.

Der Prozess des Kontaktes ist ein einheitliches Ganzes, aber zur Übersicht können wir die Abfolge der Hintergründe und Figuren folgendermaßen aufgliedern:

1. Vorkontakt: Der Körper ist der Grund, das Verlangen oder der Umweltreiz ist Figur. Dies ist, was als das »Gegebene« oder Es der Situation gewahrt wird und sich in seine Möglichkeiten auflöst.
2. Kontaktnahme:
   - Die Erregung des Verlangens wird Grund, und ein »Objekt« oder eine Gruppe von Möglichkeiten ist Figur. Der Körper verblasst. (Oder umgekehrt, wie beim Schmerz, wo der Körper Figur wird.) Ein Gefühl ist vorhanden.
   - Auswählen und Verwerfen von Möglichkeiten, Aggression als Herangehen und Überwinden von Hindernissen, absichtliches sich orientieren und Zugreifen. Dies sind die Identifizierungen und Entfremdungen des Ichs. Das Selbst nimmt das Gegebene an und macht sich dessen Kräfte zunutze, dann tritt es an die objektiven Möglichkeiten heran, schätzt diese ab, versucht sie zu beeinflussen usw.; es ist aktiv und vorsätzlich im Hinblick auf den Körper wie auf die Umwelt; darin manifestieren sich die Ich-Funktionen.
3. Kontaktvollzug: Vor dem uninteressanten Hintergrund von Umwelt und Körper tritt die Figur lebhaft hervor und wir in Berührung genommen. Alles Absichtliche ist gelockert, Wahrnehmung, Bewegung und Gefühl wirken spontan und einheitlich zusammen. Das Gewahrsein besitzt am meisten Leuchtkraft in der Figur des Du. Ein spontanes, desinteressiertes Anteilnehmen im mittleren Modus an der erreichten Figur.
4. Nachkontakt: Fließende Organismus/Umwelt-Interaktion, die kein Figur/Grund-Prozess ist: das Selbst verblasst (Perls, 1979, S. 193 und 221).

▼

Wenn der Prozess der Gestaltbildung vollendet und das Erleben in sich abgeschlossen ist und der Hintergrund verblasst, wird sofort deutlich, dass die Kontaktsituation als ganze nur ein Augenblick in der Interaktion des Organismus/Umwelt-Feldes gewesen ist (Perls, 1979, S. 211).

Die Hauptgedanken kreisen um den Figur-Hintergrund-Kontrast, wobei die Entstehung der Vordergrundfigur (= »der Gestalt«) auf einer Energetisierung durch Aufmerksamkeit beruht. Diese Energetisierung – und parallel die Gestaltbildung – folgt einer motivational ausgerichteten, selbstorganisatorischen Verwandlungskette.

Da der Kontaktkreis dem Wachstum dient, wird dieser Entwurf in einer modifizierten, weiterführenden Form im nächsten Abschnitt, der dem Wachstum gewidmet ist, wieder aufgegriffen.

4.11 Wachstum und Entfaltung

Differenzierendes Wachstum ist das erklärte Ziel der Gestalttherapie. Versuchen wir eine kleine Zusammenschau von Aspekten, die dabei Einfluss nehmen. Das Wachstum spielt sich in unserem Körper als der Trägersubstanz ab, zunächst v.a. parallel zur Hirnreifung, wobei sich erbgenetische Einflüsse einerseits und zunehmend umweltbedingte, soziokulturelle und zeitgeistbedingte andererseits verschränken.

Im späteren Verlauf nimmt im Allgemeinen die Umformung durch selbstreferenzielle Kreisprozesse an Bedeutung zu, d. h., bereits Gespeichertes wird aufgerufen, nach gewohnter Art bewertet und zum Maßstab evtl. neuer Eindrücke gemacht, die verworfen werden, wenn sie sich nicht in das Bisherige gut einpassen lassen. Diese geschlossene Art des »Wachstums von immer mehr desselben« wird allerdings von der Gestalttherapie als problematisch gesehen, wenn sie die Überhand bekommt. In Reinkultur ergäbe sie eine »Mandelbrot-Figur« mit selbstidentischen, vorausberechenbaren Fraktalen, wie wir es weiter vorne bereits besprochen haben (◘ Abb. 4.4).

Gestalttherapie macht sich seit jeher dafür stark, dass sich menschliches Wachstum in einem offenen System ereignen kann, das immer wieder neu nach innen hin und mit dem momentanen Kontext stimmige Entscheidungen erlaubt und auch immer wieder neu herausfordert.

Dieses Engagement stammt aus der Sorge oder auch der Überzeugung, dass sich das Gleichgewicht zwischen den Kräften, die ein offenes oder geschlossenes System bewirken, kultur- oder besser, zivilisationsbedingt zu ungunsten des ersteren verschieben kann.

Auch in relativ offenen Systemen sorgen die Verbindlichkeiten des Zusammenlebens, der Sachzwang manches Faktischen und die Wertschätzung des Gegebenen, die alle in der Waagschale des Voraussehbaren liegen, für eine kompromisshafte Mischung aus den vorausberechenbaren und den relativ unberechenbaren, spontanen Abläufen. Die Spielräume der freien Entscheidungen für Durchschnittserwachsene kümmern in unserem Kulturraum nur noch in kläglichen Reservaten. Für das Menschenbild der humanistischen Psychologie gehört die Selbstbestimmung in persönlicher Verantwortung jedoch zu Würde des Menschen.

Die ◘ Abb. 4.12 hat einige Gesichtspunkte des Wachstums gemäß dem reifenden bis hin zum altersinvolutiven Gehirn zusammengestellt. Da einige Vorstellungen des Hirnphysiologen Damasio (1997, 2002) sehr gut zum gestalttherapeutischen Ansatz passen, sind seine Begriffe »Proto-Selbst«, »Kern-Selbst«, »erweitertes, autobiografisches Selbst« in dieser Abbildung übernommen worden. Diese Abbildung, die nur einen unvollständigen Überblick vermitteln kann, zeigt auf der linken Seite die Normalentwicklung und deutet auf der rechten Seite ungleichgewichtige oder auch pathologische Verhältnisse an.

Wie auch in anderen biologischen Systemen, etwa beim pflanzlichen Wachstum, gibt es Reifungszonen, das ist der Ort intensivsten Keimens und Wachsens, wo, vermutlich in der Reihenfolge nach den Vorgaben der DNS der Chromosomen, zeitlich begrenzt die Wachstumsenergie des Organismus gebündelt wird. (Vermutlich besteht sie aus einem kohärenten Biophotonen- bzw. Quantenstrahl.) Für das, was entsteht, ist dieser Zeitabschnitt hochbedeutsam und wird im Falle einer Störung zur »vulnerablen Phase«. In unserer Abbildung wollen gepunktete Kreise diese Wachstumsstellen andeuten.

Beginnen wir unten beim **Körper**, dessen integrierte Zustände bezüglich der Eingeweide, des »inneren Milieus« und der Befindlichkeit der quergestreiften Muskulatur das Rohmaterial für die Hintergrundgefühle geben, die für uns im Allgemeinen, aber nicht generell verborgen, d.h. unbewusst bleiben. Die Körperzellen sind ein Reservoir von Erfahrungswissen, das vermutlich holografisch abgespeichert ist. Interessant ist die erst in letzter Zeit in vollem Umfang aufgedeckte, unmittelbare, hormonelle Peptid-Kommunikation zwischen Gehirn und Peripherie. Im Hirnstamm werden die neuronalen Meldungen aus der Körperperipherie gebündelt und in einer unbewussten Vorform, dem **Proto-Selbst**, als ein körpernahes Selbstempfinden zur Verfügung gestellt.

Dieses Wellenmuster betritt nun den »Begegnungsraum« des »**Kern-Selbst**«, wo sich unser bewusstes Hier-und-Jetzt-Erleben ereignet. Es ist flüchtig, aber als Bewusstseinsstrom ständig zugegen.

Der **Begegnungsraum** des Hier und Jetzt: Als entscheidende Fähigkeit des Kern-Bewusstseins sieht Damasio die Funktion an, dass dort das neuronale Muster des Proto-Selbst, als Repräsentant des körpernahen Subjekts, mit demjenigen eines Objekts, das über die Sinne gemeldet wird, zusammentrifft, eine Veränderung erfährt, dass die Differenz wie und wo auch immer wahrgenommen und hochgerechnet wird. Er spricht dabei von neuronalen Karten 1. und 2. Ordnung, die abgeglichen werden. Aus dieser Funktion betrachtet, ist das **Kern-Selbst** das »Proto-Selbst im Zustand der Veränderung«, d.h., es ist das **Kontaktgeschehen** selbst. Die Innen-Außen-Grenze wird hier ständig in der Begegnungsfunktion neu erlebt und neu geschaffen. Als Innen wird die Seite des Proto-Selbst erlebt, als Außen die Seite des repräsentierten Objekts – mitten in uns. Damasio postuliert einen **Selbst-Sinn**, eine intrazerebrale Wahrnehmungsmöglichkeit für dieses hereingespiegelte, durch neurale Muster nachkonstruierte Geschehen in der Umwelt.

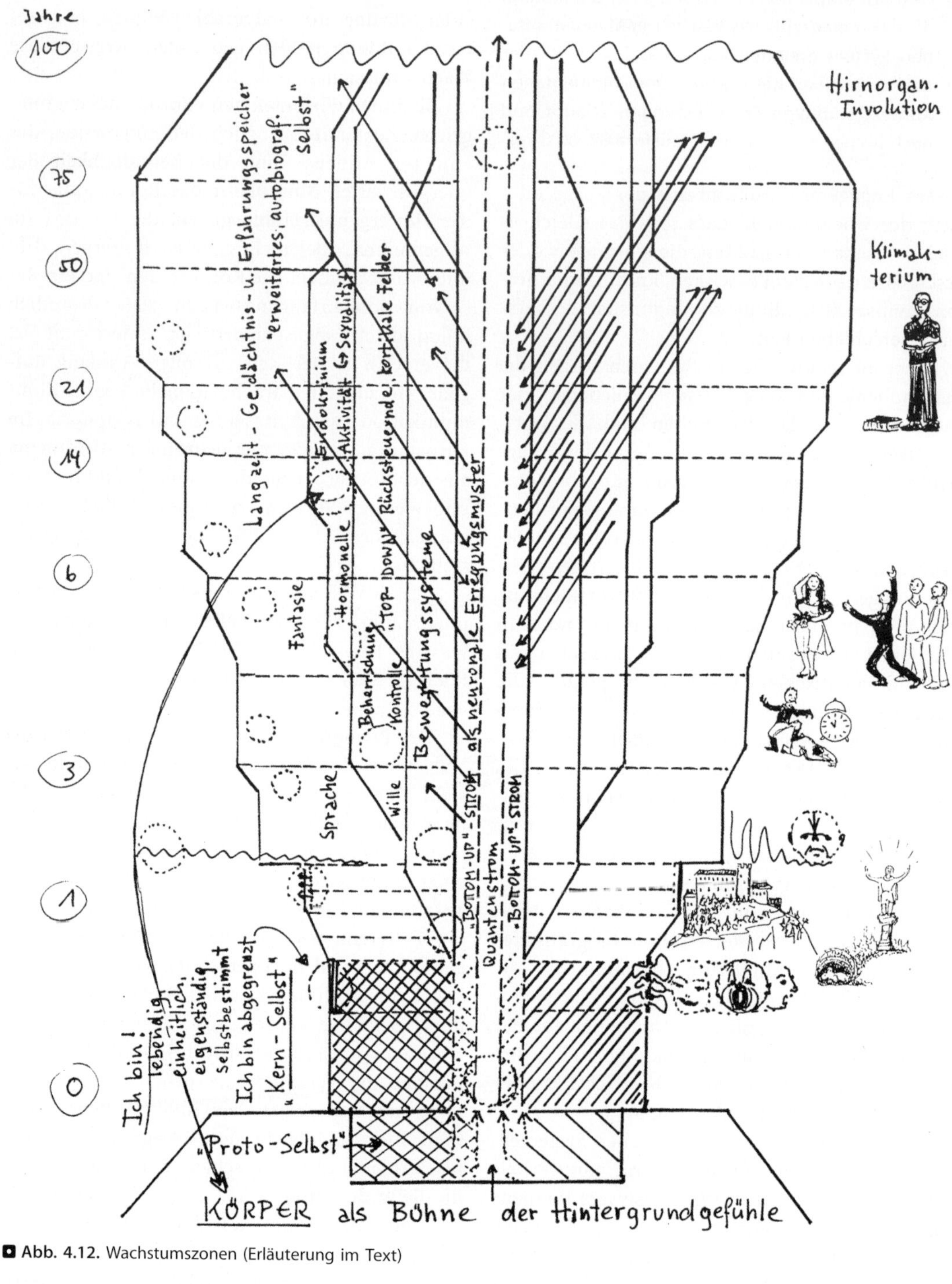

■ **Abb. 4.12.** Wachstumszonen (Erläuterung im Text)

Wo befinden wir uns dabei neuroanatomisch? Nach Damasio kommen für das Kern-Selbst folgende Strukturen infrage: Thalamus, Colliculi superiores im Tektum, cingulärer Kortex und einige präfrontale Rindenfelder (■ Abb. 4.1).

Zurück zu unserem Wachstums-Schaubild. Was gibt es normalerweise im Kern-Selbst zu erleben? Mit ihm beginnt (nach Damasio) das bewusste Erleben. Es steht deshalb auch am Lebensanfang. Typisch ist das positive Gefühl des »Ich bin!«, »Ich bin lebendig!«, »Ich bin mit mir selbst identisch und eine Einheit.«, »Ich bin, trotz allem momentanen Wandel, über die Zeit hinweg ein und derselbe!«, »Ich bin abgegrenzt gegenüber außen.« Psychiatrische Insider werden es schon erkannt haben: hier wurden Christian Scharfetters (1995) Kriterien der frühesten Selbst-Wahrnehmung angeführt, weil sie zu Damasios Kern-Selbst-Beschreibung exzellent passen, genauso gut wie zu Daniel Sterns Selbstempfindens des kleinen Joey. (Vielleicht habe ich Damasios Kern-Selbst dabei etwas erweitert und zwar um die frühen Spuren, die das eigene Muster, also sich selbst wieder erkennen lassen.)

Als Neugeborene leben wir weitgehend im Kern-Selbst. Lassen wir uns kurz von Daniel Stern (1990, S. 24) in die Welt des 6-wöchigen Joey mit hinein nehmen, der gerade den Reflex eines Sonnenstrahls an der Wand fasziniert betrachtet:

> Ein Stück Raum leuchtet da drüben. Ein sanfter Magnet zieht an und hält fest. Der Raum erwärmt sich und wird lebendig. In seinem Inneren beginnen Kräfte sich langsam tanzend umeinander zu drehen. Der Tanz kommt näher und näher. Alles steigt auf, ihm zu begegnen. Er kommt immer näher. Aber er kommt nie an. Die Spannung verebbt.
>
> (S. 30): Auf einmal springt ein Stück Raum hervor. Eine dünne, aufrechte Säule. Sie steht regungslos und singt eine strahlende Melodie…

Diese kleine Begebenheit ist bereits durch die Worte eines Erwachsenen gefasst. Das Kern-Selbst hat keine Worte, ist sprachlos, hat aber eine reiche Gefühlswelt zur Verfügung.

Können auch Erwachsene im Kern-Selbst sein? Sie sind es immer, wenn Sie sich auf etwas wirklich einlassen, z.B. auf eine Musik, auf ein besonderes Ereignis, einen Menschen. Es ist, als würde der gebündelte Aufmerksamkeitsstrahl, – unabgelenkt durch irgendwelche Vergleiche mit bereits Erlebtem – für die Begegnung mit dem Gegenüber zur Verfügung stehen. An früherer Stelle beschreibt Daniel Stern (1979, S. 162) den einzigartigen »Tanz«, den die Betreuungsperson mit ihrem Baby und Kleinkind mitvollführt, wenn die Interaktion gelingen soll. Sie steigt in den »improvisierten Sequenzen« selbst auf die abenteuerliche Kern-Selbst-Ebene ein.

> Das Führen einer sozialen Interaktion mit einem Kleinkind (ist) ein individueller und verwickelter Prozess, zu dem (es) gehört, dass aus der Situation heraus überraschende Verhaltensweisen improvisiert werden, die von innen kommen; dass spontan zeitliche Muster und Verhaltenssequenzen erschaffen und abgewandelt werden, die genau in dieser Form noch nie zuvor dargeboten worden sind und doch millionenfach auftreten; dass die Betreuungsperson im Laufe der Betreuungshandlungen ohne nachzudenken Tonhöhe und Tönung und Tempo und Modalität ändert, und zwar auf der Basis von kurz aufblitzenden Hinweisreizen, die nur vage erfahren und nur zum Teil identifiziert, jedoch deutlich genug wahrgenommen werden, um zu einer neuen, unbekannten Aktionsrichtung zu führen.

Auch zwischen Erwachsenen entstehen oft tiefe, außergewöhnliche Augenblicke als besondere Geschenke des Lebens, die den Worten und dem deklarativen Gedächtnis entgleiten. Dazu ein Beispiel aus der Erinnerung von Bertolt Brecht (zit. n. Echtermeyer, 1955, S. 680):

Erinnerung an die Marie A.

An jenem Tag im blauen Mond September
Still unter einem jungen Pflaumenbaum
Da hielt ich sie, die stille bleiche Liebe
In meinem Arm wie einen holden Traum.
Und über uns im schönen Sommerhimmel
War eine Wolke, die ich lange sah.
Sie war sehr weiß und ungeheuer oben
Und als ich aufsah, war sie nimmer da.
Seit jenem Tag sind viele, viele Monde
Geschwommen still hinunter und vorbei.
Die Pflaumenbäume sind wohl abgehauen.
Und fragst du mich, was mit der Liebe sei?
So sag ich dir: Ich kann mich nicht erinnern.
Und doch, gewiß, ich weiß schon, was du meinst.
Doch ihr Gesicht, das weiß ich wirklich nimmer.
Ich weiß nur mehr: Ich küßte es dereinst.
Und auch den Kuß, ich hätt ihn längst vergessen,

▼

Wenn nicht die Wolke da gewesen wär.
Die weiß ich noch und werd ich immer wissen.
Sie war sehr weiß und kam von oben her.
Die Pflaumenbäume blühn vielleicht noch immer
Und jene Frau hat jetzt vielleicht das siebte Kind.
Doch jene Wolke blühte nur Minuten.
Und als ich aufsah, schwand sie schon im Wind.

Das Erleben des Kern-Selbst ist zwar flüchtig, und folgt keiner Logik, kann aber dennoch bei großer Intensität über assoziierte Details tiefe Spuren hinterlassen.

Zwischenbemerkung

An dieser Stelle erinnert es an das traurige Kapitel der Traumata, die aus Überwältigungserleben mit negativem Vorzeichen entstehen. Sie werden nicht ins deklarative Gedächtnis übernommen und können nicht oder kaum verwörtert werden. Für sie ist die Fähigkeit der Dissoziation typisch, wobei das Selbst den Körper zu verlassen und die Situation nahezu unberührt von außen zu beobachten scheint. Analoge Ereignisse mit positiven Vorzeichen sind meines Wissens (noch) nicht untersucht, obwohl der Volksmund sehr wohl die Erfahrung »sprachlos vor Glück« kennt, sowie »außer sich sein vor Freude«, »entgeistert neben sich stehen«, o. ä.

In der fernöstlichen Meditationspraxis wird die Position des über allen emotionalen Stürmen stehenden Beobachters, der an nichts mehr haftet, also Dissoziation als Lebens-Dauerhaltung, als ein angestrebtes Reifungs-Ziel, hochgehalten.

Wir haben hier zwei Phänomene zu unterscheiden:

1. Die unmittelbare, energiegeladene Erlebnisdichte des spontanen Kern-Selbst mit positiven oder negativen Vorzeichen, und
2. die nach einer heftigen Betroffenheit, ob mit negativem oder positiven Vorzeichen, vom Erleben abgetrennte, reine Wahrnehmungs- oder Erkenntnisform als einer Art peripherer Selbst-Repräsentanz. Letztere ist auch der Nahtod-Forschung sehr vertraut und dort ein permanentes Phänomen. Möglicherweise findet man einmal über Aspekte unserer Wellen-Realität und/oder über die quantenphysikalische Seite unserer Existenz eine plausible, naturwissenschaftliche Erklärung.

Erwachsene, die sich auf die Kern-Selbst-Ebene um ihrer selbst willen, also um ihrer persönlichen Erfahrung und subjektiven Wahrheit willen einlassen, suchen oft dafür einen künstlerischen Ausdruck.

Für diejenigen, die dazu bereit sind, scheint das Kern-Selbst nicht nur der Begegnungsraum für die neuronalen Muster der Objekte, sondern auch für die der übergeordneten Zusammenhänge werden zu können. Die Zen-Tradition hat über Jahrhunderte hinweg diesen Ansatz kultiviert.

Störung der Kern-Selbst-Qualitäten

Bei Störung der Kern-Selbst-Qualitäten, wie wir sie oben mit Scharfetters Aussagen vorgenommen haben, kommen wir in den Bereich der schizophrenen Psychose. Somit ist anzunehmen, dass im Kern-Selbst die wesentliche Vernetzung stattfinden muss, dass dort das entscheidende, stabile Integrationsmuster aufgebaut werden muss, auf dessen Schultern die weitere Differenzierung der Persönlichkeit getragen wird.

Bei Reizentzugsexperimenten, etwa in einem Samadhi-Tank, also in stiller, abgedunkelter, körperwarmer Umgebung, bricht die Innen-Außengrenze bei allen Menschen nach mehr oder weniger Tagen zusammen und es entstehen halluzinatorische Phänomene.

Ein Blick zur rechten Seite der ◘ Abb. 4.12 soll veranschaulichen, was es für **Psychotiker** (nach ihrer Manifestation) so schwer macht, diese Innen-Außen-Abgrenzung eindeutig zu verwirklichen.

Mentzos (1992 a, b, 1999) betont die **polare Grundstruktur** (die auch dem polaren Entwurf der Gestalttherapie entspricht), die an dieser Grenze zwischen dem Subjekt und dem Objekt erstmals aufbricht. Um eine Grenze im Kern-Selbst neurophysiologisch zu erhalten, muss eine Differenz zwischen zwei neuronalen Mustern entstehen und gehalten werden können. Der Prozess darf sich nicht in ein Entweder-oder (entweder übernimmt das Selbstmuster oder das Objektmuster die Führung) reduzieren.

❗ Bei Mentzos ist diese Situation subjektiv als Dilemma zwischen Aufgeben des Objektes versus Aufgeben des Selbst beschrieben. Entweder isoliere ich mich, um mein Selbst zu retten, oder ich gebe mich ganz an das Objekt hin und gebe mich auf.

Ob zu diesem Dilemma die Spannung des Lust-Unlust-Systems beiträgt und ob beim Psychotiker weniger neuronale Top-down-Einflüsse zur Feinregulierung der Polaritäten zur Verfügung stehen, bleibt beides Hypothese und offen.

Interessant ist vielleicht auch der Rückgriff auf die Beobachtungen des Psychiaters Klaus Conrad (1958/1987), der durchgehend im Vorfeld von schizophrenen Erstmanifestationen den fehlenden Wechsel der inneren Positionen, die mangelnde Flexibilität der inneren Bezugsysteme fand. Ein innerer Standortwechsel benötigt eine Variabilität der Position, um nicht zu sagen: eine Unschärfe des Orts.

In der Quantenphysik kennt man das Superpositionsprinzip (Haken, 2001, S. 413), das ein Sowohl-als-auch von Quanten mit gegensätzlichen Merkmalen (z.B. Spindrehung) ermöglicht, sowie die Kompromissbildung zwischen Lokalität und Nicht-Lokalität des »Wellenpakets« (Gehrtsen, 2002, S. 646), in dem die gemäß ihrer Wellennatur prinzipiell vorhandenen Unschärfen von Ort, Impuls und Zeit auf eine relative Überschaubarkeit eingeengt sind. Hypothetisch könnten das die »Instrumente« sein, Polaritäten zu überbrücken. Bliebe dann die Frage offen, wie es zu einem mangelndem Quantenstrom kommt. Als Teilantwort wird der Hinweis auf die Manifestationshäufungen in den Zeiten von pubertärer/hormoneller Umstellung und von sonstigen, subjektiven Belastungen kommen; Conrads Patienten waren sämtlich Kriegsteilnehmer. Der mehr oder weniger große erbgenetische Anteil bleibt natürlich unbestritten, genauso wie der Manifestationsspielraum, den er den Umwelteinflüssen überlässt.

❗ Hypothese: Das Gehirn, speziell natürlich das reifende Gehirn, ist auf eine Zusammenarbeit angewiesen zwischen 1) dem in der Neurobiologie verankerten Lokalisationsprinzip, das unserer »Teilchen-Natur« entspricht, und 2) unserer quantenphysikalischen, bzw. Wellen-Natur, deren Aufgabe Überbrückung und nichtlokale Ganzheitlichkeit ist.

(Wir befinden uns noch rechts unten in ◼ Abb. 4.12 und gehen schrittweise nach oben.)

- Psychotische Phänomenologie:

Die grob brüchige Innen-Außengrenze, bzw. Selbst-Nicht-Selbst-Grenze, lässt leicht Inneres im Außenfeld wahrnehmen (halluzinieren) und umgekehrt, das Eindringen der Umwelt in den eigenen Bereich erleben.

- Manisch-depressiver Formenkreis:

Hier wird das biologisch verankerte Bewertungssystem bereits spürbar. Es schwankt grob zwischen den archaisch angelegten Polen »großartig/bedeutsam – nichtig/unbedeutend« und arbeitet auch mit der gestalttheoretischen Regel der Relationskonstanz, d.h., bei der **Manie** zwischen Selbstaufblähung bei gleichzeitiger Objekt- bzw. Über-Ich-Erniedrigung und bei der **Depression** mit Selbsterniedrigung bzw. mit Unterwerfung gegenüber dem überhöhten Objekt bzw. dem Über-Ich (Mentzos, 1999). Charakteristisch ist auf dieser Ebene ein ganzheitliches Erleben und Verhalten, das Stimmung und Antrieb in die Auf- oder Abwertung miteinbezieht.

- Borderline-Ebene:

Diese hat neben einer brüchigen Innen-Außen-Grenze auch mit instabilen Integrationen der positiven und negativen Selbst- und Objektbilder zu kämpfen, deren Polarisierungen recht krass wirken. Hier begegnet uns das oben beschriebene Problemfeld »groß-klein, gut-schlecht, bedeutend-unbedeutend« etc. nochmals in vielen, verschiedenen Facetten. So kämpft das Gesamtsystem mit der Überbrückung an mehreren Stellen und droht ein **Inselreich zersplitterter Identitäten** zu bleiben, dem die mühsam aufgebauten Brücken ständig wieder wegbrechen. Die therapeutischen Bemühungen fokussieren auf einer Mitte, die emotionale und steuernde Zugangswege zu allen Inseln findet.

- Narzisstische Ebene:
Diese entwicklungsmäßig etwas später gelegene Ebene wird ganz von der **Bewertungsproblematik** dominiert. Sie polarisiert das Selbstbild ebenfalls zwischen bedeutsamem Größenselbst und unbedeutsamer Nichtigkeit, zwischen monumentaler Selbstüberschätzung und einem »Winzling im Mauseloch«; hier werden jedoch Stimmung und Antrieb etwas weniger tangiert als bei der Zyklothymie. Das Bewertungssystem erscheint in diesem Stadium noch sehr undifferenziert, bzw. baut ein grob polarisierendes Spannungsfeld auf, in dem es noch keine Mitte gibt. Genau sie wird zum Zentrum der wertschätzenden Aufmerksamkeit in der wachstumsorientierten Gestalttherapie.

Die **Innen-Außen-Grenze** bleibt im Entwicklungsverlauf noch weiterhin faszinierend. Sie ist inzwischen gefestigter. Nun geht es darum, vor dem Hintergrund der physiologischen und emotionalen Regulationen, die zu leisten sind, das Risiko einzugehen, ein »**Fenster zur Welt**« aufzumachen, Interesse zu entwickeln und sich auf ihre Reize und ersten Spielangebote einzulassen, oder eben lieber – aus schlechten Erfahrungen heraus – sich wie in einer Burg zu verschanzen und quasi mit sich selber Feste zu feiern.

In der psychodynamischen Denkweise geht es um die **schizoide Ebene.**

Betrachten wir die linke Seite der ■ Abb. 4.12: Wenn die Entwicklung gut gegangen ist, hat das betreffende Wesen die Erfahrung gemacht und gelernt, dass es eine eigene Schwingung hat, die von der des Umfeldes nicht ausgelöscht wird, sondern, dass es vielmehr auch auf die Objekte im Umfeld einwirken kann und dass es mit seinen Wünschen zumeist, wenn auch nicht immer, angenommen wird. Ferner hat es gelernt, dass es zwar lust- und unlustbetonte Zustände und »gute und böse« Wesen als Gegenüber gibt, aber dass diese Pole nicht unüberbrückbar zu sein scheinen, weil die schwierigen Situationen ausreichend glimpflich zu Ende gehen pflegen.

Unser Wesen entdeckt das **Spiel mit dem Gegenüber,** das bedarfsweise auch Schutz geben sollte, und so zur »**Bindungsperson**« wird.

> Die Erwartungen, die an eine Bindungsperson gestellt werden, bilden sich in den Monaten nach der Geburt aus, wenn das Neugeborene in besonderer Weise auf Fürsorge angewiesen ist. Bereits R. Spitz (1946, 1967) hatte festgestellt, dass die Befriedigung oraler Bedürfnisse zum Gedeihen nicht ausreicht, sondern, dass der Säugling auf »Affektzufuhr« angewiesen ist... Die frühen Interaktionen finden ihren Niederschlag in Repräsentanzen vom erwartbaren Verhalten der Bezugsperson und von eigenen Verhaltensstrategien ihr gegenüber. Diese Strategien stellen in gewisser Weise Verhaltens- und Fühlweisen des Kindes und, später des Erwachsenen dar, die in Gang gesetzt werden, wenn sein Bindungssystem aktiviert wird, d. h., wenn in äußerer oder innerer Not Schutz gesucht wird. Die Qualität der Bindung wird nicht vom Kind, sondern von der Persönlichkeit, bzw. den Bindungsrepräsentanzen der Pflegepersonen der Frühphase bestimmt (Lotte Köhler, 2002, S. 3).

Diese Erlebnisverarbeitungsmuster speichern wir in unserem Bewertungssystem, das uns in analogen oder für analog gehaltenen Situationen diese Erfahrungen als Orientierung anbietet und die neuen Situationen evtl. durch das ganze Erwachsenenleben hindurch damit einfärbt. Zur Emotionsregulierung und Bewältigung vergleichbarer Situationen sind »innere Arbeitsmodelle« aufgebaut worden, die den Anpassungsprozess selbstregulatorisch steuern, falls wir sie nicht bewusst unter die Lupe nehmen.

> Aus bindungstheoretischer Sicht ist zu erwarten, dass Personen mit sicheren Arbeitsmodellen bei Belastung die Anforderungssituation aktiv zu verändern suchen oder bei Überforderung Hilfe bei vertrauten Personen suchen. Dies ist als Strategie auch deshalb effektiv, weil sie aufgrund ihrer Erfahrungen erwarten, dass andere ihnen unterstützend zur Seite stehen, und sie somit auch eher Unterstützung suchen und außerdem – auch außerhalb der Familie – eher enge, wechselseitige unterstützende Beziehungen aufgebaut haben, auf die sie eher zurückgreifen können.
>
> Personen mit unsicheren Bindungserfahrungen hingegen vermeiden beim Auftreten emotionaler Belastung eher die Auseinandersetzung mit dem Stressor, haben gelernt, bei emotionaler Belastung keine Hilfe zu suchen, und haben sich ein wenig unterstützendes Beziehungsumfeld aufgebaut (Zimmermann, 2002, S. 154).

Das erwartete Schutz- und Vertrauenspotenzial aus einer Bindung ist natürlich nur eine Dimension, wenn auch eine sehr entscheidende.

Parallel entwickelt sich die Entdeckung, auf unterschiedlichen »Wellenlängen« mitschwingen zu können, unterschiedliche Emotionen empathisch mitvollziehen zu können und jeweils eine relative Einheit mit dem Gegenüber zu sein. Die Identität gewinnt durch solche Probeverschmelzungen an Erfahrung (und lernt auch, wo sie in Zukunft lieber den Abstand wählt).

! Das Freudvolle am Miteinandersein ist die Nähe, Dazugehörigkeit, Geborgenheit und die Stärkung in einem fast kohärenten »Wir« zu sein.

Solange der eigene Gestaltungsspielraum und die persönliche Freiwilligkeit spürbar und gewahrt bleiben, überwiegt die Freude und dient der Zustand dem Wachstum.

Auseinandersetzung gefährdet allerdings die gemeinsame Schwingung und ist nicht gefragt. Als »gut« wird bewertet, was alle wollen oder allen nutzt.

Der Umschlagpunkt wird erreicht, wenn gegenläufige Impulse oder Aggressionen unterdrückt werden müssen als Preis, weiterhin zu dieser sozialen Einheit dazugehören zu dürfen. Rechts in ◘ Abb. 4.12 ist im Piktogramm selbstschädigende Überanpassung bzw. unterwerfende Selbstaufgabe angedeutet als eine der problematischen Verläufe dieser Entwicklungsstufe, die im psychodynamischen Verständnis als die **depressive Ebene** benannt wird. Sie ist die Phase der emotionalen Vernetztheit, der Symbiose.

Sie spiegelt – wie auf einer höheren Spirale wiederholend – in subtiler Weise das Problem der primären Abgrenzung wider. Auf der Sachebene ist die Abgrenzung »innen versus außen« keine Frage. Aber auf der emotionalen Ebene stellt sich am pathologischen Pol der Extreme im Grunde strukturell das gleiche »Dilemma«, das Mentzos für die Psychose-Genese herausarbeitete: Objektpol versus Selbstpol. Entweder eigene emotionale Überanpassung und Gleichschaltung an den oder die wichtigen anderen unter Auslöschung persönlicher, abweichender Tendenzen – oder die eigene (oft kollektiv gestellte) Forderung zur Anpassung an den anderen mit entsprechenden Sanktionen.

Was auf unserer psychischen Ebene ein Gegengewicht gegen den Sog der Gleichschaltung bewirken kann, ist die Position der Mitte. Man kann sich diese Position als ein arithmetisches Mittel, also einen Durchschnittswert vorstellen, in der Karikatur ein »Ich weiß nicht« oder ein »entschiedenes Jein«, oder als eine Superposition eines schwebenden »Sowohl-als-auch«, oder eine nuancenreiche Modifikation von beidem.

Die **Position der Mitte** verlangt nach **Entscheidung.** Wer oder was hilft zu entscheiden? Wer oder was wird als Entscheidungshilfe zugelassen? Eine alterprobte, mächtige Bewertungsschablone? Eine neuere, eher situationsgerechte? Oder gar keine fertige Beurteilung, sondern die momentane Sicht der Situation, in der

1. die eigene Wahrnehmung,
2. die identifikatorisch eingefühlte des Kontrahenten und
3. die des neutralen Beobachters oben drüber neu zusammengefasst werden?

Letzteres ist ein schöpferischer Akt, der Kern-Selbst-Qualität bedarf. Inhaltlich ist nichts vorgegeben.

Vorgegeben ist, dass wir Menschen an der Grenze zwischen individueller und ganzheitsbezogener Lebens- und Verhaltensgestaltung leben und dass wir an den Entscheidungspunkten die Möglichkeit haben, bewusst Verantwortung für diese Entscheidung zu übernehmen. Wenn wir es nicht tun, werden wir fremdbestimmt.

Andernfalls werden wir möglicherweise dennoch überrollt, vielleicht auch nicht. Das bleibt, je nach Kontext, offen. Beispiele gibt es viele, z. B. Mitläuferschaft in autoritären Regimen. Wir befinden uns bei diesem Exkurs mitten in einem existenziellen Anliegen der Gestalttherapie: Die bewusste Verantwortung zu übernehmen überall da, wo Entscheidungen anstehen. Hier: Gemeinschaftszugehörigkeit oder individuelle Autonomie?

Wir kehren zum Wachstums-Schaubild (◘ Abb. 4.12) zurück und gehen einen Schritt weiter. Dieser Schritt beeinflusst die Entscheidungsbereitschaft des oben angesprochenen Dilemmas, wenn auch eindeutig in die Richtung des individuellen Weges. In den Vordergrund schieben sich die intrapsychischen Machtverhältnisse, die sich im Außenverhältnis bald zu spiegeln beginnen.

Was nun noch von der Hirnreifung her zusätzlich integriert werden möchte, sind die zuletzt gereiften (myelinisierten) neuronalen Systeme, die **von kortikalen Feldern her rückläufig modifizierend wirken** und den von der Basis anflutenden Reizstrom dämpfen und kontrollieren können. Sie werden generalisierend als **Top-down-Einflüsse** zusammengefasst.

! Durch diesen Reifungsschub entsteht eine neue Qualität im Selbsterleben, in dem Kontrolle, Beherrschung, Macht, Wille, ich-zentriertes Selbstbewusstsein, Planung, Zahlen und Rituale an Faszination gewinnen und das bisherige Medium der emotionalen Schwingungsfähigkeit eingedämmt, wenn nicht sogar völlig zurückgedrängt und unterdrückt wird.

Der neue Fokus lässt Autonomie und Eigenständigkeit erleben und wird zunächst bis an die Grenzen ausgelotet und trotzig ausgekostet. Ob dieser neue Fokus integriert und relativiert werden kann oder ob er eine Fixierung erfährt, entscheidet in erster Linie, wie erfolgreich und subjektiv befriedigend er im Bewertungssystem abgespeichert worden ist und wie sein Kontext dort im Vergleich mit anderen bewährten Verhaltensmustern anderer Phasen aussieht. Es handelt sich im psychodynamischen Verständnis um die **zwanghafte Phase.**

Das gleiche Muster, das uns auf der vorigen Entwicklungsphase zu grundsätzlichen Überlegungen angeregt hatte, begegnet uns in Variation wieder: Das Spannungsfeld zwischen Anpassungs- und Gleichschaltungsforderung der größeren, mächtigeren, übergeordneten Einheit mit Führungsanspruch einerseits stehen andere Teilsysteme gegenüber, zunächst innerhalb des Körpers, aber auch im sozialen Kontext: die Gefühle, das Trieb- und Antriebserleben, neugiermotivierte Impulse, sowie verschiedene Zugehörigkeitswünsche etc. andererseits. Werden sie auf Dauer untergeordnet? Total oder in Maßen? Oder in einem bestimmten Wechsel? Oder überhaupt nicht? Entscheidend wird sein, wohin sich die **Aufmerksamkeitsenergie** ausrichtet und womit sie sich auf länger identifiziert, d.h. bildlich gesprochen, ihren **bevorzugten »Regierungssitz«** einnimmt. Diesen Prozess steuert wieder in erster Linie der **Bewertungsprozess**, der von den erfolgreichen Konsequenzen in der Umwelt rückgekoppelt wird. Hier findet sich eine Schnittmenge mit lerntheoretischem Gedankengut.

Die Hypothese ist, dass es im Körper-Selbst (bei Damasio »Proto-Selbst«) Repräsentanzen der oben angesprochene Motivationsbündel gibt, die sich bemerkbar machen, wenn sie auf der Bühne des Kern-Selbst auf die zunächst ungewohnten und überzogenen, intrapsychischen Anpassungsforderungen des Top-down-Systems stoßen und wenn ihr Anspruch auf Daseinsberechtigung und Gleichgewicht missachtet wird. Dann kommen diese Untersysteme im Verhältnis zur mächtigeren Einheit in die Rolle der nicht linientreuen Individuen im autoritären Regime des vorigen Abschnitts. Es sind Perls »Underdogs«, die gleich noch zu Wort kommen werden. Die Kunst wird sein, die Aufmerksamkeitsenergie reihum allen »Parteien« zukommen lassen zu können. Wenn eine einseitige Sichtweise durch das Bewertungssystem gefördert wird, z.B. eine verweichlichende oder eine fanatisch disziplinierende Einstellung, wird sich kaum ein freies Kräftespiel mit einer weitgehend optimalen Lösung entfalten können.

Wenn auch der pädagogische Stil im vergangenen Jahrhundert starke Schwankungen aufgewiesen haben mag, so gibt es in der westlichen Leistungsgesellschaft doch ein Überwiegen der disziplinierenden Forderungshaltung, die im Allgemeinen verinnerlicht wird.

Diesem oft lebenslangen Dauerkonflikt hat Fritz Perls in seiner schnodderigen »Berliner Schnauze« in seiner **»Top-Dog – Under-Dog«-Karikatur** ein Denkmal gesetzt, das hier im Originalton wiedergegeben werden soll. Es ist kein Lösungsmodell, sondern eine neurotische Kompromissbildung.

Dem Top-Dog entspricht eine nicht assimilierte, aber verinnerlichte, fordernde Haltung, der Under-Dog steht für personifizierte trieb- und körpernahe, eigene Wünsche, die indirekt durchgesetzt werden. Die Kommunikation ist nicht offen, die Auseinandersetzung wird vermieden, die Sympathie gilt in dieser Spielvariante dem Under-Dog, der dadurch nach Punkten gewinnt.

> Wir machen... Bekanntschaft mit der häufigsten Spaltung in der menschlichen Persönlichkeit. Das ist die Top-Dog-Under-Dog-Spaltung. Der Top-Dog ist in der Psychoanalyse bekannt als Über-Ich oder Gewissen... Der Top-Dog ist immer selbstgerecht; manchmal hat er auch recht, aber selbstgerecht ist er immer... Der Under-Dog sagt »ja« oder »Ich verspreche es«, oder »Du hast Recht«, oder »Morgen werde ich...«, oder »Wenn ich nur könnte.« Der Under-Dog ist also ein sehr guter Frustrator (Perls, 1976, S. 146). (Und an anderer Stelle): Der Top-Dog ist ein Tyrann und arbeitet immer mit »du sollst« und »du sollst nicht«. Der Top-Dog manipuliert durch Forderungen und Androhung von Katastrophen, wie: »Wenn du das nicht tust, dann – wird dich keiner lieben, wirst du nicht in den Himmel kommen, musst du sterben usw. (Perls, 1974, S. 27). Under-Dog, an den diese Anweisungen gehen, ist nicht rechtschaffen, er ist im Gegenteil sehr unsicher. Er wehrt sich nicht etwa oder versucht seinerseits, durch tyrannisches und aggressives Verhalten zu kontrollieren. Er kämpft mit anderen Mitteln... »Ja, aber..«. »Ich tue mein Bestes.« So führen diese beiden, Top-Dog und Under-Dog, ein Leben gegenseitiger Frustration und fortgesetzter Versuche, einander zu kontrollieren (Perls, 1980, S. 98). In meinen Augen handelt es sich bei diesen inneren Konflikten (wie bei den Konflikten zwischen Eltern und Kindern, Ehepartnern, Therapeuten und Patienten) um – gewöhnlich erfolgreiche – Versuche, den Status quo unverändert zu erhalten... (Perls, 1981, S. 285)... Tatsache ist, dass der Under-Dog gewöhnlich gewinnt, und zwar durch Sabotage (Verrückt-Spielen, Zögern, Müdigkeit vortäuschen etc.). Der Konflikt zwischen Top-Dog und Under-Dog wird verewigt, bis sie integriert werden und bis die Person sich um ihre eigenen Rechte sorgt, statt mit oder gegen den »Sollte«-Zwang (shouldism) zu arbeiten. Wenn Top-Dog und Under-Dog integriert sind, weiß die Person, was sie will (Perls, 1980, S. 172 f).

Die Top-Dog-Under-Dog-Karikatur steht als Beispiel für den riesigen Anteil, den in der Therapie das Überprüfen und nachträgliche Aussortieren von überkommenen Inhalten des Bewertungssystems ausmacht.

! Das Bewertungssystem, unsere Steuerungszentrale, ist neurobiologisch ein zusammengesetztes, komplexes System der emotionalen Bedeutungszuweisung, das im Hirnstamm mit Lust-Unlust, bzw. Glücks- und Schreckensinseln beginnt, die schon perinatal funktionsfähig sind, das den angstsensiblen Mandelkern, den vorderen Teil des cingulären Kortex hinzunimmt und schließlich zum prä- und orbitofrontalen Kortex Verbindung aufnimmt.

(Die Aufzählung ist unvollständig.) Durch diese Weitläufigkeit ist eine hierarchische Untergliederung und zeitverschobene Reifung und Differenzierung vorgegeben.

Das kommt gut mit den Befunden der gestuften Reifung der **moralischen Entwicklung**, also der Gewissensqualität überein, die schon vor einigen Jahrzehnten über einen Zeitraum von ca. 20 Jahren von Lawrence Kohlberg (1974), Professor in Harvard, untersucht worden ist. Er stützte sich auf Jean Piagets (1973 a, b) 3 Entwicklungsstadien der Intelligenz, die er jeweils unterteilte. Kohlberg verglich seine 6 Stufen der moralischen Entwicklung mit dem Aufstieg der Schatten aus der allegorischen Höhle Platons hinauf zum Sonnenlicht der »wahren Gerechtigkeit«.

Diesen Aufstieg ab der Stufe 1 beschreite der Mensch nach Kohlberg zwischen 2–25 Jahren (und natürlich auch darüber hinaus) kulturübergreifend, erreiche meist die Stufen 3 oder 4, aber nur sehr selten die Stufe 6. Jede Stufe stelle eine Transformation der vorangegangenen dar mit steigendem Grad an Differenzierung und Integration.

Kohlberg beschreibt seine Theorie als eine Interaktion von Organismus und Umwelt.

4

Stufen der moralischen Entwicklung
(Nach Kohlberg, 1974)
- Stufe 1: Orientierung an Strafe und Gehorsam. Egozentrische Unterwerfung unter eine höherstehende Macht
- Stufe 2: Naive, egoistische Orientierung. Richtiges Verhalten befriedigt die eigenen Bedürfnisse
- Stufe 3: Moral des »guten« Jungen/Mädchens. Konformität mit stereotypen Vorbildern der Gesellschaft
- Stufe 4: Orientierung an Autoritäten und an der Aufrechterhaltung der sozialen Ordnung
- Stufe 5: Orientierung an sozialen Abkommen und an interpersonalen Übereinkünften
- Stufe 6: Orientierung an Gewissensgrundsätzen unter Hinweis auf eine ethische Universalität und Konsistenz.

(Die ersten beiden Stufen sind parallel zu Piagets vor-konventioneller Ebene, die nächsten beiden zur konventionellen und die beiden letzten entsprechend zur nach-konventionellen Ebene zu sehen (Text zitiert nach C. Hampden-Turner, 1982).

Die Stufen Kohlbergs verlassen schrittweise die Bezogenheit auf das vorteilhafte und bedürfnisorientierte, individuelle Überleben und steuern eine universale Sichtweise an.

Im Gestaltansatz spielt die »**Stimmigkeit**« eine große Rolle. Der Dissens, bzw. die Unstimmigkeit zwischen eigenen, als ethisch erlebten und assimilierten Erfahrungen (oder Vorstellungen) einerseits und verinnerlichten Regelvorgaben andererseits, werden im Allgemeinen zum Motor, letztere zu überprüfen und zu modifizieren oder zu verabschieden. Es kann eine Menge Mut und innere Sicherheit brauchen, aus eigener Überzeugung gegen den Strom zu schwimmen. Der ständige Aufruf in der Gestalttherapie zur eigenständigen Übernahme der Entscheidungsverantwortung schult und bahnt in Kohlbergs Richtung der Reifung. Umgekehrt, wenn wir zulassen, dass gespeicherte Programme unüberprüft und automatisch weiter angewendet werden, mag das bequem und kräftesparend sein, aber dann stagniert unser Wachstum. So weit zu unserem Bewertungssystem, das im Stadium der ausreifenden Top-down-Strukturen, das in der psychodynamischen Denktradition der zwanghaften/anankastischen Ebene entspricht, einen starken Energie und Wachstumsschub erfährt.

In ◘ Abb. 4.12 wird eine Entwicklungsebene weiter gegangen: Die vermehrten **hormonellen Aktivitäten** stimmen die körperliche Selbstwahrnehmung auf die geschlechtliche Identität ein, der es nach gegengeschlechtlicher, bestätigender Resonanz verlangt.

Es scheint, dass archaisches Werbungsverhalten mit Konkurrenzkämpfen verkoppelt ist, das nun erlebnis- und verhaltenssteuernd miteinfließt. Das weiterhin gereifte Großhirn lädt in besonderem Maße zum Fantasieren, aber auch zum Ausweichen in die Fantasie ein.

Traditioneller Weise wird von der **hysterischen Ebene** gesprochen. Sie soll in diesem Zusammenhang nur eben benannt werden.

Es ist überfällig die zunehmende Differenzierung des Großhirns zu erwähnen, v.a. die der höheren Assoziationsfelder. Die **Sprachentwicklung** verdiente ein eigenes, ausführliches Kapitel. Sie spiegelt in großem Maße den ganzheitlichen Entwicklungsstand. An ihr können Stagnationen, Rückfälle und Fortschritte leicht abgelesen werden.

Das Tor zum Langzeitgedächtnis ist der Hippokampus, die »Seepferdchen-Formation«. Ihn darf passieren, was vom Bewertungssystem als für bedeutsam genug befunden wurde. Zuvor kreisen die infrage kommenden Inhalte zur Auswahl eine kurze Zeit lang im Arbeitsgedächtnis.

Für Damasio ist das Gehirn, das unseren **Langzeitspeicher** darstellt, welches er **autobiografisches** oder »**erweitertes Selbst**« nennt, die Krönung unserer Entwicklung schlechthin.

Es biete die Weite des Zusammenhangs, es flankiere das Jetzt mit Vergangenheit und daraus abgeleiteter, antizipierter Zukunft. Es stärke die Identität und Personalität v.a. dadurch, dass ausgewählte Sequenzen immer wieder reaktiviert und dargeboten werden könnten. Das Gehirn reagiere auf Vorstellungen, die aus aufgerufenen Gedächtnisspuren stammten, genauso mit allen Emotionen, als spielte sich die Szene gerade real ab. Das erweiterte Bewusstsein habe auch die Fähigkeit, sich ein weites Panorama von Dingen, Ereignissen und Perspektiven vor Augen zu halten, also einen großen Wissenshorizont zu entfalten, und sich an diesem Besitz und ggf. an der gedanklichen Urheberschaft zu freuen. Das stehe dem Kern-Bewusstsein nicht zu Gebote (Damasio 2002, S. 238 f). Obwohl die Sprachbindung im autobiografischen Selbst, das auch deklaratives Gedächstnis genannt wird, eine große Rolle spiele, gebe es auch sprachfreie Aufzeichnungen im Langzeitspeicher.

Damasios Begeisterung für den Langzeitspeicher ist einerseits voll zu verstehen. Wir sind arm dran, wenn er uns aus irgendwelchen hirnorganischen Gründen im Stich lässt. Und doch liest ein gestalttherapeutisch geprägter Mensch diese Hymne etwas zwiespältig.

In ◘ Abb. 4.12 rechts oben, also auf der pathologischen Seite, deuten eine Reihe paralleler Pfeile eine **ungünstige »Benutzungsmöglichkeit« unseres Gehirns** an. Es geht um die immer wiederkehrenden **Zirkelschlüsse** zwischen aufgerufenen, altbekannten Gedächtnisspuren, vertrauten Bewertungsschablonen und Top-down-regulierenden-Einflüssen, wodurch es zu einem ewigen, sich selbst bestätigenden Kreisen in eingefahrenen Denkstrukturen und vertrauten, eigenen Welten kommt. »The same procedure as every year!«, so könnte man diesen Zustand freundlich nennen. Korrrigierende Außeneinflüsse finden kein oder kaum mehr Interesse. Das Positive könnte ein persönlicher Stabilisierungseffekt der Identität bei einem kaum mehr aufnahmefähigen und erstarrten Gehirn sein. Aber für den Normalfall baut sich eine Einstellung, die dies unterstützt, ihre eigene Sackgasse, ihr eigenes, mentales Gefängnis. In der Abbildung ist ein blasser Bücherwurm, vielleicht ein junger Wissenschaftler, ansatzweise skizziert, dem Goethe vielleicht zurufen würde: »Grau, Freund, ist alle Theorie, – doch grün des Lebens goldner Baum!« (Faust I). Perls hat sich (leider) in seiner Wortwahl deutlich weniger gewählt ausgedrückt, wenn sich Leute mit Argumentieren, Theoretisieren, Recht-haben-Wollen, Rationalisieren, Diskutieren, intellektuelles Duellieren etc. wichtig machten und dabei vermieden haben, mit sich und den anderen wirklich in Kontakt zu kommen. Dem **egobezogenen Missbrauch des Intellekts** (obwohl er ihn von sich selbst sehr gut kannte, – oder vielleicht gerade deswegen?) hatte er seine erbitterte Feindschaft erklärt und über ihn böse gespottet. Das ging so weit und so tief in die Substanz, dass die theoretische Aufarbeitung und Dokumentation der Gestalttherapie jahrzehntelang hintan blieb.

Die Zeit der Extrempositionen ist vorbei. Das Gute, das in seiner harten Kritik steckte, braucht deshalb nicht verloren gehen. Es ist die Wertschätzung, sich auf das Leben, das eigene Leben mit all seiner unmittelbaren, spontanen Schöpferkraft, der Neugier, mit der inneren Wahrheit und Leuchtkraft und auf die Begegnung mit einem anderen Lebewesen essenziell einzulassen. Es ist eine etwas andere Art von Begeisterung, eine andere »Hymne an das Leben« als vorhin.

Zum Abschluss werden die restlichen Aspekte der ◘ Abb. 4.12 kurz zusammengefasst:

Die **Latenz** der Schulkindzeit integriert die bisherigen Systeme und bietet der intellektuellen Differenzierung einen besonderen Schutzraum.

Der hormonelle Schub der **Pubertät** stellt das bisherige Gefüge auf die Probe und gilt als größte Herausforderung für die psychische Stabilität.

Die teils stürmische, teils verunsicherte Situation der **Adoleszenz** mündet schließlich in eine relativ ausgewogene Langzeit-Integration des **Erwachsenseins**, das zwar durch Leistungs- und Platzierungswünsche Kräfte fordert, aber auch wachsen lässt und die für Partnerschaft und etwaige Familiengründung Abstimmung abverlangt, die ihrerseits meist rückbestätigend lohnt und sinnstiftend erlebt wird, also eine relativ ausgewogene Langzeit-Integration, die bei Frauen allerdings von Schwangerschaftsturbulenzen unterbrochen werden kann – und die gegen die subjektive Lebensmitte, meist zur Zeit des Auszugs der Kinder und der letzten, absehbaren Beförderungen in eine labilisierte **Sinnkrisenzeit** einmünden kann, etwa parallel zur hormonellen Involution, die vorübergehend beeinträchtigt, beim Mann zeitlich
▼

verteilter als bei der Frau. Anschließend kann eine jahrelang neu stabilisierte Gesamtbefindlichkeit folgen, die auf kreative Erfahrungsverwertung und »trotz aller Schwierigkeiten« auf positive Lebensbilanz hin angelegt ist, bis im hohen **Alter**, je nach Veranlagung, Aktivität und Lebensstil sehr unterschieden, allmählich die involutiven Abbauvorgänge die Überhand gewinnen.

Dieser absichtlich knapp gehaltene, eher mehr physiologisch orientierte Blick ist durch denjenigen auf das seelische-geistige Wachstum des einzelnen Individuums natürlich ergänzungsbedürftig.

Überall da, wo das sich entwickelnde System **Wachstumszonen** aufweist, also entwickelnde Struktur ist, dort ist die größte Aufmerksamkeit und Energiekonzentration des Organismus. Diese Funktionen können mit ihrem Einfluss hypertrophieren, sie können sich auf dieser Ebene fixieren, sie können aber auch gestört und geschädigt werden.

4.12 Wachstumskreis – als weitergeführter Kontaktkreis

Im vorigen Abschnitt wurde der Kontaktkreis, wie er ursprünglich (1951) von Perls für die basale Ebene physiologischer Bedürfnisbefriedigungen entworfen war, zitiert. Vor allem, wenn er auf höheren Entwicklungsebenen angewendet wird, was auch Perls Anliegen war, ist eine Untergliederung günstig. Sie zeichnete sich bereits auf der Basalstufe ab. Durchgehender Gedanke ist der Wechsel der »Gestalt«, die dem wechselndem Interessens- bzw. Aufmerksamkeitsfokus entspricht. Der Rest wird jeweils zum Hintergrund. Die Flexibilität des Gestalt-Auf- und Abbaus, der sich in der Darstellung (◘ Abb. 4.13) im Uhrzeigersinn dreht, ist ein Zeichen von lebendiger Normalität und Gesundheit.

Abfolgen gegen den Uhrzeigersinn führen in die Stagnation, in den Mangel, bzw. in die Pathologie. Die dazugehörigen, möglichen Störungsbilder werden in einem gesonderten Abschnitt besprochen.

Im erweiterten Kontaktkreis beschreiben wir 9 Schritte:

Wachstumsphasen im erweiterten Kontaktkreis

- 1. Phase des Vorkontakts (Identifizierung von Ungleichgewicht = Gestalt)
- 2. Phase des Suchbildes (selektiver Wahrnehmungsfilter = Gestalt)
- 3. Phase der Suchstrahl-Identität (ad-greddi = Gestalt)
- 4. Phase der Entscheidung (Entscheidungskonflikt = Gestalt)
- 5. Phase des Kontaktvollzugs (selektive Konfluenz mit dem »Du« = Gestalt)
- 6. Phase der »WIR«-Erfahrung (gemeinsamer Nenner = Gestalt)
- 7. Phase der Assimilation und Integration (Neustrukturierung = Gestalt)
- 8. Phase des Nachkontakts (Neufestlegung, Erprobung, Bewertung = Gestalt)
- 9. Phase der Indifferenz (Ruhe und Gleichgewicht, Leerheit = Gestalt)

Die einzelnen Phasen werden nun ausführlicher besprochen und werden der Anschaulichkeit halber mit einem durchlaufenden Beispiel verbunden. (Der Text hierzu lehnt sich an Hartmann-Kottek, 2000/2002, S. 187 f an.) In Perls Lehr-Beispielen ging es meist um Hunger und Durst, im jetzigen soll es um einen Partnerwunsch gehen.

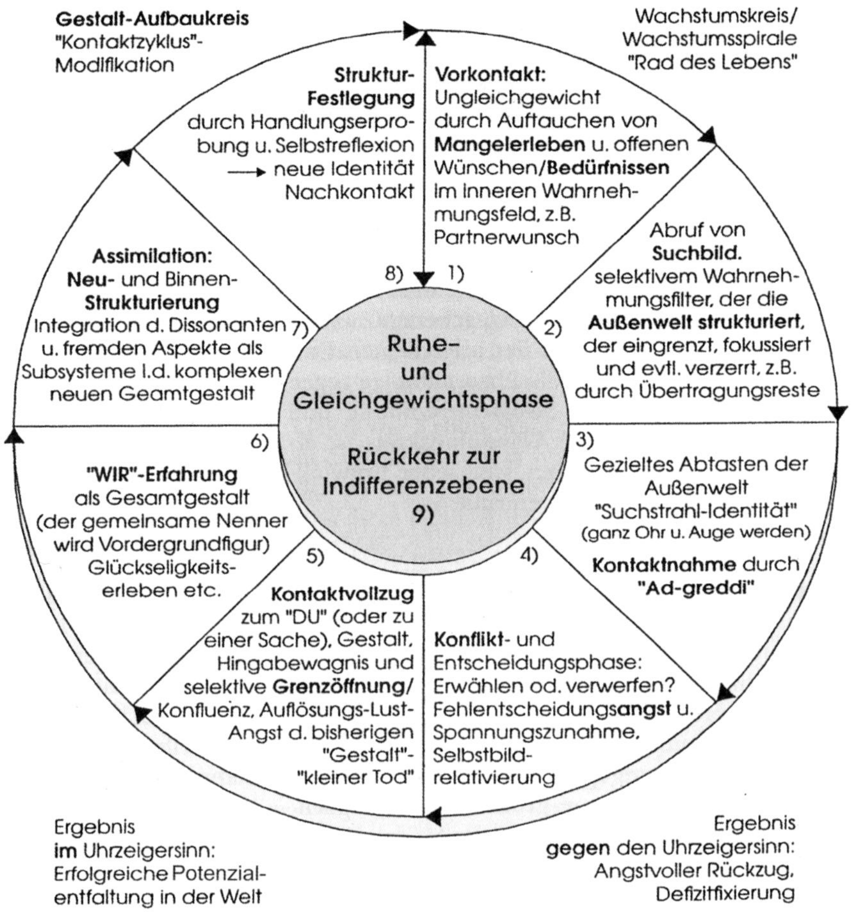

Abb. 4.13. Wachstumskreis

4

Beispiel

► 1 Hans, 24 J., ist noch ungewollt Single. Hans verspürt zunehmend das Bedürfnis nach einer intensiveren Partnerschaft. Der Wunsch nach einer Freundin/Frau taucht in periodisch schwankender Intensität auf und beschäftigt dann seine Fantasie.
Was ihm fast vor ihm selber peinlich ist, er wirft schon mal Blicke in Porno-Hefte und sieht bei einer sexy aufgemachten Reklame zweimal hin, was ihn freut und ärgert.

► 2 Hans schwebt das Bild seiner ersten »großen Liebe« im Kopf herum. So ähnlich sollte es wieder werden. Warum es damals nichts auf Dauer geworden ist, fragt er sich manchmal? Er fühlte sich zu jung. Das Festlegen habe ihm einfach Angst gemacht. Er wollte vorher noch etwas anderes kennen gelernt haben. Aber nun sei er ins Loch gefallen, habe gar nichts. Dann denkt er an die Mutter. Wie die wohl als Mädchen war? Als er klein war, war es schön kuschelig mit ihr und warm, schwierig wurde es erst, als er eigene Wege ging. Ob alle Frauen dann zickig werden? A propos zickig: So eine wie die letzte Freundin wolle er nicht nochmals. Die hatte zwar Pepp und das war etwas Neues, was ihn heftig anzog, aber es musste immer nach ihrer Pfeife gehen und trösten und verwöhnen konnte sie nicht. Da tut noch manches weh und eigentlich könnte er ihr im Zorn noch manche Brocken hinterher schmeißen. Mit seiner Enttäuschungswut fühlt er sich immer noch an sie gebunden. Das wolle er als erstes aufarbeiten. So ne Emanze, wolle er aber nicht nochmals versuchen, obwohl sie ihn aufgemischt und weitergebracht habe. Temperament dürfte die Wunschfrau gerne haben, wenn sie gleichzeitig einfühlsam sein könne. Eine, die zu sehr weiß, was sie will, mache ihm Angst. Kämpfen sei nicht sein Ding. Jedenfalls nicht für zu Hause.
▼

Allgemeiner Kommentar

Im inneren Wahrnehmungsraum taucht Beunruhigung und ein unlustbetontes Gefühl von Mangel auf, das die Aufmerksamkeit auf sich zieht und einen Veränderungswunsch mobilisiert, ein Verlangen kreiert. Es kann ein Verlangen nach physiologischen Bedürfnissen, nach Stimulation, nach Gefühlen, aber auch nach Erkenntnis und geistiger Nahrung sein. Außenreize, die auf latente Wünsche treffen, können den Kontaktkreis auch mobilisieren. Vordergrund-Gestalt, die bei physiologischer Imbalance das Proto-Selbst anliefert: **Ungleichgewicht und/oder Mangel**

Üblicherweise mobilisiert ein erfasstes Bedürfnis, mit dem sich das betreffende Individuum identifiziert, eine vergleichende Suchreaktion im Gedächtnisspeicher, im »Heimcomputer«: Was könnte nach meinen bisherigen Erfahrungen und Wissen zur Befriedigung meines Wunsches taugen? Was hat der Computer noch alles Einschlägiges gespeichert? Etwa, was Eltern und Großeltern über Frauen, mit denen man sich ernsthaft einzulassen gedenkt, gesagt haben, was sie selbst vorgelebt haben, evtl. auch, was der Religionslehrer mal dazu gesagt hatte, was rechts und links in der Nachbarschaft und im Freundeskreis diesbezüglich passierte, was »man« darüber sagt und denkt, was aus Zeitung und Fernsehen dazu rüber kommt und was sich der Betreffende selbst dazu als bisherige Meinung resümiert hat. Der Computer ist i. A. um Assoziationen nicht verlegen und liefert oft eine Überfülle widersprüchlichen Materials zum Sortieren an, für das »Für und Wider« und für allerhand Rangreihen. Die Konkurrenz um die Aufmerksamkeit und um die Bedeutungszuweisung ist groß. Zur Vordergrund-Gestalt wird die daraus resultierende, innere **Suchbildschablone** mit positiven Merkmalen und mit Ausschlusskriterien, die aus dem Gespeicherten abgeleitet werden. Was nicht in dieses Fenster fällt, wird von vornherein nicht angesehen, nicht in die engere Wahl gezogen. Die Starrheit oder Flexibilität dieser Schablone hängt u.a. von der Motivation und vom Bedürfnisdruck ab. Diesen Beitrag liefert das Bewertungssystem.

Beispiel

► 3 Hans, unser Beispielkandidat, hat sich nun »wild entschlossen«, auf die Suche zu gehen. Er geht in diesem Suchvorgang ganz auf, ist mit allen Sinnen dabei, was ihm ein intensives Lebensgefühl mit allen Hochs und Tiefs vermittelt, bekommt gute, neue Ideen, wie und wo er jemanden kennen lernen könnte, wie er sich selbst ins Spiel bringen möchte, bzw. das auch unwillkürlich tut und wie er sich ganz mit diesem fast »fiebernden« Offensein und Suchen, diesem selektiven Wahrnehmen, identifiziert hat.

► 4 Hans hat inzwischen drei potenzielle Partnerinnen ins Auge gefasst, hat aber z. Z. bei keiner das Gefühl: »Das ist sie!« Mona ist schön und klug, aber der Funke springt nicht über. Anita hat das gewisse Etwas, aber sie scheint in einem heillosen, emotionalen »Wirrwarr« verstrickt. Von Eva hat er noch keinen rechten Eindruck bekommen, sie ist zunächst nur ein Geheimnis hinter einer freundlichen Fassade. Hans fühlt sich in einer schwierigen Lage. Er bekommt Angst, fehlzuentscheiden. Soll er nicht doch die ganze Sache an den Nagel hängen? Schließlich kann er auch weiterhin ohne Frau auskommen. Und wer weiß, wozu das gut ist! Man hört ja, wie viel dabei schief geht. Und die Wünsche? Peinlich, Wünsche zu haben, »bedürftig« zu sein. Das verunsichert sein selbständiges Selbstbild, das er gerne hochhält. Was tun? Umkehren oder weitermachen? Rat holen? Aber wo? Bei Freunden? Na ja, hören kann er ja, was die meinen, aber ob sie ihn und seine Situation wirklich begreifen? Eher nicht so ganz. Wo also sonst? Bei sich selbst? Wie geht das? Der Ratlose geht zu sich selbst? Ja. – Hans hält inne. Er fragt sich, was ihn ausmacht, wer er ist, soweit er das kann, was er für sich als unverzichtbar ansieht und was er auch ganz gut sein lassen kann. Als erstes merkt er, dass er der Entscheidung nicht ausweichen und dass er einen langen Atem behalten möchte, weil der Schritt für sein Leben wesent-

▼

Allgemeiner Kommentar

Auf-der-Suche-Sein kann bei anderer Zielrichtung bedeuten, ganz mit dem Hören, dem Sehen, dem Fühlen etc. eins zu werden. Sowohl Kinder wie Künstler gehen oft eindrucksvoll in ihrem Spiel, bzw. in ihrer Tätigkeit, auf. Die Zen-Kultur pflegt diese Haltung in besonderer Weise, das Sich-Hingeben im Hier und Jetzt an eine Tätigkeit, z.B. an das Bogenschießen, an das Ritual der Tee-Zeremonie, an Ikebana, an das Tuschzeichnen etc. Die Vordergrund-Gestalt ist hier die Identifikation mit dem sinnlichen Hinwenden, das **Ad-greddi als Intention.** Dies ist eine Kern-Selbst-Funktion.

Das Konfliktfeld fächert sich auf in seine unterschiedlichen Möglichkeiten. Ihre Vielzahl und die Weite ihrer Konsequenzen kann zunächst einen euphorischen Aspekt haben. Entscheidung ist erst dann möglich, wenn jede der ernsthaft infrage kommenden Möglichkeiten über Einfühlen, Identifizieren, im Voraus Durcherleben etc. ausgelotet wird und wenn die dabei aufkommenden Gefühle und Sichtweisen mit der assimilierten Kernsubstanz des Betreffenden abgeglichen worden sind. Der Vorgang ist ein probeweises Identifizieren und wieder De-Identifizieren, ein inneres Rollenspiel. Beim Abgleichen mit der assimilierten Kernsubstanz hilft, sich das ausgelotete Lebensgefühl wie unter ein Mikroskop zu legen: Würde es für mich das Richtige sein, wenn es so lebenslänglich wäre? Ferner hat die Kernsubstanz so etwas wie eine Kompassnadel, einen Grundvektor, in sich, mit dem sie sich (meist unbewusst) an einem übergeordnetem Ganzen orientiert, als dessen Teil sie sich versteht. Es gibt oft vage Vorstellungen von einer selbstregulatorischen Ordnung und Weisheit der »Natur« (in einem weiten Sinn verstanden). Es wird von dem Entscheidungsträger gleich ein Doppeltes verlangt: eine autonome Bündelung und präzise Ausrichtung seines persönlichen Vektors und eine neue Teil-Ganzes-Integration, eine Ausrichtung auf dasjenige übergeordnete Bezugssystem, das er mehr oder weniger deutlich oder auch nur ansatzweise erfasst und auf das er in Resonanz bezogen ist.

Beispiel

lich sein wird. Konkret zu Anita will er wieder Abstand nehmen, weil sie ihr emotionales Chaos, das nicht seine Sache ist, eher zu brauchen scheint, als dass sie darunter leidet. Mona kann sich, wie es ihm scheint, entweder nur auf ihn nicht, oder vielleicht insgesamt nicht auf jemanden einlassen. Das möchte er sich nicht zumuten. Bei Eva möchte er sich zum ernsthaften Hinschauen noch etwas Zeit nehmen, auch wenn es länger dauern sollte. Er glaubt zu ahnen, dass es sich lohnt, das Wesen hinter der Fassade zu entdecken.

Allgemeiner Kommentar

Die Feinabstimmung der Eigenwahrnehmung mit der antizipierten Reaktion und dem Erleben (auf der Seite des Gegenübers ist eine große Herausforderung und Leistung, zumal wenn das Gleichgewicht des betreffenden Wesens gleichzeitig unter der Spannung offener Wünsche steht und dadurch labilisiert ist. Es gilt gleichzeitig abzuschätzen, ob diejenigen Anteile des Gegenübers, die nicht gut zur eigenen Substanz passen – sofern sie in diesem Stadium überhaupt noch realistisch wahrgenommen werden können –, in ihrer Qualität und Quantität im eigenen Toleranzbereich liegen. Vordergrund-Gestalt, die von der Gesamtperson getragen wird: **Entscheidungsprozess**/Entscheidungsangst

► 5 Hans hat um Eva lange, aber mit immer größerer Sicherheit geworben. Nun war es so weit. Er sah nur noch Eva. Überall. Selbst der Himmel schaute ihn mit Evas Gesicht an. Konnte jetzt noch etwas schief gehen? Kaum, aber wenn es dann so käme, so wollte er das auf sich nehmen. Dann hätte er eben alles auf eine Karte gesetzt und verspielt. Für Eva verspielt, ist ein ehrenvoller Tod, kein gewöhnlicher. Jetzt aus Angst umzudrehen wäre kläglicher. Eva, du, ich möchte es mit dir wagen…

Das »Du« wird nun zur Vordergrund-Figur. Es kann auch eine Sache oder eine Idee sein, für die die Entscheidung gefallen ist. Die Aufmerksamkeitsenergie lässt das erwählte »Du«, durch die Bedeutung, die es durch diese Entscheidung bekommt, groß aufleuchten. Die Entscheidung zum Kontakt ist eine Bereitschaft zur ungeschützten, selektiven Grenzöffnung und zur punktuellen Konfluenz, also ein Hingabewagnis. Das Restrisiko, letztlich doch noch abgewiesen zu werden, und/oder auf der anderen Seite auf ungeahnte Abgründe zu stoßen, braucht einen Vertrauensvorschuss. Der Lust/Angst-besetzte Sprung in die Hingabe wird durch den »kleinen Tod« des »Ego« erlöst.
Vom Kern-Selbst getragene Gestalt: »**Du**«, »**Kontaktvollzug mit selektiver Konfluenz**«

► 6 Hans entdeckt bei Eva eine Menge liebenswerter Seiten, Interessen und Wesenszüge. Er fühlt sich dadurch ermutigt, Evas Welt weiter zu erkunden. Wenn er etwas bei ihr entdeckt, was er selbst gern verwirklicht hätte, bewundert er sie nahezu. Er ist bis über beide Ohren verliebt. Die Entdeckung des Zueinanderpassenden umgibt die Wir-Erfahrung zuweilen mit einem Erleben ozeanischer Glückseligkeit. Hans lebt auf »Wolke 7«! (Im grauen Hintergrund warten solange die weniger passenden Aspekte).

▼

Den Vordergrund des Erlebens bildet nun der gemeinsame Nenner als ein neues, übergeordnetes Ganzes. Es ist ein neuer Raum, der dem bisherigen, individuellen Selbstverständnis eine neue Weite und eine zusätzliche Welt vermittelt. In dieser Welt leuchten zunächst alle die Aspekte auf, die zur gemeinsamen Wellenlänge passen, die also leicht assimiliert werden können. Vordergrund-Gestalt, getragen vom Kern-Selbst mit zunehmender Beteiligung der Gesamtperson: »**Wir**«-**Erfahrung**«/**harmonischer Gleichklang**

Beispiel

▶ 7 Hans ist wieder etwas nüchterner geworden. Es geht ihm dabei auch gut. Aus den schwindelnden Höhen ist er etwas erdwärts gerutscht, etwa auf »Wolke 3«. Die Bodennähe gibt eine neue Sicherheit für die Beziehung. Es tut ihm auch gut, gelegentlich etwas ohne Eva zu unternehmen, z.B. Joggen, Basteln, Fahrrad fahren, alte Freunde treffen u.a. Das Beste ist, findet er, dass sie sich über seine Macken und Marotten, die er sich zugelegt, oder auch noch nie abgelegt hatte, meistens humorvoll amüsiert und sich eher selten darüber ärgert, was er befürchtet hatte.

▶ 8 Hans spitzt die Ohren, wenn seine Freunde irgendetwas über seine Veränderung in der letzten Zeit sagen. Er sei sicherer und ausgeglichener geworden, erwachsener und gut zu haben. Er habe auch mehr Biss und einen eigenen Standpunkt, wenn es darauf ankäme. Damit sei es früher nicht so weit her gewesen. Hans findet, dass das trendmäßig schon stimmen dürfte. Für Hans ist am wichtigsten, dass er sich von Eva ernst genommen erlebt. Und ferner, dass bei ihr ankommt, wie sehr er um die Verständigung in der Beziehung kämpft, auch wenn er immer wieder riskiert, sich mit ihr zu verhaken. Das findet er selbst gut.

▼

Allgemeiner Kommentar

Nun gilt es, auch die Existenz der zum »Wir« dissonanten und befremdlicheren Aspekte anzuerkennen und ihnen im Gesamtrahmen der gemeinsamen Struktur einen passenden Ort zu geben. Innerhalb einer Paarbeziehung braucht das Ehrlichkeit, Mut, Toleranz und Vertrauen. Ähnlich ist das auch, wenn es sich um einen intrapsychischen Integrationsprozess handelt, in den die zuvor ausgegrenzten Aspekte, z.B. Hass und Neid, vielleicht in einer jetzt modifizierten, geläuteteren Form wieder eingegliedert werden sollen. Die dissonanten Teile werden vermutlich einen weniger bedeutsamen Platz zugewiesen bekommen, aber sie müssen nicht gelöscht werden. Vordergrund, getragen von der Gesamtperson: übergreifende **Neustrukturierung**

Die neue Identität braucht eine stabilisierende Bestätigung. Sie ist von ihrer dauerhaften Existenz oft erst überzeugt, wenn sie einigen Stürmen standgehalten hat. In der Gruppentherapie lassen sich leicht halbvorstrukturierte Experimente zur Handlungserprobung arrangieren, die darauf ausgelegt sind, den neuen Erkenntnisgewinn zu vertiefen, z.B. jemand, der vor seiner Einzelarbeit überzeugt war, er könne Frauen gegenüber kein »Nein« vertreten, experimentiert hinterher gegenüber den anwesenden Frauen mit dem Satz: »Ich fühle mich frei, dir deine Wünsche nicht zu erfüllen, ich riskiere deine Enttäuschung und es ist trotzdem in Ordnung von mir zu dir.« Die Gruppe wird zum halboffiziellen, sozialen Zeugen. Dieser Aspekt der Bekräftigung gehört zur genuinen lerntheoretischen Schnittmenge. Auch die Nachreflexion gehört in den Nachkontakt. Die Akzeptanz der Veränderung durch den eigenen inneren Zeugen ist Teil des **Nachkontakt**es. Gestalt-Fokus ist die Gesamtperson.

Beispiel

► 9 Der Ort der Mitte und Stille, der eigentlich eine Befindlichkeit ist, ist Hans grundsätzlich nicht fremd, aber er wüsste nicht, wie er über ihn reden sollte. Das hatte er auch bisher nie vorgehabt. Als Kind gab es ihn in der Natur – und zwar reichlich. Auch in Gegenwart der Großmutter, wo er sich sowieso zu Hause fühlte. Die verstand alles schon, bevor er es in Worte verpackt hatte. Später wurde es damit etwas dünner. Mit Eva gibt es Momente, die dahin passen, sogar mitten im Alltagsgewühl. Manchmal kommt ein kurzer Blick von ihr, der eine stille, aber sehr kraftvolle Freude ausdrückt. Den beantwortet er ihr sofort, als könne er so zwischen sich und ihr eine lichtvolle, stehende Welle aufbauen, fast eine Brücke. Sie scheint das zu verstehen und blinzelt dann verschmitzt. Der Rest der Welt ist solang blass und klein geworden und versunken. So einen Tag erlebt er voll von Kraft und als Geschenk.

Allgemeiner Kommentar

Wenn der Kontaktzyklus, oder der Gestalt-Aufbaukreis, wie man ihn auch nennen könnte, zu Ende gegangen ist, wird die Aufmerksamkeitsenergie wieder frei und steht in einer frei schwebenden Bewusstseinsform wieder dem Gesamtsystem zur Verfügung, bis sie von einem neuen Ungleichgewicht an sich gebunden wird und der Kontaktkreis in anderer Variation wieder erneut beginnt. Die Gleichgewichtsphase wird oft atemlos übersprungen. So unterbleibt die Zentrierung, der sie dient, wie auch Zufriedenheit und Dankbarkeit über das Gelungene, die hier spontan aufkommen können. Sie ist der Ort der indifferenten Neutralität, der Unabhängigkeit von Mangel und Bedürfnisspannungen, insofern ist sie der Ort der Leere, energetisch jedoch ein Ort der Fülle. Sie ist am ehesten die Phase, in der überpolare Sichtweisen zu Bewusstsein kommen können. Ihre Befindlichkeit als Dauerhaltung wird im fernen Osten über die Jahrtausende hinweg als Reifungsziel angestrebt. Im Westen ist sie der bevorzugte Ort des Alters und der Weisheit. Vordergrund-Gestalt: Indifferenz und **Gleichgewicht** als »Leere/Fülle«. Fokus: Kern-Selbst

Das gewählte Beispiel der Partnersuche könnte den Eindruck vermitteln, Kontaktkreise bräuchten generell Monate oder Jahre. Dem ist nicht so. Kontaktkreise kommen in allen Zeitkategorien vor, manchmal dauern sie nur Augenblicke, dann »halbe Ewigkeiten«. Sie können stecken bleiben und rückwärts laufen. Das wird uns noch ausführlicher beschäftigen, wenn es um Pathologie geht. Der Kreis ist so gezeichnet, dass der Ablauf im Uhrzeigersinn der natürlichen, gleichgewichtserhaltenden, potenzialentfaltenden und wachstumsfördernden Entwicklung entspricht. Emotional entsteht dabei Befriedigung und Zufriedenheit. Generell sollten wir uns die Kreise als Spiralen denken. Jede beginnt auf dem Ergebnis einer vorhergehenden.

4.13 Krisen und Verwandlung

4.13.1 Historisches Krisen- und Neurosenmodell

Lassen wir zuerst Fritz Perls (1974, S. 62 ff) zu Wort kommen, wenn es um die Vorstellung über den Aufbau einer neurotischen Struktur geht. Es handelt sich um keine überlegte Schreibsprache, sondern um einen Gesprächsmitschnitt.

Im Moment sehe ich es so an, dass die Neurose aus 5 Schichten besteht:

- Die erste Schicht ist die Schicht der Klischees. Wenn man jemanden trifft, tauscht man Klischees aus...all die bedeutungslosen Symbole des Sich-Treffens.

▼

- ...die zweite Schicht,...(ist) die Schicht, wo wir Spielchen machen und in Rollen schlüpfen... – egal in welche Rolle. Diese sind also die oberflächlichen, die sozialen, die Als-ob-Schichten ... diese synthetische Schicht muss zuerst durchgearbeitet werden. Ich nenne sie eine synthetische Schicht, weil das sehr schön in das dialektische Denken passt. Wenn wir Dialektik – These, Antithese, Synthese – in Existenz übersetzen, können wir sagen: Existenz, Antiexistenz, synthetische Existenz, ein Kompromiss zwischen Antiexistenz und Existenz... Wenn wir nun diese Schicht des Rollenspielens durcharbeiten, wenn wir die Rollen wegnehmen, was erleben wir dann?
- Dann erleben wir die Anti-Existenz, wir erfahren das Nichts, die Leere. Das ist der tote Punkt, die Blockierung... das Gefühl, festgefahren zu sein und verloren...
- Hinter der Blockierung liegt eine sehr interessante Schicht, die Schicht des Todes oder die Implosionsphase. Diese 4. Schicht erscheint entweder als Tod oder als Todesangst... Sie erscheint bloß als Tod wegen der Lähmung entgegengesetzter Kräfte. Sie ist eine Art Katatonie: wir ziehen und ballen uns zusammen, wir implodieren.
- Wenn wir einmal wirklich mit dieser Leblosigkeit der implosiven Schicht in Berührung kommen, ereignet sich etwas sehr interessantes. Die Implosion wird Explosion... und diese Explosion ist das Bindeglied zum echten Menschen hin, der fähig ist, seine Gefühle zu erfahren und auszudrücken.

(S. 64): Es gibt vier Grundarten der Explosion aus der Schicht des Todes:

1. Die Explosion der echten Trauer erleben wir, wenn wir einen Verlust oder Todesfall durcharbeiten, der noch nicht verarbeitet worden ist.
2. Die Explosion in den Orgasmus erleben wir bei sexuell blockierten Menschen.
3. Es gibt die Explosion in die Wut und auch
4. die Explosion in Freude, Lachen, »joie de vivre«.

Diese Explosionen stehen mit der echten Persönlichkeit, mit dem wahren Selbst, in Verbindung.

Perls nähert sich dem Menschen bei seinen Beobachtungen überwiegend von dessen sozial erstarrten, sinnentleerten Verhaltenshülsen. Man könnte analog auch andere, dem Wesenskern entfremdete menschliche Ausdrucksweisen ins Auge fassen, z. B. desintegrierte Fehlinnervationsmuster psychosomatischer Symptome oder desintegrierte intrapsychische Abläufe (Zwänge) und so den Zugang zum psychisch Kranken erweitern.

❗ Neu für Perls Zeit war die Beobachtung, wie die Blockierung mit der Qualität der Leere, des Nichts, des Nebels und der Todesangst das Abgewehrte umschlungen hält, als wäre dort jegliche Information gelöscht worden.

Die Vorstellung, dass über das psychische Substrat, das durch eine Explosion aus der Gefangenschaft seiner Abwehr befreit worden ist, der Kontakt zum wahren Selbst entsteht, ist natürlich zu relativieren. Das befreite Substrat braucht erst noch eine Möglichkeit zur Nachdifferenzierung, damit eine Assimilation in die Persönlichkeit gute Chancen hat.

Aus der Vorgabe dieses neurotischen Schichtenmodells, das an anderer Stelle auch Zwiebelschalenmodell genannt worden war, in dem es also um Rückintegration ausgegrenzten Erlebnismaterials geht, ist der »Wandlungskreis« hervorgegangen.

4.13.2 Wandlungskreis – als weitergeführtes Krisenmodell

Der Wandlungskreis hat die Funktion, Ausgegrenztes rückzuintegrieren, dissonantes Fremdmaterial auszusondern, die Identität zu klären und in der Summe Krisen zu bewältigen. Der Wandlungskreis beschreibt die Schrittfolge des therapeutischen Vorgehens.

Im Uhrzeigersinn führt die Abfolge zur Klärung des Gesamtsystems, zu Echtheit, Wahrhaftigkeit, innerem Wachstum (im Sinne von Nachdifferenzierung), Integration und zu Transparenz. Die Schrittfolge gegen den Uhrzeigersinn erhöht Selbstentfremdung, Desintegration und allgemein Pathologie (◘ Abb. 4.14).

Es besteht eine ziemlich[illegible]
Wachstumskreis, d[illegible]
und Erfahru[illegible]
ist und mehr [illegible]
Lebenshälfte p[illegible]
der den erstere[illegible]
Klärung und Di[illegible]
und damit in de[illegible]
und gebraucht wir[illegible]
das Geländer zum [illegible]
sich.

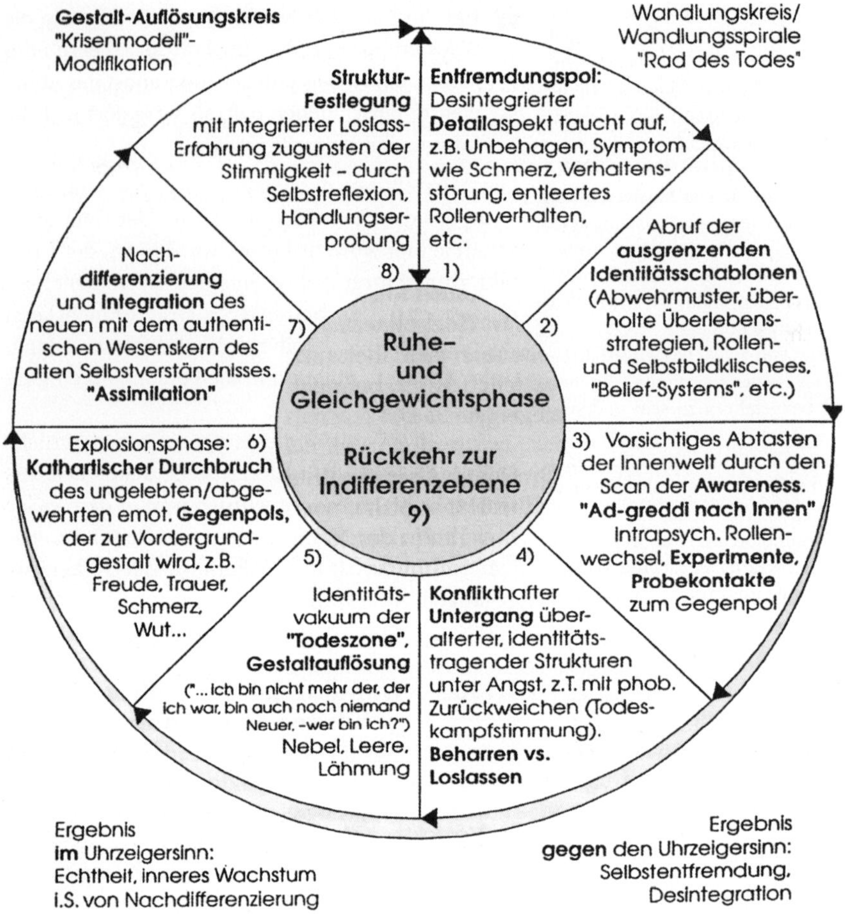

Abb. 4.14. Wandlungskreis

Wandlungsphasen im erweiterten Krisenmodell

1. Auftauchen eines entfremdeten Detailaspektes (=Gestalt)
2. Identifizieren der ausgrenzenden Muster/Schablone (=Gestalt)
3. Ad-greddi innerhalb der entfalteten Konfliktlandschaft (=Gestalt)
4. Konflikthafte Entscheidung zur De-Identifikation (=Gestalt)

Existenzerfahrung trotz Identitätsvaku-
m/Leere/Fülle (=Gestalt)
harthischer Durchbruch des abge-
en Gegenpols (=Gestalt)

7. Differenzieren, Integrieren, Assimilieren (=Gestalt)
8. Neustrukturieren, Re-stabilisieren, Alltagserproben (=Gestalt)
9. Zentrieren, zur Ruhe und zum Gleichgewicht kommen (=Gestalt)

Beispiel

► 1 Eine 32 Jahre alte Witwe kommt zur Therapie. Sie trägt Schwarz, obwohl der Unfalltod ihres Mannes schon 5 Jahre zurückliegt. Anlass zum Kommen ist ihre emotionale Verwirrung über den Ausspruch ihres Nachbarn, dass er sie gerne mal zum Ausgehen einladen würde, falls sie von ihren schwarzen Klamotten ablassen könne. Die Frau wirkt streng, latent zornig, freudlos, unsicher und verängstigt.

In den Vordergrund schiebt sich das auffallend lange Trauer tragen. Auch der Gesichtsausdruck und die Körperhaltung spiegeln eine eher entbehrungsreiche Situation, wenn sich auch zusätzlich eine Spannung zwischen Angst und Strenge einmischt, die in Kontrast zu dem etwas verführerischen Angebot des Nachbarn stehen, das nun Konfusion auslöste. In der Konfrontation mit der Körpersprache tut sich unmittelbar ein Weg auf, der eine ganz heiße Spur zu sein scheint, was die Patientin betroffen macht und zunächst möglicherweise blockiert. (Die Blockierung als Selbstschutz wird liebevoll angenommen. Wen und welchen Aspekt schützt sie?) »Es scheint gerade etwas Wichtiges hochkommen zu wollen, sowohl, was Ihr Körper ausdrückt, und ich finde, dass wir ihm dankbar sein können, dass er mit seiner Lebendigkeit uns helfen möchte, die Situation besser zu verstehen, wie auch, dass Sie behutsam vorgehen wollen. Alles hat seine Zeit. Das gilt besonders für die schwierigen Gefühle. Sie bestimmen, wann die dran sein dürfen.« Patientin lächelt dankbar.

► 2 »Sie begannen die erste Stunde mit dem Satz: Ich bin immer noch in Schwarz. Wie erleben Sie das selbst? Sie sagen, »zwiespältig«. Es wäre interessant, zu schauen, wer oder was sich da in diesem Zwiespalt gegenüber steht.« Patientin nickt. »Wie könnte die eine Seite und wie die andere heißen und welche Sicht vertreten die, wenn es ums Trauerkleider-Tragen geht? Damit es etwas konkreter wird, können wir die Positionen mit zwei Stühlen an-

▼

Allgemeiner Kommentar

Wann wird ein **Detail** als **entfremdet** erlebt? Wann wird es als **Symptom** gesehen? Wir suchen nach einem Bezugsrahmen, der ihm Sinn und verständliche, nachvollziehbare Zuordnung gibt. Das gilt es **aus der Sicht der Patientin** zu erfragen. Es ist allerdings eher anzunehmen, dass sie auf übliches Fragen nur mit Achselzucken reagieren kann.

Jede **Auffälligkeit**, jede **Veränderung** und v.a. jede **Diskrepanz** kann zum Einstieg in den Prozess benutzt werden, z. B., dass die Patientin seit 5 Jahren Schwarz trägt, oder, dass sie beim Erwähnen des Unfalls eine Stirnfalte zeigt und sich auf die Lippen beißt und eine leichte Kickbewegung mit dem Fuß macht etc. Dabei interpretiert **nicht** der Therapeut, er sucht erst einen Konsens über die Wahrnehmung herzustellen. »Frau xy, mögen Sie eben nochmals wiederholen, was der Fuß machte? Und auch zu Ihren Lippen und zu Ihrer Stirn hinspüren? Was empfinden Sie jeweils? Wie fühlt sich das an? Sie können es ja mal stärker machen, um es deutlicher zu spüren, was da gerade zum Ausdruck kommen möchte.« »Sie sagen, da ist noch eine Menge Ärger. In welche Richtung? Wenn der Fuß kickt, wer ist das Gegenüber am ehesten?« Vielleicht ist ihr der Einstieg zu direkt, sodass sie erst abblockt. Das lassen wir zu, bitten allerdings zu registrieren, was sie entdeckt hat, aber gerne noch nicht berühren möchte. Ziel: **Konsens herstellen** über den Fokus des Einstiegs. Registrieren und bewusst machen, wo sich Blockiertes/Abgewehrtes zeigt, aber nicht einsteigen ohne spezielles Arbeitsbündnis.

Ausgrenzende Muster/Schablonen

Wer und welche Einstellung hat das auffallende Detail erschaffen, hat diese Ausgrenzung bewirkt? Es geht darum, diese »Instanz« zu **identifizieren**, es handelt sich meist um ein Introjekt, und zu überprüfen, ob das Gesamtsystem darüber einig ist, dass diese Instanz dazu ermächtigt ist. Die innerpsychischen Machtverhältnisse werden diesbezüglich problematisiert und aktualisiert. Das Gesamtsystem wird in seiner Letzt-Verantwortung ange-

Beispiel

deuten. Ist das für Sie in Ordnung?« Patientin nickt. »Könnten Sie die Stühle selber in den richtigen Abstand bringen, der nach Ihrem Empfinden passt?« Die Patientin (Pat.) stellt einen Stuhl dicht neben ihren jetzigen Sitzplatz und einen anderen weit weg, vielleicht 6–8 m weit in die hinterste Ecke des Raumes. Sie schaut sich dabei etwas verschmitzt und triumphierend nach der Therapeutin (Th.) um: »So! Hierher.« Th.: »Das ist sehr eindrucksvoll, wie Sie das machen. Wie geht es Ihnen im Moment dabei?« Pat.: »Ich habe das gerade sehr genossen, die Mutter – äh, nein, diesen Stuhl, nach hinten in die allerletzte Ecke zu verbannen. Er ist hier immer noch zu mächtig« Th.:« Also die Mutter hat darauf gleich Platz genommen?« Pat.: »Das schien mir so, doch im Moment verändert sich etwas. Es können auch die vielen Leute sein vom Dorf. Die sind der Mutter doch so wichtig.« Th.: »Was meinen die? Was gibt es da zu hören? Ist Ihnen möglich, einmal so wie die zu sprechen im Hinblick auf Sie selbst, die in Gedanken noch dort drüben sitzt auf ihrem alten Platz – oder vielleicht noch besser, auf dem leeren Stuhl daneben?« Pat. holt tief Luft und bremst sich dann, schaut zur Therapeutin, die aufmunternd zurückschaut.: »Das geht doch nicht, oder doch? (Stoßseufzer) Also Beate, das ist nun wirklich äußerst tragisch mit deinem Mann gelaufen. Als Witwe hast du vollen Schutz vor Argwohn und vor irgendwelchen Vorwurfshaltungen, dass Du daran beteiligt warst, dass es so schief ging mit der Ehe und gekriegt, du hast als Frau versagt, dann ist er dem Mann. Die Witwe ist tabu. Sie ist halbwegs geschützt vom hässlichen Geschwätz. Das lauert aber und das wird dich noch verfolgen, wenn auch zunehmend weniger, je mehr die Zeit vergeht. Du spielst auf Zeit.« Th.: »Die wirkliche Beate sitzt auf ihrem angestammten Platz und ist geschützt. Könnte das Wesen auf dem leeren Stuhl zu hören kriegen, was da alles im Verborgenen lauert?« Pat. (hinter dem Stuhl in

▼

Allgemeiner Kommentar

sprochen und notfalls ermächtigt und angeregt, Überkommenes zu verabschieden. Es wird auch ggf. (über Rollentausch) auf Allparteilichkeit und Weisheit angesprochen, wenn »innere Gesetze« auf einer archaischen, frühkindlichen Ebene stecken geblieben sind. Es geht darum, im Spiel Situationen zu schaffen, in denen der oder die Pat. selbst die Unangemessenheit der Ausgrenzung wahrnehmen kann, und später aus der Identifikation mit dem Benachteiligten heraus, verändernde Gegen-Kräfte mobilisiert. Oft entspricht das Arrangement im Rollenspiel einer Anstiftung zur nachträglichen Rebellion. Doch zunächst, als Voraussetzung dafür, muss erst die ausgrenzende Position in aller Schärfe, Enge und ggf. in aller selbstgerechter Ungerechtigkeit inklusive dem latenten sadistischem Machtmissbrauch –sofern im Pat. latent vorhanden – (bitte keine Therapeuten-Projektionen via »Deutung«!) – herausgearbeitet werden. Oft sind die letztangesprochenen Akzente im nonverbalen Ausdruck verborgen, werden aber über die Körpersprache mitgeliefert. Sie sind dem Bewusstsein des Pat. selbst weitgehend verhüllt und zeigen sich erst bei der spontanen, spielerischen Rollenausgestaltung. Das bewusste Wahrnehmen-lassen durch den Therapeuten darf im Pat. nicht überwiegend Scham auslösen über seine Teilhabe an diesem emotionalen Pol, sondern soll Verständnisbrücken fördern.

Eine Therapeuten-Intervention könnte heißen: Sie wirken an dem Gegenpol beachtlich überzeugend und spontan. Wie fühlen Sie sich im Moment?

Vielleicht kommt ein Eingeständnis: Das ist ganz schön auf dieser Seite, man kann so richtig mal vom Leder ziehen und ohne Rücksicht auf Verluste. Therapeut: Das scheint Ihnen vertraut. Vielleicht stimmt die Pat. zu: Ja, früher habe ich im Dorf auch mitgelästert, so wie es auch die Mutter meistens tut. Da ist man mitten drin und fühlt sich stark, weil man dazu gehört.

Vielleicht ist die Pat. auch noch auf Distanz und versucht diese Seite in sich weiterhin auszugrenzen: »Das bin nicht ich, das sind die anderen. Die kenne

Beispiel

der Ecke stehend mit scharfer, verurteilender Stimme): »Du hast es mit dem Mann nicht hingekriegt, du hast als Frau versagt, dann ist er eben zu der anderen hin. Die konnte ihm besser den Kopf verdrehen. Als seine Schreibkraft waren die den ganzen Tag ohnehin schon zusammen. Als dus begriffen hattest, hast du ihm die Hölle heiß gemacht, dass es die ganze Nachbarschaft gehört hat und das Dorf zu spotten anfing über dich und deinen Mann. So kann man einen Mann doch nicht zurückgewinnen! Ihr hattet keine Kinder, aber bei der anderen, heißt es, gab es einmal eine Fehlgeburt. Was soll die Trauer? Ist doch albern, ist doch nur Versteck!«

► 3 Th.: »Ich stell mir gerade vor, ich hätte das auf jener Seite hören müssen. Das wär' nicht leicht. Wie würd' es Ihnen gehn? Ist Ihnen möglich, mal in diese Rolle reinzuwechseln, die auf der anderen Seite ist? Sie haben all die Worte noch im Ohr.« Pat. geht vorsichtig zum anderen, leeren Stuhl, erst mit hängenden Schultern, beißt sich erst auf die Lippen, zieht eine Stirnfalte, stampft mit dem Fuß auf, dann stemmt sie einen Arm in die Hüfte: »Ihr Lästermäuler, Pharisäer, die ihr seid! Ihr seid doch auch nicht besser, keinen Deut! Ihr tut bloß so. Ich kenn euch nur zu gut! Erbarmunglose Lästerer! Und Mutter mitten drin! Das passt!« Th: »Rollentausch. Und was sagt sie dazu?« Pat.: »Ich hab es immer schon gewusst, dass dus nicht bringst, dass du eine Niete bist. Die Nachbarkinder waren immer schon in allem besser als du. Und hübscher waren sie auch. Ich war ja froh, dass du trotzdem einen zum Heiraten abbekamst. Das dicke Ende kam dann leider doch. Ich wusste, dass du ein Versager bist, auch wenn ich das vor anderen so nicht zugeben würde. Ich finde gut, dass deine Trauer offensichtlich macht, dass deine Ehe besser war, als andere es zuletzt beurteilt hatten.« (Rollentausch) »Oh Mutter, hör bloß auf mit dem Thea- ▼

Allgemeiner Kommentar

ich aber leider gut. Die können sehr gehässig sein und böse.«

Th.: »Das tut sehr weh, wenn das dann trifft.« Pat. nickt und schaut beschämt zu Boden. Th.: »Was möchten Sie am liebsten tun, wenn das so ist?« Pat.: »Weglaufen oder um mich hauen und schreien!«

Ad-greddi in der Konfliktlandschaft

Das »Ad-greddi« ist nicht nur ein aggressives, sondern ggf. ein ganz behutsames, emotionales Kontaktaufnehmen mit den bedeutsamen Aspekten und Kontrahenten der Konfliktlandschaft. Die personifizierten Aspekte können sich in verschiedene Vorder- und Hintergrund-Kulissen aufblättern. Oft erscheint im Rollenspiel hinter einer imposanten, maskenartigen Fassade etwas Weiches, Sensibles, fast nicht Überlebensfähiges – und auch umgekehrt. Das scheinbar Schwächliche kann in seiner Art ungeahnte Kräfte enthalten, die der Kontrahent auf den ersten Blick (oder mit dem bisherigen Blick) nicht sah.

In der Ad-greddi-Phase kommt es darauf an, dem Ausdruck der verletzten, in ihrem unverstandenen Schmerz oft vereinsamten frühen Identität (Kinder-Ich) Priorität einzuräumen und nicht durch Rollentausch mit dem »Gegner« die Motivation zur wehrhaften Auseinandersetzung durch das aufkommende Verständnis zu früh auszubremsen. Es gibt allerdings Konstellationen, wo der Rollenwechsel mit dem Gegenüber (zumindest mit dessen Vordergrund-Verhalten) eher provozierend wirkt und anfeuert. Die zu frühe Wahrnehmung der verstörten mütterlichen Identität hinter ihrer ^Fassade hätte den überfälligen Abgrenzungsprozess der Pat.

Beispiel

ter! Halt dich raus aus meinen Sachen, sonst...(ballt die Faust)... passiert noch was! Hau endlich ab mit dem Geschwätz der anderen! Ich bin für mich da, nicht für dich!« (Stampft mit dem Fuß auf).

► 4 Th.: »Und doch, scheint es, haben Sie sich sehr daran gehalten, wie diese Mutter ihre Tochter sah. Wer sind sie wirklich? Traun Sie sich, der Mutter gegenüber das zu äußern? Traun Sie sich, zu sich zu stehen? Das braucht Mut, doch, kommt mir vor, im innersten des Herzens haben sie ihn.«

»Das mit der Trauer ist nicht echt. Das weißt du auch. Die Liebe hat auch nicht gestimmt, ein bisschen schon, das reichte aber nicht. Den ersten Streit schon hat sie nicht mehr überlebt. Ich wollte eben auch, wie andere, verheiratet gewesen sein. Das galt im Dorf etwas und hat auch was gebracht. Ich fand ein wenig Sicherheit darin, die ich von dir, als Mutter, nie bekommen hatte. Und das werf ich dir vor. Ich war das liebe, angepasste Mädchen, das man immer in die Ecke stellen konnte, wenn es dir im Weg war. Doch damit ist jetzt Schluss! Was mach ich nun stattdessen? Noch sehe ich den Weg zurück in die vertraute Welt. Nein, nein, ich glaub', den gibt es doch nicht mehr. Der ist von Grund auf falsch gewesen. Ich war falsch.

► 5 Ich weiß nicht, wo und wie es weiter gehen soll, weiß nicht, wer ich jetzt wirklich bin und was ich will und fühle.«

Th.: »Das ist ein guter Ort zum inne halten und sich für sich selber Zeit zu nehmen, vielleicht sogar für einen Neubeginn.« – legt behutsam die Hand auf die Schulter der Pat., die sich erst unmerklich gegenlehnt, dann etwas deutlicher und dann zu schluchzen beginnt...

▼

Allgemeiner Kommentar

vom mütterlichen Introjekt eher behindert. Eine differenzierte, mütterliche Beziehungsklärung wurde später ergänzt.

Schon während des vorherigen Abschnitts weichen die emotionalen Standpunkte, mit denen die Auseinandersetzung begonnen hat, auf. Alle Seiten haben gute Gründe und Argumente aufgeführt und aus jeder Perspektive sieht die Situation auf den ersten Blick anders gerechtfertigt aus. Der zweite Blick ist dann einerseits oft sehr verwirrend, weil sich die Vorzeichen von Opfern und Tätern umdrehen können, andererseits sehr hilfreich, wenn deutlich wird, dass eigentlich zwei Bedürftige, zwei Verletzte, zwei, die voneinander Anerkennung möchten etc. miteinander ringen oder sich bekämpfen. Im vorliegenden Beispiel war zunächst ein überfälliger Schritt in die Autonomie nachzuholen. In diesem Abschnitt wird im Allgemeinen die alte, unbewusste oder auch bewusstseinsnahe Selbstdefinition infrage gestellt. Das kann große Angst machen, sodass Wünsche nach Umkehren aufkommen können. Das Loslassen der alten Struktur macht v.a. dann Angst, wenn es keine Alternativen dazu gibt.

Identitätsvakuum/Gestaltauflösung

Nun ist die alte Identität verloren oder losgelassen worden, wie ein altes Kleidungsstück, aber die Kontur einer neuen ist noch nicht in Sicht. Es entsteht das Gefühl, ein Niemand zu sein, nackt und bloß und orientierungslos in einem unbekannten, leeren, nebeligen Niemandsland zu stehen. Perls nannte dieses Stadium **Todeszone**, aber auch »fruchtbare Leere«, weil sich hier eine neue Struktur organisiert.

Der Therapeutenkontakt sollte hier zwar unaufdringlich, aber spürbar sein.

Beispiel

► 6 Pat. unter Tränen: »Es war nie jemand da für mich, das ist der eigentliche Jammer, da könnt ich noch 5 Jahre trauern und es reichte nicht. Die Mutter, diese dumme, blöde Kuh, die war nie wirklich da, die kann das nicht, der fehlt »es« selbst. Sie hat »es« selbst nicht mitbekommen. Ich war früher so allein und hatte immer Angst. Ich hab mir früher immer jemand anderen als meine Mutter fantasiert.«

► 7 Th.: »Sie hatten schon als Kleine fein gespürt, was für Sie gut gewesen wäre, um im Leben gut zu stehen? Mögen Sie was dazu sagen, was das für eine Mutter war?« Pat: »Sie hätte mich getröstet und mir Mut gemacht und hätte sich gefreut, wenn ich was konnte. Sie hätte mich gemocht und nichts von mir gewollt. Und zärtlich wäre sie auch gewesen.« Th.: »Die lebt tatsächlich tief in Ihrem Herzen. Das Leuchten Ihrer Augen sagt es überdeutlich. Was würde diese Mutter jetzt zu Ihnen sagen, wie es weiter gehen kann?« Pat.: »Ich bleibe bei Dir und ich tröste dich. Wir beide finden schon den Weg.« Th.: »Genau. Das ist ein großer Schatz und Ihr Zuhause. Und was ist mit der Wut auf die reale Mutter?« Pat.: »Die ist noch da, doch fühlt sie sich jetzt ferner an. Ich bin ihr nicht mehr ausgeliefert, der Mutter nicht und nicht der Wut. Das »liebe Mädchen« sagt ihr jetzt Ade. Ich lasse sie in ihrer Welt zurück und zieh zu mir nach Hause um, ich zieh in eine andere Welt. Das hätte ich vor meiner Ehe machen sollen, doch ich konnte es nicht.« Th.: »Der Neubeginn ist jetzt.«

► 8 »Was könnte taugen, diesen Neuanfang zu unterstreichen, ihn mit sich zu feiern? Heute noch oder in den Tagen, bis wir uns wieder sehen? Fällt Ihnen etwas ein, was Ihrem inneren Gespann, ich meine die Beate und die einfühlsame Mutter, und Ihnen, in der jetzt erwachsenen Form, gut täte?« Pat.: »Was mir als erstes

▼

Allgemeiner Kommentar

Kathartischer Durchbruch der abgewehrten Emotionalität. In unserem Beispiel bricht die frühkindliche Trauer, die sich hinter dem pflegeleichten Kinderverhalten verborgen gehalten hatte, und der alte Schmerz, nie »wirklich« gesehen worden zu sein, durch, gemischt mit Aggression gegen die frustrierende Mutter. Der Zuneigungsaspekt kommt erst in einer späteren Arbeit zum Tragen. Bei diesem Schritt geht es um den Kontakt zum jeweils abgewehrten, emotionalen Gegenpol, der manchmal subtil, manchmal explosionsartig und gewaltig zutage kommen kann.

Differenzieren, Integrieren, Assimilieren

Die neuen, emotionalen Seiten zu integrieren und sich mit ihnen zu identifizieren ist nicht so leicht, zumal wenn es sich um lang aufgestaute Gefühle handelt, die in ihrem Abwehr-»Gefängnis« oft hassverzerrte Monstren geworden sind oder im Gewand der Schwäche und Bedürftigkeit daherkommen und Beschämung auslösen. Sie brauchen eine Nachdifferenzierung. Und es braucht eine versöhnliche Verständnishilfe, dass sich das Kinder-Ich unter den gegebenen Umständen nicht anders zu helfen gewusst hat. Das Selbstbild braucht schließlich eine Erweiterung, eine Revision und erneute Identifikation.

Das Integrieren bedeutet hier, dass die alte und die neue, differenzierte Emotionalität ihren angemessenen Platz im Gesamtgefüge bekommt.

Von Assimilation kann man dann sprechen, wenn Emotionen und Reaktionen, oder auch Erlebnisverarbeitungen ganz ichsynton und spannungsfrei zum Gesamtorganismus empfunden werden. Assimilierte Spuren gehen in die Gesamtschwingung ein, sind als Einzelereignisse bald nicht mehr abrufbar.

Neustrukturieren, Re-stabilisieren

Durch die Re-Integration des ehemals Ausgegrenzten müssen die Teile zum Ganzen gemäß ihrer jetzigen Wertigkeit ein neues Verhältnis finden. Das ist zunächst eine unsichere Angelegenheit und benötigt Bewährungsproben, um das Ergebnis gegenüber den eigenen Zweifeln zu sichern.

4

Beispiel

kommt, ich geh zu meinem Lieblings-Blumenladen und kaufe jedem eine schöne Blume für zu Hause. Dann geh ich an den alten Kleiderschrank und schau, wonach es mir und meinen inneren Lieben ist. Die mögen gerne lichte Farben. Das wird ein Fest der Farben. Vielleicht erlaube ich mir auch ein neues Kleid zu kaufen. Mal sehen. Doch bevor ich mich im Dorf verändert zeige, fahre ich in lichten Kleidern erst zu einer Freundin, die woanders wohnt, und die mich, glaube ich, ganz gut versteht. Das gäbe einen sachten Übergang.« Th.: »Und dieser Nachbar. Spielt der irgend eine Rolle?« Pat.: »Hm. Das weiß ich nicht. Vielleicht sehe ich ihn in der Zukunft noch mit anderen Augen. Bisher hat es bei mir mit niemanden gefunkt. Ich weiß nicht, ob das sich noch ändert.

► 9 Erstmal ist Bei-sich-sein und Freude finden angesagt und Leben in der neuen Farbigkeit zu sehen – und dabei selbst ein Teil des Lebens werden. Ich war das bisher nur so nebenher. Ich freue mich und sage Dank.«

Allgemeiner Kommentar

Eine gewisse Tradition haben in der Gestalttherapie Aufgaben und Übungen, die gemeinsam mit dem Patienten oder Probanden, entsprechend seiner Lebenssituation ausgedacht und abgesprochen werden. Die Aktion darf nicht in den Assoziationskreis von schulischen Hausaufgaben kommen. Das könnte, je nach Problemfeld, eine blockierende Auswirkung bekommen. Es geht eher darum, Neugier zu wecken, dies und das im Allltag anders zu probieren, zu sehen, zu ermöglichen, zu beantworten etc. Allein das Interesse an der millimeterweisen Umsetzung im Alltag motiviert, es zu versuchen und zu tun. Die Realerfahrung stabilisiert die neue Identität sofort, wenn sie denn bewusst wahrgenommen wird.

Für die Gleichgewichts- und Ruhephase braucht es im Allgemeinen Zuspruch und Ermutigung, dass sie überhaupt sein darf. Sie ist in unserem Zeitgeist nicht gerade Mode. Die, die denn Sinn davon begriffen haben, brauchen keinen Anstoß von außen mehr.

Bemerkung zum Fallbeispiel: Das gewählte Beispiel ist über die Assoziationsketten zur frühen Mutter-Kind-Beziehung gedriftet, was der inneren Logik entspricht und Zeichen eines guten, inneren Kontaktes bei der Patientin und einer vertrauensvollen, therapeutischen Beziehung ist, den Heilungsprozess bei der frühesten Schädigungsquelle beginnen lassen zu können. Keine Frage, dass in einer späteren Sitzung einmal der Fokus auf der Partnerbeziehung zum Ex-Ehemann liegen wird.

4.14 Persönlichkeitsmodell

4.14.1 Vorüberlegungen

Das Grundverständnis der Doppelnatur

Das Persönlichkeitsmodell der Gestalttherapie, oder vielmehr eines umfassenden Gestalt-Entwurfs, geht von der **Doppelnatur** des Menschen bezüglich des Welle-Teilchen-Dualismus aus.

Unsere Wissenschaft hat bisher überproportional die materiell-strukturelle Seite im Visier, für die sie sehr viel besser mit Messwerkzeugen und Kategorien ausgestattet ist und die – und das ist wohl der Hauptgrund – besser zum naiven Alltagsverständnis passt.

Vielleicht mögen Sie sich an dieser Stelle nochmals schmunzelnd an die Parabel von Eddington erinnern mit dem Schluss des dortigen Wissenschaftlers, »Was ich mit meinem Netz (mit meinem Messinstrumentarium) nicht fangen kann, ist kein Objekt der Wissenschaft.« Und denken Sie gleichfalls noch einmal »milde gestimmt« an die Probleme unserer hochkarätigen Quantenphysiker der ersten Generation, ihren eigenen Berechnungen und Experimenten zu trauen und deren Ergebnisse in ihr Weltbild umzusetzen, was uns die imaginierte Geschichte von »Schrödingers Katze« bescherte, die die neuen Erkenntnisse damals ad absurdum führen sollte (► s. Abschn. 4.5.3).

Der Welle-Teilchen-Dualismus besagt, dass die Phänomene unserer Wirklichkeit gleichzeitig und nebeneinander in den Extremformen

1. als ein lokalisierbares, abgrenzbares »Entweder-oder«,
2. wie auch als ein nicht-lokalisierbares »All-Überall« erscheinen (je nach Messwerkzeug), sowie
3. auch als Zwischenform des »Sowohl-als-auch«, z. B. als Wellenpaket, uns »gegenüber zu stehen« scheinen.

Diese vorsichtige Ausdrucksweise will darauf hinweisen, dass wir selbst von Anfang an in diesen drei Formen existieren und interagieren und in dieses Wirklichkeitssystem miteinbezogen sind.

Freiheit versus Festgelegtsein

Durch diesen Ansatz ergibt sich auch eine Vor-Reflexion zum scheinbaren Gegensatzpaar der individuellen Entscheidungsfreiheit gegenüber der fixierten Festlegung in einer Ordnungsstruktur.

Bei diesem Thema müssen wir wenigstens grob die Ebenen der Größenordnungen Mikro-, Meso- und Makrokosmos unterscheiden. Wir als Menschen nehmen in unserer individuellen Dimension am Mesokosmos teil.

Die Ereignisse des Mikrokosmos, die der kleinsten Welle-Teilchen-Einheiten, liegen etwa 12 Größenordnungen unterhalb unserer Alltagswelt. Diesen Einheiten steht auf ihrer Ebene die volle quantenphysikalische Freiheit zu. Von der Nähe betrachtet bildet ihr lebendiges, unberechenbares »Gewusel« eine Art Quantenschaum. Aus immer größerer Entfernung glättet sich der Eindruck. Die Quantenstatistik erlaubt durch die ungeheuere Zahl der Ausmittelungen zunehmende Berechenbarkeit, je größer unser Abstand als Betrachter wird. Hans-Peter Dürr (1999, S. 20 f) vergleicht das Verhältnis mit dem Vorgang des Würfelns.

> So lässt sich beim einmaligen Würfeln die geworfene Augenzahl nicht vorhersagen. Beim Wurf von gleichzeitig etwa einer Million gleichartiger Würfel liegt das Ergebnis jedoch praktisch eindeutig (streng genommen mit einer mittleren Abweichung von einem Promille) fest... Das heißt, die im Grunde eigentliche »Sowohl-als-auch-Wirklichkeit« (des Mikrokosmos) stellt sich in der für uns direkt erlebbaren, (vergleichsweise) makroskopischen, hochaufgemischten Welt in extrem guter Annäherung eben wie die uns wohlvertraute, zerlegbare, objekthafte, materielle »Entweder-oder«-Realität dar, auf die sich hin unsere reflektierende Rationalität (unser Verstand) so hervorragend entwickelt und eingestellt hat.

! Im Mesokosmos unserer Alltagswelt sind wir Menschen als Individuen im Grundsatz die Träger des persönlichen Freiheitsspielraums, vergleichbar einem einzelnen Quant der Mikroebene. Diese Freiheit ereignet sich im Augenblick des Hier und Jetzt. Sie braucht Bewusstheit und Verantwortung für ihren Entscheidungsspielraum.

Ohne Bewusstheit greifen andere Faktoren: fremdbestimmende Strukturen von außen, der Wiederholungssog des Vergangenen und Vertrauten, unbewusste, bedürfnisgeleitete Anliegen von innen. Wenn der Freiheitsspielraum nicht genutzt wird, wird das Vakuum schnell von anderen steuernden Kräften ausgefüllt. Das soll nicht bewertend sein. Es ist oft ganz in Ordnung, diese anderen Faktoren zuzulassen. Gut wäre, bewusst zu unterscheiden und zu prüfen, wann das eine und wann das andere an der Reihe ist. Das wäre genauso auch eine Nutzung des persönlichen Freiraums.

In der gestalttheoretischen Denkweise bedeutet das eine bewusste Entscheidung, ob ich mich (aus welchen Gründen auch immer) als Teil im

Sinne eines relativ eigenständigen Subsystems ausgrenze und in mir und um mich herum eine gewisse Selbstorganisation wage, oder ob ich mich (möglichst bewusst) anderen Kräften, die mir ausreichend kompatibel erscheinen, anschließe und Teil einer umfassenderen Gestaltbildung werde. In Dissonanz- und Überfremdungs-, wenn nicht sogar in ein Identitätskrisen-Erleben komme ich, wenn ich mich auf die Teilhabe an einem übergeordneten Ganzen einlasse, dessen »Wellenlänge« zu der meinen konträr verläuft.

Vom (astro-)physikalischen Makrokosmos sieht unsere Mesokosmos-Freiheit vergleichbar ameisenklein (und noch viel weniger) aus und wird genauso ausgemittelt, wie in unseren Augen die des Quantenschaums. Wenn unser Sonnensystem verglüht, werden wir als menschliche Individuen nichts gegenhalten können...

Freiheit ist nur für ein abgetrenntes, selbständiges Wesen möglich. Ist das isolierte Einzelwesen das Ursprüngliche? So erscheint es jedenfalls im Alltags- und im konventionellen naturwissenschaftlichen Verständnis.

Dürr (1999, S. 23) hält das ganzheitlich verbundene Wellenmuster für das Primäre. Durch Wellenüberlagerungen entstehen sowohl Zonen der energetisch hochpotenzierten Intensität, wie auch der Löschung und damit der Trennung. Die Unverbundenheit dieses auslöschenden Zwischenbereichs erschaffe und ermögliche im Grunde das Phänomen der Isolierung aus dem Ganzen. Aber: die Gestalt der »primären Identität von Allem«, an dem er teil hatte, bleibe dem vereinzelten Teil eingeprägt.

Der Gedanke der Auslöschungszone könnte auch einen Verständnisschritt für den Vorgang der menschlichen Ausgrenzung von seinem Umfeld, für den Aufbau der Innen-Außen-Grenze und für löschende Korrekturmaßnahmen im Sinne der Abwehr beitragen.

Hierarchie-Verdoppelung

Konsequenterweise zum Gedanken der Doppelnatur ergibt sich auch eine Hierarchie der Wellenseite unserer menschlichen Natur. Alles schwingt, vom kleinsten Baustein bis zur DNS (Desoxyribonukleinsäure) in jeder Zelle, längs aller Membranen und bis zu den kortikalen Modulen. In allen Hohlräumen sind dreidimensionale Interferenzmuster stehender Wellen und ansonsten reichhaltige Überlagerungsfelder unterschiedlicher Reichweite zu erwarten. Welche Arten von Wellen wo aufeinander treffen und sich wie beeinflussen (elektromagnetische, longitudinale, transversale Wellen, Maser-, Laser-, bzw. Quantenstrahlung), welche Informationsträger sind und der Kommunikation mit wem dienen – und teilweise auch über die Körpergrenzen hinaus reichen, kann hier nur gefragt und postuliert werden. Mangels ausreichender Kenntnis von exakten Untersuchungen, (obwohl es sie wahrscheinlich in Teilbereichen bereits geben mag), sei dieses Gebiet der kommenden Generation forschungsinteressierter Kollegen und Kolleginnen nahe gelegt.

Das Interesse an der Wellenseite des Menschen hat auch deshalb praktischen Wert, v.a. für die Psychosomatik und Onkologie, weil es verwunderlich wäre, wenn sich keine Wechselwirkung zwischen Strahlungsfeld und materieller Struktur aufbauen würde, sei es im stimmigen, förderlichen oder sei es im dissonanten, irritierenden, strukturlabilisierenden Sinn.

Ein interessanter Bereich, der im angesprochenen Wellenfokus enthalten ist, ist der der möglichen, holografischen Abbildung und Speicherung von Ereignisabfolgen in relativ abgeschirmten Subsystemen, wie in DNS-Sequenzen aller Zellen oder in Gehirnmodulen im Sinne von John Eccles (Popper & Eccles, 1982, S. 441).

> Der Modul besitzt bis zu einem gewissen Grad ein selbständiges, kollektives Leben mit etwa 10000 Neuronen verschiedener Arten und mit einer funktionellen Anordnung von feed-forward und feed-back, Erregung und Hemmung.... Jeder Modul kann mit einer Radio-Überträger-Empfänger-Einheit verglichen werden.

Da der Mensch, wie alle Lebewesen, ein Quantenstrahler ist, was man mit Hilfe eines Restlichtverstärkers nachweisen kann (Popp, 1992, 2000; Warnke, 2001), scheint die Vorstellung, dass unsere Natur eine Art Quanten-Holografie zur Gedächtnisspeicherung nutzt, nicht fern.

»Last but not least« wenden wir uns dem »Geist« zu, wie auch immer er definiert wird. Oft wird Bewusstheit synonym eingesetzt. Viele Forscher mühten und mühen sich mit der Frage um den Einstieg des Geistes in die als rein materiell verstandenen, neurophysiologischen Vorgänge.

Der amerikanische Quantenphysiker Henry Stapp (1993) glaubte, dass als Eintrittspforte für quantenphysikalische Kräfte, die er dem Geist zuordnet, allgemein Synapsen infrage kämen, wo ggf. eine Quantenwelle zum Kollaps kommen könne und dabei das aufgebaute Membranpotenzial zur Depolarisation brächte. Wenn diese konkretistische Vorstellung auch nicht viel Resonanz erntete, wird er als ein wichtiger Vorkämpfer für die allgemeine Integration des quantenphysikalischen Gedankenguts angesehen. Er glaubt, dass die Quantenphysik den Schlüssel zum Verständnis des Geheimnisses des Bewusstseins in sich berge. In diesem Sinne und in memoriam des Bewusstseinsforschers William James, schuf er seine Heisenberg/James-Theorie.

Der Mathematiker Alwyn Scott (1995) widmete allen Wissenschaftlern des vergangenen Jahrhunderts, die dieses Bemühen, dem Geist eine Brücke zum naturwissenschaftlichen Denken schaffen zu wollen, erkennen ließen, sein Buch: »Stairway to the Mind. The Controversial New Science of Consciousness«.

J. Eccles (Nobelpreisträger) und C. Popper (1982, S. 428 f) postulierten, dass der »selbstbewusste Geist«, dem eine aktive Rolle zugedacht wird, zu Modulen der Hirnrinde, die sich (durch thalamische Afferenzen gestärkt) in einem energetisch angehobenen Aktivitätszustand befänden und dadurch für einen Kontakt geöffnet seien, in direkte Interaktion gehen könne. Der »selbstbewusste Geist« taste von Augenblick zu Augenblick die Module ab, dringe in die geöffneten ein, lese die dynamischen Muster und beeinflusse sie. Module der dominanten Hirnhälfte seien für den Geist eher zugänglich als die der subdominanten. Über Querverbindungen, die zwischen den Modulen bestehen, komme sein Einfluss auch geschlossenen zugute. Diese Theorie ist, so sagt Eccles selbst, ein dualistisch-interaktionistischer Erklärungsversuch zur Wechselwirkung von »selbstbewusstem Geist« und dem neurophysiologischen Substrat des Gehirns.

Wenn wir nun aber von Anfang an der Entwicklung, das kann man phylogenetisch und ontogenetisch sehen, eine Wellenseite mit einem (laserfähigen) Quantenanteil in uns selbst haben, bräuchte es keinen späteren Quereinstieg für Bewusstsein und Geist, dann wäre von Natur aus gegeben, dass der Geist uns immer schon begleitet, sogar immer schon als unsere »andere Seite« gleichgewichtig da ist, vielleicht zunächst in einer dämmrigeren Form, die möglicherweise nur dadurch zustande kommt, dass die innere Wahrnehmungsmöglichkeit verstellt oder stumpf ist, sodass sie subjektiv erst allmählich zur brillianten Klarheit erwacht. Jeder von uns wäre, pars pro toto, eine Einheit von Geist und Materie. Jeder von uns spiegelte das Ganze.

Zu unterscheiden ist vom Geist der Intellekt. Dieser ist ein sehr nützliches und notwendiges Instrument für das Überleben auf der Entweder-oder-Ebene im Mesokosmos. Er versteht sich darauf, Abgrenzbares zu messen und zu zählen. Er »tickt« nach der »aristotelischen Logik«: A ist nicht B. Der Intellekt, bzw. die Ratio, hat sich die Sprache mit ihrer präzisen Begrifflichkeit erschaffen.

Der Geist weist quantenphysikalische Qualitäten auf, er hat eine hohe Potenz, aber er lässt sich nicht fixieren, er hat die unbestimmbare Weite der Nicht-Lokalität. Er ist spontan, wenn er Intuitionen schenkt. Er kennt Schwebezustände zwischen »Sowohl-als-auch« (ein Charakteristikum der Weisheit). Seine Erkenntnis vermittelt sich nicht in einer begrifflichen Sprache, sondern in ganzheitlichen, emotional getönten Zuständen oder bildhaften Sichtweisen mit besonderen Einblicken in neue Zusammenhänge.

Polaritäten und suprapolare Ebenen

Der Polaritätsgedanke gehört zur Basis der Gestalttherapie. Zu jedem Aspekt, Phänomen, zu jeder Qualität lässt sich ein latenter Gegenpol finden, der mitschwingt und mit dem Genannten ein Ganzes bildet.

Dieses überpolare Ganze wird in der Begriffswelt S. Friedlaenders, einem geistreichen Literaten und Neo-Kantianer, »Nullpunkt« oder »schöpferische Indifferenz« genannt. Mit dem Polaritätsgedanken Friedlaenders ist Perls bereits in seinen jungen Jahren in Berlin vertraut geworden. Er behält ihn lebenslänglich bei.

Perls (1942/1978, S. 19):

> In seinem Buch »Schöpferische Indifferenz« stellt Friedlaender die Theorie auf, jedes Ereignis stehe in Beziehung zu einem Nullpunkt, von dem aus eine Differenzierung in Gegensätze stattfindet. Diese Gegensätze zeigen in ihrem spezifischen Zusammenhang eine große Affinität zueinander. Indem wir wachsam im Zentrum bleiben, können wir eine schöpferische Fähigkeit erwerben, beide Seiten eines Vorkommnisses zu sehen und jede unvollständige Hälfte zu ergänzen. Indem wir eine einseitige Anschauung vermeiden, gewinnen wir eine viel tiefere Einsicht in den Organismus.
>
> Unter Polarität, unter Polarisation versteht man die Entspringung des Unterschieds aus dem in sich selber Identischen, so... entspringt Relatives dem Absoluten, Zeit aus der Ewigkeit, die Welt aus Gott, Notwendigkeit aus Freiheit, Erscheinung aus dem Wesen, Dividuales aus dem Individuum. Die Welt ist das Auseinander, das Entzwei eines Zusammens, das allzu innig ist, als dass es nicht, um schöpferisch sein zu können, geäußert, entfernt, gepaart, Zwilling sein müsste. So ist alles Ferne das Entzwei des mehr als Nahen. (S. 13) Alle Existenz ist Polarisation der indifferenten Insistenz (Friedlaender, 1926, S. 432, zit. n. Frambach, 1994).

Von den antiken Philosophen fühlt sich Perls besonders von Heraklit angezogen, der wiederum die Polarität im Lebensrhythmus zwischen Werden und Vergehen in den Mittelpunkt stellt und den sinnvollen, steuernden Logos darüber zu ahnen glaubt.

Voller Staunen war Perls, als er auf seinen Reisen nach Japan und in der Beschäftigung mit der Zen-Tradition und dem Taoismus auf die uralte Ying-Yan-Polarität mit ihrer dynamischen Ausgleichskraft stieß, die ihn an Friedlaenders Position erinnerte und ihn in seinem Ansatz zu bestätigen schien.

In der Gestalttherapie wird vom polaren Aufbau des Menschen und der Welt ausgegangen. In der Therapie wird latent Gegenteiliges sensibel wahrgenommen. Gleichzeitig geht es immer auch um das übergeordnete Verbindende, das oft einen ausgleichenden, wenn nicht sogar versöhnlichen Charakter einbringt. Manchmal wird der Patient gebeten von »oben« auf seine ambivalenten Kontrahenten zu schauen ▼ und zu überlegen, um was es denen wirklich gehe und was vielleicht sogar zusammenführen könnte.

4.14.2 Das Selbst

Fließgleichgewicht

Der übergeordnete, ganzheitliche Aspekt ist ein energetisches **Fließgleichgewicht** aus einer Hierarchie offener Systeme, – ähnlich, wie schon der Biologe, Systemiker und »organismischer Psychologe« Ludwig von Bertalanffy (1949, 1957, 1968) Lebewesen auffasste. Offene Systeme befinden sich entfernt vom wahren Gleichgewicht und benötigen ständige, energetische Zufuhr aus ihrer Umgebung. Idealerweise weist es keine Bereiche auf, zu denen der innere Kontakt blockiert ist. Es sorgt für ein **Gleichgewicht** im Innen- und Außenverhältnis:

Im Innenverhältnis kommt die »**organismische Selbstregulation**«, die auf Smuts (1938) zurückgeht, zum Tragen. Sie greift offene Bedürfnisspannungen der verschiedensten Ebenen in der Rangreihe ihrer Dringlichkeit und persönlichen Wertigkeit auf und gleicht sie nach dem Konzept des Kontaktkreises aus.

Im Außenverhältnis führen die vielfachen **Kontaktzyklen** zu einem Austausch mit dem Umfeld. Dabei können auch primäre Anstöße aus dem Umfeld kommen, die beantwortet werden. Das Individuum lebt mit seinem Umfeld in einem verschränkten Wechselwirkungsverhältnis.

Die Persönlichkeit ist in das materielle, körperliche Substrat eingebettet und mit seiner Reifung verflochten. Dieses ist in eine Hierarchie von Subsystemen gegliedert. Bei der körperlichen Entwicklung begegnet uns immer wieder das Prinzip der **Polarität** und seine integrierende, **überpolare Ebene**. Beide ergänzen sich. Unsere Physiologie und Neurobiologie weisen viele paarige Gegenspielerstrukturen auf, die mit Hilfe eines steuernden Integrationszentrums überbrückt und zu einem Unter-Ganzen verbunden werden. Wenn das übergeordnete Zentrum geschädigt wird, lenkt das System unheilvoll aus, z. B. das vegetative Nervensystem.

Wenn wir uns die gemeinsame, körperlich-seelische Reifung wie einen Bau eines hohen, turmartigen Hauses mit vielen, überbrückenden Integrationsebenen als Zwischenböden vorstellen wollen, dann stellt für die Psyche den grundlegenden, existenziellen »Zwischenboden« derjenige dar, der die Informationen der körperlichen Subsysteme im Proto-Selbst belastbar bündelt. Dieser Gedanke findet sich im Prinzip schon bei Freud. Hier gilt es nicht nur zwei Pole zu überbrücken, sondern eine Reihe von Inseln zu verschmelzen. Wenn es nicht gelingt, bleiben wir psychosenah. Die emergente Qualität dieser frühen Ebene ist Vitalität: »Ich bin«, ich bin lebendig, aktiv, kohärent. Das entspricht sowohl der Baby-watcher-Perspektive (D. Stern), wie der Sicht der Psychiatrie (Ch. Scharfetter.)

! Folgende polare Erlebniskategorien müssen wir aufgrund der vorgegebenen Strukturen überbrücken: Lust und Unlust, Wunscherfüllung (physiologische, emotionale, soziale Wünsche) und Frustration über Nichterfüllung, gute und schlechte Selbst- und Fremd-Bewertungen. Auch die intrapsychische Spannung zwischen Top-down- und Bottom-up-Impulsen gilt es auszugleichen. Später kommt der spannende Umgang mit der Geschlechterdifferenz hinzu. Polarisiertes Erleben bringt viel in Bewegung, bringt intensive Emotionalität, motiviert zu Veränderungen und im wörtlichen Sinne zu Not-wendigkeiten.

Die Frage ist, wer oder welche Instanz bei der geforderten, ausgleichenden Überbrückungsarbeit hilft. Beim Baby ist es, wenn es gut läuft, die einfühlsame Mutter, die Frustration abmildern hilft, in großen Worten ausgedrückt: die bedingungslose Liebe. Sie hat den wertungsfreien Charakter des »Sowohl-als-auch«. Wenn sie der Erwachsene verinnerlichen und assimilieren konnte, vermag er sich selbst tröstend aus den Erlebnis-Polen heraus holen und sich selbst unterstützen. Andernfalls bleibt er auf fremde Unterstützung angewiesen.

Es scheint eine allgemeine Aufgabe oder sogar Herausforderung zu sein, teils polnah, teils zwischen und teils über den Polen zu leben. Die erste Lebenshälfte ereignet sich im Allgemeinen eher in der Ebene zwischen den Polen, die zweite Hälfte strebt immer öfters zur suprapolaren Position und Betrachtungsweise.

Das Selbst als Feld

Das bewusstseinsfähige **Selbst** ist ein **sich selbst organisierendes, energetisches Feld,** das durch den integrierten Fluss der neuronalen Muster aus dem Körper über das noch unbewusste Proto-Selbst gespeist wird (»Proto-Selbst« ist ein von Damasio übernommener Begriff). Es erhält die gebündelten Informationen über das innere Milieu und über die körperliche Verfassung insgesamt.

Das gestalttherapeutische Selbst im engen Sinn entspricht im Wesentlichen dem Kern-Selbst, wie es Damasio (1997, 2002) knapp beschrieben hat, doch kommt ihm in der Gestalttherapie eine weitergehende Bedeutung zu. Es ist spontan, flüchtig und lebt wach im Hier und Jetzt. Seine Grenze ist variabel, wie die einer züngelnden Flamme, und richtet sich nach dem, wovon seine **Aufmerksamkeit** angezogen wird, bzw. wohin sie zielt. Sie kann gerade abgespeicherte Gedächtnisspuren auf Resonanz abtasten, kann sich den Informationen, die das Proto-Selbst über den Körper anbietet zuwenden, kann mit Bewertungsschablonen abgleichen, kann Aspekte im Außenfeld sondieren oder aber in einer entspannten Form umherschweifen.

Was es nicht kann, ist, die Artefakte der vorgeschalteten Informationsverarbeitung seines Erregungszuflusses korrigieren, die bereits durch die Verarbeitungsfilter mit den Merkmalen der gestaltpsychologischen Gesetzmäßigkeiten geflossen sind. Eine visuelle Täuschungsfigur wirkt, auch wenn ich meinen Verstand ins Boot hole und mir genau klar mache, wie die objektiven Verhältnisse sind.

! Das Selbst wird in der Gestalttherapie mit dem Kontaktprozess der »schöpferischen Anpassung« im Organismus/Umwelt-Feld – sowie mit dem Kontakt nach innen – gleichgesetzt. Das Selbst ist das Organ der Gestaltbildungs- und Gestalt-

▼

auflösungsketten. Insofern sind Wachstums- und Wandlungskreis entscheidende Selbst-Aktivitäten.

Das Selbst besitzt die ideale Fähigkeit eines integrierenden Feldes. Es vereint die Fähigkeit seines präzisen, lokalisierbaren Aufmerksamkeitsstrahls mit seiner sonst kaum fassbaren, gelegentlich entgrenzten und partiell konfluenten Identität. Es hat die Qualität einer Semi-Nicht-Lokalität, vergleichbar mit einem Wellenpaket.

Von daher liegt es nahe anzunehmen, dass das Selbst aus einem fakultativ kohärenten Quantenstrom besteht (Hypothese).

Immer wieder wird für seine Funktion das Bild eines Scheinwerfers assoziiert, der augenblicklich erkennt und unterscheidet. Dabei entsteht hierbei eine Polarität zwischen dem eigenen Feld und der Andersartigkeit des anderen.

> ...das Selbst kann man nur im Gegensatz zur Andersheit finden« (Perls, 1980, S. 130).
>
> ...das Selbst (ist) das immer fließende, sich ständig ändernde Verbundensein mit und Loslösen von der Welt um uns herum... (Perls, 1980, S. 75).
>
> Wir wollen das Selbst als das System der ständig neuen Kontakte definieren. Als solch ein System ist das Selbst von flexibler Vielfalt, denn es verändert sich mit den vorherrschenden Bedürfnissen und den andrängenden Umweltreizen; es ist das System der Reaktionen... (Perls, 1979, S. 17).
>
> Das Selbst ist die Kontaktgrenze in Aktion; diese Tätigkeit ist die Erschaffung von Figuren und Hintergründen (Perls, 1979, S. 17).
>
> Akzeptieren und Zurückweisen sind die dialektischen Bestandteile der Diskrimination und als solche die wichtigsten Funktionen des Selbst, das heißt, die wichtigsten Funktionen von Kontakt und Rückzug, die der Rhythmus des Lebens sind (Perls, 1980, S. 71).
>
> Das Selbst... ist genauso genommen der Integrator; es ist die synthetische Einheit, wie Kant es nennt. Es ist der Schöpfer des Lebens (Perls, 1979, S. 17).
>
> Das Selbst ist das System der Kontakte im Felde von Organismus und Umwelt (dito Innenwelt, Anmerkung von der Verf.), und diese Kontakte sind das strukturierte Erleben der gegenwärtig wirklichen Situation. Das Selbst ist nicht das Selbst des Organismus allein, noch ist es passiver Empfänger der Umweltreize. Gestalten ist Erfinden einer neuen Lösung. Erfinden sowohl im Sinne von »Auffinden« wie von »Ausdenken«; doch diese neue Lösung könnte nicht aus dem Organismus oder seinem »Unbewussten« erwachsen, denn die kennen nur konservative Lösungen, – noch könnte sie sich in einer neuen Umwelt als solche vorfinden, denn selbst, wenn man dort auf sie stieße, würde man sie nicht als sein Eigen erkennen. Doch das existierende Feld, das in den nächsten Augenblick übergeht, ist reich an potenziell Neuem, und der Kontakt ist dessen Aktualisierung. Erfinden ist das Ursprüngliche; es ist Wachsen des Organismus, Assimilieren neuer Stoffe und Schöpfen aus neuen Energiequellen. Das Selbst weiß nicht vorher, was es erfinden wird, denn Wissen ist die Form dessen, was schon eingetreten ist... wenn das Selbst wächst, geht es das Wagnis ein: das Wagnis des Leidens, nachdem es lange zurückgeschreckt ist und daher nun viele Vorurteile, Introjekte, Fixierungen an Vergangenes, Sicherheiten, Pläne und Ambitionen zerstören muss, – das Wagnis der Erregung, wenn es bereit ist, in der Gegenwart zu leben (Perls, 1979, S. 156 f, zit. n. von Bialy & Volk-von Bialy, 1998).

Die Begeisterung vonseiten der Gestalttherapie für das spontane, neugierige, kreative, sich frei fühlende, selbstbestimmte, und gegenwartsbezogene Kern-Selbst-Wesen als Leitbild mag in gewisser Weise für Erwachsene kindlich und unangemessen wirken. Jahrhundertelang sind die Menschen in unserer Kultur mehr oder weniger mit einem gegenteiligen Vorbild erzogen worden: sie mögen sich bitte vernünftig, kontrolliert regelrecht und vorhersehbar verhalten. Ich verstehe die Akzentuierung der Gestalttherapie als Korrekturimpuls und glaube, dass es nicht darum geht, ins andere Extrem zu verfallen, sondern den meist verschütteten Pol der inneren Freiheit und bewussten Selbstbestimmung wieder zurück zugewinnen und dann die Mitte des persönlichen Kompromisses neu auszuloten.

Das »Ich« in der Gestalttherapie

Da das Selbst ein Energiefeld in variabler Form ist, ist es eine Herausforderung für unsere Vorstellungsgabe. Es weist einen besonders intensiven Sonderbereich aus:

! Das »Ich« wird der absichtsvolle, energieintensivste Bereich des Selbst genannt, die »Pfeilspitze der Aufmerksamkeit«, der Intentionalität, des bewussten »ad-greddi«, des Herangehens an die Welt.

Diese gerichtete Energie kann sich auch nach innen richten, was für den Beginn des Wandlungskreises, der auf innere Veränderungen abzielt, obligat ist. Wenn das bewusste und gezielte Vorgehen im Vordergrund steht, ist es angemessener von einem »**Ich-Selbst-System**« zu sprechen. Wenn diese zentrierende Funktion nicht gefragt ist, verblasst das Ich zwischenzeitlich, geht in den Hintergrund des Selbst ein und stärkt dort die Präsenz in der Bewusstseinsweite.

Selbst-Allianzen

Das Selbst, das beim reifenden Organismus des Kindes als energetisches Feld hochwirksam ist, ist dennoch nicht von Anfang an bewusstseinsfähig. Es hat bei der reifenden Entwicklung des Organismus die entscheidende, fördernde Aufgabe.

Antropomorph ausgedrückt ist es aufgrund seiner Kontaktbereitschaft die **Neugier** selbst, – falls es nicht durch herbe Frustrationen verschreckt, gebremst und mit deren Konsolidierungen beschäftigt ist. – (Als wissenschaftliche Hypothese lässt sich eine Biophotonen-Kommunikation zwischen dem »Selbst« und den Wachstumszonen vermuten.)

Es wird die Hypothese aufgestellt, dass sich das Selbst mit den jeweiligen **Wachstumszonen,** in denen eine DNS-getriggerte Aktivität herrscht, energetisch verbündet und ein gemeinsames Zentrum bildet. Neues entdecken entspricht, gestalttherapeutisch ausgedrückt, »Erfahrungs-Nahrung«, die wachsen lässt, was wiederum Lustgewinn bringt. Das Selbst stellt also seine Energie zur Verfügung, unterstützt den Differenzierungsprozess und erfährt dabei **Funktionslust**. Das ergibt einen sich selbstverstärkenden, entwicklungsfördernden Kreis.

Wenn die Gewöhnung überwiegt, sinkt die Aufmerksamkeitsenergie und der Lustgewinn. Danach taucht vielleicht ein anderes »Neuland« auf, das dem alten den Rang abläuft und neues Interesse weckt, sodass sich das Selbst wieder mit Begeisterung dort investiert, um dabei seine neue Quelle an **Freude** zu finden.

Das ist relativ kindgemäß geschildert. Als Erwachsene schätzen wir es, wenn wir das Interesse an einer Sache über eine lange Zeit halten können. Wir haben gelernt, die Seite des archaischen Bewertungssystems modifizierend und hemmend so zu beeinflussen, dass das System, das die Signale zur Gewöhnung (Habituation) gibt, gehemmt wird, indem wir auf immer differenziertere Feinheiten achten, die das Interesse und die Entdeckerfreude erneut aufflammen lassen. Wir halten uns damit an, achtsam zu werden, was als ein besonderer Wert für die Gestalttherapie gilt. (Hier gibt es natürlich eine spürbare Brücke zur Zen-Kultur.)

Machen wir einen kleinen Rundgang durch die Stationen der möglichen, neuen **Zonen erhöhter Aktivität** und erhöhter Faszination, mit denen das Selbst im Lauf der Entwicklung eine vorübergehende **Allianz** im Sinne einer **gemeinsamen Gestalt**, einer Identifikationsfigur eingeht. Der Rundgang ist auf jeden Fall unvollständig. Er folgt im Großen und Ganzen der naturgegebenen Reihenfolge der Hirnreifung. Jede Station der Allianzen dürfte ein anderes inneres Wellenmuster auslösen, das für die Dauer dieser Phase eine gewisse Stabilität aufweist und als **Identitätsmuster** dieser Entwicklungsstufe abgespeichert werden dürfte. Zur gesunden Entwicklung gehört genauso gut auch die **Gestaltauflösung**, das Loslassen der bewährten Allianz-Gestalt, wenn die Zeit dazu gekommen ist und anderes an die Reihe kommen möchte.

Selbst-Allianz mit dem Aufbau der Innen-Außen-Grenze

Die Innen-Außen-Grenze ist ein wichtiges Phänomen, ganz besonders natürlich für die Psychiatrie. In Abschn. 4.2 ist bereits auf Damasios Vorstellung von der Begegnung zweier neuronaler Muster eingegangen worden. Kurz zusammengefasst, liefert das Proto-Selbst in laufenden Pulsationen die Befindlichkeitsmuster über den Organismus an (Damasio spricht von Karten 1. Ordnung). Auch das Objekt werde über sensorische Reize abgebildet und als neuronales Muster 1. Ordnung »kartiert«. Nach seiner Hypothese begegnen und beeinflussen sich beide Muster, deformieren und überlagern sich. Dadurch entsteht ein neues Muster. Diese Beziehung zwischen Objekt und Organismus werde in neuronalen Karten 2. Ordnung festgehalten. Das heißt, unser Hirn scheint die Differenz, die durch die Begegnung mit der Umwelt entsteht, hochzurechnen und registrieren zu können. Das Differenzphänomen erleben wir als Grenze nach außen.

Bleibt die Frage, wie es der Organismus schafft, eine »Karte 1. Ordnung« von der Außenwelt anzulegen. Dazu gibt es bei Damasio keinen Hinweis, wohl aber schon bei Eccles (1987, S. 301 ff). Er beschreibt die Projektionskaskaden der sinnlichen Wahrnehmung (Sehen, Tasten, Hören), wie und auf welchen Wegen die Informationen vom primären Rindenfeld auf sekundäre, tertiäre und quaternäre Assoziationsfelder überspringen, zunächst in ihren Qualitäten voneinander überwiegend getrennt, wie sie dann aber letztlich doch konvergieren, zuallerletzt im orbitalen Frontalhirn. Auf der vorletzten Stufe, der quarternären, gibt es bereits schon zwei Konvergenzzonen, die eine im Frontalhirn (Area 46), die andere in den Tiefen des Temporalhirns (Sulcus temporalis superior), das im weiteren auf limbische und paralimbische Felder projiziert. Diese Konvergenzzone könnte sich gut eignen, die gebündelte visuelle, auditorische und taktile Information über das Außenfeld als Karte 1. Ordnung anzuliefern und in die Begegnung einzuspeichern. (Es ist offen, was Damasios postuliertem »Selbst-Sinn«, der das Geschehen registriert, entspricht. Als eine Möglichkeit bietet sich die frontale Konvergenzzone an.)

Die **subjektive** Karte 1. Ordnung ist z. Z. der Geburt zwar nicht ausdifferenziert, aber doch einsatzfähig, da die Markscheidenreifung v.a. für Hirnstamm, limbisches System und primäre Rindenfelder entsprechend fortgeschritten ist.

Das sieht für die Produktion einer **objektiven** Karte 1. Ordnung anders aus. Sie kann aufgrund der ausstehenden Myelinisierung der Assoziationsfelder der Großhirnrinde noch nicht erstellt werden. Die Markscheidenreifung erreicht die quarternären Assoziationsfelder erst Mitte bis fast gegen Ende des 1. Lebensjahres.

Es dürfte mit der Zeit zusammenfallen, in der Babys mit großer Freude und von lustvollen Lalldialogen begleitet, das Gesicht ihrer Mütter abtasten.

Es gibt allerdings im Vorfeld ein paar abkürzende Verbindungswege. Aus der visuellen Kaskade verbindet eine Nebenbahn bereits das sekundäre Assoziationsfeld (Area 20) mit dem limbischen System, in dem hypothetisch die Subjekt-Objekt-Begegnung stattfindet. Das könnte die Basis der frühen Lächel-Dialoge zwischen Mutter und Kind sein. Auch die taktile und die auditive Kaskaden schicken vorzeitig, wenn auch jeweils erst vom 3. Assoziationsfeld, eine Nebenbahn zum limbischen System. (Sehr wahrscheinlich gibt es zur Reifung der einzelnen Gebiete inzwischen neuere und präzisere Befunde als zu Eccles Zeiten. Für unser Anliegen mag es reichen, das Prinzip zu verstehen.)

! Die über mehrere Monate verzögerte Bereitstellung des vollen Außenweltbildes gibt dem Aufbau der Innen-Außengrenze sowohl eine Möglichkeit zur Anpassung an die Umwelt als auch eine Gefahr zur Fehlprägung.

Wenn man in Betracht zieht, dass die meisten Menschen mit einer psychotischen Dekompensation im Vorfeld entweder eine subjektive Überforderung mit Reizüberflutung oder einen »energetischen Potenzialverlust« erlebt haben, scheint (für den umweltbedingten Manifestationsspielraum einer Psychose) das Verhältnis zwischen den beiden Bildern von Subjekt und Objekt eine große Rolle zu spielen, bzw. die Frage, ob nach ihrer Begegnung das subjektive Muster noch weiter existiert oder ob es überrollt und dabei ausgelöscht worden ist. Es scheint plausibel, in Zukunft Begegnungen zu vermeiden, wenn sie existenzbedrohlich sind.

Die Beobachtung von Mentzos (1999, S. 44), dass es bei der Schizophrenie entweder um Aufgeben des Objektpols oder um Aufgeben des Subjektpols gehe, dass es keine Chance für Zwischenformen zu geben scheint, unterstützt diese Überlegungen.

Im nachfolgenden Abschnitt, der sich mit den biologischen Anpassungsmustern zur emotionalen Verständigung befasst und der sich vom Entwicklungszeitraum mit diesem hier überlappt, wird deutlich, wie wichtig es bei einer einfühlsamen Kommunikationsaufnahme ist, die Äußerungen des heranreifenden, kleinen Wesens angemessen aufzugreifen, zu verstärken und so seine Existenz zu bestätigen.

Selbst-Allianz mit biologischen Anpassungsmustern zur emotionalen Verständigung

Die Funktion von **Kontaktaufnahme** und der Gegenpol der Kontaktrücknahme, bzw. des Rückzugs bedeutet bereits am Lebensanfang eine große Welt voller Entdeckungen. Wenn das Selbst des »kompetenten Säuglings« (Dornes, 1993, 2000, 2001) bereits die vielen Register der emotionalen Kontaktaufnahme und Kontaktmodifikationen zieht, erweist es sich schon bald als ein beinahe genauso fähiger, »wirkmächtiger« und einfühlsamer Spezialist im Sinne eines Naturtalentes, als sein erwachsenes Gegenüber. Es ist in seiner biologischen Ausstattung auf Interaktion programmiert.

Dem Säugling helfen dabei seine bereits ausgereiften, (wenn auch erst in Koordination begriffenen) Sinne, Sehen, Hören, Tasten, Riechen und die Ausstattung seiner sieben Primäraffekte, die er mimisch, lautlich und gestisch vermittelt und die auch normalerweise in dieser vorsprachlichen Form vom Erwachsenen in allen Kulturen verstanden werden (Dornes, 2001; Izard et al., 1995). Bei den Primäraffekten, die sich schon im ersten halben Jahr differenzieren lassen, handelt es sich um: Interesse, Überraschung, Ekel, Freude, Ärger, Traurigkeit und Furcht. In dieser Weise ausgestattet, lässt er sich als aktiver Teilnehmer des Verständigungsspiels zwischen Eltern und Kind ein, das in einem Aufschaukeln gegenseitiger Belohnung gipfelt. Das gegenseitige Lächel- und Zurücklächelspiel zwischen Mutter und Kind wird am intensivsten mit 3–4 Monaten gespielt. Für das »Selbstverständnis« des Babys ist wichtig, dass es etwas in seiner Welt zu bewirken vermag. Für diese Erfahrung ist eine relativ ausgeprägte, verlässliche Redundanz notwendig. Die feinfühlig eingestimmten, mimisch, lautlich und gestisch begleiteten Interaktions-»Tänze«, die auch mit kleineren Störungen gut zurecht kommen, sind eine gute Grundlage für eine sichere Bindung. Ainsworth (1977) fand mit einem Jahr sicher gebundene Kinder, wenn die Mutter im Jahr davor mit den Signalen ihres Säuglings feinfühlig und angemessen umgehen konnte.

! Am Gegenpol finden sich die Beispiele, bei denen die für das Baby befriedigenden Interaktionen, aus welchen Gründen auch immer, nicht zustande gekommen sind. Die Bindungsforschung führt zwei Varianten auf, der unsicher-vermeidende Bindungsstil bei eher zurückweisenden Müttern, und der unsicher-ambivalente Bindungsstil bei inkonstantem, unvorhersagbarem, mütterlichen Verhalten. Diese Erscheinungsweisen dürften auch einen Teil der Verhaltensweisen umfassen, der in der psychoanalytischen Konzeption mit »schizoid« belegt werden.

Die Selbst-Allianz mit den biologischen Anpassungsmustern der emotionalen Fähigkeiten zur frühen, vorsprachlichen Interaktion können sich nicht entfalten, werden nicht durch Belohnung aufgebaut, scheinen sich für diese Welt nicht zu eignen. Sie werden, vermutlich auch auf neurobiologischer Ebene, verhältnismäßig mangelhaft ausgebildet. Das Kontaktaufnahmeinteresse des Säuglings wird durch Frustration auf sich selbst zurück geworfen. Dies kann zur Dauerhaltung werden. Im günstigen Fall erfahren dadurch die inneren Vorgänge vermehrte Aufmerksamkeit und Differenzierung, die nicht selten später zu künstlerischem Ausdruck drängen.

Paul Watzlawick hat schon vor langer Zeit in seiner »Menschlichen Kommunikation« (1974) auf die drei Grundmuster für die Inhalts- und Beziehungsebenen hingewiesen, die man sich auch als Begegnungen von Wellenmustern vorstellen kann:

Bestätigung (»Ich nehme dich wahr und ernst und ich finde gut, was du sagst«)	Potenziert doppelt
Konfrontation (»Ich nehme dich wahr und ernst, aber ich bin nicht einverstanden mit dem, was du sagst«)	Potenziert auf der existenziellen Ebene, löscht auf der inhaltlichen
Entwertung (»Ich nehme dich weder wahr und ernst, noch interessiert mich, was du sagst«)	Löscht das Gegenüber völlig aus, erklärt es zu Luft

Selbst-Allianz mit rückläufigen Top-down-Strukturen

Die phylo- und ontogenetisch jüngsten und am spätesten myelinisierten Neuronenbahnen verlaufen v.a. vom Frontalhirn, speziell auch vom orbitofrontalen Neokortex, zu verschiedenen Kerngebieten des limbischen Systems. Sie sollen hier nur generell benannt, aber nicht im Einzelnen dargelegt werden. Die hauptsächliche Reifung des ersten Entwicklungsschubs soll um das 3. Lebensjahr erreicht sein. Nachdifferenzierungen erfolgen noch über viele Jahre, wahrscheinlich lebenslänglich.

! Diese rekursiven Neuronenbahnen helfen, die aufwärtsdrängenden, neuronalen Muster, das impulsive »Bottom-up-Potenzial«, durch hemmende Einflüsse zu modifizieren und zu kontrollieren, eigentlich könnte man sogar sagen, zu kultivieren. Sie tragen beim Erwachsenen zur Differenziertheit, zur Feinabstimmung und zur mentalen Durchdringung eines Menschen bei. Bei ihrem ersten Zutagetreten in der frühen Kindheit können sie ihrerseits überschießende Effekte bewirken.

Die energieverstärkende Selbst-Allianz mit diesen Strukturen verlegt sozusagen den impulsgebenden »Regierungssitz« der Selbstorganisation frontalwärts.

Dabei entsteht zunächst Stolz und Freude über die neuen Fähigkeiten der Selbstbeherrschung und Disziplin. Parallel gereifte motorische Bahnen verbessern die Steuerung der quer gestreiften Muskulatur und damit die Körperbeherrschung. Erste Ansätze von Planung, Ordnung, Ritual und Zahl gewinnen an Attraktion. Das Denken gewinnt an Bedeutung (parallel zum reifenden Neokortex). Gefühle lassen sich aus dieser Position klein halten, wenn nicht sogar gänzlich abdrosseln. Willentliche Selbstbestimmung und Dominanz werden Trumpf und werden gegen die fremdgesetzten Grenzen »durchgepowert«, wenn es eben geht. Die Machtproben mit Autoritäten werden wie aus einem elementaren Bedürfnis heraus immer wieder neu herausgefordert.

Diese Phase ist allerseits gut bekannt, wird im psychoanalytischen Gedankengut mit »zwanghaft«, »anal« oder »anankastisch« belegt, von anderen Trotzalter genannt, und bedarf deshalb keiner ausführlichen Beschreibung der Phänomene.

Fragen wir uns, was vermutlich innerpsychisch geschieht. Was bringt den Lustgewinn? Wieder geht es um eine »Wirkmächtigkeit«, die hier nun ein etwas anderes Gesicht hat. Das Ziel ist die Verwirklichung des eigenen Gestaltungswillens. Es ist der Grundstein der autonomen Existenz der individuellen Personalität. Dafür werden die interaktionalen Kompetenzen der vorigen Entwicklungsphase teilweise oder ganz zurückgesetzt. Das Bewertungssystem scheint seine Priorität verändert zu haben. Das Gegenüber als Partner tritt in den Hintergrund. Im Vordergrund steht das eigene Wollen und Können. Der pädagogisch günstige Pfad zwischen Zulassen und (durch wohldosierte Frustration) Eingrenzen ist schmal. Der Machtrausch, wenn er vom Umfeld unbegrenzt zugelassen wird, verführt das Selbst, sich in dieser Allianz zu fixieren.

Krankheitsbilder, die an dieser Stelle jedoch nicht weiter ausgeführt werden sollen, gibt es bekanntermaßen an beiden Polen dieser Position:
- am Pol der übermäßigen Ausprägung der Selbst-Allianz sowie
- am Pol der fehlenden Selbst-Identifikation.

Selbst-Allianz mit hormonellen, intrazerebralen Rezeptorenfeldern

Wie C. Pert (2001) nachgewiesen hat, befinden sich im limbischen System verschiedene Rezeptorenfelder für hormonelle Peptide, u. a. für Endorphine und Sexualhormone. Gehen wir davon aus, dass die Reifungsaktivität dieser Zonen dem Selbst nicht verborgen bleibt, dann lässt sich folgerichtig zum Bisherigen vorstellen, dass sich ein neuer kraftvoller Fokus als Selbst-Allianz zum hormonsensitiven Feld aufbaut, der die Bedeutung des vorigen Zentrums relativiert und die Kräfteverhältnisse umorganisiert. Auch im Bewertungssystem kommt eine neue Priorität auf.

Der erste Reifungsschub liegt etwa bei 4–5 Jahren, der zweite in der Pubertät.

Plötzlich interessiert die eigene Geschlechtlichkeit und die der anderen, die in einer neuen, ungewohnten Weise eine Anziehung ausüben, häufig mit Ambivalenz überlagert. Die Verunsicherung über sich selbst sucht Sicherheit durch die Bestätigung durch andere, die möglichst solche mit gegengeschlechtlichem Vorzeichen sein sollten. Die Eltern kommen zuallererst dafür in Betracht. Ihr Verhalten spielt modellhaft eine große Rolle bei der Integration des Themas Sexualität.

Der motivierende Lustgewinn entsteht durch die Anerkennung der eigenen, erotischen Anziehung durch die potenziellen »Verehrer/innen«. Die Ego-Bezogenheit der vorigen Phase zieht sich auch unter diesem Vorzeichen weiter durch. Es gehört dazu, sich in den rivalisierenden Wettkampf zu begeben, um die eigene Attraktivität zu beweisen. Es scheint, dass im hormonellen Wachstumsschub auch noch archaische, vielleicht sogar darwinistische Auswahlrituale mitgetriggert werden, die weiterhin verhaltenswirksam sind.

Trotzdem unterliegt das Thema gewissen zeitgeschichtlichen und sozialen Einflüssen.

In dieser Entwicklungsphase ist Freuds Ödipus-Komplex zu Hause, der zentrale Fokus des Begründers der Psychoanalyse. Der Ödipus-Komplex besagt, dass der kleine Junge seine Mutter liebt und begehrt und seinen Vater als Rivalen am liebsten umbringen möchte. Die emotionale Verstrickung wird durch die wertschätzende Kontaktaufnahme des Vaters mit dem Jungen aufgelöst, sobald sich der Kleine mit dem Vater zu identifizieren und dabei auf die Mutter als Wunsch-Geliebte zu verzichten vermag.

Zu Freuds Zeit und in seinem sozialen Umfeld, nämlich im Bürgertum des Wiener »fin de siècle« mit seiner damaligen Doppelmoral, schien das Thema Sexualität das brisanteste, tabu- und neurosenbelastetste Kapitel überhaupt; das anzupacken brauchte damals Mut und hohe Motivation. Das hat sich inzwischen zeitgeistentsprechend geändert.

Selbst-Allianz mit dem Bewertungssystem

Das Bewertungssystem hat als phylogenetisch verankertes Überlebens-Hilfsprogramm uralte Wurzeln und es hat gleichzeitig biografisch bedeutsame Überformungen. Als ersteres tastet es den Reizzufluss danach ab, ob etwas neu oder schon vertraut ist und ob es bedeutsam scheint oder nicht. Vertrautes regt nicht auf, da wird Entwarnung gegeben. Bei der Bedeutsamkeit spielt außer akuter Gefahr die aktuelle und auch chronische Motivationslage, bzw. die Mangelsituation, die man beseitigen möchte, eine Rolle. Eine Motivation im vorigen Abschnitt könnte das ungestillte Bedürfnis nach (gegengeschlechtlicher) Anerkennung sein, das in die aktuelle Filterarbeit miteinfließt.

Wenn es um Selbst-Allianz mit dem Bewertungssystem geht, verlagert sich der Akzent auf den emotionalen Gewinn, der dadurch entstehen kann, wenn ich mich über die Maßen mit Bewertungen befasse und meine Energie in sie investiere.

Bewertungen schaffen Unterschiede und, sofern ich selbst dabei besser wegkomme als der andere, eine (scheinbare) Selbstzufriedenheit oder Selbstgerechtigkeit. Scheinbar deshalb, weil ich im Innersten, bewusstseinsfern, um mein Manöver weiß. Bewertungen schaffen auch emotionalen Abstand. (Es entspricht der Ich-Es-Ebene nach Buber.) Der Abstand kann genau das befriedigende Ziel sein. Er kann in einem anderen Fall allerdings einen »Preis« bedeuten. Gespeicherte Bewertungen sind fertige Schablonen und Klischees. Sie ersparen, neu abzuwägen und diffizil nachzudenken. Sie sind bequem. Sofern sie von der eigenen Bezugsgruppe verwendet werden, schaffen sie Zugehörigkeit: Man sieht die Sache einfach so und so, wenn man zu diesem Kreis dazugehören will. Punkt. Bewertungen aus der Konserve geben eine Art Pseudo-Sicherheit. Man kann sich auf andere berufen, braucht nicht die Verantwortung für die derzeitige Bewertung zu übernehmen. Bewertungen können gnadenlos sein. Die stärkere Identifikation mit einem Urteil als mit dem Menschen, um den es geht, ist ein aggressiver Akt.

Bewertungen, Schablonen, Klischees etc. brauchen jeweils eine sorgfältige Prüfung, aus welcher Motivation heraus sie eingesetzt werden, aus welche Quelle sie gespeist sind, z.B. ob sich hinter ihnen ein Introjekt verbirgt, das längst verabschiedet gehört, und ob sich die eigene »innere Stimme« dazu im Einklang befindet, sofern sie gehört werden kann.

Ein gesundes, starkes Ich-Selbstsystem benutzt kaum (um nicht nie zu sagen) Bewertungsschablonen. Es hat kein Bedürfnis Unterschiedliches zu vergleichen, sondern kann jedes in seiner Art gelten lassen.

Selbst-Allianzen mit dem kortikalen Funktionszuwachs

Das ist eine summarische Formulierung, die eigentlich einen sehr, sehr großen Facettenreichtum verbirgt und einen langen Zeitraum überstreicht. Sie kann hier nur in einigen Aspekten angedeutet werden. Teilweise gibt es Überschneidungen mit den schon genannten Funktionen.

Es gibt besondere Meilensteine:

1. die Integration der Sinneskanäle in kortikalen Konvergenzzonen, das sind Assoziationsfelder höherer Ordnung, im 1. Lebensjahr,
2. das stufenweise Aufkommen der Sprache und
3. der Fantasietätigkeit am Ende des 2. Lebensjahres und v.a.
4. der Intelligenz.

Skizzierung der Sprachentwicklung
(In Anlehnung an Steinebach, 2000)

- Die **vorsprachliche Phase** von 0–10 (13) Monaten ist eine kulturunabhängige, universelle Lall-Produktion von Konsonanten und Vokalen. Um den 6. Monat herum wird ein Spiel mit Lautverdopplungen entdeckt (mama, wauwau, dada...). Danach engt sich allmählich die Vielfalt der Lautäußerungen auf diejenigen ein, die vom Umfeld rückgemeldet und verstärkt werden. Ab etwa dem 8. Monat ahmt der Säugling die mütterliche Sprachrhythmik nach.
- Der **Beginn des Sprechens** wird mit 1–1,5 Jahren angesetzt. Zunächst sind es bedeutungsvolle »Einwortsätze«, im 2. Jahr Zwei-Wort-Sätze, mit denen das Kind Gefühle, Absichten und Wünsche mitteilt. Mit 18 Monaten erreicht es etwa die »50-Wort-Grenze«.
- Um **3–3,6 Jahre** setzt ein qualitativer und quantitativer Schub in der Sprachentwicklung ein. Die Grammatik differenziert sich. Im Schulalter kommt es zu einer Verfeinerung und Wortschatzergänzung. Mit der Pubertät ist üblicherweise das Erlernen der Muttersprache abgeschlossen.

Der Spielraum als Raum der Selbst-Regulation. Lotte Köhler (1985, zit. n. Dornes 2001, S. 26) beschreibt, dass es schon in den ersten Lebenswochen im Interaktionszyklus zwischen Mutter und Kind ein besonders wichtiges Segment gibt, den Spielraum.

> Das Kind ist gebadet, gewickelt und gestillt. Mutter und Kind haben vielleicht etwas miteinander gespielt. Vielleicht setzt die Mutter es so, dass es sie in seiner Nähe fühlt, aber sie selbst tut derweil etwas anderes, sie beschäftigt sich nicht mit ihm. Das Kind ist in einem Gleichgewichtszustand. Weder ist es von inneren Bedürfnissen bedrängt, noch nimmt die Mutter das Kind gefangen. Der Spielraum ist ein »privater Raum in der Zeit« (Sander), in der das Kind eine **Wahlmöglichkeit** hat und nicht von innen oder außen determiniert ist. Es kann seinen Interessen und seiner Aufmerksamkeit nachgehen. Es kann eigene Handlungen in Gang setzen, Initiativen entwickeln und deren Wirkung beobachten. Es kann die Erfahrung von Kontingenz, von Wechselseitigkeit machen. Wir stehen an der Schwelle des Selbst als Agenten. (...) Wir Analytiker sind gewohnt, die Triebbefriedigung durch das Objekt als das Wesentliche für die Entwicklung psychischer Strukturen anzusehen. Hier hören wir, dass die Triebbefriedigung die Voraussetzung dafür ist, dass ein Spielraum entsteht, in dem sich das Selbst entwickelt.

Es sind die Spielräume niederer Spannung, in denen sich das Selbst seiner am ehesten gewahr wird.

Fantasie- und Vorstellungswelt (nach Oerter & Montada, 2002). Die Dimension von Vorstellung und Fantasie gewinnt das Kind gegen Ende seines

2. Lebensjahres hinzu. Die Welt verdoppelt sich. Die Spiel- und Fantasiewelt kann das Kind flexibel und eigenständig gestalten. Diese Welt hilft Affekte ausdrücken und regulieren, hilft Frustrationen zu kompensieren und stellvertretend Wünsche zu erfüllen. Das Spiel ist die wichtigste Ausdrucksform der Fantasie.

Der fantasievolle Spielraum. Das ist der Begegnungsraum mit seinem eigenen Selbst und für die Gestalttherapie ein therapeutisches Mittel, das »Experiment« heißt. Er ist nicht Kindern vorbehalten. Erwachsene benötigen diesen heilsamen Schutzraum mindestens ebenso sehr. In ihm darf zutage treten, was es für das derzeit gestörte Gleichgewicht braucht, um es wieder in seine Mitte schwingen zu lassen. In ihm darf die innere Wahrheit einen ihr gemäßen Ausdruck finden. Die Bewertungen sind erst einmal ausgesetzt. Es herrscht die Atmosphäre des Seindürfens im »Sowohl-als-auch«. Die kann auch meistens beibehalten werden, wenn das im Spiel Erlebte und Erkannte nachträglich der Alltagswelt zugeordnet wird.

Für Jean Piaget (1896–1980) hat sich aus seinen Untersuchungen zur Entwicklung der **Intelligenz** folgende Einteilung ergeben:

Entwicklungsphasen der Intelligenz
(Nach Piaget, 1973b)

- Phase 1: Sensumotorische Intelligenz (0–2 Jahre)
Diese Phase beginnt mit einfachen Reflexhandlungen nach der Geburt und endet 2-jährig bei der Fähigkeit des verinnerlichten Handelns. Handlungen können »im Kopf« ausgeführt werden. Das Bezeichnete (Objekt) kann von dem, der es bezeichnet (Subjekt), unterschieden werden. (Letzteres beruht auf der »Innen-Außen-Grenze«, die auf die ausgereiften kortikalen Konvergenzzonen angewiesen ist.)
- Phase 2: Vorbegriffliche Intelligenz (2–7 Jahre)
Mit 2–4 Jahren wird das **symbolische Denken** über die Sprachentwicklung erlangt. Der Wortgebrauch ist noch konkretistisch. Gleichzeitig wird alles Wahrgenommene auf die eigene Person bezogen. (Dieser Egozentrismus ist vermutlich Folge von ausgereiften rekursiven, vom Kortex absteigende Bahnen, die subkortikale Konvergenzzonen (dafür kommen nach Damasio, 2002, S. 401, infrage: Thalamus, Basalganglien, Hippokampus, evtl. auch Kleinhirn) erreicht haben und die neurobiologische Basis für Rückkopplungsschleifen bieten.)
Mit 4–7 Jahren findet anschauliches Denken statt, d.h., das Denken ist an Bilder gebunden, es kann immer nur eine nach der anderen Handlung ausgeführt werden, die Ereignisfolge kann nicht umgedreht werden. (Die Gebundenheit an die Bilderwelt lässt an die Reifung der subdominanten Hirnhälfte denken.)
- Phase 3: Konkrete Operationen (7–11 Jahre)
Handlungen werden gedanklich umkehrbar. Es können mehrere Aspekte des Geschehens gleichzeitig beachtet werden, die Perspektive kann gewechselt werden, aus Beobachtungen können Sachverhalte erschlossen werden. (Der Sichtwechsel zu einem innerlich **peripheren Standort**, bzw. die Distanzierung von der egozentrischen Schleife, ist, zumindest im Ansatz, möglich geworden.) Die gedanklichen Abläufe nutzen aber immer noch konkret Vorstellbares als Brücke zur Abstraktion (»Eselsbrücken«).
- Phase 4: Formale Operationen (ab 12 Jahre)
Das Denken wird zur Abstraktion fähig, kann Hypothesen und aus Beobachtungen abgeleitete Vorhersagen bilden, systematisch kombinieren, einen Vorgang analysieren und logische Verknüpfungen herleiten. Es kann einen Denkvorgang in Schritten nach rückwärts verfolgen.

Die Fähigkeit des **rationalen Denkens**, die auf der Vorgabe der Teilchen-Welt-Optik beruht, die sich ihrerseits aus der ursprünglichen, sinnlich-konkretistischen Vorgabe, »A ist nicht gleich B«, ableitet, ist damit entfaltet. (Neurobiologisch dürfte dieser Entwicklung die Differenzierung der dominanten Hirnhälfte entsprechen.)

Es scheint, dass die Entwicklung des rationalen Denkens in unserem Mesokosmos einen erheblichen Überlebensvorteil bietet und dass sich die Menschheit diesbezüglich weitgehend ausgemendelt hat. (Ökologisch Besorgte fürchten allerdings gerade wegen dieser ungleichgewichtigen Entwicklung um die gemeinsame Existenz.)

Die allgemeine Intelligenzforschung geht von einer differenzierenden Kapazitätszunahme bis zum 25. Lebensjahr und danach mit einer ganz flach und langsam fallenden Kurve bis ins höhere Alter aus, – es sei denn, dass der Prozess durch intellektuelle Aktivität im Sinne der neuronalen Plastizität verändert wird.

Die Integration und die Balance zwischen den Fähigkeiten der dominanten und der subdominanten Hirnhälfte bleibt im Allgemeinen, wenn sie überhaupt eintritt, einem höheren Alter vorbehalten. Gelegentlich werden Sinn-Krisen der Lebensmitte als Indiz für einen entsprechenden, neuen Balancewunsch verstanden.

Wenn man sich den Aufbau eines Gehirns betrachtet, das drei prinzipielle Arten von Arealen aufweist: Primäre Reizverarbeitungsfelder, die in lokalisierbarer Zuordnung aufgebaut sind, der weitaus größte Anteil der Vernetzungsfelder, der ganzheitliche Verarbeitungsqualitäten erkennen lässt, und kortikale und subkortikale Konvergenzzonen, die speziellen Integrationsaufgaben dienen (Damasio, 2002, S. 401), lässt sich nicht ableiten, dass die Entwicklung des rationalen Instrumentariums der Schlusspunkt der Entwicklung sein sollte, sondern vielmehr, dass ein »Sowohl-als-auch« von präzisierendem und von ganzheitlichem Erfassen unserer eigenen und der uns umgebenden Wirklichkeit angemessen zu sein scheint.

Es kommt der Hypothese nach zu einer **Gestalt-Bildung** (mit nachfolgender Gestalt-Auflösung) in folgendem Sinn: Die Allianzen des energetisierenden **Selbstes** mit den **Wachstumszonen** des Organismus, die durch belohnende **Rückkopplungserlebnisse** angefacht und unterhalten werden, bilden eine vorübergehende Funktionseinheit. Durch die Verkopplung mit einer positiven Konsequenz unterliegt sie dem modulierenden Einfluss der Umwelt, was ein Potenzial für ihre Anpassung bedeutet.

Die Phasen der verschiedenen Allianzen folgen zwar der genetisch vorprogrammierten Entfaltungsreihe, hinterlassen aber in der neurobiologischen Matrix, die in ihrem Zeitraum ausdifferenziert, Spuren, die die geglückte oder weniger geglückte Entwicklung, bzw. die Traumatisierung oder den Mangelzustand, der geherrscht hatte, widerspiegeln. So ergibt sich im neurobiologischen Substrat eine feinere oder gröbere biografische Maserung, manchmal sogar eine Strukturverwerfung.

Werden diese Selbst-Allianz-Gestalten nicht wieder vollständig gelöst, um nachfolgenden Platz zu machen, wird ein Teil des energetischen Stroms in den alten Bahnen festgehalten und fehlt den nachfolgenden Entwicklungsaktivitäten. Ursache könnte ein unbefriedigender oder gestörter Ablauf der entsprechenden Phase sein. Auch eine nachträgliche Rückkehr auf eine gut verlaufene Entwicklungsperiode ist denkbar, wenn die nachfolgende unerträgliche Frustrationen zugemutet hatte.

Die »Selbst-Allianz«, die lebenslänglich aufgebaut wird und nicht wieder aufgelöst werden muss, weil sie zur Substanz des Selbst gehört, die parallel zu den anderen Wachstumsallianzen existiert, ist die **Allianz** mit der **assimilierten Substanz.** Sie hat insofern eine Sonderstellung. Sie sorgt für den Aufbau der inneren Autonomie und für die allmähliche Schwerpunktverlegung nach innen (► s. Abschn. 4.14.4).

4.14.3 Der verstandesmäßig geordnete Gedächtnisspeicher

Die Erfahrungsbibliothek, wie man das Langzeitgedächtnis auch nennen kann, mit seiner inhärenten verstandesmäßigen Ordnung, wird unterschiedlich geschätzt. Damasio sieht diesen vernünftigen und speicherfähigen Gehirnanteil als Krönung der Entwicklung an, nennt ihn »erweitertes Selbst« oder »autobiografisches Selbst« und kann sich an den in ihm gespeicherten Wissens- und Erkenntnisschätzen freuen.

Perls sieht eher die problematische Seite, nämlich die, dass es überwertig werden und dann den unmittelbaren Kontakt zum Leben verhindern kann. Er nennt ihn in Abgrenzung zum inneren Selbst einerseits und zur Außenwelt andererseits die »**mittlere Zone**« (Perls, 1981, S. 136):

> Ich bin auch im Kontakt mit der mittleren Zone, die oft als Verstand bezeichnet wird. In diesem Bereich mache ich mir meine Vorstellungen, rede ich subvokal, was oft als Denken bezeichnet wird; ich erinnere, plane, probiere aus. Ich weiß, dass ich mir Ereignisse aus der Vergangenheit vorstelle und sie heraufbeschwöre. Ich weiß, dass sie nicht real sind, sondern Bilder... Es gibt...eine mittlere Zone, die die direkte Kommunikation zwischen dem Selbst und den anderen verhindert und uns daran hindert, »in Berührung« zu sein (S. 158).

Die Wogen der perlsschen Polemik gegen einen zu verstandesbetonten, blutleeren Lebensstil, gegen Intellektualisieren und Rationalisieren als Vermeidung von Kontakt mit sich selbst und mit dem Leben – so sein Verständnis – haben sich geglättet. Die Positionen haben sich relativiert. Es gibt nichts, was nicht zur Vermeidung missbraucht werden könnte. Selbstverständlich. Deswegen muss aber das Kind nicht mit dem Bade ausgeschüttet werden. Das ist wohl hinsichtlich der Intellektfeindlichkeit, die meiner Meinung nach auf einem Missverständnis beruht, in den ersten Jahren passiert.

Im Quintalog 7 ist in dem Absatz, der dem Zen gewidmet ist, eine Verständnishilfe für den Vorbehalt gegen ein Haftenbleiben an der Rationalität gegeben, ein Vorbehalt, den Perls gemäß seiner hier begrenzten Verständnismöglichkeiten leider in eine pauschalierte Polemik verwandelte. (Im Zen behindert rationale Aktivität die gleichzeitige Kontaktaufnahme mit der Dimension der Leere/Fülle.)

Der Preis für die generalisierte Intellektfeindlichkeit der ersten Gestalttherapeuten-Generation war hoch. Viele wertvolle und kreative therapeutische Arbeit wurde zunächst nicht dokumentiert, wurde nicht beschrieben, nicht diskutiert, nicht schriftlich weitergegeben. Dennoch breitete sich das Faszinosum aus und ist durch viele Kanäle gesickert, hat oft neue Namen und etwas veränderte Akzentuierungen bekommen, je nach dem Verständnis der Weitergebenden. Gestalttherapie hat sich wie über »Buschtrommeln« oder wie durch »stille Post« verbreitet, vielleicht manchmal bis zur Unkenntlichkeit entstellt. Und dennoch, erstaunlicherweise, sie lebt in ihrem Facettenreichtum.

Die heutige Generation der Gestalttherapeuten nehmen, wenn ich es recht sehe, zum »verstandesmäßig geordneten Gedächtnisspeicher« eine mittlere Position ein. Sie nutzen ihn, auch in der Therapie, wie alle anderen, haben jedoch im Allgemeinen eine erhöhte Wachsamkeit, wann er zum Vermeiden missbraucht wird, und trauen sich spontan, neue, unkonventionelle Wege zu gehen, bzw. in der Therapie vorzuschlagen, die für den »Speicher« Neuland sind.

Das war an einem historisch »wunden Punkt« ein kleiner Exkurs in die Geschichte des Verfahrens.

Zurück zur **Persönlichkeit**, die durch ihre Spuren der Vergangenheit geprägt ist.

! **Der Langzeitspeicher ist Träger aller längerfristig überdauernden Spuren, die sich als Vordergrund vom indifferenten Hintergrund unterscheiden lassen, auch wenn sie nachträglich »überarbeitet« oder wenn sie bewusst oder unbewusst verändert wurden.**
Er ist Träger speziell
- **aller zurückgebliebenen Spuren der Selbst-Allianzen entlang der Kette unserer Reifungsschritte, inklusive unserer eventuellen Problemlösungen und bewährten wie auch »unteroptimalen« Überlebensstrategien, also unseres Krisenmanagements,**

▼

- aller Belohnungs- und Bestrafungskriterien und emotionalen Bewertungsschablonen, aller Fremd- und Selbstbeurteilungskriterien,
- aller Werte- und Verantwortungsstrukturen,
- aller Verinnerlichungen fremder Substanz (Introjekte), ob mit positivem oder negativem Vorzeichen, also auch aller Leitbilder und Ideale,
- aller ausgegrenzten Ereignisse, alle unvollendeten Prozesse, »nicht geschlossenen Gestalten«, die als Altlasten die innere Stimmigkeit stören, die Aufmerksamkeitsenergie an sich ziehen und noch nachgearbeitet werden möchten, auch der Spuren des »prozeduralen« Notfall-Gedächtnisses, sofern dort welche durch Traumatisierung entstanden sein sollten, weil seine unverarbeiteten, abgespaltenen Spuren erst noch in das bewusstseinszugängliche »deklarative Gedächtnis« überführt werden sollen und weil sich seine desintegrierten Spuren von ihrem Umfeld trotz ihrer Latenz potenziell abheben und eine unberechenbare Überflutungsgefahr bilden,
- aller Denkoperationen, Plänen, Ziele, mentalen Entwürfen, Fantasievorstellungen,
- aller individueller Merkmale, Qualitäten und Eigenheiten, die zur speziellen, persönlichen Identität beitragen.

Da der »Speicher« als das **Insgesamt der abgrenzbaren Spuren** aufgefasst werden kann und damit der polaren »Entweder-oder-Kategorie« zuzurechnen ist, entsteht die Frage nach seinem Hintergrund.

4.14.4 Die assimilierte Substanz

Es scheint zwei Kategorien von assimilierter Substanz zu geben, eine **primäre** und eine **sekundäre:**

- Die primäre speist sich aus den Eindrücken, die nicht wirklich problem- und nicht sonderlich bedeutungsbeladen waren. Sie strömen durch einen hindurch. Sie hinterlassen keine detaillierten Spuren, sondern einen vagen Gesamteindruck, wie Leben geht und v.a., dass es geht und eher mit Leichtigkeit fließt. Dies vermittelt eine gewisse ungebrochene, naive Sicherheit und Zukunftserwartung, dass das Leben auch weiterhin trägt und Basisvertrauen verdient. Kinder aus Krisengebieten haben im Allgemeinen davon in sich zu wenig speichern können.
- Die sekundäre, assimilierte Substanz stammt bereits aus einer Krisenverarbeitung. Wenn die problematischen Aspekte ganz oder teilweise aufgelöst werden konnten, wenn die Gestalten abgeschlossen worden sind, die Spuren der Konflikte und unversöhnlichen Polaritäten wieder aufgehoben und mit ihrer Indifferenzebene in Kontakt gekommen sind, dann entsteht die sekundäre, »assimilierte Substanz«. Das ist, bildlich gesprochen, das Phänomen einer Wolke, deren Gestalt sich in Wind und Sonne aufgelöst hat.

In einer Weise, wenn das Auge nur auf konturierende Problemspuren und unerledigte Dinge geeicht ist, ist es dann ein »Nichts«. In anderer Weise ist es aber eine Art Fülle, die Problem-Auflösung, das Ende von Spannung, das (wieder) besser Mit-sich-in-Einklang-Sein, das Wieder-resonanzfähig-schwingen-Können etc. Diese assimilierte Substanz ist eine Art Ernteergebnis, ein persönlicher Reichtum, der fast unsichtbar ist. So wird sie oft übersehen. Sie ist der persönlich erarbeitete und erfahrene Selbstanteil der »indifferenten« Nullpunkt-Kategorie, bzw. der Sowohl-als-auch-Ebene. Schlichter gesagt, es sind Erfahrungen von geglückten Verabschiedungen problematischer Erfahrungen, mit denen ich (schließlich) meinen Frieden geschlossen habe. Das müssen keine großen Geschichten sein. Im Gegenteil. Es geht im Allgemeinen um unspektakuläres aber achtsames und/oder bewusstes Alltags- und Beziehungsleben. Und es geht um **Loslassen der Altlasten**, was immer es dazu braucht. Die zunehmende Verwandlung in assimilierte Substanz verringert das Lebensgepäck, macht frei und zunehmend unbeschwert.

Die assimilierte Substanz, primäre und sekundäre zusammen genommen, ist Träger der Eigenschwingung, die jeder unhinterfragt als eigenes Identitäts-Kürzel, als Monogramm erkennt. In der Sprache der Schwingungen ist es wie der eigene Name. An diesem Schwingungsmuster wird die Dimension »eigen« versus »fremd« abgeglichen, sowie das Erlebnis von »Stimmigkeit«, von »Echtheit« und persönlicher Wahrheit in Bezug auf die eigene Person.

Das wird benötigt, wenn es an der Zeit ist, nachträglich die eingedrungenen Fremdinstanzen (Introjekte) als solche zu identifizieren, ihnen die Fremdherrschaft aufzukündigen und sie wieder zu verabschieden. Bei diesem Prozess können durchaus Teilaspekte zur Eigensubstanz als stimmig befunden werden; diese finden in der assimilierten Substanz ihren angemessenen Ort. Zum Vorgang der **Introjekt-Eliminierung** braucht es insgesamt bereits einen guten Stand in der eigenen, assimilierten Substanz.

Es sind Schritte des eigenen Weges auf sich selber und auf die **innere Autonomie** zu. Diese hat weniger mit der sozialen Unabhängigkeit zu tun, das ist meist ein Nebeneffekt, sondern mit Selbst-Erkenntnis, Selbst-Wahrnehmung, Selbst-Verwirklichung in seinem ursprünglichen Sinn, – (frei von sekundären, modischen Verzerrungen und ihrem egozentrischen Missbrauch dieser Begriffe).

Die innere Autonomie erlaubt eine relative Unabhängigkeit gegenüber den Ereignissen, Bewertungen und Ressourcen der Außenwelt. Sie wird in Mangelzeiten selbst zu einer Quelle der *Eigen-Unterstützung*, wobei sich dann die Richtung des Energiezuflusses umdreht, er kommt nicht mehr von außen.

Das lässt sich vergleichen mit der Situation dem Identitätswechsel einer Frau, die ein Baby bekommt, für das sie sich nun in Liebe verantwortlich erlebt. Bezüglich der Persönlichkeit wird das in der Welt agierende Wesen nun von seiner inneren Substanz unterstützt. **Bei der Shunt-Umkehr ist es zu einer Selbst-Allianz mit der assimilierten Substanz gekommen.**

Vergleichen könnte man die Qualität der assimilierten Substanz, die aus stimmigen und akzeptierten Erfahrungen und Reaktionsweisen aufgebaut ist, mit einem gesunden Glaskörper im Auge oder auch mit einem Bergkristall. Diese von festen Spuren freie Substanzen benötigen für die ursprünglichen, eigenen Muster keine Aufmerksamkeit mehr, sondern tragen zur **Transparenz** des Gesamtsystems bei.

Einzelheiten von assimilierten Geschichten sind bald nicht mehr genau erinnerlich, verschwimmen im integrierten Gesamteindruck. Und das ist in Ordnung. Es fehlt deswegen nichts. Die assimilierte Substanz ist als integriertes Netzwerk auf das übergeordnete **Ganze** und dessen **Fließgleichgewicht** ausgerichtet.

Es ist denkbar, dass solche Zonen homogen vernetzter Substanz für synchrone Schwingungsphänomene in besonderer Weise prädisponiert sind. Das kann für die Verstärkung der Eigenschwingung wichtig sein. Es ist auch vorstellbar, dass solche Formationen als aufnahmebereite **Rezeptorfelder** zu Fremdschwingungen in Resonanz gehen und sie dadurch »lesen«, vergleichbar wie das »Strickleiter«-System unseres Innenohrs über das Mitschwingen mit den longitudinalen Wellen diese identifiziert und deren Frequenz und Intensität als neuronales Muster umkodiert zum primären Hörzentrum weitermeldet.

Denkbar ist auch, dass die assimilierte Substanz für die Vereinheitlichung, evtl. Synchronifizierung oder auch Beruhigung des zerebralen Hintergrundrauschens sorgt oder sorgen kann (indem sie das permanente Geplappere unseres »intellektuellen Ego-Äffchens« liebevoll zur Seite nimmt und dämpft), wodurch feinere Schwingungen eher wahrgenommen werden können, vergleichbar wie das Auge bei Tageslicht auf ein anderes Frequenzspektrum eingestellt ist als bei Nacht und tags die Sterne nicht sehen kann, obwohl sie objektiv genauso da sind, wie bei Nacht.

Krankheits- und Störungslehre

5.1 Gesundheit und Krankheit

Als gesund gilt ein integriertes Beziehungsgefüge, das sich Gestalttherapeuten im Fall von Lebewesen als ein **dynamisches Fließgleichgewicht** vorstellen. Das hört sich sehr abstrakt an, etwas konkreter formuliert könnte es so heißen:

Ein gesunder Mensch steht in gutem inneren und äußerem Kontakt und hat gleichzeitig die Fähigkeit, sich situations- und entwicklungsadäquat innerlich und äußerlich abzugrenzen.

Abgrenzen dient dem Schutz und dem Wahrnehmen der eigenen Identität. Beide Aspekte, das Öffnen und das Schließen, gehören zu einem differenzierten Kontaktgeschehen dazu, machen den **Kontakt an der Grenze** aus.

Ein gesunder Mensch verbindet das »Ja« und das »Nein« der Entweder-oder-Ebene nebeneinander und kann sie von einem »Sowohl-als-auch-Standpunkt« bewusst miteinander verschmelzen. Ein gesunder Mensch ist gemäß seiner Doppelnatur auf beiden Ebenen zu Hause und verbindet sie. Er kann sich genauso gut mit trennenden Grenzen, wie mit verbindenden Feldern identifizieren. Er benötigt beides und zwar nach außen, wie in seinem Innenverhältnis. Nach innen hin benötigt er Grenzen nur solange, bis er alles Fremdmaterial (Introjekte) und alles Unerledigte aus seiner Substanz »entsorgt« hat (was allerdings kaum jemand ganz schafft).

Entsprechend wird Krankheit als ein unfreiwilliger Integrationsmangel im Innen- und/oder Außenfeld angesehen. Sie beruht auf einer Beziehungsstörung der Teile zu ihrem Ganzen, abstrakt formuliert. Der Kontakt ist abgebrochen oder verzerrt. (Beispiel: Ein wucherndes Krebsgewebe lässt sich nicht mehr von den Signalen seines Umfeldes rücksteuern.)

Es geht also beim Erkennen der Pathologie darum, den in seinem Umwelt-Verhältnis gestörten oder den bezüglich seines Ursprungsentwurfes **blockierten Impuls im Symptom** zu identifizieren, dann auf die originale Beziehungsebene rückzuübersetzen, der inneren Wirklichkeit den notwendigen Entfaltungsspielraum geben, um den Prozess schließlich angemessen zu Ende kommen zu lassen.

Der **blockierte Impuls**, der oft nur noch durch Abwesenheit glänzt, durch eine **Lücke**, ist der unmittelbare Schlüssel zur Auflösung der Störung, wenn er seine angemessene Lebensberechtigung zugesprochen bekommt und **rückintegriert** wird.

Beispiel 1: Ein Schuljunge, der in seiner brutalen, grenzwertig dissozialen Schulklasse einige Male böse zusammengeschlagen worden war und vom Vater lediglich in verächtlichem Ton zu hören bekam, dass er sich wehren sollte, sann auf Rache und wusste sich eine Pistole zu verschaffen, die er (stellvertretend) auf einen Lehrer hielt. Im therapeutischen Dialog mit dem Vater kam ein Schwall von Enttäuschungswut über den nicht bekommenen Trost und Beistand ans Tageslicht, was den Jungen sehr entlastete und zunächst für Freunde, später auch wieder für den Vater, zugänglicher machte.

Beispiel 2: Ein Scheidungskind, 8 Jahre alt, hatte den Eindruck, dass es der gekränkten Mutter zuliebe nicht um den Vater trauern dürfe, als der plötzlich an einem Herzinfarkt verstorben war. Es blockierte seine Trauer und davor schon seine Sehnsucht nach dem Vater, den es heimlich idealisiert hatte. Hinzu kamen auch blockierte aggressive Tendenzen gegenüber der Mutter. Um den 10. Todestag des Vaters erkrankte die 18-Jährige an einer Depression mit funktioneller Herzsymptomatik, nachdem als Auslöser ein bisher relativ peripherer Freund sich wieder verabschiedet hatte. Man könnte hier sowohl das personifizierte Herz als Symptomträgerorgan als auch die trauernde Seite der Patientin zum dialogischen Gegenüber machen, um die Pat. mit ihren ichferneren, emotionalen Gehalten in direkten Kontakt treten zu lassen.

Die Hypothese ist: **Störung** und **Krankheit** kommen durch die Belastung durch eine das integrierende Fließgleichgewicht beeinträchtigenden Menge von psychischem Material zustande, das seinerseits aus dem allgemeinen Schwingungsvorgang ausgegliedert worden ist, d.h., dessen Resonanzfähigkeit durch verschiedene Manipulationen unterbunden worden ist.

Wer oder was könnte dies aus welcher Motivation heraus und wie bewerkstelligen? Auch hierzu sind wir vorläufig (noch) auf Vermutungen angewiesen.

Die Frage nach der **Motivation** dürfte die leichteste sein. Dazu bietet sich das mit archaischen Wurzeln verankerte Lust-, Belohnungs- und Bewertungssystem an, dessen Substrat sich wie ein gegliederter Turm, der in sich eine Hierarchie von Motivationssystemen beherbergt, bis ins Frontalhirn hinein erstreckt. Dieses System schafft Triebe, Antriebe, Bedürfnisse, Wünsche, Strebungen und arbeitet damit, dass es Mangelerleben signalisiert, das Ausgleich benötigt. Diese Differenz bringt wie ein Motor vieles in Bewegung.

Der Organismus steht ständig vor der Herausforderung, Geeignetes aus dem Umfeld herbeizuschaffen, das den Ausgleich zur ersehnten Balance auf dem neuen, höheren Niveau bringt. Spiegelbildlich zu den Differenzen, die er auszugleichen gefordert ist, fokussiert er seinen Blick auf geeignete Umweltaspekte, die dadurch erhöhte Bedeutung erhalten. Das Kriterium, dass sie als bedeutsam eingestuft und als wertvoll abgespeichert werden, ist, wenn sie als wirksam erlebt werden, den Mangel auszugleichen und das Gleichgewicht zu re-stabilisieren. Das teilt die Umwelt aus der Sicht des Organismus in nützlich, gut und wichtig und in bedeutungslos, bzw. schlecht oder uninteressant ein.

Da es sehr bald in der Entwicklung auch um soziale Zugehörigkeit und Anerkennung geht, spielt das Bild, das ich bei anderen abgebe, und die Position, die ich dadurch im sozialen Bezugsrahmen bekomme oder verliere, eine sehr große Rolle.

Ein wenig ähnlich wie ein Kleinstkind, das, wenn es die Hände vor das Gesicht hält, glaubt, dass es nicht gesehen wird, so verhält sich unser steuerndes Bewertungssystem, wenn es in seiner zentralen Begegnungsregion, in der die repräsentativen neuronalen Muster von Subjekt und Objekt aufeinander treffen, das Muster des Subjekts mithilfe seiner Wunschschablone manipuliert und »schönt«, damit keine negative Konsequenz auftritt. Freud sprach in diesem Zusammenhang von der Signal-Angst, die diesen retouchierenden Vorgang auslöst.

Haupt- und Nebenaufzeichnungen: Bewertete und unbewertete Information

Die Neurobiologie (Roth, Rüegg, Damasio und andere) hat sichergestellt, dass das »deklarative«, das für uns offizielle, bewusstseinszugängliche Gedächtnis, via Hippokampus nur dasjenige speichert, was vom Bewertungssystem, das zum Hippokampus projiziert, als bedeutungsvoll erachtet wurde.

Wir erfahren aber auch ständig, dass auch Vorbewusstes, Atmosphärisches, »Subliminales« etc., Spuren hinterlassen, unschärfere wohl, die »ungeschönt« aufgezeichnet wurden, wie und wo auch immer (vielleicht nach holografischem Prinzip im großen Netzwerk des Gehirns, vielleicht sogar im ganzen Körper). Die zweite, »ungeschönte« Zeichnung steht der ersten, »offiziellen« oft wie in einem dissonanten Spannungsschwebungszustand gegenüber.

Wie kann man sich den manipulativen **Korrekturvorgang** vorstellen? Die »Sprache« unserer Kontrahenten hat das Alphabet der Wellenformation. Da gibt es eine oder eher viele Trägerwellen, die sich vermutlich, moduliert mit zusätzlicher Information, dem Kern-Selbst zur Verfügung stellen. Das **Bewertungssystem** spielt bei den Begegnungen entscheidend mit. Es ist darauf gepolt, dafür zu sorgen, auf jeden Fall zu überleben und gut abzuschneiden. »Überleben« scheint auf der Basisebene sehr viel wichtiger zu sein, als sich der Wahrheitsfindung zu verschreiben. Antropomorph gesagt, verbündet sich dieses steuernde System mit dem Subjekt, scheint zu suggerieren, dass es zu siegen habe und gibt ihm ein Vorbild aus dem Speicher, das Erfolg verspricht. Oder eine etwas andere Idee: Es bemächtigt sich des Subjekts, wenn es in großen Druck kommt, und erzwingt, dass dessen Welle durchgeleitet wird durch eine Raumkonstellation, die wie ein Ausrichtprisma filtert und nur die ausgewählten Wellen durchlässt, die zum Vorbild passen. Dieses Filterprisma könnte als Schablone wirken.

Wenn wir die **Abwehrmechanismen**, die der psychoanalytischen Beobachtung zu verdanken sind, entsprechend ihrer Arbeitsweise, ihrem strukturellen Know-how zuordnen, fallen verschiedene Gruppierungen auf.

Die verschiedenen Cluster von Abwehrformen kann man jeweils als ein Bündel von adaptiven und regulativen Organisationsmustern verstehen, die durch die Möglichkeiten der jeweils neuen Wachstumszonen zum bisherigen Repertoire hinzukommen.

Die entwicklungspsychologische Staffelung von Abwehrmechanismen ist kein neuer Gedanke, es mag lediglich ungewohnt sein, sich die neurobiologischen Entsprechungen dazu zu überlegen.

Abwehr-Cluster: Innen-Außen-Grenze

Die früheste Gruppe operiert natürlich mit der **Innen-Außen-Grenze,** die anfangs noch sehr brüchig ist. Bei der »projektiven Identifikation« kommt die Emotionalität, die versucht wird, ins Außen zu schieben, durch die brüchige Wand unmittelbar und bedrohlich wieder zurück.

Bei einer etwas stabileren Grenze: Man kann durch Mauer-Lücken Ungeliebtes auf die andere Seite schieben (**Projektion**), man kann auch etwas zu sich durchziehen (**Introjektion**).

Diese Operationen könnten sich auch in der Rechenzentrale abspielen, die zur Errichtung der Innen-Außen-Grenze gehört, sofern die Grenze durch die Ermittlung der Differenz zwischen den neuronalen Karte des Kern-Selbst zum einen vor und zum anderen nach der Begegnung mit seiner Umwelt-Reizkonstellation (Objekt) zustande kommt (was Damasio, 2002 postuliert).

Bei letzterer Version hieße das, dass die Funktion der Grenze unter der Herrschaft des Bewertungssystems steht und von ihm in den Dienst genommen werden kann. Dabei lässt es großzügige Ausbuchtungen zu, wenn man sich die Grenze bildlich vorstellt.

Die subjekive Kategorie gut-schlecht dominiert die Kategorie innen-außen, solange das polar angelegte neurophysiologische Doppelsystem noch nicht ausreichend stabil durch ein überpolares Integrationszentrum verbunden ist.

Vorstellbar ist, dass diese Zuordnungen über das Resonanzprinzip geschehen. Nach den Gestaltgesetzen wird Gleiches mit Gleichem zusammengefasst, oder Ähnliches geht mit Ähnlichem in Resonanz und bildet mit ihm ein gemeinsames System. Das »gute Teil-System« mit dem Selbst und dem Introjekt wird nach innen zugeordnet, das »schlechte Teil-System« mit den projizierten Aspekten nach außen. Die Grenze windet sich um diese Emotions-dominierten Super-Gestalten herum, bzw. verläuft diagonal zur vorigen zwischen den beiden hindurch.

Diese Konstellation entspricht einer sehr frühen Entwicklungszeit. Denkbar ist aber, dass auch später noch Reminiszenzen dieser Zuordnung latent vorhanden sind und in subtilerer Form als Teilregression unter Frustration abgerufen werden können. Projektion und Introjektion sind Phänomene, die sich in diskreter Form auch in sehr reifen Entwicklungsstadien finden.

Abwehr-Cluster: Biologische Anpassungsmuster

Ein wenig später, aber zeitlich lange mit dem Aufbau der Innen-Außen-Grenze überlappend, wendet sich der Organismus den biologischen **Anpassungsmustern** zur emotionalen Verständigung zu. Bei ihnen scheint die Fähigkeit der wellenmäßigen Gleichschaltung im Vordergrund zu stehen. Sie schafft eine Nähe über Synchronizität, die als **Zugehörigkeit** erlebt wird und ein Basisbedürfnis befriedigt. Das **Miteinanderschwingen** erlaubt den anderen »zu lesen«. Wie lässt sich diese Fähigkeit zur Beseitigung von frustrierenden Dissonanzen benutzen?

Zur Gruppe der Abwehrformen, die hier beheimatet sind, gehören solche, die die Fähigkeit nutzen, wie der andere fühlen zu können. Das ist bei der »**altruistischen Abtretung**« der Fall, wo ich jemanden etwas gestatte und über ihn etwas auslebe, was ich mir selbst nicht erlaube. K. König (1996) führt auch die Möglichkeit aus, wie Rollenumkehr zur Abwehr benutzt werden kann. Schließlich gehört Anna Freuds (1936) »**Wendung gegen die eigene Person**« zu dieser Gruppe. Das Mitschwingen mit dem Anderen erhält absolute Priorität gegenüber eigenen, dissonanten Impulsen, die lieber auf sich selbst gerichtet werden, als dass sie die Gemeinsamkeit gefährden dürften. Die Selbst-Allianz-Gestalt ist hier **das gemeinsame, synchrone Feld** und das Muster von sich potenzierenden, stehenden Wellen. Es ist, als ob das eigene Steuerungszentrum in den synchronen »Wir«-Anteil verlegt worden sei (=Gestalt). Von dort wird der dissonante, aggressive Aspekt auf seine Quelle, also auf das eigene Wesen zurückreflektiert, was als das kleinere Übel empfunden wird, zumal es nicht mehr als voller Träger seiner Identität erlebt wird.

Verwandt mit diesem Muster ist der weit verbreitete Abwehrmechanismus der »**Identifikation mit dem Aggressor**«, der als Überlebensmechanismus **in existenzieller Abhängigkeit** zu entstehen pflegt. Auch hier verlasse ich als betroffenes Wesen meine eigene Position, schalte mich synchron mit der anderen Art und Sichtweise und identifiziere mich mit dem gemeinsamen, mächtigen »Wir«, das hier die Gestalt bildet, auch wenn mir diese Sichtweise überhaupt nicht gut tut, sondern sogar Angst auslöst, umgehe ich aber durch diese Gleichschwingung die Konfrontation, zu der ich mich vermutlich überhaupt nicht in der Lage sähe, und lasse zu, dass aus dem gemeinsamen »Wir«, diesmal allerdings schwerpunktmäßig vom mächtigen Anderen, auf mich, als das betroffene Wesen, Aggression und Entwertung gerichtet werden. Das Bewertungssystem registriert vermutlich die Reduktion der ursprünglichen Vernichtungsangst, die durch den inneren Ausstieg und die Gleichschaltung im Wir entsteht, als positive Konsequenz, die dieses problematische Muster beibehalten lässt.

Eine weiteres, autoaggressives Kampfmuster, das diese Reihe des **Selbstverrats** in gewisser Weise fortsetzt, aber bereits aus der Übergangszeit zur kortikothalamischen Ausreifungszeit stammt, ist das, das von einer dominierenden Selbst-Allianz mit

1. verinnerlichten Normen/Gesetzen und
2. den Top-down-Einflüssen ausgeht.

Diese Konstellation kann, wenn sie sich erst einmal der Rückkopplung durch ein übergeordnetes Ganzes entzogen hat, den Rest der inneren Organisation durch die verschiedensten **Zwangssymptomatiken** tyrannisieren. Der Ausweg geht über die Kontaktaufnahme mit den »geknebelten«, aber »reanimierbaren« Anteilen, die mit therapeutischer Hilfe wieder ein gleichgewichtiges, dialogfähiges Identitätszentrum werden sollen und die dann das alte, eingeengte Machtzentrum relativieren, erweitern, bzw. es in dieser alten, ausschließlichen Konstellation auflösen. Gleichzeitig wird versucht, die angstgesteuerte Tyrannei in eine intrapsychische Liebesbeziehung zu verwandeln.

Beispiel

Frau Kramer, 35 Jahre alt, kommt wegen Zwangsgedanken zur stationären Aufnahme. Sie berichtet entsetzt über sich, dass sie zu Hause alle Messer verräumen müsse, aus Angst, ihr 3-jähriges Kind, das sie liebe, zu erstechen und so zur Mörderin zu werden.

Die Vorstellung des Zustechens entpuppte sich zwiespältig, je nach Opfer- oder Täteridentifikation, und als mehrfach determiniert. Zunächst speiste sich die aggressive Verzweiflung aus der verschobenen Ablehnung gegenüber ihrem permanent ironischen Mann, an den sie sich nun angekettet empfand, der ihr früher, als sie noch berufstätig war, gerade mit seiner Ironie eher imponiert hatte; dann entdeckte sie die weit weggedrückte Aggression gegenüber ihren kühlen, geschäftsorientierten Eltern, die sie als Kleinkind zu einer herben Tagesmutter gegeben hatten, wo sie misshandelt worden war und die sich auch durch ihr verzweifeltes Schreien und Wehren nicht davon abbringen haben lassen, sondern ständig an ihre Vernunft appellierten, dieses Arrangement für gut zu heißen. Das war die einzigste Chance damals, Lob zu bekommen. Damals engte sie ihre Identität auf das Vernunftprogramm ein und drosselte die eigenen Gefühle weitgehend ab. In der Therapie nahm die liebevolle Zuwendung zur inneren 3–5-Jährigen und zu ihren Bedürfnissen und Regungen den größten Raum ein. Die Patientin ließ sich auf ihre eigene Nachbeelterung ein, verabschiedete sich von selbstquälerischen Introjekten, wagte den Aufstand in gestalttherapeutischen Klärungsarbeiten mit den Eltern, brachte den Mann zu ein paar Paargesprächen mit, die offen und kernig verliefen, und freute sich an ihrer eigenen Wiedergeburt und an der natürlichen Zärtlichkeit zu ihrem Kind. (Die Zwangssymptomatik war schon nach wenigen Wochen verschwunden gewesen.)

Abwehr-Cluster: Emotionale Polaritäten

Dann gibt es eine Gruppe von Abwehrformen, die auf die **Polaritäten** von Emotionen und Qualitäten eingestellt sind und mit den **Gegensätzlichkeiten** operieren. Ich neige dazu, diese dem sich nach und nach differenzierenden, aber schon von Geburt an dual vorgegebenen **Belohnungs- und Bewertungssystem** zuzuordnen. Sie tragen den Charakter des »Entweder-oders«, und lassen erkennen, dass das »Sowohl-als-auch«, dass die Indifferenzebenen (noch) nicht erreicht werden konnten.

Je stärker ein Wesen zu Extremreaktionen neigt und nahe an seinen Polen lebt, umso mehr braucht es den Gegensatz zum Ausgleich. Wenn es häufiger zu seiner Mitte findet und schon von vornherein emotionale Schattierungen zur Verfügung hat, wird es diese Art von ausgleichender Gegensteuerung nicht oder kaum benötigen.

Bekannte Abwehrformen dieses Typs sind:

- »Aussagen durch das Gegenteil«
- »Verneinung«
  Das Gegenteil wird als richtig, aber unzulässig erlebt.
- »Verleugnung«
  Dies meint, dass man zwar den Tatbestand zugibt, aber dessen Bedeutung für sich ableugnet.
- »Ungeschehenmachen«
  Hierwird ein Zick-Zack-Verhalten beschrieben, bei dem eine gegensätzliche Handlung eine andere ausgleichen und damit ungeschehen machen soll. (Beliebtes Beispiel: Am Morgen nach einem Seitensprung bringt der Mann seiner ahnungslosen Ehefrau einen Arm voll roter Rosen.)
- Reaktionsbildung
  Bei einer ambivalenten Beziehung zu einer Person oder Sache werden die Gefühle des einen, weniger relevanten Pols aufgebauscht und übergroß in den Vordergrund geholt. Die Gefühle des anderen, persönlich schwerwiegenderen Pols sollen dadurch verdeckt und in den Hintergrund gedrängt werden. (Beispiel: Eine mit ihrem eher sensiblen, wenig durchsetzungsfähigen Mann unzufriedene Frau rühmt gegenüber ihrer Nachbarin die großen Erfolge und das Ansehen, das ihr Mann als 2. Vorsitzender im Taubenzuchtverein und bei den dortigen Wettbewerben genießt.)

Abwehr-Cluster: Kortikale Herrschaft

Zur Zeit der Ausreifung der rückläufigen neuronalen Schleifen vom Frontalhirn zum limbischen System, was in einem ersten Schub um das 3. Lebensjahr geschieht, gewinnen die damit verbundenen Funktionen an Faszination und ziehen über eine neue Selbst-Allianz den Schwerpunkt des organismischen Geschehens zu sich. Nennen wir diese Gruppe die **Top-down-Abwehrformen.** Sie verstehen sich besonders gut darauf, Gefühle und Anliegen, die über den Körper an das Kern-Selbst hoch geschickt wird, zu drosseln. Sie drehen auch das Kern-Selbst auf Sparflamme, weil das in seiner spontanen Unberechenbarkeit leicht außer Kontrolle geraten könnte, was sie bedrohlich finden. Sie setzen dagegen auf Plan, Ordnung, Regeln und kühlen Verstand. Um Gefühle, Erleben und Begegnungen zu vermeiden wird lieber argumentiert, »**rationalisiert**«, »**intellektualisiert**«; es wird genau beobachtet und registriert, aber die begleitenden Gefühle werden typischerweise »**affektisoliert**«. Wenn das nicht ausreicht, können ritualisierte Handlungen oder Fantasiesequenzen zur Abwehr von andrängender Emotionalität zum Einsatz kommen.

Das vorher geschilderte Zwangssymptomatik-Beispiel könnte genauso gut auch hier eingereiht werden. Die Motivation zur früheren Positionierung stammt aus dem Wunsch, dort die **Varianten von Selbstaufgabe bzw. Selbstverrat** fortzuführen.

Abwehr-Cluster: Komplexe, interpersonelle Manipulationen

Im Folgenden werden kurz die Abwehrformen erläutert, die sich durch den Zugewinn der inzwischen wettbewerbsbereiten jungen Persönlichkeit durch ihre noch unsichere, neue Geschlechtsidentität ergeben. Sie hat bei sich eine neue emotionale Gestimmtheit zu integrieren, die zunächst verunsichert, und sucht, trotz Scham-Aspekten, nach bestätigenden Reaktionen im zumeist ge-

Wie geht es damit weiter? Wenn der Impuls vom Patienten angenommen werden kann, kommt an solch einer Stelle oft die Szenerie eines frühen, prägenden Konfliktfeldes. Dieses kann die Matrix für ein Rollenspiel mit imaginierten Personen in innerlich direktem Kontakt werden im Sinne einer typischen, gestalttherapeutischen Einzelarbeit. Zuvor wird das Arbeitsbündnis neu angefragt, wie vor jeder möglichen, tieferen Regressionsarbeit. Der Therapeut übernimmt in dieser Arbeitsphase etwa die Rolle eines Bergführers, der für die Sicherheit der Verständigung innerhalb des therapeutischen Teams bürgt, und dafür, dass der Patient am Ende der Sitzung wieder gut bei all seinen erwachsenen Fähigkeiten und zusätzlich gestärkt aus seiner Regression wieder auftaucht. Der Therapeut versteht sich darauf, zur gegebenen Zeit die progressiven Kräfte im Patienten anzusprechen. Bei diesen Arbeiten führt der Patient inhaltlich, gleichzeitig führt der Therapeut auf der strukturellen Ebene. Sie gelingen nur als spezielle Teamarbeit.

5.3 Das offene Buch der Phänomene – am Zeitfenster des Hier und Jetzt

Der **Diagnostikbogen** (Abb. 5.1) hilft der Erhebung der Beobachtung oder besser gesagt der nachträglichen Kategorisierung der Beobachtung in einem tiefenpsychologisch adaptierten, gestalttherapeutischen Wahrnehmungsraster. Er ist eine gewisse Kompromissbildung gegenüber dem psychodynamischen Vorgehen, weil einige dort gängige Standardkategorien berücksichtigt wurden.

! **Die Empfehlung ist, ihn nur dann zu benutzen, wenn man sich als Gestalttherapeut sicher ist, dass man einen kategorial freien Blick behalten kann und nicht die Informationen über die Welt primär durch Schablonen gefiltert aufnimmt. In diesem Fall bleibe man lieber nur bei der Rohdatensammlung. Die Filter mögen zwar statistisch gesehen relativ oft in die richtige Richtung gehen, aber gelegentlich auch nicht. Und sie erfassen nie die persönlichen Nuancen der ganz bestimmten Konstellation dieses speziellen Menschen vor einem.**

▼

Bestandsaufnahme von Rohdaten/Beobachtungen im Zeitraum: ....

Vegetativ-autonome Reaktionen im Verlauf	Willkürmotorische Körperreaktionen im Verlauf	Verbale Auffälligkeiten im Verlauf	Interaktionelle Handlungsabläufe im Verlauf	Emotionale Äußerungen im Verlauf

Besonderheiten? ....

....

Diskrepanzen? ....

....

Was schiebt sich in den Vordergrund und bildet einen 1. Pol? ....

Was erlebt der Patient als Gegenpol dazu? ....

Gibt es evtl. eine damit konkurrierende Dimension? ....

Abb. 5.1. Diagnostikbogen

		1	2	3	4	5	6	7
A) Hinweise auf erfahrungsgeprägte, spezifische **Beziehungs**gestalten	**Interaktions**vorentwurf auf der Basis von 1) Sicherheit u. Vertrauen vs. Sicherheitsbedürfnis und Misstrauen, 1a 1b 2) befriedigendes, personales Gebundensein vs. Abhängigkeits- u. Zugehörigkeitswünsche, 2a 2b 3) Autonomie, Autarkie vs. Versorgungsforderungen, 3a 3b 4) Macht, Dominanz u. Kontrolle vs. Ohnmachtserleben u. Unterwerfung, 4a 4b 5) Sozialprestige u. Geltung vs. soz. Diskriminierung, 5a 6) Geschlechtsspezifische Attraktivität vs. dessen Mangel, 6a 6b 7) Wertschätzendes Selbsterleben (Selbstachtung) bei integrierter Identität vs. dessen Mangel oder zentraler Dissonanz 7a 7b **Korrigierende Beziehungs-Neuerfahrung** (Dimension und Bewusstheitsgrad) .... Jetziger Ergeignis-**Kontext**: A A) interpersonell, B) familiengruppenbezogen, B C) in der Bezugs-(Groß-)Gruppe, D) intrapsychisch (im externalisierenden Experiment) C D							
B) ergänzende **Verhaltens**beobachtungen	Spontane und experimentell induzierte Handlungsabläufe und Verhaltenskürzel, motorische Automatismen (Tics, Grimassieren), Körpersprache, Auffälligkeiten im Sozialverhalten							
Mentale Steuerung								
C1) Hinweise auf inhärentes, selbstgesteuertes **Werterleben**	C1) Selbstverwirklichungstendenzen (Maslow) bzgl. z.B. Ordnung, Gerechtigkeit, Schönheit, Wahrheit, Sinn							
C2) auf **eigenen Erfahrungs**einfluss	C2) eigene Überlebensstrategien u. Lösungen, Gewachsene Überzeugungen, auch chron. Abwehr							
C3) **assimilierte** Fremdeinflüsse	C3) spannungsfrei integrierte Gebote, Ideale, mentale Prägungen, evtl. auch Vorurteile etc.							
C4) **fremdsteuernde** Muster (Introjekte)	C4) wirksame aber nicht assimilierte Gebote, Delegationen, Selbstkonzepte, Weltsichten, etc.							

Abb. 5.1 (Fortsetzung)

			1	2	3	4	5	6	7
D) Hinweise auf **aktuelle Affekte** und **emotionale** sowie **physiologische Grundbedürfnisse**	1) Hunger/Durst, Sexualität, Lust	1							
	2) Sicherheit/Vertrauen (vs. Misstrauen)	2							
	3) „ad-greddi“, Neugier, Überraschung, Kontakt	3							
	4) Schlaf- und Rückzugsbedürfnis	4							
	5) reaktive Aggression, fight/fight, Wut	5							
	6) Ekel, Abscheu	6							
	7) Zugehörigkeit/Bindung/primäre Liebe	7							
	8) Freude	8							
	9) Autonomie und Autarkie, Eigenständigkeit	9							
	10) Dominanz, Macht, Kontrolle	10							
	11) Geltung in der sozialen Bezugsgruppe	11							
	12) Geschlechtliche Attraktivität	12							
	13) Wertschätzendes Selbsterleben d. Identität	13							
	14) (bedingungslose) Liebesfähigkeit	14							
E) Hinweise auf hinreichend integrierte Selbst-Gestalt versus **frühe Reifungsstörung**	**Selbstwert**sicherung vs. Selbstunwerterleben	1							
	Gute **Nähe-Distanz**-Regulierung vs. Extreme	2							
	Antriebs- und Stimmungs-Konstanz vs. Extreme	3							
	Selbst- und Welt**kohärenz** vs. Identitätszerfall	4							
	Selbststeuerungsvermögen vs. Fremdsteuerung	5							
	Intakte vs. mangelhafte Innen-Außengrenze	6							
	Zeitliche **Kontinuität** vs. exist. Diskontinuität	7							
F) Hinweise auf psychisch relevante Spiegelungen auf der **Körperebene** im Sinne eines **psychosomatischen** Verständnisses	1) Fehlinnervationsmuster mit Symbolwert	1							
	2) Fehlinnervationsmuster ohne Symbolwert	2							
	3) Vegetative Übersteuerungszeichen als Ausdruck aktueller Überforderung	3							
	4) Vegetative Übersteuerungszeichen als Ausdruck einer frühen Integrationsstörung	4							
	5) Hormonelle Übersteuerung als Ausdruck aktueller Überforderung der Erlebnisverarbeitung	5							
	6) Hormonelle Übersteuerung als Ausdruck einer frühen Integrationsstörung	6							
	7) Psychogene Anteile allergischer und früher psychosomatischer Reaktionen	7							
G) Hinweise auf für die Erlebnisverarbeitung besonders relevanter, **neurophysiologischer** Aspekte	1) „Wirklichkeitsüberarbeitende Comparator-Funktion“ als Kompromissmildung zwischen								
	a) konzeptualisierenden „Top-down“-Mechanismen (deszendierend vom präfrontalen Kortex via Temorallappen zum Hippokampus) und den	a							
	b) sinnesgebundenen, episodisch gespeicherten „Bottom-up“-Komponenten der Wahrnehmung	b							
	2) Integrationsmangel zwischen expliziten (deklarativen, hippokampalen) und impliziten Gedächtnisspuren (des Mandelkerns) bei Traumatisierten								

Abb. 5.1 (Fortsetzung)

Für die Abschnitte A bis D:
Differenzierungsstufen erlebter Inhalte nach **Bewusstheit** und **Integration**:
1 = Vollassimilierte Erfahrung, integrierter, in sich „stimmiger" SELBST-Anteil
2 = Bewusst oder unterschwellig (vorbewusst) akzeptierter Aspekt
3 = Bewusst oder unterschwellig (vorbewusst) ausgegrenzter Aspekt
4 = Bewusst ambivalent erlebte Kontaktnahme
5 = Unbewusst ambivalentes, konfliktbelastetes Kontaktgeschehen (Konfliktwahrnehmung)
6 = Unbewusst ausgegrenzte (desintegrierter/abgewehrter) Aspekt (Symptomwahrnehmung)
7 = Abgespaltener Anteil (bei Inkohärenz der Selbst-Gestalt)

Einschätzskalen für die Abschnitte E, F, G: **Belastbarkeit** der regulierenden **Strukturen**
1 = krisenstabile, gut ausgereifte Strukturen inklusive deren übergeordnete Regulation
2 = leichte funktionelle Irritation unter starker, krisenhafter Belastung (mit Spontanremission)
3 = relativ schnell reversible, aber spürbare, funktionale Irritation unter stärkerer Belastung
4 = mittlerer Funktionsverlust unter mittlerer Belastung (Spontanremission möglich)
5 = längerfristiger Funktionsverlust der labilisierten Strukturen (Behandlungs-Bedürftigkeit)
6 = ausgeprägter, anhaltender Funktionsverlust (Klinische Behandlungs-Bedürftigkeit)
7 = Krisenhafter Funktionsverlust (Notfallsituation)

Abb. 5.1 (Fortsetzung)

Die spezifischen Spuren sind es, die helfen, zielsicher das zentrale Konfliktfeld anzusteuern und punktgenau zu landen.

Ideal ist es, das spezifische Vorgehen, das mithilfe des Betroffenen jedes Mal seine für ihn passende Kategorien zum Geschehen neu fasst – und dennoch gleichzeitig die generell bewährten Dimensionen, soweit sie greifen, als kollegiales Verständigungsmittel ebenfalls zu nutzen.

Ein Gesichtspunkt, der den Bogen noch weiter anreichern kann, ist die Überlegung, welches von den dokumentierten Verhaltensmerkmalen dem Patienten bewusst, halbbewusst, was bewusstseinsfern bzw. unbewusst scheint, was davon bereits assimiliert ist und zur Substanz gehört. Es ist anzunehmen, dass alle Verhaltensdiskrepanzen unbewusste Aspekte darstellen. Es gibt aber auch Eigenarten, die bewusst humorvoll registriert werden, dennoch unbewusst getriggert ablaufen, also eher vorbewusst angesiedelt sind.

Die Auffälligkeiten sind sämtlich potenzielle **Spuren für den Einstieg** in eine konfliktauflösende Einzelarbeit, sofern der Patient dies wünscht.

Bei den Störungs- oder **Krankheitskategorien** ist es aus Gründen der spezifischen, am Entwicklungsstand orientierten **Vorgehensweise** sinnvoll, folgende **Unterscheidungen** zu treffen:

1. Patienten, die erst ihr basal integrierendes **Selbst-Feld**, ihre Selbstkohärenz aufbauen, ihre guten und bösen Selbst- und Fremdinseln integrieren und eine Sicherheit mit der Innen-Außen-Grenze finden müssen.
2. Patienten, die **Traumatisierungen** erfahren haben, die erst gestärkt und mit dem Trauma kleindosiert in Kontakt gebracht werden, evtl. in Kombination mit der »EMDR«-Methode, um das Trauma von seiner Brisanz zu entschärfen. Diese Patienten werden in einer spezifischen Weise wieder re-integriert.
3. Patienten mit bestimmten, emotionalen **Mangelsituationen** und Erlebnisdefiziten benötigen ein aufbauendes, potenzialentfaltendes Vorgehen in einem förderlichen Beziehungsraum.

4. Patienten in **Todesnähe** haben wieder andere Bedürfnisse. Es geht um Bilanz- und Versöhnungsarbeit. Das harte Auskämpfen von Konflikten ist nur noch selten angesagt.
5. Der »klassische« **Neurosepatient**, auch der bereits chronifizierte, der nun endlich seinen unbewussten Konflikt erledigen möchte, ist zwar immer noch mengenmäßig die Hauptklientel, und ist auch das angestammte Terrain der Gestalttherapie, wo sie sich ganz in ihrem Element fühlt, aber ich finde es immer wieder wichtig zu betonen, dass beim Gestalttherapeuten auch andere Vorgehensweisen auf Abruf bereit stehen müssen.

Es gäbe noch andere Variationen hervorzuheben: der Umgang mit Suchtpatienten, mit Kindern- und Jugendlichen, mit Alten, mit Behinderten, mit Straftätern usw., sowie die inzwischen weitgehend eigenständigen Zweige der Gestalt-Beratung, der Supervision, der Gestalt-Seelsorge und der Gestalt-Pädagogik.

5.4 Krankheits- und Störungskategorien

Bei aller Achtung vor der hypothesenfreien Beobachtung, die die Gestalttherapie schätzt, kritisiert sie gleichzeitig, wenn jeglicher Blick für innere Zusammenhänge und innere, reale Ganzheitsbezüge verloren geht, wie das überwiegend in den derzeit eingeführten Diagnoseklassifikationssystemen der Fall ist.

Es ist eine nahezu vergleichbare Situation entstanden wie damals, als am Ende des 19. Jahrhunderts zu Wilhelm Wundts Zeiten das Seelische in immer kleinere Elemente zerlegt wurde, entsprechend der ausschließlichen Teilchen-Weltsicht der damaligen, aufstrebenden Naturwissenschaften in ihrem newtonschen, d.h. »vor-einsteinschen« Selbstverständnis. Aus der Gegenreaktion entstand damals die Ganzheits- und Gestaltpsychologie. Es geht nun in diesem Buch nicht darum, sich entweder der Teilchen- oder der Ganzheits-Optik zu verschreiben, sondern das Ganze in seiner Vielfalt zu begreifen, also das Sowohl-als-auch zu finden. Letzteres ist hier die entscheidende Qualität für Gesundheit. Ich halte unser derzeit gültiges Klassifikations- und Krankheitsverständnis aus obigen Gründen für einseitig und diesbezüglich für »krank«. Es braucht Detailbeobachtung **und** Zusammenhangsdenken.

In der folgenden ◼ Tabelle 5.1 werden die Positionen jeweils in identitätsrelevanten Ich-Aussagen formuliert. Die 2. Spalte von links skizziert die Reihenfolge der Wachstumsschwerpunkte, mit denen das Selbst, wie im Text beschrieben, im Laufe der Entwicklung vorübergehende Allianzen einzugehen scheint.

In der 1. Spalte wird das Selbsterleben bei günstiger Entwicklung benannt. Es hat den »Sowohl-als-auch-Charakter« von Indifferenzfeldern. Es lässt die Integration von mäßig gegensätzlichem Erleben zu und toleriert ohne weiteres mittelgradige Frustrationen.

Es besteht insgesamt eine gewisse Kompatibilität mit einigen der Dimensionen der OPD (Operationalisierte Psychodynamische Diagnostik von Rudolf et al., 1998). Der OPD-Ansatz stellt ebenfalls die Integration als ein zentrales Kriterium des Gesundseins heraus.

In der 3. Spalte zerfällt die jeweilige Dimension in Pole oder in Extremverhalten. Kranksein entspricht einer verfehlten Integration an einer bestimmtem Entwicklungsschwelle bzw. der Fixierung (=unaufgelöste Gestalt-Bildung) an einem »Entweder-oder-Pol«, wobei der Kontakt zum Gegenpol automatisch unterbrochen wird. Zwischen diesen Polen existiert kein verbindendes Feld mehr. Immer wenn verbindende Felder zerreißen oder energetisch nicht gehalten werden können, kommt in dem vom Ganzen abgetrennten Identitätsrest Angst auf, fast eine Agonie. So begegnet uns die Angst entlang der ganzen Wachstumskette in den unterschiedlichsten Färbungen. Ihr Gegenspieler, die Teilhabegewissheit an einem größeren Ganzen, z.B. einem sozialen Beziehungsgeflecht, einem geistigen Sinngebäude etc. vermittelt die Qualität von sicherer, heiterer Gelassenheit, – extrem formuliert.

Gestalt-Bildungen sistieren, wenn sie als identitätsverändernde Mikrotraumen unaufgelöst gespeichert werden und/oder zusätzlich sekundär belohnt werden. Die Auflösung des erlebten, verletzenden Negativen geschieht durch Neutralisierung mit einem positiv getönten Selbstanteil als

Tabelle 5.1. Krankheits- und Störungskategorien aus wachstumsorientierter Sicht

	Erlebnisqualität der **Integrationsebene** und des »Sowohl-als-auch«-Prinzips	Neurobiologische **Wachstumszentren** mit den integrierenden Selbst-Allianzen und den zeitgleich sozialen Bezugsfeldern	Erlebnisqualitäten der **Desintegration(en)** Dualitätsebene »Entweder-oder« oder Mehrfachzerfall	Auflistung der Krankheitsphänomene (nach DSM-IV und/oder ICD-10), die dem Zustand der Desintegration entsprechen
1	(»Unbewusste, organismische Selbstregulation«) Ich fühle mich in mir zu Hause und ganz gut.	Mehrfach-Integration körperlich-physiolog. Subsysteme (»Proto-Selbst« und untergeordnete Integrationsebenen) Bezugsfeld: Dyade	Der Körper(teil) ist mir fremd (geworden), er hat mich im Stich gelassen, er spielt verrückt, macht, was er will, ist unheimlich, er ist mein Feind geworden…	Somatoforme Störungen (Somatisierungsstörung 300.81(F45.0), 300.81(F45.1/F45.9), 300.7(F45.2), F45.3, F45.4, F45.8, F44.4–7, F48)
2	Ich bin. Ich bin lebendig, ein Ganzes, mit mir identisch, aktiv, selbststeuernd Ich bin abgegrenzt, kann mich abgrenzen (und öffnen). Ich erlebe mein Dasein insgesamt positiv, bin wertvoll und meistens liebenswert. Auch die Welt ist meist gut.	**Basales, stabiles Kohärenzfeld** der Persönlichkeitsentwicklung Selbst-Nichtselbst- bzw. **Innen-Außen-**Grenze Frühes, duales **Bewertungs**- bzw. emotionales **Bedeutungs**-Zuweisungs-System Bezugsystem: Dyade	Bin ich? Bin eher tot, zerfalle, existiere in Stücken, immer ein anderes, von anderen gesteuert, ausgeliefert, bin wie gelähmt. Ich rette mich in meine Burg, Kontakt überrollt, macht platt, aber ich bleibe voll Sehnsucht, mit dir zu verschmelzen. In tiefer Trauer bin ich wie leer. Im großen, aktiven Glückstaumel umarme ich die Welt. Ich bin der Größte, Beste, Genialste, die Schönste, oder bin ein klägliches Nichts, das in seinen eigenen Abgrund stürzt. Es gibt nichts dazwischen. Misstraue den Menschen, sei auf der Hut.	**Schizophrene Psychosen** 295.1–6,9 (F20), evtl. mit psychotischer Angst **Schizoaffektive Psychosen** (295.7 (F25.x) evtl. mit psychotischer Angst **Affektive Psychosen** (Depression+Manie) 296.0–7 (F30–34) mit psychotischer Angst **Schizotypische Persönlichkeitstörung** 301.22 (F21) **Borderline-Persönlichkeitsstörung** 301.83 (F60.31) meist generalisierte Angst **Narzisstische Persönlichkeitsstörung** 301.81 (F60.8) Angst abzustürzen **Paranoide Persönlichkeitsstörung** 301.00 (F60.0) Angst vor projizierter Feindseligkeit

Tabelle 5.1 (Fortsetzung)

3	In mir selbst fühle ich mich recht sicher. Mit den anderen geht es meist auch ganz gut. Es ist fast immer jemand da, wenn ich jemand brauche. Ich werde verstanden und verstehe meistens. Beziehungsspiele machen Spaß. Ich gewinne die Großen dazu. Entdecken macht Lust, nur manchmal geht etwas schief.	Ausreichend stabiles Basiskohärenzfeld und ausreichend gesicherte Innen-Außen-Grenze. Reifende, **emotionale Anpassungs**schemata zur reaktiven und selbstinduzierten **Kommunikation** über **Ausdruck** und nonverbale, **emotionale Bewertung** von **Grundgefühlen** (Freude, Neugier, Interesse, Überraschung, Ärger, Ekel, Trauer). Psychosomatik-Vordergrund: die vom autonomen Nervensystem gesteuerten Organe. Bezugsfeld: Dyade	Mit der Welt draußen geht es nicht gut; ich igle mich ein. Bei-sich-Sein tröstet. Die anderen lehnen mich meist ab, kritisieren, beschämen, entwerten mich. Menschen sind emotional nicht verlässlich. Alleine überlebe ich nicht. Gegen die Angst vor Trennung hilft Klammern. Ich fühle mich nichts wert, hoffnungslos freudlos und erschöpft. Kann mich schlecht konzentrieren, nichts entscheiden, schlafe schlecht und habe keinen Appetit mehr. Es wäre besser, ich wäre tot. Ich habe an nichts mehr Freude oder Interesse.	**Schizoide Persönlichkeitsstörung** 301.20 (F60.1) evtl. mit sozialer Angst **Vermeidend-selbstunsichere Persönlichkeitsstörung** 301.82 (F60.6) evtl. mit sozialer oder generalisierter Angst **Dependente Persönlichkeitsstörung** 301.6 (F60.7) mit Trennungsangst Nichtpsychotische Major **Depression,** 296.2x(F32.x) meist Versagensangst **Dysthyme Störung** 300.4 (F34.1) **Nicht näher bezeichnete Depressive Störung** 311 (F32.9, F33.9)
4	Ich kann mich steuern, kann planen, genieße meinen Willen, es soll nach mir gehen, ich bin fast selbstständig »kann alleine«, möchte gerne autonom sein.	Integrationsfeld rückläufiger, kortiko-thalamischer Bahnen (Top-down-Impulse) mit »Bottom-up«-Material (Emotionen, Triebe, Antriebe) mit **modifizierende**r und **steuernder** Funktion Psychosomatik-Vordergrund: Willkürmotorik Bezugsfeld: Familie	Ich will endlich stark sein und herrschen, Willen u. Macht erleben. Ich identifiziere mich mit Normen und Gesetzen, um auf der rechten u. sicheren Seite zu sein, was das Umfeld schätzt, und unterwerfe den Rest von mir, auch wenn die Regeln gnadenlos und unerbittlich sind.	**Zwanghafte Persönlichkeitsstörung** 301.4 (F60.5) Versagensangst vor normativen Forderungen, vor Regeln und (magischen) Ritualen **Zwangsstörung** 300.3 (F42.x) mit Zwangsgedanken oder -handlungen zur Schuld- und Angstabwehr

Tabelle 5.1 (Fortsetzung)

5	Ich erlebe mich als Mädchen/Junge bestätigt, finde das interessant und habe einen ganz guten Platz in der Spielgruppe. Manchmal habe ich Lust anzugeben. Macht einfach Spaß. Die Fantasie setzt immer noch eins drauf!	Erster **endokriner Aktivitätsschub** in den zerebralen, hormonsensiblen Rezeptorfeldern mit Mobilisierung archaischer Rivalitätsgelüste zur Paarungsvorauswahl (»Platzhirschgerangel«) Psychosomatik: Rück-Verbindung fantasieemergenter Assoziationsfelder zu primären Rindenfeldern Bezugsfeld: Familien-Kleingruppe (mind. Triade), Spielgruppe, später jegliche bedeutungsvolle Gruppe	Ich will (endlich) als Mädchen/Frau oder Junge/Mann gesehen und bestätigt werden und ziehe dafür alle Register, um bei diesem Schaulaufen gut abzustechen und mir Resonanz zu holen. Ich kann mich gut hochsteigern. Ich überspiele meinen alten Mangel, nicht wirklich gemeint gewesen zu sein. Ich habe große Angst, das Ziel nicht zu erreichen, schiebe aber die Angst zur Seite (in den Körper, auf Dinge).	**Histrionische Persönlichkeitsstörung** 301.50 (F60.4) **Konversionsstörung** 300.11 (F44.xx) **Agoraphobie** mit oder ohne Panikattacken 300.1 (F41.0), 300.21 (F40.01), 300.22 (F40.00) **Spezifische Phobien** 300.29 (F40.2) **Soziale Phobie** 300.23 (F40.1)
6	Ich mag gerne Sach- und Naturkunde, Schach, Sport und Kniffelaufgaben für helle Köpfe. Ich freu mich, zwischendurch mit anderen zu blödeln.	**Neokortikale Reifung und Differenzierung,** Intellektzuwachs. Körperbeherrschung. Endokrine Latenz. Soziale Bezugsgruppe: Peer-group Gleichaltriger, Klassenverband	Ich will »cool und clever« sein, Denken und Denksport ist Trumpf, Gefühle sind etwas Lächerliches. Dafür schämt man sich. Ich habe Angst, mit dem Verstand und der Lernerei nicht mithalten zu können und zu versagen. Angst macht dumm.	**Versagensangstbedingte Blockaden** differenzieren zu: Geistige Behinderung verschiedener Schwerestufen 317 (70.9), 318.0–2 (F70.9–73.9) Lern-, Lese-, Rechnen-, Sprach-, Artikulations-, Kommunikationsstörung, Aufmerksamkeits-Defizit u.a.m.
7	Die körperlichen Veränderungen sind merkwürdig u. verunsichernd, aber es scheint in Ordnung. Man sieht sich selbst und die anderen mit neuen Blicken und Interesse. Flirten macht Spaß.	**Zweiter endokriner Aktivitätsschub (Pubertät)** Psychosomatik: Sekundäre Geschlechtsmerkmale und -organe mit Körperbildwandel. Soziale Bezugsgruppen: Cliquen Gleichaltriger Gegen-Abhängigkeiten zu Autoritäten, Ablösungskämpfe	Ich bin ziemlich verwirrt, habe den Kopf voll von meinem Schwarm. Alles andere ist sekundär. Ich will ihm/ihr imponieren. Dafür setze ich alles aufs Spiel. Auf die Alten höre ich sowieso nicht mehr. Variante: Ich weigere mich, Frau/Mann zu werden, es ekelt mich davor, v.a. will ich nicht wie Mutter/Vater/ältere Schwester etc. sein.	Antisoziale Persönlichkeitsstörung 301.7 (F60.2) Antisoziales Verhalten in Kindheit und Adoleszenz V71.2 (Z72.8) Eltern-Kind-Problem V61.20 (Z63.8) Sexuelle und Geschlechtsidentitätsstörungen aller Art Pubertätsmagersucht 307.1 (F50.1), Bulimia nervosa 307.51

■ Tabelle 5.1 (Fortsetzung)

8	Ich traue mir zu, etwas zu leisten, auch wenn nicht alles 100%ig gelingt. Ich achte auch auf meine Freizeit und auf den Freundeskreis.	Neokortikale Enddifferenzierung (IQ-Höchststand mit etwa 25 Jahren) Eingliederung des Adoleszenten oder jungen Erwachsenen in die (berufsorientierte) Gesellschaft	Ich werde es allen zeigen, was in mir steckt, ich will Karriere machen, koste es, was es wolle! Oder: Ich kann nicht mithalten; ich probiere es erst gar nicht, steige aus. Ich will nicht so schuften (wie z. B. mein Vater).	Schwierigkeiten im Studium V62.3 (Z55.8) Berufsprobleme V62.2 (Z56.7) Antisoziales Verhalten im Erwachsenenalter V71,01 (Z72.8) Zwischenmenschliches Problem V62.81 (Z63.9)

Gegenpol, was häufig nicht ohne fremde Hilfe geleistet werden kann.

In der Tabelle sind in der 4. Spalte die Krankheitsbilder der Erwachsenen den Wachstumszonen zugeordnet unter der Hypothese, dass die Matrix ihrer »**inneren Kinder**« in früher Zeit entsprechende Muster einprägten, die die nachfolgend erlebte Wirklichkeit im konstruktivistischen Sinne mitorganisierten. Für die psychotischen Krankheitsbilder gilt die obige Prämisse natürlich nur im Rahmen des psychogenen Manifestationsspielraums, der allerdings ca. 50% beträgt.

Die physiologischen Basissubstrate der Zeilen 1 und 2 reifen etwa zeitgleich. (Das spiegelt sich im Phänomen der Alternativ-Psychosen wider, die im Wechsel in psychosomatische Störungsbilder umzuschlagen pflegen.) Für die Psychosomatik gibt es eine analoge wachstumsorientierte Reihe. Auch eine analoge Nachdifferenzierung und Überformung durch absteigende, modifizierende Bahnen ist gegeben. Für die psychosomatische Krankheitsgruppe gilt die gleiche Annahme wie oben, dass alte Matrix-«Verwerfungen« in schwierigen Zeiten des Erwachsenseins wieder in Resonanz und selbstorganisatorisch in Führung gehen können. Diese Annahme bedarf aber im jeweils individuellen Fall einer Überprüfung.

Folgende Krankheits- und Störungsgruppen sind nicht in diese wachstumsorientierte ■ Tabelle 5.1 aufgenommen worden: Medikamenteninduzierte Symptome, Störungen in Zusammenhang mit psychotropen Substanzen, mit Missbrauch und Vernachlässigung und kulturelle Anpassungsprobleme.

Die ■ Tabelle 5.1 ist da zu Ende, wo keine markanten neurophysiologischen Wachstumszonen mehr auszumachen sind, wenn man von der Bewältigung der involutiven Veränderungen im Klimakterium und im Senium absehen mag. Das wäre ein neues Thema.

Man könnte den Identitätsveränderungen durch die weiteren Lebensabschnitte noch weiter nachgehen, z. B. der Paarbildung- und Familiengründung, der Situation in der Lebensmitte, der endokrinen Rückbildungszeit, der Ablösung von der Berufsrolle, der Gestaltung der neuen Freiräume mit geistigen Neuorientierungsmöglichkeiten, der Integration der Alterungsprozesse, der (versöhnlichen) Lebensbilanz.

Methodik der Gestalttherapie

6.1 Allgemeine Rahmenvorgaben

6.1.1 Zielgruppe und Behandlungsstil

Das konfliktlösende Vorgehen der Gestalttherapie ist für durchschnittlich belastbare (»neurosefähige«) Personen gedacht, also nicht für Menschen mit unzureichend ausgereiften Strukturen, die oft als »frühgestört« bezeichnet oder als psychosenahe Menschen aufgefasst werden.

Für diese Personengruppe gibt es die sehr wirksame, potenzialentfaltende Gestalttherapieform, die zwar auch alle Register der Gestalttherapie im Hintergrund zur Verfügung hat, die aber mit einer Schwerpunktssetzung arbeitet, die dem strukturellen Entwicklungsstand für dessen anstehenden Schritt förderlich ist.

Dies wird aus historischen Gründen nochmals betont, da in den allerersten Jahren der Gestalttherapie diese Differenzierung noch nicht gemacht wurde und einige Teilnehmer in Seminaren, v. a. von psychiatrieunerfahrenen Gestalttherapie-Leitern, durch emotionale Überflutung in psychotische Zustände kamen. Dies ist durch die verbesserte Schulung und Differenzierung in späterer Zeit immer seltener geworden und ist heutzutage – gottseidank – eine Ausnahme.

An diesen ungewollt intensiven Wirkungen zeigt sich dabei die hohe Wirksamkeit dieser Methode und die Notwendigkeit, dass sie in kompetente, professionelle Hand gehört.

Der Stil bei Krisen und bei Traumatisierung hat jeweils eine große, innere Verwandtschaft zu dem der psychosenahen Menschen.

Ein vollständig ausgebildeter Gestalttherapeut muss seinen Stil sofort und nahtlos verändern und an die Erfordernisse seines Patienten anpassen können.

6.1.2 Basis-Setting

Die nachfolgende Aufzählung enthält sowohl das klassische, gestalttherapeutische Basis-Setting, wie es schon Fritz Perls verwandte, bei dem der Stuhl des Probanden neben Fritz als der **»heiße Stuhl«** bezeichnet wurde, im Unterschied zu den **»leeren Stühlen«**, die als Projektionsfelder dienen. Ferner werden auch noch weitere Differenzierungen dieser Technik beschrieben, die sich aus meiner langjährigen Praxis heraus ergeben und bewährt haben.

Das Nebeneinandersitzen von Therapeut und Proband in einer Gruppensituation geschieht inzwischen nicht mehr automatisch, sondern nur, wenn es vom Thema her besonders stimmig erscheint. Daher kann (sowohl in der Gruppensituation wie auch im Einzel-Setting) unmittelbar vor einer vertiefenden Einzelsequenz vom Therapeuten – mit Einverständnis des Probanden – ein Platzwechsel angeregt werden. Die Entscheidung darüber fällt der Proband nach seinem Nähe-Distanz-Empfinden.

6.2 Spezielle Rahmenvorgaben

Die Konfliktlösungsarbeit beginnt nach einer phänomenologisch geprägten Spurenaufnahme mit therapeutisch induzierten Projektionen, verläuft über Dialogaufnahme und evtl. zusätzlicher Gegen-Identifikation in den drei Hauptschritten These-Antithese-Synthese und wirkt auf folgende übergeordnete Ziele hin:

1. Zu-sich-Stehen: persönliche Wahrheit und Wahrhaftigkeit,
2. Identifikation mit der Gegenseite: Verständnis und Mitgefühl,
3. Integration beider Sichtweisen: verbindende Erkenntnis.

6.2.1 Phänomenologisch geprägte Spurenaufnahme

Einstieg über Fremdwahrnehmung

Dies wird z. B. über die Beobachtung des Therapeuten ermöglicht, der den Probanden selbst wahrzunehmen und selbst zu interpretieren bittet, damit die Fremdwahrnehmung im Akzent systemimmanent bleibt, z. B.: »Haben Sie eben Ihre Reaktion bemerkt? Wollen Sie sie nochmals wiederholen – oder vielleicht sogar verstärken, ein wenig überzeichnen? Was erleben Sie dabei? Was könnte diese Reaktion sagen wollen, wenn sie sprechen könnte, – im Zusammenhang dessen, was sich hier gerade abspielt?«

Besondere Verhaltensweisen und spontane Rollenübernahmen, die in ihrem Kontext auffallen, z. B.: betonte Höflichkeit oder betonte Rüpelhaftigkeit, situationsunadäquates Kampf- oder Fluchtverhalten, Angst oder Panikreaktionen, unangemessenes Helferverhalten, chronifiziertes Flirt- oder Kindchen-Schema-Verhalten, Attitüde des großen, starken Bären, »Mutter der Kompanie«, ausdrucksloses »Poker-Face«, aufblitzende Wachheit bei bestimmten Themen, z. B. bei Neid, Eifersucht, Aggression, besonders lebhafte Beteiligung bei bestimmten Konstellationen, z. B. Dreiecks-Verhältnissen, anbahnenden Verliebtheiten, Rivalisierungsbereitschaft, Streit- und Auseinandersetzungslust etc., häufiges »Retterverhalten«, »Opferrollenaspirant«, »schwarzes Schaf«, »enfant terrible«, »A-gens-Provokateur«, »Unschuld vom Lande«, »Wolf im Schafspelz«-Rolle, »Aschenputtel«-Identität, »King«, »schutzbedürftiges Häschen«, »Prinzessin auf der Erbse«, Macho-Verhalten, verruchter Vamp, strahlender Held, um nur einige häufiger vorkommende Stereotypien zu schildern, die natürlich stets eine ganz individuelle Tönung und eine jeweils ganz spezifische Hintergrundmotivation mitbringen.

Zu den möglichen Rollenakzenten, die besonders gerne in einer Gruppe inszeniert werden, gehören natürlich alle typischen **Familienrollen,** bevorzugt die Kindrolle in allen Altersstufen und die diversen Geschwisterpositionen. Da gibt es die emotional verhungerten, macht- und verantwortungsvollen Ältesten, die ewig verspielten und koketten Jüngsten, die übersehenen, leistungsstarken Mittleren, genauso gut finden sich aber auch emotional prall entwickelte Wunschkind-Älteste, auch Mittlere als Ausgleichs- und Kommunikationskünstler und fast abgemeldete Nachzüglerkinder, für die das Interesse ihrer ausgepowerten Mütter nicht mehr ganz reichte. Die Vielfalt ist immer wieder spannend.

In einer Gruppe können auch verschiedene **Teilaspekte der Persönlichkeit** von dem einen oder anderen Teilnehmer in besonderer, persönlicher Akzentuierung ausgeformt werden, z. B. jemand fällt dadurch auf, dass er häufig die Zeitstruktur anmahnt und Unwohlsein anmeldet, wenn die vereinbarten Zeiten nicht eingehalten werden. Oder: Ein anderer bringt sich, wenn überhaupt, mit zweideutigen Witzen ein. Jemand anderes verteilt ständig Bonbons oder fragt die Gruppe zum gemeinsamen Essen gehen hinterher. Ein anderer ist bemüht, rasch Frieden zu stiften, wenn sich Dissens regt. Wieder jemand anderes sorgt durch peinlich genaues Hinterfragen für klare, präzise Standpunkte und Zuordnungen. Noch jemand anderer schweigt meistens lange, aber wenn er sich äußert, ist es, als hätte er Hickhack und Kinderkram lange schon hinter sich gelassen und säße nun gelassen auf einem hohen Berg in der Höhle der Weisen, was manche sehnsüchtig und andere misstrauisch macht, ob das denn wirklich so stimmt, wie es scheint.

Was hat es nun damit auf sich?

! Man kann jede der Auffälligkeiten, jedes Verhalten, jeden Rollenaspekt, der sich im gegebenen Kontext zeigt, zum Gegenüber machen, auf einen Projektionsstuhl setzen, und auf den Vorteil ihrer Existenz hin untersuchen.

Das heißt, zunächst wird der unbewusst spontan herausdifferenzierte Teilaspekt noch weiter herausgehoben und von der Gesamtperson abgegrenzt, wird über Identifikation lebendig gemacht, personifiziert, und interessiert nach ihrer Qualität, ihrem Herkommen, ihren Sinn, ihrer Gegnerschaft und ihrem »Überlebenskampf« gefragt. Die Fragen beantwortet der Betreffende aus seiner Intuition heraus selber. In ihm lebt der dazugehörige Hintergrund, der allein den jeweiligen Bedeutungshof zu den Detailaspekten liefern kann. Der Therapeut darf nur wahrnehmen und fragen, sowie seine Fremdwahrnehmung zur Verfügung stellen. Beispielsweise kann er auf aktuelle Veränderungen im körpersprachlichen Ausdruck aufmerksam machen und den Betreffenden bitten, mit dem momentanen, inneren Kontext oder zur verbalen Aussage des gleichen Moments einen Zusammenhang herzustellen. Er wirkt wie ein Marker, der auf eine auffällige oder dissonante Struktur der Zeichen im Hier und Jetzt verweist.

Die **Körpersprache** ist eine der beliebtesten Fundgruben für unbewusste Botschaften, die »die Weisheit des Körpers« anbietet. Man kann davon ausgehen, dass im Konfliktfall der ichfernere Impuls auf die Körperebene geleitet wird, falls dieses Ventil bereits gebahnt ist.

Wir können grob zwischen generalisierten Labilitäten oder Übersteuerungen und zwischen Überreaktionen, die sich bevorzugt in einem der verschiedenen Funktionssysteme zeigen (z. B. im System des Bewegungsapparates der quer gestreiften Muskulatur, im Herz-Kreislauf-System, im Atemsystem, im Magen-Darm-Bereich, im Urogenital-System, im Bereich der Haut und ihrer Anhangsgebilde, im Endokrinium, im immunologischen System) unterscheiden.

Das vegetative Nervensystem spielt mit seinen archaischen Mustern der Alarm- und Entwarnungsreaktionen quer durch obige Funktionssysteme eine ganz entscheidende Rolle. Der aktivierende, ergotrope, also leistungsorientierte »Sympathikus« ist dem entspannenden, trophotropen, für Regeneration sorgenden »Parasympathikus« als ergänzender Gegenspieler im vegetativen Nervensystem zugeordnet.

Schon als Säuglinge sind wir mit einer Palette von Basisemotionen (Freude, Überraschung, Neugier, Wut, Ekel, Furcht, Trauer) ausgestattet, die mit den vegetativen Steuerungszentren verschaltet sind, so dass wir uns weltweit über unsere Befindlichkeit, ergänzt durch Stimmfühlungslaute, nonverbal verständigen können.

Im psychotherapeutischen Setting beobachten wir v. a.: unwillkürliche Mitreaktionen von Händen und Beinen (Faust ballen, Trommeln mit den Fingern, Schnipsen, abwertende Wegwisch-Bewegung, Krall- oder Kratzbewegungen, Ausgrenz- und Abwehrbewegungen, Arme verschränken als »Mauern«, Streicheln, sanftes Berühren der Hände, Zittern, Kickbewegung mit einem Fuß, nervöses Fußwippen, unbewusstes Aufstampfen mit dem Fuß, verknäultes Beine übereinanderschlagen, Dehnen und Räkeln, Schultern hängen lassen oder hochziehen, sich aufrichten, stocksteif gehen, als hätte man ein Lineal verschluckt, in sich zusammen sacken, Kopf hängen lassen, den Buckel hinhalten, »Haltung annehmen«, »Ohren steif halten«, Nase in den Wind stellen, Kopf schräg halten, Hüften wiegen, Tänzeln, seinen Auftritt machen, samtpfotig schleichen, draufgängerisch marschieren, bodenständig gehen, hüpfend schweben, sich ungelenk bewegen, in der Körperhaltung teils zu- und teils abwenden, eindeutige, klare Gestik, unsichere, ausfahrende, stocksteife oder blockierte Mitbewegungen, Wetterleuchten und Beben im Gesicht, überzeichnende Mimik, Grimassieren, Tic, Lippen beißen, Schmollmund machen, gequältes Lachen, erfrorenes Lächeln, Schmallippigkeit, Lippen lecken, Kussmund machen, Zähne zusammenbeißen, Zähneknirschen, Tonusverlust im Mundbereich, Stimmverlust oder »belegte Stimme«, Frosch im Hals, Enge auf der Brust, die den Atem lähmt, tiefe Seufzeratmung, herzhafte, natürliche Mimik, Augenaufreißen, Augen zukneifen, Semi-Lidschluss bei »Schlafzimmerblick«, vertikales und horizontales Stirnrunzeln, Augenbrauen hochziehen, Nüstern blähen, Schnauben, autoaggressives Selbst- und Hautverletzen, Verlegenheitskratzen, Haare raufen, Haare drehen, Haare ausreißen, Kopfschütteln etc.

Auch positive, stabilisierende Zeichen sind zu beachten, z. B. durchatmen, aufrecht stehen, entspannter werden, eine sicherere Stimme (wieder-)bekommen, einen freien Blick haben und Augenkontakt eingehen etc.

Zeichen eines besonders aktivierten vegetativen Nervensystems können sein: Rote und/oder weiße Flecken am Hals und im Gesicht, sichtbares Pulsieren der Halsschlagader (»das Herz schlägt bis zum Halse«), Rötung oder besondere Blässe im Gesicht insgesamt, aufgerissene Augen (durch extreme Lidtonisierung) mit weiter Pupille (subjektiv Kopfdruck), im Mund bleibt »die Spucke weg«, klebrige Zunge, »das Wasser läuft im Mund zusammen«, Schweißperlen auf der Stirn, schweißige Hände, vermehrter Achsel- und Fußschweiß, sich verschlucken, psychogener Husten, Schluckauf, Würgen bei Ekelgefühl, Darmrumoren durch Hyperperistaltik, psychogener Durchfall (»Dünnschiss«), psychogene Obstipation und Darmlähmung, psychogene Reizblase mit häufigem Wasserlassen, psychogenes Hautjucken, psychogene, allergische (Haut-)Reaktionen.

Wenn man sich auf die offensichtlichen Phänomene einlässt, liegt das Problemfeld in der Realität wie ein offenes Buch aufgeblättert vor einem.

Einstieg über Selbstwahrnehmung (Auffälligkeiten für die Innenschau des Patienten)

Körperliche Ebene

Manche vegetativen Symptome sind von außen her nicht zugänglich, sie können aber vom Patienten aus seiner Innenwahrnehmung beigetragen werden, z. B. Herzklopfen, Herzrasen, Kopfdruck, inneres, pulsierendes Hämmern, Herzschmerzen, inneres Frieren, innere Hitze, Engegefühl in der Brust, Krämpfe und Koliken im Ober- und Unterbauch, Schmerzen, Atemnot, Ohrgeräusche, Tinnitus, Augenflimmern, Entspannung, Schmerzlösung.

Psychische Ebene

Der Einstieg kann über jede Befindlichkeit oder Verstimmtheit, die sich spontan von der gewohnten Verfassung unterscheidet, gefunden werden, z. B. eine unerklärliche Traurigkeit, eine ungewöhnliche Gereiztheit, ein plötzliches Gefühl der Bodenlosigkeit; ferner auch über Tag- oder Nachtträume (► s. Abschn. 6.3 »Traumarbeit«) sowie über Vorstellungen und Fantasien (Wunsch- aber auch Katastrophenfantasien).

Bei **Unruhe** und Getriebenheit ausloten, was und wohin die spürbare Kraft möchte, also eine verborgene Gerichtetheit als Ordnungshilfe einführen und was sie (vielleicht zu Recht) ablehnt. Dadurch entsteht ein gepoltes Konfliktfeld, in dem gehandelt werden kann.

Bei **Angst** versuchen, der Angst konkretere Konturen zukommen zu lassen, ihre Quelle zu identifizieren und auch zu schauen, ob es darin eine sinnvolle Komponente gibt, die etwas ablehnt? Gleichzeitig muss der Gegenpol der Sicherheit in liebevoller Bezogenheit ins Visier genommen werden und miteinander sorgend überlegt werden, wie der in dieser subjektiven Welt kreiert werden kann und dafür die tätige Verantwortung übernehmen lassen, Verfolgungsängste (per erlebbarer Identifikation Opfer/Täter-Polarisierung umdrehen lassen und den projektiven Anteil aus den Ängsten ablösen und rückintegrieren), Versagensängste (relativieren durch kritisches Hinterfragen der Bezugsysteme) etc.

Bei **Depression**, Ohnmachtsgefühlen und Lähmungsphänomenen erspüren lassen, was alles fast erdrückt und was der Betroffene, wenn er übermenschliche Kräfte und Solidarität anderer zur Verfügung gestellt bekäme, am liebsten zurückweisen möchte, wozu er »Nein« sagen möchte, was sich gut in symbolträchtiger, lebendiger und körperlicher Aktion darstellen lässt. Das emotional diffuse Feld der Ohnmacht braucht als Erstes eine gepolte Ausrichtung und eine Zentrierung, damit die befreiende Stoßkraft organisiert werden kann. Erst im 2. Schritt Empathie mit der Gegenseite zur Nachdifferenzierung zulassen oder anregen.

Bei **Selbstunsicherheit** die Beziehungsachse zum Bedrohlichen aufbauen und mit »therapeutischem Rückenwind« über eine Auseinandersetzung die Schräglage in eine heute gültige Gleichwertigkeit verwandeln.

Auch **Gelungenes, Glück** und **Freude** darf (sollte) zwischendurch Thema sein! Das glückhafte Erleben kann, wenn es innerlich mit gegenteiligem im Sinne eines Ausgleichs in Verbindung gebracht wird, viel zur inneren, versöhnlichen Gesamtbalance und ausgewogenen Gesamtbilanz beitragen. Dabei kommt es nicht auf die Quantität, sondern auf die Gewichtung an.

Es bietet sich an, als gestalttherapeutisches Setting zwei gegenüber gestellte Stühle zu wählen: Die auffälligen Beobachtungen aus dem Innenraum stehen zur Restpersönlichkeit als Partner und Kontrahenten gegenüber.

Phänomenologische Konfliktfelder werden durch **dissonante Zeichen** angezeigt.

Dissonante Zeichen als Ausdruck von Konflikten

1. Diskrepanz zwischen verbaler und nonverbaler Aussage
Beispielsweise erzählt ein Proband verbal von der glatt verlaufenen, emotional wenig aufreibenden Trennung von seiner Frau, allerdings in einer für seine Stimmlage hochfrequenten Stimme, die immer wieder belegt scheint, so dass er sich häufig räuspern muss.
2. Diskrepanz zwischen zwei nonverbalen Repräsentanten
Beispielsweise wird ein freundliches, zugewandtes Lächeln zu einem wichtigen Menschen gezeigt und gleichzeitig stampft der linke Fuß ein paar Mal auf, während der Proband vorsichtig sein Anliegen zum wiederholten Male vorbringt.
3. Verhaltensdiskrepanz
Z. B.: Jemand tut alles dafür, um im Mittelpunkt zu stehen, verhält sich dann, wenn er es ist, jedoch völlig kontaktabweisend und verletzend schroff. Oder: Jemand bittet dringend um Rat und Hilfe, wenn sich jemand darauf einlässt, wird dieser aber als unzureichend entwertet und entrüstet abgekanzelt. Ja, aber…
4. Diskrepanz zwischen Verhalten und verbaler Botschaft
Verbale Botschaft: »Ich kann mir keinen Raum nehmen.« Verhalten: Die Person redet ununterbrochen und gibt anderen kaum Raum. Oder: Verbale Botschaft: »Ich liebe meinen Mann«. Verhalten: Unwirsche Reaktionen auf 9 von 10 seiner Beiträge.
5. Diskrepanz zwischen Verhalten und nonverbalem Körperausdruck
Eine Mutter zupft (über-)fürsorglich und betulich an der Kleidung ihres Säuglings herum, geht aber in keinen Lächel- oder Augenkontakt mit ihm, sondern zeigt herabgezogene Mundwinkel und eine tiefe Stirnfalte. Oder: Jemand macht zu einem anderen eine abstrafende, bedrohliche Geste des heftigen Zuschlagens, aber lächelt dabei.

Es ist nahe liegend, sich diese unterschiedlichen, bewusstseinsfernen Impulse auf zwei Stühlen gegenüber in personifizierter Weise begegnen zu lassen.

Einstieg über kreative Ausdrucksmöglichkeiten

Diese Formen vereinigen primär Selbst- und Fremdwahrnehmung. In der Gestalttherapie werden gerne kreative Medien, also eigentlich künstlerische Ausdrucksmittel für die Projektion des inneren, seelischen Materials in die Außenwelt angeboten.

Das sind v. a. die Medien von Farbe, Form, der Objekt- und Materialbildgestaltung, Dichtung, Haltung und Bewegung, Töne, Klänge, Rhythmen, Puppenspiel, Fantasie und Märchen. (Die Techniken werden in ▶ Abschn. 6.4 vorgestellt.)

Das Prinzip des psychotherapeutischen Umgangs ist ähnlich wie bei der Traumarbeit. Einzelnen Details werden über Identifikationsvorgänge Stimmen und Eigenleben verliehen, werden wahrnehmbarer gemacht. Ferner kommt es darauf an, ungelöste Spannungsfelder zu entdecken und auszugleichen. Schließlich wird die Sicht auf das Ganze möglich, mit welcher Art von Ganzheit auch immer die Person, die sie erschuf, sich innerlich verbunden fühlte und die sich nun in ihrem Werk spiegelt.

Beispiel

Hans, 34 Jahre alt, malt ein Meeresungeheuer mit niedlichen, kleinen Goldfischen im Bauch, die sich dort spielend tummeln. Er sieht sich als der schönste der Goldfische, der eigentlich gar nichts ändern möchte, nur selten vermisse er es, dass er sich mit der relativen Enge arrangieren müsse und besser auch nicht größer werden sollte. Sonst wäre es doch günstiger, draußen im Meer zu sein, wo aber etliche, für ihn nicht einschätzbare Gefahren lauern dürften. Selbst ein Meeresungeheuer zu werden befremdet ihn zunächst. Er findet es zunächst unangemessen und fast blasphemisch, diese Macht zu übernehmen, kommt aber dann doch auf den Geschmack und fängt in der Fantasie an, die Goldfische in seinem Bauch herumzukommandieren und als Schmarotzer zu beschimpfen. An-
▼

dererseits liebt er das Gewusel in seinem Bauch und fürchtet sich vor der Einsamkeit, wenn er sich vorstellt, die Goldfische schwämmen eines Tages in die Freiheit. Hans erkennt seine Lebenssituation wieder und ist mit seinem Konflikt konfrontiert, den mütterlichen Haushalt (endlich) zu verlassen. Beide, er und seine Mutter, klammern sich aus Trennungsangst aneinander und verzichten (vorläufig) auf eine korrigierende Neuerfahrung. Das nächste Bild zeigt als Probefantasie die Begegnungsabenteuer des inzwischen sehr viel größer gewordenen Goldfisches in der Weite des großen Meeres.

6.2.2 Ein-Stuhl-Technik

Von »Ein-Stuhl-Technik« sprechen wir dann, wenn wir eine Problemperson oder einen projizierten Aspekt als ein konkretes Gegenüber auf der Projektionsfläche des »leeren Stuhls« imaginär entstehen, mit diesem Gegenüber eine Begegnung erleben lassen und dabei eine Beziehungsklärung zur Veränderung der Beziehungsqualität einleiten (◘ Abb. 6.1).

Unter Nutzung der Raumsymbolik, d.h. der passenden Nähe und Distanz (inklusive imaginärer Positionierung außerhalb des Raumes), sowie der Ausgerichtetheit (Ansprache von der Seite, von rückwärts, oder »en face« Auge in Auge) wird der Proband bzw. der Patient, gebeten, sich sein Gegenüber möglichst konkret vorzustellen, dessen Einfluss auf sich wirken zu lassen und dann verbal wie nonverbal möglichst authentisch das – aus welchen Gründen auch immer – bisher noch nicht Ausgedrückte mit allen passenden Emotionen zu äußern und zuzulassen. Dabei wird um direkte Rede in der Gegenwartsform gebeten. Ziel ist dabei zunächst nur, vor sich selbst und vor Zeugen seine innere Situation ehrlich einzugestehen, was für das Selbstbild eine Veränderung bedeuten kann. Der Schutzraum der wertschätzenden therapeutischen Beziehung hilft in gewissem Maße die Angst zu reduzieren.

In den ersten Jahren der alten Gestalttherapie wurde oft zu einer möglichst ausdrucksstarken, emotionellen Äußerung angehalten, z.B. durch Schlagen auf eine Matte, durch Fußstampfen, durch begleitendes Schreien, Wringen eines Handtuchs oder – bei gegenteiligem Affekt – durch symbolisches Streicheln und Schaukeln etc. Hierbei war die große Nähe zur damaligen Bioenergetik zu spüren.

Relativ bald fand das Ausdrucksgeschehen seinen stimmigeren Maßstab im eigenen Bezugsystem des Probanden, wodurch es an Authentizität und meist auch an Subtilität gewann. »Weniger« schien »mehr«.

Exkurs: Angst und Widerstand

Sobald nur der leiseste **Widerstand** zu spüren ist, in die direkte, klärende Auseinandersetzung hinein zu gehen, und durch wohl wollend konfrontierendes Ansprechen durch den Therapeuten nicht unmittelbar überwunden wird, gebührt dem Widerstandsimpuls Vorfahrt und dann kann im Weiteren eine der unten angeführten Variationen hilfreich sein.

Zunächst wird die Qualität und Quelle des Widerstandsimpulses durch Selbstexploration erforscht. Der Therapeut könnte z.B. sagen: »Mo-

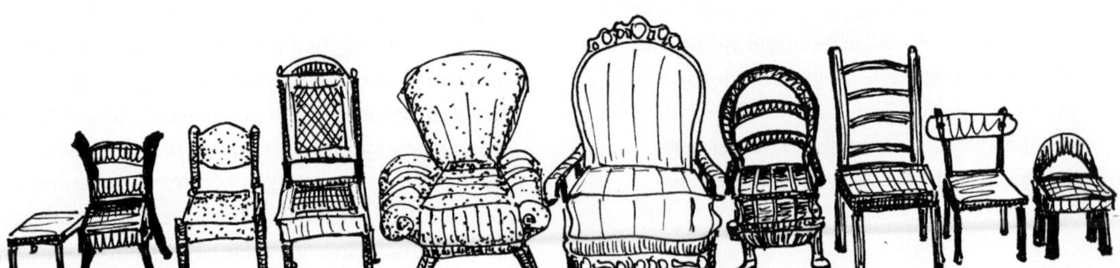

◘ **Abb. 6.1.** Projektionsstuhl

ment bitte, wie geht es Ihnen gerade? Mir war eben, als ob Sie sich das mit der Kontaktaufnahme noch überlegen wollten und inne hielten.« Wenn der Proband nickt oder irgendwie zustimmt: »Ich glaube, das ist ein wichtiger Impuls, der nicht untergehen sollte. Könnten Sie sich jetzt eben zwischendurch in ihn verwandeln und ihm eine Stimme geben und dabei vielleicht einen halben Schritt zur Seite oder zurück treten, damit er einen eigenen Ort bekommt?« Dann können verschiedene Reaktionen kommen, z. B.

a) »Ich habe einfach Angst. Der/die ist eindeutig mächtiger als ich, das ist Tatsache und der/die kann mir schaden. Von dem/der ist nichts Gutes zu erwarten. Ich habe Angst, dass es hinterher schlimmer wird als es vorher ist. Lieber lass ich mir nichts anmerken und fresse es weiter in mich hinein.« (Angst vor einer Realperson; empfohlene Intervention: ich-stärkende Maßnahmen.)

b) »Ich habe einfach Angst. Der/die ist so mächtig wie früher Großvater. Gegen den konnte keiner etwas ausrichten, nicht mal Vater und Mutter, und ich als Kleiner schon gar nicht. Da hab ich mir innerlich die Tarnkappe übergezogen, habe den Mund gehalten und mich, wenn möglich, versteckt…« (Angst mit hohem Übertragungsanteil. Empfohlene Intervention: Projektionsstuhl-Verdoppelung für die Trennung von imaginiertem Real- und Übertragungsanteil.)

c) »Ich habe Angst, draufzuhauen und dabei alles zu verlieren. Dann bin ich schlechter dran als vorher und fühle mich mies und schuldig. Will ich doch auch nicht.« (Verlustangst gegenüber dem geliebten Aspekt der Problemperson bei ambivalenter Beziehung. Empfohlene Intervention: Therapeutische +/–-«Spaltung« der Problemperson einführen.)

d) »Ich habe Angst, draufzuhauen, die Gäule los zu lassen und blindwütend alles zu Scherben zu machen. Das kann ich gut, aber…« (Angst vor Impulsdurchbruch bei vermutlich brüchiger Persönlichkeitsstruktur. Achtung! Auf Distanzierungs- und aufbauende Zentrierungstechniken umschalten! Keine emotionalen Überflutungen induzieren!)

6.2.3 Ein-Stuhl-Technik mit imaginiertem Hilfskollektiv

Direkter Kontakt, wenn er nicht gewohnt ist und zumal, wenn er ehedem problematisch war, kann große Angst machen.

Es gibt einige unterstützende Maßnahmen dafür, z. B. die Variation, mit einem imaginierten Hilfskollektiv im Rücken in eine Auseinandersetzung zu gehen, wobei es sich um solche imaginierte Personen handeln soll, mit denen es einmal wirkliche, unterstützende Beziehungserfahrungen gegeben hat oder immer noch gibt (▪ Abb. 6.2).

Beispiel

Therapeut: »Stellen Sie sich vor, dass sich in dieser konfrontierenden Situation um Sie herum alle diejenigen Personen versammeln dürften, mit denen Sie in Ihrem Leben gute, aufrichtig wertschätzende, verständnisvolle und unterstützende Erfahrung gemacht haben, egal, ob es diese Personen derzeit noch gibt oder nicht. Das spielt für die innere Präsenz keine Rolle. Nehmen wir uns für dieses Versammeln ein wenig Zeit. Lassen Sie dabei jede gute Begegnung zählen, ob Sie diesen Menschen näher kannten oder nicht. Für manche Menschen sind vertrauensvolle Beziehungen zu Tieren genauso bedeutungsvoll, wenn nicht sogar mehr. Und für Kinder kann auch ein Teddybär oder ein Stoffhund etc. zum wichtigsten Gegenüber werden. Entscheidend ist dabei Ihr (damaliges) Erleben. Wer aller kommt Ihnen in den Sinn? Wir wollen diese Wesen der Reihe nach begrüßen und ihnen für ihr Kommen und für ihr Dasein in Ihrem Leben danken….«

…»Da ist eine beachtliche Truppe zustande gekommen, die Ihnen Beistand, Zutrauen und Rückenwind geben möchte. Wie haben Sie sich jetzt gerade erlebt?… Mir kam es vor, dass Sie beim Begrüßen der einzelnen Wesen deutlich freier, froher und sicherer wirkten als zuvor, als wären Sie mehr bei sich und als wären Sie mehr Sie selber, als zu Anfang. Sie wirken auf mich jetzt auch viel erreichbarer und kerniger – und das löst in mir wiederum ein gutes Zutrauen in Ihre Kräfte und Möglichkeiten

▼

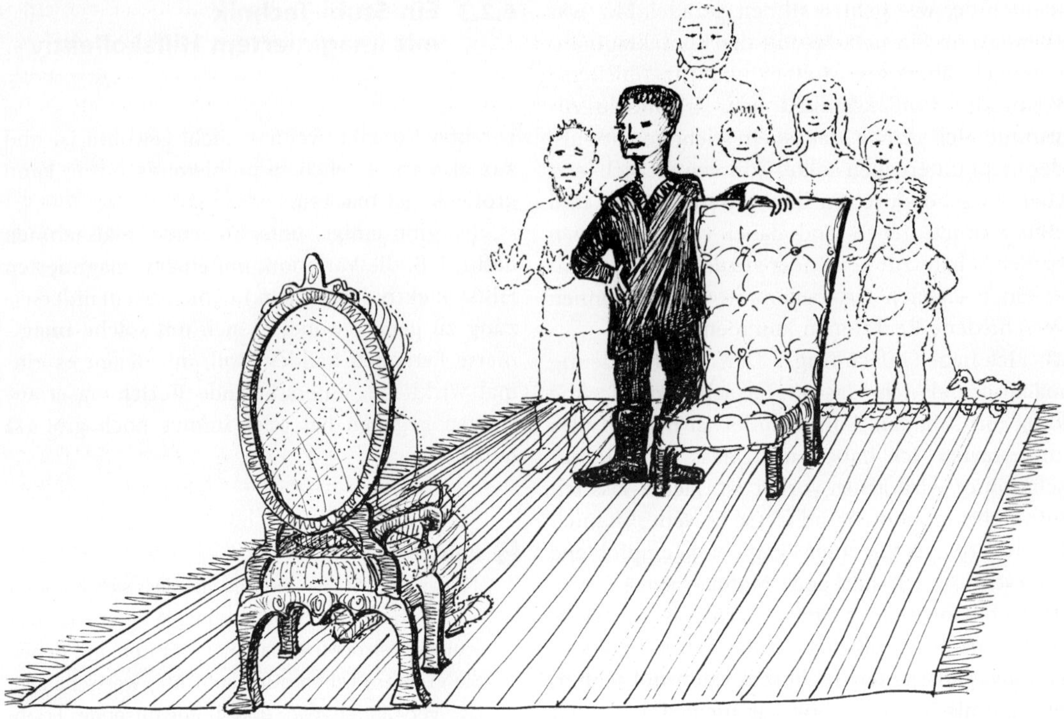

Abb. 6.2. Imaginiertes Hilfskollektiv

aus. – Wie fühlen Sie sich gerade körperlich? Wie erleben Sie gerade Ihren Stand auf diesem Platz?« … (Zeitgeben zum Wahrnehmen und Überprüfen der Befindlichkeit.)…

»Wir waren ursprünglich mit Ihrer Schwierigkeit mit dieser Person, die Sie dort auf jenem Stuhl gesetzt haben, gestartet. Hat sich für Sie diese Situation inzwischen etwas verändert? Möchten Sie die Sache weiterhin angehen?… Gut. Stimmt es noch, wie der Stuhl Ihres Gegenübers steht? … Nein? Dann ändern Sie seinen Abstand und seine Ausrichtung entsprechend…. Welche Körperhaltung passt jetzt zu Ihnen? Möchten Sie lieber stehen oder sitzen oder noch ganz was anderes? … Und wo befindet sich Ihre Solidartruppe? … Gut. Können Sie deren kraftvolle Rückendeckung spüren? … Gut. Haben Sie eigentlich mitgekriegt, wie sich Ihr Stand verändert hat? … Allein dafür hat es sich gelohnt, Kontakt mit sich selbst aufzunehmen, weil sich dabei Ihre Ausstrahlung intensiviert. – Was also ist Ihre innere Wahrheit zu dieser Person? Und was sollte endlich mal hier vor Zeugen ausgesprochen werden? Am besten,

▼

Sie sprechen diesen Menschen in direkter Rede an, als säße er hier leibhaftig. (Was Sie davon ins Außenfeld übertragen, ist ein zweiter Schritt, das können wir später überlegen. Hier zählt zunächst ausschließlich Ihr Erleben.)«

Diese Technik ist für Menschen mit Selbstunsicherheit, erhöhtem Angstpotenzial, Rückzugs- und Überanpassungsbereitschaft besonders gut geeignet und lässt sich auch gut im Einzel-Setting anwenden.

6.2.4 Ein-Stuhl-Technik mit ausgewählten, realen Statthaltern

Diese therapeutische Intervention ist zur vorher beschriebenen Variation ähnlich, nur wird die Hilfstruppe vom Probanden aus Gruppenmitgliedern zusammengestellt, deren Einstellung zu ihm ihm jeweils als tragend vorkommt und deren Persönlichkeitseigenschaften ihm für diese seine Situation als hilfreich erscheinen.

Die gewählten Personen spiegeln Qualitäten des Probanden wider, die ihm subjektiv fehlen (die er wohl aber als Latenz in sich spürt,) bzw. die er gerne bei sich verstärken möchte, aber evtl. derzeit noch blockiert sind. Die Gruppenmitglieder können es ablehnen, in der Solidargemeinschaft mitzuwirken, evtl. weil sie das Problem selbst zu sehr berührt und deshalb Abstand möchten, oder weil ihnen die Beziehung zum Probanden gerade klärungsbedürftig erscheint. Meist wird die Bitte um solidarischen Rückenwind sehr gerne angenommen. Statthalterrollen bekommen in diesem Rahmen keinen eigenständigen Ausgestaltungsspielraum. Sie dienen dem Prozess des jeweiligen Probanden.

Der Proband bestimmt, ob ihm ein wohlwollendes In-den-Rücken-Stehen genügt, oder ob einzelne der Truppe ihm spürbar die Hand auf die Schulter legen dürfen oder ob sie sogar eine Art anfeuernden »griechischen Chor« darstellen sollten.

Gelegentlich kann es Sinn machen, den Probanden zwischendurch in die Solidargruppe einwechseln zu lassen, um herauszufinden, ob er dabei einen Widerstandsimpuls aufweist, der ihm eine angemessene Selbstunterstützung verbietet. In diesem Falle würde sich die weitere Arbeit zunächst der Identifikation und Löschung dieses selbstschädigenden, destruktiven Potenzials zuwenden.

Auf die Rückmeldungen der gewählten Solidarpersonen wird nach der Einzelarbeit besonderer Wert gelegt. Und umgekehrt besteht meist von ihnen ein besonderes Interesse für den Aspekt, der ihre Wahl veranlasst hatte.

6.2.5 Ein-Stuhl-Technik mit spontaner Solidaritätsgruppe

An der entscheidenden Stelle während der Vorbereitung zur angstbesetzten Auseinandersetzung mit der Problemperson fragt der Gruppenleiter in die Runde der Gruppe, ob jemand in seinem Leben schon eine ähnliche Situation kennen gelernt habe und sich einfühlen könne, wie es einem dabei gehe. Die daraufhin einsetzende Spontaneität hat sowohl für den Probanden einen eindrucksvollen Entlastungseffekt, der ihn im Voraus aus der evtl. befürchteten Beschämung und Isolierung holt. Der Prozess wird dabei oft ganz unerwartet durch Freude energetisiert.

Auch für die Beistand leistenden Gruppenmitglieder entsteht ein entlastendes Bekennen, denn in ihrer gegenwärtigen Hilfsaktion für den Probanden wird auch ihre Solidarität zu ihrem eigenen Konfliktaspekt, meist einem in Not geratenen Kinder-Ich-Anteil aktiviert. Diese mobilisierten Aspekte bedürfen im Anschluss an die Arbeit des primären Probanden ausreichend Raum zum gegenseitigen Austausch. Manchmal kommt es an solch einer Stelle vor, dass sich (fast) die ganze Gruppe um den Probanden versammelt und dass die anstehende Beziehungsklärung zu einer Gemeinschaftsarbeit wird.

6.2.6 Verdoppelte Ein-Stuhl-Technik bei hochambivalentem Gegenüber

Bei dieser Beziehungsklärung befinden wir uns am Übergang zur Doppel-Stuhl-Technik. Das Gegenüber löst ambivalente Gefühle aus, die den Probanden verwirren und blockieren. Damit eine Beziehungsklärung stattfinden kann, benutzen wir als Ordnungshilfe vorübergehend eine therapeutische Spaltung (also eine induzierte, strukturelle Regression; ◘ Abb. 6.3).

Wir lassen nacheinander den problematischen, bzw. gehassten und den ersehnten, bzw. geliebten Persönlichkeitsanteil des Gegenübers fokussieren und bieten eine räumliche Verdoppelung an, wobei wir 2 Stühle schräg hintereinander oder gleichberechtigt nebeneinander hinstellen lassen, je nachdem, wie es dem Erleben des Probanden entspricht. Die Intervention könnte etwa so heißen: »Bei einer derart bedeutsamen und nahestehenden Person bleiben gemischte Gefühle nicht aus, das ist eher normal. Es ist oft nicht leicht, sich mit der problematischen Seite einer Person auseinanderzusetzen, wenn man anderes gleichzeitig schätzt und achtet und dieses nicht verletzen möchte. Könnten wir uns so einigen,

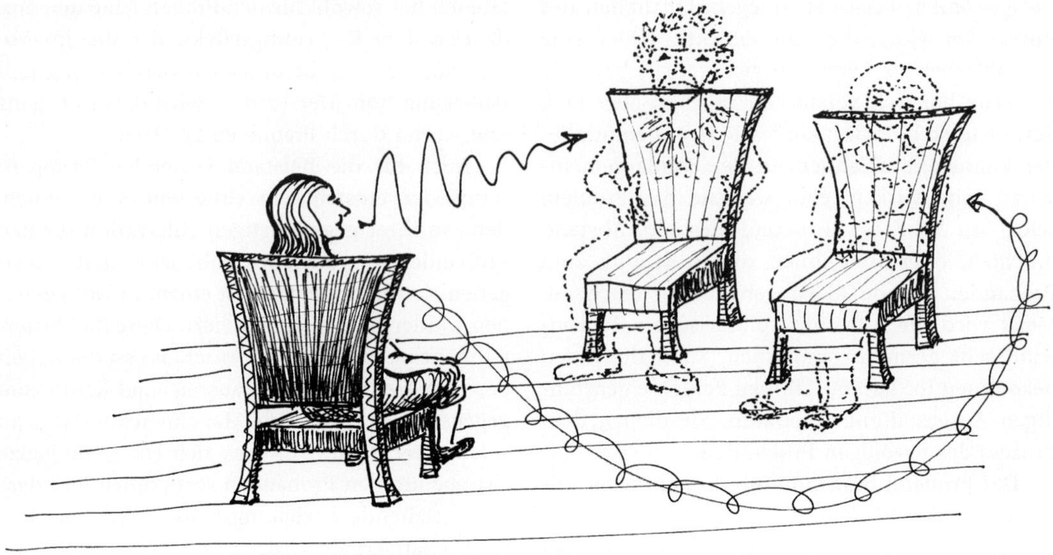

Abb. 6.3. Verdoppelung bei therapeutischer Spaltung

dass wir vorübergehend die verschiedenen Seiten auseinander sortieren. Das, was in keinem Fall beschädigt werden soll, weil es einfach wert ist, geschützt zu werden, nimmt auf diesem Stuhl Platz. Und die problematische Seite, mit der Sie Schwierigkeiten haben, die setzen wir auf den anderen. Könnten Sie zunächst benennen, welche Aspekte auf dem geschützten Stuhl Platz genommen haben? … Gut. Wenn Sie mögen, rücken wir die beiden Stühle noch ein wenig auseinander, wenn wir uns nun dem Problematischen zuwenden. Was ist Ihr Vorwurf, was alles macht Ihren Groll aus? Versuchen Sie es gleich in direkter Rede vorzubringen. Die positive Seite bleibt davon unberührt.« …

Diese Versicherung ist immer dann notwendig, wenn Abhängigkeiten bestehen und unbewusst gefürchtet wird, diese Bezugsperson zu verlieren oder identitätsstiftende Loyalitäten zu verletzen. Auch spielen hier abgewehrte, mehr oder weniger archaische Vernichtungswünsche eine bedeutsame Rolle, die durch die Trennungsmaßnahme handhabbarer werden und an Grandiosität verlieren.

In der Arbeit mit ambivalenten Gefühlen wird zuerst die Existenz beider Seiten anerkannt, dann die »gute« Seite raumsymbolisch gesichert und dann erst mit dem Hass (Schmerz, Kränkung, Groll etc.) bis zur Katharsis gearbeitet. Meist kippt das Gefühl an diesem Punkt spontan zum Gegenpol. »Hinter dem Hass folgt die Liebe,« lautet ein alter Erfahrungssatz. Danach lässt man den Probanden wieder bewusst beide Seiten nebeneinander wahrnehmen, dieses »Sowohl-als-auch«, statt eines kippenden »Entweder-oder«, und als erlebte Realität in sich wieder vereinen. Wenn die problematische Seite ausreichend karthartisch entlastet werden konnte, schließt sich im Allgemeinen eine Rollentauschsequenz an, die eine Versöhnungsarbeit einleitet. Dieser methodische Schritt wird weiter unter ausführlich beschrieben.

Hinweis an Therapeuten

Alles hat seine richtige Zeit und sein richtiges Tempo. Manchmal genügt es, diesen ersten Schritt der persönlichen Wahrhaftigkeit anzuregen, zu respektieren und es dabei zunächst zu belassen, damit das dabei Erreichte mit seinem vollen Gewicht nacherlebt werden kann und nicht zu schnell wieder relativiert wird. Viele Menschen haben auf dieser Ebene einiges nachzuholen. Auch wenn Sie zum zweiten Schritt übergehen möchten, achten Sie zuvor darauf, dass bei Ihrem »Schützling« beim ersten Schritt etwas davon angekommen ist, dass er, wie jeder andere Mensch auch, ein Recht auf sein Erleben, seine Sichtweise und auf seinen Lebensraum hat.

6.2.7 Rollentausch – mit und ohne Widerstand

Der 2. Abschnitt der Konfliktlösungsstrategie dient dem Kennenlernen der Erlebniswelt und der Sichtweise des Gegenübers.

Die Intervention dazu heißt etwa: »Könnten Sie versuchen, auf die andere Seite des Geschehens zu wechseln und vorübergehend Ihr Gegenüber zu werden, also für eine kurze Zeit der/die andere sein? Das ist nach allem, was eben war, eine Herausforderung an Ihr Einfühlungsvermögen, ich kann mir das vorstellen. Nehmen Sie sich die Zeit, die Sie dazu brauchen, um in der anderen Rolle anzukommen… Sie haben das Geschehen noch im Sinn, die Worte von eben noch im Ohr. Was mag das alles in Ihrem Gegenüber, der Sie jetzt sind, ausgelöst haben?«

»Ich bin du!« – Was alles verändert sich dabei im Selbstverständnis und im Befinden bis hin zur körperlichen Selbstwahrnehmung? Kommt der Proband, bzw. der Patient, bei seinem Einfühlungsversuch in einer eher äußerlichen Schale des Verhaltens und Befindens an oder hinter den Kulissen näher am Kern? Als Therapeut kann man fragen: »Wie ist es da? Wie fühlt es sich an, der/die XY zu sein? Wonach ist es Ihnen dabei? Möchten Sie etwas zu Ihrem Gegenüber sagen?«

Möglicherweise werden eingefahrene Schlagabtauschsequenzen rekapituliert, wie sie aus dem Streit-Alltag tatsächlich bekannt sind. Dann ist es gut, zu unterbrechen und zu intervenieren: »Das kennen Sie offenbar sehr gut, das ist wohl die vertraute, hinlänglich bekannte Art. Aber wie sieht es dahinter aus? Mögen Sie einmal einen halben Schritt zurücktreten, da wo wir uns jetzt den weitgehend privaten, vielleicht sogar unbewussten Bereich vorstellen wollen? Wie könnte es in dem Wesen, in das Sie sich gerade einfühlen, innerlich aussehen? Kommt Ihnen da irgendeine Ahnung oder Anmutung?« … »In welcher Real-Situation befinden Sie sich? Von vorhin habe ich noch im Kopf, dass Sie der Vater von Mitte 30 seien, dessen lange schon kränkelndes Unternehmen schließlich doch Pleite gegangen ist und dessen Frau sich seinem besten Freund zugewendet hat.«

Sollte der Patient bis dahin noch gegenüber seinem Vater Reste frühkindlicher Idealisierungstendenzen mit sich herumgetragen haben, setzt spätestens an diesem Punkt eine heilsame Entidealisierung ein. Die Entdeckung der begrenzenden Realität und erschöpfbaren Kraftreserven der damaligen Erwachsenen lässt oft eine neue Beziehungsebene wie unter Schicksalsgenossen zu. Beide kennen im Allgemeinen die Anforderung und die Härte des Erwachsenseins. Relativ häufig kommt Betroffenheit auf: So hab ich mir das als Kind nicht vorgestellt. Das Betroffenheitserleben ist eine gute Basis für einen Neubeginn auf der Beziehungsebene und ist ein Signal, die Rolle zurückzutauschen.

Widerstand beim Rollentausch

Gelegentlich kommt eine empathische Rollenübernahme nicht zustande. Der häufigste Grund dafür ist der, dass der 1. Schritt noch nicht abgeschlossen war. Solange ich gegen jemanden noch eingehaltenen Groll hege und noch ein ganzes Munitionslager abschießbereit halte, ist der Zeitpunkt zum Rollenwechsel noch nicht gegeben. Das kann auf konfliktbedingten Motivationen beruhen, z. B. Loyalitäten zu Dritten, Rachedelegationen, narzisstische Aufwertung und Identitätsstabilisierung durch diese spezifische Gegnerschaftsbeziehung, aber auch eigene, frühe Unwert- und Defizit-Erfahrung ist als Hindernis denkbar, wenn es um die Empathie-Verweigerung zu einer biografisch wichtigen Person geht. Diese Verweigerung stellt damit einen »überlebensgroßen« Wegweiser zum Konfliktfeld dar und wird als solches begrüßt. Nun heißt es zunächst, die Motivation und das Arbeitsbündnis zu klären, aber auch den richtigen Zeitpunkt und den passenden Therapeuten.

Eine paradoxe Motivations-Intervention könnte heißen: »Wir sind in gewisser Weise frei. Man kann sich selbstverständlich auch für die Rache und den Hass entscheiden und den Rest seines Lebens damit zubringen. Man wird dann kaum noch Valenzen für etwas anderes haben. Aber wozu auch? Mit Hass kann man sich rund um die Uhr beschäftigt halten. Ob dabei allerdings die ersehnte Lebensqualität herauskommt, ist eine andere Frage. Haben Sie sich schon mal gefragt, was alles passieren müsste, dass Sie bereit und imstande wären, Ihre Rache zu verabschieden?

Ablehnung des Rollenwechsels kann eine gute, ichsyntone Entscheidung sein. Menschen mit brüchigen Strukturen und Grenzen und diffuser Identität sollten eine tiefgreifende Rollenübernahme nicht angeboten bekommen. Durchschaubare, ritualisierte Rollenspiele scheinen noch im Toleranzbereich zu liegen.

Patienten(innen) mit Missbrauchserfahrungen brauchen Unterstützung bei ihren spezifischen Abgrenzungsbedürfnissen und eine Differenzierungshilfe, damit sie sich (wieder) trauen, Beziehungen zu empathiefähigen Menschen einzugehen.

! Trotz der oben gemachten, vorsichtigen Einschränkungen stellt die empathische Rollenübernahme eine große Entwicklungschance auf dem allgemeinen Weg des Wachstums dar.

6.2.8 Rollenrücktausch: Integration beider Sichtweisen

Wenn ich von einem Ausflug in eine andere, subjektive Welt wieder in meine eigene Welt und Rolle zurückkehre, bin ich nicht mehr die gleiche Person. Ich habe etwas an neuem Verstehen nach Hause mitgebracht, das mich ein wenig verändert hat. »Niemand taucht zweimal als derselbe in den gleichen Fluss«, sagt Heraklit. Was hat sich verändert? Ich habe etwas von der Seinsweise des anderen Wesens begriffen, bzw. ganzheitlich erkannt, was mehr als Wissen ist. Durch das Verständnis hat sich meine und seine Welt neu vernetzt, hat sich berührt, ist neu in Beziehung getreten. Das Bild des anderen leuchtet jetzt für mich vor einem anderen, differenzierteren und reichhaltigeren Hintergrund als bisher, wirkt vermutlich stimmiger. Unsere Beziehung ist in beiden Welten solider verankert, weil manches zuordenbarer geworden ist. Verständigende Begegnung schafft ein Zwischenfeld, das meine bisherige Identität erweitert und verändert (▣ Abb. 6.4).

6.2.9 Zwei-Stuhl-Technik

Dies beschreibt zwar das klassische Projektionsangebot im Ambivalenzfall, aber es ist kein Terminus der klassischen Gestalttherapie, sondern eine praktische Beschreibung, die sich erst in den letzten 20 Jahren durch Greenbergs Untersuchungsdesign eingebürgert hat.

! Die Zwei-Stuhl-Technik ist das Projektionsangebot für eine Konfliktsituation zwischen zwei annähernd gleich starken, ambivalenten Strebungen (Impulsen, Tendenzen).

Wann immer ein »Ich fühle mich zerrissen« oder »Ich kann mich nicht entscheiden«, »will ich das eine oder das andere« aufkommt, sind zwei Projektionsorte angesagt, bevorzugt und praktischerweise werden dafür Stühle gewählt (▣ Abb. 6.5).

Man kann aber auch ganz gut ohne Stühle auskommen. Das Entscheidende ist, dass als emotionale »Sortierhilfe« unterschiedliche Ortszuweisungen vorgenommen werden. Man kann auch zulassen, dass der eine Pol im Geist in die eine Ecke gestellt wird und der andere in die gegenüberliegende; oder man kann den einen sich ans Fenster lehnen und den anderen zunächst vor die Tür setzen lassen. Das hat natürlich gleich Sprengstoff in sich. Was auch immer dem, der seine Sache bearbeiten möchte, einfällt, ist dann in Ordnung.

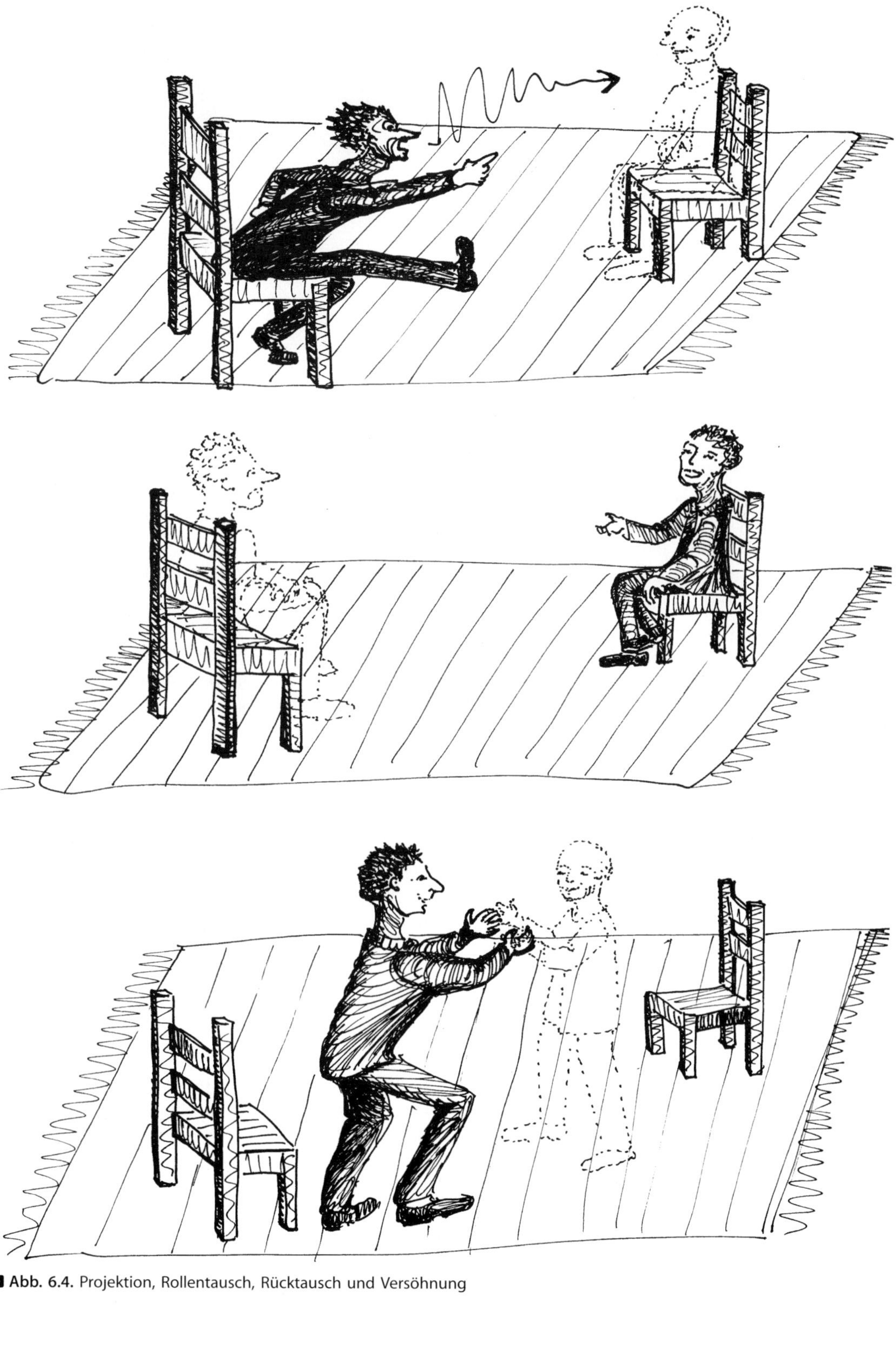

■ **Abb. 6.4.** Projektion, Rollentausch, Rücktausch und Versöhnung

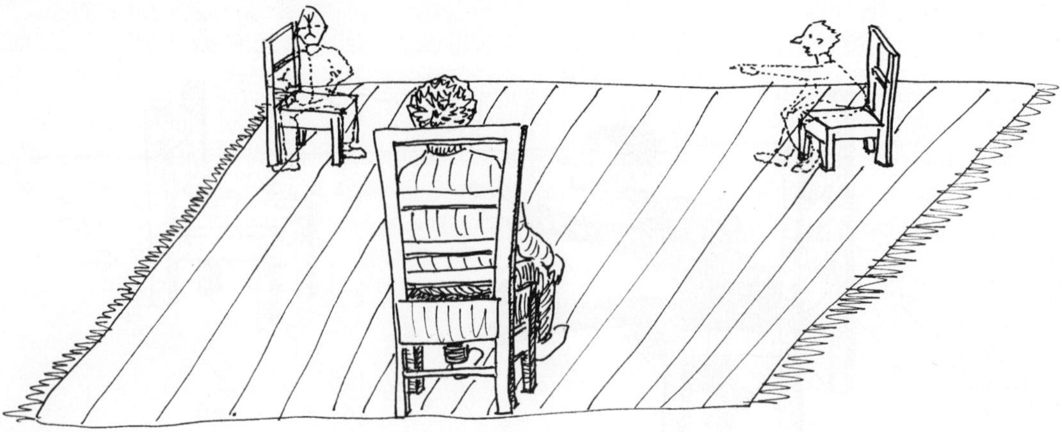

Abb. 6.5. Zwei-Stuhl-Technik zur Ambivalenz-Projektion

Die Stühle haben den Vorteil, dass man sie konkret hin- und herrücken kann, dass man sie in der Richtung drehen und umwenden kann, was symbolische Aussagekraft hat, und dass sie unbewusst nahe legen, dass sich ein menschliches Wesen darauf setzt, so dass die Assoziationsketten in die anthropomorphe Richtung laufen, selbst wenn es sich zu Beginn um abstrakte Pole handelt. Der »Zorn« wird wieder zu »Ich-in-meinem-Zorn«, der Sehnsuchtsschmerz zu »Ich-in-meinem-Sehnsuchtsschmerz«, etc.

Es geht darum, dass jeder der beiden »Kontrahenten« Lebensraum bekommt, sein Anliegen vor Zeugen mit aller dazugehörigen Emotion zum Ausdruck bringen kann und soll. Der Proband beginnt an dem Pol, der ihm emotional im Moment näher ist. Er wechselt auf Aufforderung durch den Therapeuten die Rolle. Das macht meist dann Sinn, wenn die erste, große Welle und die Hauptargumente herausgesprudelt sind und der Proband von sich aus etwas inne hält.

Genau wie bei der Ein-Stuhl-Technik, bei der Projektion eines problematischen Fokus, wird auch hier sehr fein darauf geachtet, ob es **Widerstandsanzeichen** gibt. Diese hemmenden Impulse können oft große und erhellende Geschichten erzählen darüber, wie und in welcher Bedeutungslandschaft sich die unversöhnliche Feindschaft zwischen diesen Polen aufgebaut hat.

Der 1. Schritt ist also das Kennenlernen der Pole. Beim genauen Hinschauen verändert sich bekanntermaßen paradoxerweise oft schon eine ganze Menge.

Der 2. Schritt ist das kurzfristige, innere Nebeneinander der scheinbar unvereinbaren emotionsgetragenen Sichtweisen, die sich dadurch überlagern können, »verschränken« und »superpositionieren« (um die Begriffe der Quantenphysik zu verwenden. Es mag ein kühner Vergleich sein, aber er bietet sich an. In der neokantianischen Philosophie ist es die suprapolare Indifferenzebene, die dabei angestrebt wird). Gelingt die Verschränkung, entsteht ein unscharfes, vielleicht etwas schwebendes, aber subjektiv einheitliches Gefühl.

Wenn es nach dem Ausloten der Pole und der wechselnden Anteilnahme an beiden im Probanden zu keinem übergeordnetem »Sowohl-als-auch«-Erleben kommt, das beide Sichtweisen integriert, ist es als Lösung auch in Ordnung, weil das dann die derzeitige Wirklichkeit spiegelt, die Pole in einer »und-und«-Gemeinschaft zu begreifen: z. B. »Ich liebe dies und ich hasse jenes an dir, also am gleichen Menschen, und das steht nebeneinander. Ich kann beides zugleich sehen und die Spannung aushalten. Das macht mir abwechselnd gute und schlechte Gefühle. Das ist meine Wirklichkeit zu dir.

Greenberg, Rice und Elliot (2003, S. 288 ff) setzen die Zwei-Stuhl-Technik in dem Prozesserfahrungsansatz, einer Kombination von Gestalt- und Gesprächstherapie-Elementen immer dann ein, wenn sie bemerken, dass der Proband mit einem Muster (Schema) reagiert, das den Ausdruck der eigenen Emotionen verhindert, das sich also selbst unterbricht. Dann kommt auf dem einen Stuhl derjenige zu sitzen, der das reglementierende Schema vertritt, z. B. »Zeige nie Gefühle!«, und auf dem anderen Stuhl die Restpersönlichkeit, die diese Reglementierung zu erleiden hat. Diese Konstellation ähnelt sehr der Top-Dog-Under-Dog-Situation von Perls.

Die von Greenberg benutzten, normierten »kognitiv-affektiven Marker« (=Problemfeld-Muster), die in der statistischen Häufigkeitsverteilung der Konfliktgespräche oben an stehen, als Einstieg in den gestalttherapeutischen Konflikt-Lösungsteil seiner Vorgehensweise, sind ein methodischer Schachzug, um das Forschungsdesign zu normieren und zu vereinfachen.

! Die Gestalttherapie benutzt den unmittelbaren, gegenwartsgeleiteten, phänomenologischen Zugangsweg zum aktualisierten Konfliktfeld, der zu allermeist, aber vermutlich nicht immer, zum gleichen Problemfeld führt.

6.2.10 Mehr-Stuhl-Techniken

Streng genommen benötigt man bereits für die »Ein-Stuhl-Technik« 2 Stühle und für die »Zwei-Stuhl-Technik« 3 Stühle, wenn man den Ort der Gesamtpersönlichkeit mitzählt.

Immer wenn es darum geht, die zentrierende, steuernde, verantwortende, entscheidende und handlungsfähige Mitte der Persönlichkeit zu stärken, also das personale Selbst, bekommt dieser Ort eine größere Bedeutung zugewiesen als die Orte der polarisierten Teilaspekte. Das ist besonders ausgeprägt bei der Arbeit mit struktur- und kohärenzlabilen Persönlichkeiten. Näheres wird dazu in einem eigenen Kapitel ausgeführt.

Menschen mit reiferen, integrationsfähigen Strukturen tolerieren eine vorübergehende, größere Vielfalt an unterscheidbaren Teilaspekten sehr gut. Sie gewinnen dadurch an introspektiver Differenzierung und innerer Klarheit über die inneren Beziehungsverhältnisse.

Verdopplungs-Modifikationen der Zwei-Stuhl-Technik in Vorder- und Hintergrund

Ähnlich wie wir es schon bei dem Vorgehen mit einem Projektionsstuhl kennen gelernt haben, kann es sehr hilfreich sein, die **Projektionsebenen** zu **verdoppeln** in eine gelebte, evtl. fassadäre Vorderseite und in eine vor- bis unbewusste, latente Hintergrundseite. Das bietet sich z. B. an, wenn zwei dissonante, elterliche Introjekte mit ihrem verinnerlichten Spannungsfeld wirksam sind. Es kann sein, dass für den Betroffenen die hintergründige, neurotische Verclinchung der Elternaspekte dabei offensichtlich wird und er sich von der selbstgewählten Aufgabe, die Elternbeziehung verändern zu wollen, ablassen kann, da er nun erlebt, dass diese Beziehung in ihrer Weise für die Eltern eine Funktion erfüllte und latente Wünsche befriedigte.

Man braucht Verdopplungen nicht planen, sondern kann sie ad hoc vorschlagen, wenn sie für den Prozess von Vorteil erscheinen.

Beispiel

Herr Mayer, 55 Jahre alt, arbeitet an seinen chronischen Verspannungen im Rückenbereich. Er hat auf dem einen Stuhl den elendiglich leidenden »Schmerzensmann« hingesetzt, als der er sich in letzter Zeit immer wieder erlebt und auf dem anderen Pol den »Antreiber« und »Kontrolleur«, wie er ihn nennt, hingestellt. Jahrzehntelang hat er sich als »Ansporner mit Peitsche« gefühlt und hat sich in seinen beruflichen Erfolgen selbstbewusst gesonnt. Eigentlich möchte er der Antreiber bleiben, da er (noch) keine attraktive Alternative sieht. Als Schmerzensmann hat er Angst vor dessen Verachtung, erkennt dabei betroffen dessen Härte und mangelnde Empathie, assoziiert sich plötzlich als Kleinkind vor dem Vater, der ihm aus Unachtsamkeit mit dem Stiefel auf eine Hand tritt und dafür ihn, als Kind, das nun weint, ausschimpft. Nach einer heftigen Katharsis des Patienten, wo er seiner ganzen, alten, eingehaltenen Empörung gegen den Vater Luft macht und sich dabei immer mehr innerlich aufrichtet, nimmt er das Angebot an, nicht in die vertraute, vordere Fassade, sondern in den erahnten Hintergrund des Vaters einzuwechseln, die Seite, die vielleicht

▼

dem Vater selber noch verborgen ist. Da findet er sich selbstunsicher wieder, schüchtern und kontaktgestört. Er fühlt sich wie ein karg ernährtes kleines Kind, das Wärme braucht und das sich dafür schämt. Beim Rollen-Rücktausch staunt Herr Mayer über diese neue Sicht. Er hat in diese Richtung immer schon etwas geahnt, doch hat er sich verboten, das zu sehen, genau, wie es der alte Vater tut. Der kleine Junge in dem Vater, der hat ihn fast erbarmt, der wirkte noch bedürftiger als seiner. Und die sadistische Fassade, die glänzte nicht mehr attraktiv, die schien auf einmal hohl und fast in Scherben schon zersprungen. Der Pol der Schmerzensseite schöpfte zusehends Kraft und holte wie in Sieben-Meilen-Stiefeln Entwicklung nach. Er stand zum ersten Mal in eigener Verantwortung im Leben. Zum Vater gab es schließlich so etwas wie Wehmut und Verzeihen. Den »Antreiber« (das Vaterintrojekt, hat er auf »Kurzarbeit« geschickt und ihm die »Pensionierung« angekündigt, betriebsbedingt, da er den inneren Betrieb bei sich von Grund auf anders und in einem anderen Klima führen wolle. – (Bleibt noch nachzutragen, dass sich die Rückenverspannungen danach aufgelöst hatten und weg blieben.)

Ort des inneren Wissens

Dieser Ort hat viele Namen und Akzente: Intuition, verborgenes Wissen, Weisheit der Natur, innerer Kompass, höheres Erkennen, Wesenskern, evtl. auch persönliches Gewissen, innere Führung, innerer Lehrer, Meister, Ratgeber, Beschützer oder Heiler, das höhere Selbst etc.

Wichtig ist es, im Sprachgebrauch systemimmanent, also in der Vorstellungswelt des Betroffenen zu bleiben und nach dem Akzent zu fragen, wenn sich diese höhere Instanz bei einer Problemlösungsarbeit andeutet. Die Förderung der Wahrnehmung dieser Instanz setzt die Entwicklung einer ausreichend stabilen, bodenständigen, personalen Selbstorganisation voraus.

Diese höhere Instanz verfügt über das jeweilige Individuum und dessen Welt über die maßgebliche Entscheidungskompetenz und ist Träger der Identität und inneren Autonomie. Sie ist die eigentliche Partnerin sokratischer Dialoge. Im gestalttherapeutischen Persönlichkeitsmodell entspricht sie der assimilierten Substanz, die vermutlich am ehesten in Resonanz mit anderen Schwingungsfeldern innerhalb und außerhalb des persönlichen Organismus treten kann.

Wenn diese Instanz in eine Konfliktlösungs- oder Entscheidungsfindungsarbeit bewusst eingeführt wird, ändert sich meist die Atmosphäre. Die fremdgesteuerten Argumente, Sachzwänge und persönlichen Ressentiments werden relativiert. Der Patient weist dieser Instanz meist einen Ort in seinem Rücken an, evtl. erhöht oder auf einem besonderen Stuhl, und beginnt auf diesem Platz nach innen auf seine intuitive, innere Stimme zu horchen.

Wir haben dann typischerweise 4 Stühle in der Szene: 2 für die polaren Aspekte des offenen Konflikts, einen für das betroffene, handelnde Alltags-Selbst mit all seinen Wünschen, Ängsten und Abwehrmanövern – und einen für die innere Weisheit. Die Klärung der internen Beziehungsebenen hat stets Vorrang vor inhaltlichen Fragen. Die Aufnahme einer höheren Selbstinstanz in die innere Auseinandersetzung – zur richtigen Zeit – stimuliert im Allgemeinen einen spürbaren Reifungsschritt.

Gestalttherapeutisches Familienstellen

Vorweg sei gesagt: Es geht um die »innere Familie« und nur sekundär um die äußere. Diese Technik ist an Morenos Soziometrie angelehnt. Zur »inneren Familie« gehören alle Wesen, die in der Vergangenheit und/oder Gegenwart Bedeutung hatten/haben, also egal, ob sie noch leben oder nicht. Hier sind nicht die Wahlverwandten und die personifizierten Tiere oder beseelten »Schmusepuppen« sowie die bedeutsamen, fantasierten Kontaktpersonen, die oft über Mangelphasen hinweg kompensieren etc. miteinbezogen. Um die Komplexität zu reduzieren kann man auch auf konkrete Personen, auf bestimmte Lebensphasen oder auf die Gegenwart eingrenzen.

Bei dieser Technik braucht es eine Menge Projektionsorte. Diese werden vom Patienten raumsymbolisch zugeordnet. So entsteht sein soziales Universum. Der Betroffene identifiziert sich reihum mit allen von ihm benannten Wesen und versucht die Beziehungen aus der jeweiligen Sicht der anderen Seite in einer Aussage zu verdichten.

Bei Zwiespältigkeiten wird er entsprechend um Vorder- und Hintergrundaussagen gebeten. Entsprechend erhält er in seiner eigenen Rolle auch die Möglichkeit zu antworten. Ganz besonders wichtig sind solche Inhalte, die bisher nicht möglich schienen, von der einen oder anderen Seite her ausgesprochen zu werden.

Wichtig ist ferner, Veränderungswünsche wahrzunehmen und nachzusehen, ob und wie evtl. erwünschte Veränderungen selbst blockiert werden. Lücken und Mangelsituation trotz realer Beziehung sind von großer Bedeutung. Probeweise kann der Patient ersehnte Umgruppierungen seiner Bezugspersonen und seiner sozialen Situation vornehmen und anspüren, was dies für seine Identität bedeuten würde. So kann durch Probehandeln die Sicherheit und die Motivation für zukünftige reale Schritte wachsen.

Überall, wo sich Konflikte zeigen, kann zur typischen Konfliktlösungsarbeit übergeleitet werden. Ziel sind geklärte, gelöste oder sogar versöhnte Beziehungen mit den Bedeutungsträgern der inneren Welt, egal aus welcher Lebensphase sie stammen.

Beim gestalttherapeutischen Familien-Aufstellen wird keine fremde Ordnungsschablone über das Beziehungsnetz gelegt, wird nicht fremdinterpretiert und nicht bewertet. Es wird nach den Werten, Regeln, ungeschriebenen Gesetzen, Tabus sowie nach Sehnsüchten, Stärken, Potenzialen und loyalitätsfördernden Aspekten der Bezugspersonen gefragt, schließlich auch nach den erlebten Diskrepanzen dazu. Es wird darauf geachtet, ob der Patient bei sich oder anderen wachstumsbehindernde Verbindungen und Kräfte latent oder bewusstseinsnah erlebt oder selbst festhält.

Typisch ist, dass die Bezugspersonen in der Vorstellung jenes Alters und jene Verfassung haben, in der sie für den Patienten die meiste Bedeutung hatten bzw. in der sich ein inzwischen fixierter Konflikt zugespitzt hatte. Es gilt dann, mit der vergegenwärtigten Person von damals zu arbeiten. Die Entwicklungs- und Versöhnungsarbeit gilt den verinnerlichten Bildern bzw. »Introjekten« des Patienten, sofern sie von ihm noch als beeinträchtigend erlebt werden.

Wenn in einer Gruppe andere Teilnehmer als Statthalter mitfungieren dürfen, was verschiedene Vorteile hat (realistischere Situation mit stellvertretendem Augenkontakt etc.), wird darauf geachtet, dass sie nicht eigene Erlebnisakzente in die Welt des Betroffenen hineinmengen, sondern bereit sind, seiner Klärung zu dienen.

Analog zur Familie können auch andere, komplexe Beziehungssysteme zur Aufstellung mit qualifizierender Identifizierung der Beziehungsachsen kommen, z. B. die Arbeitsplatzsituation oder die Diskriminierungsproblematik in multi-ethnischen, sozialen Gebilden etc.

Szenenverdopplung

Normalerweise baut man ein Gegensatzpaar mit 2 Stühlen auf und verwendet sie weiter, auch wenn die Szene assoziativ in einen anderen Kontext oder in eine andere Lebensphase umspringt.

Es kann einem manchmal als Therapeut besonders wichtig erscheinen, zwischen der einen und der anderen Beziehungskonstellation, die kulissenartig hintereinander erscheint, die Unterschiede wahrnehmen zu lassen. Hierbei wird sozusagen die »Übertragung einer ganzen Szene« abgelöst. Dann ist es zur emotionalen Klärung von erheblichem Vorteil, sofern der Raum groß genug ist, zwei mal zwei Stühle im Gegenüber zu verwenden, obwohl man nur mit einer einzigen Person arbeitet.

Beispiel

Frau Doris Liebknecht beginnt eine Arbeit damit, dass sie sich vorwirft, dass sie zu ihrem Mann »nichts (mehr) empfinde« und fürchtet, dass er sich abwenden könnte, wenn das so weiter gehe. In der primären Doppel-Stuhl-Projektion sitzt sich eine Doris gegenüber, die auf der einen Seite Sexualität voll Ekel abwehrt (v. a., seit sie bei ihrem Mann im Nachtschrank ein Pornoheft entdeckt hatte), und eine andere Doris, die liebevolle Gefühle zu diesem Mann hat und auch Sexualität integrieren möchte. Als die Ekel-Doris einen väterlichen Übergriff assoziierte, war klar, dass zunächst emotionale Unterscheidungsarbeit zwischen Mann und Vater angesagt war. Für die Vater-Kind-Szene wurden zwei andere Stühle platziert, deutlich weiter auseinander als die anderen beiden. Es stellte sich auch als günstig für die eigene Klar-

▼

heit der Patientin heraus. Als erwachsene Ehefrau empfindet sie anders und hat auch eigene Wünsche nach Intimität, wenn diese nicht durch die Kindheitserfahrungen überlagert werden. Als Kind hat sie das volle Recht, abzuweisen, was sie – im Schutz der guten therapeutischen Beziehung – mit großer Vehemenz zum »Vater von damals« ausspielte, – wodurch die eheliche Beziehung von dem Übertragungsschatten entlastet wurde. (Bei dieser Konstellation war kein Rollenwechsel angesagt.)

6.3 Traumarbeit

Die Gestalttherapie bearbeitet Träume vorwiegend **subjektstufig, selbstinterpretierend** und ferner **beziehungsorientiert.**

Subjektstufig heißt hier: Jeder Traumaspekt ist **eigenes** Material des jeweiligen Träumers, auch wenn er in das Bild anderer gekleidet ist, bzw. auf andere projiziert wird. (Der Gegenpol wäre die objektstufige Vorgehensweise, die nur noch historischen Wert hat. Zu Freuds Zeiten der Traumdeutung war man geneigt, feste Symbolverkopplungen anzunehmen, spitze, lange, aufgerichtete für männliche Geschlechtssymbole, gefäßförmige, runde für die weiblichen.)

Selbstinterpretierend geht davon aus, dass sich die subjektiven Welten der einzelnen Individuen in ihren Prägungen und assoziativen Verschachtelungen derart unterscheiden, dass Fremdinterpretationen immer irritierende Ein- und Übergriffe darstellen und die höchste Stimmigkeit mit induzierter Eigeninterpretation erreicht wird.

Beziehungsorientiert meint: Die Verhältnisse der Traumdetails untereinander und im Verhältnis zum Ganzen spiegeln oft die Beziehungsverhältnisse der zwischenmenschlichen Lebenssituation einerseits sowie andererseits derer im intrapsychischen Raum.

Beim Standardvorgehen kann man (mindestens) 6 Stufen unterscheiden (s. folgende Übersicht).

Traumarbeit in der Gestalttherapie

1. Traum-Nacherzählung in Erlebnisform
»Bitte erzählen Sie den Traum nochmals in der Gegenwart und benutzen Sie dabei die Ichform. So kann ich (so können wir hier alle in der Gruppe) den Traum besser und sogar so miterleben, als träumte(n) ich/wir ihn selbst.«

2. Vordergrunddynamik
»Was von alledem war für Sie am Eindrucksvollsten? Was löste die intensivsten Gefühle aus? Was tritt für Sie als Bild, als Detail, als Szene in den Vordergrund?«

Meist werden zunächst **Personen**, die mit dem Traum-Ich interagieren gewählt, dann **Tiere** (z.B. Tiger, Schlange, Spatz etc.), danach **Pflanzen** (z.B. »ein majestätischer Baum«, »eine zertretene Blume«, »ein zerzauster Löwenzahn«, etc.) und zuletzt Teile der **unbelebten Natur** (z.B. »ein abgrundtiefer Felsen«, »eine wilde Springflut«, »eine sich auflösende Wolke«) gewählt. Personen repräsentieren meist ich-näheres Erlebnismaterial, die unbelebte Natur ich-ferneres.

3. Identitätswechsel/Identitätswandel
Das beinhaltet freies Assoziieren aus der Sicht eines ich-fernen psychischen Inhaltes. »Versuchen Sie sich in diesen Teilaspekt zu verwandeln. Nehmen Sie sich die notwendige Zeit zum Einfühlen und Ankommen und fragen Sie sich, **wie** erlebe ich mich als dieses Wesen? Wonach ist mir dabei? (Wie verstehe ich mich, als dieses Detail, meine Geschichte und den Sinn meines Daseins? Wofür bin ich gut?). Reden Sie von sich wieder in der Ichform und hören Sie sich selbst mit dem inneren Ohr zu.« Hier gilt es aufzupassen, ob Widerstandsimpulse auftauchen, ob bei diesem Verwandlungsversuch ein »inneres Nein«, bzw. eine »Aussage durch das Gegenteil«, auftaucht, z.B. (bei einem verfolgenden Tiger:) »Ich bin doch nicht aggressiv und verfolgend!« (oder bei einem Wurm:) »Ich bin doch nicht so ein armselig ausgelieferter Wurm, auf dem jeder herumtreten kann!« (oder bei einem Sumpf): »Ich bin doch nicht schleimig und heimtückisch!« Therapeut: »Ganz gewiss nicht

▼

in dieser massiven und überzogenen Weise des Bildes, aber vielleicht gibt es im »Keller« doch eine eigene, von irgendwann her einmal wichtige Erfahrung, die ihm emotional ähnelt und dabei in Resonanz geht?«

4. Beziehungsdynamik
Gibt es eine besondere Dynamik zwischen den assoziativ untersuchten Details? Z. B.: Wer verdeckt, versteckt oder vernichtet wen? Wer nimmt wem den Wind aus den Segeln oder steht jemandem in der Sonne? Wer oder was stürzt ab? Wer oder was geht verloren? Was verwandelt sich im Bild in was? Was nimmt aufeinander Bezug? Was konkurriert? Was ignoriert sich? Was hebt wen oder was hervor? Etc. Gibt es Beziehungsparallelen, die sich hier in der Gruppe spiegeln? Gibt es welche, die sich aus der aktuellen Lebenssituation des Träumers spiegeln? Gibt es eine Spiegelung eines aktuellen, intrapsychischen Konflikts? Spiegelt sich eine Dynamik oder ein Spannungsgeschehen eines übergeordneten Rahmens (Bezugsgruppe, Organisation) oder Zeitgeschehens?

5. Leerstellensuche
Was fehlt zum Ganzen? Was fehlt zum Abschließen? Z. B.: ein Weg, ein Schlüssel, eine Tür, ein Zauberwort, ein Wort der Versöhnung, ein Sinnverständnis etc. »Bitte verwandeln Sie sich in dieses fehlende Detail, z. B. in diese fehlende Tür, und sprechen Sie als sie, wie Sie es schon vorhin mit den anderen Dingen gemacht haben und fühlen Sie sich ein, was es wohl mit ihr auf sich hat.« »Ich bin die fehlende Tür zu diesem Schloss. So kann niemand hinein, besonders xy nicht. Sie ist noch nicht so weit. Sie würde durchdrehen in dem großartigen Rahmen. Sie muss erst selber etwas auf die Beine kriegen, dann erst kann sie es leichter haben. Sie verkommt sonst und kann den Luxus auch nicht schätzen. Sie ist gefährdet, undankbar zu sein.« Oder: »Ich bin die fehlende Brücke über den Abgrund. Ich habe mich in Luft aufgelöst. Vielleicht durch Materialermüdung. Die Verbindlichkeiten sind zu Ende. Es reicht. Der Abgrund ist die nackte Wahrheit.« Oder: »Ich bin der verlorengegangene, goldene Schlüssel, der irgendwo am Meeresgrund liegt. Es hat wohl so kommen müssen. Es war zu schön. Ich habe nicht acht gegeben auf das offene Herz. Nun ist es vorbei. Das Herz musste verschlossen werden, der Schlüssel versenkt. Niemand wird mich finden. Nur im Märchen werden goldene Schlüssel von irgendwelchen Flundern gefunden, verschluckt, von armen Fischern geangelt und wieder entdeckt. Das Leben ist kein Märchen.« Therapeut: »Aber der Schlüssel kennt seinen Rückweg offenbar schon ganz gut.«

6. Provokative Verantwortungsübernahme
»Stellen Sie sich vor, Sie sind der verantwortliche Drehbuchautor Ihres Traumes, der auch für die Regieanweisungen zuständig ist. Erzählen Sie das Traumgeschehen nochmals, aber aus seiner Sicht – und wiederum in Ichform. Die Sätze beginnen am besten mit: »Ich sorge dafür, dass dies oder jenes passiert.« Oder: »Ich veranlasse, dass...« (z. B.: »Ich sorge dafür, dass im dunklen Keller dieses strahlenden Hauses ein ehedem lebensfrohes Mädchen verhungert, bevor es zur Frau geworden war, und veranlasse, dass jeder, der das hintertreiben möchte, von den hierzu Beauftragten rechtzeitig gefasst und feierlich gehenkt wird...«). Wenn die bewusste Konfrontation mit den eigenen, unbewussten Beschlüssen in der eigenverantwortlichen Form Betroffenheit auslöst, ist oft eine krisenhafte Verwirrung und eine Chance für eine neue Standortbestimmung gegeben. Diese Methodik ruft die assimilierte Substanz als Kontrastprogramm auf den Plan.

7. Mögliche Weiterverarbeitung:
Markante Szenen können gemalt werden. Dabei werden die Details nochmals in anderer Weise ausgelotet und präzisiert. Man geht auch ausführlich auf die persönliche affektive Farbzuordnung ein, die zwischenmenschlich etwas variiert (bitte auch hier keine klischeehaften Farbsymbolik-Deutungen überstülpen.) Was ergänzt sich, was steht sich gegenüber? Was bietet sich für Dialoge an?

- Markante Szenen können dargestellt werden. Die eine Person (=Träumer) nutzt die Raumsymbolik, wechselt die Positionen, geht die Landschaft ihres Traumes ab und achtet auf ihre wechselnden Gefühle und Einfälle. Dabei sind ergänzende und korrigierende Impulse interessant. Diese Traumverarbeitung geht in ein Experiment über, wenn der Träumer sich unbewusst gesteuerten Handlungsketten überlässt und den Entwurf aus dem inneren Kontakt heraus weiterentwickelt.
- In der Gruppe können einzelne Mitglieder in Statthalterfunktion (auf Anfragen des Träumers) verschiedene Traumaspekte repräsentieren. Der Träumer kann sie zu einer Skulptur arrangieren und sie hinterher nach ihren rolleninduzierten Gefühlen fragen. Er kann sie auch um eine freie Szene bitten und sich von der Eigendynamik überraschen lassen.
  - Vorteil: Die anderen Teilnehmer können ihre Spontaneität und Einfühlung in die Teilaspekte einbringen.
  - Nachteil: Der Prozess geht vom Träumer weg, verlässt dessen präziseres Anliegen und entfernt sich in Richtung Gruppe, was je nach Gruppensituation wiederum günstig sein kann.

6.4 Einsatz von kreativen Medien

6.4.1 Allgemeine Gesichtspunkte

Die verschiedenen, künstlerischen Ausdrucksmittel sind jeweils ein geeignetes Hilfsmittel, um die Dynamik der »inneren Landschaft« und ihr Kräftespiel zu externalisieren, also in die Außenwelt zu projizieren, dadurch einen Abstand zu schaffen, der die erneute Hinwendung aus der Distanz erlaubt. Allein dieser Schritt gibt eine erste Entlastung. Die kreative, abbildende Konkretisierung der inneren Kräfte in der Außenwelt ist zwar einerseits oft eine Reduktion an Nuancen und Vielfalt, hat aber andererseits den großen Vorteil, die Hauptdimensionen zu erkennen und zu »begreifen«. Es ist eine strukturierende Orientierungshilfe für das innere Feld.

Im schöpferischen Zustand erleben sich die Probanden in einem für die Außenwelt eingeschränktem Bewusstseinszustand, während der »innere Scheinwerfer« voll auf ihre Befindlichkeit und ihr Problemfeld aufgeblendet ist. Es kommt zu einer vergleichbaren Trance oder einem Hypnoid, wie es während einer regressiven Einzelarbeit zu beobachten ist.

Der Ausdrucksprozess kommt einem spielerischen Experiment gleich mit all den vielfältigen assoziativen Freiräumen, das sich mit der »inneren Wahrheit« abgleicht und ausrichtet und hat dadurch per se ein heilendes Potenzial.

Das Erleben der persönlichen Freiheit im Gestaltungsvorgang ist in einem guten Sinne lustbesetzt. Es intensiviert die Wahrnehmung der selbstgesteuerten Selbstverwirklichung und intensiviert die Qualität des »ich bin« auf einer komplexen Ebene. Diese Seite des kreativen Ausdrucks hilft, den inneren Kontakt mit der »assimilierten Substanz« zu intensivieren und die Persönlichkeit in sich mehr abzustimmen, wodurch sie an Echtheit und letztlich an Glaubwürdigkeit gewinnt.

Die künstlerischen Ausdrucksmittel sind eine Bereicherung des gestalttherapeutischen Prozesses und eine Unterstützung in seinem zentralen Anliegen, aber sie sind nicht unabdingbar notwendig. Man kann Gestalttherapie auch ohne kreative Medien durchführen. Dann fehlt zwar einiges von dem spielerisch-schöpferischen, heiteren, bunten und lebensfrohen Flair, das üblicherweise zur Gestalttherapie gehört, aber die Grundstruktur wird nicht beeinträchtigt. Die Gestalttherapie fällt dann etwas technokratischer, rational überschaubarer aus, wie man sie gerne zu Forschungszwecken hat. Auch zur Struktur mancher Therapeuten passt mehr ein weniger bunter und weniger vielfältiger Stil. Das ist auch in Ordnung, weil es dann seine Stimmigkeit hat und dieser Wert wird besonders hochgehalten. Jeder Kandidat, jeder Therapeut soll – in einem grob abgesteckten Rahmen – seinen persönlichen Stil finden können.

Eine eingegrenzte Indikation kann sich für manche Angebote dadurch ergeben, dass sie für einzelne Probanden konfliktbelastet sind, z. B. ein Sohn eines Malers, der mit seinem Vater in einem unaufgelösten Autoritätskonflikt steht, wird das Medium Malen sehr wahrscheinlich nicht als ein für ihn neutrales Ausdrucksmittel empfinden können. Vielleicht fühlt er sich eher im akustischen oder pantomimischen Bereich frei, sich auszudrücken. Oder: Ein Berufsmusiker hat wahrscheinlich kaum die Naivität wie ein musikalischer Laie, musikalisch zu improvisieren, besonders, wenn das Berufsfeld durch Leistungsanforderungen problembelastet geworden ist. Er wird sich mit einem anderen Medium unbefangener fühlen. Es gilt also jeweils die Vorerfahrungen mit den Medien abzufragen, bevor man sie einsetzt. Am besten, man lässt wählen und abwählen, wenn man eine größere Palette zum Anbieten zur Verfügung hat.

In welchen therapeutischen Phasen sind kreative Medien von Nutzen?
Die künstlerischen Ausdrucksmittel werden

- überwiegend im Such- und Präzisionsprozess der Problemkonstellation eingesetzt. Sie helfen aber auch
- bei einer Bestandsaufnahme einer Zwischenbilanz, sie unterstützen
- das Suchen und Finden einer Lösung und dienen
- der Verlaufsdokumentation der schrittweisen Veränderung.
- Bei strukturell schwachen Personen, die also über (noch) kein stabiles Selbstfeld verfügen, hilft die Konfrontation mit dem Werk des eigenen Ausdrucks dem spiegelnden Selbsterkennen.

6.4.2 Gestaltende Techniken

Mit »gestaltende Techniken« seien u. a. die folgenden zusammengefasst:

- Malen und zeichnerischer Ausdruck,
- Modellieren mit Ton,
- Kollagetechniken,
- Puppen- und Maskenarbeit,
- Textil-Improvisationen,
- Metall- und Drahtbiege-Arbeiten,
- Bildhauen in Stein.

Das sind Themen für ein eigenständiges Buch. Sie können hier trotzdem nur gestreift werden. Allen gemeinsam ist, dass etwas Bleibendes mit bildhaft sinnlicher Qualität geschaffen wird. Es gibt Zeugnis davon, dass jemand wirkungsvoll war und etwas aufgrund seines Seins, seiner Fähigkeiten seines und freien Willens bewirken konnte. Das allein hat etwas Aufbauendes, Stabilisierendes, Aufwertendes für denjenigen, der es kreiert hat. Das Werk bleibt ein stummer Zeuge davon, dass der Betreffende Spuren hinterlassen kann und spiegelt ihm Aspekte seiner Existenz zurück.

Natürlich gibt es auch Werke, die vom Betreffenden eher als Zeugnis von Krisen, Unzulänglichkeiten und von seinen Schattenseiten gewertet werden. Da ist dann das therapeutische Verständnis der Situation des Patienten gefragt. Das Eingeständnis der inneren Düsternis in aller Ausdrucksstärke kann durch genau diesen Impuls des dazu Stehens den Weg auf den Gegenpol wieder frei machen. Bei einem Menschen, der Unzufriedenheit signalisiert, kann eine selbstentwertende Abwärtsspirale am Werke sein. Dann wird zunächst die Motivation zu diesem Muster Thema. Wieder ein anderer zerstört sich zunächst jegliche Freude an seinem Geschaffenen durch überzogenes, konkurrierendes Werten, bis er verstanden hat, dass hier niemand verliert und besiegt werden kann, dass er aber auch andere nicht besiegen kann und das auch gar nicht braucht, weil jeder in seiner Art interessant eindrucksvoll und in Ordnung ist.

Alle werden auf ihre Weise und in dem, was sie vermögen, geschätzt. Das ist ein sehr heilsamer Vorgang, wenn er hautnah erlebt werden kann.

Die beliebteste und verbreitetste Methode des Ausdrucksgestaltens in der Psychotherapie allgemein ist das **Malen mit bunten Ölkreiden.** Man kann damit nichts allzu Präzises anstellen, aber sie vermitteln andererseits doch Struktur und Festigkeit. Sie fließen nicht davon. Das Malen wird zum Festhalten von Tag- und Nachtträumen genutzt, es kann helfen, eine verworrene Situation zu klären, es kann die Resonanz auf ein bewegendes Ereignis verdichten und kann in immer neuen Varianten im Kontakt mit sich nach der eigenen Identität fragen. Das Gemalte kann für den Einstieg in eine typische Konfliktlösungsarbeit genutzt werden, wenn das ansteht, es kann aber auch die Zufriedenheit über einen guten Abschluss nach einer geleisteten Arbeit zum Ausdruck bringen. Die Zuordnung erlaubt der Kontext.

Einen besonderen Reiz bietet das **nonverbale Dialogisieren**, ähnlich wie es Benedetti für seine Arbeit mit schwergestörten Psychotikern beschreibt. Man kann es spielerisch auch mit leichter Gestörten sehr gewinnbringend und mit weniger Vorsicht in verschiedenen Varianten durchführen. Beispielweise: Zwei malen ein Bild. Das ist Interaktion pur. Der Therapeut sollte genau beobachten können, die Sequenz sollte nicht zu lange sein, damit das Wichtigste besprochen werden kann. Wenn der Therapeut der eine Partner ist, muss er sich über seine Rolle in dieser Beziehung und seine Gegenübertragung sehr klar sein.

Modellieren in Ton, v. a. mit geschlossenen Augen, ist sehr gut geeignet, das Körpergefühl besser zu »begreifen« und unbewusste Muster von psychosomatisch bedingten Fehlinnervationen oder Fehleinstellungen augenscheinlich zu machen. Diese Technik hat mit großem Erfolg und immer wieder gerne Hildegund Heinl in ihren Körpertherapie-Seminaren angewandt. Tonarbeit zu zweit ist eine sehr sinnliche Angelegenheit und eignet sich gut in der Paartherapie, wenn es um Hingabestörungen geht.

Die **Kollagen** machen Freude durch die kreative Freiheit, Dinge in anderen Kontexten als gewohnt zu einem neuen Ganzen zu kombinieren. Manchmal erweckt dieses Angebot Aufbruchsstimmung und fast emanzipatorische Tendenzen. Alle diejenigen, die sich beim Malen für zu untalentiert betrachten, gewinnen bei Kollagen Oberwasser. So kann dieser Technikwechsel auch letztlich einen gruppendynamischen Effekt bekommen, den man vielleicht einmal bewusst berücksichtigen mag.

Beim **Puppenherstellen** wird die Puppe rasch zum Selbstobjekt, zum Repräsentanten des Erschaffenden. Die wertschätzende Einstellung ist der heilende Faktor. Natürlich bietet es sich an, da wo es gewünscht ist, Dialogarbeit mit dem **inneren Kind** zu ermöglichen. Die selbstgebastelten Puppen, auch wenn sie nach einem sehr schlichten Modell gemacht werden, bringen eine gute Voraussetzung mit, zur integrierenden Selbstbeelterung anzuregen.

Textilarbeit bringt Freude am differenzierten Fühlen von Texturen. Sie stärkt im wahrsten Sinne des Wortes die Feinfühligkeit, bzw. eine subtile Sinnlichkeit. Meistens fühlen sich Frauen angesprochen, was zumindest teilweise auch am sozialen Rollenklischee liegen mag, weil bei der Textilarbeit mit Faden, Schere und Nadel umgegangen wird, was oft mit Handarbeit assoziiert wird. Wenn allerdings Bild- und Wandteppiche aus Stoffresten komponiert werden, ist in erster Linie die künstlerische Seite gefordert.

Maskenarbeit ist eine aufregende Angelegenheit. Die ungelebten Seiten, die gefürchteten Schatten und/oder die unerreichten Sehnsüchte konkretisieren sich plötzlich mit Wucht und Eindringlichkeit. Wenn die Masken aufgesetzt werden, scheint die Welt und man selbst in ihr verfremdet. Die Konfrontation mit der eigenen fremden Seite vor den Zeugen einer Gruppe kann das Selbstbild ganz unmittelbar und in einer existenziellen Weise hinterfragen. (Diese Technik sollte man besser nicht bei frühgestörten Patienten anwenden.)

Metall- und Steinarbeiten locken Kraft und ein konstruktives »ad-greddi« heraus. Sie sprechen die männliche, durchsetzungsbereite Seite – nicht nur bei Männern – an. Dabei geht es aber um einen sehr differenzierten, verantwortungsvoll gesteuerten Umgang mit dieser kraftvollen Seite, die man therapeutisch zum Identitätsaufbau rückspiegelnd nutzen kann.

Drahtbiegen zu zweit ist wiederum eine sehr eindrucksvolle Paarübung. Wenn man zwei verschiedenfarbige Drähte für eine Skulptur anbietet, manifestiert sich das Nähe-Distanz-Muster dieses Paares augenfällig. Natürlich lassen sich Drahtskulpturen auch im Einzel-Setting anbieten. Das Angebot erweckt im Allgemeinen Interesse bei künstlerisch orientierten, intellektuellen und eher schizoiden Menschen, wie mir scheint.

> Der Aufforderungscharakter der Medien unterscheidet sich zwar ein wenig, und das ist reizvoll, aber die Medien werden in unserem Rahmen nie ganz Selbstzweck, sondern dienen stets der Selbstbegegnung und, falls es etwas zu klären gibt, der Projektion für das Konfliktmaterial, mit dem dann gestalttherapeutisch weiter gearbeitet wird.

6.4.3 Märchenarbeit

Märchen haben den Vorzug, dass sie einerseits aus der Kindheit etwas sehr Vertrautes sind und an frühe Erlebnisse und Identitäten anknüpfen (können), und dass sie andererseits die Realität auf Abstand schieben, dass sie verfremden und ein Spiel zwischen Wirklichkeit und Fantasie in seinen ersehnten und/oder gefürchteten Aspekten zulassen.

! Die verdeckten Botschaften der subjektiven Märchenvarianten sind im Allgemeinen ganz nahe am Kern der unbewussten, aktuellen Weltsicht.

Hier sei ein Angebot geschildert, das sich im Gruppen-Setting bewährt hat. (Am Ende wird die Variation für das Einzel-Setting erwähnt.) Im Vorfeld wird vom Gruppenleiter betont, dass es ausdrücklich nicht auf die exakte Stimmigkeit mit den offiziellen Märchen ankomme. Es kursierten in den Familien viele Varianten nebeneinander und es komme auch nicht darauf an, wie es damals wirklich erzählt worden war, sondern, in welcher Version es heute erinnert werde. Und da reiche oft ein Teilgeschehen, ein Teilaspekt oder es könne auch eine ganz persönliche Variante eines Märchens sein. Wer keine Märchen erzählt bekam oder nicht erinnern kann, dem fällt vielleicht sonst eine eindrucksvolle Geschichte aus seiner Kindheit ein, die für ihn einmal von Bedeutung war. Ausländische Gruppenteilnehmer werden ausdrücklich zu den Geschichten und Märchen ihres Heimatlandes ermutigt, die als Bereicherung willkommen geheißen werden. Die Teilnehmer können sich mit Papier, Schreibunterlage und Kugelschreiber versorgen, bevor es los geht. Die Anleitung, wahlweise in der Du- oder Sie-Form gesprochen, heißt in etwa:

Beispiel

1. Teil: Märchenerzählung

a) »Erinnerst du dich noch an dein frühestes **Lieblingsmärchen**? Normalerweise lassen sich davon nur einige Spuren erinnern. Das ist ganz in Ordnung. Könntest du versuchen, das erste Lieblingsmärchen, das dir einfällt, in wenigen Sätzen zu erzählen und diese hier zu notieren?

b) Welche wichtigen **Personen** gibt es in diesem Märchen? Wen gibt es neben der Hauptperson noch? Und durch welche besonderen **Qualitäten** zeichnen sich diese aus?

c) Durch welche Eigenschaften kommt u.U. die Hauptperson in **Schwierigkeiten** und durch welche kommt sie wieder heraus? Aus der Lebenserfahrung der Hauptperson gesehen: **Was hilft**, in der Welt durchzukommen, zu überleben? Was macht **Sinn**? Gibt es etwas, was man **lieber meiden** sollte?«

2. Teil: Rollenbesetzungen

a) »Stell dir vor, du hättest dieses Märchen mit den Personen, die dir **damals**, als du mit dem Märchen bekannt wurdest, vertraut waren (vermutlich die Menschen der Familie und des nahen Umfeldes) in Szene setzen wollen. Wie hättest du die Rollen zugeteilt? Natürlich passt niemand genau und vielleicht auch nur annähernd. Schreibe deswegen hinter den Namen und hinter die entsprechende Rolle auch jeweils die Eigenschaft oder Besonderheit der Personen, die diese Wahl nahe legt oder halbwegs passend erscheinen lässt. Da du sicherlich auch mitspielst, mache das gleiche für dich selbst. Wer könnte deine Rolle ersatzweise besetzen?

▼

b) Wenn du das Märchen mit den **Personen der heutigen Lebenssituation** inszenieren wolltest, welche Märchenrollen würden am ehesten mit welchen Realpersonen zu besetzen gehen und welche Eigenschaften und Merkmale der Realpersonen bieten dafür einen gewissen »Aufhänger«, obwohl natürlich keine deutlichen Übereinstimmungen zu erwarten sind? Wer könnte deine Rolle ersatzweise übernehmen? Möglicherweise geht das Märchen heute etwas anders aus. Das ist jedenfalls möglich, weil vielleicht noch andere Überlebensmöglichkeiten, andere Arten, mit dem Leben zurecht zu kommen, in den Vordergrund getreten sind.

c) Wenn du das Märchen hier **in der Gruppe** aufführen wolltest, wen würdest du am ehesten zur Übernahme welcher Rolle bitten wollen und welche Besonderheit oder Merkmalskombination legt das am ehesten nahe? Wer könnte hier dein/e Stellvertreter/in sein?

Es ist nicht vorgesehen, das Märchen wie im Psychodrama durchzuspielen, sondern mit den Statthaltern eine Skulptur aufzubauen, evtl. mit einer nachfolgenden Mini-Handlungssequenz, um dem Impuls, der aufgrund der Konstellation innerhalb der Skulptur entsteht, zum Ausdruck zu verhelfen.

Im Einzel-Setting können natürlich nur die beiden ersten Rollenbesetzungen angefragt werden. Die Realisierung des Spiels lässt sich mit Stellvertreter-Objekten, z. B. mit Steinen oder Szeno-Figuren oder anderen Gegenständen symbolisch stellen und die Interaktion andeuten. Die Einzel-Settingform ist deutlicher gestalttherapeutisch, weil keine Impulse anderer in den Prozess hineinkommen.

Der Vorteil der parallelen Rollenbesetzungen sind die offensichtlich gemachten Übertragungsbereitschaften, die man hinterher überprüfen kann. Wer von heute bekommt die gleiche Rolle wie früher Vater oder Mutter etc.? Ein weiterer Vorteil dieses Angebotes ist der große Bogen zwischen den Anfängen der Identität und heute.

Ein weiterer Umgang mit Märchen ist der, dass sich **alle Teilnehmer** gleichzeitig in der Gruppe in **Märchenfiguren ihrer Wahl** verwandeln. (Wenn als »Requisiten« bunte Tücher, sowie Papier und Buntstifte, zur Verfügung stehen, kann man damit einige markante Merkmale andeuten.) Zunächst geht es darum herauszufinden, zieht es mich zu dieser Märchenfigur, weil ich eine Bestätigung von bestimmten Wesenszügen erwarte, die ich dann verstärkt ins Spiel bringen kann, oder geht es um meine weniger gelebten Wesenszüge, um meine Latenzen, die im Schutz dieser Rolle zum Zug kommen wollen. Mit wem fühle ich mich in der Gruppe dann näher, auf wessen Wellenlänge bin ich dann weniger eingestimmt? Jeder stellt sich vor mit dieser Identität, die meist die Züge einer Latenz trägt, und sucht nach Koalitionen. Man kann Kleingruppen bilden und von deren speziellen Figuren ein **Kleingruppen-Märchen** ausdenken lassen. Im Schlussteil begegnet jede Märchenfigur wieder ihrer ursprünglichen »Normalperson« und geht mit ihr in einen Dialog mit Rollentausch. Dabei zeigt sich, ob und wie die in der Märchenfigur untergebrachte Seite von der Alltagsperson (immer noch) abgewertet und abgelehnt wird, oder ob die Bereicherung entdeckt wird, die ihre Integration bedeuten kann.

Im Einzel-Setting lässt sich dieses Angebot im Prinzip ebenfalls machen. Es braucht allerdings etwas mehr Imagination als in der Gruppe, damit die ersehnten Aktivitäten der latenten Seite Lebendigkeit und Farbigkeit erhalten. Eine mögliche Frage dazu an den Probanden wäre: Was für eine Bereicherung könnte die Alltagsperson erhalten, wenn dies oder jenes weniger blockiert würde? Mit welchen Vorurteilen etc. blockiere ich mich bis jetzt?

6.4.4 Pantomime und Stegreiftheater

Die Freude an der Improvisation mit dem stummen, aber dennoch hochgradig beredten Körperausdruck kommt über Perls Leidenschaft für das »Living Theater«, dem er sich in seiner New Yorker Zeit Ende der 40er-Jahre zugehörig fühlte, in die Gestalttherapie.

Sie war bei ihm auf den alten Boden seiner Theaterliebe gefallen, der er sich schon als Schuljunge ergeben hatte, als er als Statist am Deutschen Theater bei Max Reinhardt große Theaterkultur kennen lernte. Dass im improvisierten Rollenspiel aufgrund seines Ausdrucksgeschehens, wann immer es auch echte Aspekte mitauslebt, eine heilsame, therapeutisch nutzbare Komponente steckt, haben sowohl Perls, wie auch Moreno selbst erlebt und motiviert, ihre Verfahren unter Einbezug von Komponenten des Improvisationstheaters weiter zu entwickeln. Sie trafen sich Ende der 40er-Jahre zweimal und tauschten sich über ihre Methoden aus.

! Die Fähigkeiten, die bei Pantomime und Stegreiftheater (wieder) zugänglich gemacht werden, sind nicht Selbstzweck, sondern dienen der spontanen, unverstellten Verständigung nach innen und außen.

Es gibt viele Übungsangebote, die darauf abzielen, emotionale Botschaften und Qualitäten zu kodieren und zu dekodieren, d.h., in den Ausdruck zu bringen und Ausdrucksverhalten zu verstehen.

Am geläufigsten ist, eine Befindlichkeitsrunde, die üblicherweise verbal läuft, unter der Überschrift »Wie geht es mir?«, nonverbal laufen zu lassen. Als »Lesehilfe« kann man jede Botschaft zunächst von allen Gruppenmitgliedern nachahmen lassen, weil im Tun am ehesten die analoge Emotionalität spürbar wird, kann den gewonnenen Eindruck durch die Mitglieder verwörtern lassen und am Schluss den Initiator der speziellen Gestik das Geheimnis lüften lassen, was er wirklich gemeint habe. Auch in den abweichenden Antworten stecken interessante Aussagen über die Antwortenden selber oder aber über die Latenz der Primärbotschaft.

Eine Variante dazu ist, dass die Gruppe die Primärgestik des beginnenden Probanden zunächst imitiert, dann aber der Reihe nach eine nonverbale analoge Antwort gibt, die der Proband entschlüsseln soll. Das kann man auch als aufwärmende Übung zur pantomimischen Interaktion benutzen.

Man kann auch Zerrspiegel-Kabinett spielen. Das eine Mal kommen Antworten übertrieben, das andere Mal untertrieben, das dritte Mal als Gegenteil zurück.

Eine andere Übung ist, dass die Gruppenmitglieder im Raum durcheinander gehen und sich nonverbal gestisch begrüßen und dabei ausdrücklich auf die Stimmigkeit achten. Welche Haltung und Gestik, welche Nähe und Distanz, welches Maß von Augenkontakt passt jeweils zu dieser Begegnung? Da hier Echtheit gefragt ist, gehen diese direkten Aussagen jeweils sehr unter die Haut.

Eine etwas geringere Herausforderung stellt die Übung dar, wenn alle durch den Raum gehen und bei jeder Begegnung gegenseitig über Gesten angedeutete Geschenke ausgetauscht werden. Dabei liegt die Aufmerksamkeit beim Erkennen und Ausdrücken des Dargestellten. Es entbehrt nicht einer gewissen Situationskomik, wenn es zu Verzerrungen, wie beim Spiel der »stillen Post« kommt, und etwa ein praller Apfel bei der Übergabe zu einem Baby wird und dieses bei der nächsten zu einem Luftballon verwandelt, beim übernächsten in die Luft gepustet wird etc.

! Die Freude an der Freiheit des Spiels ist eine Seite, die die menschliche Entwicklung voran bringt, weil der Mensch dabei angstfrei mit seinem Zentrum in Verbindung steht.

Das so genannte »Experiment« ist ein spielerisches Explorieren (im Zustand erhöhter Zentrierung) der jeweiligen inneren und evtl. auch äußeren Situation in Bezug auf eine ungelöste Frage. Dabei wird dem unbewussten Inneren erlaubt, bei der Ausdrucksgestaltung die Führung zu übernehmen.

Die Stegreifspiele sind, wenn es um persönliche Konfliktlösungen geht, in der Gestalttherapie häufig und typischerweise »Ein-Mann-Stücke«, in denen ein Mensch wechselnde Seiten ausspielt und dabei sowohl den nonverbalen wie den verbalen Kommunikationskanal benutzt. Das ist die Standardtechnik. Manchmal werden zusätzlich Statthalter gebeten, als ein reales Gegenüber präsent zu sein, was oft zusätzliche Brisanz bringt.

Es gibt auch spontane Gruppenaktivitäten als Antwort auf eine Einzelarbeit. Da wird z.B. jemand, der in den Kontakt mit seinem kargen Kinder-Ich gekommen ist, plötzlich gewiegt oder geschaukelt oder darf im Kreis der Gruppe Vertrauensübungsspiele machen, darf sich fallen lassen üben mit guter Erfahrung des sicheren Aufgefangenseins. Das sind spontane, spielerische Antworten der Gruppe auf Einzelprozesse. Die Einzelnen drücken dabei sich selbst und keine fremde Rolle aus.

> Die Übungen zur Pantomime und zum Stegreifspiel fordern einen unmittelbaren Kontakt untereinander und mit der gemeinsamen Situation ein, der zur Grundhaltung der Gestalttherapie gehört. Es werden alle Sinne und eine hohe Präsenz gefordert, wodurch ein gemeinsames, energetisches Feld des »Interesses« oder des »Dazwischen« aufgebaut wird.
>
> Der Sinn ist, sowohl über empathisches Einfühlen in den Schuhen eines anderen stehen zu können, wie auch ein immer klareres, unmittelbareres Verhältnis zur eigenen Substanz zu bekommen. Die Spontaneität, die in der Pantomime und im Stegreifspiel als Haltung eingeübt wird, dient dazu ein starkes Resonanzfeld nach innen und nach außen zur Verfügung zu stellen.

6.4.5 Poesie und dichterischer Ausdruck

Den dichterischen Ausdruck mit in die Therapie einzubinden, gehört eher zu den Möglichkeiten, die seltener genutzt werden und zwar sowohl vom Therapeuten als auch vom Patienten her. Wenn es vorkommt, lässt eher der Patient wissen, dass er Gedichte macht oder Kurzgeschichten etc. schreibt. Mit so einer Bemerkung sondiert er meist erst, ob er damit beim Therapeuten ankommt oder ob ihm diese Vorliebe nicht als verspäteter, postpubertärer Zug pathologisch angelastet wird. Gelegentlich kann so ein Eindruck tatsächlich angemessen sein. Im Allgemeinen ist der dichterische Ausdruck von problematischen, inneren Verhältnissen eine sehr reife Verarbeitungsform, oft nahe an der Sublimierung. Sie verbindet Emotionen, die Verbalisierung und eine nonverbale Ordnungsform von Reim oder Rhythmus oder bei der Prosaform mit gewissen Sprachstilelementen miteinander. Wenn noch unaufgelöste, emotionale Reste nachgeblieben sind, lässt sich natürlich eine Gestalt-Arbeit anschließen. Vermutlich wird sie von eher leiseren Tönen getragen sein. Es kann auch sein, dass es reicht, die anvertrauten Gedichte etc. zur Kenntnis zu nehmen, zu würdigen, wenn das für einen so stimmt, sich evtl. für den Prozess, der sich dabei abgespielt hat zu interessieren und zu respektieren, dass jemand diesen persönlichen Weg gewählt hat und ihn auch gehen kann.

6.4.6 Klangerzeugung und musikalische Kommunikation

Die musikalische Improvisation ist (potenziell) unübertroffen in der nonverbalen Begegnungsqualität und in ihrer Herausforderung, aufeinander zu hören, aufeinander einzuschwingen und dabei im Rhythmus und der Intonation ein »höheres Drittes« miteinander zu erschaffen, in dem alle Beteiligten über ein Teilhabeerleben gleichzeitig umfasst sind. Es erinnert in einer hochkomplexen Weise an ein Interaktionsfeld buberscher Ich-Du-Qualität.

Man kann sich natürlich auch dabei verfehlen und aneinander vorbei spielen. Eine eindrucksvolle Beobachtung, die Wolfgang Schroeder machte, als er noch in der Psychiatrie Musiktherapie mit psychotischen Langzeitpatienten machte, dass es häufig bei dieser Patientengruppe beim Zusammenspiel vorkam, dass sie einen Bruchteil eines Taktschlags früher oder später einsetzten und so das maximale Beieinandersein auf ihre Weise vermieden (persönliche Mitteilung). Man kann darüber spekulieren, ob es zu ihren frühen Überlebensstrategien gehört haben mag, Begegnungen eher zu umgehen oder ob es ein Teilaspekt ihres Reizabschirmfilters ist oder noch etwas ganz anderes.

Zwischen diesen beiden Extremen von feinster Abgestimmtheit und Kontaktvermeidung können wir natürlich im akustischen Medium besonders gut alle Variationen dazwischen erleben. Beliebt sind heftige Auseinandersetzungen auf Trommeln, speziell auf Kongas, das sind hohe Trommeln, neben denen man stehen muss, wenn man auf ihnen spielen möchte. Das ist die passende Körperhaltung, wenn es um Auseinandersetzung geht. Natürlich gibt es auf der anderen Seite über den Klangausdruck auch die liebevollsten und zärtlichsten Interaktionen, die man sich nur denken kann. Ich kann mich auch an humorvolle und witzige Interaktionen erinnern, ohne dass es Worte gebraucht hatte.

Im nonverbalen Medium der Geräusche, Rhythmen und Klänge steht das ganze Spektrum menschlicher Emotionen zur Verfügung, das dabei zum Ausdruck gebracht und analog beantwortet werden kann. Auch da haben wir die Vordergrund- und Hintergrundphänomene. Es ist möglich, nonverbal auf Hintergrundsignale zu antworten, die dem Gegenüber selbst entgangen waren, was den Prozess in eine andere, neue Richtung lenkt.

Eine große Stärke ist die Induktion der individuellen Spontaneität und der spielerischen Freiheit einerseits und der Förderung der Wahrnehmung feiner Unterschiede auf der anderen Seite. Für viele hat dieses Angebot allein dadurch eine heilsame Nachreifungsfunktion.

Außer dieser aktiven Form der Musiktherapie gibt es die rezeptive Form des gemeinsamen Hörens, mit oder ohne verbalen Austausch danach und die verschiedenen Trance-Induktionsformen, die v.a. Wolfgang Strobel (1999) herausgearbeitet hat.

> Für die Gestalttherapie ist diejenige Form der Musiktherapie die angemessene, bei der das gestalttherapeutische Vorgehen im Medium der Musik praktiziert wird, wie es Wolfgang Schroeder (1995) beschrieben hat und zwar sowohl bei der Spurenaufnahme, wie bei der Konfliktbearbeitung.

6.4.7 Atmung und Stimme

Stimm- und Atemarbeit sind eigene Disziplinen mit verschiedenen, selbständigen, eigenen Schulen. Dies soll nicht tangiert werden.

Unabhängig davon werden Atmung und Stimme im Rahmen der Gestalttherapie in besonderer Weise beachtet. Beide Funktionen und Ausdrucksweisen sind sehr nah mit dem Erleben verbunden und spiegeln es unmittelbar.

Es mag ursprünglich ein bioenergetisches Erbe gewesen sein, dass die Aufmerksamkeit auf den Atem lenkte, auf sein rhythmisches Schwingen oder sein Stocken, sein Vertiefen oder Abflachen, sein Seufzen oder Gepresstsein etc. Jegliche Angst lässt ihn inne halten. Jegliche Entlastung lässt ihn fließen. Er ist ein gutes Indiz, ein sicherer Wegweiser, speziell, wenn es um Aufspüren unerledigter Konflikte geht und auch dafür, ob Entlastung eingetreten ist oder noch nicht.

Über den Atem, wenn man ihn imaginativ verwendet, kann man von innen her jedes Organ erreichen, kann ihm ein entspannendes Lächeln und lichtvolle Energie zuschicken und so den inneren Kontakt pflegen. Jedem Körperteil kann so über den Atem zugelächelt werden.

Der Atem kann im Rahmen von Übungen, die die Standfestigkeit und Verwurzelung fördern möchten (»grounding«), zum vertieften Spüren der persönlichen, körperlichen und leib-seelischen Existenz, aber auch der Selbststeuerung genutzt werden.

Eng mit dem Atem ist die Stimme verkoppelt. Manchmal wird sie zum Austragungsfeld von Konflikten, meist, wenn Aspekte von Selbstunsicherheit eine Rolle spielen. Die Stimme zu erheben und mit ihr den Raum zu füllen, braucht ein Minimum an Selbstsicherheit. Auch die inneren Schwingungsräume können mehr oder weniger in Resonanz gehen dürfen, bzw. durch Spannung daran gehindert werden.

! Die Stimme ist insofern etwas sehr intimes, weil sie sehr sensibel den Spannungszustand, bzw. den Angstpegel, mitteilt.

Entsprechend ist eine tiefe, entspannte Stimme für den Hörer ansteckend entspannend und damit wohltuend. Der gezielte Umgang mit der Stimme wird der Musiktherapie zugerechnet. Die Gestalttherapie begnügt sich, gelegentlich mit stimmlichen Mitteln einen Dialog anzufeuern (Lautstärke steigern) oder intimer werden zu lassen (Flüstern), v.a. aber, auf eine gewisse Kongruenz zwischen Inhalten und stimmlichem Ausdruck zu achten. Das dient sowohl der Diagnostik als auch dem Wechselwirkungsphänomen in der Therapie. Jemand, der sich probeweise mit klarer, fester Stimme reden hört, wird selbst davon beeindruckt, als könnte er sich damit selbst Mut machen.

Was ferner als heilsam beschrieben wird, ist das »Wir«-Gefühl beim Miteinandersingen, als gäbe es dadurch ein gemeinsames, energetisches Feld, an dem der Einzelne teilhaben könne.

6.4.8 Imagination

In gewisser Weise arbeitet die Gestalttherapie ständig mit imaginierten Personen und Gegenständen, weil sie bei ihrer Hauptmethodik therapeutisch induzierte Projektionen hervorruft und mit diesen lebhaften Kontakt aufnehmen lässt.

Zusätzlich zu diesen Imaginationen verwendet sie auch eine Art Tagtraumtechnik in freier Form, hauptsächlich, wenn es darum geht, unbewusste Bereiche zu explorieren.

Diese freie Form entspricht der subjektstufigen Traumarbeit: Alles, was auftaucht, bin ich selbst, sei es der Löwe, sei es der Felsen oder der Abgrund, sei es die Wolke. Da ich mich in alles verwandeln kann, was zunächst oft Erstaunen auslöst, wenn ich mich an eine Form fixiert glaube, schwindet die Angst. Ich brauche keine Beschwichtigungs- und Schutzstrategien, wie in Leuners Tagtraumtechnik (im katathym-imaginativem-Bilderleben), ich steige einfach in die andere Seinsform über, die mir mein Unbewusstes spiegelt, und lote deren Lebensweise aus. Es mag ein heilsames Befremden sein, aus der Opferrolle in eine Täterrolle umzusteigen oder umgekehrt – und sich mit der Existenz des eigenen, inneren Gegenpols anzufreunden.

Oft wird bei der (Nacht-)Traumarbeit eine letzte Szene als Tagtraum-Imagination angehängt und zwar immer dann, wenn die Lösung offen ist. Dies setzt einen guten Kontakt nach innen voraus. Man bittet einfach darum, den Traum um eine Szene weiter zu träumen und sich den ersten Einfällen zu überlassen, sich ihnen anzuvertrauen.

Beliebt sind geführte Imaginationen, gemeinsame Reisen, bei denen der äußere Rahmen vorgegeben ist, die Details aber individuell gefüllt werden. Zum Beispiel besuchen alle einen Zoo, oder machen eine abenteuerliche Flussfahrt, oder nehmen an einem Sommerfest teil, oder reisen alle ans Meer und gehen tauchen, oder machen sich ins Gebirge zu einer Gratwanderung auf, oder untersuchen ein Ruinenfeld, oder suchen das Land ihrer Seele etc.

Das Thema sollte aus der Gruppe oder – in der Einzelbehandlung – aus dem therapeutischen Prozess kommen. Das Rahmenthema wird angedeutet, der Proband fantasiert selbständig weiter und notiert seine Einfälle. Meist ist er einverstanden, die markantesten Einfälle in einem Bild anzudeuten und festzuhalten.

Eine von vielen möglichen Imaginationsreisen sei hier angeführt. Wir nennen sie: Die Reise zum weiseren Selbst und seine Hindernisse.

Imaginationsreise: »Die Reise zum weiseren Selbst und seine Hindernisse«

»Ich möchte Sie bitten, sich es auf Ihrem Stuhl bequem zu machen, gut durchzuatmen und, wenn Sie wollen, die Augen zu schließen, – wenn wir uns gleich auf eine Reise nach innen begeben.

Zunächst stelle ich mir vor, ich lebe in einem hübschen, wohlvertrauten Haus – und habe da meinen sicheren Ort – etwa vergleichbar, wie ich in meinem Körper lebe.

Da ich vorhabe zu verreisen, gehe ich erst noch mal durch das Haus, sehe nach, ob alles einigermaßen in Ordnung ist und schließe die Fensterläden. Dann wende ich mich der weißen Wendeltreppe zu, die sich mitten im Haus befindet, steige eine Umdrehung hinunter und stehe vor einem weißen, oben schön geschwungenem Tor, zu dem ich den Schlüssel immer am Bund trage. Und ich öffne es.

▼

Vor mir entdecke ich eine Landschaft, die immer deutlicher und reicher an Details wird. Es ist meine innere Landschaft, die sich mir enthüllt und die mir in ihrer Bildersprache etwas von meiner Befindlichkeit erzählen möchte.

Welche Qualitäten herrschen vor? (Weite Ebene, enge Schluchten, raue Gebirge, Wald, See, Sandwüste. Eis, Asphalt, Stadtlandschaft, Gärten, Wiese, Dschungel, Sumpf, Meeresufer…?)

Es gibt unzählige Möglichkeiten. Die Landschaft wird sich so zeigen, wie es für heute passt.

Und wie ist die Atmosphäre? Wie das Klima? Gibt es etwas zu schmecken oder zu riechen? Hört man etwas in dieser Landschaft? Gibt es dort noch andere Lebewesen? Möchte ich mich in besonderer Weise bewegen? Wie? Wonach ist mir insgesamt?

Gibt es einen Weg? Oder muss ich mir erst einen suchen oder bahnen? Wie fühlt sich der Weg unter den Füßen an? Einladend oder beschwerlich? Gehen Sie ihn gern? Neugierig oder eher etwas zögerlich?

Nun taucht fern am Horizont die Gestalt eines älteren Menschen auf, etwa dort, wo der Weg, soweit ich einen sehen kann, hinläuft. Nach dem ersten Verdutztsein entsteht wachsendes Interesse an dieser Gestalt. Beim langsamen Näherkommen wirkt sie merkwürdig vertraut und doch auch etwas fremd. Sie ähnelt uns selbst in Haltung und Gangart, sie schaut uns an und steckt uns die Hand entgegen, wie wir es sonst auch tun, vielleicht ein wenig ruhiger und mit einem weisen und herzlichen Lächeln dabei. Sie lässt uns wissen, dass sie unser mögliches, späteres, **reiferes Spiegelbild** ist, zu dem wir noch werden können, und ferner, dass sie uns beim Finden unseres Weges hilft, wenn wir sie danach fragen. Man sieht ihren Augen an, dass die gewohnt sind, über den Tellerrand des Alltags hinaus zu schauen und dass sie weiter und tiefer sehen können als üblich. Die Gegenwart dieser Gestalt ist wohltuend und befreiend.

Die Gestalt erlaubt uns **eine Frage zu stellen**, die uns für die jetzige Lebenssituation wichtig erscheint. Welche Frage möchten Sie stellen? Die Gestalt ist bereit beim Finden der Antwort behilflich zu sein.

▼

Zunächst gibt sie uns die Hand und deutet uns den Weg zum Haus der Gegenwart zurück. Sie sagt, die **Antwort wird als Aufgabe** in dem versteckt sein, was uns **den Weg versperrt**, wenn wir uns umdrehen. Versuchen Sie diese Barriere, dieses Hindernis auf ihrem Wege (Ihrer Entwicklung) vor Ihrem inneren Auge zu sehen. Ein Vorbeikommen ist nicht möglich. Die einzige Chance dennoch auf dem Weg zum eigenen Zuhause weiter zu kommen ist, sich vorübergehend in dieses **Hindernis** zu **verwandeln** und zu fragen, wer es ist, was es braucht, wozu es gut ist, was es möchte etc. und schauen, was daran vertraut ist und wie sich das Hindernis dadurch verändert. Erst danach können wir passieren und unseren Weg fortsetzen. Wir kommen wieder wohlbehalten an am weißen Tor, wir öffnen es und gehen die weiße Wendeltreppe hoch und öffnen unsere Fenster unseres hübschen Hauses und auch konkret die Augen. Wir kommen wieder hier in dieser Gruppe an mit allen unseren Sinnen und sind wach und klar.

Wir haben noch im Ohr, dass in dem Hindernis die Antwort auf die Frage, die wir stellten, verborgen ist, jedoch als Aufgabe verkleidet, die noch zu lösen ist.

Ich bitte jeden, sich ein Blatt Papier zu nehmen und von den bunten Stiften dort und erst das Hindernis zu malen und dann das, was es gesagt hat, als Sie in ihm waren, zu notieren. Wir schauen dann individuell, was es mit diesen Barrieren auf sich hat. Wenn Sie noch etwas von der Anfangslandschaft wissen, deuten Sie sie an. Sie steht zu der Barriere sehr wahrscheinlich in Bezug.«

6.5 Körperarbeit

Liebe Leser und meine liebe Quintalog-Gruppe, bei diesem Thema wäre es gar zu krass, verkopfte Gedanken aufzutürmen, von denen es in diesem Buch ohnehin schon reichlich hat. Über die verschiedenen Wurzeln der Körperarbeit haben Sie auch schon gehört, ich meine die Bioenergetik über Fritz Perls Verbindung zu Wilhelm Reich einerseits und über Lore Perls lange Erfahrung in Eurhythmie und Ausdruckstanz andererseits. Über Lore kommt die Freude am subtilen Körperausdruck in die Gestalttherapie. Die Körperarbeit inklusive der Tanz- und Bewegungstherapie und Charlotte Selvers »sensory awarenes« nimmt in der Gestalttherapie eine wichtige Rolle ein. So weit die Einleitung. Statt weiter »darüber zu reden«, möchte ich Sie mit den Worten von James Kepner aus seinem Buch »Körperprozesse« (1988, S. 33) zu einem kleinen Experiment einladen, in dem die Körpererfahrung im Mittelpunkt steht.

Fangen Sie an, so wie Sie jetzt dasitzen, ohne Ihre Körperhaltung absichtlich zu verändern, auf Ihre Körperempfindungen zu achten. Welches sind Ihre ersten Empfindungen? Welche Spannungen verspüren Sie? Wo? Wie atmen Sie: schnell, langsam, tief? Wie ist Ihre Haltung? Halten Sie sich gerade oder lassen Sie sich von Ihrer Stuhl- oder Sessellehne stützen? Sitzen Sie zusammengesunken oder locker da, aufrecht oder steif? Wie wirkt sich diese Sitzhaltung auf Ihre Atmung aus?

Bis jetzt haben Sie bloß mit dem Prozess begonnen, auf Ihre körperlichen Empfindungen zu achten. Viele Menschen sagen mir, dass sie überhaupt nichts empfinden, wenn sie sich erstmals auf ihren Körper konzentrieren. Falls dies auf Sie zutrifft, dann ist dieser Mangel an Empfindungen auch eine wichtige Aussage über Ihr Selbstempfinden. Aber die meisten Menschen werden irgendwelche Empfindungen ihrer körperlichen Vorgänge verspüren; wenn Sie fortfahren, geduldig auf Ihren Körper zu achten, werden die Einzelheiten reichhaltiger und vielgestaltiger werden.

Während Sie fortfahren, auf Ihre Körperempfindungen zu achten, machen Sie Aussagen, stumm oder hörbar, zu Anfang beispielsweise: »Im Moment merke ich, dass sich meine Atmung gepresst und flach anfühlt.« »Im Moment verspüre ich Wärme in meinem Bauch.« Lassen Sie sich Zeit! Ihre Aussagen sollen Ihnen helfen, sich auf Ihre Körperempfindungen in diesem Augenblick zu konzentrieren.

Sie werden vielleicht bemerken, dass manche Empfindungen deutlicher wahrnehmbar sind als andere. Sie sind sich vielleicht Ihrer Atmung oder Ihrer Körperhaltung deutlicher bewusst oder vielleicht einer Verspannung in Ihrem Nacken oder in Ihren Beinen. In Gestaltbegriffen sind diese Empfindungen Figuren, die sich von dem allgemeinen Hintergrund Ihrer Körpererfahrungen abheben. Eine Figur, etwas Herausragendes in Ihrer Bewusstheit, beginnt Aufmerksamkeit zu erregen und an Energie zu gewinnen, wenn es Bedeutung für Ihr Selbst hat.

Verändern Sie das »Ich merke...« zu »Ich bin...«, um Ihr »Ich« versuchsweise mit Ihrer Körpererfahrung in Verbindung zu bringen. Machen Sie z.B. aus »Ich merke eine Verspannung in meinen Schultern« – »Ich verspanne meine Schultern.« Aus »Ich merke eine Schwäche in meinen Armen« machen Sie »Ich bin schwach in den Armen«. Setzen Sie dies für fünf oder sechs Aussagen fort.

Was geschieht, wenn Sie in Bezug auf Ihren Körper den Begriff »Ich« verwenden? Manche Leute wehren sich gegen diese Implikation von Verantwortung: »Ich verspanne meine Schultern nicht, sie sind einfach so.« Falls Sie diesen Drang zum Protest verspürten, würde ich fragen: Wer verspannt Ihre Schultern, wenn nicht Sie? Verspannen ist etwas, was Sie als Reaktion auf etwas mit sich selbst machen! Aber Sie empfinden Ihre Verspannung vielleicht nicht deutlich genug, um zu spüren, dass Sie es sind, der sie hervorbringt. Kehren wir zu dem Körperexperiment zurück und schauen wir, ob wir ein noch deutlicheres Bewusstsein des »Ich« in Bezug auf Ihre körperlichen Vorgänge erreichen können.

Konzentrieren Sie Ihre Aufmerksamkeit auf die zwei oder drei Empfindungen von Anspannung, die für Sie am deutlichsten wahrnehmbar sind. Wenn wir nun eine nach der anderen näher betrachten, wie würden Sie diese Spannung dann beschreiben? Empfinden Sie es wie ein Pressen? Ein Klammern? Ein Zusammenziehen? Verkrampfen? Versteifen? Es hilft Ihnen vielleicht, die Spannung zu übertreiben, um ein klareres Gefühl für deren Beschaffenheit zu bekommen.

Ich möchte Ihnen jetzt ein weiteres Experiment vorschlagen, bei dem Sie die Worte benutzen sollen, die den Charakter Ihrer Spannungen (es kann sich um verschiedene Spannungszustände handeln) beschreiben. Nehmen Sie einmal versuchsweise an, dass Ihr Körper Ihr »Selbst« ist. Wenn Sie z.B. eine der Verspannungen, auf die Sie sich konzentrieren, als ein »Zusammenpressen« empfanden, dann benutzen Sie dieses Wort, um eine zweiteilige Aussage über sich zu machen: »Ich presse mich zusammen, und dies ist meine Existenz.« Oder: »Ich halte mich zurück, und dies ist meine Existenz.« Wiederholen Sie diese Aussagen mehrmals, um deren Bedeutung für Sie voll zu erfassen. Achten Sie darauf, wie es auf Sie wirkt, Ihren körperlichen Zustand als eine Beschreibung Ihrer existenziellen Lage zu werten.

Wenn Sie dieses Experiment gemacht und nicht nur darüber gelesen haben, dann sind vielleicht ein oder zwei Ihrer Aussagen bedeutsam für Sie geworden. Vielleicht ist es Ihnen gelungen, etwas direkt zu äußern, was Sie zuvor nur vage empfunden hatten. Sie hatten vielleicht ein »Aha«-Erlebnis, das Ihnen den Zusammenhang zwischen Ihren körperlichen Empfindungen und Ihrem gegenwärtigen oder auf eine vergangene Situation bezogenen Lebensgefühl vermittelte.

Oder vielleicht ist es Ihnen schwer gefallen, in Ihren Körperempfindungen etwas Sinnvolles zu entdecken. Sie hörten mitten im Experiment auf oder bemerkten »nichts« in Bezug auf Ihren Körper oder verspürten nur »triviale« Empfindungen. Im Rahmen die-

▼

ses Experiments möchte ich Sie nun auffordern, Aussagen über Ihre Schwierigkeiten in derselben Weise zu formulieren, wie Sie das in Bezug auf Ihre Körperempfindungen tun sollten:

»Es ist mir unangenehm auf meinen Körper zu achten, und dies ist meine Existenz.« – »Ich spüre nicht viel von mir, und dies ist meine Existenz.« – »Mein Körper erscheint mir trivial. Und das ist meine Existenz.«

Ihr Widerstand, Ihr Missbehagen oder Ihr Gefühl der Sinnlosigkeit ist ebenso sehr eine Aussage über Ihre Beziehung zu Ihrem körperlichen Selbst wie jede andere Feststellung.

Dieses Experiment hat Ihnen eine empirische Einführung in eine Grundprämisse des Gestalt-Ansatzes in der Körpertherapie vermittelt: das Selbst oder »Ich« ist sowohl eine verkörperte als auch denkende Größe. Wir existieren, lieben, arbeiten und befriedigen unsere sich ständig wandelnden Bedürfnisse durch unser körperliches Sein und unsere Interaktionen in der Welt. Das Erleben unseres Körpers ist Erleben unseres Selbst, genau so wie unser Denken, unsere Fantasie und unsere Vorstellung Bestandteile unseres Selbst sind.... (Kepner, 1988, S. 33).

Soweit James Kepner, der für sein Buch noch von Lore Perls und von Joseph Zinker ein freundliches Geleitwort bekommen hatte. Er steht für viele, die ganz leise den Weg weisen, über den Kontakt mit dem körperlichen Sein bei sich in der Mitte anzukommen.

6.6 Der kreative Umgang mit der Zeitdimension

6.6.1 Allgemeine Gesichtspunkte

Die chronologische und die erlebte Zeit weichen im Allgemeinen von einander ab. Für die Psychotherapie hat die subjektive Zeit besondere Bedeutung. Es gibt viele Möglichkeiten, sie sichtbar werden zu lassen. Beliebt ist eine Art Panoramatechnik, ein Angebot, sich allgemein oder unter bestimmten Blickwinkeln einen Überblick über das bisher abgelaufene Leben zu verschaffen, soweit es subjektiv von Bedeutung ist und dadurch sowohl das Gegenwartserleben, wie auch die Zukunftserwartung prägt. Dies taugt gut für eine **Zwischenbilanz**, bzw. für eine Bestandsaufnahme, und für eine Verdichtung der Identität unter biografischem Gesichtspunkt.

Die Panoramatechniken kann man auch primär als kreative Ergänzung zur biografischen **Anamnese** und teilweise als Äquivalent einsetzen.

Als Zwischenbilanz genutzt, kann diese Methodik auch den Scheinwerfer des Interesses auf eine anstehende Entscheidung in der Gegenwart richten. Die Gesichtspunkte für die Entscheidung holt der Betreffende, nachdem er seinem speziellen, biografischen Hintergrund bildlich und szenisch entfaltet hat, aus den konkretisierten Erfahrungen, den kompensatorischen Wunschfantasien, den Kräften seiner Gegenpole, bzw. Latenzen, die in typischer Weise in den Kontakt geholt werden, und den an der Realität neu überprüften Überlebensstrategien, Richtwerten, Modellen und Leitbildern.

! Die Konfrontation mit den unbewussten Verzerrungen und Verwerfungen der subjektiven Zeit kann einerseits eine Fundgrube für das Selbstverständnis werden. Andererseits kann die bewusste Erlaubnis zur bedachten, bedeutungsabhängigen, subjektiven Beleuchtung und Umgestaltung der biografischen Zeitlinie ein wichtiger Schritt zur eigenverantwortlichen Selbstgestaltung des eigenen, weiteren Weges werden.

Bei der Methodik, die das chronologische Zeitraster, das eine Funktion des »deklarativen Gedächtnisses« ist, als Grundstruktur nutzt, und dieses mit Inseln intensiveren, subjektiven Erlebens anreichert, wird ein Integrationsangebot für die beiden hirnphysiologischen Speicherformen gemacht, das dadurch bereits ein gewisses, heilsames Potenzial enthält. Sollten sich manche Erlebnisinseln als traumatisch belastet erweisen, stehen die bewussten Distanzierungstechniken zur Verfügung, die jederzeit eingeschoben werden können.

Es folgen einige Varianten der Panaromatechnik, im angloamerikanischen Sprachgebrauch wird an dieser Stelle von »Timeline« gesprochen.

6.6.2 Panoramatechnik

Allgemeines Lebenspanorama

Anleitung zum Landschaftspanorama

»Sie sehen hier vorsorglich eine Papierrolle und Buntstifte vorbereitet. Vielleicht bekommen Sie gleich Lust darauf, sie für eine Skizze einzusetzen. Aber bitte kommen Sie erst einmal in Ruhe auf Ihrem Platz, den Sie sich gewählt haben, an.

Das Angebot ist, sich dem bisherigen Weg, den Ihr Leben genommen hat, zuzuwenden, sich ihn anzuschauen. Da Sie Ihr Leben wahrscheinlich in unterschiedlichen Abschnitten erlebt haben, könnte es Sinn machen, sich den Weg vorzustellen, wie er durch unterschiedliche Landschaften läuft. Die mögen unterschiedliche Qualitäten und Atmosphären haben, ansprechende oder abstoßende, förderliche oder eher behindernde, vielleicht sogar bedrohliche, sie mögen ferner unterschiedlich schwierig oder leicht zu durchqueren sein. Sie können eine Herausforderung bedeuten, die Kräfte mobilisiert, oder aber eine Überforderung, die resignieren lässt. Ein Landschaftsabschnitt kann zu einem Paradies auf Erden werden, in dem Freude und Lebenslust aufkommt, ein anderer vielleicht zum Gegenteil, zu einer Art Hölle. Vielleicht haben Sie für sich private Sonder- oder Schleichwege entdeckt? Für hier macht zunächst alles Sinn und ist in Ordnung. Schauen Sie, ob Sie sich in diesen Landschaften allein oder mit anderen zusammen sehen und ob diese Personen mit den speziellen Landschaftsqualitäten etwas zu tun haben. Wenn Ihnen irgendwelche äußeren oder inneren besonderen Vorkommnisse als Meilensteine auf Ihrem Weg dienen, ist das zur Orientierung sicher hilfreich.«

Wenn dieses Angebot in das Einzel-Setting einbezogen ist, kann man den Patienten fragen, ob er gerne beim Malen ganz für sich sein möchte, oder ob er lieber schon während des Skizzierens dazu reden möchte.

Im Gruppenrahmen wird dieses Angebot zunächst mit einer stillen Arbeitszeit von ca. 15–20 min verknüpft. Die einzelnen Teilnehmer stellen anschließend ihren Lebensweg durch die verschiedenen Landschaften vor.

Möchte man die gruppendynamische Verbindung fördern, kann man nachträglich fragen, ob es denkbar ist, dass jeder im Geist 1–3 Personen hier aus der Gruppe in eines der Lebensabschnitte intuitiv einlädt und sich überlegt, aus welchem Gefühl heraus das ganz gut vorstellbar wäre, z. B. um selbst Verstärkung zu bekommen, oder aus einem Gefühl von besonderem Gleichklang oder einer partiellen Schicksalsgemeinschaft etc.

6.6.3 Themenfokussiertes Panorama

Speziell für thematische Seminare oder spezifische Problemkreise eignen sich themenakzentuierte Lebensüberblicke. Der eine könnte der des beruflichen Weges/beruflichen Werdegangs sein.

Themenfokussiertes Panorama zum beruflichen Werdegang

»Welche beruflichen Perspektiven haben jemals schon in Ihrem Kopf herumgespukt? Vielleicht tauchen im weiteren Umfeld irgendwelche »Paten« dazu auf, die für Sie in jener Zeit von besonderer Bedeutung waren? Das mögen nicht nur Personen Ihres familiären Umfeldes gewesen sein.

Was waren Ihre realen Erfahrungen auf dem Weg in Ihr Berufsleben? Wer oder was war dabei für Sie bedeutsam? Was steckt an besonderer Qualität in der beruflichen Identität, die Sie – früher und jetzt – anstreben? Wer hätte sich in besonderem Maß darüber gefreut, wenn Sie (oder dass Sie) Ihr Ziel erreicht hätten (hatten)?

Was haben Sie als Ihre beruflichen Erfolge angesehen? Konnten Sie sie würdigen und sich darüber freuen? Oder brauchte es dazu die Erlaubnis oder Bestätigung anderer? Gibt es da noch etwas nachzuholen? Und wenn es Misserfolge gab, wie sind Sie damit umgegangen, was hätten Sie gebraucht und/oder was brauchen Sie dazu evtl. noch heute? Skizzieren Sie die realen und die imaginierten/ersehnten Einflüsse mit anderen Farben. Vielleicht mögen Sie mit den Farben etwas von Ihrer Gefühlsreaktion auf Ihre Erfahrungen oder auf Ihre Sehnsüchte mit zum Ausdruck bringen?

▼

Möglicherweise gab es im Verlauf des Weges Veränderungen bei der Einstellung zum Beruf. Was war stabilisierend und was für Sie eher belastend oder problematisch? Wie und evtl. wohin sollte es weitergehen, damit Sie an Ihrem beruflichen Ende aller Wahrscheinlichkeit nach ein zufriedenes Gefühl haben dürften? Wie ist für Sie die Vorstellung, evtl. vorzeitig aus Ihrem speziellen Berufsleben auszuscheiden oder ausscheiden zu müssen? Was für ein Erleben und Selbstverständnis verbindet sich damit für Sie? Wenn es Ihnen recht ist, schauen wir hinterher, dass wir die Teil-Person, z. B. diejenige, die sich früher einmal als Versager vorkam oder aus anderem Grunde im Beruf unglücklich war, und diejenige, die alles mit Bravour geschafft hat, – oder wie auch immer Ihr Begleitkommentar dazu ausfällt –, hier lebendig in den Raum bekommen und in Kontakt bringen. Möglicherweise haben sich die beiden noch gar nicht richtig kennen gelernt und haben noch gar nicht erkannt, dass sie beide füreinander Bedeutung haben könnten.«

6.6.4 Panorama zu Gesundheit und Krankheit

Es bietet sich an, hierbei eine Skala eines inneren Bezugsystems, etwa nach Art einer Fieberkurve, vorstellen und skizzieren zu lassen, auf dem sich das vital-energetische Hochgefühl bei dem man glaubt, Bäume ausreißen zu können, oben und der subjektive Zustand von Zusammenbruch mit »ausgelaufenen Batterien« inklusive aller stimmungsmäßiger und/oder psychosomatischer Begleitumstände, die der Einzelne bei sich kennt, unten abbilden. Diese subjektive Messlatte laufe nun von Geburt bis jetzt dem Leben hinterlegt mit und bilde den Hintergrund der Darstellung.

Interessant sind hier auch die zeitlichen Vor- und Umfelder von Erkrankungen, aber auch von Unfällen aller Art. Welche Rolle spielt im Laufe des Lebens die Reaktion des sozialen Umfeldes auf den Kranken, auf sein Wert- und Selbstverständnis, aber auch auf seine Verführbarkeit zu einem eventuellen, sekundären Krankheitsgewinn?

Ein besonderer Augenmerk gilt bei diesem Themenkreis der primären Balance, also dem Erleben, im Gleichgewicht zu sein, sowie der Krankheitsbewältigung. Wer oder was hat geholfen? Wie habe ich mir geholfen? Was vermag ich zu mobilisieren? Zu welchen inneren oder äußeren Quellen finde ich Zugang?

! Objektives und subjektives Kranksein können mehr oder weniger stark auseinander triften. Bei einem Gesundheits- oder Krankheits-Panorama kann genau dieses Auseinandertriften, soweit es sich durch seelische Reifungsvorgänge verstehen lässt und nicht durch Verleugnen der Verzweiflung über einen schlechten körperlichen Zustand, ein Stabilisierungsfaktor und Hoffnungsträger sein, der bei der Konkretisierung dieses Problemkreises mindestens gleichberechtigt im Fokus der Aufmerksamkeit stehen sollte.

Es wäre einseitig und entspräche nicht der ressourcenorientierten Vorgehensweise des humanistischen Ansatzes, dem Kranken, v. a. chronisch Kranken, eine ausschließlich auf Körperlichkeit reduzierte Sichtweise vorzugeben.

6.6.5 Körper- und organbezogene Verläufe

Als Sondervariante lassen sich auch bestimmte Organbereiche in den Mittelpunkt der Aufmerksamkeit holen, v. a., wenn sie über weite Lebensphasen hin ohnehin schon bestimmend waren. Das gilt v. a. für chronisch Kranke in der inneren Medizin inklusive der Nephrologie, Kardiologie, Onkologie, der Psychosomatik, der Transplantationsmedizin oder auch der Orthopädie.

Ziel der imaginativen Übungsangebote ist eine intrapsychische Kontaktveränderung zu dem erkrankten Organ. Dahinter steht die Vorstellung, dass die unbewusste Einstellung, z. B. die Angst vor oder die Feindseligkeit gegenüber einem körperlichen Teilbereich auch körperliche Auswirkungen hat, wie sie etwa über vielfache Versuche mit Hypnose und autogenem Training nachgewiesen sind.

6

Beispiel

Marita, 45 Jahre alt, hatte vor 7 Jahren Brustkrebs. Die Lymphknoten der linken Achselhöhle mussten damals auch ausgeräumt werden. Ihr Gesundheits-Krankheits-Panorama dreht sich ziemlich stark um Brust, Schwangerschaften, Weiblichkeit und erotische Ausstrahlung, speziell jedoch um all die Kränkungen auf diesem Gebiet: um das abgelehnte Mädchen, das hätte besser ein Junge werden sollen, um den Neid auf die attraktivere, frühreife Schwester, um die fehlende Anerkennung als pubertierendes Mädchen vom Vater, um seinen Spott, als sich die sekundären Geschlechtsmerkmale dann doch noch bemerkbar machten, um die Zurücksetzungserlebnisse in der Tanzstundenzeit, um jahrelange, prämenstruelle Labilisierungen und Dysmenorrhöen, um das Erleben einer lieblosen Entjungferung, die sie jedoch nach einer Party halb unbewusst provoziert hatte, weil sie sich 17 1/2-jährig unter dem Druck der Klasse diesbezüglich schon überfällig vorkam, dann, nach einem kurzen Glück über eine Urlaubsbekanntschaft der lange Durchhänger, weil derjenige zu Hause bereits fest liiert war und auch dabei bleiben wollte, mit 24 Jahren endlich die ersehnte, feste Beziehung mit einem Arbeitskollegen, der zwar passend vom Umgang und alltagstauglich schien, der aber auf sie eine eher brüderliche als eine männlich erotische Ausstrahlung hatte und sie umgekehrt auch nicht in ihrer Weiblichkeit bestätigte, so dass sie sich eher als gutes Arbeitsteam denn als Paar von Mann und Frau verstanden.

In Maritas Panorama ging es ferner um das sehr ambivalente Gefühl, sexuell benutzt und dabei beschmutzt zu werden, da Sexualität in die übrige Beziehung von beiden Partnern nicht voll integriert werden konnte, es ging um ihr Versagensgefühl, als die 1. Schwangerschaft nach 3 Monaten mit einem Spontanabort endete, nachdem sie sich körperlich bei einer Radtour stark gefordert hatte, es ging um die äußerst schmerzhafte Geburt 3 Jahre später und um ihren sehr langen Libidoverlust danach, währenddem schließlich der Mann die letzten Reste seines Werbeverhaltens einstellte, so dass danach, unausgesprochen, keiner mehr erotische Wünsche an den anderen herantrug. Es ging um das merkwürdige Gefühl, als Nicht-Frau zu leben und sich dabei latent nicht in Ordnung zu fühlen, obwohl der Rahmen völlig intakt aussah, und um das wachsende Misstrauen dem Mann gegenüber, wenn er durch erotische Anspielungen auf andere Frauen verriet, dass er nicht ohne sexuelle Bedürfnisse war, aber sie, Marita, dafür nicht mehr als Ziel infrage kam, und wenn er mehr und mehr Interesse für bestimmte Witze und für Pornos entwickelte, die sie beim Aufräumen der Wohnung zunehmend fand. Maritas Panorama wies, trotz ihrer Scham darüber, auch den Neid auf eine attraktive, vollbusige Nachbarin auf, die sich ihr gegenüber besonders selbstsicher gab, als fühlte sie sich im Vergleich nach Klassen überlegen. Marita hatte nie von einem Mann gehört, dass ihre Brüste schön seien, hatte dort nie Zärtlichkeit erfahren. Selbst hatte sie kein Urteil und war tief verunsichert als Frau. Das einzig Schöne, fand sie, war das Stillen ihres Töchterchens gewesen. Das ging 2 Jahre lang. Danach war alles aus. Und schließlich gab es dort den Knoten. Als ob der Tod anklopft und wie ein Ungeziefer nagen käme, so hatte sie ein inneres Bild gehabt. Die Therapien danach waren allesamt beschwerlich und mit sehr viel Übelkeit verbunden. Zum Glück sind sie vorbei. Nun ist das Narbenfeld zurückgeblieben und es scheint völlig klar, dass sie als Frau verstümmelt ist und allerletzte Wahl…

Maritas Panoramabild weist viele dunkle Farben auf, die Striche wirken meist wie hingehaucht und wie verschüchtert. Die Farben und die Freude muss man beinah mit der Lupe suchen. Und doch gelingt ihr das. Es braucht hier etwas länger Zeit als sonst, den inneren Kern in den Kontakt zu holen, Vertrauen zu schaffen in sich und die Welt, und all das nachträglich: trotz Defizite und gekränktem Selbst. Marita kann zunächst die Liebe zur Natur entdecken, die sich versteckt in ihrem Panorama findet, und, was ihr zunächst fremd erscheint, sie kann sich mit dem Mädchen-, später Frauenkörper, selbst als ein Teil der freundlichen Natur begreifen, die sich dann, nach dem Rollentausch, auch personal mit Achtsamkeit zuwendet und nun seinerseits Marita liebevoll umfängt. Da lösen sich die Schleusen lang gestauter Bitterkeit und Trauer. Marita führt nun selber in der Rolle einer großen Mutter, einer liebenden Natur, die Hände zärtlich über ihren Körper – auch mit all den

▼

Narbenfeldern, so, als dürfe nachträglich noch etwas durch Versöhnung heilen. Und das tut es seelisch auch.

Marita findet über diese Brücke in die ursprüngliche Liebesfähigkeit zurück, die leider für sie früh verschüttet worden war.

6.6.6 Lebensfluss als Sinnbild für Energiefluss

Beispiel

»Stellen Sie sich vor, Sie verglichen Ihr Leben mit einem Fluss. Irgendwo fängt er als kleine Quelle an, wird immer stärker und mündet schließlich breit und mächtig ins Meer. Betrachten wir heute in besonderem Maße, welche Zuflüsse im Sinne einer Unterstützung Sie bekommen, wenn Sie dafür offen sind, diese wahrzunehmen. Von wem und aus welchen Richtungen nehmen Sie »Energie« – in den unterschiedlichsten Formen – an? Gleichzeitig ist auch gefragt: Welche davon entspricht Ihnen aber nicht und bleibt unannehmbar, auch wenn Sie sie in gewisser Weise brauchen könnten? Natürlich sei Ihnen unbenommen im Ausgleich dazu auch zu sehen, welche Arbeit Sie leisten, welche »Steine« Sie mit sich führen, welche Hindernisse Sie zu umwinden, welche Felsen Sie zu umspülen oder auszuwaschen haben. Ist Ihre Energiebilanz subjektiv ausgewogen? Oder meldet sich ein Veränderungsbedarf an? Vielleicht reicht schon ein bewussteres Wahrnehmen der vielen, vielleicht übersehenen Zuflüsse? Oder braucht es doch grundsätzlichere Hilfe? Zum Beispiel eine Staumauerrevision, weil das nachfolgende Flussbett eingetrocknet ist? Oder müssen nach allzu strenger Begradigung der Flussbettregulierung wieder die ursprünglichen Überschwemmungswiesen einbezogen werden? Und wie ist es um die Artenvielfalt von Tieren und Pflanzen bestellt, die an Ihren Ufern, wenn Sie der Fluss sind, für eine bunte Lebenswelt sorgen? Gibt es auch stillere Flussabschnitte zum Ausruhen oder Bei-sich-Sein, in denen sich der Himmel in der ruhigen Oberfläche spiegeln und bis zum Grund sehen kann? Manche Flüsse haben ihren eigenen Ton, haben ihre eigene Melodie. Was ist am ehesten Ihre Lebensmelodie? Was erzählen Sie dem Meer, wenn Sie dort einmal ankommen werden, was der Sinn und was das Wichtigste auf Ihrer langen Reise war?

Wenn Sie mögen, zeichnen Sie den Fluss in Andeutung und schreiben Sie aus seiner Sicht eine kurze Erlebnisgeschichte in der Gegenwart. Z. B.: Ich bin der Fluss von Marie-Luise. Als kleine Quelle werde ich in einem kargen, dörflichen Hochland geboren, wo ich zuerst fast verborgen und von anderen übersehen vor mich hinsickere. Eine alte Frau, meine Oma, entdeckt mich, holt mich zu sich, spielt mit mir und spiegelt sich in mir, was mir zunächst große Freude macht, mich aber dann mehr und mehr einengt. Zu Beginn der Schulzeit, als sie verwirrt zu werden scheint und ich vor ihrer Unberechenbarkeit Angst bekomme, versickere ich als Rinnsal in den Boden, mache mich unsichtbar und tauche erschöpft, verängstigt und auch voller Skrupel vor der Tür der Eltern meiner Schulbanknachbarin auf. Die aufgeschreckten, alarmierten Eltern nehmen mich als kleines Bächlein notgedrungen wieder in die Obhut. Als große Stärkung und wie einen Bruder erlebe ich Timo, unseren großen Hund, der mich zur Schule bringt und wieder holt. Ich kraule ihn zum Dank und flüstere ihm Geheimnisse ins Ohr. Und in der 2. Klasse gibt es eine neue, junge Lehrerin mit warmen Augen und mit einer Stimme, die gern lacht, – für die ich gut sein will – und deshalb lerne ich und passe auf. Das stärkt den Stand in mir und in der Klasse. Es ist, als würde mir durch meine Schwärmerei zu ihr ein ganzer Strom von liebevollen Kräften wachsen. Ich merke, wie die Strömung meines »jungen Flüsschenseins« sich selber in der Tiefe spürt und voller Freude zunimmt. Ich sehe mich durch bunte Wiesen fröhlich ausgelassen schlängeln, auf der es im Kontakt mit anderen viel liebevollen, weiteren Zufluss und viel Freude gibt. Ich ahne nicht, schon bald auf einen Abgrund zuzufließen. Der Abgrund ist der Herztod meines Vaters, der meine Mutter unversichert hinterlässt. Wir ziehen zu Verwandten in die nahe Stadt. Ich bin 9 Jahre alt. Die Mutter rutscht in eine Depression. Als Bach verliere ich den Halt von meiner Wiese und stürze ab, betäubt und ohne mehr zu wissen, wer ich bin… etc. etc.«

6.6.7 Lebensweg zwischen »Drinnen« und »Draußen«, Zugehörigkeit und Ausgegrenztsein, Abhängigkeit und Autonomie

Das sind drei verschiedene und doch verwandte Dimensionen, je nachdem, ob die Position freiwillig oder unfreiwillig, aktiv oder passiv, mit oder ohne Wertschätzung erlebt wird. Je nach Lebenserfahrung verschieben einige Menschen den Akzent des »Drinnen-Draußen« auf »angenommen oder ausgestoßen sein«, »symbiotisch verschwommen oder profiliert« oder auch »gefangen versus frei« und anderes mehr.

Hier geht es um das Erleben der Beziehung von mir, als dem Einzel-Subjekt, zu einem anderen, bedeutsamen, größeren Ganzen, einer Gruppierung, die jedoch als Einheit, zumindest von relativ einheitlicher Qualität erlebt wird.

Das kann die Familie sein, die Clique, die Klasse, die Sippe oder der Clan, die Freundesgruppe, die Dorfgemeinschaft, die Kollegenschaft, die Gemeinde, die Belegschaft, die Mitstreiter, die Sportkameraden, die Mannschaft, die Vereins- oder die Parteigenossen, die Wählerschaft, die Fan-Gemeinschaft, die Leserschaft, die Glaubens- oder Gesinnungsgenossen, die Bezugsgruppe der Gleichgesinnten, das Volk, die Gesellschaft, die Kulturgemeinschaft, die Bevölkerung der 1., 2. oder 3. Welt, die Menschheit…etc.

Solange die persönlichen Verbindungen im Vordergrund stehen, lässt sich eher überprüfen, ob es für das »Drinnen oder Draußen« richtungsweisende Signale von der anderen Seite gibt, die für die eigene Position bedeutsam und maßgebend sind und/oder nach einer Beziehungsklärung verlangen. Sobald das »Große Ganze« anonymer wird, lädt es immer mehr zur Projektion ein. Der Einzelne definiert sich dann gemäß seiner Information, soweit er sie bekam, und gemäß dem Bild, das er sich von der betreffenden Bezugsgruppe macht, und überbrückt oft Kenntnislücken mit Vorurteilen oder (Wunsch)-Fantasien.

Wichtig scheint es als Therapeut, diese Dimension des »Drinnen-Draußen« für sich selbst grundsätzlich wertfrei, gleichwertig und jedes potenziell als sinnvoll sehen zu können – jedes zu seiner Zeit und jedes in seinem Maß. Mit dem Perspektivenwechsel sollte man gut vertraut sein.

Unsere psychotherapeutischen Traditionen sind nicht frei von geheimen Wertungen, mal in die eine, mal in die andere Richtung, z. B. werden hohe (Heils-)Erwartungen geknüpft:

- bei Adler an das Gemeinschaftsgefühl in Gruppe und Gesellschaft,
- bei Ferenczi an die in primärer, mütterlicher Liebe verbundene Dyade (ersatzweise in analoger Therapie),
- bei Freud an die Autonomie, v. a. im Sinne psychosozialer Unabhängigkeit, und
- bei Jung an die Individuation als einer intrapsychischen Integrationsarbeit, die letztlich ganz alleine zu leisten sei.

Bei diesen Akzentsetzungen werden unterschiedliche Reifungsschritte in den Vordergrund geholt, die natürlich im entsprechenden Entwicklungsabschnitt ihre unbestrittene Berechtigung haben.

In der Gestalttherapie wird zuallererst geschaut, wo das betreffende Wesen auf seinem Weg zwischen »Drinnen und Draußen« steht und auch, weil es sich letztlich um ein »Sowohl-als-auch« handelt, ob das »Drinnen- und das Draußen-Sein« für dieses Wesen in der Balance ist; ferner, ob und wo es Fixierungen gibt, aus welchen Gründen auch immer, konflikt-, trauma- oder defizitärbedingte, oder ob eine gewisse Durchlässigkeit der Grenzen und damit Verwandlungsfähigkeit der Identität zur Verfügung steht. Das soll nicht heißen, dass ständig alles Bisherige über Bord zu gehen hat. Nein, aber das Bisherige muss sich immer wieder Überprüfungen gefallen lassen können, ob dieser bisherige Identitätsaspekt noch weiterhin mit dem insgesamt weiterwachsenden Wesen übereinstimmt und neu bejaht werden kann. Manchmal braucht es lediglich subtilere Schattierungen und Modifikationen. So entsteht lebendige Eigensubstanz im Gegensatz zu erstarrten Programmen.

Es gibt auch Erfahrungen von »Drinnen-sein« und Dazugehören, die sich frei von jedem Zwang und Reglement anfühlen, die nichts an Selbstverleugnung abverlangen, die Toleranz atmen und sogar Andersartigkeit begrüßen. Dort geht die Tür ohne Groll auf, wenn man gehen möchte, weil das Anderssein nach oben drängt. Und man kann wiederkommen, bleiben und wieder gehen, man wird sowohl frei gelassen, wie in den Kontakt aufgenommen, beides ohne Bedingung und zwar nicht aus Desinteresse, sondern aus Achtung und Vertrauen. Das sind besondere Erfahrungen, die keine Spuren hinterlassen, die zur Psychotherapie führen. Deshalb werden sie dort meist nie zum Thema. Aber es gibt sie dennoch häufiger im Leben eingestreut, als man es meint: Immer, wenn in Beziehungen Strähnen von bedingungsloser Liebe eingewoben sind. Es ist gut, diese Strähnen nicht zu übersehen, sei es, dass man sie erhalten hat oder dass sie von einem ausgingen. Sie helfen als Bezugspunkt und helfen Gegenteiliges zu relativieren.

Wie könnte sich eine Übungsanleitung zu dieser Dimension längs der Zeitachse anhören?

Beispiel

»Stellen Sie sich vor, Sie seien eine Art Amöbe oder auch Pantoffeltierchen und schwämmen neugierig in einem großen Meer, in dem auch andere, wie Sie, mit Eifer unterwegs sind, um sich umzuschauen. Da gibt es durchaus welche, die alleine strudeln. Aber meistens tun sie sich zusammen – für eine kürzere oder längere Zeit. Die Kraft, die sie zusammenhält, ist die besondere Art, wie sie zusammen tanzen, sich bewegen. Die Vielfalt, miteinander in Bezug zu sein, die scheint immens. Das Miteinanderschwingen ist gleichzeitig Sprache und bedingt das gegenseitige Verstehen. Die Tänze sind nicht starr, die kann man variieren, sofern ein Tierchen sich mit anderen Impulsen zeigt und Antwort finden kann. Dies bleibt jedoch als Risiko. Im negativen Fall passt sich das Tierchen weiter an, bleibt fremdbestimmt – und es verleugnet einen Teil in sich. Es kann sich auch entscheiden, diesen Tanz zu lassen und zu gehen. Das kann befreiend sein. So kann das Tierchen seinem eigenen, leisen Rhythmus besser lauschen. Doch mit der Zeit kommt wieder neue Lust auf, sich mit anderen zusammen zu tun, die ähnlich sind. Das stärkt die eigene Art und die Erfahrung. Für manche scheint das Tierchen aber allzu fremd; es öffnet für sich nicht den heiß ersehnten Kreis, versteht den Tanz der anderen nicht. Das kann recht hart und bitter sein. Es braucht dann alle Kraft der Mitte um im Außen gut zu überstehen. Zum Glück kann es entfernte Resonanzen fühlen und von weit her den hören, der ganz ähnlich schwingt und seinen Einklang sucht. Im Miteinander potenzieren sich die Kräfte. So wird das Tierchen groß und schließlich lebenssatt.

Wie könnte der Prozess bei Ihnen abgelaufen sein? Und was geschieht derzeit? Versuchen Sie von Anfang an als Skizze alle Arten von Zusammensein mit anderen zu fassen und »Tänze« zu benennen. Was war der Inhalt der Gemeinsamkeit? Was lohnte und beschenkte und was war als Preis gefordert? Und – was ließ Sie dann auch wieder gehen? Wie war das Abschiednehmen? Ist es voll geglückt? Gibt es noch einen Rest? War das Alleinsein eine zeitlang möglich? Was schob sich dabei in den Vordergrund? Was kam danach? Versuchen Sie die ganze Wachstums-Kette anzudeuten, bei der Sie einmal »drin« und einmal »draußen« sind. Und wenn Sie mögen, schreiben Sie zu jedem Abschnitt Ihre damals wichtigste Erkenntnis auf. Am Schluss wäre es gut, eine Bilanz zu ziehen: An welchem »großen Ganzen« habe ich weiter teil, wo sehe ich Heimat und Zuhause, wo aber bin ich wirklich raus und ganz bewusst gegangen? Was bringt mir dies, was hat mir jenes eingebracht? Was blieb verwaschen und steht an zu klären?

Sie haben eine gute halbe Stunde Zeit, wenn Sie es brauchen auch noch länger.«

6.6.8 Imaginäre Flugreise zu den inneren Polen und Brennpunkten des Lebens

Das folgende Beispiel ist als Anleitung in einer Gruppe gedacht.

Beispiel

»Ich möchte Sie zu einer besonderen Reise, einer Zeitreise durch Ihr Erleben einladen: Ich bitte Sie, es sich auf Ihrem Platz gemütlich zu machen. Wenn Sie mögen, schließen Sie die Augen. So kommen Sie in intensiveren Kontakt mit Ihren Bil-

▼

dern. Für unsere Reise können wir uns zuerst ein Gefährt imaginieren. Wenn Sie einen guten technischen Zugang haben, gefällt Ihnen vielleicht dafür ein gläserner Hubschrauber ein. Sein Boden aus festem Glas erlaubt es, nach allen Richtungen zu beobachten. Wenn Sie es aber lieber etwas märchenhafter mögen, dann stellen Sie sich eine wunderschöne, große, weiße Wildgans vor, auf der Sie aufsitzen können und sicher getragen sind. Es ist eine Wildgans, mit der Sie sich verständigen können. Das ist der Vorteil im Märchen. Hat jeder ein Gefährt? Sind alle startbereit? Nun gut.

Wir steigen auf und überfliegen erst in großen weiten Schwüngen den Ort, von dem wir aufgestiegen sind. Er ist das **Hier und Jetzt** des Lebens und tanzt wie ein weißer Wirbelwind. Wir steigen gegenläufig in Spiralen auf und verlassen die uns jetzt vertraute Lebenslandschaft. Sie nimmt sich aus der Höhe immer kleiner aus. Zur Orientierung fliegt man rückwärts oder vorwärts längs der Zeit. Wir fliegen zuerst auf den Anfang zu, was immer auch das wirklich ist. Weit drunten wirkt die Lebenslandschaft unterschiedlich sonnig oder auch gewitterlich verdunkelt. Doch das kommt später auf uns zu. Jetzt zieht uns erst die Nebelwand in Bann.

Wir nähern uns der dichten **Wolkenfront des Anfangs** und wir bremsen die Geschwindigkeit zum Landen ab. Behutsam steigen wir aus dem Gefährt und tasten uns zurecht. Wie fühlt sich dieser innere Landstrich an, auf dem man fast nichts sieht? Der ganze Körper wird zu Fühlern und Tentakeln. Was jeder wahrnimmt, das wird gänzlich unterschiedlich sein. Das kann sehr rau und lebensfeindlich wirken und kann auch voller süßer Wonne sein. Wie steht es mit der Temperatur? Wie riecht und schmeckt es hier? Und was gibt es zu hören? Spürt jemand einen ganz speziellen Rhythmus? Drängt sich etwas als Bewegung auf? Gibt es ein Gegenüber oder bin ich hier allein? Und hab ich Macht genug, das andere Wesen zu erreichen? Schaut es nach mir von sich aus voller Freude? Oder bin ich Last und wäre lieber nicht? Wie passt das alles hier zur eigenen Spur? Ich werde ein paar Augenblicke nicht mehr sprechen, damit es besser möglich ist, die individuelle Färbung zu erfassen und ins Gepäck zu tun. –… Allmählich sind wir wieder reisefertig. Wir nehmen Abschied

▼

von der allerfrühsten Zeit, so wie sie eben war, und steigen ins Gefährt.

Wir heben ab und richten unsere Stirn nach vorn, doch fliegen wir nicht weit. Uns zieht ein **helles Licht zum Zwischenlanden** an.

Wir steigen unternehmungslustig aus und treffen auf uns selbst aus alten Zeiten. Was mag das Alter dieses kleinen Wesens sein? Es lacht und freut sich, neckt und blödelt übermütig rum, es fühlt sich liebevoll gemeint und weiß sich jemand nah, es ist voll Zuversicht und froh. Gibt es so eine Stimmung auf der eigenen Bahn? Und – im positiven Fall – wo passt sie hin? Wer aller gab den inneren Halt, die unbeschwerte Freude? Soll jemand nachträglich noch Dankesworte hören? Und wenn es niemals Unbeschwertheit in den frühen Jahren gab, gab es den Wunsch danach? Auch der gehört in irgendeiner Weise zu unserer Wirklichkeit. So nehmen wir die Freude dieser hellen Welt tief in uns auf, umarmen unser kleines Abbild liebevoll, drücken es innig an den Wesenskern und winken ihm beim Abschied herzlich zu. Schon schwebt der Vogel oder das Gefährt nach oben. In unserem Herzen glüht der Schatz der Freude. Er macht uns stark für karge Zeiten.

Nun nimmt der Vogel **Kurs auf Dunkelheit**, auf eine **Lebenslandschaft mit Gewitter**. Wann könnte das gewesen sein? Die Schwierigkeiten damals gingen an den Rand der Kraft und drohten mich zu übermannen. Es gab zunächst keinen Weg hinaus. Und keinen Beistand, keinen echten. Ein dunkler, ungeklärter Rest blieb innerlich zurück. Was für ein Groll blieb ungesagt und gegenüber wen? (Manchmal drückt ungesagtes Danken ebenso.) Um dieses Land von seiner dunklen Wolkenlast endgültig zu befreien, soll alles auf den Tisch, das heimlich auf der Seele liegt. Doch damit ist es nicht genug. Ich soll danach in dessen Schuhe stehen, dem ich den Groll vorwarf und ruhig hören – und dann weitersehen, was sich aus mir heraus ergibt. Vielleicht erwächst Verständnis? Ein Abenteuer ist das allemal. Und wer gewinnt? Wahrscheinlich beide. Doch garantiert ist nichts. Das wäre gar zu leicht. So bitte ich also jeden, sich leibhaftig die Person, mit der es noch etwas zu klären gibt, als vorgestelltes Gegenüber aufzubauen, zu ihm hin und in sich selbst zu spüren und dem Ungesagten vollen Ausdruck zu verleihen. Das

▼

geht tatsächlich auch per Fantasie, wenn es nur vor sich selbst aufrichtig ist. Anschließend Rollentausch mit Reaktion. Danach ist oft die Sicht des Herzens anders, ist unverstellt und neu. Mögen die Augenpaare sich begegnen? Und was ist ihre Botschaft jetzt? Es ist in Ordnung, sorgfältig zu prüfen, was es noch braucht, bis diese Wolken dort vergehen. Und dann ist aber Freude angesagt! Jetzt bin ich eine Weile still, damit Sie diesen Szenen-Vorentwurf sich in Ihrer Art zu eigen machen können, dass er auf Sie passend wird und dass Sie alles machen können, was zur Auflösung noch fehlt.

Nun ist auch dort der Abschied angesagt. Erspüren Sie, wie es am besten passt und lassen Sie es so im inneren Bild geschehen. Sie lassen diesen Abschnitt los. Sie steigen wieder langsam ein in Ihr Gefährt und setzen Ihre Reise fort.

Die Nase zeigt nach vorn, **zu dem, was kommen mag**. Das ist die Strecke bis zur anderen Nebelwand. Wir fliegen dort vorbei, wo unten unser weißer Wirbel tanzt, der unsre Gegenwart bedeutet. Wir wagen uns ins ungewisse, noch verhüllte Land und setzen vorsichtig, kurz vor der Nebelwand am Boden auf. Dort wohnt in einer Höhle oder Hütte jemand, der unser Wesen hat, doch schon sehr alt geworden ist und vieles überblickt. Er kann ganz gut bei offenen Fragen raten und weiß Bescheid, was jeweils in den Lebensphasen gelöst sein will, was Trost braucht und was schließlich sinnvoll ist. Wir rufen dieses **weise Wesen** leise und bitten es, auf unsere Gegenwart zu schauen. Es möge bitte alles überdenken und erwägen, ob etwas zu verändern sei. Es möge auch in Zukunft mit im inneren »Hohen Rat« zugegen sein. Nun bin ich wieder eine Weile still, um jedem Raum für seinen eigenen Dialog mit diesem weisen Wesen frei zu geben.

Nun steigen wir ein letztes Mal hoch kreisend in die Luft und steuern schnurstracks unseren weißen Wirbel an, die Gegenwart und unseren **Lebensort im Hier und Jetzt**. Vielleicht erscheint er uns ein wenig anders, als wir ihn zuvor verließen?

Wenn Sie nun mögen, schreiben Sie für sich das Wesentliche dieser Reise auf. Sie hatte 4 Stationen: die allererste Ahnung vom Beginn des Lebens, dann ein freundliches Szenario, vermutlich aus der Kindheit, danach den spannungsreichen Teil, der aufzulösen war, und schließlich der Besuch bei einem alten Weisen oder einer alten weisen Frau, die tief im Inneren eines jeden schläft und darauf wartet, dass man klopft.

Sie sehen vorbereitet hier Papier und Unterlagen sowie Schreiber. Nach etwa einer halben Stunde frage ich, ob alle fertig sind. Es geht um die Gedächtnisstütze für die Szenen und besonderen Qualitäten. Wer möchte, kann dann gerne mit der Gruppe seine innere Reise teilen.«

6.6.9 Der sprechende Lebensfries

Das folgende Übungsangebot bietet sich v.a. im Einzel-Setting an.

Beispiel

► Therapeut: »Es gibt im Kreis hier eine ganze Menge leerer Stühle. Die sollen uns behilflich sein, **Ihre Person in den verschiedenen Zeiten** zu verorten. Sie selbst sind hier die wichtigste Figur in all den unterschiedlichen Facetten. Wie sehen Sie sich selbst in Ihrem frühsten, inneren Bild? Als Krabbelkind mit Teddy? Gut. Dafür steht dieser 1. Stuhl. Darf ich Sie bitten ihn für sich zu nehmen und ihn symbolisch für die ganz besondere Sicht des Krabbel-Babys nutzen? Wonach ist ihm? Was ist am wichtigsten?«

► Patientin Maria: »**Der Teddy. Der bleibt bei mir. Die Mutter geht – die soll auch gehen. Die mag ich nicht.**«

► Therapeut: »Ich schreib' das groß auf einen Zettel auf und leg ihn unter diesen Stuhl. Gut. Wir kommen später darauf noch zurück. Wenn Sie sich auf den nächsten Sessel hinsetzen, heißt das, dass Sie einen Lebensabschnitt weitergehen. Sie halten streckenweise in dem Lebensfilm so inne, wie er sich unwillkürlich selber teilt. Sie sitzen schon am 2. Stuhl. Wie alt sind Sie? Und welche Haltung und Bewegung

▼

passt denn hier? Wie ist die Welt hier um Sie rum? Auf wen sind Sie bezogen?«

► Maria: »Auf Papa. Ich bin 4 und hab ein neues, rotes Kleid gekriegt. Wenn ich mich drehe, fliegt der Faltenrock und trägt mich beinahe in die Höhe. Am schönsten ist es, wenn mich Papa durch die Lüfte kreiseln lässt.«

► Therapeut: »Ich schreibe auf: **Mit Papa flieg' ich durch die Lüfte**. Ist das o.k.? Sie nicken schon. Sie haben schon verstanden, wie es nun weiter geht und machen sich zum dritten Abschnitt auf. Sie wirken traurig, wie Sie mit gesenktem Blick sich zögernd setzen. Die Lebensfreude scheint dahin. Was ist passiert? Wer und wie alt sind Sie?«

► Maria: »Ich bin ein Schulkind, 8 bis vielleicht 10. Der Papa hat´ne neue Frau, die liebt er heiß. Er ist zu Hause fort. Die Mama weint und schreit. Wenn Papa kommt, dann fragt er nur nach Noten. Sonst interessiert ihn gar nichts mehr an mir. Das tut mir weh. Er fordert Leistung (trotz des Verlassenseins.) Und die erbring ich nicht. **Ich fühle mich im Abgrund. Sagen kann ich nichts.**«

► Therapeut: »Was rettet Sie hindurch und tröstet Sie? Denn durchgekommen sind Sie offenbar.«

► Maria: »Zwei finstere Jahre liegen noch vor mir, hier bin ich nahe dran am Jugendlichen-Suizid. Verschämt hab ich den alten Teddy wieder in mein Bett geholt. Die Mama hat von alldem nicht viel gemerkt. Von der kommt nichts. Die findet selber keinen Trost. Die Klasse und die Nebensitzerin bedeuten mir ein bisschen Halt und eine alte Frau, die unten wohnt, die freut sich, mich zu sehen. Dann geht es langsam aufwärts. Jetzt gehe ich zum 4. Stuhl. Ich setz mich aber nicht, ich stehe und ich singe. Hier bin ich 11 und bin im Schülerchor. Wir haben unser erstes Festkonzert. Und ich bin mächtig stolz. Da unten sitzt auch wo die Mutter. Das Interessanteste ist jedoch Hugo, unser Leiter. Der kurze, dunkle Bart erinnert mich an Vater. Wir schwärmen alle durch die Bank für ihn und geben unser Bestes. Ein netter Blick von ihm ist Balsam für die Seele. Ganz heimlich heilt sie vor sich hin. Der Höhepunkt im Chor, – ein wenig später – das ist ein kleines Solo, als ich 14 bin. Ich bin sehr aufgeregt, denn unten sitzt zum ersten Mal mein Vater mit dabei. Die Stimme bleibt mir anfangs beinah weg, doch als mich Hugo strahlend ansieht, voll Vertrauen und Ermutigung, da ist sie wieder da, ich sing mich frei! Was für ein wundervoller Tag!«

► Therapeut: »**Ich sing mich frei!**« Ist das der Text für Ihren 4. Stuhl? Sie nicken schon. Das war sehr eindrucksvoll. Sie holen Luft? Was für ein Schwerpunkt stellt sich nun noch ein? Ich sehe Sie versonnen auf den 5. Stuhl zu gehen und sich langsam setzen. In welche Situation sind Sie jetzt eingetaucht? Was nimmt in Ihnen Raum?

► Maria: »Jetzt bin ich 19 und es sind die letzten Tage meiner Mutter. Sie hat Krebs und weiß, dass es zu Ende geht. Wir sind im Krankenhaus. Wir sind recht ungeübt mit Ausdruck von Gefühlen und mit Nähe, zumal mein alter Groll, dass sie nie zärtlich war, im Wege steht. Ich mache auch in dieser Situation mit Worten nichts daher, doch ist mir möglich, ihre Hand zu streicheln und sie zärtlich anzuschauen. Das ist für uns schon viel. Ich glaub, sie hat es auch verstanden. Es ist ein schüchterner Versuch, den Groll zu mildern – oder ihn sogar zu lassen. Darüber bin ich mit mir selber noch nicht klar. Die Kindheit war sehr schlimm. Doch ihre scheint um einiges noch härter gewesen zu sein. Das hab ich spät erst mitgekriegt. Nach dieser Szene ist sie eingetrübt und weggedämmert. Nun: »**Ich lasse los**«, – das könnte hier der Titel sein, der Abschied und Versöhnungswunsch verbindet.

Der 6. Stuhl – was für ein Wortspiel! – steht für meinen Mann, nein, für uns beide, denn wir beide sind verrückt verliebt, erst hochromantisch und dann wild (und später dann geschwisterlich und elterlich zugleich). Ich bin jetzt 24, kann es gar nicht glauben, dass er mich

▼

meint, ausdrücklich mich, wo ich noch bis vor kurzem meinte, zu wenig selbstbewusst als Frau zu sein. Ihm geht es analog. Welch großes Glück, uns doch zu finden! Wir heiraten. Das Motto heißt hier einfach nur: **Ich liebe dich! Ich bin bei dir daheim**. Am besten gleich mit innigster Umarmung! Der Teddy hatte lang schon ausgedient.

Nun gehe ich zum letzten Stuhl. Der Abschnitt ist nun wieder schwierig. Und das ist auch der Grund der Therapie. Inzwischen bin ich 31, – unsere Ehe ist im 7. Jahr. Wir haben auch 3 Kinder, die ich gerne mag, trotz aller Arbeit. Auch mein Mann ist liebevoll als Vater. Doch in der Ehe sind wir fremd, schon längere Zeit. Erst dachte ich, das ist der Kinder wegen, da ist kaum Platz für Mann und Frau. Doch das ist nicht der Grund. Mein Mann hat mir letzte Woche erklärt, dass er sich sicher sei – inzwischen –, dass er sich mehr zu Männern hingezogen fühlt. Das hat mir beinah allen Boden weggerissen. Wie soll mein Leben weitergehen? Soll ich in meinem Frausein jetzt schon »Witwe« sein?«

► Therapeut: »**Wie soll mein Leben weitergehen?**« Das ist die Frage, die ich notiere für den 7. Stuhl. Wir haben wichtige Aspekte aus Ihrem Leben hier im Kreis versammelt. Wir stellen uns vor, die haben alle mitgehört und sind bereit aus der Erfahrung auf die letzte Frage einzugehen. Die Fachfrau für die Teilaspekte sind Sie selbst. Ich bitte Sie, reihum, in Ihrem eigenen Tempo den Perspektiven Ihres Lebens Empathie zu leihen. Sie sind das Sprachrohr für sie alle, der Reihe nach. Am besten ist, Sie fangen jeweils mit dem Kerngedanken an, der vorher stimmig schien und gehen dann zur letzten Frage über. Ich sehe, dass Sie langsam jetzt zum 1. Stuhl hinübergehen.«

► Maria (vom 1. Stuhl): »Was ist das für ein Teddy, der mir bleibt? Für wen steht der? Für Kinderzärtlichkeiten ist er gut. Ein treuer Freund sogar. Von hier aus lässt sich Vater, Mutter oder Mann nicht sicher unterscheiden, da zählt der liebevolle Mensch. Und Frank, mein Mann, ist liebevoll zu seinen Kindern. Bei meinem inneren Kind kommt er nicht an, nicht mehr, da steht die Frau dazwischen, die sich kränkt. Das war am Anfang anders.«

► Maria (vom 2. Stuhl): »Der Höhenflug am Anfang war sehr schön. Doch nachträglich erkenne ich, dass wir, zwei heimatlose Kinder, bei uns gegenseitig Zuflucht fanden und wir das Mann- und Frausein wie ein kleines Zubrot zusätzlich vernaschten. Das Eigentliche war es nicht. Mit Fliegen ist jetzt nichts mehr angesagt, seitdem der Frank in anderer Weise Höhenflüge kennen lernt. Das schmerzt, macht ohnmächtig und wütend, denn ich bin langsam erst im Frausein aufgewacht.«

► Maria (vom 3. Stuhl): »Die Leistung ist gefordert, trotz Verlassensein. Ein hartes Brot. Das Motto gilt jetzt auch, wie damals. Die Leistung, die es jetzt braucht, ist gerichtet auf die Kinder. Doch ist mir Angst, wenn ich den alten Abgrund mir vor Augen kommen lasse. Das war ein Trauerspiel, das soll nicht wieder sein, schon gar nicht für die Kinder. Die würden in den dunklen Strudel der Verzweiflung mit hineingezogen werden. Jetzt ist Gegensteuern angesagt und es ist in mir Fünf vor Zwölf.«

► Maria (vom 4. Stuhl): »Hier atme ich ein bisschen auf. »Ich sing mich frei«, war vorhin mein Motiv zu meiner Auferstehung. Wo gibt es heute etwas Freudiges für mich? Ich sehe es kaum. Ich lebe schon im Nebel der Enttäuschung und des Grolls. So übersehe ich heute selbst mein Inneres, so, wie es früher mir geschah. Was hat mich damals froh gemacht? Dass jemand herschaut und mich aus dem Herzen sieht und nichts von mir erwartet, als, was von alleine kommt. Das ist die Haltung, die ich meinen Kindern angedeihen lasse, – noch,– solange ich es kann. Nun brauche ich selber Trost und Aufgefangensein. Die Zeit hier samt der Reflexion gehört dazu. Doch brauche ich auch etwas für den Alltag, gegen diesen grauen Trott. Ich würde gern auf eine Singfreizeit und dies und jenes unternehmen. Der Kinder wegen geht

▼

das aber nicht, so hab ich mir bisher gesagt. Ich hatte mir nicht klar gemacht, wie sehr ich primär für mich selber einzustehen habe, um meine »inneren Kinder« in Verantwortung zu schützen. Es konkurriert nur scheinbar. Beide Seiten brauchen Freude, wollen leben.«

► Maria (vom 5. Stuhl): »Ich lasse los«, das macht ganz unterschiedlich Sinn. »Ich lasse los«, dass ich allein nur mit den Kindern kann. Die Unentbehrlichkeit, die habe ich vor mir ein bisschen aufgebauscht, die war für mich ein kleiner Trost. Da lag mein Anspruch, dass ich besser bin als Frank. Da habe ich konkurriert und bin nach Punkten Sieger. Doch sind die Kinder auch zufrieden, wenn sie Frank betreut. Das könnte ich für meinen Wieder-Aufbruch nutzen. »Ich lasse los,« dass ich allein das Opfer bin. Auch Frank hat es nicht leicht. Und hat es sich nicht leicht gemacht. Er bat mich mehrfach um Verständnis und darum, seinen Weg nicht gegen mich zu sehen. Auf diesem Ohr habe ich mich lange taub gestellt, denn das war nahe am Verständnis für den Vater, als der zu seiner großen Liebe fand. Das brachte Mutter beinah um und sie verlangte Koalition von mir. Die lasse ich nun auch mit los. So bin ich wieder beiden Eltern nah, im Inneren, – und lasse meinen Kindern wieder Zutritt zu uns beiden.«

► Maria (vom 6. Stuhl): »Das fällt mir schwer hier, denn ich fühle noch den Zorn und die Enttäuschung und den Groll, dass du dich von mir abgewendet hast, von mir als Frau. Doch stimmt das alles nur zum Teil. Ich habe nur den Liebhaber als Ehemann verloren. Der ist tatsächlich weg. Geblieben ist ein Freund, eine Art Bruder und ein Vater meiner Kinder. Das ist nicht nichts. Diese verbliebene Seite hab ich kaum geschätzt bisher. Das ist tatsächlich auch noch eine Art Zuhause. Nur komm ich nicht als Ganzes damit aus. Das will ich lebenslänglich nicht.«

▼

► Maria (vom 7. Stuhl): «Wie soll mein Leben weitergehen? Das habt Ihr alle hier mir ganz gut klar gemacht. Ich sorge auch für mich, und sorge weiter für die Kinder, jedoch mit Frank als guten Elternteil dabei. Ich nehme Abschied von dem Ehemann, der er nun nicht mehr ist, ob formal oder nicht, das werden wir noch sehen, und schließe eine neue Partnerschaft für irgendwann nicht aus. Ich fühle mich jetzt wieder etwas mehr bei mir, gestärkt und frei – und sage Dank.«

Die letzte Runde ist so formuliert, als wäre sie als Monolog gesprochen. Es ist jedoch eine Verdichtung eines Dialogs, bei dem die Anregungen durch den Therapeuten integriert enthalten sind.

6.6.10 Sternstunden-Patenschaften

Hier steht der Lebenslauf im Fadenkreuz der Dimensionen:

1. Zeitlupe versus Zeitraffer und
2. Klarheit versus Nebel oder Dämmerschein.

Dieser Abschnitt könnte auch heißen: Wenn Sternstunden Patenschaften für dunkle Zeiten übernehmen…

Wir haben alle eine wundervolle Gabe: Wir können unseren Lebensfilm im **Tempo** und im **Auflösungsvermögen** vor unserem inneren Auge unterschiedlich sehen.

Das Letztere meint, dass vieles wieder unscharf werden kann und dass oft ganze Zeitabschnitte nebelhaft verschmelzen, als wären die Details nicht mehr von Wichtigkeit. Wenn das so stimmt, empfinden wir den Nebel neutralfreundlich und manchmal auch weise. Im Bild erscheint er uns wie Dämmerung. Es ist, als wäre Vergangenes **assimiliert**, als hätten wir mit dem, was damals war, im großen Ganzen Frieden. Jene Erfahrung ist nun Teil von unserer Substanz, scheint eingetaucht in unser großes, weit verzweigtes, inneres »Netz« und trägt zu unserer »Eigenschwingung« bei.

Die andere Form von »Nebel« hat **verdeckende** Funktion, ist eher eine innere Wand und hat dadurch etwas Bedrohliches. Sie fühlt sich düster und geheimnisschwanger an. Die Spuren hinter diesem Nebel waren seinerzeit als problematisch und nicht integrierbar eingestuft gewesen und sind angstvoll isoliert. Möglicherweise überstiegen sie die Grenze der Belastbarkeit. Hinter dem dunklen Nebel existieren oft die Einzelheiten wie gestochen scharf.

Das subjektive Zeiterleben dient in ähnlicher Funktion. Zeitraffer senken meist das Auflösungsvermögen. Er kann sowohl gut der Abwehr nutzen als auch ein Zeichen von Assimilation sein, die für die Einverleibung steht. Es ist sehr wichtig, hier zu unterscheiden.

Das ganz besonders Interessante, ist das **Lupen-Phänomen der Zeit.** Es »markert« ein bedeutendes Erleben, das ungewöhnlich und nicht richtig einzuordnen ist. Oft voller Angst und voll Erschrecken. Im Allgemeinen denkt man an ein **Trauma**, das ein Wesen überfordert. Das dürfte leider auch der größere Anteil davon sein. Es gibt auch seinen Gegenpol: die Möglichkeit des positiven, überragenden Erlebens, ein **Höhepunktserlebnis** irgendwelcher Art. Ein überwältigendes Glück, vielleicht die erste, große, unverhoffte Liebe, kann unsere Fassung deutlich überschreiten, kann Freudentränen, tiefes, ungläubiges Staunen machen und diese Wirklichkeit detailgenau im Bild mit allen Sinnen auf die »innere Platte« bannen. Sternstunden sagt man zu den positiven Varianten solcher tief erlebter Zeit.

Auch wenn ganz plötzlich Angst und Spannung weggeflogen sind, weil eine Prüfung gut vorbei gegangen ist, weil eine Todesdiagnose doch ein Irrtum war, oder wenn etwas »klappt«, das fast unmöglich schien, kann ein Jubel und ein Freudentaumel uns fast um den Verstand und unsere Sinne bringen, zumindestens für Stunden oder auch nur Augenblicke lang.

Manchmal entsteht ein solches Glück nach ganz spezifischer Entbehrung. Ein fast Verdurstender erlebt den ersten Wassertrunk ganz anders als die Alltags-Wassertrinker. Ein Mensch nach der Gefangenschaft kann seine lang ersehnte Freiheit erst kaum fassen. Jemand, der lange lieblos und entwürdigend behandelt wurde, wird von dem ersten, echten Lächeln bis zu Tränen überwältigt sein.

Gemeinsam ist, dass das Erleben dieser Super-Augenblicke, das manchmal fast wie Traumen schmerzt, weder gewohnt, vertraut und nicht Routine ist. Es sprengt das bisher gültige Bezugsystem. Es wird im Hirnstamm auch nicht weggefiltert. Die früheren Erfahrungen, die den Erwartungshorizont erstellen, sind meistens dissonant dazu. Die zeigen sich bestrebt, in ihrer Sicht die Grenzen ihres Wirklichkeitsentwurfs zu halten, wenn sich das Neue in dem Altgewohnten nicht locker integrieren lässt. Im andern Fall ist innerer Umbau angesagt. Die Angst, die Orientierung und den sozialen Boden durch den Einbruch zu verlieren, wenn er mit anderen nicht teilbar scheint, ist groß. Das gilt für Überwältigendes allgemein, ob es als Positives oder Negatives angekommen war, wenn auch der Umgang mit dem ersteren sehr viel leichter ist.

! Extremerfahrungen, als ein Minus oder Plus, schaffen Distanz zur unerfahreneren Menge. Die sieht sich nicht gespiegelt, sieht in ihnen kein Normalerleben, sondern Abnormalität, die meistens ausgegrenzt und abgewertet wird.

Das Lupen-Zeit-Erleben nimmt neurophysiologisch andere Bahnen als das primär chronologische. Letztlich ist zwischen diesen beiden wieder Brückenbau gefordert und Integration. Dem chronologischen Erleben dienen Logik und die Koordinaten des Raum-Zeit-Systems.

Die Lupen-Zeit vermag im Augenblick, im Hier und Jetzt, jegliche Bindung an Strukturen hinter sich zu lassen, als könnte sie die Welle als Gefährt in seine Grenzenlosigkeit benutzen. (Das ist jetzt Hypothese.) Gleichzeitig tickt das Metrum weiter und verankert das Geschehen in der raumzeitlichen Welt.

Zurück zur Anleitung zum Lebensüberblick:

Beispiel

»Wann immer ist die Zeit fast still gestanden? Wann hat sie, wie durch eine Lupe, ganz ungewöhnlich groß gewirkt? Was ist dabei Bedeutsames passiert? Welcher Affekt hat dominiert? Angst, Panik, Freude oder Glück – und was auch sonst noch? Zeichnen Sie zuerst eine Lebenslinie – und dann die Lupen-Zeit-Erlebnisse als Kreise,

▼

drunter oder drüber, je nach dem affektiven Minus oder Plus. Es ist nicht immer leicht, Kontakt mit diesen Augenblicken aufzunehmen. Das kann nochmals erschütternd sein. Doch auch voll tiefen Glücks. Das Ausmaß des Kontakts, das sei zunächst ganz klein dosiert. Bei diesem Überblick belassen wir die dunklen Zeiten ganz bewusst verpackt. Die haben noch zu warten, bis einmal ihre Zeit gekommen ist und bis der Boden für sie trägt. Vergessen Sie die scheinbar unscheinbaren, guten Lupen-Zeiten nicht, die kleinen »Hier-und-Jetzt-Geschenke«, die so selten in Begriffen hinreichend zu fassen sind und die durch ihre Kraft und durch ihr Leuchten stärkere Quellen sind, als mancher meint.«

Machen Sie die Übung nicht allein. Es sollte ein erfahrender Therapeut bei Ihnen sein. Gut ist dies auch in einer Gruppe, die sich kennt und solidarisch reagieren kann. Es geht darum, Extremerfahrungen mit einzubinden und zu teilen. Auf Ihrer Skizze kommt es auf Vernetzung an. Bilden Sie innere Patenschaften zwischen Plus- und Minuszeiten. Gedacht ist an ein Gleichgewicht. Sternstunden können »Schirm und Schutz« für dunklere Bereiche übernehmen. Das Glückserleben eines Lebensabschnitts nimmt das Leid des anderen als gute Patin in Gewahr. Aus der Begegnung wächst vielleicht der Sinn für eine gute Mitte und für ein Selbstbild, in dem die beiden Pole gut und gern zu Hause sind. Dies kann im Außenfeld auch szenisch, dialogisch oder averbal auf einer Körperebene Ausdruck und verarbeitende Umgestaltung finden.

6.6.11 Lebensfilm im Scheinwerfer des Herzens

Beispiel

»Vielleicht erlauben Sie sich mal den Lebensfilm ganz anders anzusehen, als es üblich ist. Es sei egal, was Sie geleistet haben, und auch egal, was als Erfolg bei dem »Gestrample« schließlich rausgekommen ist. Es sei auch unbedeutend, ob Sie jemand umgeschubst hat und ob Sie unter Rädern waren oder nicht, ob Sie den angestrebten Platz ergattern konnten und irgendwo »dazu gehören« oder eher »außen vor« sind.

Wir lassen probeweise uns einmal vom »Kleinen Prinzen« überzeugen, wenn er sich sicher ist: »Man sieht nur mit dem Herzen gut.« Er denkt an seine Rose, die er liebt, obwohl er es dabei nicht immer leicht zu haben scheint. Und dann vielleicht auch an den Freund, den Fuchs und noch viel anderes… Es kommt jetzt nicht drauf an, dass Sie den kleinen Prinzen näher kennen. Er bietet uns den Rahmen nur. Wenn Sie jetzt gleich, zusammen mit dem kleinen Prinzen und Ihrem Herzen, Ihren Film Revue passieren lassen, mehrmals nach vorne und zurück, und mit dem Suchstrahl nun auch ungewöhnlicheren Sequenzen erlauben, im Tageslicht zu sein, gefiltert durch die Frage, ob und wann Sie wegen irgendeines anderen Lebewesens willen, und das heißt ganz naiv, aus einer liebevollen Einstellung heraus, etwas getan, etwas verwirklicht oder auch bewusst gelassen haben, was kommt Ihnen in den Sinn? Das können ganz banale und ganz kleine Dinge und Begebenheiten sein. Die positive Grundeinstellung, das Motiv, ist das, was hierbei zählt.

Der Vorschlag ist, zuerst Ideen zu sammeln, sie zu notieren hier auf dem Papier, danach die Lebenslinie zu zeichnen und die Begebenheiten zeitlich zu verorten. Es könnte sein, dass es in manchen Zeitabschnitten dichter aussieht und dass andere wieder leerer sind. Die Hintergründe können wir hernach noch suchen gehen, falls die für Sie nicht gleich offensichtlich sind. Möglicherweise gibt es auch Veränderungsbedarf. Wir werden sehen, was Ihr Herz hernach verlangt. Jetzt nehmen Sie sich erst eine gute Viertelstunde Zeit, wenn Sie es brauchen, auch noch etwas mehr.«

Beispiel aus einer Einzeltherapie

Jan Müller war in seiner letzten Stunde tief betroffen, als er merkte, dass er in vielen Dingen seinem Vater gleicht und unbewusst wohl gleichen will, obwohl er ihn, den alten Grobian so hasst. Der Alte muss wohl auch tatsächlich schon manche Derbheit und Herzlosigkeit bei Frau und Kindern abgeliefert haben. Auch Jan, der alles besser machen wollte, hat neulich seine Freundin so verletzt, dass sie davon ist. Nun trifft ihn ihr Vorwurf hart, dass er vom Herzen her nicht lieben könne. Jetzt weiß er

▼

es selbst nicht mehr recht. Was ist damit gemeint? Es klingt so kitschig und das mag er als Mann doch nicht. Doch er versteht die Frage gut, ob er einmal um eines anderen Lebewesens willen, um eines Menschen, Tier, sogar auch Pflanze, mit einem eigenen Wunsch zurückgetreten sei, – ausdrücklich nicht des eigenen Vorteils wegen, sondern aus liebevoller Hinwendung zu diesem anderen. Jan stutzt zunächst. Er war es nicht gewohnt, nach so etwas zu schauen. Dann kommt, verunsichert, der erste Einfall: Bei seiner Arbeit gibt es einen Kumpel, dem es derzeit ziemlich dreckig geht, weil seine Frau verunfallt ist. Den nimmt er öfters mal zu sich nach Haus, obwohl er nichts zu bieten hat als sich und seinen kleinen Garten. Dem Kumpel scheint es gut zu tun – und Jan inzwischen auch. Doch das war ursprünglich nicht Ziel. Dann hat er neulich seiner alt gewordenen Mutter angeboten, im Urlaub nebenbei im Haus zu streichen, weil sie es selber nicht mehr schaffen kann. Und Vater ist schon lang ein Wrack. Er hat es bärbeißig verpackt, dass er sich für den »Stall« zu Hause schon geniere und übertrieb dabei, damit sie ihn nicht bremst. Es war ihm aber klar, dass er ihr helfen wollte und sie wusste es auch und war zuletzt sehr froh. Und bei der Malerei sei dort dem alten Kater, der ständig um die Beine strich, dass er, Jan, schon ganz ärgerlich geworden sei, ein Eimer Farbe umgekippt, der den mit voller Wucht erwischte, so dass das arme Vieh erbärmlich schrie und mit der einen Pfote hinkte. Jan habe seine Sache unterbrochen und sich daran gemacht, das Tier zu schienen und es zu versorgen, was ihm wohl halbwegs gut gelungen sei. Das habe er als Kind und auch als Junge schon in der Nachbarschaft gelegentlich gemacht.

Jan ist noch manches eingefallen, was vor ihm selber fast verborgen war und was er eher nicht zu seinem Bild von sich hinzugerechnet hätte. Und er kämpft noch eine Weile, ob und wie ein Mann die liebevolle Seite leben kann. Schließlich entdeckt er einen Weg, der für ihn stimmt. Er wirkt dabei ganz echt und bodenständig und auch voll neuem Selbstvertrauen.

6.7 Kreativ-spielerischer Umgang mit dem Raum

6.7.1 Dialog mit Raumqualitäten

Der **innere Dialog** mit dem Raum und seinen Qualitäten ist ein ideales Spiegelinstrument für die eigene Befindlichkeit und die eigene **Identität.**

Beispiel

»Wir wollen uns auf diesen Raum einlassen, ihn zunächst erkunden in der ganzen Vielfalt, die man erst beim zweiten Hinsehen kennen lernt. Ein jeder möge frei umhergehen und erspüren, wie er sich und wie und wo am besten fühlt. Das braucht ein bisschen Zeit zum Ausprobieren. Und die nehmen wir uns auch. Wer will, kann zwischendurch die Augen schließen. Das hilft dem Spüren und dem »inneren Radar«. Versuchen Sie sich unterschiedlich einzurichten, mal in der Mitte, mal am Rand. Das eine Mal mit freiem Rücken hin zum Zentrum, dann mit dem Rücken beinah an der Wand. Wie fühlen Sie sich in der Ecke, eher geborgen oder gar zu sehr beengt? Ergibt sich irgendein Erleben, wenn Sie der Türe nahe stehen? Etwa: Hurra, der Fluchtweg ist noch frei? Oder: Jetzt soll da keiner klopfen und mich stören kommen! Die bleibt zu! Oder überhaupt noch völlig anders. Sehen Sie, ob dazu noch ein Einfall kommen will. Dann haben wir noch große Fenster. Was lösen die bei Ihnen aus? Sind die zu transparent, weil vorhangslos, so dass das Außen mächtig eindringt? Oder ist das nicht der Fall? Vielleicht ist gerade diese Durchsicht recht? Vielleicht ermöglicht sie den Überblick, nach dem es Ihnen ist? Zieht Sie die Weite an? Möchten Sie mit den Vögeln fort und hoch und weiter fliegen, wohin auch immer ihre Reise geht? Wie ist es, dennoch wieder bei sich anzukommen? In diesem Raum und ganz bei sich in Ihrem Körper. Ein jeder hat bei sich sein Zentrum und auch seine Welt um sich, die er mit seiner Ausstrahlung erfüllt. Nun gibt es an den Rändern Ihrer Welten Begegnungen, zumindest die Möglichkeit dazu. Versuchen Sie zu spüren, wie das mit den Nachbarn ist, mit denen sie sich halbwegs offen oder unbewusst zusammenfanden. Lässt sich ein

▼

bisschen unterscheiden, was dabei spürbar wird an »Wellenlängen« und an Qualitäten, was davon lieber ferner bleiben sollte, was neugierig macht und was Sie deutlich lockt? Sie brauchen aber nicht Geheimnisse zu lüften, wenn Ihnen Ihre Reaktion unpassend scheint. Ein jeder nimmt Verantwortung für sich, und wählt aus dem Erleben aus, wenn wir uns gleich über das Erfahrene hinterher verständigen.«

Man kann natürlich eine analoge Raumerkundung auch im Einzel-Setting machen. Es ist spannend, was dabei an Kern-Aussagen, sowohl zur jetzigen Befindlichkeit, als auch zu Dauer-Haltungen zutage tritt. Bei Diskrepanzen kann man das als guten Einstieg in die Tiefe für eine Einzelarbeit nutzen, falls das dran ist.

Auch für die Therapiestunde eines Paares kann die Raumerkundung, die nun zur gleichen Zeit zu zweit geschieht, ein idealer Anfang sein, der nonverbal und raumsymbolisch wie aus einem Füllhorn informiert. Der Vorteil dieses handelnden Beginns ist seine Überzeugungskraft, ist seine Evidenz.

6.7.2 Nähe und Distanz in der Raumsymbolik

Es ist hochinteressant, wie wir unseren Raum erleben, wie wir uns mit ihm in Beziehung setzen. Er kann statisch erlebt werden. Meist ist er subjektiv gerichtet. Unser Erleben gestaltet den Raum um uns und zwischen uns. Zum Teil wurde das schon bei der vorigen Übung sichtbar.

Wie viel **freien Raum** benötige ich um mich, um mich wohl zu fühlen? Auch Tiere benötigen eine **Sicherheitsdistanz** und werden aggressiv, wenn sie nicht respektiert wird. Wer übertritt meine unsichtbare Linie meines Sicherheitsabstandes? Habe ich dazu bewusst oder unbewusst eingeladen? Wenn ich das nicht wollte, habe ich entsprechende Halte-Signale gegeben? Was ist mein Anteil daran, wenn mein Sicherheitsabstand nicht respektiert wird, was der des anderen? Werde ich gelegentlich eingeladen, den Nahraum eines anderen zu betreten. Bin ich gewillt, die Abstandszeichen des anderen zu respektieren? Wie gehe ich damit in meiner Partnerschaft um?

Übung zu zweit (für Gruppen- oder Paar-Setting)

Wir stellen uns gegenüber in größerem Abstand von einander auf. Als Kommunikationsmittel haben wir nur unseren Blick und unsere Mimik zur Verfügung. Es geht darum von Moment zu Moment zu überprüfen, welcher Abstand seine Richtigkeit hat und dies zu signalisieren und gleichzeitig die Signale des anderen zu verstehen und zu berücksichtigen. Es ist also ein **Blickdialog** zur **Nähe-Abstands-Regelung**. Welches Ausmaß an Augenkontakt ist jeweils angenehm? Bin ich mir meiner sicher und sicher über meine Grenze? Ist der Augenkontakt evtl. nur erträglich mit einer Distanzbotschaft (um nicht in unangenehmer Weise zu verschmelzen, bzw. wie aufgesogen zu werden)? Oder umgekehrt: Fühle ich mich abgelehnt, wenn der andere aus dem Augenkontakt geht? Oder erlebe ich mich als Sieger über ihn, wenn er das tut? Oder tut es mir leid, dass ich nicht das richtige Maß fand und ihn dazu nötigte? Kann ich ablehnende, liebevolle und neutral interessierte Blicke unterscheiden oder nicht? Oder… oder… Hinterher besprechen wir das Erleben. Wie fühlt sich die Botschaft »Komm näher« an, wenn ich mir sie wünsche und wie, wenn sie mir unangenehm ist. Und analog: Wie fühlt sich die Botschaft: »Geh zurück« an, wenn ich den gleichen Impuls hatte, und wie, wenn ich mehr Nähe wollte?

Variation: Einer steht fest und signalisiert dem anderen seine Nähe- und Distanzwünsche, der mobil ist, der sich aber im Konfliktfall diesen Signalen widersetzen kann. Nachbesprechung.

Diese symbolische Nähe-Distanz-Regelung wird ständig auch in die konfliktlösende Stuhl-Arbeit jeglicher Variation integriert.

6.8 Resonanzgesteuerte Zeitregression

6.8.1 Allgemeine Gesichtspunkte

Hierbei spielt das chronologische Zeitraster keine Rolle mehr. Die Ähnlichkeit der emotionalen Schwingung holt ehemalige Befindlichkeiten, »Ich-Zustände« oder Teil-Identitäten über die Resonanz in die Gegenwart. Man kann auch umgekehrt sagen: Sie versetzt das jetzige Wesen in den Zustand von damals. Es entsteht eine Art verbindendes Erlebnisfeld zwischen Damals und Jetzt. Das ermöglicht, die alte Spur aufzugreifen, in ihr Erleben einzutauchen und einen Prozess fortzuführen, der stecken geblieben ist, im Fachterminus: Es ermöglicht, »die Gestalt zu schließen.« Natürlich sind solche Resonanzfelder auch bei den oben angeführten Übungen des spielerischen Umgangs mit der Zeitdimension entstanden. Aber dort gab es andere Leitgedanken. Hier stehen sie im primären Fokus.

! Die Hauptarbeit jeglicher Psychotherapie bemüht sich – direkt oder indirekt – um die Ausheilung und Relativierung der beeinträchtigenden Erlebnisspuren der frühen Jahre, das heißt hier, um das »innere Kind«.

Es ist ein Basisphänomen der inneren Resonanz. Die resonanzbereiten, affektiven Schwingungsmuster in der Tiefe alter Spurenschichten gehen mit den aktuellen über ihre Eigenschwingung in Kontakt. Blitzschnell stehen die »alten Zeiten« lebensfrisch und wiederauferstanden da. Freilich ist das eine Frage davon, wie hoch »aufgeladen« diese resonanzbereiten Spuren sind, wie viel »Sprengstoff«, wie viel Abgeblocktes, wie viel schmerzlicher Konflikt, wie viel »unerledigte Prozesse«, wie es in der Gestalttherapie heißt, dort noch eingemauert sind. Allen Psychotherapeuten, vorneweg den psychoanalytisch orientierten Tiefenpsychologen, ist das urvertrautestes Terrain. Der verzerrende Effekt der tiefen Resonanzen auf die Sicht der Gegenwart ist doch das »täglich Brot« in dem Beruf – die Übertragungsartefakte inklusive.

Was machen die »Gestaltleute« anders? Das ist heute nicht mehr leicht für diesen Punkt zu sagen, weil diese Technik, mit dem **»inneren Kind«** Kontakt zu suchen, und direkt ins Zwiegespräch zu gehen, in den letzten 50–60 Jahren so viel Anklang fand, dass sie nun Allgemeingut ist. Aus der Patientensicht ist das natürlich außerordentlich begrüßenswert.

! Das »innere Kind« ist nur ein Sonderfall der Zeitregression, nämlich der, der auf die individuelle Lebenslinie fokussiert. Er ist der wichtigste für unsere Arbeit in der Psychotherapie.

Zeitregression macht aber für jegliches gewordene Gebilde Sinn: für die Familie, eine Gruppe, eine Firma, den Verein, ein Volk, für unsere Erde und für einen Stern, dann aber auch für unseren Mikrokosmos, der mit seinem Werden und Vergehen unsere Einheit, unsere »Ganzheit Mensch«, auf seinen Schultern trägt.

Als Beispiel kann man, wenn man »nicht gut drauf ist«, den Strahl der Aufmerksamkeit den Zellen seiner körperlichen Abwehr schenken und sie »fragen«, was z. Z., als sie geboren wurden, das ist erst ein paar Wochen her, um sie herum geschehen war. Ob denn »ihr Kosmos«, die »Großwetter- und Ernährungslage« für ihr Gedeihen problematisch war. Und in der »Einfühlung« in solch ein kleines Lichtchen, das mit dem Überleben kämpft, kann unser inneres Ohr vielleicht vernehmen, was für die Lebenschancen dieser Zellen besser gewesen wäre, so z.B.: Achtsamkeit beim Tagesrhythmus, – freudvoller Eustress als Bewegung, keine Gifte etc.

So kann uns eine kranke Zelle lehren, wenn wir mit dem empathischen Interesse vorübergehend diese Zelle sind, vorübergehend ihre Sicht annehmen und sie in das große Ganze integrieren. Natürlich ist bei diesem großen Abstand unserer Dimensionen (Zelle – Mensch) v.a. Projektion im Spiel; doch gibt es auch die Projektion des unbewussten, körpernahen Wissens, dessen Weisheit unsere Ratio sprichwörtlich meistens übersteigt. Es lohnt zu hören.

Es gibt ein allgemeines Gleichnis: Die Jahresringe eines Baums. An diesen Ringstrukturen zeichnen sich die guten und die schlechten Wachstumszeiten ab. Es folgen manche regelmäßig, die bauen ruhige Muster auf, die miteinander eine Einheit sind. Dann gibt es wie Verwerfungen und Knoten und in den Ringen buckelt sich das Muster auf. In jenen Zeiten gab es Not für diesen Baum. Die Ringstruktur der Folgejahre trägt die Störung lange weiter mit und erst allmählich und in späterer Zeit gelingt dem Organismus eine Glättung der Kontur.

6.8.2 Die Arbeit mit dem »inneren Kind«

Gibt es »**das**« innere Kind konkret? Natürlich nicht. Natürlich ist die Einzelform fiktive Abstraktion. Es gibt für jedes Individuum zahllose Möglichkeiten. Es gibt so viele, wie es abgrenzbare Alterstufen und Befindlichkeiten gibt. Und es empfiehlt sich jedes Mal, auf die Nuancen neu zu achten, wie sich »das Kind« in diesem, derzeit aktuellem Fall zeigt und zutage tritt. Es handelt sich stets um ein aktuelles, inneres Spiegeln über die gegenseitig abgeglichene Resonanz. Und dennoch:

! Da, wo sich das »innere Kind« auf seinem Lebensweg markant herausgefordert fühlte und dabei ganz prägnant geprägt war oder auch verletzt, dort bildet sich ein Punkt der Kristallisation für sein Verständnis seiner selbst, der, bis dies ausgeheilt ist, sehr viel Aufmerksamkeit auf sich zieht – und der andere innere Bilder zunächst in den Schatten stellt. Das heißt, der psychotherapeutische Sprachgebrauch vom »inneren Kind« bezieht sich primär auf all die Kinder-Identitäten in ihrem jeweiligen Beziehungskosmos und ihrer Lebenssituation, die irgendwie therapiebedürftig sind.

Wie geht es in der Therapie nun zu? Was ist daran so wirksam?

Hier folgt zunächst in Wiederholung das Schema über alle die Schritte, die eine strukturelle Wandlung nach sich ziehen. (Auf diese Schritte wird in den folgenden Fallbeispielen Bezug genommen werden.) Die Schritte bilden einen Kreis, der sich spiralig in die Höhe windet. Die eine Klärung schafft den Boden für die nächste.

Strukturelle Wandlungsschritte in der Therapie

Schritt 1:	Spurenaufnahme (Vorkontakt mit Ausgegrenztem)
Schritt 2:	Identifikation der ausgrenzenden Schablonen (Verbote, Vorurteile, Regeln)
Schritt 3:	Entfaltung des inneren Konfliktfeldes im Außenfeld/Perspektivenwechsel/Spannungsaufbau im reaktualisierten Konflikt
Schritt 4:	Relativierung/Verunsicherung der alten Identifikation
Schritt 5:	Identitätsvakuum/Gestaltauflösung/strukturelles Chaos, schöpferische Leere
Schritt 6:	Katharsis/Durchbruch des emotionalen Gegenpols (z. B. Schmerz, Wut)
Schritt 7:	Nachdifferenzierung/Integration und Assimilation
Schritt 8:	Festigung der neuen Struktur/Selbstreflexion und Handlungserprobung
Schritt 9:	Nachklang/Indifferenz/Ruhe und Gleichgewicht

Beispiel

David ist jetzt 34 Jahre alt, ein gewissenhafter Psychiater in der Klinik. Er wirkt sehr besonnen, meistens still und aufmerksam. Ein beliebter Assistent, der beim ersten Hinsehen meistens übersehen wird. Von Patientenseite aber wird er heiß geliebt, denn er geht einfühlsam mit ihren Welten um. Auch ist er ganz bewusst Familienvater und er achtet sehr auf seine Frau. David kam zur Therapie, nachdem ihn eine Krise in die Knie zwang, die mit Tinnitus und zirkulärem Schwindel aufgetreten war. Das zwang ihn in die Kapitulation.

Bereits im Erstkontakt erscheint er überfordert – und nicht nur von der momentanen Last. (Schritt 1, s. Übersicht oben) David sitzt traurig und erschöpft, fast wie ein ausgebranntes, großes Kind vor mir und wirkt gleichzeitig panikartig wach. Er scheint so aufmerksam, als wäre er ein Riesen-

▼

Teleskop, das jede Regung seines Gegenübers registriert. Ich teile ihm verwundert etwas von dem Eindruck mit. Er findet seine Haltung ganz natürlich und normal. So sei er immer. Dennoch stutzt und stockt er irritiert und blickt in sich. Ich bitte ihn, mich dorthin mitzunehmen, wo diese Haltung passt und absoluten Sinn macht. (Schritt 2) David sieht sich nun als kleines Schulkind heimwärts gehen, langsam, eher ungern, und Beklommenheit verspüren. Er hat Angst, was ihn erwarten wird. Nichts lässt sich vorausberechnen, wie die Mutter sein wird, wie sie heute reagiert. Sonderliche Sachen sagt sie manchmal, und sie scheint sie auch zu sehen, Sachen und Gestalten, die sie unsagbar bedrohen. David hat längst aufgegeben, seine Ansicht, wenn sie abweicht, kundzutun, weil die Mutter dies wie einen Angriff auffasst und die Spannung eskaliert. Denn schon öfters gab es Tätlichkeiten, wenn die Mutter sich aus Notwehr handeln fühlt. David lernt bald, sich und seine Meinung zu verstecken, und fast nur noch Nicht-Person und selektiver Spiegel sein. »Selber-sein« ist – Mutter gegenüber jedenfalls – gefährlich. Davids Vater ist die Woche über weg zur Arbeit. Er bringt leider keinen Ausgleich für das Kind. Vater will die Problematik auch nicht sehen. Lieber arrangiert er sich mit einem blinden Fleck. David ist sehr lange psychisch überfordert. Schließlich lebt er in zwei separaten Welten, in der einen, der skurrilen, ist er ein beobachtender Schatten, in der anderen, in der der Schule und des Fußballplatzes, macht er mit und ist gelitten, aber es fehlt Farbigkeit und Selbstvertrauen.

(Schritt 3) Nun ist es nicht leicht, Ambivalentes zuzulassen, wenn es klar ist, dass das Gegenüber für sich selber nicht mehr einstehen kann. Leichter scheint es, mit den beiden separaten Welten und Verhalten das Konfliktfeld aufzurollen. David findet diesen Vorschlag passend. Er ist 7 oder 8 Jahre und versteht, dass er nun zweimal hier im Raum sein darf.

- ▶ Therapeut: »Wo und wie mag dieser David hier im Raum sein, der die Mutter immer wieder gegenüber hat? Und wie sollen wir ihn nennen? Und wo ist der Platz des anderen? Wie heißt jener?«
- ▶ David stellt recht nah den Stuhl des »Schattens«, des Schatten-Davids, halb schräg neben sich und kommentiert halblaut: »Er ist mir noch sehr nah. Ich kenne dein Alleinsein, dein Zurückgeworfensein auf dich, wenn niemand da ist, der die gleiche Wahrheit teilt, das Offensichtliche bestätigt. Es nimmt den Boden immer wieder weg. Nicht immer, aber doch zu oft für mich als Kind. Und dort setz ich den Jungen hin von außerhalb. Er schaut zum Fenster, sehnt sich in die Weite. Er dreht dem anderen – und auf jeden Fall der Mutter – den Rücken zu.«
- ▶ Therapeut: »Welcher ist innerlich gerade näher, so dass Sie erst ganz in dessen Rolle gehen?«
- ▶ David: »Ich weiß es eben nicht. Ich spüre ein Verbot, dass ich der Zweite nicht sein darf.«
- ▶ Therapeut: »Wer steht dafür? Der Erste? Gut, dann geht es damit los. Das ist sehr wichtig, was er sagt.«
- ▶ Schatten-David: »He du da auf dem abgewandten Stuhl, wie heißt du noch? Ach ja, »der hinterher läuft«, haben welche mal gefoppt, weil du nicht schnell genug warst. Das war kränkend. Dabei warst du nur rücksichtsvoll. Das war dort aber nicht gefragt. Verrückte Welt da draußen – und da drinnen. Du willst nur fort und lässt mich hier im Stich. Das ärgert mich an dir. Das darfst du nicht! Wer soll die Mutter, die sonst niemand mehr versteht, versorgen? Der Vater ist ja meistens weg. Er kann es auch nicht besser. Das ist ein kleiner Trost für mich, der leider bitter schmeckt. Den würd ich gern verschenken. (Der Schatten-David sinkt in sich und sieht mit resignierten Blicken in die Ferne.)«

▼

- Therapeut: »Es hört sich an, als ob er sich nach anderen Dingen sehnt. Vielleicht passt jetzt der Rollentausch und jene andere Sicht? Ja? Überprüfen Sie es, ob das auch stimmt.«
- Das bringt Lebendigkeit. Schon sitzt der »Hinterher-lauf-David« abgewandt in Positur und dreht sich zu dem »Schatten-David« um.
- Hinterher-lauf-David »Du lahmer Hund, du arme, müde Sau, Du hängst da fest und bildst dir was drauf ein, dass du das alles aushältst! Du bist doch nur zu feige, zu gehen. Soll doch der Vater zusehen, ob er mit dieser Mutter leben kann, und wenn es nicht geht, dass er sie wo anders hintut. Ich mach mich aus dem Staub, soweit ich kann. Zumindest über Tag. Das Dumme ist, ich hab kein eigenes Geld und muss noch lang in die Schule gehen. Mit denen in der Klasse hab ich aber auch meinen Zorn. Vielleicht beneid ich sie um ihre ganz normalen Eltern. Die man jedem zeigen kann. Die geben Rückhalt und ein Zuhause. Wie sicher die sich alle fühlen! Ich weich' erst mal zurück, wenn etwas fremd ist und seh' eine Weile zu, damit ich etwas sicherer bin, und halbwegs weiß, wie alles funktioniert. Trotzdem ist In-der-Schule-Sein viel besser als daheim.«
- Therapeut: (Rollentausch)
  Schatten-David: »Hast du vergessen, dass es manchmal schön und sogar fröhlich war zu Dritt? Die Mutter hatte auch schon relativ normale Zeiten. Dann fand ich sie auch liebenswert in ihrer Art. Und wenn der Vater da ist, gibt er doch sein Bestes, ist er die Güte in Person. Da bist du meilenweit entfernt davon! Du denkst doch nur an dich!«
- Therapeut: (Rollentausch)
  Hinterher-lauf-David »Na, und? Wird wohl als Kind noch angemessen sein. Und sei mal ehrlich, das möchtest du doch auch, bloß traust dich nicht?«
- (Rollentausch) – Ratlosigkeit im Gesicht (Schritt 4)
- Schatten-David: »Ich trau mich nicht? Geht es ums Trauen? Geht es nicht ums Erlauben? Vielleicht will ich noch zu retten, was zu retten ist von dem, was das Zuhause heißt, und will mir die Bankrotterklärung nicht erlauben, solang es einen Funken Hoffnung gibt. – Was traust du dir nicht? Vorne weg zu laufen, beispielsweise, weil du nicht nur schüchtern bist, sondern auch rücksichtsvoll und keinen grob zur Seite schubsen willst? Du tust nur immer cool. Das trügt. Du lügst dir in die Tasche! (Schritt 5)
- Hinterher-lauf-David: »Du doch erst recht. Jetzt bin ich durcheinander und verwirrt und weiß nicht mehr wofür ich steh. Das stimmt schon, was du sagst. Es geht mir nicht um Kampf. Ich möchte dort gern angenommen sein, (schluchzt, weiter mit brüchiger Stimme:) ein bisschen Heimat wäre schön, (Schritt 6; schreit auf:) Ich möchte auch mal ein Zuhause wie die anderen!« (weint und fällt zu einem Häufchen zusammen)
- Therapeut: »Da sind jetzt beide kleinen Davids überein. (Schritt 7) Ist es erlaubt, dass ich dem Doppelwesen eine Decke um die Schultern lege, damit es eine Spur von bergendem Zuhause spürt, die diesen Schutzraum und auch unseren Geist, in dem wir miteinander arbeiten, repräsentiert?« (Th. steht hinter David und legt vorsichtig die Hände auf die Schultern, die mit einer Decke eingehüllt sind.) »Wie geht es David, hat sich irgendwas verändert?«
- David: »Ich bin erschöpft und froh, dass diese Spannung und die Streiterei, mit der die beiden um den heißen Brei getänzelt sind, vorbei ist. Nun liegt diese Wunde bloß: Ich hatte kein Zuhause, das es verdient, mit diesem Wort benannt zu werden. Meine Kindheit war ein jahrelanger Horrortrip. Anfangs hab ich die Symptome nicht verstanden, hab diese Krankheit nicht gekannt. Der Vater auch nicht. Doch der wollt' auch nichts davon wissen. Die mangelnde Erfahrung von »Zuhause« macht mich sehr wurzellos und angreifbar. Es macht auch Angst,

mich lebenslang in einem Körper zu befinden, dort nun beheimatet zu sein, der die psychotische Veranlagung möglicherweise hat oder auch weiter trägt. Das macht mir Sorge wegen meiner Kinder, die ich mag.«

► Therapeut: »Ach, lieber väterlicher David, erst sollten unsere beiden Davids, unsere Jungs von eben, ihr Zuhause finden und sie sollten Kraft von guten »inneren Eltern« spüren dürfen. Die Arbeit vorhin hat gezeigt, wie wichtig beide für den großen David sind.« (David nickt.) »Ist es in Ordnung, wenn symbolisch beide, – je als Kissen, – und deutlich spürbar für den großen David, in seinem Arm und ganz nah am Herzen liegen?« (David packt sich, damit einverstanden, die beiden Kissen direkt vor die Brust.) »Wie geht es jetzt mit dieser neuen Situation? Was löst es aus, sich vorzustellen, dass der große David, dem all seine Kräfte heute zur Verfügung stehen, die Kräfte seines Herzens und des Geistes, dass dieser an die Schützlinge, die einen schweren Start gemeistert haben, und die er nun in seinen Armen hält, je eine Botschaft schickt? Gibts irgendeinen Einfall?«

► David: »Ja, Ihr habt einen schweren Start gemeistert. Das hab ich so noch nicht gesehen. Da könnt Ihr eigentlich stolz sein und ich auf euch mit. Ich hab gemerkt, dass ich euch beide dringend brauche und dass ein jeder mir zum Leben hilft, wenn Ihr euch anerkennt. Ich möchte euch neue Namen geben, weil sich die Qualität durch unsere Auseinandersetzung für mich verändert hat. Dich, der du etwas neugierig die Welt erkunden möchtest und auch eigene Wege schätzt, möchte ich jetzt Freiheits-David nennen. Ich bitte dich, dass du mir lebenslang, trotz aller Einbindung, die kleine Dosis Unbeschwertheit, Selbstbestimmung, Eigenständigkeit und Liebe zu der Mitte, die ich noch entdecken möchte, bewahren hilfst. Ich bitte dich noch ferner, dass du mit dem inneren Farbenkasten sorgst, dass dein neuer Freund, der alte Schatten-David dort, zu seiner Farbe kommt. Und du, mit deiner Sensibilität, mit deiner Langmut, deiner Güte und Verantwortung, der wohl Gefahr läuft, dass ihn jemand übervorteilt oder dass er von sich selber übersehen und geschädigt wird, dich nenne ich den »Reifen, kleinen Jungen«. Will damit sagen, dass dir viel zu früh die Rolle eines reifen Alten zugefallen ist, die du gemeistert hast, und davor habe ich Respekt, jedoch, es ging auf Kosten deines Kindseins. Lass uns doch bald zu Dritt aushecken, wann und wie wir zwischendurch von diesem Kindsein etwas nacherleben können. Sagt, was haltet Ihr davon, die realen Kinder dazu einzuladen und uns zeigen lassen, wie das Freuen an den Kleinigkeiten geht? Und das Blödeln wieder zuzulassen… Das gibt sicher eine unschlagbare Truppe. Ach, ich freu mich darauf schon!« (Schritt 8)

David hat sich bei den letzten Sätzen aufgerichtet, hat die Decke abgestreift, hat begonnen, sich mit beiden Kissen hin- und herzuwiegen und sich schließlich auch im Kreis zu drehen, pfeifend im 3/4-Takt. Erstmals zeigt sich David frei und unbeschwert.

Nach der Arbeit mochte er für sich sein, 1–2 Stunden wenigstens, weil er sich den ganzen Ablauf nochmals durch den Kopf gehen lassen und ein paar Notizen machen wollte. (Schritt 9)

In der Stunde eine Woche später wird zum Thema, dass ihn seine Frau jetzt neu entdeckt hat und nun interessiert ist, was geschehen sei. Von den inneren Kindern hat er einmal noch geträumt, fast als Mahnung, dass er weiterhin sie achtsam noch begleiten möge, da sie seinen jungenhaften-väterlichen Schutz noch eine Zeit lang bräuchten. Die Aktion mit seinen beiden Vorschulkindern war ein Höhepunkt am Wochenende gewesen, weil es erstmals für sich selber mitgespielt und sich voll eingegeben hat. Vom Tinnitus hat er nichts mehr gemerkt, er hat ihn zwischenzeitlich einfach vergessen.

Die Arbeit mit dem »inneren Kind« braucht nicht gleich zwei ambivalente Pole auf der Kindseite einzuschließen, wie im vorherigen Beispiel. Meist wird dem verletzten, entmutigten, verzagten oder in seine Abwehr verrannten Anteil beigestanden und ihm durch den Therapeuten und/oder durch die Gruppe beim Wiederaufrichten geholfen. Dabei kann es günstig sein, das elterliche Gegenüber in scheinbar gegensätzliche Aspekte aufzufächern, damit Solidaritäten und latente Liebes- und Anerkennungssehnsüchte die Klärung des problematischen Beziehungsanteils nicht blockieren.

Ziel ist es, eine ausreichende Verständigung, Akzeptanz, wenn möglich Aussöhnung, auf dieser ganz ursprünglichen, zwischenmenschlichen, durch spätere Verinnerlichung intrapsychischen Hauptachse des Selbstverständnisses zu finden. Am Ende übernimmt der reife Erwachsene nachträglich gute Elternfunktion für das problematisch aufgewachsene »innere Kind« und sorgt durch seine liebevolle Aufmerksamkeit für seine innere Integration.

Die Rolle des Therapeuten ist vorübergehend die einer schützenden Elternfigur, die ähnlich wie bei Benedettis (1998) »Übergangssubjekt« als Modell und Katalysator wirkt, wenn sie verinnerlicht wird, wobei sie dann die Selbstannahme und das liebevolle Selbstverständnis im Patienten für sich selbst erweckt und stärkt. Diese angestoßene Akzeptanz ermöglicht im Patienten Integration und Assimilation.

Letztes Ziel ist die Assimilation der Kinder- und Jugendlichen-Identität in die reife Persönlichkeit, die ihrerseits dadurch gleichzeitig durch einen Hauch heiterer Unbeschwertheit verjüngt wird. Der wichtige Aspekt ist also, nicht nur den Mangel des geschädigten Kindes und seine Pathologie zu sehen und rückzuintegrieren, die sekundär entstanden ist, sondern in Kontakt zu seinem primär unversehrten Sein, zu seinem kompetenten Potenzial zur Freude, Neugier und liebevoller Begegnungsfähigkeit zu kommen. Diese primäre Unversehrtheit, die **vor** der Störung vorhanden war, soll (wieder) Kern der Gesamt-Identität werden und ihr vom Zentrum her ein positives Vorzeichen verleihen.

Beispiel

Ursula M., 46 Jahre alt, fühle sich unsicher und unzureichend an der ganzen Front. Das macht sie selbst an Kleinigkeiten fest, sei es, dass Flüchtigkeiten im Büro zu Fehlern führten, die sie zum Glück noch selbst entdeckt, sei es, dass sie zu Hause schlampig sei, obwohl angeblich gute Freunde sagen, dass man bei ihr zu Hause fast vom Boden essen kann. Die Skrupelhaftigkeit bringt sie oft unter Spannung und raubt ihr auch gelegentlich den Schlaf. Dies laste schon auf ihrer Ehe, der Mann, der fühle sich von ihrer Pingeligkeit genervt.

Als kleines Mädchen sei sie schon angstvoll gewesen, wenn es geregnet hatte, vor die Tür zu gehen. Denn dann gelang es nie, sich völlig rein zu halten, denn Dreck und Pfützen gab es überall. Noch beim Erzählen zog sich Ursula zusammen, als wollte sie nichts mehr zu tun bekommen mit der Welt.

- ► Therapeut: »Der kleinen Ursula war »Reinheit« wichtig, sagen Sie eben. Was hat es mit der Reinheit auf sich, dass sie die Kleine derart fasziniert? Wie ist für Ursula das Reinsein und wie ist für sie der Dreck?«
- ► Ursula: »Der Reinliche ist gut und richtig, sagt Mutter, aber selber hält sie sich nicht dran. Mir hat sie ständig peinlich sauberes Verhalten gepredigt und auch mit Strenge abverlangt. Im eigenen Schrank bei ihr, da ging es drunter oder drüber, egal, sie nahm es nicht genau, da, wo es keiner sah. Doch konsequent nach außen hin, da stimmte das Dekorum, da war sie tugendsam und vorzeigbar.«
- ► Therapeut: »Sie haben mit der Mutter noch etwas zu klären, vielleicht auch abzurechnen, scheint es mir. (Schritt 3) Wie sehen Sie es selber? Macht es Sinn, in Ehrlichkeit einander zu begegnen?«
- ► Ursula: »Die Mutter ist schon tot seit gut 10 Jahren. Das geht nicht mehr. Das steckt auch bisschen mit in dem Problem. Der Groll hat seitdem wie auf mich zurückgeschlagen. Auf Tote hegt man keinen Groll. Seitdem ist alles mit mir schlimmer, so sieht es jedenfalls mein Mann.«

▼

▶ Therapeut: »Für unsere Art der Arbeit ist der Tod die Grenze nicht. Es bildet sich oft eine Grenze, wo den Betreffenden der Mut verlässt und seine Liebe zur Wahrhaftigkeit verloren geht. In dieser Weise scheinen Sie recht stark. Die Liebe zur Wahrhaftigkeit gebietet allerdings, dass auch die positiven Seiten des Beschuldigten genauso »wahr«-genommen werden.«

▶ Ursula (mit einem Stoßseufzer): »Das ist mir recht. So kann ich mich dran wagen. Doch wie soll es weitergehen?«

▶ Therapeut: »Da gibt es eine kleine Ursula – wie alt ist sie etwa?«

▶ Ursula: »Ach, das ist lang, von frühster Zeit bis mindestens zur Pubertät. Am ärgsten fand ich es bei Schulbeginn. Ich sollte doch die Beste sein. Das war ich aber nicht, – wenn auch nicht schlecht. Im Sauberhalten meiner Sachen war ich Nummer Eins.«

▶ Therapeut: »Ach ja, das lockt dann weiter in die Richtung. Nun gut, die kleine Ursula ist 7 oder 6, vielleicht auch 8 Jahre. Finden Sie innerlich Kontakt zu Ihrer Kleinen? Kommt Ihnen wieder das Gefühl dafür, worüber sie sich freut, was sie beängstigt, was sie anstrebt, was sie liebt? Und was ihr vorne dran am Herzen liegt?« (Ursula nickt versonnen in sich rein.) »Was scheint in jener Zeit besonders wichtig?«

▶ Ursula: »Ich hätt' gern eine Freundin. Am liebsten die von nebenan, die mit den langen Zöpfen. Doch Mutter sagt, in der Familie dort, da stimmt es nicht, das sei kein guter Umgang.«

▶ Therapeut: »Und was sagt der Vater?«

▶ Ursula: »Vater gibt es nicht. Nachdem darf ich nicht fragen. Das ist für Mutter ein Geheimnis und ein Schmerz. Das Thema ist tabu und blieb es bis zuletzt. Die Tante Lina schien zu wissen, dass Mutter in dem einen Urlaub, derjenige vor der Geburt, kurz unglücklich verliebt gewesen war. Der Urlaub führte in den Norden Dänemarks. Mehr weiß ich nicht.«

▼

▶ Therapeut: »So hat die Mutter das alleinige Gewicht in der Erziehung?«

▶ Ursula: »Ja. Sie ist ziemlich dominant. Geschwister gibt es nicht. Ich kriege alles ab, im Guten, wie im Schlechten.«

▶ Therapeut: »Das ist ein Stichwort dafür, dass sie mindestens zwei Seiten hat. Da waren wir schon vorhin. Wenn Mutter nun mit diesen beiden Seiten symbolisch hier in diesem Raum Platz finden dürfte, wo passt das am ehesten hin? Nun ist die kleine Ursula gefragt, die mit dem Rückenwind der Großen, den lang vermiedenen Klartext wagt. Spüren Sie in sich rein, und stellen Sie danach die beiden Stühle für die Mutter, für Mutters lichten und für ihren dunklen Part.« (Ursula rückt nun vorsichtig den einen Stuhl schräg vor den anderen, sodass der jenen halb verdeckt.)

▶ Ursula: »Der lichte Teil ist für die Kleine von damals oft kaum mehr zu sehen. Das Schwierige steht leider vorne dran.«

▶ Therapeut: »Stimmt so der Abstand? Fühlen Sie sich gut? (Sie nickt.) Erlauben Sie sich hinter sich – im Geist – zu treten und im Kontakt mit all der Kraft zu sein, die jetzt der Großen zur Verfügung steht. Dazu gehört der Durchblick ihres Geistes, die Klarheit und die Stärke ihrer Liebesfähigkeit. Dies steht der Kleinen heute zur Verfügung, wenn sie sich jetzt in ihrer eigenen Sache stellt. Entscheiden Sie, ob Sie das klärende Gespräch im Sitzen führen möchten, oder lieber doch im Stehen. Es fühlt sich etwas anders an.« (Ursula stellt sich auf.) »Spüren Sie den Boden und den Halt im Rücken? Gut. Was hat die Ursula von damals an die dunkle Mutter jener Zeit nun endlich vorzubringen, weil es schon lange überfällig ist? Was muss einmal gesagt sein, weil es für die kleine Ursula die Wahrheit ist?«

▶ Ursula: »Ich hasse dich! Aus tiefstem Herzen! Erwürgen könnt' ich dich und hätte dabei noch Genuss, wann immer du mich plagst mit deinem Riesenanspruch. Nie bin ich dir genug! Nie reicht es mit dem Ansehen, dem Erfolg, der

▼

Disziplin und mit der Mühe um das, was dir »Leben« scheint. Mein Leben fühlt sich ganz bescheiden an und manchmal scheint es zu entgleiten. Dann spür ich mich nicht mehr. Dann wünschte ich, es wäre aus, es würde leicht, ich wäre alle Mühe los und dich vor allem. Die Sehnsucht war sehr groß danach, obwohl ich spürte, dass es dieser Weg nicht wirklich war. Wie sehr beneidete ich unbeschwerte Menschen, die gern lachten! Ach, wie geht das eigentlich, wie macht man das? Das passt doch nicht in unsere Welt, an die du mich gefesselt hast. Ich hasse dich für dieses Angefesselt-sein!«

- Therapeut: »Ist das jetzt alles? Oder gibt es doch noch einen anderen Zündstoff, einen anderen Vorwurf, einen anderen Schmerz, der innerlich vergiftet, wenn er in die Dunkelheit verbannt bleibt?«
- Ursula: »Ja, deine Maske, dein Fassadenspiel, das hasse ich fast wie die Pest. Nach außen willst du immer glänzen. Das Urteil anderer Leute scheint dir himmelhoch. Doch ist es doch so unterschiedlich und so wechselhaft. Was soll die ganze Plage dafür! Und hinter deiner Maske sieht es überhaupt nicht anders aus, als wie bei ganz normalen Leuten. Da gibt es Unordnung und Dreck, Inkompetenz und eine Menge Schwächen. Das spricht die Große jetzt gelassen aus. Als meine Kleine damals dir dahinter kam, die fühlte sich massiv betrogen. Da gabs den ersten tiefen Graben, der nie sich wieder gänzlich schloss. Die Diskrepanz war echt zu viel. Und mein Vertrauen war verspielt. Das kippte in Verachtung um, in Scham und Abscheu. Nun hielt ich mich damals daran fest, dass ich die Ordnung wirklich hielt, die Forderung erfüllte. Das gab mir die geheime Macht, mich von dir abzugrenzen und mich über dir zu sehen. So hab ich selbst von mir zu viel gefordert.«

▼

- Therapeut: »Die Kleine bleibt der Sicht der Dinge ihrer Mutter treu, nicht wahr? Der Konkurrenzkampf über tugendhafte Disziplin tobt nun zu Hause. Der Großen heute dürfte sich ein anderer Werte-Horizont erschlossen haben. Oder habe ich beim Zuhören eben mich geirrt?«
- Ursula: »Ja. Das stimmt schon, doch Mutters Werte sitzen tief, ich konnte ihre Macht bisher nur etwas mildern.«
- Therapeut: »Wie halten Sie an der Verstrickung fest? Wie fesseln Sie sich selbst an diesen Teil der Mutter?«
- Ursula: »Ich selbst? Das find' ich paradox!«
- Therapeut: »Ja, gehen Sie in den Kontakt nochmals und horchen Sie wonach es Ihnen dabei ist, was sich Ihr Inneres wünscht und ausmalt, selbst wenn diese Sache Ihnen abartig erscheint. Dort drüben gibt es immer noch die beiden Seiten Ihrer Mutter. Und Sie sind etwa 6–8 Jahre.«
- Ursula: »Ich möchte dich klein sehen, möchte, dass du zugibst, dass ich besser bin als du, dass du mir Unrecht getan hast und um Vergebung bettelst. Natürlich ist das ganz absurd. Das wirst du niemals tun! Das Leben hat es ja bereits bewiesen.«
- Therapeut: »Klein-sehen« und »winseln-lassen«, das wär das Ersehnte, der Triumpf und die Voraussetzung, von Mutters Fesseln abzulassen?« (Ursula nickt, etwas betroffen und auch etwas beschämt.) »Verständlich ist das schon in einer Weise. Vor allem für die ausweglose Situation der Kleinen, die ihrer Mutter ausgeliefert war.« (Ursula seufzt und ihr Gesicht entspannt sich wieder leicht.) »Sie haben ganz entschieden der Fassade dort den Krieg erklärt und sitzen hoch zu Ross und reiten stolz das Rachepferd. Gut, das ist ehrlich. Dieser Teil ist klar und seine Forderungen stehen. Doch das ist nur ein Teil von der Beziehung zu der Mutter. Sie kennen sie recht gut, ich aber nicht. Ob Sie mir helfen könnten zu begreifen, was es

▼

denn hinter der Fassade gibt? Gibt es etwas? Es mag eine gewaltige Herausforderung jetzt sein, ich weiß das schon, bei der Brisanz in jene andere Rolle rein zu wechseln. Gefragt ist nicht die fordernde Fassade. Die kennen wir. Gefragt ist, wie das Wesen hinter dieser Maske beschaffen ist. Was mag es fühlen? Wonach ist ihm? Macht ihm irgendetwas etwas Angst? etc.«

▶ Ursula schaut erst ganz fragend, dann besonnen und wechselt langsam ihren Platz.

▶ Ursula: »Wie es hier ist? Um das zu fühlen, brauche ich eine Weile. Das hier ist mir selbst gar zu neu. Nun ja, am liebsten halte ich mich im Versteck, denn ich entspreche nicht der Norm, ich bin fern ab von meinem Ziel. Klein bin ich hier und unansehbar. Beschissen ist es hier, – oh, so sagt man lieber nicht! Ich bin voll Scham, ich hoffe, ich bleib' unentdeckt, und ganz besonders von der kleinen Göre dort, die unerträglich triumphiert, wenn sie mich schwach sieht und bei mir wo Chaos findet. Das kostet sie so richtig aus. Ganz früher war sie mal ein Sonnenschein für mich. So pfleglich sie in jungen Jahren war, so sehr wird sie zu einem gnadenlosen Monster. Es gibt Momente, wo ich kalten Hass verspüre. Das ist sehr schlimm für eine Mutter. Die macht es mir nicht leicht, die kleine, kalte Streberin. Früher hab ich das Urselchen sehr gern gemocht…«

▶ Therapeut: »Ihre Stimme schwingt in Trauer, scheint es mir? Es ist gut, wenn diese wichtigen Gefühle Raum bekommen dürfen. Ist es jetzt Mutters Trauer oder Ihre? Oder von beiden? Wo ist Ihr emotionaler Ort? Ihre Rolle jetzt? Bitte, überprüfen Sie den Standort.«

▶ Ursula: »Es ist Trauer von uns beiden, aber jetzt bin ich bei mir. Die Erfahrung, wie sie abgeurteilt wurde von dem eigenen Kind, hat mich getroffen. Denn so war es: Ich war unnachsichtig und ich gab ihr keine Chance. Kalter Krieg war angesagt und ich gewann nach Punkten. Und ich merke jetzt erst, dass ich nur verlor, denn die Liebe ist dabei auf Raten kaputt gegangen und krepiert. Schade ist es, dass ich heute nicht mehr mit ihr reden kann.«

▶ Therapeut: »Sie tun es dennoch schon die ganze Zeit, zumindest in der imaginativen Form. Versuchen Sie auch weiterhin, das Wort an sie zu richten, an welchen Anteil dies auch immer Ihnen passend scheinen mag.«

▶ Ursula: »Es tut mir Leid, dass ich so hart geurteilt habe und dass es mir sehr lange Zeit verborgen blieb, wie schwach und unsicher du warst hinter dem ehrgeizigen Drill, den du mir zugedacht hast. Ich hätte das als Kind zwar gar nicht alles sehen wollen, vielleicht ein bisschen später erst. Doch später war ich in Verachtung und in Besser-machen-Wollen ganz verbohrt. So haben wir uns versäumt und unsere Zeit verpasst. Das war es dann.« (Ulrike weint nun leise vor sich hin.)

▶ Therapeut: »Der Fluss der Liebe, auch in Form der Trauer, der findet auch den Weg zur anderen Dimension, wenn man das anstrebt, wie würde wohl die Mutter reagieren, wenn sie im Geist bei uns gewesen wäre und das eben mitbekommen hätte dürfen?«

▶ Ursula: »Sie würde mich umarmen und mich wiegen und so wie in den alten Zeiten sagen, Kind, es ist ja gut, mach dir nichts draus, die Sonne bleibt, die geht nie unter, das scheint nur so. Schlaf dich jetzt aus. Wir machen morgen einen Neubeginn. Letztlich wird alles gut. Du wirst schon sehen. Du fängst einfach ganz vorne wieder an. Ich bin bei dir.«

▶ Therapeut: »Genau. Das ist die eigentliche Stärke der Mutter. Und die wiegt mehr als alle Perfektion. Wie gut, dass Sie sich diese Kraft bewahren konnten, die Kraft, die selbst den Hass besiegt. So werden letztlich beide Sieger, ob lebend oder tot, das ist für diese Kraft egal. Sie leuchten plötzlich aus den Augen. So hab ich Sie noch nicht gesehen.«

▶ Ursula: »Mir ist es warm geworden, so von innen raus. Es ist, als wär' ein kalter Panzer abgeschmolzen, der jetzt nicht mehr nötig ist. Ich muss nichts müssen, muss nichts mehr beweisen. Ich bin, so wie ich bin, o.k. Ganz plötzlich bin ich frei und leicht und fühle mich im Glück… Mir ist direkt zum Singen und zum

▼

Welt umarmen! Und andererseits möchte ich ganz still für mich sein, möchte nichts zerreden, bis es, das Kostbare, ganz selbstverständlich zu mir, zu der eigenen Substanz gehört. Gut. Das braucht jetzt etwas Stille. Danach möchte ich zu meinem Mann, um ihm das Wesentliche zu erzählen. Ich möchte ihm auch sagen, dass mir vieles Leid tut aus der letzten Zeit. Ich möchte ihm danken für seine Geduld. Ich weiß nicht, ob ich umgekehrt dazu imstand gewesen wäre, so jemanden wie mich so lange krisenhaft zu tolerieren. Ich hoffe, dass wir uns die Chance geben können für einen echten Neubeginn. Ich fühle mich dazu bereit. Doch will ich fragen, was er dazu braucht. Ich sage »Vielen Dank« und dann: Auf Wiedersehen!«

6.9 Die Arbeit an den steuernden, fixierten Mustern

6.9.1 Allgemeines

Es hat ohne Zweifel einen sehr großen Überlebensvorteil, die bewährten Erfahrungsmuster des ganzen Lebens auf Abruf zur Verfügung zu haben, auch wenn sie höchstens annähernd und nie 100%ig passen können. Es gibt keine zwei gleichen Situationen in unserem komplexen Leben. Aber: Unser Gehirn wäre total überfordert, wenn wir uns in jeder Situation völlig neu orientieren müssten. Wir hätten vermutlich für nichts anderes sonst Valenzen. Und so nimmt das Gehirn einiges an Fehlerbreite in Kauf.

Neurobiologen (Roth, 1997) haben herausgefunden, dass die stammesgeschichtlich ältesten Informations- und Verarbeitungsmatrizen mit gestaltpsychologischen Gesetzmäßigkeiten arbeiten. Sie helfen uns grundlegend bei der Orientierung und bei der Konstruktion unserer Wirklichkeit, aber sie bescheren uns auch einige Beschränkungen und Täuschungsmöglichkeiten. Sie gehören zu unserer erbgenetischen Substanz, zu unserer »hardware«, sodass kaum die Möglichkeit besteht, uns von ihnen zu emanzipieren. Es ist auch fraglich, ob das von großem Vorteil wäre.

Was auch kaum zu ändern geht, sind gröbere, hirnorganische Schädigungsmuster, die durch frühe Entwicklungsstörungen, meist durch Trennungsstress ausgelöst, entstanden sind (von organischen Ursachen ganz abgesehen.) Es gibt eine Reihe tierexperimenteller Untersuchungen, die diesen Zusammenhang belegen, der auch im Grundsatz auf menschliche Verhältnisse übertragbar sein dürfte (Francis, Diorio & Meaney, 1999; Helmeke et al., 2001; Heim et al., 2001; McEwen, 1999, 2001). Inwieweit die neuronale Plastizität als Gegengewicht zu den frühen Schädigungen einen Spielraum zu berechtigter Hoffnung eröffnet, scheint derzeit schwierig abzuschätzen.

Hypothese: Es ist, als ob die Identifikation des Selbst, der innere Kontakt, längs der Entwicklung in der Hirn- und Neurophysiologie, sich immer an die Wachstumsspitze hält und dennoch auch im Altvertrauten wurzeln bleibt, wenn alles gut geht, also im Spagat lebt und das Feld des Zwischenraums durch Zwischenstufen kultiviert. Wenn es zur Störung kommt, läuft nur Entweder-oder. Entweder wird das Alte weiter ausgebaut wie eine Burg, während die Wachstumsspitze fast verkümmert, oder der neue Pol wird übermächtig stark, doch ohne innere Verbindung zum vorher noch »bestellten Feld«. Dann fehlen die Nuancen zwischen beiden.

Wie schon weiter vorne ausgeführt, folgen postnatal sehr bald in der Entwicklungsreihe unsere frühen Erfahrungen mit Beziehungen. Die Bindungsforschung (Strauß et al., 2002), hat gezeigt, dass die frühe Bindungserfahrung eine lebenslängliche Prägung hinterlässt, die nur einen mäßigen Veränderungsspielraum einräumt.

Parallel bauen sich die Erfahrungsmuster auf, die durch die Hirnreifung gewisse markante Schichten aufweisen. Die Erfahrungsmuster werden durch die Bewertung eines dualen Systems organisiert. Dieses duale System unterscheidet perinatal nach bedürfnisbefriedigender Lust bzw. Unlust, bewertet ichbezogen nach gut oder böse, nützlich und vorteilhaft oder unnütz und schädlich etc. Auch die Bedeutungszuweisung wird von diesem dualen System beherrscht, von dem es abhängt, welche Erfahrungen in den Langzeitspeicher übernommen werden.

Somit können wir erwarten, dass unsere gestapelten Steuerungsmuster diese duale, überlebensorientierte Ausrichtung widerspiegeln, überlagert durch unsere speziellen, individuellen Lösungen und Notlösungen längs unseres Entwicklungsweges, der am Anfang durch eine Reihe neurophysiologischer Entfaltungen und damit auch durch deren »vulnerable Phasen« führt.

Die Komplexität erhöht sich durch die Vorgaben der Umwelt, ihrer Möglichkeiten und Begrenzungen, Ressourcen und Belohnungen, ihrer Regeln, Normen, Erwartungen, Wertsetzungen etc.

Kein Mensch findet genau die gleiche Anforderung vor, jeder geht durch seine eigene Lerngeschichte.

Vergleiche sind nur in groben Rastern möglich und sinnvoll, nämlich da, wo über die biologische Reifung noch eine gewisse Gleichschaltung des Entwicklungsrhythmus vorgegeben ist (Hirnreifung, hormonelle Aktivitäten). Diese Herausforderungen schlagen sich in den Erfahrungsmustern ebenfalls nieder.

> Aufgrund der Komplexität unserer Erfahrungsmuster macht es wenig Sinn, die Steuerungsmuster interindividuell zu vergleichen. Es kommt vielmehr darauf an, dass sie im eigenen Bezugsraum und längs der eigenen Entwicklungslinie funktional und stimmig sind.

Was für Muster erwarten wir in unserem Speicher?

Als Gestalttherapeuten fangen wir bei den **positiven** an: Erinnerungen an alle geglückten Lösungen, die uns nicht ganz selbstverständlich vorkamen, die eine gewisse Anstrengung und vielleicht auch Angstüberwindung gekostet haben und die besser ausgefallen sind, als zunächst erwartet. Für diese und für unsere Überlebensstrategien werden wir normalerweise keinen Änderungsbedarf anmelden. Und doch: Wenn sonst nichts mehr weiter geglückt ist, könnte dieses wenige Geglückte eine überwertige Anziehungskraft bekommen und zur ewigen Wiederholung einladen, was vermutlich von der Umwelt nicht mehr in gleicher Weise quittiert werden wird.

Zunächst sind alle Abwehrmanöver subjektiv relativ geglückte, kreative (Not-)Lösungen, die eine primäre Entlastung von Angst, Spannung oder Druck bringen. Sie gehen auf den gleichen Mechanismus zurück wie oben geschildert. Das Belohnungssystem ist aktiviert worden. Und auch sie haben die Tendenz zur Verselbständigung.

! Je weniger Offenheit für die reale Situation besteht, in der neu überprüft wird, »was Sache ist«, umso eher automatisiert sich ein altes Erfolgsmuster. Das heißt, dass unsere Patienten immer wieder neu Chancen zum Überprüfen brauchen und auch das Zutrauen, dass sie dazu in der Lage sind.
Es ist eine Stärke der Gestalttherapie, dass sie immer wieder solche Überprüfungen und Stimmigkeitsabgleiche herausfordert.

Aus den in der **Psychoanalyse** entwickelten 4 Phasenvorstellungen heraus könnten sich als Beispiele folgende Erfahrungsmuster verdichten:

1. »Ich will auf niemand angewiesen sein, will alles können und alleine tun. Im Grunde ist auf Menschen kein Verlass. Wenn ich erst Hilfe brauche, bin ich schon verloren. Und lieber schränke ich mich ein und geh' in meine Welt. Da bin ich sicher.« Oder:
2. »Ich schaff' das Leben nicht alleine. Alleine gehe ich unter. Ich setze alles daran, einen der anderen dazu zu bringen, in erster Linie für mich da zu sein, koste es, was es wolle.« Oder:
3. »Ich will mich nur auf den Verstand verlassen. Der ist untrüglich und ein sicherer Ort. Gefühle sind ein schwammiger Bereich, des Öfteren ein todesnaher Strudel. Ich schaffe lieber meine Ordnung und ich schätze eine klare Welt, die überschaubar ist. Ich übernehme die Verantwortung und die Kontrolle dafür. Mein ist das Recht und mein die Macht in dieser Welt.«
4. »Ich gelte nur etwas, wenn ich bewundert werde – und das in großem Maß. Ich stelle mich der Konkurrenz! Ich mache auf der Bühne eine Traumfigur. Der Auftritt ist mein Element und auch mein Kampfgebiet. Das Flirten zwischen Mann und Frau bringt Heiterkeit und Spaß und

es beflügelt mich – und: es bringt Punkte für das heimlich angekratzte Selbstvertrauen. Ich zeige niemand, auch mir selber meistens nicht, wie es da drinnen aussieht.«

Kommen wir zu den »**verschluckten Modellen**«, den **Introjekten**. Die mögen positive oder negative Vorzeichen haben. Bei den positiven erfahren wir zunächst wie einen inneren Schutz und eine beflügelnde Belohnung, wenn wir uns ihnen ähnlich fühlen. Sehr viel später kann sich herausstellen, dass das Vorbild nicht mehr passt und allmählich verabschiedet gehört, wie etwa ein alter, abgeliebter Teddy. Wenn es nicht geschieht, vielleicht aus Loyalität, kann die Entwicklung stehen bleiben. Es gibt »erwachsene Kinder«, die glauben ihre Eltern oder Lehrer nicht überwachsen zu dürfen.

Die problematischere Seite sind die **verinnerlichten Modelle** mit **ambivalentem** oder **negativem Vorzeichen**, die nur deshalb als Vorbilder angenommen und nicht insgesamt abgelehnt worden waren, weil zu ihnen eine existenzielle Abhängigkeit bestand und in der Not eine »Identifikation mit dem Aggressor« einsetzte. Ihre Machtausübung faszinierte meist. Ihre Information wirkt in dem, der sie verinnerlicht hat, weiter und übt über ihn eine Art Fremdherrschaft aus, die für sein Gleichgewicht und seine intrapsychische Selbstregulation eine permanente, selbstentfremdende Störung bedeutet.

! In der Therapie muss die nachträgliche Abgrenzung zu dem, was als fremd und schädlich empfunden wird, geleistet werden, sofern dieser Prozess nicht spontan durchlaufen wurde.

Zu unseren Steuerungsmustern gehören natürlich auch die **Regeln, Normen, Vorgaben** und **Gesetze** unserer Umwelt, auch die »ungeschriebenen Gesetze« der sozialen Gruppen, denen wir uns zugehörig fühlen. Wie schon aus L. Kohlbergs umfangreichen Untersuchungen hervorging, durchläuft unsere Gewissensentwicklung verschiedene Stufen (6), angefangen von einer archaischen Form, die von Angst- und Strafvermeidung motiviert ist, über sozialmotivierte Formen bis zum allverantwortlichen, autonomen Gewissen. Die meisten Menschen bleiben in der Mitte der Entwicklung stehen.

Für die therapeutische Arbeit ist es wichtig, dass die **Differenzierung der steuernden Wertvorstellungen** nicht hinter der übrigen Entwicklung hinterherhinkt. Teilweise wirken Introjekte förderlich, v.a. als positive Leitbilder am Lebensanfang, im Laufe der Zeit entwickeln nicht-assimilierte, bzw. nicht assimilierbare Introjekte immer deutlicher einen bremsenden Einfluss auf den persönlichen, autonomieorientierten Differenzierungsprozess.

6.9.2 Identifikation und Zuordnung

Wann immer auch ein intrapsychischer Steuerungs- oder Führungsanspruch spürbar wird, der vom Patieten, evtl. auch vom Therapeuten, als problematisch empfunden wird, wird er in den Kontakt geholt und zu identifizieren versucht. »Wer« ist er? Was möchte er noch? Was gehört zu seinem Umfeld? Welche »Instanz« ermächtigt sich hier und beansprucht Kontrollfunktion? Wer vergibt an diese »Autorität« eigentlich die Macht? Der, der sie vergibt, kann sie auch wieder aufkündigen. Oder: In welcher Situation hat das einmal so gestimmt? Gab es das einmal? Welche Gefühle mobilisiert dieser Anspruch, diese »Lebensregel« oder diese Stellungnahme? Wessen Sicht ist dies am ehesten? Durch Probeidentifikationen findet man relativ leicht die Spuren zu den verinnerlichten Modellen. Die Nachdifferenzierung und Verabschiedung von Introjekten erfolgt nach den Schritten des Wandlungskreises.

Bei Normenrevision ist gut zu beachten, ob sie mit den derzeitigen Bezugsystemen, die für den Betreffenden sonst gelten, übereinstimmen, bzw. ob es sich um Normen ehemaliger Zugehörigkeiten oder durchlaufener Lebensphasen handelt. Ferner: Aus welchem Motiv wird eine Norm problematisiert? Aus welchem Motiv wird sie beibehalten, obwohl sie dissonant erscheint? Wird sie durch eine reifere ersetzt oder dient die Aktion einer Vermeidung von Verantwortungsübernahme?

6.9.3 Innere Autonomie

Die »innere Autonomie« mag für die meisten Menschen ein fernes Ziel sein und bleiben, aber es gibt es immerhin.

Nach den Vorstellungen der Gestalttherapie geht aus der »**assimilierten Substanz**«, die eine Art Eigenschwingung hat, nach und nach ein zentraler Bereich hervor, der für die Qualität der **Stimmigkeit** sorgt, weil mit ihm wie mit einer Referenzelektrode abgeglichen werden kann. Vielleicht ist er ein besonders fein abgestimmter Vernetzungsbereich. Wenn dieser assimilierte Bereich fühlbarer wird, sind Einflüsse von dazu dissonanten Introjekten leichter auszumachen, zu entmachten und, wie oben geschildert, zu verabschieden.

Es scheint, als wäre der assimilierte Bereich gleichzeitig ein spezifisches Resonanzorgan. Eine besondere Reifungsfunktion, die dieser assimilierten Substanz zukommt, ist der »self-support«, die **Eigenunterstützung**, die die Fremdunterstützung weitgehend überflüssig macht.

Ein Beispiel für den Themenbereich normativer Steuerungsmuster könnte Folgendes sein:

Beispiel

Herr Blink, Jurist im Ruhestand, hat immer Recht. Das braucht er auch, sonst schwimmt der Boden weg und er begegnet seiner blanken Angst. Gefühle hasst er nahezu. (Dass er sich heimlich danach sehnt, steht irgendwo auf einem anderen Blatt.) Rechthaben ist sein Anker auf der Welt. Prozesse führen, auch in eigener Sache, selbst, wenn es nur um Kleinigkeiten geht, wie um den Baum, der auf des Nachbars Grenze steht und Schatten wirft, ist ein Genuss. Da fühlt er sich in seinem Element. Ohne Prozess und Streit spürt er sich nicht und fühlt auch kaum Kontakt zur Welt. Freunde sind rar, die Kinder fern, die Nachbarn machen einen Bogen um ihn herum.

Nun ist die Frau an Krebs erkrankt und stellt sich auf das Ende ein. Sie ist die Einzige, die sich mit seiner Art noch leidlich arrangierte. Der Schock über den nahen Tod war Einstig in die Psychotherapie, die er gleichzeitig albern fand.

▼

Als Junge war es äußerst karg um ihn herum. Die Mutter starb, da war er 2 1/2 Jahre. Der Vater fiel als Trinker aus. Er kam zu einem Onkel, wo es kleine Kinder gab wie Orgelpfeifen und wo Ordnung Trumpf war und der Kampf um jedes bisschen Anerkennung »täglich Brot«. Da war kein herzliches Willkommen für ihn. Für Weinen wurde er verlacht. Er wurde hart und zahlte es den anderen heim, als es ihm später möglich war. Ganz selten hatte er im Leben einen Freund. Den meisten traute er nicht über den Weg. Er denkt, dass das auch allermeistens richtig war. Nun aber droht ihm schließlich doch Isolation. Er schämt sich fast dafür, dass das ihm zuzusetzen droht. Man müsse einfach seine Pflicht tun und korrekt das Seine machen, dann gings geradeaus. So sei er bisher immer durchgekommen. Keiner konnte ihm ans Leder. Doch jetzt geht es damit nicht mehr auf. Er habe sich sogar ertappt, auf seine Frau, die immer stiller werde, Hass zu empfinden, weil sie schon beginne, wegzugehen.

Wir nehmen mit Herrn Blink die Lebenswelt des Kleinen auf und seine Lebensleistung, die es damals war, zu überleben. Wir würdigen die Mauer, die er gegen die Gefühle und für seinen Konkurrenzkampf brauchte und wir spielen sie konkret. Das findet er erst wunderlich, doch findet er an seinen knappen und präzisen Texten für die Mauer ziemliches Gefallen: »Ich bin dein Schutz. Es gibt sonst niemand, der das tut. Draußen ist Feindesland. Versteck dich gut, v.a. die Gefühle. Du bist allein. Alleinsein, das macht stark. Ich brauche niemand (mehr).« Ein wenig später holen wir den Abschied von der Mutter nach. Da ist auch Wut, wie sie dem kleinen Kind entsprach, dass er von ihr allein zurückgelassen wird, dass er für sie nicht liebenswert genug war, dass **sie** nicht bei ihm bleiben mochte. Herr B. wagt, sich die Mutter mit Hilfe eines Fotos deutlich vorzustellen und ihr direkt und ganz persönlich sein Erleben mitzuteilen. Das hatte er noch nie gemacht. Erst kam der Kinder-Groll heraus, dann folgten Schmerz, Sehnsucht und Trauer. Die Schleusen gingen auf. Er kannte sich kaum wieder. In diesen Abschied mischten sich Gefühle, die er verborgen hatte, lebenslang, in Richtung seiner Frau. Damit ihm nicht nochmals das Gleiche widerfahren könnte durch die Frau, hat er sich in gewisser Wei-

▼

se immer vorenthalten, zumindest emotional. Es war noch ein paar Wochen Zeit gewesen, dass er sich doch noch mit der Frau verständigte, was sie, so sagte er, sehr tief berührte, dass sie weinte und von einem spätem Glück sprach, das sie kaum mehr fassen könne. Auch mit den Kindern gab es herzlichen Kontakt, was sie nicht mehr erwartet hatten. Den Großteil seiner Trauerzeit hat er bei ihnen zugebracht. Das half einander, neu zu sehen. Herr Blink entdeckte über das Vertrauen seiner Enkel eine völlig neue Welt, in die er ganz behutsam seinen eigenen, inneren Kleinen mit zum Spielen nahm.

6.10 Kreativ-spielerischer Umgang mit Bezugsystemen

6.10.1 Allgemeine Gesichtspunkte

Ein genuin gestaltpsychologischer Aspekt ist die **Figur-Grund-Relation.** Mit anderen Worten geht es dabei um die Definition eines »Seienden« und damit um eine qualitative wie quantitative Zuschreibung, die jede Gestalt, also jedes abgrenzbare Phänomen, dadurch erhält, dass es sich auf ein **bestimmtes Ganzes**, d.h. auf einen bestimmten **Rahmen** oder **Kontext**, bzw. auf einen bestimmten **Erlebnis- oder Erkenntnis-Horizont** bezieht.

Es handelt sich hier um das erlebnis- und/oder erkenntnismäßige Zuordnen eines Teils zu »seinem« Ganzen, also um das **Erfassen** eines **Verhältnisses,** das aus inneren oder äußeren Gründen vorgegeben zu sein scheint.

Es kann eine Chance darin liegen, diese Zuordnung zu festigen, aber auch, sie zu hinterfragen. Das Kriterium hierfür liegt in der Konstellation des Betroffenen.

Relationen zu erfassen ist eine phylogenetisch tief verwurzelte Fähigkeit, die uns hilft, in der Überfülle der wechselnden Reize eine relativ stabile Ordnung und eine gewisse Redundanz und Vertrautheit im subjektiven Weltbild zu erschaffen. Es ist zweifellos zunächst eine Fähigkeit mit Überlebenswert, die auch die Tiere in ihrer eigenen Variante benötigen. Dass das Wahrnehmungssystem für Relationen mit Näherungswerten rechnet und dadurch bei der Bildkonstruktion Sprünge in Kauf nehmen muss, merken wir an manchen Sinnestäuschungen, die schon von den Gestaltpsychologen der ersten Generation mit Verwunderung zusammengetragen worden sind. Die Reflexionen über die Sinnestäuschungen helfen uns, uns von der naiven Abbildvorstellung der Wirklichkeit zu verabschieden und uns über die Konstruktion unserer Ding- und Bilderwelt bewusster zu werden. Dennoch: Unsere Fähigkeit zur ausschnittweisen Übersetzung des uns umgebenden Wellenmeeres (nämlich soweit wir für seine Wellen mit Rezeptoren ausgestattet sind), in eine bildhafte Dingwelt, ist – bei aller Begrenztheit(!) – ein grandioses Orientierungs- und Kommunikationsmittel.

Zurück zur konkreten Alltagsbewältigung. Als Beispiel der hohen Korrekturleistung des menschlichen Gehirns, das die Fähigkeit der **relationalen Wahrnehmung** zur Verfügung stellt, sei an folgendes Beispiel erinnert, in dem die wechselnden Lichtverhältnisse auf unserem Planeten ausgeglichen werden: Ein Stück Kohle in der sommerlich-flimmernden Mittagshitze auf der geteerten Straße reflektiert um ein Vielfaches mehr an Licht in unser Auge als eine Schneewehe in einer mondhellen Winternacht. Dennoch erkennt unser Gehirn, vielleicht nach einer ersten Mini-Irritation über die Berücksichtigung des Kontextes das eine als »schwarze Kohle« und das andere als »weißen Schnee«. Eine großartige Leistung, die schon länger hirnphysiologisches Forscherinteresse geweckt hat.

Auch die Sprache verlässt sich auf die **Kontextanalyse** und treibt gelegentlich mit der Mehrdeutigkeit mancher Begriffe ihr Spiel. »Ich gehe zur Bank«, wird in einem Garten oder in einem Klassenzimmer anders zugeordnet, als wenn sich der Kontext um Geldangelegenheiten dreht. Oder wenn ein Kfz-Mechaniker nach einer Mutter verlangt, wird nach etwas anderem gesucht, als wenn ein kleines Kind weint. Manchmal ist die nonverbale Begleitbotschaft, der stimmliche und mimische Ausdruck, für die interpretierende Zuordnung ausschlaggebend: »Eine schöne Bescherung!«, »Ein sauberes Mädchen!«, »Eine ehrenwerte Gesellschaft!« Sind bei den letztgenannten Beispielen lediglich die gegenteiligen Bewertungspole ins Spiel gebracht, geht es in den ersteren um völlig andere Assoziationshöfe, um andere Bedeutungswelten.

Was können solche Überlegungen der Psychotherapie nutzen? Im Folgenden seien dazu Aspekte und Angebote geschildert, die ganz pragmatische Hilfestellungen bedeuten können.

6.10.2 Wachstumsbehinderung durch fixierte Bezugsysteme

Wir sind im Laufe des Lebens in unterschiedlichen Kontexten zu Hause, teilweise parallel, teilweise zeitlich versetzt. Als jeweiliger Teil dieses Ganzen mögen wir uns dabei unterschiedlich erleben. Als Teil meiner Klein- oder Großfamilie, meiner Kollegengruppe, meiner Freizeit-Clique, meines alten Klassenverbandes, meines nachbarschaftlich-sozialen Kontextes etc. kommen unterschiedliche Selbstbilder zusammen.

Bezugsysteme wachsen normalerweise im Laufe des Lebens mit, oft in sprunghafter Weise, und werden, wenn es gut geht, freundlich oder vorübergehend etwas entwertend, vielleicht auch etwas wehmütig verabschiedet, wie eine zu klein gewordene Kammer eines Schneckenhauses. Die alten »Kammern« werden nicht zerstört, sie sind innerlich noch weiter repräsentiert, aber, wenn die innere Integration gut genug ist, verlieren ihre Maße den alten Absolutheitsanspruch, den sie einmal hatten. Die alten Maße und die alten Selbstbilder werden relativiert.

Jeder größere, unvorbereitete Entwicklungssprung kann als Mini-Krise erlebt werden.

Auslöser sind entweder innere Wachstumsschübe (z. B. hormonelle Umstellungen, Beziehungserfahrungen, Schwangerschaft und Elternschaft, Interessenverlagerungen) oder Veränderungen äußerer Umweltbedingungen (z. B. Tod von Schutzfiguren, Auseinanderbrechen der Familie, Gewalterfahrung, Schulwechsel, berufsbedingter Milieuwechsel, Krieg, Flucht und Vertreibung, Kulturschock, aber auch sozialer Rollenwechsel mit positiven (Beförderungskrisen!) und negativen Vorzeichen etc.). Die Frage ist jeweils, kann ich mich mit meiner je neuen Situation mit ihrem je eigenen Wert- und Erlebnishorizont identifizieren? Oder bleibe ich innerlich (aus welchen Gründen auch immer) – relativ unverbunden – bezüglich meines Bezugsrahmens die alte Person?

Beispiel

Als Vaters ehemals 5-jähriges Nesthäkchen, dem aus Vaters Sicht letztlich keine Verantwortung zugemutet werden durfte, traut sich die inzwischen 40-jährige Monika, eine leitende Angestellte mit einem offiziellen Beförderungsanspruch auf einen ziemlich großen Verantwortungsbereich, nicht, diesen Anspruch unbewusst zu erheben, obwohl sie die Beförderung bewusst anstrebt. Sie boykottiert die Beförderung unbewusst durch ihr unangemessen unverantwortliches Verhalten. Man kann diese Konstellation mit psychodynamischen Termini erfassen, man kann sie aber auch von der wachstumsblockierten Identität her aufrollen. Wichtig ist, sich der Motivation, die die Hemmung unterhält und hervorgebracht hat, zuzuwenden, sie nach »unerledigten Prozessen« abzufragen, deren »Gestalt zu schließen« und von daher die Blockierung aufzulösen.

Ein anderes Beispiel: Ein tüchtiger, ärztlicher Kollege wird gefragt, Oberarzt zu werden. Das verwirrt ihn sehr. Bisher war für ihn klar, wo die heimliche Feindeslinie der Vorgesetzten stand, und wo er »seine Truppe« der Assistenten sah. Der Aufstieg zum Oberarzt würde ihn irgendwie zum »Verräter« machen, würde ihm abverlangen, sich mit den Belangen der Klinikleitung zu identifizieren und sich im Konfliktfall gegenüber den Assistenten durchzusetzen. Mit dem ausschließlich alten Bezugshorizont wäre die Rolle nicht ausfüllbar. Der Kollege bat sich Bedenkzeit aus und nutzte die Zeit für ein paar Krisensitzungen, in denen die vermiedene Beziehungsklärung mit seinem ehemals autoritären, später erkrankten und früh verstorbenen Vater in den Mittelpunkt rückte. Das entließ ihn in einen neuen und weiteren, inneren Horizont und gab ihm die Freiheit, in die verantwortliche Rolle zu gehen.

6.10.3 Imaginative Experimente zur Bezugsystem-Variabilität

Wunschfamilie

Dieses Angebot in irgendeiner Variation erscheint günstig, wenn der Schmerz der Zurücksetzung, Entbehrung, von sozialem Neid etc. verhindert, Lebensformen zu erproben, die man den vermeintlich begünstigteren Anderen zuschreibt, obwohl sie für einen selbst schon lange adäquat wären.

Beispiel

»Stellen Sie sich vor, Sie wären in eine Familie hinein geboren worden, in der es so ganz anders zugeht, wie es in der Ihren war, und wo Sie sich immer schon mal hingesehnt haben. Können Sie mir schildern, wie es da zugeht? Wie der Alltag verläuft, wie man sich zu einander verhält, wie man zueinander fühlt, wonach es einem ist etc.?«...»Ja. Danke. Und können Sie sich vorstellen, als wen Sie sich dort, der all das andere Ihres Lebens nicht kennen gelernt hätte, vorgefunden hätten? Was fällt Ihnen dazu ein, wie Sie dabei geworden wären, was Ihnen als Selbstverständlichkeit vorgekommen wäre?«

»Stellen Sie sich vor, Sie würden als jener diesen hier treffen. Ginge das überhaupt? Vielleicht sogar hier und jetzt und ganz konkret? Wenn ja, die hätten sich ja wohl viel zu erzählen und es wäre nötig, viel zu verstehen, nicht wahr? Auch was diese Entbehrung mit einem macht und welchen Groll das auf den Plan ruft? Was wäre da z.B. für Sie besonders wichtig?«...»Und, nachdem das raus ist, – alle Achtung vor Ihrer Aufrichtigkeit – unter welchen Umständen könnten sich die beiden vielleicht sogar anfreunden oder auch gegenseitig von Nutzen sein? Haben Sie eine Idee?«

6

Wunschfamilien-Variante

Hier geht es um die Relativierung von ängstlich-selbstunsicherem Selbstbild.

Beispiel

(Text wie oben von »Stellen Sie sich vor, Sie wären in eine Familie hineingeboren worden, in der... »...« als Selbstverständlichkeit vorgekommen wäre?«). »Bei allem Respekt vor Ihren Begabungen, diese anderen Erfahrungen hätten Sie ganz anders geprägt. Was glauben Sie, was Sie für ein Mensch geworden wären? Was v.a. wäre vermutlich anders? Auf jeden Fall hätten Sie weniger Angst, mehr Boden unter den Füßen und wären eher bei sich selbst. Bitte versuchen Sie sich mit Haut und Haar einzufühlen! Ich denke an Ihre Erzählungen, wo sich eine solche Möglichkeit zu sein bereits schon andeutete, als Sie sich nämlich in günstigeren, menschlicheren Beziehungen erfahren konnten. Dann scheint es, als ob von innen etwas anklopfte, das ganz natürlich wirkt und das auf Veränderung aus ist. Stellen wir uns doch die etwas problematische Alltagssituation von vorhin vor. Sie kommen als Mensch, der sich letztlich sicher weiß, in diese Situation und finden es ganz natürlich, zu sich zu stehen. Was für Impulse und Anliegen dürfen dann gezeigt und ausgesprochen werden?« ... »Ja. Genau. Das ist in Ordnung.«

Fremde Kulturen und/oder ferne Zeiten

Diese können als Projektionsleinwand für Impulse verwendet werden, die eigentlich nach einer Erweiterung des derzeitigen Bezugsystems verlangen, aber konflikthaft an ihrer Verwirklichung behindert und in der Latenz gehalten werden.

Beispiel

»Stellen Sie sich vor, Sie wären als Mann/Frau in einer Kultur im Vorderen Osten, z.B. im Iran/im Fernen Osten, z.B. in China/in Tibet/in der Mongolei, bei einem Indianerstamm in Nord- oder Südamerika, bei den Inuk in Grönland, in einem noch relativ ursprünglich lebenden Stamm in Zentralafrika ...geboren. Sie haben sich mit dieser Kultur, wie Sie mir schon erzählten, schon etwas/ziemlich intensiv beschäftigt. Können Sie schildern, wie Sie

▼

sich vermutlich fühlen würden, was Ihnen selbstverständlich wäre, sei es zuerst als Kind, sei es als Heranwachsender, als Erwachsener und als alter Mensch. Auf was kommt es dort wohl v.a. an? Was könnten Sie entwickeln und leben, was Ihnen hier unter diesen Umständen nicht so leicht zu gelingen scheint?« ... »Ja. Danke. Offenbar kennen Sie diese Seite, wenn auch nur punktuell, auch aus diesem Leben hier. Wenn Sie sie mehr ausleben würden, wer oder was würde dem entgegenstehen? Und mit welchem Argument? Was wäre Ihre innerste Entgegnung, wenn sie Sie sich eingestehen wollten? Sollen wir uns das mal als Fantasie erlauben?: Sie als ein heimlicher..., der überzeugt ist, dass dies oder jenes von großem Wert im Leben ist, schlüpfen in Ihre hiesige Alltagsrolle und spüren sofort, wo es unerträglich ist und Veränderung braucht. Was kommt Ihnen da zu allererst?« ... »Ja. Danke. Ich sehe Sie richtig aufleuchten. Das scheint keine schlechte Sache für Sie, den heimlichen, fernen Doppelgänger in Ihren Alltagsmenschen einzuladen und mit ihm zusammen das Leben zu gestalten.«

> Für die wachstumsblockierten Formen heißt die wichtigste Frage stets: Wie behindere ich mich selbst, mein Bezugsystem zu erweitern?

Umwertung von Kontext

Es kann sein, dass es weniger einer inhaltlichen Erweiterung des Kontextes bedarf, sondern einer wertschätzenden oder kritischen Sichtweise, je nachdem.

Meist durch ein wichtiges Introjekt bedingt, kann die eigene, authentische Sichtweise verunsichert oder überhaupt blockiert werden. Zum Beispiel haben oft Scheidungskinder Schwierigkeiten, den auf Distanz gegangenen Elternteil, mit dem trotzdem weiterhin latente Identifikationen wirksam sind (– es ist meist der Vater –) in seiner Lebensleistung anzuerkennen und dessen Herkunftsfamilie als eigenen Bezugsrahmen zu nutzen.

Oder: Menschen aus bäuerlicher Herkunft oder Arbeiterkinder, die über ihre Ausbildung in andere soziale Schichten eingewachsen sind, in denen sie sich erst sehr verunsichert fühlten, werden in ihren neuen Bezugsystemen oft blind für die Werte, die in ihren Herkunftswelten steckten.

Umgekehrt gibt es oft ein fast verzweifeltes Festklammern an günstigen, alten Identitäten in entsprechend geschütztem Rahmen, wenn die erweiterten Bezugsrahmen zu weniger günstigen Positionen führen. Schon der Volksmund weiß: Unter den Blinden ist der Einäugige König. Für die kleinen Könige, die das gerne ein Leben lang wären, ist es bitter, anderswo Normalbürger zu sein.

Die therapeutische Hilfe fokussiert dann auf die fixierte, innere Nichtigkeit, die nach Kompensation verlangt, sodass deutlich wird, dass derjenige im Grunde so ein absoluter Versager gar nicht ist, dass er es nötig hat, König zu spielen. Hier muss die Teil-Ganzes-Relation, mit der sich dieser Mensch in der Nichtigkeit fixiert hält, aufgelöst und relativiert werden.

Nachholen fehlender Verankerung in subjektiv akzeptierten Bezugsfeldern

! **Diese stabilisierende Maßnahme ist zum einen bei jedem krisenbedingten Zusammenbruch und Neubeginn erforderlich und zum anderen bei jeder inneren Entwurzelung. Hier kommt es auf einen neuen, sinnstiftenden, subjektiven Weltentwurf an, in dem der Betreffende seinen Platz sieht und einnehmen möchte.**

Diese Maßnahme gehört zur Behandlung von Menschen in Psychosenähe.

Dies ist der langwierige Weg, auf dem intrapsychisch erst ein kohärentes, basales Feld zwischen einer erlebten Mitte und den Eckpunkten eines akzeptierten Bezugshorizontes aufgespannt, mit akzeptierendem Erleben erfüllt und unter Frustration gehalten werden kann. Die Bezugswelt, z.B. eine therapeutische Gruppe und das dazugehörige soziale Umfeld, wird hier als orientierungs- und haltgebendes, vertrauenstiftendes Territorium genutzt, nachdem zuvor die latenten

Regeln und Bewertungsmaßstäbe einigermaßen transparent und soweit erforderlich, gemeinsam relativiert worden waren. Das verinnerlichende Akzeptieren einer Bezugswelt wird dem Patienten nur dann gelingen, wenn die liebevolle Basisakzeptanz des Therapeuten seine frustrierenden Grenzsetzungen glaubhaft durchdringt und wenn es Bewährungsmöglichkeiten gibt, die der Patient überwiegend bewältigen kann. Dieser Prozess benötigt überschaubare Strukturen, bzw. über längere Zeit stabile, als Schutzraum nahezu abgeschirmte Bezugsysteme.

Hierbei geht es um die Stabilisierung oder Re-Stabilisierung so genannter »frühgestörter« Menschen. Näheres dazu wird in Kap. 8 über die Therapie mit psychosenahen Menschen ausgeführt.

Die therapeutische Beziehung in der Gestalttherapie

7.1 Die fünf Ebenen in der gestalttherapeutischen Beziehung

7.1.1 Ich-Du-Ebene

Die Ich-Du-Ebene **M. Bubers** (1923/1983) ist die Zielvorstellung für die therapeutische Grundhaltung, durch die der Rahmen für eine Begegnung zwischen einem »Wesenskern«, wie Buber sagt, mit einem anderen geschaffen wird. Das Wesentliche sind nicht die beiden Individuen, sondern das Phänomen des Dazwischen, das beide vereint. Man könnte auch von einem Feld sprechen, das in einer echten Begegnung aufgebaut wird, ein Feld, das beide umfängt. Umfangen heißt für den Therapeuten, dass er immer auch gleichzeitig der andere ist, trotz der klaren Präsenz in sich selbst. Präsenz bedeutet, voll und begegnungsfähig in der gegenwärtigen Situation zu sein und sich vom anderen auch innerlich berühren zu lassen. Zum Begegnen gehört außer echtem Interesse auch noch das Bestätigen, mit dem hier gemeint ist, den anderen als eigenständige Person akzeptierend zu sehen, wie er gerade ist, inklusive mit seinen vor ihm selbst verborgenen Potenzialen und mit den derzeit abgewehrten Seiten seiner selbst. Schließlich gehört zur Funktion des Therapeuten, sich für die Existenz des »Dazwischen« verantwortlich zu fühlen, es als kreativen Entfaltungsraum bereitzustellen, sich selbst zwar mit Neugier und Bereitschaft einzubringen, aber sich in einem mittleren Modus zwischen Aktivität und Passivität für das, was im Zwischenraum geschehen möchte, offen und neutral zu halten.

Als Phänomen am Gegenpol kennt Buber die Ich-Es-Ebene. Sie baut kein verbindendes Feld auf. Sie hilft dem objektivierenden, sachlichen, rationalen Erkennen. Sie ist als Instrument immer wieder notwendig, z. B. beim Planen, diagnostizieren etc., aber sie baut kein Leben auf. Die Ich-Es-Ebene wird erst dann bedrohlich, wenn sie im zwischenmenschlichen Raum die Überhand bekommt.

Alles wirkliche Leben ist nach Buber Begegnung.

Für Bubers theologisches Verständnis, – er wird als chassidischer Mystiker gesehen –, weist »jede Ich-Du-Beziehung auf ein ewiges Du hin«. Für Buber ist die Ich-Du-Beziehung die Eintrittspforte in den spirituellen Bereich.

Für alle, die Mystik und Spiritualität befremdlich empfinden, weil sie entsprechend sozialisiert sind, ist es in Ordnung, die erwünschte Therapeutenhaltung aus Bubers wertschätzender **Mitmenschlichkeit** abzuleiten. Diese Einstellung garantiert dem Gegenüber Respekt (Würde), Integrität (Unversehrtheit) und Freiheit (Selbstbestimmung) und es erfährt sich dabei dennoch durch die Beziehung gehalten.

Teils innerhalb, teils außerhalb der Gestalttherapie hat sich eine Richtung entwickelt, die ganz und ausschließlich aus der Begegnung im buberschen Sinn therapiert und heilt. Sie nennt sich **Dialogische (Gestalt-)Psychotherapie** (Maurice Friedman, 1987; Richard Hycner, 1989; Gary M. Yontef, 1999; diese Richtung wird in Deutschland v.a. von Konrad Stauß in den von ihm aufgebauten Bad Grönenbacher Kliniken praktiziert).

Der **Empathie-Begriff** Carl Rogers hat eine sehr große Nähe zu Bubers Begriff von der Ich-Du-Begegnung. Auch er fordert die Fähigkeit der **Umfassung**, gleichzeitig man selbst, der andere und das Gemeinsame darüber sein zu können. Auch er tritt verschwistert mit **Echtheit** und **Wärme** auf.

Die Hypothese dieses Buches ist, dass sich beide Haltungen, die von Buber und die von Rogers, als Teilhabefähigkeit an der letztlich gleichen überpolaren Ebene erweisen, dass dieses Phänomen lediglich in etwas andere Begriffe gefasst ist und dass das Gemeinsame dabei das Unterschiedliche überwiegt.

Rogers (1980) Definition lautet sinngemäß (zitiert nach Schmidt-Traub, 2003, S. 114f):

> Empathie ist die sensible Fähigkeit und Bereitschaft des Psychotherapeuten, die Gedanken, Gefühle und inneren Kämpfe des Patienten aus dessen Sicht zu verstehen. Der Psychotherapeut nimmt mit den Augen des Patienten wahr und greift dessen Bezugsrahmen auf. Damit betritt er die private Wahrnehmungswelt des Patienten, wird dafür sensibilisiert und spürt in der Folge manche Absichten und Bedeutungen des Patienten auf, denen dieser sich kaum bewusst ist...

▼

Die Therapeutenvariable Empathie ist hochgradig komplex und infolgedessen schwer zu messen. Sie ist eigentlich nur in der Theorie, nicht aber durch praktische Umsetzung in therapeutisches Handeln von anderen Therapeutenvariablen, wie positive Wahrnehmung, Wärme oder Echtheit, zu trennen. Wie will ein Psychotherapeut auch empathisch sein und gleichzeitig weder warm noch echt?...

Im Rahmen der Empathieforschung ist die Vorstellung des Patienten, inwieweit er sich vom Psychotherapeuten verstanden fühlt, und der Einfluss dieser Vorstellung auf das Therapieergebnis empirisch besonders gut gesichert (Bohart et al., 2002, zit. n. Schmidt-Traub, 2003).

7.1.2 Realbeziehungsebene

Die Resonanz auf der Realbeziehungsebene entspricht einer **Stichprobe der Alltagserfahrung** im Leben des Patienten. Das Gesamtpaket umfasst weitgehend das, was sonst erweiterte Gegenübertragung genannt wird, weicht dennoch davon etwas ab.

Ich erlaube mir eine Art therapeutische Spaltung in Sachen »Alltagsrealität« und stelle mir vor, wie ich diesen Menschen außerhalb meiner therapeutisch zentrierten Haltung und außerhalb des geschützten und zeitlich begrenzten Rollen-Settings empfinden würde, wenn ich ihm im Alltag gegenüber stände, vielleicht als Nachbar oder sogar als Hausmitbewohner etc. Das bringt im Allgemeinen hautnah eine Ahnung von der Brisanz, die sich wechselweise zwischen ihm und seinen alltäglichen Bezugspersonen abspielt, soweit die eigene Intuition die unterschwelligen Signale erfassen und »hochrechnen« kann. Natürlich ist dabei Vorsicht und ständige Korrekturbereitschaft geboten.

Zurück in die therapeutische Beziehung: Sie wird vermutlich freundlicher ausfallen als die Alltagsfantasie, denn zunächst versucht der Gestalttherapeut auch das real Gelungene, das Positive, das Erfreuliche wahrzunehmen und zu fokussieren.

Zur positiven Seite gehört auch das verborgene, latente Entwicklungspotenzial, das sich vielleicht gleich mit vermittelt.

! Die Stärken des Patienten sollen weiterhin auf Resonanz stoßen und nicht durch Nichtbeachtung destabilisiert werden!

Es geht hier auch um die Umsetzung der Botschaft dieses perlschen Wortspiels: »responsability« – »response-ability«, d. h., die Verantwortung zu übernehmen für die Fähigkeit, antworten zu können.

Natürlich ist die Realbeziehungsebene genauso dazu da, auf die Seite der aktuellen Schwierigkeiten zu reagieren, die der Patient im Vordergrund anbietet. Ferner möchte sie auch wahrnehmen, was im Hintergrund des Patienten auffällt und befremdlich wirkt.

Das kann nur eine ganz subjektive Auswahl mit subjektiven Akzenten sein. Der Gestalttherapeut ist in seinem Blick mehr darauf geeicht zu sehen, was von den Signalen, die er auffängt eher unter einander unstimmig erscheint, und weniger im Vergleich zu sich als spezieller Person oder zu einer Norm. Er wird sich aber für die Bezugsnormen der Gruppen, die für den Patienten wichtig sind, interessieren, wenn ihn etwas sehr verwundert.

Wichtiger als die Inhalte ist die **Beziehungsgestaltung** und die **Gefühle**, die dabei ausgelöst werden. (Welche Beziehungsangebote, Erwartungen, Befürchtungen sind zu spüren, welcher Bindungsstil scheint vorzuliegen?) Beziehungsaspekte können unmittelbar zum Einstieg in eine therapeutische Arbeit verwendet werden, die die Struktur des Beziehungsstils zum Thema hat.

Beispiel

Patientin Marion, die erst zur 2. Stunde kommt, wirkt beim Eintreten etwas fahrig, unsicher und fast etwas desinteressiert, um nicht zu sagen, arrogant. Die Blicke kreuzen sich nur äußerst flüchtig mit der Therapeutin. Die Stimme ist gespannt und hochfrequent, als sie kurz »Guten Morgen« sagt. Die Therapeutin setzt sich dennoch ruhig hin und fragt ganz leise:

▼

- ► Therapeutin: »Ist gerade etwas besonders schwer für Sie? (Patientin nickt) Ist es, was Sie lieber mit sich alleine abmachen möchten? (Patientin schaut fast erschrocken zur Therapeutin und nickt langsam und etwas versonnen.) Gut. Wollen Sie überhaupt jetzt und an dieser Stelle arbeiten? Überprüfen Sie, ob Ja oder Nein und wenn Nein, wonach es Ihnen sonst ist.«
- ► Die Patientin schaut fragend mit großen erstaunten Augen das erste Mal »en face« die Therapeutin an.
- ► Marion: »Das kenne ich so nicht. Das fragt mich sonst keiner. Auch früher nicht. Wonach es mir ist? Ich will einfach eine Weile so sitzen bleiben und so sein dürfen, mal nichts bringen müssen.« (Patientin hat einen zunehmend entspannten Gesichtsausdruck.)
- ► Therapeutin: »Gut. Ich weiß jetzt allerdings noch nicht, ob das zu unserer Stunde gehören soll und ob sie möchten, dass wir darüber reflektieren, oder ob sie gerade nicht in der Verfassung dazu sind und sich gänzlich zurückziehen wollen.«
- ► Marion: »Nein, nein, das ist jetzt wichtig, dass Sie da sind und dass jetzt nichts passieren muss und das ganz offiziell«. Sie schaut auf einmal ganz verwegen und mit roten Wangen und sucht mehrmals Augenkontakt. Erst lächelt sie und dann beginnt ein Zucken um den Mund und sie beginnt diskret zu weinen. » Das habe ich mir immer schon gewünscht, dass jemand nach mir schaut, obwohl ich nichts zustande brachte ... Gestern ist mir der Job gekündigt worden und ich weiß nicht, wie es weiter geht...«

So weit dieser Ausschnitt. Man hätte in der Anfangssituation anhand der kontaktvermeidenden Signale auch gleich den Übertragungsweg einschlagen können. Es schien aber wichtiger, zuerst eine positive, korrigierende Erfahrung zuzulassen und dem kleinen Pflänzchen Hoffnung auf Urvertrauen in die Welt Nahrung zu geben. Das Konfliktfeld läuft nicht weg, auch wenn sich die Übertragungsbereitschaft nach einer prägnanten Realerfahrung immer weniger am Therapeuten festmachen mag, nachdem dieser zunehmend eigene Konturen bekommen hat, die nicht zur ursprünglichen, pathogenen Beziehungsperson passen. Der Übertragungsweg ist nur einer unter mehreren Wegweisern und Zugängen zum Konfliktfeld. Ein zentraler, unaufgelöster Konflikt streut »multimodal« in alle mögliche Richtungen und ist in den verschiedensten Brechungen und Verkleidungen wieder anzutreffen (im sonstigen interpersonellen Verhalten, in Fantasien, Träumen, in kreativen Produktionen, in der Körpersprache, in der Alltagsproblematik und im gestalttherapeutischen, experimentellen Spielraum). Der Volksmund sagt: Alle Wege führen nach Rom. Die Gestalttherapie meint analog: Alle Wege führen zum aktualisierten, ungelösten Brennpunkt/Zentralkonflikt.

Gemäß des buberschen Grundverständnisses entscheidet sich der Gestalttherapeut im Konfliktfall für die Haltung der empathischen Mitmenschlichkeit und nicht für ein übertragungskonformes Rollenverhalten. Er nimmt aber die Information der beobachteten Übertragung als einen wertvollen Hinweis auf.

7.1.3 Übertragungs- und Gegenübertragungsebene

Im Folgenden wird das Beispiel von weiter oben fortgesetzt.

Beispiel

Marion berichtete in der nächsten Stunde zunächst über ihre Jobsuche als Schreibkraft, wobei sich eine heiße Spur ergeben habe in einem Betrieb, wo sie gern hin möchte, weil dort eine Freundin arbeitet, die das dortige Klima als ganz gut gelobt habe.

Ich spreche sie auf ihr jetziges, relativ offenes Verhalten an, worüber sie sich freut, weil sie sich selbst als meist gehemmt bezeichnet, frage sie, wie sie es selbst empfindet und ob sie noch einen Unterschied zum vorigen Mal fassen könne. Die Szene war ihr sofort präsent. »Ich kannte Sie doch noch zu wenig.«

▼

▶ Therapeutin: »Stimmt ja auch. Und da saß offenbar im Geist noch irgendein anderer Schatten mit bei uns, der für Ihr Leben vermutlich schon eine wichtige Rolle gespielt hat?«

▶ Marion: »Ja klar, ich fühlte mich wie ein Versager. Das war, wie ich aus der Schule mit´ner schlechten Note zu Hause angekommen bin. Das war die Mutter, oder Tante Olga, ihre Schwester? Oder beide? Die standen sich nicht nach. Die haben beide um die Wette bei mir die Hausaufgaben kontrolliert und haben konkurriert, wer es besser macht. Entsetzlich! Eigentlich gings nicht um mich. Die beiden hatten ihr Gerangel. Aber ich habs doppelt abgekriegt, wenn ich nichts Gutes aus der Schule heimgebracht hab.«

▶ Therapeutin: »Es scheint, dass aus den alten Beziehungen noch etwas offen ist, was Sie noch weiterhin belastet. Wollen Sie das näher ansehen? (Pat. nickt.) Jetzt? (Nickt wieder). Sie wissen, dass Sie jederzeit den Ausflug stoppen können, brauchen es mir nur zu sagen. Gut. Verwandeln Sie sich in das frühere Mädchen, nehmen Sie nochmals die Stimmung auf vom Anfang dieser letzten Stunde und das Gefühl, von ihrer Not am besten niemandem etwas mitzuteilen. Wo kommen Sie dahin in Ihrer Fantasie? Sind es die Hausaufgaben oder ist es noch was anderes?«

▶ Marion: »Jetzt bin ich kleiner, 3–4 Jahre. Ich steh mit meiner großen, neuen Puppe stolz am Gartentor. Es kommen 2 oder 3 fremde Mädchen, die ein wenig älter sind. Die eine hat ein kleines, schmuddeliges Püppchen. Und die sagen, komm, lass uns die neue Puppe anschauen, du bekommst solang die unsrige. Ich war schüchtern und ich tat, was die mich hießen. Nach dem Tausch liefen sie lachend mit der Beute weg. Ich weinte, lief zur Mutter, aber statt getröstet zu werden, wurde ich von ihr beschimpft, man dürfe nicht vertrauensselig sein. Die Welt sei schlecht. Sie hätte lang für diese Puppe sparen müssen. Jetzt gäbe es nichts mehr für mich, wenn ich so wenig auf die Sachen achtete. Ich fühlte mich als schrecklicher Versager und ich verkroch mich in ein dunkles Eck... Es war ganz einfach traurig, so allein und ungeliebt zu sein.«

▶ Therapeutin: »Da gibt es sehr viel Trauer und daneben seh ich Ihre Hand zu einer Faust geballt.«

▶ Marion (lauter werdend): »Jawohl, ich finde es unverschämt, wie meine Mutter –«

▶ Therapeutin: »Tun Sie so, als wäre sie da und könnte jetzt von Ihnen in direkter Rede angesprochen werden... Sie haben eben schon spontan begonnen...«

▶ Marion: »Ich finde es unverschämt und regelrecht brutal, wie du mit mir als Kleinkind umgegangen bist. Du hast dich überhaupt in mich nicht eingefühlt, für dich gab es nur deine Welt! Dass diese teuere Puppe weg war, das war schlimm, nicht, dass ich traurig war. So ging es immer. Ach, ich hasse dich dafür! (schlägt mit der Faust auf den Tisch) Ich war doch immer so allein. (schluchzt) – Als älteres Kind hab ich dir mehrmals Böses an den Hals gewünscht! Das hat mich aber auch gedrückt. Ich hielt mich für ein böses Kind. Und ich beschloss, mich vor der Welt zu tarnen. Nun sitze ich hier und heule...«

Soweit ein Ausschnitt, in dem es um aufgeschobenes, sekundär aufgegriffenes Übertragungsmaterial geht. Es wird in typischer Weise am imaginierten Herkunftsort mit der Originalperson in der Originalbeziehung abgearbeitet.

Die **Übertragungsablösung** wird von Therapeutenseite üblicherweise so eingeleitet: »Herr/Frau xy, die heftige Reaktion von eben hat mich gerade erstaunt/berührt/erschreckt/irritiert...Sie wirken gerade sehr engagiert/verletzt/beteiligt... Ich kann aber in mir nicht die entsprechende emotionale Einstellung/Gestimmtheit zu Ihnen wieder finden, zu der Ihre Reaktion als Antwort verständlich wäre. Kann es sein, dass hier auf meiner Seite noch jemand anderer als Schatten mit dabei sitzt, jemand, der für Sie eine wichtige Rolle in Ihrem Leben gespielt hat und mit dem es auch noch etwas zu klären gibt? Wenn das so wäre, so möchte ich jetzt halb vor mir einen leeren Stuhl hinstellen, damit dieser wichtige Mensch einen eigenen Ort bekommt und eine eigene Beziehungsebene. Wie ist das Angebot für Sie?«

Begründungen für die Übertragungsablösung

Die Gestalttherapie arbeitet **nicht** mit Übertragungsneurose oder Übertragungsanhäufung, sondern mit Übertragungsablösung. Es ist notwendig, sich als Therapeut weitgehend übertragungsarm zu halten, weil es sonst zu Kollisionen mit anderen Therapeutenfunktionen kommt:

1. Eine negative Übertragung verträgt sich nicht mit den Qualitäten der Ich-Du-Dimension und
2. auch nicht mit der »Bergführer-Funktion«, die durch die Einzelarbeit hindurch begleitet. Diese ist auf ein ausreichendes Vertrauen angewiesen (s. unten).
3. Es gibt noch einen Grund, der für die Übertragungsablösung spricht, nämlich das allgemeine Ziel, die Wirklichkeit, soweit wir sie erkennen können, so eindeutig, klar und differenziert, wie es nur irgend geht, zu erfassen. Dazu gehört auch die Unterscheidung von den Übertragungsschatten.

Die Gestalttherapie hält allerdings die Übertragung für eine der ergiebigsten Spuren, die zum zentralen Konfliktfeld führen, und arbeitet ständig mit den Beziehungsresten, die die Übertragung hervorbringen.

Gegenübertragung wird in der Gestalttherapie vergleichbar verwendet wie in der Psychoanalyse. Die Gegenübertragung im engen Sinne entspricht einer Resonanz aus eigenen, noch nicht verarbeiteten Konfliktresten, die Raum in einer persönlichen Selbsterfahrung oder in einer speziellen, geeigneten Supervision finden sollten. Gegenübertragung im weiten Sinn entspricht einer emotionalen Gesamtantwort auf das Gegenüber, die nach bestimmten Gesichtspunkten abgefragt werden kann. Wir als Therapeuten sind dabei eine Art lebendiger, besonders sensibilisierter Seismograf.

Um die komplexe Gegenübertragung zu ordnen, bewährt sich eine vergleichbare, kulissenartige **Vervielfachung des Gegenübers**, wie wir es in verschiedenen Variationen im Kapitel der Behandlungsmethodik schildern. Ich kann mich abfragen, welche emotionalen Reaktionen dem Vordergrundverhalten gelten, welche auf vorder- oder hintergründigere Abwehrformen schließen lassen, welche dem vielleicht noch nicht ganz integrierten, inneren Kind oder einem noch weiteren, nicht voll integrierten Persönlichkeitsanteil gelten und vielleicht kann ich durch alles durch noch den Wesenskern erahnen und auf ihn reagieren, um damit den Kreis zur Ich-Du-Ebene zu schließen.

7.1.4 Expertenebene

Es ist inzwischen schon deutlich geworden, dass Gestalttherapie ein komplexes Geschehen ist.

Neben Sequenzen, die ihren Schwerpunkt auf der Begegnungsebene haben, gibt es Spielsequenzen, z. B. Rollenspiele, »Experimente«, Übungen, bei denen der Leiter eine aktive Expertenrolle zu übernehmen hat.

Die Expertenfunktion setzt technisches Know-how voraus, z. B., wann ein Rollenwechsel im Rollenspiel für den Prozess förderlich sein dürfte, oder wann welche Übung den anstehenden Problemkreis vertieft oder zu weiteren Perspektiven verhilft.

! Eine ganz entscheidende Expertenfunktion ist die Begleitung durch eine so genannte gestalttherapeutische »Einzelarbeit«. Diese ist eine induzierte, fokussierte Regression im Dienste der Nachreifung und Klärung der Identität.

Beispielsweise geht es dabei um die Kontaktaufnahme mit dem inneren Kind, das partiell in seiner damaligen Not stecken geblieben ist. In der Arbeit wird es ermächtigt, den damals nicht geglückten Entwicklungsschritt nachzuholen. In dieser Operation braucht es eine gute, vertrauensvolle und **verlässliche Verständigung** zwischen dem Probanden/Patienten und dem Therapeuten. Der Proband engt sich mit seiner Wahrnehmung ganz auf seine gespeicherten Spuren ein, der Rest der Welt verblasst wie in einem Hypnoid, er lässt sich auf sein Erleben ein und braucht das sichere Gefühl, dass sein therapeutischer Begleiter auf jeden Fall Mittel und Wege weiß, wie er aus der Regression wieder heil und gestärkt auftauchen kann. Der Proband bleibt trotz seines eingeengten Bewusstseins während der ganzen regressiven Operation rapportfähig, wie in einer leichten Hypnose – und inhaltlich selbstbestimmend. Dafür hat der Leitertherapeut zu sorgen. Letzterer begleitet den Probanden/Patienten bei dessen Spurensuche und Aufhellung seiner Szenen, die zur Nacharbeitung anstehen und stellt seine Beobachtungsgabe zur Verfügung. Inhaltlich weiß der Therapeut nichts besser als der Proband. Aber durch das (sokratische) Interesse des Leiters kann jener besser fokussieren und sich tiefer einlassen. Die Abmachung ist die, dass der Proband jederzeit innehalten und den Prozess beenden kann. Das wird selten genutzt, aber es senkt die Angst vor dem Unbekannten.

! Ziel der Einzelarbeit ist es, eine gezielte, korrigierende Erfahrung auf der intrapsychischen (Introjekt-)Ebene zu ermöglichen – mit einer nachhaltenden Beziehungskonsolidierung, die sich stets auch im zwischenmenschlichen Außenfeld spiegeln wird; mit dieser Art Arbeit ist immer auch eine gewisse Identitätsveränderung verbunden.

Bei der geführten Einzelarbeit braucht es vonseiten des »Experten« auch einen einfühlsamen und geschickten Umgang mit Regression und Progression, um den Proezss bedarfsweise tiefen oder abkürzen zu können.

Es gibt Aspekte, die die Regression vertiefen, z. B. die Wahrnehmung auf Körpersignale zu lenken, auf Emotionen, auf frühe Erinnerungsspuren, evtl. auch eine wiegenliedartige Stimmführung sowie behütende und beschützende Körperberührungen.

Aspekte, die die Progression, also das Wiederauftauchen aus der Zeitregression fördern, sind: Ansprechen auf Lösungen, auf Pläne, intellektuelles Zusammenfassen des Geschehens, auf der Körperebene aufrichten, Muskelanspannen und Durchatmen verstärkt wahrnehmen lassen.

7.1.5 Arbeitsbündnis

Allgemeines Arbeitsbündnis

Der Begriff des Arbeitsbündnisses ist aus der Psychoanalyse übernommen. Auch in der Gestalttherapie wird zunächst zwischen den verantwortungsfähigen Strukturen und dem Therapeuten eine Vereinbarung über die inneren Ziele und über den äußeren Rahmen der Therapie geschlossen.

Zur Absprache über die inneren Ziele gehört der therapeutische Veränderungsauftrag des Patienten an den Therapeuten. Zum äußeren Rahmen gehören Setting-Absprachen über Zeit, Raum, Abrechnung, Urlaub, Absageregelungen, vielleicht auch Aufklärung über das methodische Vorgehen, über Risiken und Chancen.

In Krisensituationen (Suizidalität, psychotische Dekompensation, Traumatisierung etc.) hat die unmittelbare Krisenintervention Vorrang, dann werden Absprachen zum Arbeitsbündnis nachgestellt.

Das Setting kann bedarfsweise in gegenseitiger Absprache verändert werden, wie das auch in Maßen in der Tiefenpsychologie und Verhaltenstherapie gemacht wird. Es kann z. B. die Einbeziehung Angehöriger sinnvoll erscheinen, oder es kann gegen Ende der Therapie eine zeitliche Verdünnungsreihe der Termine günstig erscheinen. In Urlaubszeiten kann zur Überbrückung, wenn es wirklich geboten scheint, ein »Heimtermin« zur gewohnten Zeit abgesprochen werden, an dem der Patient in Tagebuchform oder durch Malen eines Bildes zu seiner Situation den introspektiven Raum in der imaginierten, schützenden Atmosphäre der Therapie beibehält. Er bringt seine Aufzeichnungen bzw. sein Bild in die nächste, reale Stunde mit. In ganz seltenen Krisenfällen kann zur Überbrückung von Zeiten der Abwesenheit ein Telefonkontakt vereinbart werden.

Oft helfen »Übergangsobjekte« gut, um Winnicott zu zitieren, wenn es darum geht, labilen Patienten durch therapeutenfreie Zeiten zu helfen. Als Übergangsobjekte können alle Gegenstände dienen, die in der gemeinsamen Arbeit stabilisierende Bedeutung erlangt haben oder die in den Augen des Patienten etwas von der haltgebenden Qualität des Therapeuten bzw. des therapeutischen »Beziehungsraumes« symbolisieren. Es kann ein Stein oder Kristall vom Schreibtisch des Therapeuten sein, auf den in der Therapie einmal die Sprache kam, es kann auch ein Kissen aus dem Behandlungsraum sein, das vielleicht einmal bei der »Inneren-Kind-Arbeit« die Rolle des Kindes symbolisierte, es kann eine gemeinsame Zeichnung oder Skizze sein, die etwas Positives auf den Punkt gebracht hatte etc. Der Patient darf sich in der gegebenen Situation umsehen und selbst entscheiden. Solche flankierenden Stabilisierungsmaßnahmen sind v.a. im Arbeitsbereich mit Patienten mit ichstrukturellen Grundstörungen bzw. basaler Kohärenzinstabilität, also im psychosenahen Bereich, angezeigt.

Spezielles Arbeitsbündnis

Das spezielle Arbeitsbündnis in der Gestalttherapie wird – mehr oder weniger formalisiert – vor jeder zu erwartenden, regressiven Einzelarbeit erneut geschlossen.

Es kann sich manchmal auch nur in der nonverbal zum Ausdruck gebrachten Konsensbildung, etwa in einem zunickenden Blickkontakt abspielen. Es geht darum, sich abzusprechen, ob der Patient zum jetzigen Zeitpunkt seines Befindens, seiner Belastbarkeit und seiner motivationalen Situation und im Stand der jetzigen Beziehungskonstellation zum Therapeuten mit diesem in das »Abenteuer Einzelarbeit« einsteigen möchte. Der Therapeut bittet den Patienten, dies für sich zu prüfen, und er nimmt seine Entscheidung an. Es ist oft lohnend das Substrat des »Neins« zu bearbeiten, also von Schutz und Widerstand, aber auch nur dann, wenn der Patient dazu »grünes Licht« gibt. Alles andere wäre Machtmissbrauch der Rolle und zerstört die Vertrauensbasis für die Zukunft. Für den Patienten sind Erfahrungen wünschenswert, die ausreichende Autonomie gegenüber dem Therapeuten zu haben, ohne sanktioniert zu werden, wenn er meint, »Nein« sagen zu müssen. Das ist eine ständige, antiregressive Akzentsetzung innerhalb der Gestalttherapie. Damit wird der Patient auch für den Fortgang des Therapieprozesses mit in die Verantwortung genommen. Diese Einstellung stärkt die »relative Partnerschaftlichkeit«, die letztlich angestrebt wird.

Insgesamt bestimmt der Patient sein Tempo. Scheinbar langsamer kann im Grunde schneller und stabiler sein bezüglich der Entwicklung. Die relative Mitverantwortung des Patienten erhöht bei ihm das Erleben, dass es seine eigenen Schritte sind, sein eigener Verdienst, wenn etwas gelungen ist.

! Es besteht ausdrücklich nicht die Grundregel, die besagt, dass alle Einfälle und Assoziationen eingebracht werden müssten. Der Patient wählt und entscheidet und bleibt mit gutem Gewissen sein eigener »chairman«, wie die Angelsachsen zu sagen lieben. Paradoxerweise – oder auch nicht – entsteht dadurch üblicherweise eine größere Offenheit als mit der Offenbarungsverpflichtung.

Das ist seit den gruppendynamischen Hoch-Zeiten der 60er-/70er-Jahre, deren Know-how in die Gestalttherapie eingeflossen ist, Standardeinstellung geworden. Wenn das Vertrauen trägt, ist der Patient ohnehin offen. Wenn es nicht trägt, dann ist eben erstmals dieses das Thema. Das ist ein sinnvoller, selbstregulatorischer Prozess.

7.2 Die sokratische Haltung und die spezielle Deutungsabstinenz

Mit der sokratischen Haltung, die schon mehrfach angedeutet wurde, ist eine konstruktive Umgangsweise gemeint, mit dem »Wissen um das Nichtwissen« umzugehen.

Sokrates (470–399 v. Chr.) war im demokratischen Athen als Sohn eines Bildhauers und einer Hebamme geboren. Er pflegte als freier Bürger allein sich selbst verantwortlich eine philosophische Gesprächstechnik, die sich von derjenigen der damals recht hoch angesehenen, belehrenden Sophisten abhob, denen es v.a. um die Vermittlung von Herrschaftswissen ging. Sokrates widerlegte in Streitgesprächen ihr angebliches Wissen.

Im Gespräch mit dem normal interessierten Bürger auf der Straße ging es ihm darum, dessen angeblich sicheres Wissen zu hinterfragen, durch das Anerkennen des Nichtwissens eine gemeinsame Basis zwischen Fragendem und Befragten zu finden, übereinzukommen, dass »Tugend« nicht als fixiertes Wissen verfügbar sein kann, aber dass es darum gehe, sich dafür offen zu halten, die »Tugend« zu erkennen. Im 1. Schritt wird also das vermeintlich Gewusste zu einem, das nicht gewusst wird, das aber im guten Sinne »frag-würdig« ist.

Im 2. Schritt kommt es zu einer gemeinsamen Suche, einer gemeinsamen Bemühung um den befragten Gegenstand. Dabei ändert sich die Beziehung. Beide sind Fragende. Das ursprüngliche Gefälle-Verhältnis von Lehrer-Schüler, das die Sophisten liebten, wird zum gemeinsamen Dialog zwischen **gleichberechtigten Partnern**, die beide der gemeinsamen Sache, der Erkenntnissuche dienen.

Die sokratische Haltung setzt eine gewisse Erkenntnisfähigkeit in allen Menschen voraus, um die sich das Interesse lohnt, gleichzeitig erwartet sie keine endgültigen Antworten, sondern hält es eher für eine Anmaßung zu glauben, ein Mensch könne etwas sicher wissen. Sie erwartet, dass ein reifer Mensch die Begrenztheit seiner Selbsterkenntnis anerkennen kann.

Ferner ist sein Anliegen, dass von lehrbarem Wissen keine Heilung zu erwarten sei. »Heilung der Seele« – und damit »Tugend« – entstehe durch Einklang mit sich selbst, – speziell die »Übereinstimmung von Erkennen und Vollbringen, von Denken und Handeln, von Wissen und Leben« (zitiert nach Schmidt-Lellek, 2001).

Was bedeutet das für das praktische Vorgehen? Es ist eine Ermutigung, auf der Beziehungsebene über die gemeinsame Suche zu relativer Partnerschaftlichkeit (ohne gleichmacherische Anbiederung), da, wo sie dem Prozess dienlich scheint. Es ist v.a. eine Aufforderung, durch das Interesse an den Möglichkeiten des Patienten, seine Eigenwahrnehmung zu stimulieren, damit er sich traut, den für ihn richtigen Lösungsweg in der eigenen Erfahrungslandschaft zu suchen. Es ist eine Entlastung des Therapeuten von dem Druck, selbst und möglichst sofort zu glauben, Auswege sehen zu müssen und Lösungen parat haben zu sollen.

> Die sokratische Haltung fördert die paradoxe Kombination: Einerseits die Gewissheit über das letztliche Nichtwissen, das anzuerkennen ist, und fördert andererseits eine Haltung, es mit Freude, vielleicht auch manchmal mit einem trotzigen Mut zu verbinden und nicht zu resignieren, sondern gemeinsam im strebenden Suchen Sinn zu sehen. Diese Art der Gemeinsamkeit ist dialogisch aufzufassen. Im gemeinsamen Dialog entfaltet sich die Welt der gemeinsamen Wahrheit.

7.3 Balance zwischen Führen und Geführtwerden

Dieser Aspekt passt gut zu den Gesichtspunkten des vorigen. Wenn auch von der Grundhaltung ein relativ partnerschaftliches Beziehungsangebot vorgesehen ist, wäre es unrealistisch, nicht die Ungleichgewichte zu sehen.

Das eine »naturgegebene« Ungleichgewicht ist das Selbstverständnis des Patienten am Anfang der Therapie, dass er ohne fremde, professionelle Hilfe nicht mehr angemessen weiter zu kommen glaubt, also eine Art Kapitulation, in der allerdings bereits die neue Kraftquelle, wie beim sokratischen Eingeständnis des Nichtwissens, mitenthalten ist. Es macht Sinn, das Gefälle zunächst anzunehmen und dadurch zu entlasten, aber schon bald den Blick und die Akzentuierung in obigem Sinn zu wenden.

In den gestalttherapeutischen, regressiven Einzelarbeiten ist methodisch eine einander ergänzende Aufteilung vorgesehen. Auf der assoziationsgeleiteten Inhaltsebene führt eindeutig der Proband bzw. der Patient. Der Therapeut hilft durch konkretisierende Fragen zu präzisieren oder bringt körpersprachliches Beobachtungsmaterial ein, um dessen Zuordnung oder Auslotung er bittet. Er hält subtilen Kontakt, ohne den, der an sich arbeiten möchte, von dessen innerer Spur abzubringen, stellt sich als zunehmendes Wahrnehmungsorgan zur Verfügung, versteht sich aber bezüglich der inhaltlichen Entfaltung der inneren Konfliktlandschaft in einer begleitenden, dienenden, ergänzenden Funktion. Manchmal wird sein Rollenverständnis mit dem eines Bergführers verglichen.

Gleichzeitig ist der Gestalttherapeut als Experte und Spielleiter, als Fachmann für konfliktlösende Rollenspiele gefragt, also als einer, der für die Struktur des Handlungsablaufs zuständig ist und dabei zum Impulsgeber wird. Diesbezüglich lässt sich der Proband führen. Er ist allerdings instruiert, dass seine Signalgebung über seine Bedürfnisse, auch in korrigierender Hinsicht, bei dem Prozess sehr wichtig sind, damit der äußere und innere Ablauf in etwa übereinkommen können. Letztlich ist es eine Frage des Teamgeistes und der Verständigungsbereitschaft, ob sich Führen und Geführtwerden passgenau ineinander verschränken.

Eine besondere Balance zwischen aktiveren und zurückhaltenderen Sequenzen für den Gruppenleiter gibt es auch in Gestalt-Gruppen zu beachten. Dies soll jedoch in Kap. 9 (Abschn. 9.3) über die Gruppentherapie besprochen werden.

Dass das Thema der Balance zwischen Aktivität und Passivität, zwischen Führen und Geführtwerden, vielleicht auch zwischen Aufmerksamkeitsenergie geben und nehmen, reflektiert wird, sensibilisiert für das übergeordnete Ganze, sei es eine Zweierbeziehung, sei es eine Gruppe, sei es das einzelne Individuum, und sorgt für den fließenden Ausgleich zwischen den Einheiten.

7.4 Entwicklungsorientierte Beziehungsanpassung

Dieser Aspekt ist schon mehrfach angeklungen. Er findet sich latent im Wachstumskapitel (Abschn. 4.11), im Kapitel über das Persönlichkeitsmodell (Abschn. 4.14) und er ist im Behandlungskapitel (Kap. 8) für die psychosenahen Patienten enthalten.

Entwicklungsorientierte Beziehungsanpassung bedeutet: Was für ein Gegenüber benötigt dieser Patient, um für sich, in seiner Entwicklung, einen Schritt weiter zu kommen? Dem geht voraus, dass sich der Therapeut darüber klar wird, auf welcher Entwicklungsebene sein Gegenüber steht. Im Allgemeinen haben wir Mischformen vor uns, die teilweise ganz belastbar, reif und verantwortlich wirken, die aber dennoch hinter einem gut funktionierenden Persönlichkeitsanteil, gelegentlich auch nur hinter einer brüchigen Fassade, stecken gebliebene, problematische Identitätsaspekte früherer Zeiten umhüllt halten. Diese zeigen sich nicht zuallererst, sondern wenn es das Vertrauen zulässt, es sei denn, ihre Not ist schon sehr groß geworden.

Die Faustregel ist, der Beziehungsstil richtet sich immer nach dem schwächsten Glied in der Kette. Allerdings lassen sich die reiferen Aspekte gut für die Nachbeelterung des »Jüngsten im Glied« nutzen und mit in die Verantwortung nehmen. Dies wäre eine prognostisch günstige Konstellation. Zunächst braucht jedoch »das Jüngste«, sofern es als pathogene Quelle für das Gesamtsystem anzusehen ist, in der therapeutischen Arbeit das adäquate Gegenüber. Das kann das ganz frühe Mutter-Kind-Angebot als innere Einstellung sein, das kann eine »Elternfigur« sein, die die Abgrenzungswünsche des Kleinen aushält und die dabei nicht wegknickt, das kann ein mehr freundschaftliches Verhältnis sein, wie es ein Schulkind meistens mag etc.

Diese entwicklungsorientierten Grundeinstellungen des Therapeuten sind keine Rollen und sind auch keine Antworten auf spezifische Übertragungserwartungen. Es sind therapeutische Haltungen, die darauf aus sind, die Passung, den Zugang zu den einzelnen Schichten, aus denen heraus sich der Patient verhält, zu finden. Das ergibt ein flexibles, potenziell mehrschichtiges Therapeutenverhalten, das aber durch seine entwicklungsfördernde Grundhaltung wieder zu einem Ganzen gebündelt wird.

Normalerweise ist die Herstellung der Passung ein unbewusster Vorgang. Er kommt erst zu Bewusstsein, wenn er mal nicht geglückt ist, vielleicht auch im Wiederholungsfall bei der gleichen Art von Patienten. Das kann dann auch an der spezifischen Gegenübertragung des Therapeuten liegen. Beispielsweise hat er eine absolute Sperre, sich z.B. in einen narzisstischen Strukturanteil eines Patienten zu versetzen, will es einfach nicht. Er mag vom Kopf her wissen, dass dies mit der narzisstischen Struktur seines Vaters zusammenhängt, was ihn in der Eigenanalyse oder Selbsterfahrung schon sehr lange beschäftigt hat. Dennoch, die chronische Traumatisierung des Therapeuten mag in seiner Kindheit derart nachhaltend gewesen sein, dass das Abgrenzungsbedürfnis jeden Einfühlungsversuch zunichte macht. Es ist gut, das wertungsfrei zu registrieren, die Realität anzunehmen und den Patienten woandershin zu vermitteln in einer Weise, die ihn dabei nicht beschädigt.

7.5 Prophylaxe des Therapeuten gegen »Burnout«

Oft hört man Therapeuten seufzend sagen, ach, wenn ich doch nur die Hälfte von dem selber täte, was ich täglich meinen Patienten predige! Oder: Ich würde ja auch mal gerne Patient sein, da würde sich endlich mal jemand auch um mich kümmern.

Damit sind wir schon mitten in den Kerngedanken. Menschen, die in helfende Berufe gegangen sind, haben häufig die Tendenz, mit sich überfordernder und vernachlässigender umzugehen, als das andere tun, und als es ihnen gut tut. Sie schöpfen oft eine ganze Zeit lang Kraft über die bekannte Abwehrform der »altruistischen Abtretung«, bei der sie ihre eigenen Wünsche bei anderen Stellvertreterwesen unterbringen und hegen und die Befriedigung quasi aus zweiter Hand im Miterleben bekommen. Die Bilanz geht für das Eigen-Erleben allerdings nicht ganz auf.

Es gibt viele Varianten. Fengler (1999) hat darüber ausführlich und verdienstvoll gearbeitet.

Für Gestalttherapeuten bietet sich konsequenterweise der Rollentausch zum eigenen, bedürftigen Wesen an. Wenn ich mich mit ihm identifiziere und durch mich sprechen lasse und ihm noch zudem verspreche, dass ich ihm ernsthaft zuhöre, – was ich vielleicht bisher nicht getan habe –, was sagt es dann zu der Frage, was es möchte und was es wirklich braucht – um im Gleichgewicht und auch bei einer gewissen Lebenslust zu bleiben? Was sagt es, **wie** es bis zum Ende am liebsten leben möchte? Was sind die Unverzichtbarkeitsgrenzen für sein notwendiges Wohlergehen?

Da sich sicherlich sehr bald ein innerer Gegenspieler zu Wort melden wird, der diese Wünsche und Anliegen für unangemessen, irreal, unverschämt, sachlich nicht realisierbar oder sogar abartig erklären wird, steht zunächst ein interessanter und spannender Dialog ins Haus. Das sollten Sie dann schriftlich fixieren und aufbewahren.

Wenn Sie wollen und das empfiehlt sich, wenn es jemanden in Ihrer Nähe gibt, der zu diesem Thema Zugang hat, weihen Sie ihn ein und fragen Sie ihn, wie dieses Problemfeld für ihn aussieht, aber erproben Sie Lösungen gemäß dem Ergebnis Ihres eigenen inneren Dialogs.

Es empfiehlt sich sehr, all die Maßnahmen, die man selbst für Patienten mit Burnout gutheißen würde, auch für sich selbst als Therapeut in Erwägung zu ziehen.

Gestalttherapie mit psychosenahen Menschen (strukturaufbauende, therapeutische Arbeit bei instabiler Basiskohärenz)

8.1 Die Herausforderung der therapeutischen Begegnung

Am Anfang geht es darum, als Mensch in (therapeutischer Funktion) zum psychotisch erkrankten Menschen einen Kontakt mit Begegnungsqualität zuzulassen und zu ermöglichen, obwohl der andere in einer befremdlich entfernten Welt leben mag. Das ist nichts Selbstverständliches.

Ich muss mich als Therapeut fragen, ob ich mir meiner selbst, meines »inneren Bodens«, meiner Stabilität in meinen Lebensvollzügen und auch meiner positiven Grundhaltung zum Nächsten, speziell zum psychotischen Nächsten, ausreichend sicher bin, bevor ich mich auf den »Kontakt mit Begegnungsqualität« einlasse. (Wenn ich als Therapeut gerade selbst in krisenreichen Turbulenzen bin, und die bleiben für die meisten nicht aus, sollte ich nicht mit psychotischen Menschen arbeiten, jedenfalls nicht auf der existenziellen Ebene.) Mit diesem speziellen Kontakt ist gemeint, dass jeweils eine gewisse, gar nicht allzu lange Zeit, die sich aber über einen längeren Zeitraum regelmäßig wiederholt, ein Miteinanderschwingen aufkommt, nachdem ich als Therapeut den anderen Menschen – meist nonverbal – angefragt habe, ob er mich ein Stückweit mit in seine Welt hinein nehmen mag, ob ich zu ihm auf Besuch kommen darf. Dazu muss ich ihm Interesse zeigen (und es auch tatsächlich haben) und gleichzeitig spüren lassen, dass er entscheiden kann, ob und wann und wie weit er mich auf seine Wege und in seine Erlebniswelt mit nimmt. Das kann Zeit und Geduld erfordern. Die Einfühlung in die verschiedenen Ängste der anderen Seite schützt den Therapeuten davor, die manchmal langen Wartezeiten und schroffen Attitüden nicht als persönliche Kränkung zu nehmen (das sollte es jedenfalls nicht, sonst bitte Supervision in Anspruch nehmen!). Also, es gilt, den psychosekranken Menschen dort abzuholen, wo er sich befindet, wo er sich auf seine Art in Sicherheit gebracht hat. Und das ist oft hinter irgendwelchen skurrilen Barrikaden. Den Weg kann nur er frei machen, und das wird er nur, und erstmals auch nur probeweise, wenn er durch die Barrikaden hindurch etwas vom Schwingungsfeld des therapeutischen Menschen mitbekommt, das ihm gut tut, das Angst und Spannung reduziert, weil es eine zwischenmenschliche Sicherheit vermittelt und das für ihn so etwas wie ein freundliches Licht des wohl wollenden Interesses bedeutet, nach dem er sich eigentlich »trotz allem« sehnt. Es steht ihm zu, misstrauisch zu sein. Man könnte sein Verhalten als eine höchst verzerrte, Extremstvariante des ängstlich-vermeidenden Bindungstyps sehen, wenn man in diese Richtung nach einer Brücke sucht. Nach Mentzos (1992 a, b, 1999) ist auf die Angst vor dem Selbstverlust zu achten, die aufkommt, wenn sich der Psychotiker einem Gegenüber öffnet. Es ist die Angst, vom anderen verschluckt zu werden und es mag gleichzeitig abgewehrte Verschmelzungssehnsucht sein. Das bedeutet, dass dem Therapeuten nur ein schmaler Grad zwischen Nähe und Distanz zur Verfügung steht. Die Nähe-Distanz-Regulierung liegt auf den Schultern des Therapeuten, weil der Patient im Allgemeinen auf dieser Dimension wenig oder keine Feinregulierung zur Verfügung hat und ganz mit seinen Polen verhaftet ist.

! Der Therapeut lädt zwar ein zur Begegnung, die Nähe per se ist, aber er muss die dabei aufkommende Selbst-Verlust-Angst mit Interventionen ausgleichen, die auf die Selbstbestimmung des Patienten abzielen.

Der Therapeut muss es auch genauso so meinen wie er sagt! Psychotische Menschen haben meist ungeheuer präzise Antennen dafür, ob etwas stimmt oder nur so daher gesagt wird. Und wenn Sie erst die Glaubwürdigkeit in ihren Augen verloren haben, läuft lange gar nichts mehr. Dieses Anfragen, was für den Patienten stimmt, kann bereits beim Begrüßen am Anfang einer Stunde losgehen. Man muss nicht automatisch die Hand geben, das kann der Patient bestimmen. Er kann sich auch ganz bewusst den Platz im Raum wählen, speziell den Abstand zum Therapeuten. Dieser Respekt vor der Befindlichkeit des Patienten einerseits und der Umstand, dass er nach Nuancen der Nähe-Distanz-Dimension gefragt wird, hat bereits eine stimulierende Wirkung für den Entwicklungsschritt, der ansteht. Der Patient bestimmt das Ausmaß des Augenkontaktes. Er tut es natürlich sowieso, aber der Therapeut kann das auch zu einem bewussten Punkt machen, in dem er vermittelt, dass Rückzug und Kontakt zwei ganz legale, wichtige Bedürfnisse seien, die grundsätzlich alle Menschen kennen, und dass der Patient einfach nur neugierig zu sein braucht, wie er es spontan mache und sich darauf verlassen könne, dass das in diesem Augenblick dann Sinn mache. Wenn er wolle, könne er gerne darüber reden, müsse das aber nicht. Es wird also ein Entscheidungsspielraum für die Begegnung vorbereitet. Auch die gemeinsame Gegenwart ohne Augenkontakt kann eine gut spürbare Bezogenheit aufweisen, natürlich auch das Gegenteil. Der Kontext der Körpersprache hilft beiden Seiten bei der Zuordnung.

Begegnung heißt, dass mein Schwingungsfeld und das seine in eine punktuelle Konfluenz gehen und dabei nach einem gemeinsamen Schwingungs-Nenner suchen. Dadurch entsteht unser Zwischenraum, den ich mir immer wie eine energiereiche, stehende Welle vorstelle, die Aspekte des einen und des anderen umfasst und diese Seiten dadurch stärkt. Nun kann man skeptisch fragen, was man denn selbst für eine gemeinsame Schnittmenge einbringen könne, wo doch die Unterschiede so offensichtlich sind.

Es bleibt Ihnen überlassen, ob Sie in jenem Gegenüber auch einen Menschen erkennen können, der basale, »kreatürliche« Wünsche hat, die Sie von sich auch kennen: sich freuen wollen, gern gehabt werden mögen, sich sicher fühlen, Fähigkeiten entwickeln, dem Leben gewachsen sein und auch anerkannt werden zu wollen, etc. Es setzt also voraus, dass Sie in Ihrer Selbstwahrnehmung die basalen Seiten ihrer Existenz anerkennen und integriert haben und auch noch grundsätzlich Zugang zu Ihren Ängsten haben, die sich melden, wenn Grundbedürfnisse frustriert werden, selbst wenn die Dimensionen, die Sie kennen gelernt haben, mit denen des Gegenübers nicht vergleichbar sind.

Wenn der psychotische Mensch sich vorsichtig für die gemeinsame Schwingung öffnet, kann sich diese subtile innere Berührung wie ein klärendes, heilsam organisierendes Feld ausbreiten, mit dem er sich identifiziert. Dann geht das Muster des gemeinsamen Nenners, des »Wir«, in Führung und induziert auf Dauer Struktur, wenn alles gut geht. Eigentlich ist es ein Verinnerlichungsprozess. Der Therapeut stellt sich als »genügend gutes, genügend liebevolles, genügend ernst nehmendes, genügend verlässliches und angemessen mit Grenzen umgehen könnendes, nachträgliches Elternobjekt« zur Verfügung, (um etwas abgewandelt mit Winnicott zu sprechen). Wie lange? Schwer zusagen, das hängt sehr von der Ausgangssituation ab. Sicherlich dauert der Stabilisierungsprozess länger als die heutigen, stationären Liegezeiten. Es ist ein Vorhaben, das für den tagesklinischen Bereich und für den speziellen, ambulanten Nachsorgebereich geeignet ist.

Inhaltlich muss gar nichts Weltbewegendes passieren. Inhalte sind bei dieser Arbeit nur das Vehikel für das Beziehungserleben. Die Alltagsbewältigung lässt sich hervorragend dafür nutzen und wenn man will, und das tut die Gestalttherapie gerne, geht man dem psychotischen Menschen mit nonverbalen Ausdrucksmitteln entgegen, sofern er darauf positiv reagiert. Die meisten fühlen sich damit eher zu Hause als auf dem sprachlichen Terrain. Aber auch dazu gibt es Ausnahmen.

> Wahrscheinlich ist es der regelmäßige, wohlmeinende Strahl der interessierten Aufmerksamkeit und dessen realitätsorientierte, geordnete und integrierende Qualität, die, falls das Begegnungsangebot angenommen wird und es zu einer partiellen Identifikation kommt, im psychotischen, v.a. im schizophrenen Menschen, ein analoges Feld organisiert.

Benedetti et al. beschreiben ein Phänomen, das mit Bubers Begegnung vergleichbar scheint. Lilia d'Alfonso (1983b, S. 117f) schreibt über das »Zeichen« der Begegnung:

> Für mich ist dieses »Zeichen« die Entdeckung der Schönheit des Anderen, ich empfinde ihn in mir drin unversehens als schön. Oft habe ich den Patienten – Kinder und Erwachsene – bei der ersten Begegnung als hässlich empfunden, manchmal geradezu unerträglich deformiert. Dann hat sich etwas in den Begegnungen ereignet, das einen inneren Prozess gegenseitigen
> ▼

Verständnisses in Gang gesetzt hat, und ohne, dass ich wüsste, wie und warum, empfinde ich den anderen als schön. Vielleicht sehe ich ihn gar nicht mehr oder in völlig anderer Art und Weise... Was mich betrifft, so glaube ich, dass die Schönheit in den Augen dessen ist, der hinschaut, und dass der der Existenz gewiss wird (Benedetti), der vom anderen als schön empfunden wird.

Gabriela Mistral beginnt eines ihrer Liebesgedichte: »Si tu me miras, yo me vuelvo hermosa« (Wenn du mich anblickst, werde ich schön...). Ob zwischen erwachsenen Liebenden oder Mutter und Kind, es gibt eine gewisse Art des liebenden Blicks, der den anderen mit seiner verborgenen Schönheit, mit sich selbst und seiner eigenen, liebenswerten Seite in Kontakt bringt.

Nun der Blick auf den Gegenpol: L.C. Wynne (1969) hatte schon früh darauf hingewiesen, dass die Familienbeziehung von Menschen, die an akuter Schizophrenie erkranken, nach seiner Beobachtung Pseudobeziehungen seien (»pseudomutuality«). In diesen Familien komme es zu Rollenstarre, Ausblendung der eigenen oder der Ansprüche der anderen, Nichtwahrhaben, Unterdrückung der Rollenänderung, Aufbau eines Familienmythos von Harmonie bei gleichzeitiger Unoffenheit, Heimlichkeit und Verlust an Spontaneität.

8

8.2 Das Kippbild der Bewertung in der therapeutischen Haltung

Der gestalttherapeutische Zweig, der sich der strukturaufbauenden Therapie von »Frühstörungen«, wie es in der psychodynamischen Literatur heißt, bzw. von psychosenahen Menschen widmet, nutzt die belohnende Komponente von subtiler, freudiger Zuwendung und Beziehungsaufnahme (die dennoch gleichzeitig auf die angemessene Nähe-Distanz achtet), um »normales«, unspektakuläres Befinden und Verhalten zu stabilisieren.

Für diese Menschengruppe besteht die Anforderung darin, sich in der **Mitte** zwischen ihren Polen zu halten. Die Aufmerksamkeitsenergie des Therapeuten holt den Patienten immer wieder in dessen Zentrum und erhöht dieses durch seine Bedeutungszuweisung. Das geschieht ganz alltags- und erfahrungsnah. Jeder kleine, gelungene Schritt von angemessen dosierter Normalreaktion zählt. Der Therapeut muss hier zunächst lernen, seinen Bedeutungsfilter wie bei einem Kipp-Bild umzustellen und Reaktionen, die üblicherweise übersehen werden, z. B. ein angemessenes Grüßen, ein maßvolles Kontakt- und Rückzugsverhalten, eine regelmäßige, rhythmusgerechte Lebensführung etc., freudig wahrzunehmen. Erleben und Verhalten des Patienten in Polnähe wird von ihm eher sachlich zur Kenntnis genommen, aber nicht stärker emotional beantwortet! Das weicht um 180 Grad vom üblichen Psychiater-Verhalten ab, das »natürlich« pathologieorientiert ist, weil wir Psychiater-Kollegen für uns selbst mit einer anderen Norm leben. Die Kunst ist, sich mit unserem Erleben auf das Bezugsystem des Patienten einzulassen und dabei aber den anstehenden Entwicklungsschritt ins Auge zu fassen.

! Die Zielvorstellung in der Therapie ist, auf diese achtsame Weise in »millimeterweisen« Erfahrungsschritten eine zentrale Identitätsinsel nachreifen zu lassen. Bei diesem Prozess spielt verinnerlichendes Lernen am Modell eine ähnlich große Rolle wie in der allgemeinen Erziehung.

8.3 Ausflug in die »psychotische Dekompensation«

Dies ist als Imaginationshilfe für uns Therapeuten gedacht, die den Abgrund der Andersartigkeit zum psychotisch reagierenden Menschen ein wenig überbrücken kann: Stellen wir uns vor, wir hätten uns mit anderen Kollegen zusammen auf ein mehrtägiges Schlafentzugsexperiment eingelassen. Wir kämen zunächst nach einigen Tagen, der eine früher, der andere später, in einen Zustand ängstlich-dysphorischer Gespanntheit, Verunsicherung durch den Verlust bisheriger Strukturen, Rat- und Orientierungslosigkeit, durchsetzt mit einer Haltung, die erwartungsvoll nach bedeutungsvollen Zeichen Ausschau hält, die das situative Chaos neu ordnen oder sinnvoll verstehen lassen könnten. Wir entwickelten die Bereitschaft, illusionäre oder auch wahnhafte Beziehungs- und Bedeutungszuordnungen zu kreieren und an diesen pseudorealen Strukturen einen gewissen Halt und Entlastung von der chaotischen Situation der Ungewissheit zu erfahren. Es würden sich auch Halluzinationen einstellen, Projektionen aus dem Inneren in die Außenwelt, nachdem die Innen-Außen-Grenze zusammengebrochen ist. Ein ähnlicher Zustand stellt sich auch durch andere Deprivationen ein, z.B. durch tagelanges Verweilen im Dunklen oder durch Reizentzug in einem Smadhi-Tank, in dem man über viele Stunden reizabgeschirmt in körperwarmem Wasser schwebt. Dies soll als Skizze genügen.

Das heißt, unsere informationsverarbeitenden Strukturen sind nicht statisch, sondern, es scheint, sie sind Muster, die durch einen energetischen Basisfluss, der von materiellen Strukturen geleitet sein mag, aufgebaut und unterhalten werden. Wenn er versiegt, bricht diese Organisation zusammen, z.B. der Vorgang der Innen-Außen-Grenzbildung, die nichts Statisches ist, sondern sich immer wieder neu durch Musterinterferenz ereignet, wenn auch üblicherweise auf gut gebahnten Wegen. Vielleicht entspricht das Zusammenbrechen dem Umkippen eines kohärenten (Quanten-)Strahls, der bisher die Ordnungsfunktion ausübte, in den einer chaotischen Form. Es entsteht dann offenbar in dem entsprechenden Feld ein Zustand ungerichteter (chaotischer) Reizübermittlung, die für neue Ordnungsparameter empfänglich ist. Ordnung senkt den Freiheitsgrad und gibt subjektiv Sicherheit, eines der Grundbedürfnisse des Menschen. Angstreduktion wird mit Belohnung quittiert, gespeichert und verstärkt. Aufgrund der Lernfähigkeit unseres neuronalen Gewebes ist dadurch die Gefahr einer Chronifizierung dieser neuen »Ersatzordnung« gegeben. Sie steht zukünftig mit der alten Ordnung, wenn diese reetabliert wird, in Konkurrenz.

Kehren wir zu unserem Experiment zurück, bei dem wir den Mut hatten, uns imaginativ in die Zone des Zusammenbruchs der gewohnten Strukturen einzulassen. Was täte uns in dieser Verfassung gut?

Wir wären als Patienten für einen reizabschirmenden Schutzraum dankbar. Wir wären weiterhin entlastet, wenn wir uns auf nur wenige, überschaubare, verlässliche, positiv getönte Beziehungsangebote beschränken könnten, in denen wir uns zunehmend zu Hause fühlen lernten, weil wir eine gemeinsame, v.a. »nonverbale Sprache« aufbauten.

Das würde uns Vertrauen geben, auch in Zukunft zurecht zu kommen und würde uns an diese Personen sozusagen »sicher binden«. Was wir gar nicht brauchen könnten, wären ambivalente Doppelbotschaften und nicht eindeutig zuordenbare Hintergründigkeiten.

Strukturaufbauend wären des Weiteren: wiederkehrende, emotional ausgefüllte, inhaltlich angemessene Beziehungsrituale, z.B. morgendliches Begrüßen, Strukturieren des Tages mit Mini-Aufgaben für sich selbst und für die Gemeinschaft, Aufgaben, die aus der gegebenen Verfassung ohne Stress zu leisten sind, Angebote zur Körperwahrnehmung, Sport, handwerklich-kreative Erprobungsmöglichkeiten unter Anleitung, Übungsspiele zur Nähe-Distanz-Wahrnehmung, abendliches, gemeinschaftliches Ritual zum Tagesabschluss, das ermöglicht, Tagesreste los zu werden, wenn es das brauchen sollte. Der Geist der Gemeinschaft, die den Bezugsrahmen für diese Neustrukturierung bildete, sollte von wertschätzender Natur sein. Sie bildet die Matrix der Verinnerlichung.

So etwa könnte ein Angebot aussehen, dass helfen könnte, sich örtlich, zeitlich, im Verhältnis zu sich und zur Gemeinschaft wieder neu zu orientieren und zu stabilisieren.

Auch die Integrität des konkreten Lebensraums, als Platz der derzeitigen, existenziellen Sicherheit, hat Bedeutung. Jeder von uns möchte sich immer wieder mal abschirmen können. Das konkrete Abgrenzen und der Respekt vor der Grenze unseres konkreten Ortes ist wichtig. Wir möchten auch die Freiheit haben, ihn zu gestalten und auszuschmücken, um unsere eigenen Spuren widergespiegelt zu bekommen, um unsere Individualität deutlicher wahrzunehmen, um etwas von unserer Selbstbestimmung zu leben und auch um uns Freude an der eigenen Ästhetik zu erlauben. Darin kann auch eine Wertschätzung gegenüber dem eigenen, heilenden Selbst ausgedrückt werden.

Wahrscheinlich wäre es auch gut, wenn unsere Betreuer die Unterschiede zwischen uns und die unterschiedlichen Fähigkeiten wahrnehmen und bestätigen würden, nicht im Sinne einer Benotung und Rangreihenbildung, das würde unnötige Versagensängste in die Welt rufen, sondern im Sinne einer Wertschätzung all der verschiedenen Eigenarten, die untereinander nicht vergleichbar sind und die jeweils auf ihrem individuellen Hintergrund gesehen werden möchten.

Im Umgang mit der Zeit wären wir in den ersten Anfängen der Re-Stabilisierung froh gewesen, wenn jemand von den Betreuern auf unsere ersten, wieder aufkommenden Rhythmen hätte achten wollen und uns mit der Zeit in einem sachten Übergang geholfen hätte, uns an die Zeitstruktur der Gemeinschaft anzukoppeln. Die Motivation, sich an die zeitliche Außenstruktur der Gemeinschaft anzukoppeln, könnte aufgrund der Belohnung durch ihre Zuwendung und durch die Freude und den Spaß, der bei ihr möglich ist, aufkommen.

Das obige Gedankenexperiment korrespondiert mit meinem klinischen Erfahrungshintergrund: Man kann eine psychotische Krisensituation meist durch eine stimmige Eins-zu-Eins-Betreuung mit einer ausgeglichenen, zentrierten und warmen Bezugsperson, die in den ersten Stunden bis Tagen zur Verfügung steht, auffangen. Das entspricht den Erfahrungen des Arbeitskreises um L. Ciompi in seinem Soteria-Projekt. Betreuung heißt hier reale Anwesenheit mit der gebotenen Feinfühligkeit für das richtige Maß für Kontakt und Rückzugsbedarf des Patienten. Kontakt ist in der oben ausgeführten Begegnungsqualität gemeint. Es geht auch um nonverbale, z.B. stimmliche und taktile Botschaften. Wenn der Patient die Hand gehalten bekommen möchte im Sinne eines Eltern-Kind-Kontaktes, kann es genau das Richtige sein, das er für sich zu nutzen vermag. Es entsteht vorübergehend eine Beziehungsdyade mit einer eigenen Ausdrucks- und Verständigungswelt, die Sicherheit gibt. Wenn die Angst durch das intensive Betreuungssetting rasch absinkt, was es häufig tut, kann meist auf Psychopharmaka verzichtet werden.

Die Realität in den klinischen Institutionen erlaubt normalerweise solch eine aufwändige Betreuung aus wirtschaftlichen Gründen nicht. Eine chemische Reizabschirmung ist dann auf jeden Fall besser, als den Patienten länger seinem Angst- und Erregungszustand zu überlassen. Als Kompromissbildung haben wir uns, je nach unseren personellen Möglichkeiten, zu einer schnellen, hohen pharmakologischen Intervention von wenigen Tagen mit gleichzeitigem Beziehungsaufbau durch drei umschichtig anwesende Bezugspersonen und mit anschließend relativ rasch abfallender Neuroleptika-Dosis auf Erhaltungsniveau entschlossen und damit meist gute Erfahrung gemacht.

! Cave: Das Wiederauftauchen aus einer psychotischen Krise ist mit einer prägbaren, vulnerablen Phase vergleichbar. Die gewährt der betreuenden Bezugsperson einen großen Einfluss. Diese Chance wird leider oft vertan, vor allem, wenn es ständigen Wechsel gibt und uneinfühlsame, selbst gestresste und überforderte Hilfskräfte eingesetzt werden müssen. Dann setzen für den Patienten Retraumatisierungen ein, die ihn sinnvollerweise hinter seine Rückzugsmauern zurückziehen lassen.

Für die innere Einstellung bei der Betreuung haben wir in unserem gestalttherapeutisch-psychiatrischen Team viel von den Kollegen und Kolleginnen gelernt, die damals selber Mütter und Väter geworden waren und die sich herzlich und natürlich auf den Umgang mit ihren Kindern gefreut hatten. Wir fanden eine Menge Analogien und den Mut zum Erspüren des jeweils angemessenen Mischungsverhältnisses zwischen eingehendem Gewähren und forderndem Begrenzen, zwischen regressivem Anlehnen und autonomem, abgrenzenden Selbstbestimmen etc. Dies leitet in die subakute Re-Stabilisierungsphase über.

Zum Thema Miteinander und Gegeneinander, bzw. Kontakt und abgrenzendem Rückzug braucht es in immer wiederkehrenden Varianten Erprobungsmöglichkeiten und Übungsrituale, sei es in der Therapiegruppe, im nonverbalen Angebot, im Stationsalltag, beim Sport. Auch hier soll aus dem Entweder-oder ein erfahrungsgestütztes Sowohl-als-auch werden. Je natürlicher und klarer das Thema aufgegriffen wird, umso mehr verliert es die Angst. Bei der Angst geht es um fantasierten Liebesverlust. Die neue Kompetenz, ein

»Nein« sagen zu können, das das eigene Bedürfnis zum Ausdruck bringt und keine Generalabwertung des anderen bedeutet, somit mit großer Wahrscheinlichkeit im Toleranzbereich der betreffenden Beziehung liegt, gibt im zwischenmenschlichen Bereich ein großes Gefühl von Sicherheit, Selbstvertrauen und Zuversicht auf gelingende Beziehungen.

In dem Zusammenhang gab es ein für manche Kollegen und Patienten ein heikles Thema: das Unterscheidungsvermögen zwischen dem Wunsch nach der Intimität der (Kinder-)Zärtlichkeit und dem Wunsch nach Sexualität auf der Mann-Frau-Ebene. Auf der psychosennahen Ebene spielt der Zärtlichkeitswunsch eine sehr große Rolle, z. B. Händchen halten, Kuscheln, Berühren. Durch das oben angedeutete Training zur Klarheit im Kontakt zwischen »ja« und »nein« konnte auch auf diesem Gebiet die Differenzierung geübt werden und gelingen. Nachdem unser Team verstanden hatte, welch eine Bedeutung das für unsere Patienten hatte, führte das Ernstnehmen dieses Themas zu großen Entlastungen bei den zuvor emotional verworrenen Patienten.

Lieber Leser, liebe Leserin, ich hoffe, dass Sie, soweit Sie sich in das strukturelle Auflösungsexperiment eingelassen hatten, inzwischen über alle Zwischenstufen hinweg wieder wohlbehalten in Ihrer gewohnten Struktur angekommen sind. Ich bitte Sie hiermit, dies bewusst zu tun. Vielleicht hat Sie der Ausflug etwas an Erfahrung bereichert.

8.4 Stimulierung von Vitalität und körperlicher Selbstwahrnehmung

Wenn auch die Psychosengenese immer noch nicht insgesamt, sondern nur in Bruchstücken aufgeklärt ist, so gibt es einen allgemeinen Konsens darüber, dass sich im Vorfeld der Krankheit ein energetischer Potenzial-Abfall beobachten lässt, dessen Ursache nicht geklärt ist. Dahinein trifft (nach der Life-event-Forschung) eine psychosoziale Überforderung, die, bei entsprechender Disposition, nach einer kurzen Latenzzeit zur Manifestation führt.

Wenn wir uns Damasios neurophysiologischen Vorstellungen anschließen, muss sich der Krankheitsprozess im limbischen System abspielen, speziell mit den Substraten, die für die Innen-Außen-Grenze und für das Bedeutungs- und Beziehungserleben zu sorgen haben. Für einen »gesunden« neuronalen Ablauf scheint ein ständiger Reizzustrom aus der Peripherie zentralwärts notwendig zu sein, der im »Proto-Selbst« gebündelt und dem »Kern-Selbst« zur Verfügung gestellt wird, damit dieses für die Begegnungen mit den Mustern, die die Außenwelt repräsentieren, bereit steht.

Wenn der natürliche Reizzustrom gedrosselt wird oder ausfällt, z. B. bei Reizentzugsexperimenten, entstehen bei allen Menschen, früher oder später, psychoseähnliche Bilder mit zunächst prodromaler, ängstlicher Verunsicherung und Desorientiertheiten, mit Bedeutungs- und Beziehungserleben und schließlich mit Halluzinationen. Es ist zu vermuten, dass ein gedrosselter, abgeebbter Reizzustrom nicht mehr für die Aufrechterhaltung der Innen-Außen-Grenze ausreicht, dass sich vielleicht sogar die gewohnte Richtung umdreht und dass zuvor kohärente Felder chaotisch werden und zusammenbrechen.

Ähnlich wie am Herzen könnte man sich vorstellen, dass bei gedrosseltem Reizzufluss sekundäre Reizzentren aktiv werden und zu einer Richtungsumkehr beitragen, dass es evtl. auch zu Erregungskreisen kommt, die sich aufgrund der Lernfähigkeit, der neuronalen Plastizität, bahnen und chronifizieren.

Um den physiologischen Reizzufluss zu erhöhen, ist körperliche Betätigung ein ideales Mittel. Zunächst geht es einfach um **Sport**. Beliebt und bewährt sind Jogging- und Wandergruppen, sowie in der Klinik Mannschaftsspiele, wie auch einfaches Fahrrad fahren oder Schwimmen etc.

Speziell auf den Bedarf des psychotischen Menschen kann man (in der Klinik) eine **Gymnastik** zusammenstellen, die folgende Gesichtspunkte berücksichtigt:

1. Alle Körperteile und Gelenke durchbewegen und jedem einzelnen dabei innerlich einen freundlichen Gruß senden, damit er sich angenommen erlebt.
2. Die Oberfläche des ganzen Körpers streichelnd und sanft klopfend abfühlen, um bewusst

die Grenze des Körpers, des Zuhauses, wahrzunehmen.
3. Das Gesicht als Träger der Identität besonders sorgfältig befühlen und begrüßen.
4. Der eigenen Bewegungsimpulse gewahr werden und sie selbststeuernd umsetzen, z. B. was ist mein mir gemäßes Tempo heute? Was ist jetzt mein Rhythmus, mein Tanz? Meine Haltung, wenn mir nach innehalten ist? Welchen Raum nehme ich mir? Brauche ich dazu (nonverbale) Absprachen mit einem Nächsten, falls es sich um eine Gruppe handelt? Wie klar bin ich an der Grenze zu ihm? Jeder baut mit Gesten seine Grenze, geht sein Terrain ab, kommt zurück in die Raummitte seines »Reiches« und fühlt den Unterschied. Jeder kann bestimmen, ob es Türen, Fenster und Brücken gibt und ob er jemanden einladen möchte zu kommen. In dem Fall ist wichtig zu sagen, bis wohin jemand darf und wann der Besuch wieder zu Ende sein soll. Der andere soll Mitspracherecht haben, ob er sich einladen lässt etc.

Eine Basis-Gymnastik dieser Art sollte von den Patienten jeden Tag gemacht werden.

Schön sind auch **Reisen durch den Körper**, die im Fall der psychosennahen Menschen lebendig, aktiv und kraft- und fähigkeitsorientiert sein sollen, z. B. die vielen Möglichkeiten erspüren, die in den Händen und Armen verborgen sind und diese ausprobieren, erst allein, dann zu zweit, dann vielleicht die selbstbewusste Verbundenheit der Beine mit der Erde entdecken, in wie viel Varianten kann ich über die Füße mit der Erde in Kontakt sein? Wie kann man sich mit den Füßen »die Hand geben«? Was gibt es alles innerhalb und rund um den Rücken zu entdecken? Wo erlebe ich im Körper meine Mitte? Was für eine Qualität ist das? Wenn diese Mitte singen wollte, was für ein Ton wäre das? (etc.)

Der **bewusste Atem** ist eine wahre Fundgrube für Angebote, die eine Brücke zwischen Körperwahrnehmung, seelischem Befinden, Einfluss nehmen und Kontrolle loslassen bildet und der für die Selbstwahrnehmung der zentrierenden Mitte gut genutzt werden kann.

Beliebt sind liebevolle **Selbstmassagen**, beginnend bei den Füßen, die voller Respekt für den meist verachteten und vernachlässigten Körper nach einem vereinbarten Ritual in der Gruppe gelernt und zum täglichen, selbstständigen Alleinemachen angeboten werden.

Vor allem Frauen nehmen gerne an **Tanzritualen** teil. Das können Polonaisen, volkstanzartige Kreistänze sein oder auch Begrüßungs- und Begegnungsrituale mit wechselnden Partner(innen). Im Rahmen von Ritualen können die allermeisten Nähe und Berührung gut genießen. In einem solchen vorgegebenen Rahmen wird eher Augenkontakt oder das Berühren der Hände gewagt, als in einer freien Form. Jeder darf auch, wenn er nicht mitmachen mag, seitlich Platz nehmen und sich zur gegebenen Zeit wieder einklinken.

Ich erinnere mich gerne an die bereichernden Beiträge der Tanz- und Bewegungstherapeutinnen in meiner ehemaligen Klinischen Abteilung für Psychiatrie und Psychotherapie durch Frau Trudi Schoop (als Gast), Bettina Hausmann, Annette Höhman-Kost und an Seminare mit Ursel Burek.

Der wertschätzende, kreativ-spielerische Umgang mit dem Körper erhöht das Gefühl zu sein im Sinne der Vitalität. Er erhöht das Gefühl in ihm zu Hause zu sein, und zwar auch gerne zu Hause zu sein und selbst an seiner Liebenswürdigkeit teilzuhaben. Er intensiviert das Erleben der Selbstaktivität und der Selbststeuerung, der Abgrenzungsfähigkeit und präzisiert das Selbstbild auf einer ganz elementaren Ebene.

Das sind alles Aspekte, die im Sinne Scharfetters (1983, 2002) die Voraussetzung für ein gesundes, integriertes »Ich« sind. Im Sinne Damasios (1997, 2002) intensiviert eine ausgewogene körperliche Stimulierung die Bereitstellung von neuronalen, energetischen Mustern im Proto-Selbst, also im Bereich der unbewussten Selbst-Vorstufe. Gleichzeitig wird die stimmungsaufhellende Endorphin-Produktion angeregt.

8.5 Variation der spezifischen Gestalt-Methodik

Menschen, deren »basales Feld«, das normalerweise die Innen-Außen-Grenze und eine persönliche Mitte garantiert, nur instabil ausgebildet ist und bei mittlerer Frustration zu zerreißen droht, die man also in anderer Nomenklatur als »frühgestört« oder psychosenah bezeichnet, diese Menschen erhalten keine Angebote, die emotionale Überflutungen auslösen könnten. Insbesondere werden sie nicht aufgefordert, ihre emotionalen Pole auszuloten, wie das auf der Neurosenebene Sinn macht. Ihre Neigung, von sich aus in die Pole von Extremreaktionen zu gehen wird nicht unterstützt.

Im Gegenteil, bei ihnen ist die Technik der Übersetzung ihrer Reaktionen in die Alltagsdimension gefragt. Hier ist **Feinregulierung** und emotionale Abschattierung angesagt. Und immer wieder wird die **zentrierende Mitte**, die gleichzeitig das verbindende Feld ist, ins Spiel gebracht.

Wie kann das konkret gehen? Wenn ein Patient im Zwiespalt ist bieten wir auf dieser Ebene nicht 2, sondern 3 Stühle an.

Drei-Stuhl-Technik

Diese Drei-Stuhl-Technik ist aufgrund der extremen Polarisierung auf dieser Ebene das Standardvorgehen.

Zwei Stühle symbolisieren die Kontrahenten, z. B. Liebe und Hass zu jemanden, sie werden peripher platziert, aber es ist kein realer Rollentausch mit ihnen vorgesehen. Der Patient sitzt am mittleren Stuhl, meist gleich weit von den andern, oft wie in einem gleichschenkeligen Dreieck.

Der mittlere Stuhl soll möglichst etwas herausgehoben sein, eine Andeutung von **Regierungssessel** in einem Rathaus oder in einem Schiedsgericht oder sogar von einem Thron. Mit diesem Sitz in der Mitte seien Befähigungen, Verantwortung und Verpflichtungen zur **Allparteilichkeit** verbunden.

Denn: Es sollen sich alle zugehörigen Kräfte in diesem »Reich« verstanden und vertreten fühlen. Statt konkretem Rollentausch wird dem Patienten empathische Einfühlung in die Kontrahenten abverlangt, aber ohne dabei seine Mittenposition aufzugeben, weder konkret noch im Erleben.

Wenn es nur **ein** problematisches Gegenüber gibt, etwa Angst, wird sie auf einen der peripheren Stühle gesetzt und bewusst der Abstand bestimmt, der für den Patienten gut ist (also nicht der, den er fühlt, sondern der, den er sich wünscht). Das ist eine **Distanzierungstechnik,** die es immer braucht, wenn subjektiv Überflutung abgewehrt werden muss. Man kann auch den Problemstuhl halb abgewendet oder umgewendet hinstellen lassen, wenn sich der Patient dabei angstfreier und handlungsfähiger erlebt. Die Projektion darf auch außerhalb des Raumes verortet werden, quasi vor die Tür gesetzt werden. Das entlastet bereits eine ganze Menge. Dann kann man die Szene komplettieren lassen, indem man fragt, was für den Patienten das Gegenteil zu dieser speziellen Angst ist, was er da konkret kennt. Vielleicht nennt er: »Zu Hause mit dem Hund sein«, oder, »Mit Freunden in der Teestube Karten spielen und lachen«, oder »Etwas gut hingekriegt haben und gelobt werden« oder »Einen Stein in der Hand halten und seine eigene Kraft dabei spüren«, oder »Im Wald joggen und dabei gut drauf sein«. Über den positiven Pol erhält der Gegenpol der Angst, der zur Generalisierung neigt, schon mal eine Akzentuierung, eine eingegrenztere Dimension. Man lässt zum **positiven Ergänzungspol** hinüberfühlen und wenn eine Art sehnsüchtiger Gleichklang spürbar wird, kann man fragen, ob der »Regierende« diesen Menschen gerne in sein engeres Beraterteam aufnehmen möchte. Dann kann er dessen Stuhl etwas zu sich heranziehen. Dann kann man »die beiden« fragen, was dem Menschen dort drüben, der auf dem Angststuhl sitzt, wohl fehlt, was er braucht, dass er so »durchdreht«, was sie ihm aus den durchaus respektablen, verfügbaren Möglichkeiten und Mitteln dieses Reiches anbieten möchten, damit sich dieser angstbesetzte Mensch wieder einkriegt und zu sich kommt. Das können nun die unterschiedlichsten Einfälle sein. Vielleicht: der ist zu allein, hat keinen Freund, ist deswegen böse und neidisch, hat Angst ausgelacht zu werden, der ist anders als die anderen, der will einen hauen (dann empfiehlt es sich zwischen zu fragen: ist der gehauen worden? Was braucht der jetzt? o. Ä.).

Das »**Berater-Team**« ist nun gehalten, in denjenigen, der ursprünglich die Angst verkörperte und sich in jemanden verwandelte, der Angst hat, Empathie zu investieren und sich etwas zu überlegen, was dessen Situation verbessert. Dabei kann zwischendurch der Punkt kommen, diesen Stuhl wieder in den Kontakt zu holen, spätestens, wenn ein konkreter Lösungseinfall kommt. Der könnte folgendermaßen aussehen: »Einladung zum Kartenspiel in die Teestube« oder das Angebot »Mit zum Joggen zu kommen« oder »einen bunten, neuen Pullover« oder »einen Kuschel-Teddy« oder »einen Fußball, mit dem er die andern von der Straße zum Spielen einladen kann« oder »eine Mutter wie die Nachbarin eine ist« etc. Das Berater-Team wird nun gebeten, den Lösungseinfall in einem symbolischen Brief oder als Geschenk zu konkretisieren, evtl. auf ein Kärtchen zu malen und es auf den »Angst-Stuhl« zu legen. Nun kann man den »Regierenden« fragen, was er glaubt, wie wohl der beschenkte Mensch reagiert und auch, ob von dem Einfall im konkreten Alltag irgendeine Seite brauchbar sein könnte. Beim Verabschieden kann man den Patienten fragen, ob er das Geschenk an die Angstseite verwahren und mitnehmen möchte.

8

Sinn dieses Vorgehens ist es, den Patienten

1. von seiner Angst oder anderweitigen Problematik auf Distanz zu bringen,
2. durch seine eigenen, latenten Kräfte zu stärken,
3. aus der gestärkten Position sich der Problemseite in einer eher fürsorglich-elterlichen Empathie wieder zu nähern, nachdem die Problemseite in ihrer Bedürftigkeit akzentuiert worden ist,
4. sich als verantwortlicher Handlungsfähiger mit integrierendem Anliegen zu erfahren.
5. Der Patient bleibt dabei durchgehend auf seinem Ort der Mitte.
6. Das »Geschenk« kann für die Zwischenzeit die stabilisierende Funktion eines symbolischen Faustpfandes haben, das sich von einem »Übergangsobjekt« dadurch unterscheidet, dass es ein Stellvertretersymbol eines primär eigenen, intrapsychischen, integrierenden Impulses darstellt, auch wenn es therapeutisch angeregt worden war.

Ein konkretes Beispiel, in dem es wiederum um die **Regulation** aus der **Mitte** heraus geht (zitiert nach Hartmann-Kottek, 1994), sei der Anschaulichkeit halber hier noch angefügt:

Beispiel

Herr Maier, ein 28-jähriger Kaufmann, ist derzeit arbeitslos. Es ist die 6. Stunde einer Einzeltherapie.

- ▶ Therapeut: »Guten Tag, Herr Maier, schön, dass Sie da sind!« (Herr Maier steht etwas linkisch mit verschränkten Armen und etwas irrlichtigem Blick in der Türe.) »Nun, wir haben ja ausgemacht, dass das Handgeben nicht automatisch dran ist, sondern nur, wen es wirklich stimmt. Und das bestimmen Sie. Das ist für jeden von uns besser so. (Patient atmet erleichtert auf.) Schauen Sie mal, wie und wo Sie heute sitzen mögen. Mein Platz ist, wie immer hier, wenn es Ihnen recht ist.«
- ▶ Herr Maier rückt mit seinem Stuhl ein wenig in Richtung Tür ab, setzt sich, verschränkt die Arme, geht mit den Augen deutlich aus dem Kontakt, trommelt mit den Händen, macht zwischendurch eine Faust und macht insgesamt einen verspannten, aggressiv gestauten Eindruck.
- ▶ Herr Maier: »Also heute ist alles Scheiße! Ich könnte meinen Bruder umbringen!«
- ▶ Therapeut: »Sie wirken heute ganz schön brastig auf Ihren Bruder. Letzthin haben Sie sich auf ihn noch sehr gefreut und eigentlich sehr sympathisch von ihm gesprochen. Das weiß ich noch gut! Da muss es eine Enttäuschung gegeben haben. Das tut mir Leid für Sie **und** für Ihren Bruder. Der hatte doch Interesse daran gehabt, mit Ihnen – zumindest zum Teil – in Urlaub zu fahren.«
- ▶ Herr Maier: »Und jetzt eben nicht! Das ist es ja! Jetzt fährt er mit der Freundin! Scheißkerl!«
- ▶ Therapeut: »Ich merke eben, wie viel er Ihnen bedeutet.«
- ▶ Herr Maier: »Ja, er ist doch der Einzige von meiner Familie, der noch zu mir gehalten hat. Bisher…« (Heult. Die aggressive Fassade fällt zusammen.)

▼

▶ Therapeut: »Was ich jetzt bei Ihnen stark finde, ist, dass Sie sowohl zu Ihrer Enttäuschung stehen, und das tut einfach weh, und auch zur Wertschätzung Ihres Bruders, die darin verborgen ist, wenn man einen Menschen für sich so wichtig sein lässt. Ich finde es gut, dass Sie beides zulassen und letztlich aushalten. Denn um Ihrer Beziehung willen lohnt es sich und um Ihrer selbst lohnt es sich zweimal... Haben Sie Lust, dieses Gefühlswirrwarr etwas besser zu sortieren, um es klarer in den Griff zu bekommen? Das könnte die Situation verbessern. (Patient nickt.)...Was wäre für Sie als erstes dran?«

▶ Herr Maier: »Also vorne dran ist die Wut, der Hass, die Enttäuschung – wenn es um eben geht. Wenn es auch um die ganze letzte Woche geht...«

▶ Therapeut: »...darum geht es auch. Der große Bogen bleibt uns immer wichtig.«

▶ Herr Maier: »...dann brauche ich auch einen Ort für die Sehnsucht und den Wunsch, dass er kommt und mit mir etwas unternimmt.«

▶ Therapeut: »Kommen Sie doch am besten hier mit Ihrem Stuhl in die Mitte und wägen Sie von dort innerlich den Abstand ab, der jetzt zu den anderen beiden Polen passt, zum Wunsch nach seiner Nähe einerseits und zur Enttäuschungswut andererseits. Wenn ich Ihnen dazu ein Bild vorschlagen darf: Stellen Sie sich vor, Sie wären ein weiser Mann, ein weiser König, oder auch ein erfahrener, lebenskluger Wagenlenker, wie im alten Griechenland, und die beiden Pole, die wir eben symbolisch auf diese beiden Stühle verteilt haben, seien die beiden Rosse Ihres Wagens. Wie könnten Sie zu denen Kontakt aufnehmen, damit sie auf Sie hören? Was könnten Sie z. B. zu ihnen sagen?«

▶ Herr Maier: »Ihr lauft fürchterlich auseinander, so geht das nicht, brrr! Steckt doch mal die Köpfe zusammen und rückt mal ein bisschen näher in die Mitte. Wenn ihr mich nicht zerreißt, und das will ich nicht, dann sorge ich für euch, such nach Futter und striegle euch jeden Abend. Dafür müsst ihr auf mich hören. Wenn jeder etwas von seiner Richtung abgibt, finden wir eine gemeinsame Richtung und wir vergeuden weniger Kraft mit dem Tauziehen! He, du Wutgaul, du willst immer noch zu sehr in deine alte Richtung, komm her. Schau, der Bruder ist doch auch nur ein Mensch...«

▶ Therapeut: »Sie machen das wirklich gut mit dem Wagenlenken. Und perfekt muss es sowieso nicht gehen. Das wäre nicht mehr lebensecht. Als Sie eben über den Bruder sprachen, da veränderte sich Ihr Gesicht, es kam mir viel gelöster vor als zuvor.«

▶ Herr Maier: »Also die Wut ist schon noch da, aber sie hält sich in Grenzen. Ich hatte zwischendurch das Nähewunsch-Pferd im Sinn und fand, dass es trotz des Näherrückens seine Freiheit behielt – jedenfalls ausreichend – so wie ich es ja selber brauche. Und mir fiel auch ein, wie ich in letzter Zeit alle Freundschaften mit Mädchen, bzw. Frauen, wenn sie enger werden könnten, im Voraus kaputt mache, weil ich Angst habe, dann ginge mir alle Freiheit verloren. Und gleichzeitig ist es so schlimm, niemanden zu haben! Jetzt, wo ich die Zügel der Pferdchen in der Hand halte und anfange, mit ihnen zu sprechen, schöpfe ich irgendwie Hoffnung, dass es in Zukunft für mich einen geraderen Weg mit weniger schmerzlicherem Zickzack geben könnte als bisher.«

So weit der Ausschnitt aus diesem Wagenlenker-Beispiel mit einem Borderline-Patienten.

Die Behandlungstechnik bei psychosenahen Menschen zielt ab auf

1. die Stabilisierung einer überpolaren Mitte, die die Pole wie durch ein Feld umfasst, und die Identifikation des Patienten mit dieser Mitte,
2. die emotionalen Feinabstimmungen zwischen den Polen, trotz Klarheit in den Ja/Nein-Reaktionen,
3. die Übernahme der Begegnungsqualität aus der therapeutischen Beziehung in den intrapsychischen Bereich, also in das Verhältnis zu sich selbst.

Wenn die Symptomatik schwerpunktsmäßig im Rückzug gegeben ist, steht die Schaffung eines Begegnungsfeldes und einer Beziehungsdyade, wie es im ersten Abschnitt dieses Kapitels beschrieben wurde, ganz im Vordergrund.

Setting-Varianten und Anwendungsbereiche

9.1 Einzeltherapie – Möglichkeiten und Grenzen

Form

Fritz Perls war als ehemaliger Psychoanalytiker der 30er/40er-Generation zunächst gewohnt, im Einzel-Setting zu arbeiten. Zur Zeit der Geburt der Gestalttherapie gab es Psychoanalyse/Psychotherapie nur in dieser Variante. Gruppen, Paar- und Familien-Therapieformen wurden erst im Laufe der 2. Hälfte des 20. Jahrhunderts entwickelt.

Es ist aber nicht nur dieser zeitgeschichtliche Aspekt, der die Einzeltherapie-Form zum funktionellen Kern der Gestalttherapie macht, sondern zum einen die Bedeutung der personalen Begegnungsachse zwischen Therapeut und Patient und zum anderen die Technik der fokussierten Regression, die man auch als eine gezielte, psychische Operation im Konfliktfeld auffassen kann; sie erfordert in dieser Regressionssequenz eine Eins-zu-Eins-Zuordnung von Patient und Psychotherapeut.

Wie unten noch ausgeführt wird, ist die Bedeutung der Einzelform auch noch in der typischen Variante der gestalttherapeutischen Gruppenpsychotherapie-Form zu erkennen, in der sich die Gestalttherapie zunächst mit der Gruppendynamik verschwistert hat, um sich danach als gemeinsames Ganzes weiterzuentwickeln.

! Die Einzeltherapie ist also die Regelform für die Kernmethodik der Gestalttherapie.

Ihre Behandlungsweise ist in diesem Buch bereits ausführlich in Kap. 4 (Abschn. 4.13.2) über den »Wandlungskreis« beschrieben worden. Nahezu alle Beispiele dieses Buches sind in der Konstellation der Eins-zu-Eins-Sequenzen gehalten.

Dauer

Eine typische Behandlungseinheit dauert, je nach vorheriger Vereinbarung, 50–100 Minuten. Die Doppeleinheiten sind der Methodik angemessener als die einfachen, sie geben ihr den notwendigen Spielraum, den es oft zur Entfaltung, Vertiefung, Auslotung und Abrundung eines Themas braucht. Aber ein Teil der Patienten verfügt nicht über den dafür notwendigen inneren Spannungsbogen. Sie sind bei einem kleinschrittigeren Vorgehen besser aufgehoben. Gestalttherapie ist auch in 50-Minuten-Sitzungen zu leisten. Die Entscheidung zur Terminlänge wird bei den ersten Probestunden herausgefunden, sofern aus äußeren Gründen überhaupt eine Wahlmöglichkeit gegeben ist.

Frequenz

Die Regelfrequenz ist wie in der Tiefenpsychologie einmal wöchentlich, kann aber in Krisenzeiten bedarfsweise erhöht werden.

Selbstverständlich werden strukturell instabile Patienten mit Einfachstunden oder sogar halben Einheiten behandelt. In Krisenzeiten kann die Frequenz kurzfristig auf 2- bis 3-mal wöchentlich erhöht werden. Therapeutische Beziehungen, die auf eine langfristige, haltgebende Kontinuität und stabilisierende Alltagsbegleitung angelegt sind, werden primär meist in mehrwöchigem Turnus abgesprochen.

Im ersten Drittel einer Therapie scheint es häufig sinnvoll, das eine oder andere Angehörigengespräch oder Partnergespräch einzuräumen, wenn das der Wunsch des Patienten ist, d. h., dass der Patient seine Bezugsperson(en) mitbringt. Von Angehörigengesprächen ohne den Patienten ist zum Schutz einer vertrauensvollen Therapeut-Patient-Beziehung abzuraten.

Beliebt ist gegen Ende einer Therapie, die z. B. für 50 Sitzungen geplant ist, für die letzten 4–8 Stunden eine auslaufende »Verdünnungsreihe« mit immer länger werdenden Abständen und einer »Reservestunde auf der hohen Kante« als Krisenprophylaxe anzubieten.

Es gibt oft ernsthafte Anliegen bei Bedarf nach krisenhafter Situationsklärung oder nach Orientierungshilfe bei Entscheidungsdruck oder nach einer Zwischenbilanzierung des Lebens. Bei differenzierten, introspektionsfähigen Patienten können 1–5 Gestalt-Sitzungen sehr viel Klärung und Hilfe zur Selbsthilfe bringen.

Ablauf

Typischerweise bringt der Patient ein Anliegen vor. Der Therapeut greift im Konsens mit dem Patienten eine relevante, phänomenologisch auffällige Spur auf, führt in die Regression und auf das originale Konfliktfeld zu, das ins Außenfeld projiziert wird, lässt es zu einer erlebbaren, dialogischen Beziehungsklärung zwischen seinen Anteilen (meist Introjekten) kommen, sorgt für die Abrundung des (meist) konfliktbedingt offen gebliebenen Prozesses und führt den Patienten sehr bewusst wieder in seine kraftvolle Erwachsenenform zurück.

Nach jeder gezielten Regression folgt noch vor Ende der Behandlungseinheit die Progression. Das Integrationsniveau und die zur Verfügung stehenden Fähigkeiten sollen nach jeder Einheit ein wenig über der jeweiligen Anfangslage liegen. Es werden keine Langzeitregression und keine längerfristigen Abhängigkeitsverhältnisse angestrebt. Oder: Der Patient bringt eine Zwiespältigkeit mit, arbeitet mit zwei Projektionsstühlen, lotet erlebnisnah die Gegenpositionen der Kontrahenten aus (mit oder ohne regressiven Zwischensequenzen) und findet seine persönlich adäquate, integrierende Position. Diese wird im Lauf einer Behandlungssitzung abgeschlossen.

9.2 Paar- und Familien-Gestalttherapie

Die humanistisch-gestalttherapeutische Form der Familientherapie ist primär wachstums- und selbstverständlich auch systemorientiert. Sie hat entscheidende Impulse von **Virginia Satir** bekommen, die als intuitive und äußerst kreative Paar- und Familientherapeutin der 60er- bis 70er-Jahre in Gregory Batesons Palo-Alto-Gruppe (also zusammen mit Jay Haley, John Weakland und Don Jackson) mitarbeitete und deren Interesse in besonderer Weise dem Einfluss des Prozesses auf die Struktur galt. Als eine der prägnantesten Figuren der humanistischen Psychologie ist Virgina Satirs Grundeinstellung im folgenden Abschnitt aufgeführt. Sie ist mit der der Gestalttherapie in Einklang. Virginia Satir hatte eine Zeit lang bei Fritz Perls Seminare besucht und bei ihm gelernt. Daher verwundert es nicht, dass ihre Vorgehensweise mit Paaren und Gruppen umzugehen als Basisverhalten in der Gestalt-Familientherapie anzutreffen ist.

Satirs Überzeugungen und Prinzipien kann man wie folgt zusammenfassen (zitiert nach Satir et al., 1995/2000, S. 33):

Virginia Satirs Prinzipien und Basisverhalten in der Gestalttherapie

(Nach Satir et al., 1995/2000, S. 33)

1. Veränderung ist möglich. Wenn eine äußere Veränderung schwierig ist, ist in jedem Fall eine innere Veränderung möglich.
2. Eltern tun zu jedem gegebenen Zeitpunkt ihr Bestmögliches.
3. Wir alle verfügen über die inneren Ressourcen, die wir brauchen, um unser Leben erfolgreich zu gestalten und um innerlich wachsen zu können.
4. Wir verfügen über Wahlmöglichkeiten, besonders, wenn es darum geht, in angemessener Weise mit Stress umzugehen, statt einfach nur auf Situationen zu reagieren.
5. Therapie sollte sich auf die Gesundheit und die Möglichkeiten der Klienten konzentrieren statt auf ihre Pathologien.
6. Hoffnung ist ein signifikanter Faktor oder Bestandteil von Veränderung.
7. Die Menschen treten in Beziehung zueinander auf der Grundlage ihrer Gemeinsamkeiten, und sie wachsen aufgrund ihrer Verschiedenartigkeit.
8. Ein Hauptziel jeder Therapie ist, dass wir in die Lage versetzt werden, eigenständig Entscheidungen zu treffen.
9. Wir alle sind Manifestationen der gleichen Lebenskraft.

10. Die meisten Menschen ziehen die Vertrautheit dem Sich-Wohlfühlen vor, besonders in Stresssituationen.
11. Das Problem liegt nicht im Problem als solchem, sondern in der Art des Umgangs mit Schwierigkeiten.
12. Gefühle sind ein Teil von uns. Wir alle haben sie.
13. Menschen sind im Grunde ihres Wesens gut. Um mit ihrem Selbstwertgefühl in Verbindung zu sein und dieses zu stärken, müssen sie ihren eigenen, inneren Schatz finden.
14. Eltern wiederholen oft die Muster ihrer eigenen Ursprungsfamilie auch dann, wenn diese Muster dysfunktional sind.
15. Ereignisse der Vergangenheit können wir nicht ändern, lediglich die Auswirkungen, die sie auf uns haben.
16. Die Vergangenheit zu schätzen und zu akzeptieren vergrößert unsere Fähigkeit, die Gegenwart zu bewältigen.
17. Ein Ziel auf unserem Weg zur Ganzheit ist es, unsere Eltern als Menschen anzunehmen und ihnen auf der Ebene ihres Person-Seins (ihrer Individualität) zu begegnen, statt lediglich mit ihren Rollen in Kontakt zu treten.
18. An unseren Bewältigungsstrategien zeigt sich, wie es um unser Selbstwertgefühl bestellt ist. Je stärker unser Selbstwertgefühl ist, umso gesünder sind unsere Bewältigungsstrategien.
19. Menschliche Prozesse sind universell und deshalb in den unterschiedlichsten Zusammenhängen, Kulturen und äußeren Umständen zu finden.
20. Der Prozess ist die Straße der Veränderung. Zufriedenheit bildet den Kontext, in dem Veränderung stattfinden kann.
21. Kongruenz und ein starkes Selbstwertgefühl sind die Hauptziele des Satir-Modells.
22. Gesunde, zwischenmenschliche Beziehungen gründen auf Gleichwertigkeit.

Obwohl sich der unmittelbare Kontakt an einzelne Individuen richtet, wird in der Paar- und Familien-Gestalttherapie natürlich das Paar oder die Familie als Ganzes fokussiert. Diese Einheit wird dann wie ein lebendiger Organismus gesehen, der sich von seiner Umwelt mit einer Grenze unterschiedlicher Dichtequalität abgrenzt, der sich mit der Umwelt in unterschiedlicher Weise auseinandersetzt und als ein **offenes System** aus der Umwelt auf energetischen und materiellen Zufluss angewiesen ist. Es ist ein Organismus, der wächst, sich ständig verändert, der dennoch über längerfristige Qualitäten eine ausreichend kohärente Identität erkennen lässt, der seine Geschichte entwickelt und dabei verschiedene Lebensphasen durchläuft.

Aufgrund seiner spezifischen, inneren Bezogenheitsmuster sind Binnenstrukturen festzustellen, z.B. in Familien kommt es zu festeren oder wechselnden Koalitionen verschiedener Personen, die Subsysteme bilden, z.B. die der Eltern und die der Kinder; bei Paaren kann es zu flexiblen oder fixierten Koalitionen von Teilaspekten kommen, z.B. einer Allianz der »Kleinen-Mädchen-Seite« der Frau mit der väterlichen Beschützer-Seite des Mannes; oder es verbindet sich auch gerne die mütterliche Seite der Frau mit der »Kleinen-Jungen-Seite« des Mannes. Was Jürg Willi (1975) als Kollusionen beschreibt, wird in der Gestalttherapie als fixierte Vordergrundgestalten aufgefasst.

Wenden wir uns zunächst dem **Phänomen der Grenzen** zu, den Grenzen im Außen- und im Innenverhältnis. Das Familiensystem kann offen für gesellige Kontakte sein, d.h. insgesamt halb offen, es kann sich aber auch verschließen, um evtl. Trost und Kraft bei sich selbst zu suchen. Auch die Grenzen zwischen den Subsystemen verschieben sich ständig. Die funktionalen Subsysteme der Erwachsenen bilden sich relativ leicht über gemeinsame Entscheidungen, Pflichten, Verantwortungen, die der Kinder über gemeinsames Spielen und Lernen.

J. Zinker, (1997, S. 74 ff), ein Gestalttherapeut der ersten Generation, schreibt:

> Gut funktionierende Familien sind durch flexible Grenzen zwischen den Subsystemen der Einzelpersonen und der Gruppen der Erwachsenen und Kindern gekennzeichnet. Die einzelnen Mitglieder kommen zusammen, um zu arbeiten oder zu spielen... Man hat ein übergeordnetes, gemeinsames Ziel, man ist solidarisch, fühlt sich den anderen verbunden, ist sensibel und respektiert die Privatsphäre und die besonderen Eigenarten eines jeden Familienmitglieds. Der gemeinsame Rhythmus ist von einer gewissen Grazie geprägt, der ständig von Vereinigung und Intimität zur Autonomie des Einzelnen hin- und herschwingt. So lange die Verhältnisse stabil sind, lässt man sich gegenseitig in Ruhe. In schwierigen Zeiten, wenn man unter Stress leidet oder wenn jemand krank ist, kümmert sich jeder um den anderen. Ein ähnlich anmutiger Rhythmus lässt sich bei der Art und Weise beobachten, wie man Aufgaben gemeinsam angeht, analysiert und erledigt. Mitglieder der Familie gehen aufeinander zu, besprechen, was zu tun ist, erledigen es, genießen den Kontakt und trennen sich wieder, ohne sich aneinander zu klammern, sich festzufahren und ewig darüber zu diskutieren, was man getan und nicht getan hat. Eine gesunde Familie ist in der Regel ein gutes Arbeitsteam. In allen Familien kann man beobachten, dass sich die einzelnen Familienmitglieder gegenseitig beschützen. Es gibt jedoch auch Zeiten, in denen man es an Aufmerksamkeit füreinander fehlen lässt und ein Gefühl der Entfremdung aufkommt. Keine Familie ist immer ganz ausgeglichen...
>
> Familien, deren Grenzen undurchdringlich sind, geht es in erster Linie um Schutz, deshalb ist ihre Grenze undurchdringlich und unflexibel. Es gibt keinen lockeren Austausch mit Nachbarn oder Freunden außerhalb des Systems, keine gemeinsamen Kinobesuche oder Reisen. In einer solchen Familie sind die Grenzen zwischen den einzelnen Mitgliedern häufig sehr schwach ausgebildet. Die Eltern mischen sich in das Leben ihrer erwachsenen oder heranwachsenden Kinder ein, die sich ihrerseits in die Angelegenheiten der Erwachsenen einmischen dürfen... (Jeder kann) das Zimmer eines anderen betreten. Das gleiche gilt für das Seelenleben dieser Menschen: Ohne den anderen um Erlaubnis bitten zu müssen, kann sich jeder in das Leben des anderen einmischen. Eine solche Familie hat in der Regel sehr starre Grenzen nach außen, während die Grenzen der einzelnen Subsysteme oft sehr durchlässig und zu flexibel sind, so dass der Einzelne oder das Subsystem kein Gefühl der Autonomie und Unabhängigkeit entwickeln kann. Jeder macht sich Sorgen um alle anderen...
>
> Am anderen Ende dieses Kontinuums befindet sich die desorganisierte Familie, deren Grenzen zu locker sind. In einer solchen Familie kommen und gehen die einzelnen Mitglieder, keiner kümmert sich um den anderen. Ihr Zuhause erinnert eher an ein Erholungszentrum einer Gemeinde, in dem Nachbarn und Nachbarskinder ständig aus- und eingehen. Zu den Mahlzeiten kommen oft ganz spontan mehrere Gäste – wenn es überhaupt regelmäßig gemeinsame Mahlzeiten gibt. Niemand nimmt sich die Zeit, den anderen zu fragen, wie es ihm geht, wie es am Arbeitsplatz läuft, wie er in der Schule oder mit seinem Freund oder seiner Freundin zurechtkommt. Die Erwachsenen entfremden sich voneinander und von den Kindern. Und die Kinder werden seelisch und körperlich vernachlässigt.

Zinker wendet in seiner Gestalt-Paar- und Familientherapie den »Gestaltzyklus des Erlebens« an, einer Weiterführung von Perls Kontaktzyklus, der im »Gestalt Institute of Cleveland«, dem Zinker vorsteht, in den letzten 30 Jahren entwickelt wurde. Der »**Gestaltzyklus des Erlebens**« erfasst die wellenförmig an- und abschwellende Aufmerksamkeitsenergie und Bewusstheit im Ablauf der Phasen des Kontaktgeschehens zu den einzelnen Mitgliedern. In einem komplexen Paar- oder Familiengeschehen überlagern sich diese Zyklen in unterschiedlicher Weise. Der jeweilige Interaktionsstil, speziell, ob echter Kontakt entsteht oder vermieden wird, moduliert das energetische Aufkommen in den einzelnen Phasen erheblich.

Therapeutisch werden in der Gestalt-Familientherapie zum genuinen Systemverständnis die Prinzipien
- der erhöhten Bewusstheit,
- der Phänomenologie des Offensichtlichen,
- das Polaritätsprinzip,
- die Identifikationstechnik mit den anderen Teilen des Ganzen sowie mit dem übergeordnetem Ganzen,
- der Paradoxie der Veränderung und
- das Verständnis vom permanenten Fluss des Gestaltwandels kombiniert.

Die Zentrierung auf das, »was ist«, durchaus mit der Einschränkung des subjektiven Erkennens und der subjektiven Bedeutungszuweisung, und der Versuch, das Offensichtliche in seiner oft scheinbaren Alltagsbanalität ernst zu nehmen und sich damit zu identifizieren, bzw. für das eigene Tun die Verantwortung zu übernehmen (z. B. ob ich meinem Partner zuhöre oder nicht), löst häufig Betroffenheit und anschließend Veränderungsmöglichkeiten aus. Dies gilt besonders auch für die Widerstands- bzw. unbewussten Schutzimpulse, wenn sie als situationsinadäquat erkannt werden können.

! In Paar- und Familiensystemen werden häufig projektiv die ungelebten Polaritäten in Partnern oder anderen Familienmitgliedern untergebracht. Ein guter Teil der therapeutischen Arbeit gilt dem Bemühen, die ausgelagerten Aspekte wieder »heimzuholen« und sich als eine eigene Ganzheit, ein eigenes, ausgewogenes Subsystem, im betreffenden Beziehungsnetz einzubringen.

Zunächst achtet der Paar- und Familientherapeut darauf, realistische Aspekte im Verhalten der Probanden zu finden, die er in stärkender und motivierender Weise zurückmelden kann, bevor er die problematischen Aspekte als Veränderungsvorschläge einbringt.

Wheeler und Backmann (1999) weisen darauf hin, dass der Gestalt-Ansatz in der Tradition von Kurt Lewin ein intersubjektives Modell ist, das mithilfe seines »**phänomenologischen Konstruktivismus**« wie keine andere Methode geeignet ist, »das langersehnte und schwer zu erreichende Ziel einer einheitlichen Feldtheorie des menschlichen Verhaltens und Erfahrung« zu erreichen (S. 11).

Wir nehmen nicht einzelne Teile unseres Umfelds additiv wahr, sondern wir erfassen das ganze Bezugsfeld, soweit als möglich, in dem die einzelnen Teile ihre Bedeutung durch ihre Beziehung zu den anderen Teilen und durch ihre Position im gesamten Kontext bekommen. Gesehenes wird in dieser Weise interpretiert, Gefühltes wird bewertet.

Wheeler (S. 8) kritisiert abgrenzend: »Unser Verhalten ist nie bloß Ergebnis innerer »Triebe« und »Verstärkerschemata«, wie das in der klassischen freudschen Theorie oder dem Behaviorismus angenommen wird. Verlangen, Triebe und Konditionierung mögen manchmal von Bedeutung sein, aber unser aktuelles Verhalten wird immer durch unsere »Landkarte« vermittelt und organisiert, durch das Erfassen des gesamten Feldes, also des Zusammenhangs der wahrgenommenen Risiken und Möglichkeiten und deren Verhältnis zu unseren Zielen und Bedürfnissen. Dasselbe gilt für die systemische Sichtweise. Systemische Ansätze tun manchmal so, als seien »systemische Kräfte«, »Homöostase« und dergleichen nicht bloß Muster oder Beschreibungen, sondern reale Sachverhalte. Aus Sicht des Gestalt-Ansatzes sind die systemischen Bedingungen im wesentlichen Teil des Feldes, aber worauf es ankommt, ist das subjektive, konstruierte Verständnis dieser systemischen Bedingungen, denn daraus formt sich die persönliche Reaktion des Einzelnen. Mit anderen Worten: Es geht nicht so sehr um unsere Sicht des »Paarsystems« (oder des Familiensystems), als vielmehr um **die Sichtweise des Paares (der Familie) selbst**, und diese gilt es zu erforschen.

Das wiederum bedeutet, dass wir nicht auf die Ereignisse an sich reagieren, sondern auf unsere Wahrnehmung der **Ereignismuster** und ihre Bedeutung »im Feldzusammenhang«. Erst dadurch können wir uns auch unter veränderten Bedingungen orientieren.« Das heißt für das praktische Vorgehen, dass wir uns sehr ernsthaft für die verschiedenen Blickwinkel und Bedeutungszuweisungen der vernetzten Beteiligten interessieren und sie erfragen.

Wheeler und die Gestalt-Kollegen, auf die er sich bezieht bzw. in deren Denktradition er sich sieht (Kurt Lewin, Kurt Goldstein, Lore Perls, Fritz Perls –in seinem Frühwerk –, Paul Goodman, Isadore From, – in der etwas jüngeren Generation noch Edwin und Sonia March Nevis, Erving und Miriam Polster, Gary Yontef, Joseph Zinker und andere) neigen nach seiner Aussage dazu, soweit sie zur jetzigen Generation gehören, zu einer konstruktivistischen Sichtweise des »Selbst, als der Lebenskünstler und Organisator des Feldes«.

Hunter Beaumont (1999) unterstreicht für seine Arbeit mit Paaren die Bedeutung des Kontinuitätserlebens für das »Selbstgefühl«, das der holistischen, organismischen Selbstregulation aufruht.

Im theoretischen Verständnis geht er zunächst von Paul Goodmans kontextueller Methodik aus und kombiniert sie mit den buberschen Dimensionen des »Ich-Du«- und »Ich-Es«-Verständnis: Er unterscheidet Paare, die auf einer bedürfnisorientierten Ich-Es-Ebene miteinander quasi emotionalen Handel treiben, sich gegenseitig funktionalisieren und auch nichts anderes erwarten von solchen, die über die Ich-Du-Ebene an einem gemeinsamen Selbst teilhaben. In Kampfzeiten des Paares kann dieses im Allgemeinen für beide identitätsstiftende Selbst verloren gehen, was oft wie ein Leersein, wie Einsamkeit, wie ein innerer Tod erlebt wird. Als Lösung wird angestrebt, dass jedes Wesen aus sich selbst heraus immer öfter und immer stabiler in die Verfassung des ganzheitlichen, höheren Selbstzustandes kommt, der dem Ich-Du-Angebot entspricht. In diesem Zustand ist er nicht darauf angewiesen, durch jemand anderen, meist den Partner, auf diese Ebene hochgeholt zu werden, ist aber autonom, dieses Beziehungsangebot für die Teilhabe am anderen Sein zu machen. Beaumont unterscheidet ganz klar zwischen der Qualität dieser autonomen, teilhabenden Ich-Du-Beziehung, bzw. der »Akt der Selbst-Organisation höchster Ordnung« einerseits und zwischen (regressiver) Konfluenz sowie Übertragung andererseits. Die Ich-Du-Begegnung heilt und hinterlässt ein Gefühl von Frieden und Ausgeglichenheit; man empfindet dabei keine offenen Bedürfnisse. Es ist naturgegeben, dass wir mehr oder weniger zwischen den Ebenen des Ich-Es, der Ebene der Polarität und der abgegrenzten Dinge, und zwischen der Teilhabeebene des »Ich-Du« schwanken.

Als Konsequenzen für die Therapie leitet sich ab, dass der »therapeutische Prozess... zur Verbesserung der Selbst-Organisation beitragen (muss) und die Entwicklung der Klienten dadurch unterstützen, dass sie lernen das Grundwort »Ich-Du« zu sprechen. Wie immer in der Gestalttherapie geschieht das durch die Erhöhung des Gewahrseins und der Akzeptanz dessen, was im Vordergrund und im Hintergrund da ist« (Beaumont, 1999, S. 107).

> Mit anderen Worten ausgedrückt, bleibt letztlich das Ziel auch in der Paar- und Familientherapie, sowohl den Individuen, die hier als Subsysteme angesehen werden, wie den Paar- und Familiensystemen, das Wachstum in Richtung innere Autonomie durch Verwurzelung im stabilen, höher organisierten Selbst zu katalysieren.

Für den praktischen Teil seien hier im Folgenden als Anregungen für »Experimente« in der Paar- und Familienkonstellation einige bewährte Anleitungen angeführt

9.2.1 Paar im Raum

Es gibt viele kreative Techniken, die sowohl diagnostisch als auch therapeutisch bereichern. Man kann Paare bitten, sich im Raum so zueinander aufzustellen oder Platz zu nehmen, wie es gerade zur Beziehung stimmt. Die beiden werden aufgefordert, mit den Möglichkeiten der Raumsymbolik, also mit Nähe und Distanz, mit Zu- und Abgewandtsein, mit der spezifischen Qualität des eigenen Ortes, sowie mit dem Ausmaß der Bezogenheit aufeinander, eine Zeit lang zu experimentieren.

Das allein ist meist eine hochbrisante Dynamik. Man kann sie nachträglich, nachdem sie ihre Lösung gefunden haben, bitten zu erspüren, wie sie die Beziehung gerne anders hätten, jeder für sich, falls es einen Veränderungswunsch gibt, – wiederum raumsymbolisch ausgedrückt – und schließlich als 3. Schritt, man kann sie bitten, sich etwas dafür zu imaginieren (evtl. auch zu malen oder zu skizzieren), was sie behindert, in der Realität den erwünschten Veränderungsimpuls durchzuführen. Bis dahin geht diese Übung ohne Worte.

Nun wird verbal ausgetauscht, ganz dicht entlang an den Beobachtungen, für die der Therapeut Zeuge geworden ist. Was hat der Einzelne in den verschiedenen Abschnitten des Prozesses erlebt? Welche Bedeutung hatte diese und jene Reaktion bei sich und bei dem, was er vom anderen beobachtet oder nebenbei mitbekommen hatte? Welche Impulse lösten sie aus? War der eigene Handlungsablauf eher von innen heraus oder eher durch Bezogenheit auf den Partner gesteuert oder abwechseln? Gab es Bruchstellen? Ausstiegsstellen aus der Bezogenheit? Gab es zwischendurch Erinnerungen an oder Fantasien von anderen wichtigen Personen, die während des Experiments geistig anwesend waren (Frage nach Übertragungsschatten)? Was stellt das Hindernis dar,

…rschaft jeweils dazwischen steht? … um Identifizierung damit. Was … dernis über sich sagen, wenn es … konnte, wozu es gut ist, oder wofür es einmal sehr viel Sinn gemacht hat? Was es am liebsten möchte etc. (Bei sehr angespannten Paaren ist diese gestalttherapeutische Arbeit, die einen guten Kontakt nach innen braucht, vielleicht nicht im ersten Anlauf in Anwesenheit des Partners möglich. Wenn man dies so einschätzt, kann man jedem ein Blatt Papier zuschieben und ein paar Einfälle zu obigen Fragen erbitten, die noch nicht gleich offen gesagt werden müssen.)

Es kann sein, dass ein **paartherapeutisches Experiment** bei einem der Partner assoziativ in die Kinderszenen umkippt, weil das »innere Kind« mit seinen ungelösten Konflikten handlungsbestimmend wird. Dann wäre es günstig, wenn der Partner aus Gründen des Gleichgewichts auch einen analogen Kinderaspekt assoziiert und deren Begegnung angespürt wird. Wenn das dem Partner nicht entgegenkommt, kann man sich entscheiden, dass das spontan erschienene Kinder-Ich des einen eine extra Einzelsitzung oder eine Sitzungsfrequenz für sein Anliegen bekommt und dass die nächste Paarsitzung erst danach angesetzt wird. Wenn es deutlich wird, dass sich beim einen oder anderen des Paares relativ desintegrierte Identitätsanteile in der Beziehungsgestaltung bemerkbar machen, werden die sich gegenübersitzenden Probanden von »leeren Stühlen« flankiert, auf die diese Teile projiziert werden. Das hilft, verworrene emotionale Reaktionsbereitschaften zu sortieren, in die Verantwortung und auf die Reihe zu bekommen. Es soll auch eine Orientierungshilfe für das Gegenüber sein.

Das **Raumsymbolik/Beziehungs-Experiment** kann auch mit mehr als zwei Personen, also auch mit einer ganzen Familie durchgeführt werden. Die Beobachtung des komplexen Geschehens ist für den Therapeuten allerdings eine Herausforderung. Er wird sich dann etwas mehr auf die berichtete Eigenwahrnehmung der einzelnen Teilnehmer stützen müssen. Er kann bitten, dass sich die Einzelnen so zueinander positionieren, wie es z. Z. gerade stimmt, kann zwischendurch um eine Position bitten, wie es war, bevor die Probleme angefangen haben und kann schließlich auch wieder nach einer Wunschposition fragen.

Eine beliebte Variante dazu ist, vom jüngsten Mitglied oder vom designierten Patienten oder vom periphersten Mitglied her eine **Familienskulptur** stellen zu lassen. Jeder Einzelne spricht sein Empfinden zu seiner Position, die er bekommen hat, aus und ergänzt durch die dabei aufgekommenen, eigenen Veränderungsimpulse.

9.2.2 Gemeinsame Mal-Raum-Zeit

Man kann ein ähnliches, primär nonverbales Experiment (das etwas weniger brisant ist) dadurch anregen, dass man einem Paar ein gemeinsames großes Blatt als gemeinsamen Lebensraum und 5 Minuten als gemeinsame, experimentelle Lebenszeit anbietet. Jeder nimmt sich einen Farbstift und beginnt ohne weitere vorherige Absprachen den Raum zu füllen. Die Interaktion ist äußerst interessant. Wird sich gegenseitig verständigt? Wird um Erlaubnis gefragt? Entsteht ein Ungleichgewicht in der Expansion? Gibt es Übergriffe? Gibt es gegenseitige Korrekturen? Ergänzungen? Ist negative oder positive Bezogenheit zu spüren oder macht jeder für sich allein? Gibt es Abschottungszeichen? Barrieren? Gibt es Kontakte? Wenn ja, von welcher Qualität? Entsteht etwas Gemeinsames? Zeigt sich ängstliches Vermeiden des anderen? Wirkt die Interaktion gleichwertig oder ungleichwertig?

Man wird nach der Malphase beide Partner bitten, ihr Erleben in Worte zu fassen, besonders das Erleben, das markanten Details zugeordnet ist, und wird schließlich nach analogen Erfahrungen in der Alltagsrealität fragen.

9.2.3 Platztausch

Das einfachste und kürzeste Experiment ist das, wenn man zu einem Zeitpunkt, an dem sich ein Paar in vertrauten, gegenseitigen Vorwürfen festfährt, beide bittet, für ein paar Minuten ganz real die Plätze zu tauschen. Das ist meist erst ein kleiner Schock. Aber wenn man konkret auf dem Platz des anderen sitzt, geht es deutlich mehr unter die Haut, sich in das Gegenüber einzufühlen und mit der eigenen Botschaft konfrontiert zu werden, als wenn man sich das nur vorstellt. Man kann dann zusätzlich nach den Wünschen und nach Sehnsüchten fragen, die man als »der Andere« vermutlich hätte, die nach Rollen-Rücktausch abgeglichen werden können.

Als nachfolgenden Schritt kann man anbieten, dass sich das Paar von oben betrachtet, als könnten beide darüber schweben und von einer oberen (Meta-)Ebene zusehen. Wenn man so aus dem Abstand das, was zwischen diesen beiden Personen läuft, ansieht, welchen Titel könnte dieses »Stück« bekommen? Wie ließe sich das auf eine Kurzform bringen, um was es wirklich geht? Lässt es sich unterscheiden, um was offiziell gekämpft, gerungen, gestritten etc. wird und was dahinter steht? Und wie? Welche Waffen oder Strategien werden von der einen Seite, welche von der anderen Seite eingesetzt? Wer hat bisher nach Punkten gewonnen? Gibt es Sieger? Oder nur Verlierer? Geht es um Macht oder eigentlich noch um etwas anderes? Welche Gefühle sind im Vordergrund, welche im Hintergrund? Was wäre zwischen den beiden, wenn dieses »Stück« nicht mehr liefe? Wäre etwas oder wäre nichts? Oder wäre etwas, das noch schlimmer wäre? Beide sind jeweils nach einer Antwort gefragt.

9.2.4 Landschaftssymbolik

Ein kleines Imaginationsangebot, um die Atmosphäre und die emotionalen »Feldqualitäten« eines Paares besser zu fassen zu bekommen, ist die, dass zunächst jeder für sich, den Raum zwischen sich und dem anderen in eine Landschaft verwandelt, wo ein bestimmtes Wetter herrscht, auch in einer bestimmten Jahreszeit. Bei der Landschaft gilt es herauszufinden, von was für einer Qualität der Boden ist, trägt er? Bricht er ein? Versinkt man im Morast? Gibt es heimtückische Fallgruben? Birgt er Schätze und positive Überraschungen? Ist er angenehm unter den Füßen? Ist es eine weite, schwingende Landschaft? Ist es eine Weite, in der man verloren geht? Ist es beklemmend eng? Zwischen Bergen, Hochhäusern, im Dickicht etc.? Ist es eine wohltuende, sichere Landschaft? Hat sie etwas Beschwingtes, Fröhliches etc.? Was für eine Vegetation gibt es da? Und was für Lebewesen, wenn überhaupt? Gibt es auch Gerüche und Geräusche, vielleicht sogar einen Ton oder eine Melodie? Wenn der Partner/die Partnerin in dieser Landschaft auftauchen würde, in welcher Gestalt käme er oder sie? Und wo wäre der Treffpunkt, wie sähe er aus? Verändert sich dabei die Landschaft? Verändern sich dabei die Gefühle? Wie wäre das innere Bild gewesen, wenn das die Landschaft z. Z. des ersten Kennenlernens gewesen wäre? Was hat sich deutlich verändert? Gibt es irgendeine gemeinsame Qualität zwischen damals und jetzt?

Diese Übung lässt man zunächst als verbale Einfälle schriftlich festhalten, (evtl. auch noch als Bilderskizze malen). Die Partner tragen sich die Einfälle dann gegenseitig in der Sitzung vor. Es braucht eine längere Nachbesprechungszeit. Falls es das braucht, lässt sich nach der gemeinsamen Besprechung ein gemeinsam komponierter Tagtraum der Partner mit der lebbaren Zukunftslandschaft anschließen, die Qualitäten aus beiden Erstentwürfen enthält. Ein gemeinsam gemaltes Landschaftsbild als bewusster, kreativer Kompromiss könnte wie ein Pfand für die Hoffnung auf einen guten gemeinsamen Weg wirken.

Die Haltung des Therapeuten ist entweder durchgehend allparteilich oder in gleichem Maße in wechselnden Koalitionen, die zu jedem Zeitpunkt offen benannt werden (z. B. »Ich versuche mich jetzt in die Situation von xy einzufühlen und möchte gerne hören, wie das für ihn/sie jetzt gerade ist, dass…«).

9.2.5 Ziele

Zinkers (1997, S. 51) Ziele seiner Paar- und Familientherapie sieht er dann erreicht, wenn sich bei einer Familie folgende Tendenzen zunehmend abzeichnen:

> ... eine Veränderung von Pessimismus zur Hoffnung, von Hilflosigkeit zu wachsender Kompetenz, aus Verwirrung und Chaos zu Klarheit, von einer ständigen Kreisbewegung zu einem Gefühl der Zukunftsorientierung, von gegenseitigen Vorwürfen und von der Projektion zum Verständnis (aus eigener Erfahrung) und zur Würdigung des Dilemmas, in dem der andere steckt.

9.3 Gestalttherapie im Gruppenrahmen

9.3.1 Geschichtliche Entwicklung der gestalttherapeutischen Gruppenarbeit

Einzeltherapie vor dem Hintergrund einer »Großgruppe«

Fritz S. Perls kannte es als ehemaliger Psychoanalytiker zunächst nicht anders, als im Einzel-Setting zu arbeiten. In den 40er- und 50er-Jahren demonstrierte er seinen Behandlungsstil in einer Art von Unterrichtsseminar für veränderungsmotivierte Normalpersonen. Dabei kam es zu einer Kette von Einzelarbeiten vor den Augen und Ohren einer mehr oder weniger großen »Gruppe«, die im engen Sinn jedoch nicht als Gruppe anzusehen war, sondern als Ansammlung von Menschen, die über ihr gemeinsames Interesse in einer sternförmigen Struktur mit dem Leiter verbunden waren. Diese Teilnehmer wirkten wie ein »griechischer Chor«, wie ein Resonanzkörper oder wie eine sprechende Kulisse. Sie wurden am Ende einer Einzelarbeit miteinbezogen und nach ihrer Resonanz gefragt. Der freiwillige Klient, der sich zum Arbeiten entschlossen hatte, kam jeweils auf dem Stuhl neben Perls zu sitzen, eine aufregende Angelegenheit, was diesem Stuhl den Namen »**heißer Stuhl**« einbrachte. Wenn in der Imagination des Klienten eine wichtige andere Person auftauchte, mit der z. B. eine Beziehungsklärung anstand, regte Perls an, diese bewusst auf einen **leeren Stuhl** in einer angemessenen Entfernung zu projizieren. Wenn es sich um einen primären Konflikt handelte, wurden die Gegenpole auf zwei Projektionsstühle verteilt.

9.3.2 Integration der gruppendynamischen Interaktion in der Gestalttherapie

Auch wenn in den 60er- und 70er-Jahren manche Perls-Schüler den Stil der Einzelarbeit in der Großgruppe noch weiter praktizierten, wurde er doch insgesamt zu Gunsten des gestalttheoretischen Verständnisses von Gruppenprozessen, wie es die Schule Lewins erforschte, verlassen. Es kam zu einer Integration von Perls gezielter, gestalttherapeutischer Präzisionsarbeit einerseits und der Faszination für die Interaktion der Gruppendynamik andererseits. Beide Richtungen, die frühe Gestalttherapie von Perls und die Gruppendynamik verfügten über gestalttheoretische Wurzeln und waren von dem gemeinsamen Menschenbild der »Human-potential«-Bewegung getragen.

So entstand eine neue Art gestalttherapeutischer Gruppenarbeit, die auf ein besonderes Gleichgewicht abzielte zwischen

1. dem Fokus für den einzelnen Teilnehmer, samt seiner ganzen Kompetenz, wie auch mit seinen »unerledigten« Prozessen, die er im »Hier und Jetzt« interaktiv re-aktualisierte und in eingebetteten Einzelarbeiten auflösen konnte,
2. dem Fokus der realen, zwischenmenschlichen Beziehungsebene und
3. dem Fokus für das Gesamtgeschehen in der Gruppe als eine eigene, übersummative Gestalt mit einem eigenen, spezifischen Verwandlungspotenzial.

In die individuelle Ebene ist noch eine Ebene der intrapsychischen Subsysteme eingelassen, auf der sich intrapsychische Konflikte und psychosomatische Symptombildungen ereignen.

4. Schließlich gibt es eine Ebene der Bezugsrahmen im Hintergrund, die den Verständnis-Kontext bilden. Gemeint sind damit übergeordnete Organisationsstrukturen, etwa eine Gruppe einer speziellen Klinik, eine Gruppe einer Beratungsstelle eines sozialen, politischen oder kirchlichen Trägers, zum Bezugsrahmen gehören aber auch Zeitgeschehen, z. B. Kriegs- oder Nachkriegswirren, Naturkatastrophen sowie der generelle Zeitgeist.

Zwischen allen Ebenen bestehen Wechselwirkungen und Spiegelungen. Zwischen allen wird Übersetzungsarbeit geleistet.

Für den Therapeuten kommen noch 3 Ebenen hinzu:

1. Die Ebene der verzerrenden Projektionen (»Übertragungs-Gegenübertragungsdimension«, inklusive die der Lateralübertragungen auf Gruppenmitglieder), die als Einstieg in zentrale Konfliktfelder genutzt wird,
2. die Ebene des (oft nur latenten) mitmenschlichen Potenzials im Wesenskern aller, das sich der Therapeut über seine »Ich-Du«-Haltung (Buber, 1983) erschließt, und
3. die methodische Experten-Ebene, die er aus der distanzierungsfähigen »Ich-Es«-Haltung (Buber) praktiziert.

Als Vorreiter der neuen Gestalt-Gruppenkultur wirken in den USA ab den 60er- und 70er-Jahren Feder (1980, erstes Konzept 1974), Kepner (1988), Kempler (1975), Zinker (1982), Mitglieder der »Gestalt-Institute-Cleveland-Gruppe«, und andere.

In Deutschland hat im Rahmen des Fritz-Perls-Instituts in den 70er- bis 90er-Jahren v.a. Hildegund Heinl für die Differenzierung, Balancierung und kreative Anreicherung des gestalttherapeutischen Gruppenstils gesorgt und ihn mitgeprägt. H. Petzold und R. Frühmann (1986) sichteten die Entwicklungen der verschiedenen Gruppenarbeitsstile, insbesondere jedoch die der humanistischen Methoden im europäischen Raum.

Integrationsprozesse von Gestaltaspekten außerhalb der Gestalttherapie

Im Rahmen der Psychoanalyse (neoanalytischer Tradition) haben A. Heigl-Evers und F. Heigl die Gruppendynamik in den 70er- und 80er-Jahren in die Psychoanalyse integriert und adaptiert und diese Form mit dem Namen »Interaktionelle Therapie« belegt.

Der Gestalt-Ansatz hatte sich bereits ab 1940 über den ebenfalls aus Deutschland nach London emigrierten Psychoanalytiker S.H. Foulkes (ehemals Siegmund H. »Fuchs« aus Karlsruhe) innerhalb der Psychoanalyse als »group analysis« niedergeschlagen. Foulkes hatte Ende der 20er-Jahre in Frankfurt 2 Jahre lang bei dem Neurophysiologen und Gestalttheoretiker Kurt Goldstein gearbeitet, bei dem auch Fritz Perls 1926 Assistent gewesen war, und zeigte sich ferner fasziniert von Kurt Lewins gestalttheoretischen Felduntersuchungen.

9.3.3 Die heutige gestalttherapeutische Gruppe

Das Seinsverständnis der Gruppe

Martin Buber gehört zu den geistigen Vätern der Gestalttherapie, nachdem Lore und Fritz Perls 1926, tief beeindruckt, bei ihm Vorlesungen gehört hatten. Bubers Differenzierung von Beziehungen, zwischen der objektivierend beobachtenden, subjektiv vereinzelnden »Ich-Es«-Relation und der existenziellen »Ich-Du«-Beziehung zwischen Wesenskern zu Wesenskern, die zu Bubers integrierendem »Zwischenphänomen« führt, ist von ihm zwar nur für die dyadische Situation ausgeführt worden, gilt aber ebenso für die Interaktionen in einer Gruppe und vielfach potenziert für eine Gruppe als Ganzes. (»Am Anfang war Beziehung« und »Beziehung ist Gegenseitigkeit«. Sie ereignet sich ausschließlich und unmittelbar in der Gegenwart. »Geist ist nicht im Ich, (nicht im Du), sondern zwischen Ich und Du« (Buber, 1983).

Die »Ich-Du«-Komponente schafft die basale Gestalt des **akzeptierenden, heilsamen Feldes** einer Gruppe und wird vom gemeinsamen »Ich-Es«-Potenzial differenziert. Der »Ich-Es«-Anteil hilft abgrenzen und Gegensätzlichkeiten sowie Unterschiede zu differenzieren. Die gleichzeitige Beibehaltung der »Ich-Du«-Komponente, die die liebende und wertschätzende Umfassung des Gegenübers bedeutet, vermag Gegensätze zu überbrücken, Toleranz aufzubauen und dabei zu reifen. Lewins »dynamische Gestalt eines Feldes« enthält in seiner Weise beide der genannten Komponenten. Ebenso legen Hycner (1989) und Yontef (1999) in ihrem Verständnis von einer »**dialogischen Gestalttherapie**« Wert auf das Zusammenspiel der obigen Komponenten. Übertragen auf die Gestalt-Gruppe ergibt sich daraus für das »Gruppen-Selbst« ein multidialogisches Zwischenphänomen.

Im Laufe seiner **Reifung** differenziert das zunächst noch diffuse »Gruppen-Selbst« Funktionen aus. Es entwickelt wahrnehmende, abgrenzende, integrierende, Priorität regulierende, Identität repräsentierende, wertsetzende, selbststeuernde und abwehrende Qualitäten. Diese Teilaspekte können von verschiedenen Teilnehmern unterschiedlich stark verkörpert werden.

9

Bewusstheit

Das Gruppen-Selbst birgt grundsätzlich das Potenzial zur Bewusstheit in sich. Die bedeutsame Widerspiegelung des gemeinsamen Gruppenfeldes im Einzelnen verleiht der Gruppengestalt prägende Kraft, auch wenn das nämliche, übergeordnete Geschehen bei der Aufnahme in die individuellen Subsysteme eine persönlich gefilterte Einfärbung erfährt.

Teil-Ganzes-Relation

Zwischen den Subsystemen und der Gruppen-Selbst-Gestalt kann es zu konflikthaften Spannungen und klärungsbedürftigen Dissonanzen kommen, deren Ausgang ungewiss ist. Teile und Ganzes stehen in einem offenen, kreativen Wechselwirkungsverhältnis. Für den Reifungsvorgang ist (als Leiter) wichtig, die Gruppenteilnehmer für die **Spielregeln** ihrer Auseinandersetzung zu sensibilisieren. Was zählt? Regelverhalten, Anpassungskonzepte etc.? Gestalttherapeuten fragen nach Stimmigkeit und Wahrhaftigkeit. Das ist nicht konventionell moralisch gemeint. Vielmehr wird die subjektive Wahrheit respektiert, wird aber abgefragt nach ihrer Differenzierungsfähigkeit zwischen verinnerlichten Fremdaspekten (Introjekten) und unerledigten, unbewussten Konfliktanteilen einerseits und der stimmigen Mitte mit ihren assimilierten Erfahrungsanteilen andererseits.

Aspekte von Raum und Zeit

Als primär **räumlich strukturiertes Beziehungsgefüge** tritt die Selbst-Gestalt einer Gruppe als komplexes Netzwerk auf, in dessen Knoten sich das Ganze (mit subtilen, perspektivischen Unterschieden) holografisch spiegelt.

Gelegentlich scheint es von Vorteil, den aktuellen Beziehungszustand in einer Gruppe durch räumliche Symbolisierungen offensichtlicher erlebbar zu machen, z. B. in einer lebendigen Skulptur. Das Erleben des eigenen Standortes im Gruppengefüge kann zu tiefen Betroffenheiten führen.

Die Raumsymbolik wird in der typischen Gestalt-Einzelarbeit in großem Ausmaß genutzt. Die Dynamik innerer Konflikte wird vorübergehend im Raum symbolisch veräußerlicht. Ihre Teilaspekte kommen an unterschiedlichen Orten, meist auf leeren Stühlen, in angemessenen Abständen in ihre Position. Diese wird nachjustiert, wenn sich durch eine Beziehungsklärung innerlich eine andere Nähe-Distanz-Empfindung einstellt. Es geht dabei um die lebendige Wiederaufnahme und Nacharbeitung von belastenden, verinnerlichten Beziehungsresten, um deren Verwandlung oder Verabschiedung. Diese raumsymbolische Ordnungshilfe kann sowohl für einen, zwei oder mehrere, differenzierbare Konfliktaspekte (»Stühle«) genutzt werden. Jeder Standpunkt kann auch noch mit seinem Hintergrund-Aspekt und das Ganze mit seiner Vogelflug (Meta-)Perspektive angereichert werden.

! Anders als beim Psychodrama werden alle Konfliktaspekte vom Klienten selbst mit Leben erfüllt, um in diese »Operation« keine Fremdelemente einzubringen und um dem Betreffenden im inneren Rollentausch über das assoziative Ausloten eine unmittelbare Chance zur Re-Identifikation mit seinen selbstentfremdeten Anteilen zu eröffnen.

Dennoch gibt es auch Gestalt-«Einzel«-Arbeiten mit Gruppenbeteiligung, nämlich dann, wenn zu den einzelnen Teilaspekten, z.B. zu dem in Not geratenen Kinder-Ich, Solidaritätsgruppen angefragt werden oder wenn zu den »leeren Stühlen« Statthalter gewünscht werden, die also bewusst der »Übertragung« dienen, denen man in die Augen sehen oder die man stellvertretend umarmen kann.

Die zeitliche Dimension der Gruppen-Selbst-Gestalt tritt in einem immerwährenden Fluss wechselnder Verwandlungsvorgänge auf. (Perls verwies gerne auf Heraklits Vorstellungen vom Werden und Vergehen.)

Die Abfolgen des perlsschen Kontakt- und des Krisenzyklus finden sich nicht nur in der Einzel-, sondern auch in der Gruppenarbeit wieder. Der Kontaktzyklus beschreibt, wie offene Bedürfnisse das betreffende Wesen aktiviert, seine Wahrnehmung fokussiert, den Kontakt stimmig verarbeiten und es daran wachsen lässt.

Im Ablauf des Krisenzyklus werden ausgegrenzte, seelische Aspekte (z.B. als Krankheitssymptome) rückintegriert. Es beschreibt ganz allgemein den gestalttherapeutischen Prozess.

Im Gruppengeschehen sind ferner verschiedenen **Rhythmen** zu beobachten. Jeder Teilnehmer schwankt innerhalb seiner Bandbreite zwischen Kontaktbereitschaft und Rückzugsverhalten, d.h. eigentlich zwischen Kontakt nach außen und innen. Das Gruppengeschehen als Ganzes schwingt ebenfalls zwischen diesen Polen und koordiniert in der Summe die Einzelrhythmen. Halbgekoppelt mit vorigen schwankt die oft angstbesetzte Bereitschaft zur Veränderung versus das Bedürfnis, alles beim Alten zu lassen und abzuwehren. Einsatz- und Ruhephasen bedingen einander, Belastungs- und Entlastungserleben müssen einander ablösen dürfen. Innerhalb der Einzelarbeiten folgen den Sequenzen fokussierter, vertiefter Regression die Sequenzen der Progression und Handlungserprobungen. Innerhalb der Gruppenarbeit wechseln sich Einzelarbeiten und gruppenorientierte Fokussierung ab und bilden inhaltlich und strukturell eine Wechselwirkungskette.

Wie bei einem lebendigen Organismus lassen sich im Leben einer Gruppe auch verschiedene **Entwicklungsphasen** unterscheiden: »Geburt« der Gruppe mit dem Bedürfnis nach einem Feld der lebensbejahenden Existenzsicherheit, emotionalen Geborgenheit, sozialen Zugehörigkeit und der Freude zu sein, die sich in den einzelnen »Teilen« bzw. Teilnehmern als Akzeptanz widerspiegelt. Ferner geht es um das Entfaltungsrecht und um die fördernde Bestätigung der individuellen Eigenarten innerhalb der Gruppe, insgesamt um Wachstum und Differenzierung. Dieses wiederum zieht die Notwendigkeit nach sich, für diese Vielfalt eine gegenseitige Ordnung zu finden, ein konfliktbelasteter Prozess, der von Auseinandersetzungen, Platzierungskämpfen, Rollen-, Norm- und Regelbildungen (zur Identitätsfindung und zur Aggressionssenkung), der von Aussonderungstendenzen im intra- und interpersonellen Bereich und evtl. sogar von Spaltung oder destruktiver Gruppenauflösung bedroht wird. Jede Reaktion kann Abwehrfunktion bekommen; ob es so ist, entscheidet der Kontext. Dieser Strukturierungsprozess bedarf der ständigen Überprüfung und assimilierenden Feinabstimmung, bei der die wertschätzende Toleranz gegenüber der Vielfalt und Echtheit der subjektiven Wahrheiten die Komplexität der Gruppenmatrix ausreifen lässt. Diese schlägt sich wiederum über den Teilhabeprozess im integrierten Individuum nieder. Nach der Differenzierung schließt sich die durch bewusste Verinnerlichungs- und Individualisierungsprozesse vorbereitete, einvernehmliche Auflösung des Gruppenverbandes mit der notwendigen Abschiedszeit an. Alles hat seine Zeit…

Kontakt, Grenze und Identität

Die Bildung einer Gruppenidentität schließt oft eine Ausschlussgrenze ein. Es kommen viele Fragen auf. Wer sind wir – und wer sind wir nicht? In einem kontrastierenden Grenzerleben leuchtet die Eigenheit der eigenen Art umso mehr auf. Benötigt die Gruppe für ihre Existenz einen Außenfeind? Oder eine Außenmotivation (z. B. formale Gründe)? Oder überwiegt das aufkeimende Interesse aneinander? Sind wir so, wie wir sein wollen? Sind wir so, wie wir vorgeben zu sein? Wem räumen wir Priorität ein, dem erwünschten Eindruck nach außen oder der Wahrhaftigkeit? Wohin verbannen wir – und wie – die ungeliebten Seiten? Wie viel Unstimmigkeit tolerieren wir von außen her, von innen und unter uns? Wer traut sich mehr vom allgemeinen Trend abzuweichen und sich selbstverpflichtet zu verhalten? Welche Erfahrung macht die Gruppe dabei? Wie viel Verantwortung fordern wir uns ab als einzelne und welche gemeinsam, welcher Kampf lohnt auf jeden Fall und zu wie viel Versöhnung sind wir bereit nach außen, nach innen und auch unter uns? Gibt es Integrationstendenzen des Gruppen-Selbst oder Einzelner in größere Zusammenhänge?

9.3.4 Rahmenvarianten der Gestalt-Gruppentherapie

Geschlossene Gruppen zeichnen sich durch eine phasensynchrone Verlaufsgestalt aus. Alle Teilnehmer durchlaufen gemeinsam die verunsichernde Anfangsphase und bauen gemeinsam Vertrauen und das Beziehungsnetz innerhalb der Gruppe auf. Sie sitzen also im gleichen Boot und entwickeln Solidarität. Das lässt im Mittelteil tiefe, fokussierte Regressionsarbeiten zu. Die Mitglieder rangeln sich in der Differenzierungsphase um die Führungsplätze und kommen gegen Ende gemeinsam unter Druck, sich auf die wesentlichen Anliegen zu zentrieren, zu bilanzieren und sich auf den Abschied von der Gruppe vorzubereiten. Auch wenn die einzelnen Individuen unterschiedliche Tempi gehen, und das wird ausdrücklich gut geheißen, entsteht über die Teilhabe am Gruppen-Selbst ein Bezugsystem zum Entwicklungsstand, das auf den Einzelnen einen Sog ausübt.

Offene Gruppen weisen eine andere Verlaufsgestalt auf. Wie im Leben findet sich Kommen und Gehen, Werden und Vergehen stets nebeneinander und ereignet sich gleichzeitig. Dies bietet gute Übungsfelder für die davon berührten Problemkreise, für Integrieren und Ausstoßen, für Differenzieren, für Kontaktaufnehmen, für sicherer werden und Vertrauen fassen in kurzer Zeit, für angemessenes Schützen, für Abschiednehmen. Tiefere Regressionsarbeiten werden eher seltener vorkommen.

> Vor allem im klinisch psychotherapeutischen Behandlungs-Setting, aber auch im Rahmen der gestalttherapeutischen Aus- und Weiterbildung hat sich das parallele, auf einander bezogene Angebot von Einzel- und Gruppen-Setting außerordentlich bewährt.

Therapeutisches Beziehungsangebot des Gruppenleiters

Das Beziehungsangebot ist analog dem in der Einzeltherapie. Es lassen sich die folgenden Ebenen unterscheiden:

1. Die existenzielle »Ich-Du«-Beziehungsebene, die mit Basisakzeptanz an den Wesenskern (Buber, 1983) gerichtet ist,
2. die Kontaktaufnahme mit dem entfalteten und dem latenten Potenzial des anderen,
3. die Wahrnehmung und selektiv authentische Reaktion (inklusive paradoxer Interventionen) auf die anachronistischen Überlebensmuster und auf das Abwehrverhalten,
4. die spezifische Übertragungswahrnehmung (auf den Therapeuten und lateral auf die Gruppenmitglieder) und die selektive Gegenübertragungsreaktion,
5. die typische Expertenebene des Gestalttherapeuten mit ihren metaperspektivischen, strukturierenden und steuernden Interventionen und Angeboten (»Ich-Es«-Ebene nach Buber),
6. das Arbeitsbündnis, das sowohl am Anfang, wie auch vor jeder Regressionsarbeit erneuert wird.

Die globale Real-Beziehungsebene umfasst neben der Wahrnehmung der Potenziale, der assimilierten Persönlichkeitssubstanz, der Abwehrseite und der wachstumsblockierten Anteile dahinter auch einen kleineren oder größeren Übertragungsanteil, der als wertvoller Wegweiser zu einem zentralen Konfliktfeld zum passenden Zeitpunkt aufgegriffen wird. Die therapeutische Beziehung wird jedoch nicht auf diesen realitätsverzerrenden Beziehungsanteil reduziert.

Der Gestalttherapeut kann **selektiv authentisch** mit seinen Konturen als antwortendes Gegenüber in Erscheinung treten. Die Haltung des Gruppenleiters beeinflusst natürlich modellhaft den Umgang in der Gruppe. In besonderem Maße gilt dies auch für die Interaktion eines Leiterpaares. Sein Kommunikationsstil und ggf. seine ungelöste Problematik spiegeln sich über kurz oder lang auf der Interaktionsebene und im unbewussten Gruppenselbst wider.

9.3.5 Fallbeispiel aus einer geschlossenen Gruppe

Gruppenmatrixbildung in freier oder strukturierter Form

Der Anfang dient der Bildung einer Gruppe. Die Teilnehmer, die einander anfangs fremd sind, bringen von sich aus, z.T. aus Motivation zur Angstbewältigung, Zugehörigkeitswünsche mit (Kepner, 1988), die sich in Interesse aneinander und in einer Bereitschaft zur gegenseitigen Bezogenheit äußern, sofern das Leiterverhalten diese nicht unterbindet. Insofern kann man sich als Leiter dem freien Prozess der Gruppenbildung mit ihrer interaktionellen, leiter- und gruppenorientierten Beziehungsaufnahme überlassen, die 3 Ebenen Individuum, Interpersonalität und Gruppenganzes im Auge behalten, dabei wertvolle, diagnostische Beobachtungen zu wiederkehrenden Mustern, Selbstinszenierungen, Übertragungsgeschehen und zum Verlauf der Gruppenentstehung sammeln und warten, bis die Matrix für tiefergehende Konfrontationen belastbar genug erscheint.

Eine andere, typisch gestalttherapeutische Möglichkeit ist ein **strukturierter Gruppenanfang.** Er kanalisiert und verdichtet oben beschriebene Zugehörigkeits-Bereitschaft und sorgt in kürzester Zeit für den Aufbau einer nahezu lückenlosen Teilnehmervernetzung im Gruppenfeld. Dabei wachsen synchronisiert Orientierung, Sicherheit und Vertrauen, z.B. folgendermaßen:

1. Nach der Begrüßung durch den Leiter wird um Paarbildung gebeten mit der Bitte, sich gegenseitig für 2-mal 10 Minuten mit dem Interesse zu interviewen, was dem Partner bisher in seinem Leben gelungen ist und aus welchen Quellen er seelisch schöpft, wenn es mal »dick kommt«. Danach stellt jeder Reporter seinen Befragten im Plenum kurz vor. Der Interviewte kann anschließend ergänzen, korrigieren und zurecht rücken.
2. Nach dieser angstsenkenden, dyadischen Vor-Sequenz folgt eine weitgehend **nonverbale Übung** zur Identität. Der Leiter bittet, hier in der Runde und bei sich selber spürbar anzukommen, die Aufmerksamkeit nach innen zu richten, wenn möglich, dabei die Augen zu schließen, und regt an, die Qualitäten des Kontaktes nach innen, des jetzigen »Bei-sich-Seins« imaginativ und auf allen sinnlichen Ebenen zu entdecken. Wie fühlt sich das innere Selbst taktil an oder als Bewegung? Wie wäre seine Temperatur? Wie klänge es, wenn es hörbar wäre? Wie wäre sein Rhythmus, wenn das seine Natur wäre? Wie seine Helligkeit, seine Farbigkeit? Ist es von einheitlicher oder unterschiedlicher Qualität? Wonach ist es ihm eigentlich? Verdichtet es sich in einem Bild? Oder Symbol? Die Teilnehmer werden gebeten, etwas von dem, was sie gefunden haben, auf einem Blatt Papier anzudeuten und den Rest später verbal zu ergänzen. (Der Leistungsanspruch und seine Ängste sollen von vornherein gedämpft werden.) Auf dem Blatt soll ferner auch Platz für den Namen sein, mit dem der Betreffende in dieser Gruppe angesprochen sein möchte. Es steht frei, auch einen anderen als den Alltagsnamen zu wählen, einen Zweit-, Kose- oder Wunschnamen, wenn dieser besser zu passen scheint.
3. »Gegenidentität«: Auf einem weiteren Blatt wird nach einer abermaligen kleinen Einstimmung um eine Andeutung dessen gebeten, was

jeder nach seinem derzeitigen Empfinden nicht ist und auch nicht sein will. Hier werden die subjektiven, konfliktbelasteten Grenzen und das Abgewehrte der momentanen Identität abgebildet.

4. Ergänzend wird auch um eine Andeutung von der Qualität gebeten, die der Einzelne z. Z. »leider (noch?) nicht ist« (=Wunschbild).
5. Die Skizzen werden in die Gruppenmitte gelegt und besprochen. Die abgewehrten Aspekte lösen meist die größere Faszination aus, was Erleichterung auslöst. Sie erhalten nun ebenfalls Namen.
6. Über Affinitäten der »**Problemseiten**« werden die Gruppenmitglieder gebeten, Kleingruppen zu bilden, sich (für ca. 30 Minuten) in 4 kleine Gruppen zusammen zu tun und sich als Autorengruppe ein Wesen auszudenken mit einer (Lebens-)Geschichte, die so geartet ist, dass jeder Problemaspekt der einzelnen Gruppenteilnehmer darin in einer sinnvollen, evtl. in modifizierter Weise vorkommt (=«Schatten-Recycling«). Die Geschichten werden im Plenum vorgetragen.
7. Im Sinne eines aktiven, antwortenden Zuhörens der Geschichten durch die ganze, restliche Gruppe bekommt jede Autorengruppe zeitgleich
   - eine Gruppe von Stegreif-Pantomimen zugeordnet,
   - eine, die sich ergänzend zur vorigen als Requisiten, Bühnenbild und Bühnenmusik versteht und sich spontan am Spiel beteiligt und
   - eine, die mithilfe von Klangerzeugern das Geschehen rhythmisch und lautlich/akustisch unterstützt.

   Eine andere Funktionsvariante für die 3. Kleingruppe, die allerdings die Gefahr birgt, dass einige allzu rationale Zaungastaspekte am Rande dieses erlebnisorientierten Improvisierens aufkommen, die aber viel Witz und Humor entfalten kann, ist die einer Gruppe, die in journalistischer Funktion über das Geschehen nach passenden Schlagzeilen sucht. Dabei können sich die einzelnen Berichterstatter wählen, für welche Zeitung, Boulevardblatt oder Wissenschaftsmagazin sie arbeiten mögen.

Jede Kleingruppe kommt im Rotationsprinzip in jede dieser kreativ antwortenden Funktionen. Nach jeder Improvisation findet in der Gruppe eine kurze Besprechung über das Erleben und über die Verwandlungen der Problemaspekte statt.

! Primäres Ziel dieses Einstiegsangebots ist die spielerische, mehrfache Beziehungsvernetzung der Gruppenteilnehmer untereinander und das Entstehen eines kreativen, angstarmen, experimentierfreudigen Gruppenklimas. Für das Bewusstsein der Teilnehmer entsteht dies nebenbei und verbleibt im Hintergrund, die für sie scheinbar vordergründige Inhaltsebene ist aber im Grunde nur von sekundärer Bedeutung.

Verlaufsmitte: Wechselseitige Induktion zwischen Einzelarbeit und freier Interaktion

Typisch für das ausgedehnte Mittelfeld einer Gestalttherapie-Gruppe ist die wechselnde Abfolge von Einzelarbeiten, deren Struktur und Thematik aus der vorher gegangenen gruppendynamischen Sequenz bestimmt wird. Umgekehrt beeinflusst die Einzelarbeit den nachfolgenden interaktionellen Austausch in der Gruppe. Beide stehen im Dienst der Gesamtgruppenreifung.

Der Patient (oder Klient), der sich für eine Einzelarbeit entschließt, tut das sowohl für sich, wie auch (unbewusst) für die ganze Gruppe. Mit ihm als Stellvertreter laufen stets etliche Identifikationsprozesse anderer Gruppenmitglieder, die ähnliche Konflikte still miterledigen oder zum eigenen Arbeiten im Anschluss angeregt werden. Eine der Funktionen der Einzelarbeiten für den Gruppenprozess ist, dass sie Hoffnung und oft Gewissheit vermitteln, dass Veränderung möglich ist. Angst, Erregung und Freude liegen dabei dicht nebeneinander.

Das folgende Beispiel stammt aus einer kontinuierlichen, geschlossenen, ambulanten Jahresgruppe neurosefähiger Patienten, die sich wöchentlich für 2 Stunden treffen, kurz vor der Hälfte ihrer Zeit.

Beispiel

Gruppenzusammensetzung: 9 Teilnehmer (davon 4 männliche: Berthold B. 38 Jahre, rezidivierende Lumboischialgien bei depressiven Verstimmungen, Dieter S., 27 Jahre, depressive Neurose, Hans K., zwanghaft-depressive Störung mit narzisstischen Anteilen, Gustav S., 44 Jahre, »Burnout« im schizoiden Rückzug; 5 weibliche Teilnehmerinnen: Christa L., 25 Jahre, Zwangsneurose, Friederike S., 42 Jahre, depressive Neurose, Kathy K., 31 Jahre, depressiv-hysterische Neurose mit Frühstörungsanteilen, Lisbeth A., 34 Jahre, Migräne, Elaine M., 48 Jahre, pathologische Trauerreaktion, eine Therapeutin.

Situation: Die Gruppe ist schon seit einiger Zeit in die Differenzierungsphase eingetreten. Die Männer begannen zuerst mit Positionskämpfen. Die Frauen folgten zum Teil nach und bildeten eine kleine »Trutzburg« (Friederike S., Kathy K. und Lisbeth A.). Um die Gunst der jüngsten, Christa L., die einen gewissen »Schneewittchencharme« verströmt, wird seit einigen Wochen vonseiten der Männer (Berthold B. und Dieter S.), ansatzweise auch etwas von Gustav S., subtil gebuhlt, was wiederum Christas strenge Zurückgenommenheit lockert, eine Entwicklung, die bei der »Trutzburg«-Frauenclique ambivalente Gefühle zwischen teils solidarischer, teils mütterlicher Freude und neidvollem Schmerz sowie Mangelerleben auszulösen scheint. Elaine Meier (48 Jahre), die in zurückliegenden Sitzungen von der Gruppe für ihre pathologische Trauerreaktion nach einer konfliktlösenden Einzelarbeit viel Unterstützung und hilfreiche Konfrontation erhalten hatte, fühlt sich in dieser Sequenz weniger angesprochen.

In einer mehr interaktionszentrierten Sequenz in der vorigen Sitzung hatte Hans K. relativ ausführlich von seinen Zurücksetzungsängsten am Arbeitsplatz berichtet, speziell auch bezüglich Frauen, was sich allerdings bei näherer Überprüfung überwiegend als Projektion entpuppte. Er hatte dabei relativ viel Zuwendung bekommen, hatte aber am Schluss in der Gruppe etwas unzufriedene Gefühle hinterlassen, weil die Konfrontation mit seinem überhöhten Anspruch, wie ihn die Gruppe empfand, bei ihm keine Veränderungsbereitschaft ausgelöst zu haben schien. (Gemeinsam und in teilweise unbewusst angstvoller Solidarität mit Hans war in der Gruppe vermieden worden, die unerträgliche, innere Gewissheit mangelnder Kompetenz und v.a. mangelnder »Liebens-Würdigkeit« zu berühren.)

Kurz vor Beginn der jetzigen Sitzung ereignet sich noch im Flur eine kleine Interaktion, bei der Hans (32 Jahre) dem Gruppenmitglied Berthold (38 Jahre) ins Wort fällt, obwohl der sich gerade mit einer freundlichen Geste an Christa (25 Jahre) wendet. Das beobachtet Dieter (27 Jahre), der üblicherweise und auch letztmals kaum etwas sagt. Zu Sitzungsbeginn wiederholt sich etwas Ähnliches. Obwohl Berthold nonverbal bereits Anlauf zum Sprechen genommen hat, wiederum mit Blick zu Christa, kommt ihm Hans zuvor mit einer Nachtragsinformation zur letzten Sitzung.

- Dieter (platzt und fährt Hans wütend an): »Kannst du einen anderen nicht zu Wort kommen lassen? Musst du dich immer breit machen? Du gehst mir auf den Geist!«
- Therapeutin: »Das kommt unglaublich spontan heraus. Was ist es genau, was Sie aufbringt?«
- Dieter (mit gerötetem Gesicht und vibrierender, relativ scharfer Stimme zu Hans): »Dein rücksichtsloses Raum-nehmen. Als wäre unsereiner Luft!«
- Hans zuckt bei der unerwarteten Heftigkeit zusammen, zeigt einen leicht schuldbewussten Gesichtsausdruck, da er seine Grenzüberschreitung schon bemerkt zu haben schien, kippt dann aber in ein Minenspiel, in dem die Empörung über die Heftigkeit der Reaktion siegt. Gleichzeitig bekommt er schmale Lippen, als wolle er nichts erwidern. (Es wäre an dieser Stelle auch möglich, die innere Dynamik von Hans zu vertiefen. Wichtiger scheint es aber, dass sich Dieter, als Repräsentant von lang unterdrückten, rebellierenden Emotionen in der Gruppe endlich Raum zu schaffen wagt, zumal er die Initialzündung auf der direkten, interaktionellen Ebene gegeben hat und sich noch weiterhin in seiner Betroffenheit befindet.)

▼

- ► Therapeutin: »Dieter, Sie haben den Mut gehabt, zu sich zu stehen. Respekt. Es scheint eine wichtige Sache, um die es für Sie dabei geht. Einmal die Situation hier und vielleicht auch noch um eine andere? Vielleicht gibt es im Inneren noch die ein oder andere Figur, die in einer ansatzweise vergleichbaren Konstellation anstelle von Hans auftauchen möchte? (Dieter horcht nach innen und nickt leicht.) Zunächst ist aber wichtig zu spüren, was sich stärker in den Vordergrund schiebt. Das soll auch Vorfahrt bekommen.«
- ► Dieter (richtet den Blick wieder auf Hans und spricht mit relativ fester Stimme): »Du, ich kann das nicht leiden, wenn du dir hier in der Gruppe mehr Platz nimmst als alle anderen. Ich gestehe ihn dir nicht zu! Halte deine Grenzen ein! und respektiere uns! – (etwas leiser:)…mich.« (Mit den Augen streifte er zunächst über die Gruppe, blieb für einen Moment bei Christa haften und versenkte sie danach wieder in sich.)
- ► Hans schaut ihn mit großen, verblüfften Augen und mit einem nicht leicht zu identifizierenden, mimischen Wetterleuchten an, das sich aus Betroffenheit, Gesicht wahren zu wollen und der Hoffnung, dass die Schelte bitte bald glimpflich vorbei sein möge, zu speisen scheint. Die Bitte am Schluss hat er emotional nicht mehr aufnehmen können, stellt sich nachträglich heraus.
- ► Dieter (bei ihm kommt die Minimalreaktion von Hans mit entwertendem Akzent an. Das bringt ihn erneut in Wut): »Brauchst gar nicht so arrogant zu tun, als könntest du dir hier alles herausnehmen, was du nur willst! Du Scheißkerl, du unverschämter!!«
- ► Therapeutin (macht eine Geste zum Platz schräg vor Hans): »Das ist heftig. Kann es sein, dass hier noch jemand zusätzlich dasitzt, der offenbar glaubt, sich »alles herausnehmen zu können, was immer er nur will«? (Nachdem Dieter mit den Augen zustimmte:) Darf der hier seinen eigenen Ort bekommen? Auf einem leeren Stuhl? Und wo? Wie weit weg von Ihnen? Oder wie nah? Und wie direkt? Etwas mehr von der Seite oder doch schon frontal?« (Dieter wies über eine Geste dem Stuhl einen leicht nach vorn und seitlich zu Hans versetzten Ort mit frontaler Ausrichtung an, so dass er Hans gerade wieder unverstellt in den Blick bekam.) »Dürfen wir erfahren, wer sich als Gegenüber eingestellt hat und was sich dabei gefühlsmäßig in Ihnen, und wenn wir an Ihrer Stelle wären, in uns, verändert?«
- ► Dieter (weicht unwillkürlich einen Schritt zurück und spricht etwas tonlos und distanziert): »Da ist der Stiefvater. Der kam in unsere Familie, nachdem mein Vater wegen einer anderen Frau weggegangen war. Er war aber nicht ganz weg, er kam oft, hing an uns Kindern, also an mir und meiner Schwester, eigentlich auch an der Mutter, obwohl die sich ihrerseits kurz entschlossen einen anderen nahm, eben diesen Stiefvater da. Es klappte aber zwischen denen auch nicht so richtig. Immer wenn der Vater wieder auftauchte und mit der Mutter sprach, ging der da dazwischen und machte sich wichtig. Ich hätte ihm dann immer eine scheuern mögen! Durfte ich aber von Mutter aus nicht.«
- ► Therapeutin: »Muss schwierig gewesen sein für den Kleinen – wie alt sind Sie in jener Zeit?«
- ► Dieter: »5 oder 6 etwa«.
- ► Therapeutin: »Könnten Sie sich vorstellen, Sie wären der Kleine von damals – und natürlich sind Sie gleichzeitig der Große mit all dem, was Ihnen seither an Möglichkeiten zugewachsen ist? Könnten Sie sich vorstellen, Sie könnten dem inneren Kleinen von damals Ihre Stimme borgen und ihm Ihre Solidarität zukommen lassen, was würde er dann am liebsten zum Stiefvater ausdrücken und sagen mögen? Falls der hier auf diesem Stuhl leibhaftig vor Ihnen sitzen würde?«

▼

► Dieter (schließt kurz die Augen, atmet durch, richtet sich auf, bekommt einen ernsten, entschlossenen Gesichtsausdruck, richtet gezielt seinen Blick auf den imaginären Stiefvater und ballt kurz seine rechte Faust: »Halte du dich da raus, wenn Vater und Mutter etwas zu bereden haben. Du störst in unserer Familie! Du hast kein Recht dazu. Du bist nicht der richtige Vater! Hau ab und nimm mir – äh – uns nicht die Mutter weg. Ich hasse dich! Scher dich zum Teufel!«

► Dieter hält inne. Seine Stimme hat an Lautstärke und Impulsivität zugenommen, dass er teils selbst erschrickt, teils mit anerkennendem Stolz nachlauscht. Seine Augen suchen kurz die der Therapeutin, (für ihn in diesem Moment in erster Linie Gruppenmutter,) um sich zu vergewissern, dass sie seine Hasstirade aushalten und billigen kann und schiebt dann kurz die Antennen zur Gruppe aus, die insgesamt ein »O.K.« zu signalisieren scheinen, so dass er sich mit dem Scheinwerfer seiner Aufmerksamkeit wieder seiner inneren Spur zuwenden kann.

► Therapeutin: Da hat sich in dem Kleinen aber eine Menge angestaut. Muss für ihn schlimm gewesen sein, damit in seinem Alter allein gewesen zu sein.«

► Dieter zuckt wie getroffen zusammen, knäult sich mit den Händen vor dem Gesicht ein, um sein Schluchzen vor der Gruppe zu verbergen. Die Gruppe wirkt wie elektrisiert. Einige schauen mit fragenden Gesichtern in die Runde, als wollten sie erkunden, ob und wie sie Dieter in dieser Situation beistehen könnten. Zwei der »Trutzburg-Frauen« greifen in die Tasche um nach Papiertaschentüchern zu suchen und halten sie sprungbereit in Händen.

► Therapeutin: »In der Gruppe scheinen sich etliche sehr gut in Ihre Situation von damals einfühlen zu können, Dieter. Emotional scheinen diejenigen dichter bei Ihnen zu sein, als es jetzt gerade der äußeren Realität entspricht. Löst das bei Ihnen etwas aus? Erlauben Sie, dass der eine oder die andere Ihnen davon etwas zeigt, soweit Sie das mögen?«

▼

► Dieter (blinzelt ungläubig durch seine Hände und greift ein angebotenes Taschentuch): »Hm, es wär schon schön, wenn jemand da wäre, im Rücken zum Anlehnen und so, hab ich mir früher gewünscht. Damals hätts der Vater sein sollen. Naja, die Mutter auch…«

► Dieter schaut verweint, aber mit vorsichtigem Vertrauen in die Runde. Der Blick bleibt an Gustav hängen. Über Gustavs sonst oft verloschenem Gesicht huscht ein zärtliches Lächeln. Er steht ohne groß zu überlegen auf, stellt sich dicht hinter Dieters Stuhl, legt seine Pranken auf Dieters Schultern und genießt, wie sich Dieter anlehnt. Es ist, als würden sich beide, Gustav und Dieter, neu in der Welt verankern und sich neu für die Welt öffnen. Und obwohl auch mindestens 3 der Frauen wie auf dem Sprung gewesen waren, ihre Empathie und/oder Solidarität zu bezeugen, ist für alle spürbar, dass es im Moment gar nichts weiter braucht. Für ein paar Augenblicke entsteht eine dichte Stille, die in jedem Einzelnen die Saiten zum Schwingen bringt, die mit einem Gefühl von »trotz alledem glücklich angekommen sein« zu tun haben. Nach einer Weile lässt Dieter, der nun sehr entspannt wirkt, erkennen, dass es genug davon ist, und flüstert Gustav »Danke«, zu.

► Therapeutin (zu Dieter): »Wie geht es Ihnen jetzt?«

► Dieter (strahlt): »Gut«. Er kennt die Spielregel, dass nach einer Einzelarbeit gefragt wird, was für den Betreffenden daran besonders wichtig war. Während er sich auf den Anfang besinnt, fällt sein Blick interessiert auf Hans. Verwundert sieht er dort feuchte Augen und Betroffenheit, was Hans seinerseits mitbekommt.

► Hans: »Ja, Dieter, ich möchte mich auch bei dir bedanken. Du hast für mich mitgearbeitet. Dieses Alleingelassensein kenne ich leider im Übermaß, aber ich hatte es weit von mir weggepackt. Nun stand es wieder hautnah neben mir. Ungefragt. Und es ließ sich nicht abschüt-

▼

teln. Ich hab als Kind vorübergehend ins Heim gemusst, als meine Mutter für länger krank wurde. Ich war jünger als du damals. Im Unterschied zu dir wusste ich nicht, wen ich anschuldigen und hassen könnte, lange Zeit hasste ich mich selbst. Das fühlt sich abgrundtief elend an. Manchmal ist das auch heute noch so, trotz all meiner Überbrückungstricks, die ich mir angeeignet habe.«

► Dieter (wieder ernst und betroffen): »Es tut mir Leid, Hans, das habe ich nicht geahnt, dass es dir im Hintergrund so dreckig geht. Es tut mir Leid, dass ich dich vorhin so beschimpft habe. Ich empfinde dich jetzt ganz anders als vorhin, du scheinst mir eher ähnlich. Du bringst mich darauf, mir vorzustellen, wie es wohl in meinem Stiefvater ausgesehen haben mag. Auch einer ohne ein Zuhause? Vielleicht. Da werde ich noch mal hinschauen. Aber ein andermal.«

Das gibt ein Signal, dass die einzelnen Teilnehmer zunächst etwas über ihr Empfinden zu Dieter rückmelden können, aber auch zu den Personen, die sich aktiv in den Prozess hineinbegeben haben (»Feedback-Runde«). Danach soll jeweils Raum sein, persönliche Erlebnisse, die während der Einzelarbeit angeklungen waren, mit den anderen zu teilen, wenn man mag (»Sharing-Runde«). Die Feedback-Runde dient dazu, das Neuerlebte zu bestätigen und zu integrieren, sowie die veränderten Beziehungsaspekte zu fassen. Die Sharing-Runde holt den Einzelnen, der gearbeitet hat, ins gemeinsame Schicksals-Boot, erlöst ihn aus isolierenden Fantasien. Ferner zeigt sie die Resonanzbereitschaft der spezifischen Gruppe, ihre Tragfähigkeit und ihre Schwachstellen. Sie ist auch ein Forum dafür, die vordringlichsten, offenen Bedürfnisse nach Zuwendung und Bearbeitung anzumelden. Sie sensibilisiert die Wahrnehmung der Gruppe für das Potenzial und für die Konfliktfelder im gemeinsamen, bewusstseinsfernen Hintergrund.

In der Folgesitzung gibt es einen regen Austausch über persönliche Erfahrungen zur Beziehungsaufnahme, Beziehungsgestaltung, über Möglichkeiten, Signale ver- oder misszuverstehen, über Vor- und Nachteile der Eindeutigkeit und über die Ängste, abgelehnt zu werden. Auffallend lebendig wirkt diesmal der sonst schweigsame Gustav. Drei Sitzungen weiter wendet sich das Hauptinteresse Christas selbstkasteienden Mustern zu, aus denen (in ihrer Einzelarbeit) die Stimme ihrer Mutter spricht, die ihr indirekt immer noch verbietet, mit Freude eine hingabefähige Frau zu sein. Im Vertrauen auf die mütterliche Gruppenmatrix wagt Christa, sich über die imaginierte Auseinandersetzung vom mütterlichen Introjekt zu distanzieren und sich partiell neu zu definieren. Die Zwangssymptomatik nimmt danach zur Freude aller deutlich ab.

Gruppenende: Freie Form oder Struktur?

Der Zeithorizont hilft, auf das Wesentliche zu verdichten und für die Verantwortung zu sensibilisieren, die gegebene Zeit zu nutzen. Es ist gut, das Ende rechtzeitig anzusprechen, erstmals in der Halbzeit, dann vielleicht vor dem letzten Drittel oder Viertel und unmittelbar vor dem Ende. Es gilt, sowohl das Erreichte als auch das noch Unerledigte zu sehen, zu bilanzieren, das neue Selbstbild an dem der Gruppe zu überprüfen und sich auf die Übersetzung auf die Alltagsdimension einzulassen.

Das **Gruppenleiterverhalten** taucht gegen Ende einer Gestalt-Gruppe möglichst unspektakulär in den Hintergrund ein. Es ist darauf ausgerichtet, die Kompetenz der Gruppe als Ganzes und auch die Kompetenz der Individuen immer mehr aufleuchten zu lassen. Etwaige Einzelarbeitsangebote leitet er auf die reale Gruppe um oder auf den Fragenden zurück. Jemand, der ein Anliegen vorbringt, kann z. B. gefragt werden, was er selbst, wenn er ein typisches Gruppenmitglied von hier wäre, als Antworten in sich spüren würde. Das kann dann noch an der Realgruppe überprüft werden. Mit diesem Vorgehen wird Verinnerlichung und Autonomie eingeübt und die Ablösung vorbereitet.

Obige Gesichtspunkte lassen sich auch in strukturierten Gruppen-Angeboten fassen. Dabei übernimmt die Strukturvorgabe die Autorität des Gruppenleiters. Es scheint deshalb ratsam, die Gruppe darüber bestimmen zu lassen, ob sie ein strukturiertes Abschiedsangebot benutzen möchten oder nicht. Ein Nachteil ist, dass die äußeren Vorgaben die aufkeimende individuelle Autonomie subjektiv beengen können. Dagegen ist von Vorteil, dass in einem bewussten Abschiedsritual, z. B. der persönlichen Bilanz einerseits und in einem Gruppenspiegel andererseits, bei dem von jedem Gruppenmitglied zu jedem anderen unter vorgegebenen Gesichtspunkten ein dokumentiertes Resümee gezogen wird, ein Ernteerlebnis in der Gruppe entsteht, das die Sinnhaftigkeit der Gruppe befriedigend unterstreicht. Letztmals ergibt sich ein Teilhabeerleben an allen geglückten Entwicklungsschritten innerhalb der Gruppe.

Abschiednehmen gelingt dann, wenn die schwierigen und die positiven Aspekte benannt werden konnten, was strukturiert vorgegeben werden kann.

Für den allerletzten Ausklang passt bei gestalttherapeutischen Gruppen am besten ein kleines nonverbales Angebot, eine symbolische Geste, ein Klang, ein Bewegungs- oder Tanzritual.

Quintalog 9

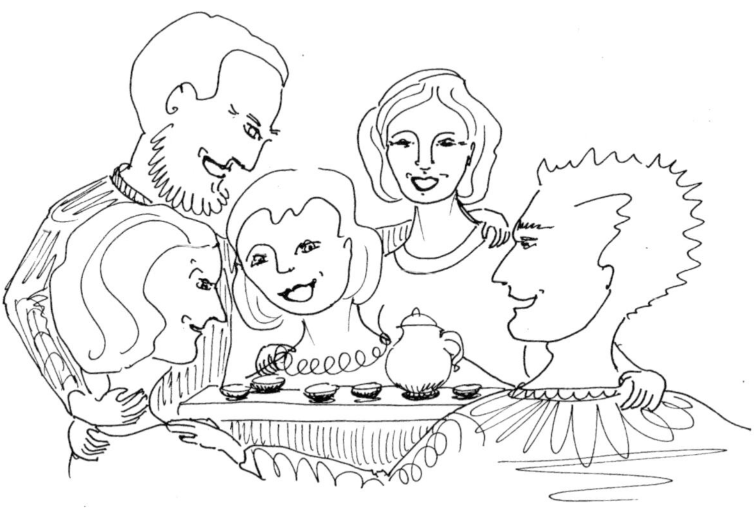

Angela Schmidt:
»Wir haben uns schon lange nicht mehr getroffen, das hat mir richtig gefehlt. Wie ist es euch gegangen?«

Gudrun Heimerath:
»Ich habe mich von den methodischen Sachen sehr ansprechen lassen und saß innerlich selber auf den verschiedensten Stühlen und habe mich in alle möglichen Geschichten hineinbegeben, als wären sie ein Stück von meinem Lebenslauf. Insofern hatte ich eine lebendige und manchmal sogar innerlich turbulente Zeit. Ich werde sicher eine Weile brauchen, bis das alles bei mir gesackt und sortiert ist.«

Mark Müller:
»Gudrun, bist du denn jetzt auf deine Kosten gekommen? Du hattest am Anfang eine Menge Skepsis, erinnere ich mich noch, ob du hier etwas finden kannst, was dir in deiner Praxis von Nutzen sein könnte?«

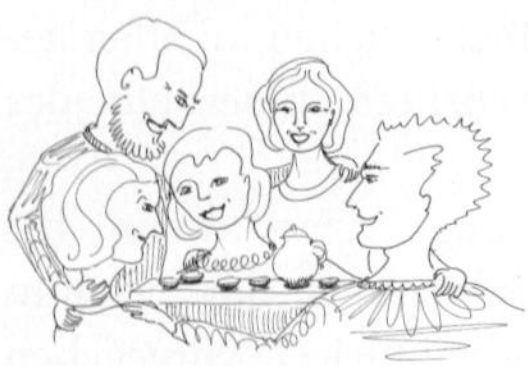

Gudrun Heimerath:
»Das ist mir jetzt etwas peinlich, aber ich habe kaum mehr an die Praxis gedacht. Ich habe mich in den meisten Fällen und Geschichten selber drin gesehen. Das heißt natürlich auch, dass ich mir für mein eigenes, praktisches Vorgehen versuchen werde, hiervon eine große Portion zu holen.«

Angela Schmidt:
»Ich habe dein Beteiligt- oder Betroffensein wohl immer mal wieder bemerkt, du hattest zwischendurch ziemlich rote Wangen und auch Flecken am Hals, wie sie manche Leute bei Aufregung bekommen. Ehrlich gesagt, diese Bereitschaft mitzugehen wundert mich schon. Du wirktest auf mich ganz am Anfang etwas zugeknöpft, etwas reserviert. Das ist ganz anders geworden. Für mich ist das gut, dich mit so viel sprühendem Leben zu sehen. Du siehst auch gleich jünger aus, wenn du dir das erlaubst.«

Gudrun Heimerath:
»Das ist mir jetzt fast schon peinlich, was Ihr da so sagt. Aber es entspricht meinem Selbstempfinden. Ich fühle mich insgesamt etwas freier, als hätte ich ein paar Pfunde Last abgeben können, obwohl eigentlich keine der Beispielgeschichten genau die meinige gewesen ist. Merkwürdig. Vielleicht ist es das Gefühle, dass Konfliktlösen tatsächlich möglich ist, diese Hoffnung, die mich ja hierher geführt hatte, hat Flügel bekommen. Ja, das ist es wohl. Wie ist es euch gegangen? Was war für euch wichtig?«

Stefan Kunzelmann:
»Bei mir schwingt ein bisschen Wehmut mit. Als ahnte ich, dass ich viel Lebensqualität versäumt habe in meinen früheren Jahren. Die hätte ich mir unbeschwerter gewünscht, wenn es nach mir gegangen wäre.«

Mark Müller:
»Dann wärst du heute wahrscheinlich nicht hier. Das fände ich sehr schade. Lass es doch gut sein, wie es ist. Jetzt bin ich mal egoistisch.«

Stefan Kunzelmann:
»Also, wenn du es so siehst... übrigens danke für die Blumen!«

Mark Müller:
»Wir haben soviel von den Polaritäten gehört. Ich habe den Eindruck, dass derjenige, den es sehr gebeutelt hat, sofern er es schafft, in sein Gleichgewicht zu kommen, eine sehr viel reichere Mitte hat, als einer, der keine Herausforderungen hatte. Ich empfinde dich als so einen Sturmerprobten. Mit so einem würde ich mich gern zusammentun, wenn es darauf ankäme.«

Gudrun Heimerath:
»Das sehe ich ähnlich.«

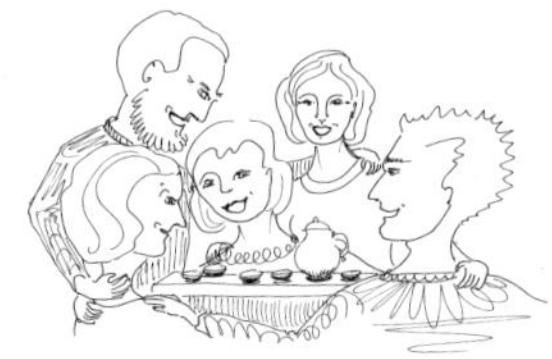

Angela Schmidt:
»Was heißt eigentlich »würde mich zusammen tun«? Wir sind doch schon zusammen und haben dieses Abenteuer durchgestanden. Für mich war das bereits ein Abenteuer, das ich nicht bereue, aber ein Spaziergang war es eben nicht. Eine Zeit lang hatte ich den Eindruck, dass mein Weltbild wackelt oder in den Wehen liegt.«

Mark Müller:
»Wenn das kein starkes Bild ist! Und was wird mit der Geburt? Sollte ich mich wohl selber fragen. Was an Neuem ist in mir entstanden? Oder will ich lieber das, was sich neu regt, schnell abdrehen und begraben?«

Stefan Kunzelmann:
»Finde ich toll von dir, wie du dem plötzlich eine neue Richtung gibst. Ja, was ist mein Neues, das in dieser Zeit in mir geboren werden möchte, das sich meldet, durch den Anstoß, den wir hier zusammen aufgegriffen haben. Ich spüre in mir eine tiefe Freude, die ich jetzt nicht zerreden möchte. Sie hat etwas mit dieser Art des Miteinanderseins zu tun, das aufleben lässt.«

Gudrun Heimerath:
»Das sehe ich auch so.«

Mark Müller:
»Ist das ein Feld von Ich und Du zu fünft?«

Angela Schmidt:
»In dem man trotzdem Schmetterbälle bringen kann? Denn sonst kann ich mir das nicht gut für dich vorstellen.«

Mark Müller:
»Da steckst du mindestens genauso drin!«

Angela Schmidt:
»Na klar, das brauche ich doch zum Ausgleich. Kommt Ihr mit, ich möchte gern mit euch ein wenig dieses Leben feiern, dass wir es bis hierher geschafft haben und mit Neugier beieinander sind.« (Den anderen gefällt der Vorschlag gut.)

9.4 Weitere Anwendungsbereiche

Weitere, umfangreiche und eigenständige Anwendungsbereiche des Gestalt-Ansatzes, die im Rahmen dieses Buches nicht besprochen werden können, sind:

- Supervision in der Gestalttherapie
- Organisationsberatung/Coaching
- Gestaltberatung
- Gestaltpädagogik
- Gestaltsoziotherapie
- Gestaltseelsorge
- Gestaltpsychotherapie bei Kindern
- Gestaltarbeit mit alten Menschen

Im Literaturverzeichnis ist weiterführende Literatur angeführt.

Verbreitung, Ausbildung und berufspolitische Situation

10.1 Verbreitung des offiziell »Gestalttherapie« genannten Verfahrens

Die Gestalttherapie ist in Deutschland kein Regelverfahren. Sie hat allerdings dafür auch (noch) keinen Antrag gestellt.

In Österreich ist die Gestalttherapie eines der zugelassenen Haupt-(Erst)Verfahren.

De facto und absurderweise wird sie aber in Deutschland von einem größeren Teil der Kollegen und Kolleginnen aller 3 (!) derzeitigen Regelverfahren praktiziert und, wenn die Gesprächstherapie kassentechnisch hinzugezählt wird, muss man sagen, aller 4 Regelverfahren, unter jeweils einem anderen Etikett.

Die Gesprächstherapie hat die längste Tradition darin, die Problemlösungstechnik der Gestalttherapie bei sich anzukoppeln, wenn sie wirkungsvollere Ergebnisse erreichen möchte als mit ihrer Methode alleine (s. Greenberg-Forschung in Kap. 11). Ich finde, dass man damit auch berufspolitisch offen und konsequent umgehen sollte.

10.2 Verbreitung von Modifikationen und methodischen Teilaspekten

10.2.1 Verbreitung innerhalb der »Regelverfahren« in Deutschland

Gestalttherapie ist teilweise nach der »emotionalen Wende« in die Verhaltenstherapie eingemeindet worden.

Sie ist in Teilaspekten in der Tiefenpsychologie beheimatet, was aufgrund der breiten, psychodynamischen Wurzel sachlich nicht verwundert. Innerhalb der Psychoanalyse gibt es eine stattliche Anzahl von Kollegen, die sich zusätzliches »Gestalt-know-how« angeeignet haben und dies in unterschiedlichen Kombinationsformen praktizieren.

Inzwischen assimilierte Einflüsse von humanistischen Verfahren finden sich in der »interaktionellen« Therapie-Variante.

Ein früher Einfluss von Gestaltpsychologie, v.a. des Gedankenguts von Lewin und Goldstein, ist von Foulkes in seiner Gruppenanalyseform in die Psychoanalyse integriert worden.

10.2.2 Verbreitung außerhalb der »Regelverfahren« mit Quellenangabe

Außerhalb der »Regelverfahren« gibt es sowohl **offen deklarierte** als auch **verdeckte Übernahmen** von Gestalt-Aspekten.

Offen deklariert ist die gestalttherapeutische Wurzel schon vor langer Zeit und von Anfang an (in den 70er-Jahren) für das NLP, also dem neurolinguistischen Programmieren. In das NLP ist die Analyse des therapeutischen Know-how von Fritz Perls, Virginia Satir und Milton Erikson eingegangen. Das war von ihren Initiatoren als eine Aktion gedacht, den fast magisch wirkenden Therapieerfolgen dieser drei Persönlichkeiten »hinter die Schliche« zu kommen und eine Art Anleitung für Zauberlehrlinge zu fabrizieren. Es ist aber fraglich, ob es allein mit den Kniffs aus der Trickkiste gehen kann, falls der vermittelnde Mensch keine glaubwürdige Persönlichkeit ist, die zu dem betreffenden Interventionsstil passt, so dass Stil und Therapeut eine gewachsene Einheit darstellt.

Auch der Begründer des Hakomi, Ron Kurz, gibt offiziell an, seine Therapieschule von der körperorientierten Gestalttherapie abzuleiten, angereichert mit indianischer Weisheit und mit besonderer Gewichtung der Achtsamkeit des Zen, die allerdings bereits in der Gestalttherapie beheimatet ist.

Nicht zu vergessen ist Hilarion Petzolds Theoriengebäude der »Integrativen Therapie«, in die die Gestalttherapie offiziell als eine unter mehreren methodischen Wurzeln eingegangen ist. Die multiwissenschaftliche Selbstdefinition der Integrativen Therapie (nach Petzold, 2001) kondensiert sich derzeit in einem »biopsychosozialen Modell kritischer Humantherapie und Kulturarbeit«.

Schließlich wird im Forschungsteil (Kap. 11) ausführlich Leslie Greenbergs »Prozess-Erfahrungsansatz« erläutert, den Greenberg (Canada) persönlich im Februar 2002 bei einer Tagung in der Klinik der Bad Zwestener Gestalt-Abteilung und im Herbst 2003 im Würzburger Gestalt-Institut vorstellte.

! Sein Ansatz besteht offiziell aus einer Kombination von Gesprächstherapie am Anfang und am Ende einer Behandlungsstunde und von einem konfliktlösenden Gestalttherapie-Teil im mittleren Teil. Beide Anteile sind noch deutlich getrennt voneinander wahrnehmbar. Diese Kombination, die erst in den letzten 20 Jahren von Greenberg und seiner Mitarbeiter-Gruppe eindrucksvoll beforscht worden ist, ist vonseiten der Gesprächstherapie fast von Anbeginn, also schon ab den 70er-Jahren, bevorzugt praktiziert worden. Umgekehrt zogen Gestalttherapeuten höchst selten die Gesprächstherapie als Ergänzung hinzu, da die Gestalttherapie zum einen über ihren eigenen, sehr präzisen phänomenologischen Weg zu den Konfliktfeldern verfügt und zum anderen ihre eigene, therapeutische Beziehungskultur im Sinne Bubers ausdifferenziert hat.

10.2.3 »Gestaltabkömmlinge unbenannter Herkunft«

Gestaltabkömmlinge, deren Herkunft nicht benannt wird, gibt es zahlreich und zwar aus verschiedenen Zeiten. Wir wollen sie hier als »vermummte Gestalten« ansprechen. Analog gibt es eine Reihe »vermummter Humanisten«, also Verfahren, die sich deutlich Elemente humanistischer Verfahren einverleibt haben.

Vom großen, ursprünglich gestalttherapeutischen Anteil an dem Potenzial, das in der **Traumatherapie** inneren Halt und Stabilität gibt, ist schon im vorderen Teil dieses Buches gesprochen worden. Francis Shapiro gilt als Begründerin (mit Patentanmeldung). Wer selbst, wie ich, in den frühen 70er-Jahren durch die Gestalt-Ausbildung lief und aus dieser Zeit die Stabilisierungs- und Distanzierungstechniken kennt, als es noch lange keine Traumatherapie gab, braucht über den Ursprung nicht zu diskutieren. Es ist jedoch höchst verwunderlich, durch ein Patent einen geistigen Besitzanspruch zu erheben. (Die EMDR-Methode ist davon unberührt.)

Aus der Sicht der Patienten ist es außerordentlich zu begrüßen, dass gerade den traumatisierten Menschen diese hilfreichen Techniken zugute kommen und ich freue mich über die Verbreitung der Traumatherapie.

Bei »Voice Dialogue« (Stamboliev und Hale) ist die Handschrift der Gestalttherapie erkennbar. Über den biografischen Kontakt der Begründer mit ihr wird berichtet. Positiv gesehen, bereichern diese Modifikationen die Welt der Therapielandschaft.

! Eindeutig gestalttherapeutischer Herkunft sind alle dialogischen Methoden mit der so genannten »Inneren-Kind-Arbeit«.

Der früheste Nachweis dazu stammt von 1969 von Ben C. Finney (professor for psychology at California, State University, San Jose), zitiert vom gleichnamigen Autor im »Handbook of Gestalt-Therapy« (1976), herausgegeben von Chris Hatcher (University of Georgia) und Philip Himelstein (University of Texas), zusammengestellt als Nachruf auf Fritz Perls. Finneys Beitrag heißt: »Let the Child Talk.« Es beginnt mit:

> This is a psychotherapeutic technique which allows the therapist to talk directly to the »inner child«, the part of the personality, which was developed in childhood and which continues to influence adult behavior and attitudes. It allows the child to express strong and important feelings, to recall forgotten events and attitudes of childhood, and it allows the »adult« to listen to the opinions and feelings of the »child« and to change these in the light of adult reality and judgment. Memories that have not been thought about for years become vivid realities, attitudes are expressed which are surprising and »unfamiliar« to the »adult self«, and emotions are relived and experienced in a way that is cathartic and gives a sense of relief... (Finney, 1969).

10.3 Ausbildung an offiziellen Instituten mit Dachverband-Standard – Zugangsvoraussetzungen

Die Ausbildung wird an offiziellen Instituten mit Dachverband-Standard vermittelt. Die institutionellen Mitglieder des gestalttherapeutischen Dachverbandes sind im Anhang unter »Ausbildungsstätten« aufgeführt.

Zugangsvoraussetzungen: Die vollständigen Ausführungsbestimmungen über die Aufnahme von institutionellen Mitgliedern und für deren Mindestanforderungen bezüglich ihrer Standards für ihr Curriculum und ihre ausbildenden Mitarbeiter sind beim Dachverband erhältlich (Adresse im Anhang).

Auszug aus den Ausführungsbestimmungen:

1. Kriterien für die ordentliche Mitgliedschaft
   - 1.1 Die DVG (Deutsche Vereinigung für Gestalttherapie) gibt sich Richtlinien für die Ausbildung und Aufnahme von Gestalttherapeuten.
   - 1.2 Ordentliches, persönliches Mitglied kann jede natürliche Person werden, die eine qualifizierte Aus- bzw. Weiterbildung in Gestalttherapie in einem von der DVG anerkannten Institut abgeschlossen hat oder eine vergleichbare Aus-/Weiterbildung nachweisen kann.
   - 1.3 Als Zeitmaß und Umfang gelten folgende Richtzahlen: eine mindestens 4-jährige Ausbildung in Gestalttherapie mit insgesamt 1480 Unterrichtsstunden.

Die Entscheidung über die Aufnahme als ordentliches Mitglied trifft letztendlich im Einzelfall der Vorstand.

Forschungsstand der Gestalttherapie

U. Strümpfel

Im 7. Buch von Platons »Staat« entfaltet Sokrates im Dialog mit seinem Schüler Glaukon das berühmte Höhlengleichnis: Menschen sitzen seit Kindheit gefesselt in einer Höhle, sehen nichts anderes als die Schatten von Gegenständen, die hinter ihnen vorbeigetragen werden. Sokrates beschreibt, wie unter den Gefesselten Interpretationskünste und Wettstreite entstehen in der Interpretation der Schatten, der wiederkehrenden Figuren. Das Höhlengleichnis dient hier als Allegorie für die Forschung, weil wir es in der Forschung immer mit Abbildungen zu tun haben – vergleichbar den Schatten der Gegenstände in der Höhle (◘ Abb. 11.1).

In der Psychotherapieforschung werden Gefühle, Stimmungen, Affekte, Störungen, Persönlichkeit über psychometrische Instrumente in genormten Zahlenwerten oder über hermeneutische Systeme dargestellt. Bilder und Zahlen können jedoch immer nur eine Reduktion des hoch individuellen und komplexen therapeutischen Geschehens sein.

Im Gleichnis interpretieren die Menschen die Schatten, so wie wir die Daten der Psychotherapieforschung zu verstehen und einzuordnen suchen. Das Bild enthält als einen weiteren zentralen Aspekt die Gefangenschaft, die in der Therapieforschung dann entstehen kann, wenn wir aus dem Auge verlieren, dass wir bloß Abbildungen interpretieren, und uns auf diese Abbildungen zu fixieren beginnen. Wenn wir uns also im Folgenden mit Forschung beschäftigen, dann begeben wir uns in eine Welt der Schatten, in der Freiheit nur dann möglich ist, wenn wir uns stets bewusst bleiben, dass wir es mit Abbildungen zu tun haben.

11.1 Datenmaterial und Kapitelaufbau

Die empirische Basis der Gestalttherapie beruht auf ursprünglich über 550 Literaturangaben, die im weitesten Sinne empirisches Material, wie z. B. auch Einzelfallberichte, enthalten (Strümpfel, in Vorbereitung). Aus dieser Datenbasis wurden Methoden und Ergebnisse aus 185 publizierten Studien zusammengefasst, von denen 60 Arbeiten Therapieprozess- und Wirksamkeitsstudien im engeren Sinne darstellen. In ◘ Tabelle 11.7 (s. S. 363) findet sich in Ergänzung zu den hier berich-

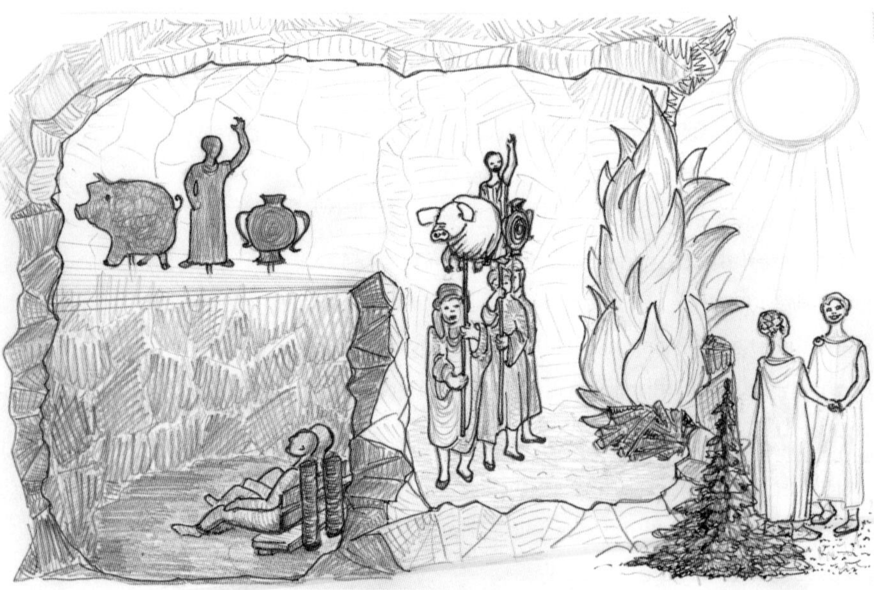

◘ **Abb. 11.1.** Szene aus dem platonischen Höhlengleichnis aus dem VII. Buch von Platons »Staat«

teten publizierten Studien eine Liste von weiteren 103 unveröffentlichten Dissertationen, die gleichermaßen Therapieprozesse und klinische Wirksamkeit zum Gegenstand und teilweise unter kontrollierten Bedingungen untersucht haben.

Es wird hier nur möglich sein, einige Schlaglichter auf die Datenvielfalt der empirischen Arbeiten zur Gestalttherapie zu werfen, wobei in einem ersten Schritt Befunde der Prozessforschung zusammengefasst werden. Einen Schwerpunkt bildet hier die Forschung an der kanadischen York-Universität unter Leitung von L. Greenberg, die nach einem systematisch aufgebauten Forschungsprogramm realisiert wurde, das in seinen Zügen unten skizziert wird. Diese Forschungsgruppe hat sich gegenüber allen anderen Forschungsgruppen am intensivsten mit dem Spannungsaufbau in der therapeutischen Sitzung beschäftigt. Sie hat in 25 Jahren über 20 Studien erstellt. Ein großer Teil dieser Arbeiten wurde zu gestalttherapeutischen Dialogtypen durchgeführt, wobei seit den 90er-Jahren auch eine Reihe von klinischen Studien zunächst mit gemischten Patientengruppen erstellt wurden und in den vergangenen Jahren spezifisch zu depressiven Patienten geforscht wurde. Die Systematik der Forschungsserie zeichnet sich dadurch aus, dass sie eine Verbindung sucht von kleinsten Veränderungen, wie sie innerhalb einer Sitzung registriert werden können, zu Veränderungen, die über mehrere Sitzungen erfasst werden können und welche die therapeutische Beziehung, Konfliktlösungen und langfristige Symptomveränderungen betreffen. Weitere Befunde der Therapieprozessforschung aus anderen Forschungsprogrammen werden im Anschluss unter verschiedenen thematischen Aspekten diskutiert. Im dann folgenden Teil wird eine Übersicht zum Forschungsstand in der Wirksamkeitsforschung gegeben. Beide Teile – Prozessforschung und Wirksamkeitsforschung – werden ergänzt von Ergebnissen aus Metaanalysen, d.h. Analysen, die Daten aus vielen Studien qualitativ oder quantitativ sichten und zusammenfassen.

11.2 »Experiential Confrontation«

Orlinsky, Grawe und Parks (1994) sind die Autoren einer bekannten Metaanalyse, in der Merkmale von therapeutischen Prozessen in Verbindung gebracht werden mit den Therapieergebnissen. Es wird also eine große Anzahl von Prozessstudien, von denen die Mehrzahl zu humanistischen und psychodynamischen Therapien durchgeführt wurden, daraufhin analysiert, welche Therapieprozesse mit einem positiven Therapieergebnis in Zusammenhang stehen. Ein wichtiger Befund der Autoren ist, dass eine therapeutische Herangehensweise, die »prozesshaftes Erfahren im Hier und Jetzt« fördert, in einem positiven Zusammenhang mit einem guten Therapieergebnis steht.

> Der Therapeut lenkt die Aufmerksamkeit auf das, was gerade prozessual aktiviert ist, und macht es zum Inhalt. Es spricht einiges dafür, dass dies die wirksamste Methode ist, um beim Patienten neues Bewusstsein für sein Erleben und Verhalten zu schaffen... (Grawe, 1998, S. 132).

Diese Herangehensweise bezeichnen die Autoren als »experiential confrontation« und verweisen darauf, dass prozess- und erfahrungsorientierte Therapien, zu denen die Gestalttherapie zählt, zu einem wesentlichen Teil – und das werden Gestalttherapeuten aus ihrer Praxis bestätigen können – auf diesem Faktor beruht. Dabei bezieht sich »experiential confrontation« »... nicht nur auf das Beziehungsverhalten des Patienten gegenüber dem Therapeuten, sondern auf alles Erleben und Verhalten, das gerade abläuft...« (ebd.).

! Experiential confrontation bezeichnet das Lenken der Aufmerksamkeit auf das unmittelbar prozessual aktivierte Erleben und Verhalten, das ein Patient aktuell im therapeutischen Geschehen hat. Diese therapeutische Herangehensweise stellt nach der Metaanalyse von Orlinski, Grawe und Parks (1994) einen starken Prädiktor für ein positives Therapieergebnis dar. Gestalttherapie beruht wesentlich auf diesem Vorgehen.

Indessen ist nicht immer nur positiv, wenn der Therapeut den Prozess zum Inhalt macht. So untersuchen Orlinsky et al. (1994) die Frage, ob psychoanalytische Übertragungsdeutungen nicht gleichermaßen ein gutes Mittel zur Erzielung bedeutsamer Einsichten darstellen. Dies scheint so nicht der Fall zu sein, vielmehr korreliert die Anzahl der Übertragungsdeutungen pro Therapiesitzung nach den meisten vorliegenden empirischen Studien sogar negativ mit dem Therapieergebnis.

> Prozess zum Inhalt zu machen, scheint demnach nicht immer gut zu sein.... Das Risiko besteht hauptsächlich darin, dass der Patient sich angegriffen fühlt und defensiv reagiert (Grawe, 1998, S. 133).

Anders als bei der unmittelbar auf die sinnliche Erfahrung gerichteten »experiential confrontation« sind die Forschungsbefunde zu Übertragungsdeutungen nach Orlinsky et al. (1994) also uneindeutiger, weil die Gefahr besteht, dass diese aus Sicht des Patienten leichter als Kritik aufgefasst werden, auf die er defensiv reagiert. Diese Bemerkung soll aus Sicht des Autors nicht die psychoanalytische Technik disqualifizieren. Zum einen »deuten« und »interpretieren« Therapeuten aller Richtungen, auch Gesprächs- und erfahrungsorientierte Therapeuten, zum anderen ist in der Psychoanalyse ein großer Teil der therapeutischen Weiterentwicklung und Ausbildung auf die Frage gerichtet, welche Deutungen unter welchen Bedingungen effektiv sind. Diese Gefahr scheint nicht zu bestehen, wenn der Patient über die »experiential confrontation« Unterstützung in seiner Selbstexploration erfährt. Grawe (1998) kommt daraufhin zu dem Schluss, dass, »... wenn ein Therapeut prozessual aktiviertes problematisches Beziehungsverhalten des Patienten ihm gegenüber ansprechen will,... er größten Wert darauf legen [muss, U.S.],... dass der Patient die Intervention als positive Hilfestellung erleben kann.« (S. 133).

Gestalttherapie ist begründet worden als grundlegend erfahrungsorientierte Therapieform in Abgrenzung zu den traditionellen Verfahren. Insbesondere wird von den Begründern bis zu den modernen Vertretern der Gestalttherapie dem unmittelbaren Erfahren speziell emotionaler Erlebnisinhalte in grundlegender, fast radikaler Weise der Vorzug gegeben gegenüber einem kognitiven Verständnis oder dem Deuten von Beziehungs-, Verhaltens- und Erlebensmustern. Hierzu gehört im therapeutischen Geschehen v.a. das Erleben im emotionalen Kontakt mit dem Therapeuten. Kontakt wird in der modernen Gestalttherapie im Sinne Bubers zunehmend synonym mit Dialog verstanden (Hycner & Jacobs, 1995; Yontef, 1998). Haben sich Orlinsky et al. (1994) für die Bedeutung der unmittelbaren prozessualen Erfahrung für das Therapieergebnis interessiert, wird im Folgenden auf die für den Therapieerfolg prognostische Bedeutung des emotionalen Spannungsaufbaus im Dialog näher eingegangen.

11.3 Analyse zu den Prozessdaten der York-Universität

Das Ziel des Forschungsprogramms an der York-Universität bestand zunächst in der Entwicklung von Modellen zu gestalttherapeutischen Interventionsformen, wobei diese Modelle im fortgeschrittenen Verlauf des Forschungsprogramms mit dem Therapieergebnis in Verbindung gebracht wurden.

Die Forschungsstrategie basiert auf einer »Aufgabenanalyse« (»task analysis«) genannten Methode (Greenberg, 1984). Ausgangspunkt dieser Methode sind in einem 1. Schritt vielfach Experteninterviews, aus denen zunächst theoretische Kategorien abgeleitet werden. Diese werden dann in einem zyklischen Vergleich von Modell und empirischen Daten zunehmend modifiziert.

! Inhaltlich interessierten die Autoren die Zusammenhänge zwischen Mikroprozessen in der Therapie, wie z.B. die durch die Intervention angestoßene emotionale Aktivierung und der Zusammenhang zu Makroprozessen wie Veränderungen in der Vertrauensbasis zwischen Therapeut und Patient, Konfliktlösungen oder langfristige Symptomveränderungen im Sinne einer Gesundung.

Dem Aufbau der emotionalen Spannung im therapeutischen Dialog nähern sich Greenberg und seine Forschungsgruppe an über die Untersuchung der Prozessvariablen

a) »emotionale Aktivierung«,
b) »Erfahrungstiefe« und
c) »Bewusstheit der eigenen Gefühle« (»awareness«),

die die Autoren in den meisten Untersuchungen in den Sitzungen erheben.

Diese Prozessvariablen werden mit den so genannten »Outcome«-Variablen zur Konfliktlösung, zum Erreichen therapeutischer Ziele und zur Symptomveränderung in Beziehung gesetzt. In der Mehrzahl dieser Arbeiten werden gestalttherapeutische Interventionsformen auf den Prozess- und Outcome-Variablen verglichen mit empathischem Spiegeln, kognitivem Problemlösen und emotionalem Fokussieren. In ersten Arbeiten dieses Forschungsprogramms finden sich zunächst keine oder nur schwache Zusammenhänge zwischen Prozessvariablen (wie z. B. der Erfahrungstiefe oder der Stärke des emotionalen Spannungsaufbaus in einer Sitzung) und Variablen des Therapieergebnisses wie der Lösung eines Konflikts des Klienten (Greenberg & Clarke, 1979; Greenberg & Higgins, 1981). Greenberg geht ursprünglich von der These aus, je stärker der Klient seinen Emotionen und Konflikten Ausdruck verleihen könne, desto eher könne es zu einer Aufweichung des innerpsychischen Konfliktgeschehens und der äußeren Problemsituation kommen. Zwar führen in der gesamten Untersuchungsserie gestalttherapeutische Stuhl-Dialoge zu einer größeren Erfahrungstiefe und stärkerem emotionalen Ausdruck als klientenzentriertes und kognitiv-behaviorales Vorgehen, indessen sind die Einflussgrößen komplizierter als ursprünglich angenommen.

Die Stärke des Ausdrucks der Polarisierung des Konfliktgeschehens bzw. die beteiligten Gefühlsqualitäten stellen nur zwei Prädiktoren für die Vorhersage der Konfliktlösung dar. Wichtig ist, wie hier im Folgenden ausgeführt wird, dass der Patient über die Auseinandersetzung mit den konfligierenden Teilen seines Selbst auch einen Zugang findet zu seinen eigentlichen, häufig verschütteten Bedürfnissen und Wünschen. Zusammengenommen sind Spannungsaufbau, begleitender Gefühlsausdruck und Zugang zu den zugrunde liegenden Gefühlen und Bedürfnissen prognostisch wichtig für die Aufweichung eines innerpsychischen Konfliktes, sowie der äußeren resultierenden Problemsituation.

Dieser Ansatz ist inzwischen auch in mehreren klinischen Studien verfolgt worden, die zeigen, dass gestalttherapeutische dialogische Interventionen, integriert in einen klientenzentrierten Ansatz, mit größerer Effektivität zu einer Reduktion klinischer Symptome führen als klientenzentrierte Therapie, bzw. sich beim Vergleich mit kognitiv-behavioraler Therapie (CBT) keine Unterschiede nachweisen lassen.

▪ Tabelle 11.1 zeigt eine Übersicht aus Daten zum Zusammenhang von Therapieprozess und -ergebnis aus dem Forschungsprogramm an der kanadischen York-Universität. Diese stammen aus einer eigenen Analyse (Strümpfel, in Vorbereitung), in der verschiedene Studien zu Prozess- und Therapieergebnis verglichen werden. In dieser ▪ Tabelle 11.1 finden sich 11 Prozess-Outcome-Studien der Forschungsgruppe um Leslie Greenberg, zeilenweise chronologisch geordnet, mit den Quellenverweisen in der linken Spalte.

Im linken Block der ▪ Tabelle 11.1 finden sich Vergleiche von gestalttherapeutischen Stuhl-Dialogen mit empathischem Spiegeln der Gesprächspsychotherapie, im mittleren werden Stuhl-Dialoge mit emotionalem Fokussieren nach Gendlin verglichen. Im rechten Block werden gestalttherapeutische Stuhl-Dialoge kontrastiert, die zu erfolgreichen Konfliktlösungen geführt haben mit solchen, die keine erfolgreiche Konfliktlösungen erreichten. Die wichtigsten Prozessvariablen sind jeweils unter dem Vergleichstyp (empathisches Spiegeln, emotionales Fokussieren bzw. beim Vergleich erfolgreicher versus erfolgloser Dialoge) in 3 weiteren Spalten aufgeführt. Diese Prozessvariablen lauten: Awareness (Bewusstheit der eigenen Gefühle), emotionale Aktivierung und Tiefe der gemachten Erfahrung. Emotionale Aktivierung wird in der Regel über ein Rating-Verfahren ermittelt, in dem kleinste Segmente aus Aufzeichnungen einer Therapiesitzung analysiert werden. Diese Äußerungen werden nach dem emotionalen Gehalt geratet, also danach, wie

Tabelle 11.1. Vergleich gestalttherapeutischer Stuhl-Dialoge auf Variablen zum Therapieprozess und -ergebnis

Studie	Empathisches Spiegeln			Emotionales Fokussieren			Vergleich erfolglose/-reiche Stuhl-Dialoge			Beziehung zum Therapieergebnis
	Awareness	Emotionale Aktivierung	Erfahrungstiefe	Awareness	Emotionale Aktivierung	Erfahrungstiefe	Awareness	Emotionale Aktivierung	Erfahrungstiefe	
Greenberg & Clarke, 1979	+		+							○
Greenberg & Higgins, 1981				○		+				○
Greenberg & Dompierre, 1981	+		+							+
Greenberg & Rice, 1981	+	○	+							
Greenberg & Webster, 1982								+	+	+
Greenberg, 1983								+	+	+
Clarke & Greenberg, 1986										+
Greenberg, 1992								+	+	+
Paivio & Greenberg, 1995										+
Greenberg & Foerster, 1996								+	+	+
Watson & Greenberg, 1996	+	+	+						+	+

hoch die emotionale Ladung in der Stimmqualität ist. Auf diese Weise erhält man ein Bild davon, wie stark in einer Sitzung die emotionale Aktivierung zu einem bestimmten Zeitpunkt bzw. bei einer bestimmten Äußerung war. Die Bewusstheit der Gefühle und die Erfahrungstiefe werden über eine Reihe von Fragen von den Klienten oder auch von den Therapeuten ermittelt, je nach Design der jeweiligen Untersuchung.

Ein »Plus« in der Spalten-Zeilen-Kombination signalisiert eine signifikante Überlegenheit der gestalttherapeutischen Intervention gegenüber den 2 Vergleichsinterventionen. Ein »Minus« würde dann stehen, wenn sich auf den Prozessdaten statistisch abgesichert eine Unterlegenheit der gestalttherapeutischen Intervention fände. Jeder Studie hat sich auf bestimmte Vergleiche beschränkt, dadurch ergeben sich die unbesetzten Felder. Es lässt sich erkennen, dass keiner der Vergleiche auf den Prozessvariablen Awareness, Gefühlsaktivierung und Erfahrungstiefe zu einer Unterlegenheit der Gestalttherapie geführt hat. Leere Zelle heißt, es liegen keine Untersuchungsdaten in der entsprechenden Untersuchung vor. Ein »o« bedeutet: Es gab keinen signifikanten Unterschied.

11.4 Zusammenfassung der Prozessforschung an der York-Universität

In allen Untersuchungen der York-Universität, in denen Vergleiche auf Prozessvariablen durchgeführt wurden, zeigt sich für die gestalttherapeutischen Zwei-Stuhl-Dialoge (damit ist eine typisch gestalttherapeutische Interventionsstrategie gemeint, wenn sich zwei Apekte des Selbst eines Patienten konflikthaft im Widerspruch befinden. Im Zwei-Stuhl-Dialog werden zunächst die beiden Selbstaspekte identifiziert und auf zwei Stühlen repräsentiert. Im Rollenspiel übernimmt der Patient die Darstellung beider Seiten, die dann in einen Dialog eintreten; ► s. Kap. 6, Abschn. 6.2.9) eine höhere Awareness, emotionale Aktivierung und eine größere Erfahrungstiefe im Vergleich mit empathischem Spiegeln, sowie eine größere Erfahrungstiefe im Vergleich mit emotionalem Fokussieren.

Eine der zentralen Fragen im Forschungsprogramm an der York-Universität besteht darin, was es für den Therapieverlauf und den Erfolg der Behandlung impliziert, wenn eine höhere emotionale Aktivierung, Erfahrungstiefe und Awareness in der Sitzung auftreten; also was dies z. B. für die Lösung von Konflikten der Patienten bedeutet. Erste Hinweise findet sich im Vergleich im 3. Block von ◘ Tabelle 11.1: Hier zeigt sich in 4 bzw. 5 Untersuchungen eine größere emotionale Aktivierung bzw. Erfahrungstiefe in den gestalttherapeutischen Dialogen, die außerhalb der Therapie zu einer erfolgreichen Konfliktlösung geführt haben.

In der letzten Spalte ganz rechts ist abgetragen, wie die untersuchten Prozessvariablen mit dem Behandlungserfolg zusammenhängen. Hier zeigt ein »Plus«, dass ein statistisch bedeutsamer Zusammenhang zwischen Prozessvariablen und einem im weitesten Sinne positiven Ergebnis (wozu z. B. auch ein gelöster Konflikt gehören könnte) besteht. Der Nachweis, dass eine erhöhte emotionale Aktivierung etwas zu tun haben könnte mit einem positiven Therapieverlauf, d. h. einem gelösten Konflikt oder der Verminderung von Symptomen, gelingt den Autoren in den ersten Untersuchungen (Greenberg & Clarke, 1979; Greenberg & Higgins, 1981) noch nicht.

Die Probleme bei einem Nachweis von Zusammenhängen sind sicher zum Teil in Operationalisierungsproblemen begründet, also z. B. in der Schwierigkeit zu erfassen, was überhaupt unter »Konfliktlösung« zu verstehen ist. Im einfachen Fall stellt sich die Frage, ob eine Konfliktlösung äußerlich sichtbar sein muss. Dies kann gar nicht immer der Fall sein, da Konfliktlösung auch ohne äußere Änderung im Patienten selbst geschehen kann, z. B. wenn der Patient zu einer inneren Aussöhnung gelangt. Konfliktlösung kann also nur in einer Aussöhnung mit sich selbst bestehen, z. B. indem der Patient zur Integration von abgespaltenen Anteilen gelangt (beispielsweise den konflikthaft besetzten Vater in sich selbst erkennt). Ein solcher Prozess kann gelingen, ohne dass sich in der »äußeren Welt«, beispielsweise am Verhältnis zu den Eltern, zum Chef, zu signifikanten Personen oder einer anderen Situation im Leben des Patienten etwas ändern muss. Diesem Umstand, dass Konfliktlösung äußere und innere Momente umfasst, kann man wissenschaftlich durch genügend differenzierte Methoden gerecht werden. Ein weiteres Hauptproblem besteht darin, dass emotionale Aktivierung sinnvollerweise kein unidimensionales Konstrukt ist, sondern dass das, was beim Patienten passiert, eine weitaus komplexere Modellbildung erfordert. In ihrem Forschungsprogramm haben die Autoren mithilfe einer Methode, die sie »Aufgabenanalyse« genannt haben, eine zirkuläre Verfeinerung von Modellen auf der einen Seite und Datenerhebung auf der anderen Seite erreicht, bis sie zu einem Modell kommen, das 4 Komponenten umfasst:

1. Polarisierung:

Im Modell des gestalttherapeutischen Zwei-Stuhl-Dialogs kommt es zunächst zu einer Polarisierung. Die beiden Seiten werden also zunehmend harsch (Top-Dog[1]) bzw. unterwürfig oder depressiv (Under-Dog).

Typisch gestalttherapeutisch geht es im Falle der neurotischen Konfliktstörung darum, in den Konflikt hineinzugehen, statt ihn zu vermeiden. Der Konflikt wird voll entfaltet, es kommt zu einem Aufbau der oppositionellen Seiten, verbunden jeweils mit einer emotionalen Aktivierung.

2. Gefühlsausdruck:

Die Stärke des Gefühlsausdrucks auf beiden Seiten gehört ebenfalls zu prognostischen Kriterien, die als Prädiktoren dienen für eine komplexe Vorstellung, was für die erfolgreiche Konfliktlösung nötig ist.

Ein klarer und eindeutiger Gefühlsausdruck auf beiden Seiten des Konflikts im Verlauf der Sitzung erweist sich als ein relevanter Faktor für die in einem späteren Stadium erfolgende Auflösung des Konflikts.

3. Repräsentation des jeweils anderen Teils im Stuhl-Dialog (Konfluenz):

In den 80er-Jahren gelingt es, durch eine zunehmende Differenzierung des Modells zu besseren Vorhersagen zu kommen. Das Modell bezieht jetzt das, was in den späteren Phasen der Konfliktlösung geschieht, für die Prognose mit ein. Hierzu zählt ein im späteren Dialogverlauf sich idealtypischerweise einstellendes Verständnis für den anderen Teil des Dialogs. Ausgehend von dem typischen Beispiel, dass zwei oppositionelle Teile des Selbst, wie Top- und Under-Dog, im Widerstreit stehen, können Top- oder Under-Dog im Dialogverlauf Erinnerungen kommen, die ein Verständnis ermöglichen für den jeweils anderen Selbstanteil. Ob es zu einem wechselseitigen Verständnis der beiden Selbstanteile kommt, stellt dabei einen weiteren Prädiktor für eine erfolgreiche Konfliktlösung dar.

Hilfreich für die Konfliktlösung ist in einem weiteren Stadium innerhalb der Sitzung eine Auflösung der oppositionellen Spannung, die von einer gegenseitigen Repräsentation und einem gegenseitigen Verständnis der oppositionellen Seiten des Selbst abgelöst wird.

4. Zugang zu zugrunde liegenden (primären) Gefühlen:

Der 4. und letzte Prädiktor liegt in dem Zugang zu den zugrunde liegenden Gefühlen und Bedürfnissen der beiden Seiten. In ihrer Emotionstheorie verweisen die Autoren der Greenberg-Gruppe auf eine Differenzierung zwischen primären und sekundären Emotionen (s. unten). Im Sinne der Emotionstheorie heißt dies, dass sich an der Oberfläche andere Emotionen finden, als das eigentlich zugrunde liegende Gefühl oder Bedürf-

---

[1] Greenberg (1992) entwickelte ein Modell für den Zwei-Stuhl-Dialog, in dem verschiedene Stadien der Konfliktlösung identifiziert wurden. Diese Stadien referieren auf einen Dialog zwischen zwei Seiten des Selbst, die nach gestalttherapeutischen Konzepten als »Top-Dog« und »Under-Dog« identifiziert werden. Der »Top-Dog« bezieht sich auf Introjekte, die der Klient projiziert als Teil seines Selbst. Dieser Teil des Selbst wird charakterisiert als strikt, kritisch, unflexibel und leistungsorientiert, während der »Under-Dog« die Seite des Selbst repräsentiert, die sanfter und nachgiebiger auf der Seite der Wunscherfüllung steht. Hier weicht Greenbergs Kategorisierung ab von den ursprünglichen Vorstellungen von Perls et al. (1951), die Top-Dog und Under-Dog als zwei zusammengehörige Prinzipien verstanden, in denen der Top-Dog zwar die Leistungsseite verkörperte, der Under-Dog indessen den gleichzeitig vorhandenen »inneren Boykotteur« repräsentiert.

nis: Der Patient wehrt zunächst seine eigentlichen Wünsche, z. B. nach Annäherung, ab und projiziert Feindseligkeit aus der eigenen Angst vor Ablehnung heraus. Wird der eigentliche Wunsch (z. B. nach Annäherung) oder das zugrunde liegende Gefühl in der Sitzung bewusst und formulierbar, stellt dies einen weiteren Prädiktor für erfolgreiche Konfliktlösung dar.

In der Auseinandersetzung findet letztlich eine Kontaktaufnahme und darüber eine Auflösung des Konflikthaften statt, indem der Patient im Verlauf der Sitzung einen Zugang zu den verschütteten »primären« Gefühlen und Bedürfnissen findet.

11.5 Zusammenfassung der Befunde zur Modellentwicklung der York-Universität

In dem Vorhersagemodell für erfolgreiche Konfliktlösung haben wir es mit einem idealtypischen Verlaufsmodell zu tun. Ein Ziel der Forschung liegt dabei in der Modellierung statistisch abgesicherter Vorhersagen für erfolgreiche Konfliktlösung. Mit den komplexeren Modellen ist es möglich, solche Vorhersagen zu treffen. In ◘ Tabelle 11.1 lässt sich dies daran ersehen, dass es ab einem bestimmten Stand des Forschungsprogramms möglich war, Konfliktlösung und Therapieerfolg auf der Basis der Prozessdaten mit einer statistischen Wahrscheinlichkeit vorherzusagen. Kritiker dieses Ansatzes sehen darin eigentlich eine grundsätzliche Verletzung der gestalttherapeutischen Haltung, die ja den so genannten mittleren Modus (»middle-mode«) einschließt (unter »mittlerer Modus« wird in der Gestalttherapie eine therapeutische Haltung verstanden, die in der Mitte zwischen aktiv, absichtsvoll-willentlich und zielgerichtet und passiv, spontan/unwillkürlich und ungerichtet liegt) – etwa die Gefahr einer Fixierung darauf, dass Dialoge erfolgreich verlaufen müssen.

> Erfolgreiche Lösung eines neurotischen Konflikts lässt sich aus dem Sitzungsgeschehen voraussagen über die Prozessvariablen:
> 1. Aufbau der oppositionellen Spannung,
> 2. emotionale Aktivierung der konfligierenden Teile des Selbst,
> 3. wechselseitige Repräsentation des anderen Selbstanteils,
> 4. Zugang zu den zugrunde liegenden (primären) Gefühlen und Bedürfnissen.
>
> Die emotionale und kognitive Entfaltung der konflikthaften Selbstanteile in der Sitzung fördert den Patient im Zugang zu seinen primären Gefühlen und Bedürfnissen und darüber in seinem psychischen Heilungsprozess.

11.6 Weitere ausgewählte Ergebnisse der Prozessforschung

Der holistische Charakter der Beziehung zwischen Therapeut und Klient, wie Gestalttherapeuten ihn anstreben, beinhaltet, dass auch der Therapeut seine Impulse und Gefühle in die therapeutische Situation einbringt. Ein zentrales Interesse der Psychotherapieforscher richtet sich dementsprechend auf die Frage nach dem heilenden Potenzial des Dialogs. Dieses Interesse hat zu einer beträchtlichen Anzahl von Studien zu Mikroprozessen in der psychotherapeutischen Behandlung geführt, wobei die Mehrzahl der Arbeiten den therapeutischen Dialog in das Zentrum stellt.

Im Folgenden werden einige ausgewählte Ergebnisse der Prozessforschung zu den experientiellen Therapien, zu deren Vorfahren die Gestalttherapie zählt, vorgestellt. In ◘ Tabelle 11.2 finden sich 31 der oben genannten 60 Studien, die Prozessdaten enthalten, wobei eine Reihe von Studien beide Aspekte – Prozessdaten und Therapieeffekte – untersucht, und in wenigen Studien wer-

Tabelle 11.2. Prozessstudien zur Gestalttherapie

Autoren	Beschreibung der Stichproben/ Diagnosen	Untersuchte Interventionen/ Gruppen	Kontrollgruppe (+=ja/–=nein), V=Vergleichs-studie	Gesamtzahl (N), davon gestalt-therapeutisch (n)	Setting: Einzel (E) Gruppe (G)	Untersuchte Inhalte/Behand-lungseinheiten
Adesso et al. (1974)	Studenten	GST vs. Diskussionsgruppe	+	N=36; n=18	G	pos. vs. neg. Äußerungen, In-Sitzung
Angus et al. (1989)	Klienten aus freier Praxis	Metaphern	–	N=4; n=1	E	Beziehungsmetaphern in je einer Sitzung
Barrilleaux et al. (1976)	Studenten	GST vs. Encounter-gruppe	V	N=26; n=16	G	Erfahrungstiefe, Emotionale Reaktion in 8 Sitzungen
Beutler et al. (1991a, b; 1993)	Depression	kogn. VT vs. manualisierte GST	V	N=63; n=22	G	Symptome, Beziehung etc. in 20 Sitz.
Boulet et al. (1992)	o. A. der Störung	458 Klienten-äußerungen	–	n=4; n=1	E	wichtige Therapiemomente
Boulet et al. (1993)	o. A. der Störung	210 Klienten-äußerungen	–	N=n=2	E	wichtige Therapiemomente; 2 Sitz. Perls
Brunink et al. (1979)	Therapeuten	Gestalttherapeuten vs. PA	V	N=n=18	–	Inhaltsanalyse nach div. Aspekten
Clance et al. (1994)	Studenten	GST vs. Diskussions-gruppe	+	N=30; n=15	G	Körper- und Selbstwahrnehmung in Gestalt-Awareness-Training
Clarke & Greenberg (1986)	Entscheidungs-konflikte	Problemlösen vs. 2-Stuhl-Meth.	V	N=46; n=16	G, E	Entscheidungsfindung nach 2 Sitzungen

Tabelle 11.2 (Fortsetzung)

Autoren	Beschreibung der Stichproben/ Diagnosen	Untersuchte Interventionen/ Gruppen	Kontrollgruppe (+=ja/–=nein), V=Vergleichs-studie	Gesamtzahl (N), davon gestalt-therapeutisch (n)	Setting: Einzel (E) Gruppe (G)	Untersuchte Inhalte/Behand-lungseinheiten
Conoley et al. (1983)	Studentinnen	kogn. VT vs. Leerer-Stuhl-Meth.	V	N=61	E	Ärgerverminderung nach Intervention
Cross et al. (1980, 1982)	psychiatrische Patienten	GST + TA vs. Breit-spektrum-VT	V	N=42; n=15	E	div. Aspekte, 3 Sitzungen
Greenberg & Clarke (1979)	Studenten	2-Stuhl-Meth. vs. empath. Spiegeln	V	N=n=16	E	Erfahrungstiefe, Awareness, Ziele; 1 Sitz.
Greenberg et al. (1981)	Praxen und Beratung	2-Stuhl-Meth. vs. Focusing/Spiegeln	V	N=n=16	E	Erfahrungstiefe, Befindlichkeit u.a.; 1 Sitz.
Greenberg & Foerster (1996)	unbewältigte Probleme	2-Stuhl-Meth./ Ex-post-Gruppen	V	N=n=20	E	Problemlöseerfolg, »task analysis« u.a.
Greenberg & Higgins (1981)	Studenten	2-Stuhl-Meth. vs. Focusing/Spiegeln	V	N=42; n=14	E	Erfahrungstiefe, Befindlichkeit u.a.; 1 Sitz.
Greenberg & Rice (1981)	Studenten	2-Stuhl-Meth. + GT	V	N=n=3	E	Erfahrungstiefe, Awareness u.a; 3 Sitz.
Greenberg & Webster (1982)	Entscheidungs-konflikte	2-Stuhl-Methode	–	N=31	E	Div. Prozess- und Outcome-Maße; 6 Sitz.
Greenberg (1980)	»Spaltungen« (splits)	2-Stuhl-Methode	–	N=n=3	E	Erfahrungstiefe, emot. Beteiligung; 9 Sitz.

Tabelle 11.2 (Fortsetzung)

Autoren	Beschreibung der Stichproben/ Diagnosen	Untersuchte Interventionen/ Gruppen	Kontrollgruppe (+=ja/−=nein), V=Vergleichsstudie	Gesamtzahl (N), davon gestalttherapeutisch (n)	Setting: Einzel (E) Gruppe (G)	Untersuchte Inhalte/Behandlungseinheiten
Greenberg (1983)	Praxen u. Uni-Beratung	2-Stuhl-Meth./ Ex-post-Gruppen	V	N=28	E	Problemlöseerfolg, div. Aspekte
Greenberg (1992)	Entscheidungskonflikte	2-Stuhl-Meth./ Ex-post-Gruppen	V	N=n=18	E	Problemlösungserfolg, »task analysis«
Hill et al. (1989)	rheumatische Arthritis	Manualisierte GST	–	N=n=6	E	Div. Prozzess- u. Outcome-Maße; 10 Sitz.
Kimball et al. (1974)	Studenten	GST-Marathon	+	N=28	G	Ich-Stärke, Selbstverwirklichung; 18 h-Marathon
Lesonsky et al. (1986)	Paare	Gespräch vs. Projektionsübung	+	N=20 Paare	Paare	Paarkommunikation; 1 Sitzung
Mahrer et al. (1984)	verschiedene Diagnosen	VT-, GT- u. GST-Therapeuten	V	N=6; n=2	E	Mikrostrategien in je 8 Sitzungen
Mahrer et al. (1986)	o. A. der Störung	GST vs. diverse andere Verfahren	V	N=6; n=1	E	Mikrostrategien in je 6 Sitzungen
Mahrer et al. (1991)	o. A. der Störung	«client change events«	–	N=1	E	wichtige Therapiemomente; 2 Sitz. Perls
Mahrer et al. (1992)	o. A. der Störung	«signifikante Therapiemomente«	–	N=5	E	Inhaltsanalyse v. Interventionen, je 6 Sitz.
Mecheril et al. (1992)	o. A. der Störung	GST vs. diverse andere Verfahren	V	40 Sitzungen	E	Therapieausschnitte, Th.-Interviews

Tabelle 11.2 (Fortsetzung)

Autoren	Beschreibung der Stichproben/ Diagnosen	Untersuchte Interventionen/ Gruppen	Kontrollgruppe (+=ja/–=nein), V=Vergleichsstudie	Gesamtzahl (N), davon gestalttherapeutisch (n)	Setting: Einzel (E) Gruppe (G)	Untersuchte Inhalte/Behandlungseinheiten
Paivio & Greenberg (1995)	unerledigte Gefühle	Leerer-Stuhl-Methode	+	N=34; n=17	G	Div. Prozess- u. Outcome-Maße; 12 Sitz.
Teschke (1996)	versch. Diagnosen	GST		N=n=5	E	wichtige Momente; verschiedene Methoden; 44 Sitzungen
Viney (1994)	o. A. der Störung	GST vs. diverse andere Verfahren	V	N=8; n=2	E	log-lineare Analyse div. Variablen; 10 Sitz.
Watson et al. (1996); Greenberg et al. (1998 a, b)	Depression	GT vs. GT + GST	V	N=36	E	Div. Prozess- u. Outcome-Maße; 16–20 Sitzungen

GST Gestalttherapie, **TA** Transaktionsanalyse, **GT** Gesprächstherapie, **PA** Psychoanalyse, **VT** Verhaltenstherapie.

…e miteinander in Bezie- …rte Abschlussarbeiten …hier nicht eingeschlos-

…schungsgruppen haben sich mit …beschäftigt, wodurch in der Therapie- …g eigentlich emotionale Verdichtungen, …ichtige Therapiemomente oder auch existenzielle Momente entstehen, die u. U. so gravierend für den Patienten sind, dass sie einen Wendepunkt in der therapeutischen Beziehung darstellen, an den sich Klienten manchmal noch Jahre später erinnern können. Solche wichtigen Momente können zu einem entscheidenden Veränderungspunkt im Vertrauen zwischen Therapeut und Patient werden, etwa im Sinne eines Durchbruchs von Vertrauen, wichtigen Einsichten die resultieren etc.

Viele Studien der Mikro-Prozessforschung zur Gestalttherapie konzentrieren sich deshalb v.a. auf Prozessbeschreibungen von erlebnisaktivierenden gestalttherapeutischen Dialogen. Insbesondere Mahrer (Mahrer et al., 1984, 1986, 1991, 1992) und Boulet (Boulet et al., 1992, 1993), in gewissem Umfang auch andere Autoren (Viney, 1994; Lesonsky et al., 1986; Brunink et al., 1979; Mecheril et al., 1992; Kemmler et al., 1991) haben »wichtige Momente« im therapeutischen Dialog beschrieben. Hier soll eine knappe Auswahl der Befunde wiedergegeben werden. Über die Methode, einzelne therapeutische Statements zu kategorisieren und zu clustern, werden in diesen Arbeiten meist Momente von intensivem emotionalem Ausdruck identifiziert. Verschiedene Autorengruppen haben hierzu eigene Kategoriensysteme entwickelt und erprobt (Mahrer et al., 1984, 1986, 1991, 1992; Boulet et al., 1992, 1993)[2].

Die Forschergruppe um Mahrer (Mahrer et al., 1984, 1986, 1991, 1992) arbeitet v.a. zwei Momente heraus, die einen besonderen Stellenwert in den prozess-erfahrungsorientierten Therapien haben. Mahrer verfolgt in seinen Analysen von dialogischen Sequenzen die Identifizierung von therapeutischen Mustern, die er »Mikrostrategien« nennt (z. B. Mahrer et al., 1984, 1986). Im weiteren Verlauf seiner Forschungsentwicklung geht es Mahrer darum, die Bedeutung von spezifischen Mikrostrategien für Sitzungsphasen mit erhöhtem Gefühlsausdruck (»client change events«, Mahrer et al., 1991) und signifikanten Therapiemomenten (Mahrer et al., 1992) zu untersuchen. Für die untersuchten gestalttherapeutischen Sequenzen kann Mahrer zwei Varianten von Mikrostrategien identifizieren, die zu Veränderungen im Sinne einer intensivierten emotionalen Spannung beim Klienten in der Therapie führten. Beide lassen sich unmittelbar zurückführen auf die Gestalttherapie und zeigen ihre Rolle als Vorreiterin unter den prozess-erfahrungsorientierten Verfahren:

11.6.1 Fokuswechsel Vordergrund – Hintergrund

Typisch für die Gestalttherapie im Stil von Fritz Perls ist der Wechsel von dem, was im Vordergrund steht, z. B. dem Inhalt des Gesprächs, dem Thema oder Problem, das der Patient mitbringt, zum Hintergrund, z. B. dem Ausdrucksverhalten des Patienten. Dieser Fokuswechsel leitet häufig emotional wichtige Therapiemomente ein, wie Mahrer et al. (1984, 1986, 1991, 1992) belegen.

Der für den gestalttherapeutischen Stil von Fritz Perls typische Fokuswechsel vom Vordergrund zum Hintergrund steht häufig im Vorfeld von emotionalen Verdichtungen in der Sitzung.

[2] Im Kontext einer Forschung zu gestalttherapeutischen Dialogen wurden weitere Kategoriensysteme z. B. zur Erfassung von Paarkommunikation (Lesonsky et al., 1986), zur positiven/negativen Selbstbewertung (Adesso et al., 1974), zur Körper- und Selbstwahrnehmung (Clance et al., 1994) und zum emotionalen Gehalt von Klienten- und Therapeutenäußerungen (Mecheril et al., 1992, Viney, 1994) sowie zum therapeutischen Stil (Brunink et al., 1979) entwickelt.

11.6.2 Emotionaler Ausdruck

Ein zweiter Interventionstyp besteht darin, dass der Therapeut die Gefühlsebene des Patienten direkt anspricht. Beispielsweise fragt der Therapeut »Was fühlen Sie gerade?« oder noch allgemeiner »Was geht gerade in Ihnen vor?«. Dabei kann die direkte Ansprache der Gefühlsebene bei genügend großer Vorsicht auch die Brücke zu abgespaltenen Gefühlen darstellen (Mahrer et al., 1984, 1986, 1991, 1992; Boulet et al., 1992, 1993).

Häufig ist direkte Ansprache der Gefühlsebene durch den Therapeuten die Brücke, die dem Patienten ermöglicht, Zugang zu seinen bereits in Ansätzen vorhandenen Gefühlen zu bekommen und diesen Ausdruck zu verschaffen.

Wenn in der Therapie Gefühle auftauchen, können sich überraschende und unmittelbare Einsichten herstellen. Einer der wichtigsten Prozesse in der Gestalttherapie ist, dass der Klient seine eigenen Emotionen akzeptiert und beginnt, Verantwortung für sie zu übernehmen, statt sie zu verleugnen, zu unterdrücken oder zu projizieren. F. Perls (1947) beleuchtete als Erster die Bedeutung der Emotionen in seiner Diskussion von Aggression, die gegen das Selbst gewendet wird, als einen Indikator eines pathologischen Prozesses. Brothers (1986) gibt ein Forschungsbeispiel dazu, wie bestimmte Aspekte des Ausdrucks von Aggression Bestandteil einer gesunden Entwicklung sein können.

! Die meisten Gestalttherapeuten evaluieren heute den Ausdruck von reiner Aggression zwar als kathartisch, aber weniger kurativ als ursprünglich angenommen, was sich auch in drei Forschungsarbeiten zeigt (Rosner, 1996; Conoley et al., 1983; Beutler et al., 1984).

Der Ausdruck von Ärger und Wut ist speziell beim Durcharbeiten von traumatisierenden Erlebnissen therapeutisch wichtig, insbesondere wenn sich die aggressiven Gefühle mit innerem Schmerz und Trauer mischen. In der Terminologie der Gestalttherapie bedeutet dies, dass »Emotionen ihre eigene unabhängige Gestalt erreichen sollen«. Dies bedeutet, dass beides, Wut und Trauer, zu einem unabhängigen und vollen Ausdruck finden, um den Heilungsprozess zu erleichtern. Greenberg und Kollegen (Greenberg & Paivio, 1997; Goldman & Greenberg, 1997) weisen nach, wie der Ausdruck von solch primären Emotionen mit dem Anerkennen und Ausdruck von unterdrückten Bedürfnissen verbunden ist. Ausdruck von primären Emotionen und neu eröffneter Zugang zu verschütteten oder unterdrückten Bedürfnissen ermöglicht entweder zu verzeihen oder erleichtert andere Unterstützungsfunktionen insbesondere in der Bearbeitung von Traumata. In ähnlicher Weise beschreiben Mulder et al. (1994), dass der Ausdruck von Emotionen entscheidend sein kann für die Bewältigung der Belastungs- und Anpassungsstörung bei Patienten mit terminalen Erkrankungen wie HIV und Aids. Viola und McCarthy (1994) integrieren die gestalttherapeutische Methode der Dramatisierung zusammen mit anderen Interventionen erfolgreich in ein therapeutisches Programm zur Behandlung von traumatisierten Soldaten des Vietnam- und Golfkriegs. Butollo et al. (1998) dokumentieren ihre Arbeit mit Kriegstraumatisierten im Kriegsgebiet des ehemaligen Jugoslawien und gelangen auf dem Hintergrund von D. Sterns (1971, 1979, 1983, 1985, 1989, 1992) Forschungsarbeiten zu einer Modellbildung der Folgen für die Entwicklung von Kindern kriegstraumatisierter Eltern. Auf der Basis einer Reformulierung der gestalttherapeutischen Selbst/Kontaktzyklustheorie begreifen die Autoren die Kontaktstörung zwischen kriegstraumatisierten Eltern und deren Kindern über eine Störung der emotionalen Resonanz, wenn der Kontakt zwischen Eltern und Kind aufgrund der emotionalen Traumatisierung der Eltern durch Nicht-Antworten auf die Kontaktsignale des Kindes unterbrochen wird.

11.6.3 Spontaneität und Authentizität

Die Bedeutung von Spontaneität und A
tät für den therapeutischen Kontaktpr
von dem Prozessanalytiker Teschke (
rausgearbeitet. Teschke unternimmt ei

menologische Analyse von Videoaufzeichnungen aus Langzeittherapien mit dem Ziel, wichtige Wendepunkte im therapeutischen Prozess, die er »existenzielle Momente« nennt, zu identifizieren. Mithilfe einer Inhaltsanalyse werden solche Momente im gesamten therapeutischen Verlauf inhaltlich lokalisiert, um anhand der Ergebnisse zu verfolgen, wann ein qualitativer Wechsel in der Beziehung stattfindet. Dialogische Sequenzen, die »existenzielle Momente« enthalten, werden von Teschke als relativ kurz beschrieben, sie dauern nur etwa eine Minute. Eingeleitet werden sie häufig durch eine überraschende Aktion oder Reaktion vom Therapeuten oder vom Klienten, aus der dann eine starke »Gestalt« (s. oben) entsteht, die im folgenden Verlauf »geschlossen« werden kann. Dabei kann auch der Klient eine solche Situation einleiten. »Existenzielle Momente« identifiziert Teschke als Sequenzen von vollendeten Gestalten, d.h. dass in ihnen ein Bedürfnis befriedigt, eine Frage geklärt, ein »unerledigtes Geschäft« abgeschlossen werden konnte.

Häufig sind es gerade überraschende Interventionen von hoher Authentizität, die emotionale Verdichtungen in der Stunde herbeiführen.

Dabei zeigen die Analysen, dass es nicht nur der Therapeut ist, der den Patienten mit unerwarteten Interventionen überrascht, sondern vielmehr auch der Patient den Therapeuten mit unvermittelter Ehrlichkeit überraschen kann, womit eine Verdichtung im folgenden therapeutischen Geschehen herbeiführt wird.

11

11.6.4 Arbeit mit Träumen, Fantasien und Metaphern

In einer Studie zur Bedeutung von Metaphern in Gestalttherapie und Psychoanalyse spielen Angus et al. (1989) jeweils dem Therapeuten und dem Klienten unabhängig voneinander ausgewählte Aufzeichnungen von Passagen aus gemeinsamen Therapiesitzungen vor, in denen bestimmte Metaphern, z.B. für die Beziehung zwischen Therapeut und Klient, benutzt wurden. Die Tonbandaufzeichnungen dienen dann in den Audiokonfrontationen als Erinnerungshilfe für die Gefühle, Erfahrungen und Einsichten aus den Sitzungen, um diese im Interview genauer beschreiben zu können.

Gerade Metaphern verhelfen den Klienten zu einer größeren Bewusstheit impliziter Gefühle und Überzeugungen im therapeutischen Beziehungsgeschehen und können den Zugang zu verschütteten Kindheitserinnerungen, -fantasien und -gefühlen eröffnen, wie die Autoren zeigen konnten.

Einen inhaltsanalytischen Vergleich zur Arbeit mit dem Traum in der therapeutischen Praxis zwischen psychoanalytischer, gestalttherapeutischer und existenzanalytischer Arbeit legt Grabner (1998) vor. Eine laufende Studie zur gestalttherapeutischen Arbeit mit Träumen wird derzeit an der Universität München im Rahmen von 3 Dissertationen durchgeführt.

Auch von Metaphern kann man annehmen, dass sie einen Blick werfen auf das Geschehen im Hintergrund. Wenn z.B. der Patient die therapeutische Beziehung als »Katz- und Maus«-Spiel bezeichnet, in der ein Therapeut die Rolle der Katze einnimmt, stellt sich z.B. die Frage, was sich hier vom paranoiden Hintergrund des Patienten widerspiegelt. Dabei geben die Prozessstudien erste Belege dafür, dass Metaphern und Träume eine gute Basis für tiefergehende therapeutische Exploration und Durcharbeitung darstellen.

> Die Prozessstudien belegen den therapeutischen Wert der prozessorientierten, erlebensaktivierenden Herangehensweise der Gestalttherapie, wie er sich z.B. im Fokuswechsel auf den Hintergrund, den Körperausdruck oder den begleitenden Emotionen, sowie in der Arbeit mit Träumen und Metaphern findet.

11.7 Effektstärkenvergleich innerhalb der humanistischen Verfahren

Wie in der Metaanalyse von Orlinski, Grawe & Parks (1994) eingangs erwähnt, kommt der Fokussierung auf den Prozess besondere Bedeutung zu. Hier stellt sich die Frage, wie sich einschätzen lässt, in welcher Weise sich Awareness und Prozessfokussierung auf die Effektivität auswirken.

In einer Metaanalyse verglich Elliott (2001) die Ergebnisse von 86 Studien zu verschiedenen humanistischen Verfahren (◘ Tabelle 11.3).

Elliotts Metaanalyse von 86 Studien schließt 31 kontrollierte Studien mit Wartegruppe oder unbehandelter Kontrollgruppe ein sowie 41 Vergleichsstudien (einschließlich 51 Vergleiche mit nicht-humanistischen Therapien), zu verschiedenen humanistischen Therapien. Die Vergleiche werden über ein standardisiertes Maß, der **Effektstärke** (ES), durchgeführt. Entsprechend den für verschiedene Studien verfügbaren Daten werden Ergebnisse unterteilt nach: Vorher-Nachher-Vergleiche, Kontrollgruppenvergleiche und Vergleich verschiedener Therapien aus Vergleichsstudien. Die Probleme und Befunde aus den Vergleichsstudien humanistischer Therapien mit anderen Therapieformen werden im folgenden Abschnitt besprochen. Zeilenweise verglichen werden können in ◘ Tabelle 11.3 die Effektstärken von: (1) klientenzentrierter/supportiver Therapie, einer gesprächstherapeutischen Form, in der ein Therapeut dem Klienten in einem vertiefenden Verständnis folgt und diese zurückspiegelt, (2) supportiv/nondirektiver Gesprächstherapie, die betont, dass der Klient die Führung in der Therapie hat, eine Herangehensweise, die Carl Rogers erstem innovativen therapeutischen Ansatz entspricht, (3) prozess-erfahrungsorientierter Therapie (s. unten), in der ein Therapeut zwischen folgendem und aktiv leitendem Aktivitätsmodus wechselt in Abhängigkeit von den Bedingungen des therapeutischen Geschehens, (4) emotional-

◘ **Tabelle 11.3.** Elliott (2001) – Metaanalyse humanistischer Verfahren

Therapieform	Veränderungs-ES n	Mittelwert	Standardabweichung	Kontrollgruppen-ES n	Mittelwert	Standardabweichung
Klienten-zentriert/supportiv	44	0,97	0,55	13	0,80	0,59
Supportiv-nondirektiv	9	0,94	0,41	3	0,41	0,17
Prozess-erfahrungs-orientiert	14	1,25	0,58	3	0,86	0,49
Emotional-fokussierend/Paare	10	1,59[a]	0,65	7	1,91[a]	0,80
Gestalt	7	1,12	0,78	1	1,05	
Encounter	8	0,70	0,34	7	0,73	0,37
Andere	7	0,97	0,41	2	0,92	0,92
F (df)		2,75* (6,92)			3,72** (6,29)	
e ta²		0,15			0,43	

[a] Signifikant größere Effektstärke (ES) im Vergleich mit allen anderen Behandlungsformen zusammengenommen ($p < 0{,}05$).
$^*p < 0{,}05$; $^{**}p < 0{,}01$.

fokussierender Paartherapie, einer Therapieform für Paare, die in enger Verwandtschaft zur prozess-erfahrungsorientierten Therapie entwickelt wurde, (5) Gestalttherapie, (6) Encounter, einer Selbsterfahrungsform, die in Deutschland so gut wie keinen Niederschlag gefunden hat und (7) einer Restkategorie (»andere«). Paartherapie und Encounter-Gruppen fallen aus der Vergleichbarkeit der verschiedenen Ansätze heraus, da sie den im Einzel-Setting praktizierten (bzw. praktizierbaren) anderen Therapieverfahren nicht entsprechen. Vergleicht man die übrigen therapeutischen Ansätze, wird deutlich, dass die prozess-erfahrungsorientierten Verfahren einschließlich der Gestalttherapie die höchsten Effektstärken aufweisen. Dieser Befund heißt nicht, dass diese Verfahren tatsächlich die effektivsten humanistischen Therapien sind, da die Bedingungen, unter denen die vergleichenden Verfahren untersucht wurden, nicht konstant sind. Auch sind die Anzahl verrechneter Vergleiche in einigen Zellen (insbesondere auch für die Gestalttherapie mit n = 1 unter Kontrollgruppen-ES[3]) sehr klein. Nimmt man die Metaanalyse indessen als hypothesengenerierendes Verfahren, zeichnet sich ab, dass die prozess- und erlebensorientierten Ansätze einschließlich der Gestalttherapie die Gruppe der stärksten humanistischen Verfahren bildet. Eine Hypothese, die sich in Zukunft erhärten könnte.

11

> Insgesamt zeichnet sich nach heutigem Forschungsstand ab, dass die prozess-erfahrungsorientierten Therapieansätze, einschließlich der Gestalttherapie, die Gruppe der effektivsten humanistischen Therapieverfahren bildet.

[3] Kritisch angemerkt werden muss, dass Elliott bei weitem nicht alle kontrollierten, klinischen Studien zur Gestalttherapie erfasst hat.

11.8 Vergleiche humanistischer Therapieformen mit behavioraler Therapie

Die Kontroverse um die Wirksamkeit der verschiedenen Therapieschulen hat sich in den vergangenen Jahren zugespitzt. Viele akademische Psychotherapieforscher und insbesondere kognitiv-behavioral orientierte Therapeuten vertreten die Ansicht, dass humanistische Therapien den kognitiv-behavioralen Therapien in der Effektivität unterlegen sind. Hintergrund dieser Annahme sind die von Grawe, Donati und Bernauer (1994) vorgelegten Daten, mit denen die Autoren die nicht-behaviorale Psychotherapieszene schockiert hatten. Damals waren die Autoren auf der Basis der von ihnen analysierten Therapievergleichsstudien zu dem Schluss gekommen, dass behaviorale Therapien etwa doppelt so wirksam seien wie psychodynamische und humanistische Therapien.

Elliott hatte in verschiedenen Metaanalysen (zuletzt: Elliott, 2001) Studien, die Vergleiche zwischen humanistischen und behavioralen Therapien vornehmen, unter dem Gesichtspunkt reanalysiert, welcher therapeutischen Schule die jeweilige Forschergruppe zugehörte. Dabei zeigte sich, dass die von Grawe et al. (1994) postulierten Effektivitätsunterschied[4] zwischen den verschiedenen Therapieformen sich teilweise nivellieren, dies gilt zumindest für die Vergleiche zwischen CBT (kognitiv-behavioraler Therapie) und humanistischen Therapieformen (■ Tabelle 11.4).

! Der Faktor der Schulen-Zugehörigkeit einer Forschergruppe erweist sich als so durchschlagend, dass, wenn er aus den Therapievergleichsdaten herausgerechnet wird, keine Effektivitätsunterschiede mehr zwischen den Schulen vorhanden sind.

[4] Grawe et al. (1994) hatten den eigentlichen Hauptpool ihrer Daten, der Studien einschloss, die bis zum Jahr 1984 veröffentlicht waren, nie auf Effektivitätsunterschiede zwischen den verschiedenen Therapieschulen hin geprüft. Ihre Schlüsse basierten mit guten Gründen auf einem viel kleineren Pool von Studien, in denen direkte Vergleiche zwischen verschiedenen Therapien durchgeführt wurden.

◘ Tabelle 11.4. Vergleich humanistischer Therapien mit kognitiv-behavioraler Therapie

Vgl. Nr.	Verglichene Therapien	n	M_D	SD_D	t(0)	t(0,4)	Ergebnis
1	Humanistisch vs. nicht-humanistisch	48	0,003	0,62	0,04	–4,40**	äquivalent
2	Humanistisch vs. nicht-CBT	15	0,36	0,60	2,34*	–0,26	besser
3	Humanistisch vs. CBT	33	–0,16	0,58	–1,59	2,41*	äquivalent
4	Klientenzentriert/ nondirektiv-supportive vs. CBT	23	–0,33	0,50	–3,12*	0,69	schlechter
5	Klientenzentriert vs. CBT	13	–0,28	0,51	–1,98+	0,84	unbestimmt
6	Prozess-direktiv vs. CBT	9	0,29	0,56	1,58	–0,58	unbestimmt

M_D mittlere vergleichende Effektstärke (Unterschied zwischen Therapien), **SD_D** Standardabweichung der vergleichenden Effektstärken, **t(0)** gewöhnlicher Gesamtgruppen-t-Wert gegen eine Nichtdifferenz-Nullhypothese, **t(0,4)** Gleichheits-t-Wert gegen eine 0,4fachen Standardabweichungsunterschied als Nullhypothese.

»Ergebnis« bezieht sich auf die Ergebnisinterpretation der vergleichenden Testung: äquivalent = signifikant weniger als das 0,4fache Standardabweichungskriterium, aber nicht signifikant größer als Null; unbestimmt = weder signifikant verschieden noch äquivalent; besser oder schlechter = humanistische Therapie zeigt schlechteres oder besseres Ergebnis (signifikant verschieden von 0, aber nicht signifikant verschieden vom 0,4fachen Standardabweichungskriterium).

CBT = kognitiv-behaviorale Therapie.

+p < 0,01 *p < 0,05 **p < 0,01.

Die zuletzt von Elliott (2001) publizierte Metaanalyse basiert auf 48 Vergleichen, von denen 33 die Effekte humanistischer Therapien mit denen kognitiv-behavioraler Therapie vergleichen. In allen übrigen Bedingungen werden humanistische Therapien gegen eine Sammelkategorie anderer Therapieformen (»psychodynamic, psychoedukational, treatment as usual«) kontrastiert. Die Ergebnisse sind in ◘ Tabelle 11.4 zeilenweise dokumentiert, eine Zeile entspricht jeweils einem Vergleich. Die Kriterien für die verschiedenen Tests auf Un-/Gleichheit finden sich in den Fußnoten der ◘ Tabelle 11.4 und detailliert in Elliott (2001).

In den Vergleichen zeigt sich:

1. Humanistische Therapien sind nicht unterlegen gegenüber nicht-humanistischen.
2. Humanistische Therapien sind besser als alle übrigen nicht-kognitiv-behavioralen Therapieformen.
3. Humanistische und kognitiv-behaviorale Therapien erweisen sich nicht als unterschiedlich effektiv.

Die beiden Schlüsse, dass humanistische Therapien (a) gegenüber nicht-kognitiv-behavioralen Therapien besser abschneiden, während sie (b) mit kognitiv-behavioralen auf einem etwa gleichwertigen Leistungsniveau stehen, kann Elliott statistisch auf dem 1%-Niveau absichern (Vergleichs-Effektstärken: ES = –0,16 vs. 0,36; t = 2,87, p < 0,01). Beide Aussagen lassen sich über verschiedene Einzelvergleiche erhärten. Dabei führt Elliott einen Äquivalenztest durch, über den sich die gleiche Effektivität von humanistischen und kognitiv-behavioralen Therapien gleichermaßen statistisch absichern ließ (Elliott, 2001, S. 67).

Indessen findet sich für den Vergleich von nicht-direktiver klientenzentrierter Therapie mit kognitiv-behavioraler Therapie eine Überlegenheit der kognitiv-behavioralen Therapie (4. Vergleich). Keine statistischen Unterschiede finden sich hingegen bei den Vergleichen zwischen reiner klientenzentrierter Therapie und kognitiv-behavioraler Therapie (5. Vergleich) sowie prozess-direktiven Verfahren (z. B. prozess-erfahrungsorientierte Therapie und Gestalttherapie) und kognitiv-behavioraler Therapie (6. Vergleich in ◘ Tabelle 11.4). Eine Überlegenheit kognitiv-behavioraler Therapie lässt sich aus dieser Analyse also zunächst einzig gegenüber nicht-direktiver klientenzentrierter Therapie bestätigen. Dies entspricht den Befunden von Grawe, Bernauer von Grawe, Bernauer & Donati (1994), deren Datenpool in dem von Elliott (2001) inkludiert ist. Grawe und Mitarbeiter waren daraufhin zu dem Schluss gekommen, dass die kognitiv-behaviorale Therapie »hochsignifikant wirksamer ist als psychoanalytische und Gesprächstherapie« und »die Effektstärken für die kognitiv-behavioralen Verfahren etwa doppelt so hoch sind wie die der dynamisch/humanistischen« Therapien zusammengenommen (Grawe et al., 1994, S. 670).

Zur genaueren Analyse dieser Daten analysierte Elliott die Studien darauf, wer die Studien durchgeführt hat, d. h. welcher therapeutischen Orientierung die Forschergruppen zuzurechnen sind. In den Vergleichen 7–10 der ◘ Tabelle 11.5 finden sich die Ergebnisse dieser Auswertung, in der die Auswirkungen der Zugehörigkeit einer Forschergruppe zu einer therapeutischen Orientierung kontrolliert werden. Im Ergebnis dieser statistischen Analyse heben sich alle Wirksamkeitsunterschiede zwischen den verschieden humanistischen Unterverfahren und kognitiv-behavioraler Therapie auf. Insbesondere die oben beschriebenen Unterschiede zwischen nicht-direktiver klientenzentrierter Therapie und kognitiv-behavioraler Therapie nivellieren sich also, wenn statistisch kontrolliert wird, wer die Studien durchgeführt hat (◘ Tabelle 11.5, Vergleiche 7–10).

> Nach heutigem Forschungsstand erweist sich die Gruppe der humanistischen Therapien insgesamt als gleich wirksam wie die kognitiv-behavioralen Verfahren.

◘ Tabelle 11.5. Vergleich humanistischer Therapien mit kognitiv-behavioraler Therapie

	Vergleich mit Kontrolle der Forscherzugehörigkeit						
7	Humanistisch vs. CBT	33	−0,06	0,46	−0,70	4,26**	äquivalent
8	Klientenzentriert/ nondirektiv-supportive vs. CBT	23	−0,05	0,48	−0,51	3,48**	äquivalent
9	Klientenzentriert vs. CBT	13	−0,09	0,49	−0,67	2,27*	äquivalent
10	Prozess-direktiv vs. CBT	9	−0,04	0,46	−0,23	2,38*	äquivalent

M_D mittlere vergleichende Effektstärke (Unterschied zwischen Therapien), SD_D Standardabweichung der vergleichenden Effektstärken, **t(0)** gewöhnlicher Gesamtgruppen-t-Wert gegen eine Nichtdifferenz-Nullhypothese, **t(0,4)** Gleichheits-t-Wert gegen eine 0,4fachen Standardabweichungsunterschied als Nullhypothese.
»Ergebnis« bezieht sich auf die Ergebnisinterpretation der vergleichenden Testung: äquivalent = signifikant weniger als das 0,4fache Standardabweichungskriterium, aber nicht signifikant größer als Null; unbestimmt = weder signifikant verschieden noch äquivalent; besser oder schlechter = humanistische Therapie zeigt schlechteres oder besseres Ergebnis (signifikant verschieden von 0, aber nicht signifikant verschieden vom 0,4fachen Standardabweichungskriterium).
CBT = kognitiv-behaviorale Therapie.
+p < 0,01 *p < 0,05 **p < 0,01.

11.9 Vergleich behaviorale Therapie und Gestalttherapie

Auf der Basis von Therapievergleichsstudien wurden von Strümpfel (in Vorbereitung) metaanalytische Vergleiche zwischen prozess-erfahrungsorientierter (Gestalt-)Therapie und behavioraler Therapie durchgeführt. Die Datenbasis bilden auf dem heutigen Stand 5 Studien (Cross et al., 1980, 1982; Johnson et al., 1997; Mulder et al., 1994; Beutler et al. 1991, 1993; Watson et al., 2003). In keiner der Studien finden sich in den statistischen Auswertungen signifikante Unterschiede zwischen prozess-erfahrungsorientierter Therapie und behavioraler Therapie außer in der Studie von Watson et al. (2003), in der sich eine stärkere Verbesserung der sozialen Funktionen unter prozess-erfahrungsorientierter Therapie (P/E) findet gegenüber kognitiv-behavioraler Therapie. Für die metaanalytischen Vergleiche werden die Messdaten der Studien gruppiert nach: (a) Symptomskalen, (b) Persönlichkeitsveränderungen (c) Veränderungen im sozialen Bereich und (d) sonstige Skalen. Auch unter dieser Gruppierung nach Skalentypen zeigen sich in keinem Veränderungsbereich statistisch bedeutsame Unterschiede zwischen Gestalt- und kognitiv-behavioraler Therapie. Ausbleibende Unterschiede sind deshalb bemerkenswert, weil die Verhaltenstherapie traditionell eine therapeutische Orientierung auf Veränderungen im Bereich der Symptome der Patienten verfolgt, anders als die Gestalttherapie, die sich als ganzheitliche Therapieorientierung versteht (Strümpfel, in Vorbereitung).

> In den bisher vorliegenden Vergleichsstudien finden sich in keinem Veränderungsbereich statistisch bedeutsame Unterschiede in der Effektivität zwischen Gestalttherapie und kognitiv-behavioraler Therapie. Indessen zeigt sich in einer Studie eine stärkere Verbesserung der sozialen Funktionen unter der prozess-erfahrungsorientierten Therapie gegenüber kognitiv-behavioraler Therapie.

11.10 Wissenschaftliche Weiterentwicklungen in Theorie und Praxis erfahrungsorientierter Therapie

11.10.1 Entwicklung einer integrativen Theorie prozesserfahrungsorientierter Therapie

Auf dem Weg zu einer Theorie des prozesserfahrungsorientierten Ansatzes integrieren Greenberg, Rice & Elliott (1993, 2003; Greenberg & Paivio, 1997; Greenberg, 2000, 2002) Befunde der Psychotherapieforschung, der kognitiven Psychologie, der Neuropsychologie und der Hirnforschung sowie der Emotionsforschung im engeren Sinne. Dabei wird den Emotionen eine zentrale Rolle im therapeutischen Geschehen zugewiesen. Insbesondere betonen die Autoren den handlungsleitenden Charakter der Emotionen. Indessen ist es im Sinne der Autoren nicht allein wichtig für den Heilungsprozess, wenn es dem Klienten gelingt, seine Gefühle zum Ausdruck zu bringen. Beschrieben wird vielmehr ein umfassender und integrativer Prozess, der auch kognitive Aspekte, z.B. die Wiedererinnerung an traumatische Ereignisse, umfasst.

Allgemein wird in der Psychotherapie die Bedeutung von Emotionen zunehmend anerkannt. Theoretisch greifen Greenberg, Rice & Elliott (1993, 2003) in ihrem Ansatz auf die kognitive Psychologie Jean Piagets und den in diesem Ansatz entwickelten Schema-Begriff zurück. Dieser wurde von Greenberg in den emotionalen Bereich übertragen (Greenberg & Paivio, 1997). Hierauf aufbauend entwickeln Greenberg und Paivio (1997) einen theoretischen Rahmen der Emotionen, basierend auf der Bedeutung von dem, was sie »emotionale Schemata« nennen, zusammen mit einer Klassifikation von Emotion. In Einklang mit den Konzepten des Kontaktzyklus werden Schemata definiert als komplexe Konfigurationen von Emotionen, die uns in unseren Handlungen in der Welt leiten. In der Forschung konnte nachgewiesen werden, wie wichtig Emotionen für die Konfliktlösung, wie auch für den Therapieerfolg sind (Watson & Greenberg, 1996).

»Emotionale Schemata« sind nach Greenberg Strukturen, die der persönlichen Entwicklung entstammen, emotionale, kognitive und Verhaltenselemente enthalten und die Bedeutungsbildungen, Erfahrungen und Handlungen leiten.

Analog zum Schema-Begriff von Piaget enthalten emotionale Schemata immer auch Situations- und Handlungsaspekte bis zu konkreten Verhaltensplänen. Emotionale Schemata dienen dazu, die Beziehung zur Umwelt in Form einer Handlungsbereitschaft einzurichten, aufrechtzuerhalten oder zu unterbrechen. Dabei sind sie leitend damit verbunden, wie sich Menschen ihre Bedeutungen, ihre Welt konstruieren: sie sagen uns, was uns wichtig ist; sie sagen uns, was wir brauchen und wünschen, und sie helfen uns dabei herauszufinden, was zu tun ist. Die epistemologische Grundlage von Greenberg, Rice und Elliott (1993, 2003) ist die Vorstellung eines dialektischen Prozesses: Bedeutungen entstehen »**bottom-up**« auf der Basis von unmittelbaren Empfindungen und »**top-down**« kognitiv und konzeptionell in einem wechselseitigen Konstruktionsakt. Damit nehmen die Autoren explizit eine eigenständige erkenntnistheoretische Position ein, die sie mit neuropsychologischen Befunden untermauern.

11

Der aktuelle Stand der Hirnforschung bildet die Ausgangsbasis für den emotionstheoretischen Ansatz der prozess-erfahrungsorientierten Verfahren: angeborene **primäre** Affekte und Verhaltensmuster bilden die Grundlage für die Entwicklung der emotionalen Schemata. **Sekundäre** Affekte entstehen in der Reaktion auf persönliche Erfahrungen.

Aus negativen Erfahrungen bezogen auf den Ausdruck eines bestimmten primären Affekts (z. B. von Wut) entwickelt sich ontogenetisch im emotionalen Schema ein anderer, sekundärer Affekt, z. B. Trauer. Hintergrund für die Entwicklung des sekundären Affekts ist im genannten Beispiel die Angst davor, der Wut Ausdruck zu verleihen. Schemata selbst sind unbewusst. Je nachdem wie glücklich oder unglücklich die menschliche Entwicklung verläuft, sind die Schemata adaptiv, d. h. stellen angemessene und realitätsgerechte, auf die Bedürfnisbefriedigung ausgerichtete Handlungspläne bereit. Andernfalls sind sie maladaptiv, bremsen den Menschen in seinen Handlungsimpulsen, stören und unterbrechen ihn so in seiner Bedeutungskonstruktion und Bedürfnisbefriedigung, z. B. indem Wahrnehmungen ausgeblendet werden.

Anhand ihrer Annahmen zur Bedeutung der Emotionen und dem Konzept der emotionalen Schemata lässt sich exemplarisch in einigen Punkten die Integrations- und Syntheseleistung der Autoren verdeutlichen:

1. Rogers hatte die bedeutungsbildende Funktion der Emotionen betont, während Perls und Goodman den handlungsleitenden Charakter der Emotionen hervorgehoben hatten. In der organismischen Sicht der Gestalttherapie waren emotionale Prozesse immer funktional mit Kontaktprozessen, etwa der Kontaktaufnahme mit der Umwelt, verbunden. Gendlin und Perls hatten gleichermaßen den Begriff der Maladaptivität in der Organismus-Umwelt-Interaktion vor dem Hintergrund gestörter emotionaler Prozesse herausgearbeitet.
2. In ihrer Unterscheidung zwischen primären und sekundären Affekten wurde auf der Basis von neuen Grundlagenbefunden und -konzepten aus Psychologie und Hirnforschung eine theoretische Konstruktion entwickelt. Diese stellt eine empirisch abgeleitete Alternative zu psychoanalytischen Konzepten von Abwehr dar, wie z. B. dem Konzept der Reaktionsbildung.
3. Indessen lassen sich Parallelen finden zur Objektbeziehungstheorie, in der ein Affekt die Verbindung herstellt zwischen Selbst und Objekt.
4. Gleichzeitig weist die Konzeptualisierung, wie Grawe (1998) bemerkt, starke Ähnlichkeit mit solchen der behavioralen Tradition entstammenden auf, insbesondere dem »motivationalen Schema« von Grawe selbst. Wie auch Grawes Motivationsbegriff enthält der Emotionsbegriff von Perls, der in Greenbergs Konzeption der emotionalen Schemata einfließt, ein Element von Handlungsintentionalität. Insofern bleiben Greenberg et al. trotz äußerer Ähnlichkeit mit jüngeren Konzeptionalisierungen der behavioralen Schule den der humanistischen Tradition entstammenden Denkmodellen verbunden.

11.10.2 Entwicklung forschungsbasierter integrativer Therapieverfahren am Beispiel der prozesserfahrungsorientierten Therapie

Aus Gestalttherapie und klientenzentrierter Therapie integriert der hier vorgestellte Therapie-Ansatz eine Orientierung auf Erfahrung und Prozess, die Basishaltung von klientenzentrierter Therapie, sowie die gestalttherapeutische Haltung, auf das Hier und Jetzt zu fokussieren und darüber aktiv Erfahrung zu ermöglichen. Wir hatten anhand der Daten von Orlinsky, Grawe & Parks (1994) eingangs gezeigt, dass sich das therapeutische Vorgehen, das den Klienten auf sein unmittelbares prozesshaftes Selbsterleben zurückwirft, als eine der wirksamsten therapeutischen Methoden erweist.

Wie in der Gestalttherapie gehen die Autoren davon aus, dass Erfahrung und Bedeutungen Ergebnis eines Konstruktionsprozesses sind, integriert aus sensorischen, perzeptuellen und emotionalen Informationen und Erinnerungen. Die Therapie zielt auf diesen Konstruktionsprozess. Ein zentraler Aspekt der therapeutischen Arbeit ist dabei die Prozessdiagnostik. Der Therapeut fördert einerseits die Selbstexploration des Klienten, behält aber gleichzeitig den Prozess im Blick. Das heißt der Therapeut wechselt zwischen Aktivitätsmodi, zum einen dem Klienten in seiner Selbstexploration zu folgen und zum anderen den Prozess aktiv in die Hand zu nehmen, wenn die diagnostischen Kriterien für die kognitiv-affektiven Marker erfüllt sind. Ist der Klient mit sich selber, seinen Erfahrungen und Gefühlen in Kontakt, folgt der Therapeut. Ist der Klient blockiert oder nur an der Oberfläche seiner Erfahrungen, greift der Therapeut aktiv in den Prozess ein.

In einem 1. Schritt des therapeutischen Prozesses steht im Vordergrund, dass der Therapeut den Klienten empathisch versteht. Dies hilft dem Klienten, sich zunächst selbst tiefer zu explorieren. In einem 2. Schritt werden die wichtigsten und quälendsten Aspekte des Erlebens des Klienten fokussiert. Drittens ist es Aufgabe des Therapeuten, im Prozess auf bestimmte Sets von diagnostischen Kriterien zu achten, die »kognitiv-affektive Marker« genannt werden und auf bestimmte Schwierigkeiten des Klienten hinweisen.

Sechs verschiedene Marker werden beschrieben:

1. problematische Reaktion auf ein bestimmtes Ereignis,
2. mangelhaftes Selbstverständnis,
3. konflikthafte Selbstbewertung,
4. Selbstunterbrechungskonflikt,
5. »unerledigtes Geschäft« und
6. Verletzbarkeit.

Stellt der Therapeut im Verlauf einer Sitzung fest, dass die Kriterien eines Markers erfüllt sind, schaltet er sich ein und unterstützt den Klienten, eine Erfahrung lebendig und unmittelbar erneut zu durchleben.

! Es ist wichtig, alle Aspekte, die zu einem emotionalen Schema gehören, wie emotionale, perzeptuelle, aber auch kognitiv-intellektuelle zu reprozessieren.

Sechs therapeutische Prinzipien werden formuliert, wobei die ersten beiden den von Rogers definierten Basisvariablen entsprechen:

1. Empathisches Verstehen des Klienten, seines inneres Bezugssystems, seiner Informationsverarbeitung und seiner aktuell ablaufenden Prozesse;
2. Aufbau einer akzeptierenden, fördernden Arbeitsbeziehung;
3. Entwicklung von Zielen, gezielte Motivierung und Förderung der Mitarbeit des Klienten bei der Ausführung von Aufgaben in der Therapie;
4. prozess-direktives Vorgehen zur gezielten Förderung erfahrungsorientierter Prozesse beim Klienten;
5. Förderung der Selbstregulation des Klienten, seines Wachstums und seiner Selbstbestimmung und
6. Förderung, Durchführung und Abschließen spezifischer therapeutischer Aufgaben bis zur vollständigen Evaluation der Wirkung der therapeutischen Strategien.

Im Zentrum steht die Veränderung emotionaler Verarbeitungsprozesse über eine Veränderung der emotionalen Schemata und der damit verbundenen Bedeutungsbildungen, Handlungen und Lösungsansätze. Die Unterstützung des Therapeuten richtet sich gemäß dem letztgenannten Therapieprinzip darauf, dass der Klient seine selbstgefundenen Handlungspläne und Lösungen auch abschließend in die Tat umsetzt. Insofern ist die Therapie nicht nur erfahrungs- und klärungsorientiert, sondern greift gleichermaßen auf der Handlungsebene ein.

11.10.3 Einschätzung erfahrungsorientierter Therapien

Die vielleicht vorbehaltlosesten Reaktionen auf die Entwicklung der prozess-erfahrungsorientierten Therapie kommen bislang von behavioralen Therapeuten, die in der vergangenen Dekade nach der kognitiven, die »emotionale Wende« durchlaufen haben und offen sind für alle Ansätze, die emotionsfokussiert arbeiten.

> Es handelt sich um ein therapeutisches Vorgehen, das ein solides Fundament in der psychologischen Grundlagenforschung hat ... (und verweist darauf)... dass für diese und ähnliche Vorgehensweisen besonders gute Wirkungen festgestellt wurden (Grawe, 1998, S. 350).

! Nach heutigem Forschungstand gehören die erfahrungsorientierten Therapien zu den Kandidaten für die wirksamsten Therapieverfahren der Zukunft.

Herauszuarbeiten sein wird weiterhin, welche Unterschiede und Stärken die erfahrungsorientierte Therapie im Vergleich zu anderen Therapieformen charakterisieren. Dabei stellt die Entwicklungsarbeit von Greenberg, Rice und Elliott (1993, 2003) einen bemerkenswerten Beitrag für die Diskussion der Therapieschulen untereinander dar. Es mag die Verständigung zwischen den verschiedenen Schulen und den wechselseitigen Prozess des Lernens erleichtern, dass für den vorgestellten therapeutischen Ansatz überzeugende Forschungsbelege vorliegen.

Historisch hatten die Begründer der humanistischen Therapien mit analytischer und behavioraler Therapie gebrochen, um eine neue therapeutische Haltung und Sichtweise auf den Klienten zu entwickeln. Diese Grundhaltung spiegelte sich traditionell in der starken »Abstinenz« des humanistischen Therapeuten gegenüber Interpretationen oder Lösungsansätzen wieder.

Der Therapeut interpretiert nicht und gibt keine Lösungsvorschläge, sondern ist ganz darauf ausgerichtet, Boden, Raum und Klima zu schaffen, dass Klienten die Lösungen selber finden, indem sie die unbewussten, abgespaltenen oder unscharfen Teile ihrer selbst erforschen.

In dieser Hinsicht bleiben die Autoren der humanistischen Tradition verbunden. Indessen ist die prozess-erfahrungsorientierte Therapie wie beschrieben keine rein einsichtsorientierte Therapie, sondern unterstützt den Klienten emotional und auf der Handlungsebene bei der Realisierung seiner eigenen Lösungen.

11.11 Stand der Effektivitätsforschung zur Gestalttherapie

11.11.1 Übersicht der Forschungsstudien zum Therapieergebnis

Im Folgenden findet sich eine kurze Übersicht und Charakterisierung von solchen empirischen Arbeiten, die Aufschluss geben über die klinische Indikation von Gestalttherapie. Eingeschlossen sind auch Studien, in denen Gestalttherapie, wie häufig in der klinischen Realität, gemischt mit anderen Therapieformen angewendet wird, einschließlich Studien zur prozess-erfahrungsorientierten Therapie mit den integrierten gestalttherapeutischen Interventionen.

Die ◘ Tabelle 11.6 gibt eine Übersicht über 31 klinische, d. h. »echte« Patienten-Studien, die zur Gestalttherapie und zur Gestalttherapie gemischt mit anderen Therapieformen durchgeführt worden sind.

Die Studien wurden geordnet nach den Diagnosen der Patienten, wobei die 2. Spalte in ◘ Tabelle 11.6 die zentrale Angabe zur Diagnose ent-

Tabelle 11.6. Klinische Studien zur Gestalttherapie und Gestalttherapie gemischt mit anderen Therapien. (Nähere Erläuterungen finden sich im Text)

Autor	Diagnose	Behandlung	Kontrollgruppe (+=ja, –=nein), V=Vergleichsstudie	Setting: ambulant (a), stationär (s)	Setting: Einzel (E) Gruppe (G)	Gesamtanzahl (N), davon gestalttherapeutisch behandelt (n)	Behandlungsdauer	Follow-up
Serok et al. (1983)	Schizophrenie	Gestalt	+	s	G	N=17, n=9	2,5 Monate	–
Serok et al. (1984)	Schizophrenie	Gestalt	+	s	G	N=14, n=7	3 Monate	–
Greenberg et al. (1978)	Persönlichkeitsstörung	Gestalt + TA	+	a	G	N=36, n =25	45 h (Marathon)	2 Wochen
Yalom et al. (1977)	Persönlichkeitsstörung	Gestalt	+	a	G	N=34, n=22	22 h	12 Wochen
Cross et al. (1980, 1982)	psychiatrische Diagnosen	Gestalt + TA	V	a	E	N=42, n=15	3 Monate	4 +12 Monate
Hartmann-Kottek (1979)	psychiatrische Diagnosen	Gestalt	–	a, s	E, G	N=n=10	s: 2 Monate; a: 5 Monate	12 Monate
Pauls & Reicherts (1998)	verschiedene affektive und Persönlichkeitsstörungen	Gestalt	+	a	E	N=15, n=11	indiv. variierend	15 Wochen
Esser et al. (1984)	psycho-neurotisch im psychiatrischen Bereich	Gestalt + GT	V	a	E	N=30, n=15	10 Sitzungen	–
Beutler et al. (1991a,b, 1993)	Depression	Gestalt, manual (FEP)	V	a	E, G	N=63, n=22	20 Sitzungen	3+12 Monate

Tabelle 11.6 (Fortsetzung)

Autor	Diagnose	Behandlung	Kontrollgruppe (+ = ja, – = nein), V = Vergleichsstudie	Setting: ambulant (a), stationär (s)	Setting: Einzel (E) Gruppe (G)	Gesamtanzahl (N), davon gestalttherapeutisch behandelt (n)	Behandlungsdauer	Follow-up
Mulder et al. (1994)	HIV + Angst, Depression	Gestalt	V	a	G	N = 39, n = 15	46 h	6 Monate
Greenberg et al. (1998)	Depression	P/E	V	a	E	N = 34, n = 17	15–20 h	6+12 Monate
Goldman et al. (2000)	Depression	P/E	V	a	E	N = 38, n = 19	15–20 h	–
Mestel et al. (2000)	Depression	Gestalt (integrativ)	Follow-up-Studie	s	G	N = n = 800	mind. 6 Wochen	1–3 Jahre
Johnson & Smith (1997)	Schlangenphobie	Gestalt	V	a	E	N = 23, n = 8	7 h	–
Butollo et al. (1997 a, b)	Angst, Panik, Zwang	Gestalt + CBT	–	a	E, G	N = n = 56	E: 20 h, G: 40 h	–
Broemer et al. (in Vorb.)	Abhängigkeit	Gestalt	Follow-up-Studie	a	G	nicht publiziert	nicht publiziert	nicht publiziert
Moran et al. (1978)	Alkoholabhängigkeit	Gestalt	+	s	G	N = 56, n = 28	10 Sitzungen	6 Monate
Ludwig et al. (1981)	Drogenabhängigkeit	Gestalt + SozT	Follow-up-Studie	s	G	N = n = 142	indiv. variierend	1–9 Jahre
Röhrle et al. (1989)	Drogenabhängigkeit	Gestalt + PA + CBT + SozT	–	s	G	N = n = 47	6 Monate	4 Jahre
Sandweg & Riedel (1998), Riedel (2000)	psychosomatische Schmerzen	Gestalt (integrativ)	–	s	o. A.	N = n = 201	indiv. variierend	1–3 Jahre

Tabelle 11.6 (Fortsetzung)

Autor	Diagnose	Behandlung	Kontrollgruppe (+=ja, −=nein), V=Vergleichsstudie	Setting: ambulant (a), stationär (s)	Setting: Einzel (E) Gruppe (G)	Gesamtanzahl (N), davon gestalttherapeutisch behandelt (n)	Behandlungsdauer	Follow-up
Heinl (1996, 1998)	psychosomatische Schmerzen	Gestalt	+	s	G	N=123, n=60	40 h	1–2 Jahre
Teegen et al. (1986)	funktionelle Störung	Gestalt	–	a	G	N=n=24	2 Monate	2 Monate
Hill et al. (1989)	rheumatische Arthritis	manual. Gestalt (FEP)	–	a	G	N=n=6	10 h	–
Paivio et al. (1995)	unspezifische Diagnosen	Gestalt	+	a	E	N=34, n=17	3 Monate	4+12 Monate
Wolf (1999, 2000 a, b)	verschiedene Diagnosen	Gestalt (integrativ)	+	s	E, G	N=134, n=94	12 Monate	8+30 Monate
Schigl (1998, 1999, 2000)	verschiedene Diagnosen	Gestalt	Follow-up-Studie	a	E	N=n=431	indiv. variierend	indiv. variierend
Jessee et al. (1981)	Eheprobleme	Gestalt	V	a	G	N=36, n=18	12 Sitzungen	–
Little (1986)	Eltern von Problemkindern	Gestalt	+	a	G	N=23, n=15	10 Sitzungen	–
Felton et al. (1973)	Schüler mit Leistungsschwächen	Gestalt	+	a	G	N=79, n=61	57 Sitzungen	–

Tabelle 11.6 (Fortsetzung)

Autor	Diagnose	Behandlung	Kontrollgruppe (+=ja, −=nein), V= Vergleichsstudie	Setting: ambulant (a), stationär (s)	Setting: Einzel (E) Gruppe (G)	Gesamtanzahl (N), davon gestalttherapeutisch behandelt (n)	Behandlungsdauer	Follow-up
Petzold (1979)	Altersprobleme	Gestalt + PD	+	a, s	G	N=n=40	12 Monate	–
Spagnuolo Lobb (1992)	Geburtsvorbereitung	Gestalt	+	a	G	N=250, n=100	10 Sitzungen	–

P/E prozess-erfahrungsorientierte Therapie, **TA** Transaktionsanalyse, **GT** Gesprächstherapie, **CBT** kognitiv-behaviorale Therapie, **SozT** Sozialtherapie, **PA** Psychoanalyse, **PD** Psychodrama, **FEP** »focussed expressive psychotherapy«.

hält. Die meisten der hier genannten Studien untersuchten Patienten mit gemischten Diagnosen, wobei die erst genannte Diagnose oder die übergeordnete Kategorie für Klassifikationszwecke als maßgeblich verwendet wurde. Die 3. Spalte gibt Information über den Behandlungstyp (Gestalttherapie, Gestalttherapie gemischt mit anderen Therapieformen, prozess-erfahrungsorientierte Therapie P/E). Dabei steht »TA« für Transaktionsanalyse, »GT« für Gesprächstherapie, »CBT« für kognitiv-behaviorale Therapie, »SozT« für Sozialtherapie, »PA« für Psychoanalyse und »PD« für Psychodrama. »Gestalt, manualisiert« wurde in den jeweiligen Untersuchungen auch als »focussed expressive psychotherapy« (FEP) bezeichnet und stellt eine manualisierte Form der Gestalttherapie dar. Die Bezeichnung »integrativ« in Klammern zeigt an, dass Gestalttherapie vermischt mit anderen Therapieformen untersucht wurde, wobei die Gestalttherapie den zentralen Ansatz darstellte. Das Vorhandensein einer Vergleichs- oder Kontrollgruppe ist dokumentiert durch ein Plus in der nächsten Spalte. Ein »V« zeigt an, dass es sich um eine Therapievergleichsstudie handelt. Die Bezeichnung »Follow-up-Studie« markiert, dass kein Vorher-nachher-Vergleich durchgeführt wurde, sondern dass Patienten längere Zeit nach Abschluss einer Therapie untersucht wurden. Weitere Informationen finden sich in der ◘ Tabelle 11.6 zum Setting, d. h. ob das Treatment ambulant (»a«) oder stationär (»s«), in Gruppen- (»G«) oder Einzeltherapie (»E«) erfolgte. Die Tabelle enthält keine unpublizierten Diplomarbeiten oder Dissertationen.

Die Studien lassen sich folgendermaßen charakterisieren:

- ► Behandlung mit »reiner« Gestalttherapie — 19 Studien
- ► davon manualisierte Gestalttherapie — 2 Studien
- ► Behandlungsbedingung Gestalttherapie gemischt mit anderen Therapieformen — 2 Studien
- ► davon prozess-erfahrungsorientierte Therapie — 2 Studien
- ► Kontrollgruppen- oder Therapievergleiche — 21 Studien
- ► Laufende Forschungsprogramme — 3 Studien

- ► Die diagnostischen Hauptkategorien sind:
- ► Schizophrenie — 2 Studien
- ► Psychiatrische und Persönlichkeitsstörungen[5] — 6 Studien
- ► Affektive Störungen und Angst — 7 Studien
- ► Abhängigkeiten — 4 Studien
- ► Psychosomatische Störungen — 4 Studien
- ► Verschiedene Diagnosen ohne Hauptdiagnose — 3 Studien
- ► Spezielle Gruppen und präventive psychosoziale Gesundheitsvorsorge — 5 Studien

Etwa zwei Drittel der Studien verfügen über eine Kontroll- oder Vergleichsgruppe. Teilweise sind die Diagnosen entsprechend der Realität unscharf, teilweise sind die Behandlungsformen unscharf. In einem Drittel der aufgelisteten Arbeiten wurde in einer der untersuchten Treatmentbedingungen Gestalttherapie mit anderen Verfahren gemischt untersucht.

31 klinische Studien, die bis zu mehreren hundert Patienten untersuchten, liegen heute zur Wirksamkeit der Gestalttherapie vor. Die Zusammenfassung der klinischen Evaluationsforschung zur Gestalttherapie dokumentiert die Daten von ungefähr 3000 Patienten, von denen die eine Hälfte unter gestalttherapeutischen Behandlungsbedingungen, die andere Hälfte mit anderen therapeutischen Verfahren behandelt wurden oder als Kontrollgruppe unbehandelt blieben.

[5] Entgegen früherer Lehrmeinung erweist sich Gestalttherapie als geeignet für die Arbeit mit frühgestörten Patienten. Vorausgesetzt werden muss eine therapeutische Stilmodifikation, in der weniger polarisierend und emotional aktivierend, dafür persönlichkeitszentriert stabilisierend und strukturaufbauend gearbeitet wird. Vergleiche das Kap. 8 zu Gestalttherapie mit psychosenahen Menschen in diesem Band.

> Die Unterschiedlichkeit der Störungsbilder dokumentiert die breite Einsetzbarkeit von Gestalttherapie auch bei solchen schwierigen Störungsbildern wie psychiatrischen Störungen, z. B. Schizophrenie, oder auch bei Angststörungen, die in der Lehrmeinung der akademischen Psychotherapie eher als eine Domäne der behavioralen Therapie gelten.

11.11.2 Inhaltliche Darstellung der klinischen Studien zur Gestalttherapie

Die Forschungsbefunde werden nun in der inhaltlichen Darstellung der Studien subsummiert unter die folgenden klinischen Diagnosen: (a) affektive Störungen, (b) psychiatrische und Persönlichkeitsstörungen, (c) psychosomatische Störungen, (d) Substanzabusus und (e) andere Populationen. Weiterhin werden die Ergebnisse von langzeitkatamnestischen Studien aufgeführt. Eine vollständige Übersicht einschließlich metaanalytischer Daten findet sich bei Strümpfel (in Vorbereitung).

Affektive Störungen

! Die effektstärksten Studien finden sich bei der Gruppe der affektiven Störungen.

Eine Reihe von Forschungsarbeiten hat die Wirkung von Gestalttherapie bei affektiven Störungen untersucht. Beutler et al. (1991a,b, 1993) nahmen einen Vergleich zwischen kognitiv-behavioraler Therapie (CBT), fokussierter-expressiver Psychotherapie (FEP – eine manualisierte Form von Gestalttherapie) und supportiver selbstgerichteter Therapie (S/SD – ein Selbsthilfeprogramm) vor. Beutler untersuchte Coping-Strategien (Internalisierung/Externalisierung und Widerstandspotenzial) in ihren Auswirkungen auf die Therapieergebnisse. Die Befunde zeigten, dass Patienten, die stärker externalisieren, stärker von der Selbsthilfe (S/SD) profitieren als von kognitiver Therapie (CBT), während FEP, die manualisierte Gestalttherapie, mittlere Ergebnisse für sowohl Externalisierer als auch Internalisierer hervorbrachte. Patienten mit geringem Widerstandspotenzial profitierten stärker von FEP als von CBT. Insgesamt fand sich kein Unterschied hinsichtlich der Verminderung von Symptomen zwischen FEP und CBT. Mulder (1994) verglich kognitive und Gestalttherapie für HIV/Aids-Patienten mit depressiven Symptomen und Angst. Zwischen beiden Therapieformen war kein Unterschied erkennbar in den Behandlungseffekten hinsichtlich der Symptome und anderer Variablen. Zwei Studien von Greenberg et al. (1998) und Goldman et al. (2000) sind bereits im Prozessforschungsteil erwähnt worden. Die Autoren verglichen prozess-erfahrungsorientierte Therapie (gestalttherapeutische Interventionen integriert in eine gesprächstherapeutische Basis) mit reiner Gesprächstherapie. Über den Vergleich mit der Gesprächstherapie ließ sich die zusätzliche Wirkung der aktiven (gestalttherapeutischen) Interventionen abschätzen. In beiden Studien zeigte sich zusammengenommen unter der prozess-erfahrungsorientierten Therapie eine größere Reduktion von depressiven Symptomen sowie stärkere Verbesserungen der allgemeinen Symptomatologie, der interpersonalen Funktionen und des Selbstwertgefühls als bei reiner Gesprächstherapie. Auf den Symptommaßen »Beck-Depressions-Inventar« (BDI) und »Globaler Symptom Index« (GSI, aus der Symptomcheckliste SCL-90-R) liegen die Effektstärken bei durchschnittlich ca. 33% höher für P/E als für klientenzentrierte Therapie; für soziale Funktionen (»Inventory for Interpersonal Problems«, IIP) und das Selbstwertgefühl (»Rosenberg Self-Esteem-Inventory«, RSE) finden sich sogar um über 70% höher Effektstärken für P/E.

! Die Effektstärken der mit den gestalttherapeutischen Interventionen angereicherten prozess-erfahrungsorientierten Therapie (P/E) liegen je nach Skala um 25–73% höher als für reine klientenzentrierte Therapie.

In einer vor kurzem erschienenen Arbeit kontrastierten Watson et al. (2003) prozess-erfahrungsorientierte Therapie (P/E) mit kognitiv-behavioraler Therapie (CBT) bei gleichem Forschungsinstrumentarium und gleicher klinischer Störungsgruppe (nach DSM-III als major-depressiv klassifizierte Patienten). In dieser Studie fanden sich auf keinem Outcome-Maß Unterschiede zwischen CBT und P/E außer einer größeren Verbesserung der interpersonalen Funktionen der Patienten unter der P/E-Treatmentbedingung.

Eine Studie zur Behandlung einer einfachen (Schlangen-)Phobie führten Johnson und Smith (1997) durch. Die Autoren verglichen den gestalttherapeutischen Leerer-Stuhl-Dialog mit systematischer Desensibilisierung und einer unbehandelten Kontrollgruppe. Die beiden Behandlungsgruppen zeigten in gleicher Größenordnung signifikante Verminderungen in den phobischen Symptomen gegenüber der unbehandelten Kontrollgruppe. Eine ähnliche Vergleichsstudie legt Martinez (2002) zur gleichen Störungsgruppe mit gleichen Befunden vor.

Nichtpublizierte Studien wie Dissertationen (s. ◘ Tabelle 11.7) liegen zu folgenden Störungsbildern vor (in Klammern findet sich die Stichprobengröße n und die zugehörige Quelle):

- Angst (N=24: Lightner, 1976, Diss.; N=40, n=20: Petzborn, 1980)
- Neurotische Depression (N=44, n=33: Tyson, 1981, Diss.)
- Neurotizismus (N=55: Miglionico, 1979, Diss.)
- Zwangsstörungen (N=31: Dixon, 1983, Diss.)

Speziell zur prozess-erfahrungsorientierten Therapie liegen weitere Studien zu folgenden Störungen vor:

- Depression (n=6: Gibson, 1998; n=15: Jackson & Elliott, 1990)
- PTSD nach Straftat (n=6: Elliott, Davis & Slatick, 1998).

Psychiatrische und Persönlichkeitsstörungen

Drei Studien mit kleinen Gruppen von gemischt psychiatrischen Patienten (Hartmann-Kottek, 1979) und Schizophrenen (Serok et al., 1983, 1984) demonstrieren die Effektivität von Gestalttherapie für schwer gestörte Patienten. In der Studie von Serok et al. (1984) zeigten sich bei einem Vergleich mit einer unbehandelten Kontrollgruppe Verbesserungen in Störungen auf 17 von 18 erfassten Dimensionen. Diese betrafen: (a) Wahrnehmung von sich selbst und anderen, (b) Selbst- und Persönlichkeitsfunktionen, (c) Einschätzungen des Pflegepersonals und (d) Kontakt und Kommunikation. In der Arbeit von Hartmann-Kottek zeigten sich für schwer persönlichkeitsgestörte Patienten nach 2-monatiger stationärer Therapie, die eine Gestaltgruppentherapie umfasste, Verbesserungen auf fast allen Skalen eines Persönlichkeitsfragebogens, die sich nach 12 Monaten noch als weitgehend stabil erwiesen. Eine umfangreichere Evaluation stationärer Therapie mit einer gleichermaßen gemischten Gruppe von 94 »neurotischen und ichstrukturell gestörten Patienten«, die an der Hardtwaldklinik in Bad Zwesten durchgeführt worden war, legte Wolf (1999, 2000) vor (die Studie liegt als unpublizierter Forschungsbericht vor. Teile der Daten wurden auf der »Fifth International Conference on Client-Centered and Experiential Psychotherapy« vom 24.–29. Juni 2000 in Chicago veröffentlicht). Die Behandlungseffekte konnten mit denen einer Wartegruppe verglichen und zu Katamnesezeitpunkten 8 und 30 Monate nach Behandlungsende auf ihre Stabilität überprüft werden. Auf nahezu allen Skalen der verwendeten Untersuchungsinstrumente »Veränderungsfragebogen« (VEV), »Gießentest« (GT) und »Freiburger-Persönlichkeits-Inventar« (FPI) fanden sich signifikante Verbesserungen im Behandlungsverlauf sowie teilweise weitere Verbesserungen nach Behandlungsende zu den beiden Katamnesezeitpunkten. In der Befragung am Behandlungsende geben 86% der Patienten eine sehr gute bis mittlere Verbesserung ihrer Hauptsymptomatik an.

Die Effektivität von gestalttherapeutischer Gruppentherapie konnte auch in der ambulanten Behandlung von psychiatrischen Patienten mit schweren Persönlichkeitsstörungen nachgewiesen werden (Greenberg, Seeman & Cassius, 1978). Patienten wurden entweder in einer Marathontherapie gestalttherapeutisch und transaktionsanalytisch behandelt oder einer Kontrollgruppe zugewiesen.

Psychiatrische Patienten zeigten nach einer gestalttherapeutischen Behandlung signifikante Verbesserungen in Bezug auf Persönlichkeits-Dysfunktionen, Selbstbild und interpersonale Beziehungen; sie selbst bewerteten die Therapie als sehr hilfreich.

Die Ergebnisse stützen die Befunde einer früheren Studie von Yalom et al. (1977), die die Auswirkungen von einer Wochenend-Gruppentherapie auf die Langzeit-Einzeltherapie für eine moderat gestörte, gemischte Patientengruppe untersuchten. Sie fanden positive Effekte der Behandlung durch die Wochenend-Gruppentherapie auf die Einzelbehandlungen. Diese Ergebnisse zeigten sich in den unabhängigen Ratings von Patienten und Therapeuten, wobei diese Ratings auch in einem 12-Wochen-Follow-Up stabil waren.

Esser et al. (1984) führten eine Untersuchung zu 2 Behandlungsformen mit 30 Klienten durch, die als »psychoneurotisch« diagnostiziert wurden, deren Testprofile indessen denen einer psychiatrischen Population glichen. Eine Behandlung kombinierte (ähnlich wie P/E) klientenzentrierte Therapie mit gefühlsevozierenden Interventionen aus der Gestalttherapie. Diese wurde mit einer rein klientenzentrierten Behandlung verglichen. Die Ergebnisse zeigten eine signifikant größere Erfahrungstiefe bei der Behandlung mit gestalttherapeutischen Interventionen integriert in klientenzentrierte Therapie, ähnlich den Ergebnissen der späteren Studien zu Therapieprozess und -ergebnis mit depressiven Klienten von Greenberg und Watson (1998) und Goldman et al. (2000).

Die Studie von Cross et al. (Cross, Sheehan & Khan, 1980, 1982; Sheehan & Cross, 1981) zu Therapieprozess und -ergebnis ist ein bekanntes Beispiel für die Einzeltherapie mit ambulant behandelten psychiatrischen Patienten. Die Patienten waren entweder einer Kombination von Gestalttherapie und Transaktionsanalyse (TA) oder kognitiv-behavioraler Therapie (CBT) für einen 3-monatigen Untersuchungszeitraum zugewiesen. Untersucht wurde, in welchem Ausmaß Patienten Unterstützung außerhalb der Therapiesitzungen von anderen Professionellen oder Nicht-Professionellen suchten. Post-Therapieergebnisse zeigten keine signifikanten Unterschiede zwischen den Gruppen bezogen auf Veränderungen hinsichtlich der Zielsymptome, der sozialen und Persönlichkeitsfunktionen und der psychiatrischen Einschätzungen. Interessanterweise ergab sich eine etwas stärkere Symptomverminderung zum Ende der Studie und größere Verbesserungen in den globalen Einschätzungen der Therapeuten für die TA/Gestalttherapie, obwohl diese Therapie nicht speziell symptomorientiert ist. Follow-Up-Daten 4 und 12 Monate nach Behandlungsende zeigten wiederum keine statistischen Unterschiede zwischen den Gruppen (Cross et al., 1982).

Substanzmissbrauch

In Studien zu Abhängigkeitserkrankungen ist oft nicht klar, ob positive Ergebnisse auf Gestalttherapie, Sozial-, Arbeitstherapie oder medizinische Behandlungen zurückgeführt werden können, weil in stationären Therapien die verschiedenen Behandlungsformen gleichzeitig angewendet werden. Moran et al. (1978) untersuchten psychologische und physiologische Effekte von 10 Stunden Gestalt- und Körpertherapie für Alkoholiker im Kontext eines stationären Behandlungsprogramms. Die positiven Effekte dieser kurzen Behandlung konnten über Verbesserungen in den Variablen Blutdruck, Angst, hysterische Symptome, emotionale Verfassung und Selbstbild dokumentiert werden. Röhrle et al. (1989) untersuchten die Effekte einer Sozial- und Gruppentherapie auf depressive Symptome und Persönlichkeits-Dysfunktionen einer drogenabhängigen Population. Die durchgeführte Behandlung enthielt psychodynamisch-basierte, behaviorale und gestalttherapeutische Elemente.

Die Ergebnisse einer Reihe von Wirksamkeitsstudien belegen eine Verminderung von depressiven Symptomen und eine verbesserte Persönlichkeitsentwicklung am Ende der Behandlung. Die Behandlungseffekte bestätigten sich auch in einer nach 4 Jahren durchgeführten Follow-Up-Katamnese.

Eine weitere Studie zur Gestalt- und Sozialtherapie für Drogenabhängige (Ludwig & Vormann, 1981) ergab eine langfristige Abstinenzrate von 70% 9 Jahre nach der Entlassung. Die positiven Effekte von Gestalttherapie sind durch die Befunde eines einzeltherapeutischen Gestalt-Nachsorge-Projekts mit Opiat- und politoxikoman Abhängigen erhärtet worden (Broemer et al., in Vorbereitung[6]). Die Ergebnisse zeigen auch eine hohe Patienten-Compliance: Mehr als drei Viertel der Patienten blieben abstinent im Programm.

Nichtpublizierte Studien wie Dissertationen (s. ◘ Tabelle 11.7) liegen zu folgenden klinischen Störungsbildern vor (in Klammern findet sich die Stichprobengröße n und die zugehörige Quelle):

- Alkoholismus (N = 159: Roche, 1986, Diss.)

Psychosomatische und funktionelle Störungen

Verschiedene Studien an psychosomatischen Kliniken untersuchten die Effekte von Gestalttherapie bei psychosomatischen Störungen und chronischem Schmerz. Heinl führte eine kontrollierte Studie zur gestalttherapeutischen Arbeit mit 123 Patienten durch, die an chronischen Rückenschmerzen litten (Heinl, 1996, 1998). Für diese bot sie eine gestalttherapeutische Kurztherapie in Form einer 5-tägigen Intensivgruppe mit 40 Therapiestunden an. Katamnesedaten wurden 12 und 24 Monate nach Therapieende erhoben. Als Untersuchungsinstrument dienten verschiedene orthopädische, Körper-, Erlebens- und Verhaltens- sowie Persönlichkeitsskalen und ein Katamnesebogen. Verbesserungen konnten in allen Behandlungsbereichen gezeigt werden (Heinl, 1998; Müller & Czogalik, 1995) und waren stabil in der Ein- und Zwei-Jahres-Katamnese nach Behandlungsabschluss. Die größten Veränderungen fanden sich bei (a) affektiven Störungen, (b) Störungen im Erleben und Verhalten und (c) physischem Wohlbefinden. Die Veränderungen in den berichteten Schmerzerfahrungen der Klienten waren nicht so groß wie die Veränderungen in den anderen psychosozialen Symptomen (Heinl, 1998, Müller et al., 1995). Eine Faktorenanalyse (Heinl, 1998, Czogalik et al., 1995; beide Analysen liegen als unveröffentlichte Forschungsberichte vor und finden sich deshalb nicht in der ◘ Tabelle 11.6), die basierend auf den Daten der Ein- und Zwei-Jahres-Katamnese durchgeführt wurde, ergab als besondere Wirkfaktoren das Gefühl von Akzeptanz, Sicherheit und Schutz in der Gruppe. Sehr ähnliche Ergebnisse finden sich in einer Studie von Sandweg und Riedel (1998, vgl. auch Riedel, 2000), die über einen 5-jährigen Zeitraum an einer orthopädischen und psychosomatischen Klinik durchgeführt worden war. 201 Patienten nahmen an der Studie teil. Die Studie umfasste Selbst- und Fremdbeurteilungen vor und nach der Behandlung sowie katamnestische Patientenbefragungen 1 und 3 Jahre nach Therapieabschluss, an denen sich mehr als 80% der Studienteilnehmer beteiligten. Die Patienten beantworteten dabei Fragen zu Beschwerden, aufgrund derer sie ursprünglich in die Klinik gekommen waren. Wie in der Studie von Heinl (1998) fanden Sandweg und Riedel (1998; Riedel, 2000) größere Verminderungen in den psychosozialen Symptomen als im Schmerzerleben selbst.

In den Studien berichten jeweils ca. 55% der Patienten eine Verminderung des Schmerzes nach der Gestalttherapie. Eine weitere Studie zur gestalttherapeutischen Arbeit mit Patienten, die an funktionellen Schmerzen litten (Teegen et al., 1986; eine ähnliche Studie führten auch Hill et al., 1989 mit einer kleinen Gruppe von 6 Patienten durch, die an rheumatischer Arthritis litten), belegt eine Reduzierung ihrer Medikamenteneinnahme.

Nichtpublizierte Studien wie Dissertationen (s. ◘ Tabelle 11.7) liegen zu folgenden Störungsbildern vor (in Klammern findet sich die Stichprobengröße n und die zugehörige Quelle):

- Migräne und chronische Schmerzen (N = 33, n = 16: Smith, 1981, Diss.)
- Sexuelle Dysfunktion (N = 24: Shahid, 1979, Diss.)

---

[6] Die dargelegten Befunde beruhen auf einer persönlichen Mitteilung des Hauptautors, der Forschungsbericht steht aus.

Andere Populationen

Felton et al. (1973) führten mit 61 leistungsgestörten Schülern eine 5-monatige gestalttherapeutische Behandlung durch. Verglichen mit einer Kontrollgruppe von unbehandelten, aber gleichermaßen gestörten Schülern, führte die Therapie zu einem signifikanten Anstieg in der Verantwortung für eigene Gefühle, Handlungen und die Konsequenzen von Handlungen (internale Kontrollüberzeugung), die ihrerseits direkt verbunden mit verbesserten Schulleistungen war. Lernstörungen von Kindern und andere Langzeit-Fehlanpassungen werden in der Literatur oft mit Beziehungsstörungen der Eltern, Praktiken der Kindererziehung und der Wahrnehmung des Kindes durch die Eltern verbunden. In einer Studie von Little (1986) mit 23 Eltern, die ihre Kinder als »problematisch« ansehen, zeigte die Autorin, dass dieses Labeling vielfach mit den elterlichen Erziehungsstilen, basierend auf zu rigorosen Haltungen und Werten verbunden war. Little zeigte eine Verbesserung in den Erziehungsstilen einschließlich der inneren Bewertung der Kinder nach einer 5-monatigen gestalttherapeutischen Behandlung im Vergleich zu einer unbehandelten Gruppe. Andere Studien, die Gestalttherapie als Mittel präventiver psychosozialer Gesundheitsversorgung untersucht haben, kamen ebenfalls zu vielversprechenden Ergebnissen, so z. B. Jessee und Guerney (1981) in ihrer Untersuchung von Paartherapie mit Ehepaaren. Sie verglichen eine gestalttherapeutische Behandlung mit einer »Relationship-Enhancement«-Behandlung, in denen Ehepaaren spezifische Kommunikations- und Problemlösestrategien vermittelt wurden. Differenzielle Effekte zwischen den beiden Behandlungen waren, wie die Autoren diskutieren, wegen eines Stichprobenfehlers schwer zu interpretieren. Beide Behandlungen zeigten sich als hocheffektiv auf allen Variablen (z. B. bezogen auf die Qualität der Kommunikation und den Umgang mit partnerschaftlichen Problemen).

In einer umfangreichen Studie mit 250 Frauen zeigte Spagnuolo Lobb (1992), dass Frauen, die an Gestalttherapie im Rahmen der Geburtsvorbereitung teilnahmen, kürzere Wehenzeiten hatten, weniger Schmerzen erlebten und ein positiveres Bild von sich selbst und ihren Beziehungen hatten als Frauen der unbehandelten Kontrollgruppe.

Eine Analyse von statistischen Daten einer deutschen Krankenkasse nahmen Thomas et al. (1993) vor und zeigten eine gleichermaßen starke Reduzierung von berichteten Krankschreibungstagen für Patienten, die mit eklektischer Therapie (v.a. Gestalt- und klientenzentrierte Therapie) behandelt wurden im Vergleich zu Patienten, die sich in Verhaltens- und analytischen Therapien befanden.

Nichtpublizierte Studien wie Dissertationen (s. ◘ Tabelle 11.7) liegen zu folgenden Störungsbildern vor (in Klammern findet sich die Stichprobengröße n und die zugehörige Quelle):
- Ärgerbewältigung (N=40, n=20: Souliere, 1995, Diss.)
- Bulimie und Essstörungen (N=20, n=11: Coffey, 1986, Diss.)
- Eheliche Probleme (N=n=8: Mackay, 1996 (Diss.), 2002)
- Gefangene (N=108, n=18: Reeder, 1997, Diss.)
- Straffällige Jugendliche (N=16, n=8: Miller, 1980, Diss.)
- Schulschwänzer (N=60: Gannon, 1972, Diss.), soziale Fehlanpassung (N=108, n=18: Reeder, 1997, Diss.)
- Trauer (N=54: Forrest, 1996, Diss.).

Speziell zur prozess-erfahrungsorientierten Therapie liegen Studien vor zu folgenden Störungen:
- Interpersonelle Probleme (n=18: Toukmanian & Grech, 1991)
- Interpersonelle Probleme und Angst (n=12: Lowenstein, 1985)
- Entscheidungskonflikte (n=16: Clarke & Greenberg, 1986; n=31: Greenberg & Webster, 1982)
- Ungelöste Beziehungsprobleme (n=17: Paivio & Greenberg, 1995, wobei diese Studie erweitert wurde zu n=36: Greenberg & Malcolm, 2002)
- Missbrauch in der Kindheit (n=9: Clarke, 1993; n=22: Paivio, 1997).

Katamnestische Studien

Umfangreiche Katamnesestudien mit mehreren hundert Patienten wurden in den vergangenen Jahren zur Gestalttherapie und zur experientiellen Therapie durchgeführt: Schigl (1998, 1999, 2000) erhob in Österreich Daten von 431 ambulant gestalttherapeutisch behandelten Patienten, Mestel et al. (2000) untersuchte in Deutschland 800 Patienten, die stationär mit experientieller Therapie behandelt worden waren, die Gestalttherapie integrierte.

Schigl (1998, 1999, 2000) verwendete den Fragebogen der »Consumer Reports Study« nach Seligman (1995), den sie um 2 standardisierte Skalen erweiterte. Annähernd zwei Drittel der Patienten litt an Depressionen, depressionsähnlichen Zuständen oder Trauer. Fast die Hälfte der Patienten nannten Konflikte mit ihren Partnern und sexuelle Probleme, während die am zweithäufigsten berichtete Störung Angst war, die in einigen Fällen Panik einschloss.

In der katamnestischen Studie von Schigl geben 63% der befragten Patienten an, sie hätten ihre anfänglichen Ziele in der Gestalttherapie vollständig oder größtenteils erreicht.

Faktorenanalysen zeigten, dass die Veränderungen, die durch Gestalttherapie erreicht wurden, über die verschiedenen ex-post-kategorisierten Beschwerdegruppen gleich waren. 86% der Befragten bejahten die Frage, ob sich ihre ursprüngliche Symptomatik durch die Gestalttherapie vermindert habe (Schigl, 2000). Nur 4% der Befragten gaben auf den klinischen Hauptsymptomen keine positive Veränderung an (Schigl, 2000). In den Bereichen von sozialem und beruflichem Verhalten berichteten 80% der Patienten eine substanzielle Verbesserung in ihrer Lebenszufriedenheit, gestiegenes Selbstwertgefühl und Selbstrespekt sowie vertiefte Einsicht in ihre Probleme. Ein anderer wichtiger Befund war, dass die Hälfte der Patienten, die zu Beginn der Behandlung Psychopharmaka eingenommen hatten, diese zum Zeitpunkt der Katamnese abgesetzt hatten. Dabei war die Anzahl von Patienten, die Tranquilizer nahm, sogar um 76% gefallen. 64% der Befragen gaben an, dass sie nur noch sehr selten Rückfälle erlitten (Schigl, 2000). Dabei berichteten 90% aller Patienten, dass sie in der Gestalttherapie Strategien gelernt hatten, wie sie erfolgreich mit dem Wiederauftreten ihrer Symptome umgehen können (Schigl, 1998).

! Nach Beendigung der gestalttherapeutischen Behandlung sinkt die Einnahme von Psychopharmaka auf die Hälfte, bei Tranquilizern sogar auf ein Viertel.

Patienten lernen in der Gestalttherapie Strategien, um mit wiederkehrender Symptomatik erfolgreich umzugehen.

Mestel et al. (2000) führten eine katamnestische Studie mit 800 depressiven Patienten durch, die 1 und 3 Jahre nach Abschluss einer stationären Psychotherapie in einer psychosomatischen Klinik befragt worden waren. Die Schwierigkeit, die Therapieergebnisse zu interpretieren, ist in dieser Studie ähnlich wie in 2 Studien mit stationären Patienten, die oben berichtet worden waren (Moran, 1978; Röhrle, 1998). Obwohl Mestel et al. (2000) an erster Stelle Gestalttherapie von ihren experientiellen Behandlungsmodalitäten nennen, lässt sich in dieser Studie der Einfluss der gestalttherapeutischen Behandlungselemente nicht differenziell zu anderen experientiellen Elementen differenzieren. Vergleichbar den Daten von Schigl (1998) ergaben die Ergebnisse starke bis mittlere Verbesserungen auf den Indizes für depressive und allgemeine Symptome in den Selbstakzeptanz-Skalen des SASB (»structural analysis of social behavior«), jedoch geringere Verbesserungen bei den interpersonalen Problemen. Diese umfangreichen Studien von Schigl (1998) und Mestel et al. (2000) mit ihrer Nähe zur therapeutischen und klinischen Realität stützen sich gegenseitig, was die Langzeiteffekte von Gestalttherapie und experientieller Therapie mit gestalttherapeutischen Interventionen betrifft.

Von besonderem Interesse sind auch die jüngst ausgewerteten evaluativen Befunde der Kliniken der Wicker-Gruppe (Barghaan et al., 2002; Harfst et al., 2003), da sie zum einen auf bemerkenswerten Stichprobengrößen basieren und zum anderen auch eine Abteilung erfassen, in der ein tiefenpsychologisch fundierter, gestalttherapeutischer Ansatz in einem stationären Setting mit psychosomatischen Patienten und Patienten mit posttraumatischer Belastungsstörung Anwendung findet. Dabei erlaubt die Evaluation auch einen Vergleich mit den psychoanalytischen und behavioral arbeitenden Abteilungen. Die Autoren kommen auf der Basis von 117 katamnestischen Datensätzen von psychodynamisch-gestalttherapeutisch behandelten Patienten zu folgenden Schlüssen:

> Die erreichten Verbesserungen entsprechen in den verschiedenen psychosozialen und körperlichen Maßen Veränderungen von zumeist großer Effektstärke. Im Vergleich zu den anderen Kliniken der Wicker-Gruppe zeigen sich hier sogar überdurchschnittlich hohe Effektstärken, was aber auch mit der längeren mittleren Behandlungsdauer[7] der Patienten in der Abteilung Psychotherapie und Psychosomatik zusammenhängen kann. Die Stabilität der erreichten Behandlungserfolge über den Entlassungszeitpunkt hinaus erscheint insbesondere bei den psychischen Beschwerden ausgesprochen zufriedenstellen (Barghaan et al., 2002, S. 31).

Auch weitere katamnestische Erhebungen zur Gestalttherapie haben gute Effektivitätsraten ergeben. Von 17 Untersuchungen, die oben in diesem Abschnitt zur Evaluationsforschung berichtet worden waren, zeigte nur eine Studie Evidenz für einen Rückgang der erzielten Verbesserungen. Dies war die Studie von Moran et al. (1978), die eine kurze Behandlung von nur 10 Stunden untersucht hatten. Die beschriebenen Katamnesedaten wurden in den Studien zwischen 2 Wochen und 9 Jahren nach Abschluss der Therapie erhoben, wobei die meisten Erhebungen zwischen mehreren Monaten und einem Jahr nach Therapieende erfolgten (■ Tabelle 11.6). Insgesamt belegen die Ergebnisse die über lange Zeit anhaltende Stabilität der gestalttherapeutischen Therapieergebnisse.

> Die mit teilweise mehreren hundert Patienten durchgeführten katamnestischen Studien belegen die langfristige Stabilität der gestalttherapeutischen Heilungsergebnisse.

[7] Die Behandlungsdauer war an dieser Abteilung um durchschnittlich knapp 1 Woche länger als an den anderen untersuchten Abteilungen, was die Autoren mit einer etwas anderen Kostenträgerstruktur in Zusammenhang bringen.

11.12 Schlussfolgerungen

Vorgestellt wurden Daten aus mehr als 60 Forschungsarbeiten zu Therapieprozess und -ergebnis. Von diesen Studien überprüfen 31 die Wirksamkeit von Gestalttherapie und ihrer Weiterentwicklungen bei unterschiedlichen klinischen Gruppen. Insgesamt gehen in die Wirksamkeitsprüfungen die Daten von ca. 3000 Patienten ein. Weitere 103 (nichtpublizierte) Arbeiten, die im Rahmen von Dissertationen und anderen Abschlussarbeiten ebenfalls zur Gestalttherapie zu einem großen Teil mit klinischen Patientenstichproben durchgeführt wurden, finden sich nach Stichwörtern systematisiert in ■ Tabelle 11.7 (eine detaillierte Aufarbeitung aller Forschungsarbeiten einschließlich eine Systematisierung von Abschlussarbeiten und Einzelfallanalysen sowie Quellenangaben findet sich bei Strümpfel, in Vorbereitung). Wichtige Fortschritte sind damit in der Wirksamkeitsforschung zur Gestalttherapie gemacht worden. Die Studien belegen die Effekte der Gestalttherapie für eine Bandbreite von klinischen Populationen. Drei Viertel der hier zusammengefassten Studien untersuchten »reine« Gestalttherapie als eine Behandlungsbedingung. Die verbleibenden Studien spiegeln die moderne psychotherapeutische Praxis, in der gestalttherapeutische Interventionen mit denen anderer therapeutischer Ansätze kombiniert wird, wider, wie beispielsweise in der prozess-erfahrungsorientierten Therapie.

> Therapievergleichsstudien belegen, dass die Effekte der Gestalttherapie vergleichbar sind mit denen anderer Therapieformen – oder sogar besser.

Die positiven Befunde der Therapievergleichsstudien finden sich für verschiedene Störungsbilder. Vielversprechend zeigen neuere Studien die Wirkung der Gestalttherapie insbesondere bei affektiven und Persönlichkeitsstörungen, in einigen der jüngsten Studien auch für psychosomatische und Abhängigkeitsstörungen. Dabei zeigt die Gesamtheit der vorliegenden Studien ein breites

Tabelle 11.7. Unveröffentlichte Dissertationen und andere Abschlussarbeiten[a]

Anderson (1978)	Entfremdung; Merkmale, Inhalt, Arbeitsweisen und Wirksamkeit der Gestalttherapie v.a. im Vergleich mit anderen Verfahren; Selbsterfahrung/Encounter
Andrews (1990)	Familie/Familienbeziehungen; systemische Therapie, Vergleich mit Gestalttherapie
Brownell (2001)	Praktizierende Selbstfürsorge, Stress, Gesundheit
Bryan (1983)	Selbstverwirklichung
Caffaro (1989)	Therapeutenmerkmale/-fähigkeiten
Carstens (1976)	Angst, soziale; Schüchternheit
Christian (1983)	Jugendliche; Schulkinder/Schüler
Clarke (1981)	Konfliktlösung, intrapsychisch
Coffey (1986)	Bulimie; Essstörungen
Cohen (1996)	Merkmale, Inhalt, Arbeitsweisen und Wirksamkeit der Gestalttherapie v.a. im Vergleich mit anderen Verfahren
Conolly (1975)	Arbeitslosigkeit; Rehabilitation
Cook (2000)	Depression, reaktive; Jugendliche
Craft (1989)	Lernwiderstand; Pädagogik; Schulkinder/Schüler
Dixon (1983)	Zwanghaftigkeit, Zwangsstörungen
Evans (1981)	Realitätsbewusstsein
Fittante (1988)	Selbsterfahrung/Encounter; Therapeutenmerkmale/-fähigkeiten
Fleischer (1974)	Merkmale, Inhalt, Arbeitsweisen und Wirksamkeit der Gestalttherapie v.a. im Vergleich mit anderen Verfahren
Forrest (1996)	Trauer
Fraser (1997)	Hyperaktivität; Kinder
Frew (1983)	eheliche Probleme; Fähigkeit zu Nähe und persönlichem Kontakt; Paare
Gagnon (1982)	Musik und Gestalttherapie
Galloway (1999)	Supervision
Gannon (1972)	Pädagogik; Schulschwänzer
Gilstrap (1999)	Praktizierende Selbstfürsorge, Stress, Gesundheit
Goldthwait (1975)	psychiatrische Patienten; Schizophrenie
Goodstein (1971, 1972)	Merkmale, Inhalt, Arbeitsweisen und Wirksamkeit der Gestalttherapie v.a. im Vergleich mit anderen Verfahren
Harris (1977)	Angst, soziale
Healy (1980)	Merkmale, Inhalt, Arbeitsweisen und Wirksamkeit der Gestalttherapie v.a. im Vergleich mit anderen Verfahren
Hershbell (1998)	Körperbild/-wahrnehmung
Hollander (1980)	Awareness; Selbsterfahrung/Encounter
Ibanez (1984)	Beratung (psychologische); Jugendliche; Pädagogik
Jesiolowski (1989)	alte Menschen
Jessee (1978)	Bewertung der Beziehung zu anderen; Ehepaare in Krisensituationen; Fähigkeit zu Nähe und persönlichem Kontakt; Paare; sexuelle Dysfunktionen; sexuelle Störungen bei Paaren

Tabelle 11.7 (Fortsetzung)

Johnson (1977)	Phobie; Schlangenphobie
Joubert (1999)	Enuresis; Kinder
Kahn (1974)	Merkmale, Inhalt, Arbeitsweisen und Wirksamkeit der Gestalttherapie v.a. im Vergleich mit anderen Verfahren
Killoran (1993)	Religion, religiöse Erziehung; Spiritualität
Koffman (1998)	alte Menschen
Kolodziejski (1973)	Merkmale, Inhalt, Arbeitsweisen und Wirksamkeit der Gestalttherapie v.a. im Vergleich mit anderen Verfahren; Therapeutenmerkmale/-fähigkeiten
Korb (1976)	Veränderungskonzepte (Verhalten, Wahrnehmung etc.)
Kramer (1978)	Körperbild/-wahrnehmung
Kraus (1972)	Selbstakzeptanz
Kroschel (1992)	Veränderungskonzepte (Verhalten, Wahrnehmung etc.); Widerstand
Kursh (1980)	Kontrollüberzeugung; Selbstkonzept
Lee (1982)	Selbstunterstützung
Lightner (1976)	Angst; zeitliche Orientierung
Little (1981)	Eltern, die ihre Kinder als »Problemkinder« erleben
Long (1977)	Beratung (psychologische)
Mackay (1996)	eheliche Probleme; Paare; ungelöste/unbewältigte Probleme/Gefühle (»unfinished business«)
Mager Russel (1990)	Selbsterfahrung/Encounter
Maher (1979)	Merkmale, Inhalt, Arbeitsweisen und Wirksamkeit der Gestalttherapie v.a. im Vergleich mit anderen Verfahren; Zazen Meditation, Vergleich mit Gestalttherapie
Manchester (1978)	Beratung (psychologische); bulimische Kinder; Gewichtsprobleme; Selbstkonzept
Marion (1976)	Merkmale, Inhalt, Arbeitsweisen und Wirksamkeit der Gestalttherapie v.a. im Vergleich mit anderen Verfahren; Veränderungskonzepte (Verhalten, Wahrnehmung etc.)
Mascow (1999)	Klientenerfahrungen
McGrath (1990)	Selbstakzeptanz; Selbstsicherheit; Selbstwertgefühl
McLaughlin (1976)	Hemmungen, neurotische
Mcmain (1996)	Bewertung/Beurteilung anderer; Bewertung der Beziehung zu anderen; ungelöste/unbewältigte Probleme/Gefühle (»unfinished business«)
Mecheril (1991)	Merkmale, Inhalt, Arbeitsweisen und Wirksamkeit der Gestalttherapie v.a. im Vergleich mit anderen Verfahren
Miglionico (1979)	Neurotizismus
Miller (1980)	Jugendliche, straffällige
Molitor (1984)	Therapeutenmerkmale/-fähigkeiten
Nichols (1973)	Dogmatismus; Änderung von Werten; Selbstbild; Selbstunterstützung; Unabhängigkeit; Verantwortungsgefühl
Niemeier (1980)	Zwanghaftigkeit, Zwangsstörungen
O'Shea (1981a,b)	Bewertung der Beziehung zu anderen

Tabelle 11.7 (Fortsetzung)

O'Donnell (1978)	Pädagogik; Schulschwänzer
Okere (1984)	Lernwiderstand
Padover (1992)	Ärger; Merkmale, Inhalt, Arbeitsweisen und Wirksamkeit der Gestalttherapie v.a. im Vergleich mit anderen Verfahren; Therapeutenmerkmale/-fähigkeiten
Petzborn (1980)	Angst
Prosnick (1997)	Egotism; Transfluence; Widerstand
Reeder (1997)	Gefangene; soziale Fehlanpassung
Roberds (1969)	Kinder; Lernstörungen, Kinder; Schulkinder/Schüler
Roche (1986)	Alkoholismus
Rosenberger (1983)	Merkmale, Inhalt, Arbeitsweisen und Wirksamkeit der Gestalttherapie v.a. im Vergleich mit anderen Verfahren; Therapeutenmerkmale/-fähigkeiten
Rouse (1986)	Merkmale, Inhalt, Arbeitsweisen und Wirksamkeit der Gestalttherapie v.a. im Vergleich mit anderen Verfahren; Therapeutenmerkmale/-fähigkeiten
Sabetti (1975)	Aufmerksamkeit
Sabetti (1975)	Merkmale, Inhalt, Arbeitsweisen und Wirksamkeit der Gestalttherapie v.a. im Vergleich mit anderen Verfahren
Salmon (1972)	Beratung (psychologische); Beratungstraining
Schönberg (2000)	Borderline; Persönlichkeitsstörungen; psychiatrische Patienten
Shahid (1979)	Beratung (psychologische); sexuelle Dysfunktionen; sexuelle Störungen bei Paaren
Smith (1981)	Migräne; Schmerzen, chronische; Stressreduktion
Souliere (1995)	Ärger; ungelöste/unbewältigte Probleme/Gefühle (»unfinished business«)
Stein (1984)	Angst; Awareness
Templeton (1980)	Merkmale, Inhalt, Arbeitsweisen und Wirksamkeit der Gestalttherapie v.a. im Vergleich mit anderen Verfahren; Traumarbeit
Tervo (1988)	Kinder; Merkmale, Inhalt, Arbeitsweisen und Wirksamkeit der Gestalttherapie v.a. im Vergleich mit anderen Verfahren; Therapeutenmerkmale/-fähigkeiten
Tesch (1988)	Merkmale, Inhalt, Arbeitsweisen und Wirksamkeit der Gestalttherapie v.a. im Vergleich mit anderen Verfahren
Thompson (1978)	Körperbild/-wahrnehmung
Tilley (1977)	Merkmale, Inhalt, Arbeitsweisen und Wirksamkeit der Gestalttherapie v.a. im Vergleich mit anderen Verfahren
Tyson (1981)	Depression, neurotische
Wemhoff (1978)	Beratung (psychologische); Selbstverwirklichung
Wingett (1976)	kommunikative Fähigkeiten; Pädagogik
Witchel (1973)	Lehrer-Fortbildung/Training
Woods (1984)	Ärger; Arthritis; psychosomatische Krankheiten; Rheuma

[a] Für eine detailliertere Beschreibung von Abschlussarbeiten und Einzelfallberichten sowie Quellenangaben s. Strümpfel, in Vorbereitung.

Wirkungsspektrum der Gestalttherapie, einschließlich der Arbeit mit stark gestörten Patienten mit unterschiedlichen psychiatrischen Diagnosen wie Schizophrenie und schweren Persönlichkeitsstörungen. Einige der überzeugendsten Forschungsbelege liegen für die gestalttherapeutische Behandlung von Patienten mit affektiven Störungen vor.

> In den katamnestischen Studien erweisen sich die Therapieeffekte als stabil, die in der Mehrzahl der Arbeiten 1/2 bis 3 Jahre nach Therapieabschluss erhoben worden waren.

In einigen neueren Forschungsstudien wurde der Ansatz gewählt, Forschung zu Therapieprozessen und -ergebnissen zu kombinieren und so den Weg von kleinsten Veränderungen bis hin zu Langzeitveränderungen nachvollziehbar zu machen. Vor allem diese jüngeren Studien mit ihren modernen Untersuchungsverfahren und -instrumenten belegen die Wirksamkeit der Gestalttherapie und die langfristige Stabilität der erzielten Effekte besonders überzeugend.

Diskutiert wurden weiterhin eine Reihe von metaanalytischen Befunden, die Vergleiche zwischen den verschiedenen humanistischen Therapieformen sowie zwischen Gestalttherapie und behavioraler Therapie einschließen (ebd.). Besonders interessant sind die neuen metaanalytischen Auswertungen von Elliott (2001). Bei den Vergleichen humanistischer Therapien untereinander zeichnet es sich nach heutigem Forschungsstand ab, dass die untereinander eng verwandten prozess-direktiven und erfahrungsorientierten Verfahren, z. B. prozess-erfahrungsorientierte Therapie und Gestalttherapie, sich als die wirksamsten Therapien unter den humanistischen Verfahren erweisen könnten.

Beim Vergleich mit anderen Therapieverfahren unterscheiden sich humanistische Therapien über alle Vergleichsuntersuchungen hinweg nicht von anderen Therapien in der Wirksamkeit. Schlüsselt man die Gruppe der Vergleichstherapien zu den humanistischen Verfahren weiter auf in kognitiv-behaviorale und andere gemischte Vergleichstherapien (»psychodynamic, psycho-educational, treatment as usual«) differenziert sich das Bild: die unspezifizierten, nicht-kognitiv-behavioralen Therapien weisen geringere Effektstärken auf als die Gruppe humanistischer Therapien.

> Kognitiv-behaviorale Therapie und humanistische Therapien erweisen sich als gleich wirksam, hingegen finden sich geringere Wirkungen für die gemischten Vergleichsbehandlungen.

Beim differenzierenden Vergleich verschiedener humanistischer Therapien mit kognitiv-behavioraler Therapie lassen sich für die meisten humanistischen Verfahren keine Unterschiede gegenüber behavioraler Therapie feststellen. Gleichermaßen finden sich in den hier analysierten Studien, die direkt Gestalttherapie und behaviorale Therapie vergleichen, keine Wirksamkeitsunterschiede. Einen besonderen Fall bildet die »reine« non-direktive Gesprächstherapie. Sie erweist sich im ersten Auswertungsschritt, wie auch in den früheren Metaanalysen z. B. von Grawe, Bernauer & Donati (1994), als unterlegen beim Vergleich mit behavioraler Therapie. In der im Weiteren von Elliott (2001) vorgenommenen Analyse stellt sich heraus, dass die Zugehörigkeit einer Forschergruppe zu einer therapeutischen Orientierung die Ergebnisse stark verzerrt: Wird die therapeutische Orientierung in die Analyse einbezogen, nivellieren sich alle Unterschiede zwischen den verschiedenen humanistischen Verfahren und kognitiv-behavioraler Therapie. Dies betrifft insbesondere die nicht-direktive klientenzentrierte Therapie, die unter statistischer Kontrolle des Faktors der Schulenzugehörigkeit wie alle anderen humanistischen Untergruppen der Forschergruppe nicht mehr unterlegen ist. Auf der Basis der von Elliott durchgeführten Tests sind alle untersuchten humanistischen Therapieuntergruppen gleich wirksam wie kognitiv-behaviorale Therapie.

> Zu einer guten Methodik von Forschungsprogrammen sollte in Zukunft gehören, den von Elliott (2001) beschriebenen Autorenbias zu berücksichtigen, z. B. indem in zukünftigen Forschungsteams Vertreter unterschiedlicher Therapieschulen zusammenarbeiten.

Theorie und Praxis der Gestalttherapie hatten einen direkten Einfluss auf die Forschung und umgekehrt war die Forschung von entscheidender Bedeutung für die Fortentwicklung erfahrungsorientierter Therapie. Insofern waren Prozessstudien wichtig für die Weiterentwicklung von Theorie und Praxis der Gestalttherapie. Als Beispiel wurde hier die prozess-erfahrungsorientierte Therapie vorgestellt, in der die therapeutische Arbeit mit emotionalen Prozessen unter dem spezifischen Einsatz gestalttherapeutischer Interventionen erfolgt.

Die Prozessforschung wird der Prozessausrichtung der Gestalttherapie im besonderen Maße gerecht. Aus der Prozessforschung wurden Modelle entwickelt, welche in idealtypischer Weise die Wirkungen von gestalttherapeutischen Interventionen beschreiben, wie sie sich in typischen Dialogformen finden lassen, in denen oppositionelle Spannungen aufgebaut werden. Insbesondere weist die Prozessforschung nach, dass gestalttherapeutische Interventionen besonders geeignet sind für die Bearbeitung von emotionalen Prozessen. Hier finden sich unter wissenschaftlichen Gesichtspunkten die am weitesten entwickelten theoretischen Ansätze und Modellbildungen. Dabei sind die Methoden der Therapieprozessforschung besonders geeignet, um dem prozessorientierten Vorgehen in der Gestalttherapie wie auch den anderen erfahrungsorientierten Therapien gerecht zu werden.

Die zentrale gestalttherapeutische Vorgehensweise, Klienten auf ihr unmittelbar prozesshaftes Selbsterleben zurückzuwerfen, erweist sich im Lichte der von Orlinski, Grawe & Parks (1994) vorgenommenen metaanalytischen Auswertung einer großen Anzahl von Prozessstudien als eine der wirksamsten therapeutischen Methoden überhaupt. Diese Form des therapeutischen Arbeitens im Prozess von einem Moment zum nächsten war in den verschiedenen humanistischen Schulen in unterschiedlicher Weise entwickelt worden. Die Weiterentwicklungen in Theorie und Praxis, die in diesem Kapitel zusammengefasst sind, stellen ein Kondensat und eine Synthese eines Erfahrungsschatzes dar, der so erst heute in gebündelter Form vorliegt. Insbesondere wurde die therapeutische Bedeutung der Gefühle, wie sie in der Gestalttherapie entdeckt wurde, auf der Basis der Therapieforschung und unter Einbeziehung der Befunde aus Säuglings-, Emotions- und Hirnforschung neu gefasst. Dabei stehen Gestalttherapie und die anderen erfahrungsorientierten Therapien im Spannungsfeld von psychodynamischen und behavioralen Ansätzen, zwischen Objektbeziehungstheorie und Modellen der Verhaltensmodifikation. Man kann fragen, wo sich die erfahrungs- und prozessorientierten humanistischen Therapien in der psychotherapeutischen Landschaft verorten lassen.

Geht man davon aus, dass die psychoanalytischen Therapien ihren Blick aus der Gegenwart des Klienten in sein Gewordensein, d. h. in die Vergangenheit richten und die behavioralen Therapeuten aus der aktuellen Bedingungsanalyse im Sinne des instrumentellen Lernens in die Zukunft schauen, so stellen die erfahrungs- und prozessorientierten Therapieverfahren eine Art »Navigationssystem« für die Gegenwart bereit.

Das »Navigationssystem« der erfahrungs- und prozessorientierten Therapien bezieht sich dabei im Wesentlichen auf die therapeutische Arbeit mit Emotionen. Gemeint sind gestörte emotionale Prozesse, wie sie auftreten bei unterschiedlichsten Störungsbildern. Im Zentrum der neueren Weiterentwicklungen der therapeutischen Modelle und Praxis findet sich eine theoretisch und empirisch fundierte Prozessdiagnostik, die uns durch das Hier und Jetzt des therapeutischen Dialogs leitet.

Zusammengenommen zeigen die Belege von Prozess- und Wirksamkeitsforschung, dass Gestalttherapie eine effektive Methode ist, um mit emotionalen Störungen zu arbeiten, wie sie in verschiedenen psychischen Störungsbildern unterschiedlichster Schweregrade bis zu schwersten psychiatrischen Störungsbildern auftritt. Nach heutigem Forschungsstand erweisen sich Gestalttherapie und auf der Gestalttherapie basierende, im wissenschaftlichen Raum fortentwickelte Ansätze der prozess-erfahrungsorientierten Therapie als Behandlungsverfahren mit besonders hohem Wirkungspotenzial.

Herauszuarbeiten sein wird, welche Unterschiede und Stärken jede Therapie charakterisieren. Wünschenswert wäre, wenn die vorliegende Arbeit der Diskussion der Therapieschulen untereinander förderlich wäre. Es mag die Verständigung zwischen den verschiedenen Schulen und den wechselseitigen Prozess des Lernens erleichtern, dass für den vorgestellten therapeutischen Ansatz überzeugende Forschungsbelege vorliegen.

Im eingangs erwähnten Höhlengleichnis lässt Sokrates einen der gefangenen Höhlenbewohner befreit von den Fesseln in die Welt außerhalb der Höhle hinaufsteigen. Nachdem er zunächst geblendet ist vom Licht, beginnt er, die Welt außerhalb der Höhle zu betrachten. Schließlich kehrt er zurück zu den anderen Höhlenbewohnern, um ihnen von seinen Erlebnissen zu berichten. Sie erklären ihn für verrückt und den Austritt aus der Gefangenschaft für gefährlich. Im Wettstreit um die Interpretation der Schatten kann der an das Tageslicht Gewöhnte nun nicht mehr mithalten.

Im Höhlengleichnis ist eigentlich die philosophische Wurzel des Idealismus verankert. Bedenkt man dies, lässt es sich umgekehrt fragen, ob Gestalttherapeuten nicht in anderer Form als die traditionellen Psychotherapieforscher in manchen ihrer vertrauten Sichtweisen gefangen waren.

So war den Gestalttherapeuten mit der Lust an der unmittelbaren Gefühlserfahrung im »Hier und Jetzt« für Jahrzehnte der Sinn für die Abbildungen und deren Systematisierungen zunächst verloren gegangen. In der eingangs gewählten Sichtweise der Allegorie nehmen die Wissenschaftler die Position der Gefangenen ein, die sich auf die reduzierten Bilder der Wirklichkeit konzentrieren und kommen damit eigentlich schlecht weg. Indessen sollte dieses Bild nur auf eine Gefahr aufmerksam machen, dass Gefangenschaft dann entstehen kann, wenn die Abbilder mit der Wirklichkeit verwechselt werden.

Unter ihrer idealen Auffassung von Therapie hatten Gestalttherapeuten die wissenschaftliche Aufarbeitung ihrer Arbeit lange Zeit in den Hintergrund gedrängt. Indessen dokumentieren insbesondere die vorgelegten Befunde aus den jüngeren Studien Wirkungsweise, -breite und -stärke von gestalttherapeutischer Arbeit und eröffnen damit die Chance für eine neue Diskussion der innerhalb der humanistischen Therapien entwickelten therapeutischen Alternativen zu den etablierten therapeutischen Vorgehensweisen. Dabei ist die empirische Aufarbeitung der Gestalttherapie in den vergangenen Jahrzehnten erfreulicherweise in einen starken Aufwind gekommen.

Anhang

A1 Ausbildungsstätten

1. Ausbildungsstätten in Deutschland
   - AKG Arbeitskreis Kritische Gestalttherapie, c/o Marion Wegner, Victoriastr. 27, 80803 München
   - Däumling-Institut, Georgstr. 12, 53721 Siegburg
   - GENI Gestalt Education Network International e.V., Oberweg 54, 60318 Frankfurt a. M.
   - Gestaltinstitut Frankfurt/M. e.V., Wilhelm-Hauff-Str. 5, 60325 Frankfurt a. M.
   - GIR Gestalt-Institut Rheinland e.V., Dahlhauser Str. 22, 45529 Hattingen
   - HIGW Hamburger Institut für gestaltorientierte Weiterbildung, Holzhäuser 2, 21079 Hamburg
   - IfG Institut für Gestalttherapie e.V., Postfach 240214, 40091 Düsseldorf
   - IGG Institut für Gestalttherapie und Gestaltpädagogik e.V., Wielandstr. 43, 12159 Berlin
   - IGW Institut für Gestalttherapie und Gestaltpädagogik Würzburg gGmbH, Theaterstr. 2, 97070 Würzburg
2. Ausgewählte Adressen von Ausbildungsstätten im Ausland
   - Donau-Universität in A-3500 Krems/Österreich, Zentrum für psychosoziale Medizin. Gestalttherapie als Hauptverfahren im Weiterbildungs-Rahmen zum Facharzt für Psychosomatische und Psychotherapeutische Medizin
   - Schweizerischer Verein für Gestalttherapie (SVG), Sonnenbühlstraße, 8305 Dietlikon, Schweiz
   - Nordisk Gestaltinstitut, Harresho/jvej 15, 3080 Tiko/b, Danmark
   - The Gestalt Centre London, 64 Warwick Road, St. Albans, AL1 4DI, Herts, UK
   - Gestalt Psychotherapy Training Institute, 2 Bedfort Street, Lor Road, Bath, BA1 6AF, UK
   - Associacion Espanola de Terapia Gestalt, Santa Engracia, 121, Bajo C, 28003 Madrid, Spain
   - Gestalt Psychotherapy Institute Malta, 31 Sir George Borg Street, SLM 09, Sliema, Malta
   - European Association for Gestalt Therapy, Via Alamo da Lenti, 96100 Siracusa, Italy
   - Gestalt Institute of Cleveland, 1588 Hazel Drive, Cleveland, OH 44106-1791, USA

A2 Adressen

1. Adresse der Dachgesellschaft
   Deutsche Vereinigung für Gestalttherapie DVG e.V.,
   Geschäftsstelle: Grünberger Straße 14
   D-10243 Berlin, Tel. 030–74 078 284
   Fax: 030–74 078 285,
   E-Mail: info@dvg-gestalt.de
   Internet: www.dvg-gestalt.de
2. Korrespondenzadresse
   Dr. med., Dipl.-Psych. Lotte Hartmann-Kottek,
   Eichholzweg 8a, 34132 Kassel
   Fax: 0561–407 256
   E-Mail: Lotte.Hartmann-Kottek@t-online.de,
   Psychotherapie-Aus- und Weiterbildungsstätte, Gestalt-Kolleg, DVG

Quintessenz-Quintalog

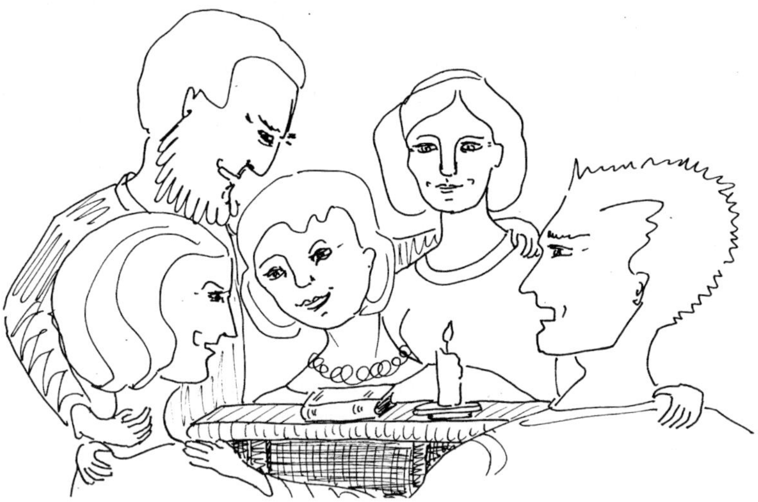

Lotte H.-K.:
»Vielleicht wäre es gut, am Ende die Quintessenz dieses vielfältigen geistigen Rundgangs zu ziehen. Im 2. Teil kam die Gestalttherapie in den Vordergrund, nachdem wir zuerst die Theorie, den erkenntnistheoretischen Gestalt-Ansatz kennen gelernt hatten. Vielleicht verdichten wir erst das eine, dann das andere und schauen dann, welche Brücke sich ergibt. Was ist Ihnen innerlich gerade näher, die Therapie oder die Theorie?«

Angela Schmidt:
»Die **Therapie,** die schwingt in mir noch nach.«

Lotte H.-K.:
»Gut. Es könnte hilfreich sein, die Quintessenz auf der inhaltlich-strukturellen und auf der Beziehungsebene zunächst getrennt zu ziehen. Wer könnte dazu etwas sagen?«

Gudrun Heimerath:
»Ich habe für die **inhaltsorientierte, strukturelle Seite** eine detaillierte, kleinschrittige Vorgehensweise als Standardform beobachtet und auch gelegentlich zwei Abkürzungsformen, die allerdings bei Patienten weniger angewendet werden. Die **Standardform** geht in folgenden Schritten:

1. sie fokussiert den ausgegrenzten Impuls oder Inhalt,
2. sie lässt den ausgrenzenden Filter oder unadäquaten Maßstab herausarbeiten,
3. sie eröffnet zwischen diesen beiden Polen das Konfliktfeld, (dessen Kontrahenten bevorzugt auf Stühle projiziert werden,) wobei die Positionen emotional differenziert und mithilfe der Erlebnisqualität assoziativ der konkreten Lebenserfahrung zugeordnet wird; es kommt dann

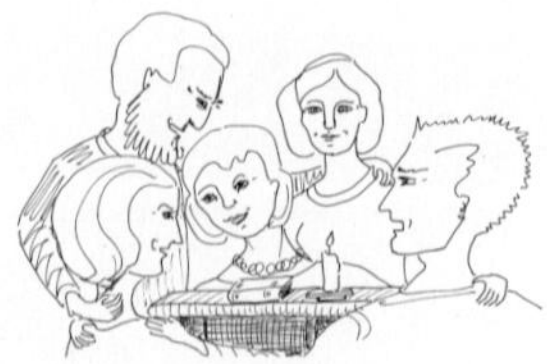

4. über Rollentausch und Perspektivenwechsel mit Probe-Identifizierungen zum Aufbau eines anderen Verständnisses, das die vorherige Fixierung aufweicht, diesbezüglich zu einer De-Identifizierung führt und ein neues, integrierendes Beziehungsfeld aufbaut.
5. In der chaotischen Zone des verwirrenden Nicht-Wissens, bzw. des »Todes« bezüglich der alten Identität, bereitet sich eine Umorganisation vor;
6. das bisher Unterdrückte und Verborgene kann sich in einer mehr oder weniger heftigen Katharsis entladen; es wird
7. nachmoduliert, integriert und assimiliert,
8. wird die neu entstandene Identität erprobt, emotional bewertet und gefestigt,
9. ist Genießen des Gleichgewichts angesagt.

Kurzformen: Bei der therapeutischen **Kurzform**, die für belastbarere Personen gedacht ist, wird eine dissonant erscheinende, mehr oder weniger unbewusst ablaufende Verhaltensweise in den Scheinwerfer der Aufmerksamkeit geholt und die Person als Ganzes, v.a. in ihrer assimilierten Substanz, konfrontiert und angefragt, dafür die Verantwortung zu übernehmen. Dabei wird sie gebeten, die Stimmigkeit dieser Verhaltensweise zu überprüfen. Das ist eine direkte Fokussierung der Teil-Ganzes-Relation. Schließlich gibt es noch die **paradoxe** Kurzform (bei der unter dem Wissen des polaren Aufbaus der Emotionalität), der Vordergrundimpuls intensiviert wird, um die Latenz zu mobilisieren. Dieses Vorgehen setzt eine belastbare Person und eine gute, belastbare therapeutische Beziehung voraus.«

Angela Schmidt:
»Ausgezeichnet, Gudrun. Ich versuche es mit der **therapeutischen Beziehung.** Das Wesentliche ist, dass sie auf mehreren Ebenen gleichzeitig wirkt und Beziehungsfelder aufbaut. Im Hintergrund spürbar, gibt es eine basale, ganzheitliche, mitmenschliche **Akzeptanz** zum Wesenskern des anderen hin (auch wenn derjenige selbst zu seinem Kern noch keinen Kontakt gefunden haben sollte). Der **Realbeziehung**santeil registriert a) als ressourcenorientierte Wahrnehmung die Fähigkeiten und Potenziale anerkennt, b) die Abwehr- und Überlebensstrategien, wo teils Konfrontation, teils Schutzverständnis angesagt ist, c) reagiert auf den in seiner Not konflikthaft fixierten Persönlichkeitsanteil (meist ein Kinder-Ich-Aspekt), wo Beistand und Solidarität angeboten wird, d) registriert und reagiert auf eine etwaige, übertragungsbedingte Beziehungsverzerrung, die, wenn sie prägnant genug ist, abgelöst wird, und achtet e) auf die Gegenübertragung im engen und weiten Sinn, (das heißt auf etwaige Resonanzen eigener, ungelöster Konflikte oder nicht konsolidierter Mangelerlebnisse, die in die Therapie oder eine spezielle Supervision gehören, – und, im Fall der weiteren Gegenübertragung, auf die dem Gegenüber antwortenden Gefühle.) Das **Arbeitsbündnis** gibt es in der allgemeinen und in einer speziellen Form. Letztere wird vor jeder tieferen Regressionsarbeit, evtl. auch nur kurz nonverbal, erneuert, um aktuell den therapeutischen Rapport zu sichern. Auf der **Expertenebene** stellt

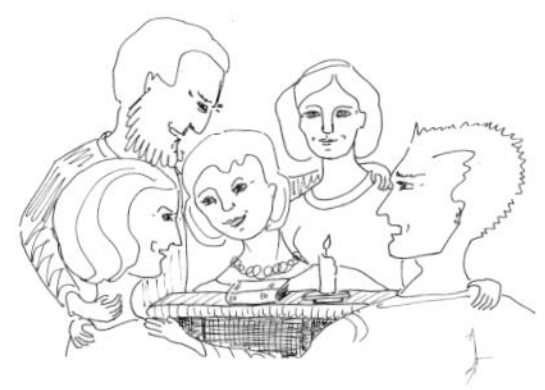

der Therapeut sein methodisches Know-how zur Verfügung, aus dem heraus er Vorschläge zu prozessfördernden Übungen, zu Einbeziehung von Medien macht oder in Absprache die Regie bei Rollenspielen übernimmt. Insgesamt vollzieht sich die therapeutische Beziehung in der Gestalttherapie in »**selektiver Authentizität**«, das heißt, patientenorientierte Gefühle werden für die Antworten genutzt, eigene Bedürfnisse des Therapeuten werden von ihm bewusst aus dem Prozess draußen gehalten. Die ist die Vorgabe für die Patientenbehandlung. (In der Variante der Persönlichkeitsentwicklung gibt es auch die Möglichkeit des vollauthentischen Leiterverhaltens).«

Lotte H.-K.:
»Danke, liebe Angela. Nun haben wir bereits das Fadenkreuz, in dem sich das Kernstück der Therapie ereignet. Das Fadenkreuz besteht aus den geschilderten, mehrfachen Beziehungsfeldern einerseits und der direkten, vergegenwärtigten Konflikt- (oder auch Mangel-)Bearbeitung andererseits. Der Rest der geschilderten Techniken sind Hilfsmethoden und Modifikationen zum Auffinden der konfliktrelevanten Spuren, zum Differenzieren der Projektionen, zur Stärkung der ehemals im Konflikt stecken gebliebenen Teilpersönlichkeit, zum Integrieren und Re-Stabilisieren. Ich hoffe, dass dies Übersichtlichkeit bringt.«

Mark Müller:
»Das finde ich gut und entlastet mich, weil ich zwischendurch den Wald vor lauter Bäumen nicht mehr sah. Ich erinnere noch die vielen Schnittmengen mit anderen Verfahren, als würden sich in der Matrix der Gestalttherapie alle Ansätze treffen können. Und ich erinnere die erstaunlich ausgeprägte, indirekte Verbreitung, die andere Strömungen von innen heraus verändert. Eindrucksvoll und plausibel finde ich die hohe Wirksamkeit des erlebnisorientierten Vorgehens der Gestalttherapie.«

Stefan Kunzelmann:
»Gehe ich recht in der Annahme, dass wir jetzt an die Zusammenfassung des Theorieteils gehen?«

Mark Müller:
»Kannst es ja schon gar nicht mehr erwarten, nicht wahr? Dann schieß doch schon los. Da bin ich aber jetzt neugierig.«

Stefan Kunzelmann:
»Stichler! Ich hoffe, du machst selber auch gleich mit. O.K. Von der Theorie des **Gestalt-Ansatzes** blieb mir haften, dass es um die strukturelle Beziehungsfrage zwischen dem **Teil** und seinem **Ganzen** geht. Das ist eine uralte Frage der Philosophie, speziell der Seinslehre (Ontologie). Die Gestaltpsychologen betonen in ihrer Form den Wechsel der Vorder- und Hintergrund-Verhältnisse, bzw. den ewigen Wandel zwischen Gestaltbildung und Gestaltauflösung quasi als Naturgesetz. »Gestalt« ist synonym mit aktueller Vordergrundfigur; »Gestalt« ist ein von ihrem Umfeld abgrenzbares, ganzheitliches Seiendes, das als solches unteilbar ist,

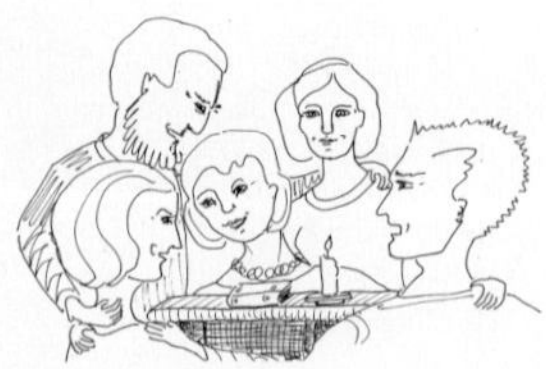

das etwas anderes ist, als die Summe seiner Teile und dessen Charakter bzw. Beziehungsgefüge transponierbar ist (wie z. B. eine Melodie). »Gestalt« gibt es sowohl als wirksames Feld (das geht auf Lewin zurück), als auch als eine Struktur (das entspricht der üblicheren Sichtweise). Felder und Strukturen beeinflussen sich und unterliegen einer selbstorganisatorischen Dynamik, deren Erforschung erst beginnt. Leben ist an der Grenze zwischen Chaos und Ordnung angesiedelt und nutzt den Wechsel dieser beiden Zustände für seine Steuerung.«

Mark Müller:
»Genau. Die Vielfalt der Teile und das Ganze scheinen sich in einer gleichwertigen Balance und gleichzeitig in lebendigem Austausch zu befinden. Unsere Wirklichkeit ist ein Konstrukt eines kleinen Wellenausschnitts, der durch unser Gehirn in eine sinnlich begreifbare, anschauliche Form übersetzt wird. Die Sprache der Realität besteht aus Schwingungen, Schwingungen in verschiedenen Raumzeit-Ebenen, die uns überwiegend unzugänglich sind, einschließlich unseres eigenen Schwingungsfeldes, das auch Träger unseres Bewusstseins sein dürfte. Für die Kommunikation dieser Felder (inklusive ihres Quantenfeldanteils) und der »Realität« besteht Forschungsbedarf.«

Gudrun Heimerath:
»Die gestalttherapeutischen Vorstellungen über die psychischen Vorgänge in der Persönlichkeit kommen mit den neurobiologischen Befunden gut überein. Die gestaltpsychologischen Gesetze der Wahrnehmung erfassen angeborene, präkognitive Muster der Informationsverarbeitung.«

Angela Schmidt:
»Desintegration führt in die Krankheit, (Re-)Integration in die Gesundheit. Bei der therapeutischen Arbeit dient das Analysieren dem Integrieren. »And there is no end of integration«, sagte gerne Perls, wenn ich mich recht erinnere.«

Stefan Kunzelmann:
»Und wie war nochmal seine kürzeste Definition? Here and Now – I and Thou!«

Lotte H.-K.:
»Damit wollen wir schließen. Danke für euer Interesse und für euere faszinierende Resonanz!«

Literatur

Zitierte Literatur

Adesso, V.J., Euse, F.J., Hanson, R.W., Hendry, D. & Choca, P. (1974). Effects of a personal growth group on positive and negative self-references. Psychotherapy: Theory, Research and Practice, 11, 4, 354–355.

Affolter, F. (1992). Wahrnehmung, Wirklichkeit und Sprache. Villingen-Schwenningen: Verlag Neckar.

Ainsworth, M.D.S. (1977). Skalen zur Erfassung mütterlichen Verhaltens: Feinfühligkeit versus Unempfindlichkeit gegenüber Signalen des Babys. In K.E. Grossmann (Hrsg.), Entwicklung der Lernfähigkeit in der sozialen Umwelt (S. 96–107). München: Kindler.

Angus, L.E. & Rennie, D.L. (1989). Envisioning the representational world: the clients experience of metaphoric expression in psychotherapy. Psychotherapy, 26, 3, 372–379.

Assmann, J. (1990). Gerechtigkeit und Unsterblichkeit im Alten Ägypten. München: C.H. Beck.

Barghaan, D., Harfst, T., Dirmaier, J., Koch, U. & Schulz, H. (2002). Bericht der externen Evaluation und Qualitätssicherung der Hardtwaldklinik I, Bad Zwesten, Abteilung Psychotherapie und Psychosomatik. Nr. 1 – Analyse von Struktur, Prozess und Outcome 2000–2001. Bericht der Arbeitsgruppe »Psychotherapie- und Versorgungsforschung (AGPV) Abteilung für Medizinische Psychologie, Hamburg Juli 2002, Universitätsklinikum Eppendorf.

Beaumont, H. (1994/1999). Selbstorganisation und Dialog. In G. Wheeler & S. Backman (Hrsg.), Gestalttherapie mit Paaren. Köln: Peter Hammer. (amerikan. Original: »On intimate ground«).

Bechara, A.A.R., Damasio, H., Damasio & Anderson, S. (1994). Insensitivity to future consequences following damage of the human prefrontal cortex. Cognition, 50, 7–12.

Beck, H. (1989). Ek-in-sistenz: Positionen und Transformationen der Existenzphilosophie. Frankfurt a.M.: Peter-Lang-Verlag.

Benedetti, G. (1983a). Todeslandschaften der Seele. Göttingen: Vandenhoek & Ruprecht.

Benedetti, G. (1984). Psychotherapeutische Behandlungsmethoden. In Kisker, K., Lauter, H., Meyer, J.E., Müller, C. & Strömgren, E. (Hrsg.), Psychiatrie der Gegenwart 4, Band: Schizophrenien. (S. 285–324). Berlin, Heidelberg: Springer.

Benedetti, G. (1992). Psychotherapie als existenzielle Herausforderung. Göttingen: Vandenhoek & Ruprecht.

Benedetti, G. (1998). Botschaft der Träume. Göttingen: Vandenhoek & Ruprecht.

Benedetti, G., Corsi Piacentini, T., d'Alfonso, L., Elia, C., Medri, G. & Saviotti, M. (1983b). Psychosentherapie – Psychoanalytische und existenzielle Grundlagen. Stuttgart: Hippokrates.

Benjamin, L.S. (1974). Structural analysis of social behavior. Psychological Review, 81, 5, 392–425.

Bertalanffy, L. von (1949). Das biologische Weltbild. Bern: Franke.

Bertalanffy, L. von (1957). Allgemeine Systemtheorie. Deutsche Universitätszeitung, 12, 8–12.

Bertalanffy, L. von (1968). General systems theory. London: Allen Lane Penguin Press.

Beutler, L.E., Engle, D., Mohr, D., Daldrup, R.J., Bergan, J., Meredith, K. & Merry, W. (1991a). Predictors of differential response to cognitive, experiential, and self-directed psychotherapeutic procedures. Journal of Consulting and Clinical Psychology, 59, 2, 333–340.

Beutler, L.E., Frank, M., Schieber, S.C., Calver, S. & Gaines, J. (1984). Comparative effects of group psychotherapies in a short-term inpatient setting: An experience with deterioration effects. Psychiatry, 47, 66–76.

Beutler, L.E., Machado, P.P.P., Engle, D. & Mohr, D. (1993). Differential patient × treatment maintenance among cognitive, experiential, and self-directed psychotherapies. Journal of Psychotherapy Integration, 3, 1, 15–30.

Beutler, L.E., Mohr, D.C., Grawe, K., Engle, D. & MacDonald, R. (1991b). Looking for differential treatment effects: Cross-cultural predictors of differential psychotherapy efficacy. Journal of Psychotherapy Integration, 1, 121–142.

Bialy, J. von & Volk-von Bialy, H. (1998). Siebenmal Perls auf einen Streich. Paderborn: Junfermann.

Bohart, A.C., Elliot, R., Greenberg, L.S. & Walson, J.C. (2002). Empathy. In J.C. Norcross (ed.), Psychotherapy relationships that work (pp. 89–108). New York: Oxford University Press.

Boulet, D.B., Soulière, M.D., Sterner, I. & Nadler, W.P. (1992). Development of a category system of good moments in Gestalt therapy. Psychotherapy, 29, 4, 554–563.

Boulet, D., Soulière, M. & Sterner, I. (1993). Good moments in Gestalt therapy: a descriptive analysis of two Perls sessions. Canadian Journal of Counselling, 27,3, 191–202.

Bowlby, J. (1951/1973). Mütterliche Zuwendung und geistige Gesundheit. München: Kindler.

Bowlby, J. (1960). Die Trennungsangst. Psyche, 15, 411–464.

Bowlby, J. (1980/1983). Verlust, Trauer und Depression. Frankfurt: Fischer.

Bowlby, J.(1988/1995). Elternbindung und Persönlichkeitsentwicklung. Therapeutische Aspekte der Bindungstheorie. Heidelberg: Dexter.

Broemer, H., Rosenbrock, H. & Szabo, K. (in Druck). ATHERNA. Erfahrungen und Ergebnisse der ambulanten Therapie mit Drogenabhängigen. Berlin: Drogenhilfe Tannenhof Berlin e.V.

Brothers, C.L. (1986). The Gestalt theory of healthy aggression in beyond-control youth. Psychotherapy, 23, 4, 578–585.

Brunink, S.A. & Schroeder, H.E. (1979). Verbal therapeutic behavior of expert Psychoanalytically oriented, Gestalt, and Behavior therapist. Journal of Counseling and Clinical Psychology, 47, 567–574.

Buber, M. (1978). Urdistanz und Beziehung. Heidelberg: Lambert Schneider-Verlag.

Buber, M. (1983). Ich und Du. Heidelberg: Lambert Schneider-Verlag.

Bühler, Ch. (1971). Grundbegriffe der humanistischen Psychologie. Psychologische Praxis, Heft 2, (15), 49–57.

Bühler, Ch. (1972). Charlotte Bühler. In Pongratz, L., Traxel, W. & Wehner, E. (Hrsg.), Psychologie in Selbstdarstellungen (S. 9–4). Bern: Huber.

Bühler, K. (1930). Die geistige Entwicklung des Kindes. Jena: Fischer.

Butollo, W. (2003). Integrative Therapie der Angst. In F.-M. Stämmler & R. Merten (Hrsg.), Angst als Ressource und Störung. Interdisziplinäre Aspekte (S. 80–109). Paderborn: Junfermann.

Butollo, W., Hagl, M. & Krüsmann, M. (1999). Kreativität und Destruktion posttraumatischer Bewältigung: Forschungsergebnisse und Thesen zum Leben nach dem Trauma. Stuttgart: Pfeiffer bei Klett-Cotta.

Butollo, W., Krüsmann, M. & Hagl, M. (1998). Leben nach dem Trauma. Über den therapeutischen Umgang mit dem Entsetzen. In Leben lernen. München: Pfeiffer.

Butollo, W., Krüsmann, M., Maragkos, M. & Wentzel, A. (1997a). Integration verschiedener therapeutischer Ansätze bei Angststörungen: Verhaltens- und Gestalttherapie. In P. Hoffmann, M. Lux, C. Probst, M. Steinbauer, J. Taucher & H.-G. Zapotoczky (Hrsg.), Klinische Psychotherapie. Wien: Springer.

Butollo, W., Krüsmann, M., Maragkos, M. & Wentzel, A. (1997b). Kontakt zwischen Konfluenz und Isolation: Gestalttherapeutische Ansätze in der Angsttherapie. Zeitschrift für Psychotherapie in Psychiatrie, Psychotherapeutischer Medizin und Klinischer Psychologie.

Calvin, W.H. (2002). Die Sprache des Gehirns. Wie in unserem Bewusstsein Gedanken entstehen. München: Dtv, Hanser.

Ciompi, L. (1982). Affektlogik. Stuttgart: Klett-Cotta.

Clance, P.R., Thompson, M.B., Simerly, D.E. & Weiss, A. (1994). The effects of the Gestalt approach on body image. Gestalt Journal, 17, 1, 95–114.

Clarke, K.M. (1993). Creation of meaning in incest survivors. Journal of Cognitive Psychotherapy, 7, 195–203.

Clarke, K.M. & Greenberg, L.S. (1986). Differential effects of the Gestalt two-chair intervention and problem solving in resolving decisional conflict. Journal of Counseling Psychology, 33,1, 11–15.

Conoley, C.W., Conoley, J.C., McConnell, J.A. & Kimzey, C.E. (1983). The effect of the ABCs of rational emotive therapy and the empty-chair technique of Gestalt therapy on anger reduction. Psychotherapy, 20,1, 112–117.

Conrad, K. (1947). Begriff der Vorgestalt und seine Bedeutung für die Hirnpathologie. Nervenarzt, 18, 189.

Conrad, K. (1948). Über differentiale und integrale Gestaltfunktion und den Begriff der Protopathie. Nervenarzt, 19, 314.

Conrad, K. (1949). Über Erregungsnachdauer und Refraktärphase im Gestaltwandel höherer Leistungen. Archiv für Psychiatrie, 190, 195.

Conrad, K. (1952). Die Gestaltanalyse in der Psychiatrie. Stud Gen.,5, 503.

Conrad, K. (1953). Zur Psychopathologie des amnestischen Symptomenkomplexes. Gestaltanalyse einer Korsakowschen Psychose. Deutsche Zeitschrift für Nervenheilkunde, 170, 25.

Conrad, K. (1958/1987). Die beginnende Schizophrenie. Versuch einer Gestaltanalyse des Wahns. Stuttgart: Thieme.

Cross, D. G., Sheehan, P. W. & Khan, J. A. (1980). Alternative advice and counsel in psychotherapy. Journal of Consulting and Clinical Psychology, 48,5, 615–625.

Cross, D.G., Sheehan, P.W. & Khan, J.A. (1982). Short- and long-term follow-up of clients receiving insight-oriented therapy and behavior therapy. Journal of Consulting and Clinical Psychology, 50,1, 103–112.

Czogalik, D., Landerer, W. & Bechtinger-Czogalik, S. (1995). Wirkfaktoren eines gestalttherapeutisch orientierten Kurzzeitgruppentherapieseminars für Patienten mit chronischen Rückenschmerzen (nach H. Heinl) aus der Sicht der teilnehmenden Patienten. Forschungsbericht.

Damasio, A.R. (1997). Descartes' Irrtum. München, Leipzig: List.

Damasio, A.R. (2002). Ich fühle, also bin ich. Die Entschlüsselung des Bewusstseins. München: List/Ullstein.

Davidson, R.J., Jackson, D.C., Kalin, N.H. (2000). Emotion, plasticity, context, and regulation: Perspectives from affective neuroscience. Psychological Bulletin, 126, 890–909.

Deneke, F.W. (1999). Psychische Struktur und Gehirn. Stuttgart: Schatttauer.

Diemer, A. (1956). Edmund Husserl. Meisenheim: Hain.

Dornes, M. (1993). Der kompetente Säugling. Frankfurt: Fischer.

Dornes, M. (2000). Die emotionale Welt des Kindes. Frankfurt: Fischer.

Dornes, M. (2001). Die frühe Kindheit. Entwicklungspsychologie der ersten Lebensjahre. Frankfurt: Fischer.

Dürr, H.-P. (1995). Die Zukunft ist ein unbetretener Pfad. Freiburg: Herder.

Dürr, H.-P. (1996). Physik und Transzendez. Bern: Scherz-Verlag.

Dürr, H.-P. (1999). Ist Medizin und Biologie nur Physik? In Kröger, F. & Petzold, E.R. (Hrsg.), »Selbstorganisation und Ordnungswandel in der Psychosomatik.« Frankfurt a. M.: VAS.

Dürr, H.-P. (2000). Unbelebte und belebte Materie: Ordnungsstrukturen immaterieller Beziehungen. Physikalische Wurzeln des Lebens. In: Dürr, H.P., Popp, F.A. & Schommers W. (Hrsg.), Elemente des Lebens. Kusterdingen: Die Graue Edition, SFG.

Dürr, H.-P. & Oesterreicher, M. (2001). Wir erleben mehr als wir begreifen. Freiburg: Herder.

Eccles, J.C. (1987). Gehirn und Seele. Erkenntnisse der Neurophysiologie. München: Piper.

Echtermeyer, Th. (1955). Deutsche Gedichte. Düsseldorf: A. Bagel.

Edelman, G. & Tononi, G. (2002). Wie aus Materie Bewusstsein entsteht. München: Beck.

Elliott, R. (2001). Research on the effectiveness of humanistic therapies: A meta-analysis. In D. Cain & J. Seeman (Hrsg.), Humanistic Psychotherapies: Handbook on Research and Practice. Washington: American Psychological Association.

Elliott, R., Davis, K. & Slatick, E. (1998). Process-experiential therapy for post-traumatic stress difficulties. In L. Greenberg, G. Lietaer & J. Watson (Hrsg.), Handbook of experiential psychotherapy. New York: Guilford.

Engel, G.L. (1996). Wie lange noch muss sich die Wissenschaft der Medizin auf eine Weltanschauung aus dem 17. Jahrhundert stützen? In Uexküll, Th. von et al. (Hrsg.), Psychosomatische Medizin. (S. 3–12). München: Urban & Schwarzenberg.

Esser, P., Bellendorf, E., Groß, A., Neudenberger, W. & Bommert, H. (1984). Auswirkungen einer erlebnisorientierten Psychotherapie auf Prozess- und Erfolgsmerkmale unter besonderer Berücksichtigung der Klientenvariable »Experiencing«. Zeitschrift für personenzentrierte Psychologie und Psychotherapie, 3, 221–231.

Feder, B. & Ronall, R. (1980). Beyond the hot seat. New York: Brunner, Mazel. (deutsch: Ronall. R. & Feder, B. (1983). Gestaltgruppen).

Felton, G.S. & Davidson, H.R. (1973). Group counselling can work in the classroom. Academic Therapy, 8, 461–468.

Fengler, J. (1999). Helfen macht müde. Zur Analyse und Bewältigung von Burnout und beruflicher Deformation. München: Pfeiffer.

Finney, B. C.(1976). Let the little child talk. In Hatcher & Himelstein (eds.), The Handbook of Gestalt Therapy. New York: Jason Aronson.

Frambach, L. (1994). Identität und Befreiung in Gestalttherapie, Zen und christlicher Spiritualität. Petersberg: Vianova-Verlag.

Friedman, M. (1987). Der heilende Dialog in der Psychotherapie. Köln: EHP.

Francis, D., Diorio, J., Liu, D. & Meaney, M.J. (1999). Nongenomic transmission across generations of maternal behavior and stress response in the rat. Science, 286, 1155–1158.

Gehrtsen Physik. (D. Meschede, 21. Aufl.). Berlin, Heidelberg, New York: Springer.

Gell-Mann, M. (1996/2000). Das Quark und der Jaguar. Vom Einfachen zum Komplexen. München: Piper.

Goldman, R. & Greenberg, L.S. (1997). Case formulation in Experiential Therapy. In T. Eels (Hrsg.), Handbook of Psychotherapy Case Formulation. New York: Guilford.

Goldman, R., Greenberg, L.S. & Angus, L.E. (2000). Results of the York II Comparative Study Testing the effects of process-experiential and client-centered therapy for depression. Paper presented at the 31st Annual Meeting of the Society for Psychotherapy Research (SPR) in Chicago, USA.

Goldstein, K. (1919). Die Behandlung. Fürsorge und Begutachtung des hirnverletzten Soldaten. Leipzig: Vogel.

Goldstein, K. (1927a). Zur Theorie der Funktion des Nervensystems. In Handbuch der normalen und pathologischen Physiologie. Bd.10, S. 600–634.

Goldstein, K. (1927b). Zum Problem der Angst. Angst und Furcht. Allgemeine Zeitschrift für Psychotherapie, 2, 409–437.

Goldstein, K. (1929). Die Beziehungen der Psychoanalyse zur Biologie. Vortrag vom April 1927. Allgemeine ärztliche Zeitschrift für Psychiatrie, 15–52.

Goldstein, K. (1934). Der Aufbau des Organismus. Den Haag: Nijdhof. (englisch 1938: The Organism. New York: American Book.)

Goldstein, K. (1940). Human nature in the light of psychopathology. Cambridge, Mass.: Harvard University Press.

Goldstein, K. (1948). Language and language disturbances. New York: Gruore.

Goldstein, K. (1959). Notes on the Development of my concepts. Journal of Individual Psychology, 1, 5–14.

Goldstein, K. (1967). Autobiografy. In E.G. Borey & G. Lindzey (eds.), A History of Psychology in Autobiografy, Vol. V (pp. 145–166). New York: Apleton-Century-Crafts.

Goldstein, K. (1971). Selected Papers/Ausgewählte Schriften. Nijhoff: The Hague.

Grabner, D. (1998). Die Arbeit mit dem Traum in der therapeutischen Praxis. Wahrnehmungs- und Arbeitsweisen verschiedener Therapierichtungen bei einem Traumbericht. Ein Vergleich zwischen Psychoanalyse, Gestalttherapie und Existenzanalyse. Existenzanalyse, 15, 1, 11–15.

Grawe, K. (1998). Psychologische Therapie. Göttingen: Hogrefe.

Grawe, K., Donati, R. & Bernauer, F. (1994). Psychotherapie im Wandel. Von der Konfession zur Profession. Göttingen, Bern, Toronto, Seattle: Hogrefe.

Greenberg, L.S. (1983). Toward a task analysis of conflict resolution in Gestalt therapy. Psychotherapy: Theory, Research and Practice, 20, 2, 190–201.

Greenberg, L.S. (1984). A task analysis of intrapersonal conflict resolution. In L. Rice & L. Greenberg (Hrsg.), Patterns of Change. New York: Guilford.

Greenberg, L.S. (1992). Task analysis: Identifying components of intrapersonal conflict resolution. In S.G. Toukmanian & D.L. Rennie (Hrsg.), Psychotherapy Process Research: Paradigmatic and Narrative Approaches. Sage Focus Editions (Bd. 143, S. 22–50). Newbury Park, CA: Sage.

Greenberg, L.S. (2000). Von der Kognition zur Emotion in der Psychotherapie. In Sulz, S.K.D. & G. Lenz (Hrsg.), Von der Kognition zur Emotion in der Psychotherapie. Psychotherapie mit Gefühlen. München: CIP-Medien.

Greenberg, L.S. (2002). Emotion-focused therapy: coaching clients to work through their feelings. Washington: American Psychological Association.

Greenberg, L.S. & Clarke, K.M. (1979). Differential effects of the two-chair experiment and empathic reflections at a conflict marker. Journal of Counseling Psychology, 26, 1, 1–8.

Greenberg, L. S & Dompierre, L. M. (1981). Specific effects of Gestalt two-chair dialogue on intrapsychic conflict in counselling. Journal of Counseling Psychology, 28, 4, 288–294.

Greenberg, L.S. & Foerster, F.S. (1996). Task analysis exemplified: the process of resolving unfinished business. Journal of Counseling and Clinical Psychology, 64, 3, 439–446.

Greenberg, L.S. & Higgins, H.M. (1981). Effects of two-chair dialogue and focusing on conflict resolution. Journal of Counseling Psychology, 27, 3, 221–224.

Greenberg, L.S. & Malcolm, W. (2002). Resolving unfinished business: Relating process to outcome. Journal of Consulting and Clinical Psychology, 70, 2, 406–416.

Greenberg, L.S. & Paivio, S.C. (1997). Working with emotions in psychotherapy. New York: Guilford.

Greenberg, L.S. & Rice, L.N. (1981). The specific effects of a Gestalt intervention. Psychotherapy: Theory, Research and Practice, 18,1, 31–37.

Greenberg, L.S., Rice, L.N. & Elliott, R. (1993). Facilitating Emotional Change. New York: Guilford.

Greenberg, L. S., Rice, L. N., Elliott, R. (2003). Emotionale Veränderung fördern. Grundlagen einer prozess- und erlebnisorientierten Therapie. Paderborn: Junfermann.

Greenberg, L. S., Seeman, J. & Cassius, J. (1978). Personality changes in marathon therapy. Psychotherapy: Theory, Research and Practice, 15,1, 61–67.

Greenberg, L. S. & Watson, J. C. (1998). Experiential therapy of depression: differential effects of client-centred relationship conditions and process experiential interventions. Psychotherapy Research, 8, 2, 210–224.

Greenberg, L. S. & Webster, M. C. (1982). Resolving decisional conflict by Gestalt two-chair dialogue: relating process to outcome. Journal of Counseling Psychology, 29, 5, 468–477.

Greene, B. (1999/2002). Das elegante Universum. Superstrings, verborgene Dimensionen und die Suche nach der Weltformel. Berliner Taschenbuch-Verlag.

Gremmler-Fuhr, M. (1999). Grundkonzepte und Modelle der Gestalttherapie. In Fuhr, R., Sreckovic, M. & Gremmler-Fuhr, M. (1999). Handbuch der Gestalttherapie. Göttingen: Hogrefe

Griffiths, B. (1994). Unteilbarer Geist. Andechs: Dingfelder.

Haken, H. (1981). Synergetik. Berlin Heidelberg New York: Springer.

Haken, H. (1995). Erfolgsgeheimnisse der Natur. Synergetik: Die Lehre vom Zusammenwirken. Reinbek bei Hamburg: Rororo.

Haken, H. & Wolf H. C. (2001/7. Aufl.). Atom- und Quantenphysik. Berlin Heidelberg New York: Springer.

Hampden-Turner, C. (1982). Modelle des Menschen. Weinheim, Basel: Beltz.

Harfst, T., Barghaan, D., Dirmaier, J., Koch, U. & Schulz, H. (2003). Bericht der externen Evaluation und Qualitätssicherung der Psychotherapeutischen Kliniken und Abteilungen der Wicker-Gruppe. Nr. 1 – Analyse von Struktur, Prozess und Outcome 2000-2001 anhand einer 1-Jahres-Katamnese. Bericht der Arbeitsgruppe Psychotherapie- und Versorgungsforschung (AGPV) Institut und Poliklinik für Medizinische Psychologie, Zentrum für Psychosoziale Medizin, Psychiatrie und Psychotherapie, Hamburg, April 2003, Universitätsklinikum Eppendorf.

Hartmann-Kottek, L. (1994). Achtsame Liebe – Zentrierende Struktur. In R. Hutterer-Krisch (Hrsg.), Psychotherapie mit psychotischen Menschen. Berlin Heidelberg New York: Springer.

Hartmann-Kottek, L. (1979). Schwerpunkt »Gestalttherapie« im Grenzgebiet der Psychiatrie. Psychiatrie und medizinische Psychologie, 29, 1–13.

Hartmann-Kottek, L. (2000/2002). Gestalttherapie. In C. Reimer, U. Rüger, (Hrsg.), Psychodynamische Psychotherapien. Lehrbuch der tiefenpsychologisch orientierten Psychotherapien. (S. 177–233). Berlin Heidelberg New York: Springer.

Harlow, H. F. & Harlow, M. K. (1962). Social deprivation in monkeys. Scientific American, 207, 136–146.

Hassenstein, B. (1984). Erich von Holst. (1908–1962). In R. A. Stamm (Hrsg.), Kindlers Psychologie des 20. Jahrhunderts. Band: Tierpsychologie. (S. 101–108). Weinheim: Beltz.

Helmeke C., Ovtscharoff, W., Poeggel G., Braun, K. (2001). Juvenile emotional experience alters synaptic inputs on pyramidal neurons in the anterior cingulate cortex. Cerebral Cortex, 11, 717–737.

Heim, C., Newport, D. J., Bonsall, R., Miller, A. H., Nemeroff, C. B. (2001). Altered pituitary-adrenal axis responses to provocative challenge tests in adult survivors of childhood abuse. American Journal of Psychiatry, 158, 575–581.

Heinl, H. (1996). Ein integriertes Kurzzeit-Gruppenpsychotherapiemodell zur Behandlung chronischer psychosomatischer Schmerzsyndrome des Bewegungssystems. In H. Riedel & R. Sandweg (Hrsg.), Die Behandlung der psychosomatischen Erkrankungen des Bewegungssystems und ihre Ergebnisse. Vortragssammlung zur 4. Fachtagung der Stiftung »Psychosomatik der Wirbelsäule«. Blieskastel: Stiftung »Psychosomatik der Wirbelsäule«.

Heinl, H. (1998). Behandlungsergebnisse bei Integrativer Therapie. In H. Riedel & P. Henningsen (Hrsg.), Die Behandlung chronischer Rückenschmerzen. Kongressband zur 6. Fachtagung der Stiftung »Psychosomatik der Wirbelsäule« in Heidelberg. Blieskastel: Stiftung »Psychosomatik der Wirbelsäule«.

Heinl, H. & Heinl, P. (in Druck). Psychosomatik und Bewegungsorgane. München: Kösel.

Heisenberg, W. (1954/1984). Elementarteile der Materie. In W. Heisenberg, Gesammelte Werke (Bd. I, S. 430). München, Zürich: Piper.

Heisenberg, W. (1969/1985). Der Teil und das Ganze. In W. Heisenberg, Gesammelte Werke (Bd. III, S. 18). München, Zürich: Piper.

Hill, D., Beutler, L. E., Daldrup, R. (1989). The relationship of process to outcome in brief experiential psychotherapy for chronic pain. Journal of Clinical Psychology, 45,6, 951–956.

Hirschberger, J. (1962). Geschichte der Philosophie (Bd. I und II). Freiburg: Herder.

Hoffmeyer, J. (1992). Molekularbiologie und Genetik in semiotischer Sicht. In Th. von Uexküll et al. (Hrsg.), Psychosomatische Medizin. (S. 53–62). München: Urban & Schwarzenberg.

Horney, K. (1937/1951). Der neurotische Mensch unserer Zeit. Stuttgart: Killper.

Horney, K. (1987/am. Orig. 1945). Unsere inneren Konflikte. Frankfurt a. M.: Fischer.

Hüther, G. (1996). The central adaption syndrom: Psychosocial stress as a trigger for adaptive modifications of brain structure and brain function. Progressions in Neurobiology, 48, 569–612.

Hüther, G. (2000). Die Evolution der Liebe. Göttingen: Vandenhoeck & Ruprecht.

Hüther, G. (2001). Bedienungsanleitung für ein menschliches Gehirn. Göttingen: Vandenhoeck & Ruprecht.

Hüther, G., Wedekind, D., Adler, L. (2002). Die Bedeutung emotionaler Reaktionen als Trigger für strukturelle Anpassungsprozesse im menschlichen Gehirn. Systeme, 16, (2/02), 66–75.

Hüther, G. & Rüther, E. (2003). Die nutzungsabhängige Reorganisation neuronaler Verhaltensmuster im Verlauf psychotherapeutischer und pharmakologischer Behandlungen. In G. Schiepek (Hrsg.), Neurobiologie der Psychotherapie. Stuttgart: Schattauer.

Husserl, E. (1985). Die phänomenologische Methode. Stuttgart: Reclam.

Husserl, E. (1986). Phänomenologie der Lebenswelt. Stuttgart: Reclam.

Hycner, R. (1989). Zwischen Menschen. Köln: EHP.

Hycner, R. & Jacobs, L.M. (1995). The healing relationship in Gestalt therapy: A dialogic/self psychology approach. Highland, N.Y.: Gestalt Journal Press.

Izard, C, Fontanzzo, C., Castle, J., Hayens, M., Rayias, M. & Putnam, P. (1995). The ontogeny and significance of infants facial expressions in the first 9 months of life. Developmental Psychology, 31, 997–1013.

Jackson, L. & Elliott, R. (1990). Is experiential therapy effective in treating depression? Initial outcome data. Paper presented at the meeting of the Society for Psychotherapy Research, Wintergreen, VA.

James, W. (1890, Nachdruck 1984). The principles of psychology. Encyclopedia Britannica, Chicago.

Jessee, R.E. & Guerney, B.G. (1981). A comparison of Gestalt and relationship enhancement treatments with married couples. The American Journal of Family Therapy, 9,3, 31–41.

Johnson, W.R. & Smith, E.W.L. (1997). Gestalt empty-chair dialogue versus systematic desensitisation in the treatment of phobia. Gestalt Review, 1 (2), 150–162.

Kemmler, L., Schelp, T. & Mecheril, P. (1991). Sprachgebrauch in der Psychotherapie. Bern: Huber.

Kempler, W. (1975). Grundzüge der Gestalt-Familientherapie. Stuttgart: Klett.

Kepner, J. (1988). Körperprozesse. Ein gestalttherapeutischer Ansatz. Köln: EHP.

Köhler, L. (2002). Erwartungen an eine klinische Bindungsforschung aus der Sicht der Psychoanalyse. In B.A. Strauß, H. Buchheim & H. Kächele (Hrsg.), Klinische Bindungsforschung. Stuttgart: Schattauer.

Köhler, W. (1971). Die Aufgabe der Gestaltpsychologie. Berlin: De Gruyter.

König, K. (1996). Abwehrmechanismen. Göttingen: Vandenhoek & Ruprecht.

Kohlberg, L. (1974). Zur kognitiven Entwicklung des Kindes. Drei Aufsätze. Frankfurt: Suhrkamp.

Kolk, van der B.A., McFarlane, C. & Weisarth, L. (2000). Traumatic Stress. Grundlagen und Behandlungsansätze. Paderborn: Junfermann.

Korzybski, A. (1933/1980). Science and Sanity. Lakeville, Conn.: The International Non-Aristotelian Library.

Kriz, J. (1999). Systemtheorie für Psychotherapeuten, Psychologen und Mediziner. Wien: Utb, Facultas.

Lamprecht, F. (2001). Praxis der Traumatherapie. Was kann EMDR leisten? Stuttgart: Pfeiffer bei Klett-Cotta.

Lauterwasser, A. (2002). Wasser-Klang-Bilder. Aarau, Schweiz: AT-Verlag.

Laotse, Tao Te King (1972). Kailash-Reihe. München: Hugendubel.

LeDoux, J. (1998). Das Netz der Gefühle. Wie Emotionen entstehen. München: Hanser.

Lesonsky, E.M., Kaplan, N.R. & Kaplan, M.L. (1986). Operationalizing Gestalt therapy's processes of experiential organization. Psychotherapy, 23,1, 41–49.

Lichtenberg, J. (1988). Motivational-funktionale Systeme als psychische Strukturen. Forum Psychoanalyse, 7, 85–97.

Lichtenberg, J. (1989). Modellszenen, Affekte und das Unbewusste. In E. Wolf, A. Ornstein, P. Ornstein, J. Lichtenberg & P. Kutter (Hrsg.), Selbstpsychologie. Weiterentwicklungen nach Heinz Kohut. (S. 73–106). München, Wien: Verlag Internat. Psychoanalyse.

Ludwig, G. & Vormann, G. (1981). Katamnestische Untersuchung für die therapeutische Gemeinschaften der STEP-Gem. Gesellschaft für Sozialtherapie und Pädagogik, 1973–1980. Informationen aus der Therapiekette Niedersachsen, 1, 29–39.

Ludwig-Körner, C. (1992). Der Selbstbegriff in der Psychologie und Psychotherapie. Wiesbaden: Deutscher Universitätsverlag.

Mahrer, A.R., Nifakis, D.J., Abhukara, L. & Sterner, I. (1984). Microstrategies in psychotherapy: The patterning of sequential therapist statements. Psychotherapy, 21, 4, 465–472.

Mahrer, A.R., Sterner, I., Lawson, K.C. & Dessaulles, A. (1986). Microstrategies: Distinctively patterned sequences of therapist statements. Psychotherapy, 23, 1, 50–56.

Mahrer, A.R., White, M. V., Howard, M. T., Gagnon, R. & MacPhee, D. C. (1992). How to bring about some very good moments in psychotherapy sessions. Psychotherapy Research, 2, 4, 252–265.

Mahrer, A.R., White, M.V., Howard, M.T. & Lee, A.C. (1991). Practitioner methods for heightening feeling expression and confrontational strength. Psychotherapy in Private Practice, 9, 2, 11–25.

Mandelbrot, B.B. (1991). Die fraktale Geometrie der Natur. Basel, Boston, Berlin: Birkhäuser.

Margraf, J. (Hrsg.). (1996). Lehrbuch der Verhaltenstherapie (Band 1). Berlin Heidelberg New York: Springer.

Martinez, M.E. (2002). Effectiveness of operationalized Gestalt therapy role-playing in the treatment of phobic behaviors. Gestalt Review, 5, 2, 148–167.

Maturana, H. (1988). Kognition. In S.S. Schmidt (Hrsg.), Der Diskurs des Radikalen Konstruktivismus. Frankfurt a. M.: Suhrkamp.

Maturana, H. & Varela, F. (1980). De Maquinas y Seres Vivos. Santiago de Chile: Editorial Universitaria (reprinted in: Autopoiesis and Cognition. Boston: D. Reidel.

Maslow, A.H. (1973). Psychologie des Seins. München: Kindler.

Maslow, A.H. (1981). Motivation und Persönlichkeit. Hamburg: Rororo.

McEwen, B.S. (1999). Stress and hippocampal plasticity. Annual Review of Neuroscience, 22, 105–122.

McEwen, B.S. (2001). Plasticity of the hippocampus: adaption to chronic stress and allostatic load. Annual NY Academic Science, 933, 265–277.

Mecheril, P. & Kemmler, L. (1992). Vergleich des sprachlichen Umgangs mit Emotionen in Gestalttherapie und Psychoanalyse. Ergebnisse einer empirischen Untersuchung. Integrative Therapie, 4, 346–362.

Mehrgardt, M. (1999). Erkenntnistheoretische Fundierung der Gestalttherapie. In R. Fuhr, M. Sreckovic, M. Gremmler-Fuhr (Hrsg.), Handbuch der Gestalttherapie. Göttingen: Hogrefe.

Mentzos, S. (1992a). Psychodynamische Modelle in der Psychiatrie. Göttingen: Vandenhoek & Ruprecht.

Mentzos, S. (1992b). Psychose und Konflikt. Göttingen: Vandenhoek & Ruprecht.

Mentzos, S. (1999). Organisation des Selbst. In F. Kröger & E.R. Petzold (Hrsg.), Selbstorganisation und Ordnungswandel in der Psychosomatik. Frankfurt: VAS.

Mestel, R. & Votsmeier-Röhr, A. (2000). Long-term follow-up study of depressive patients receiving experiential psychotherapy in an inpatient setting. Vortrag auf dem 31st Annual Meeting der Society for Psychotherapy Research (SPR) in Chicago, USA.

Metzger, W. (1936/1953). Gesetze des Sehens. Frankfurt: W. Kramer.

Metzger, W. (1954/1986). Gestaltpsychologie. Ausgewählte Werke aus den Jahren 1950–1982. In M. Stadler, H. Crabus (Hrsg.), Gestaltpsychologie. Frankfurt: W. Kramer.

Metzger, W. (1971). Ganzheit, Gestalt, Struktur. In W. Arnold, H.J. Eysenck, R. Meili (Hrsg.), Lexikon der Psychologie. Bd.1. Freiburg: Herder.

Metzger, W. (1975). Psychologie. Darmstadt: Steinkopff.

Miltner, W.H.R., Krieschel, S., Hecht, H., Trippe, R.H. & Weiß, Th. (2003). Angstmotivierte Aufmerksamkeitsanomalie: psychobiologische Grundlagen und neuronale Aspekte ihrer therapeutischen Modifikation. In G. Schiepek (Hrsg.), Neurobiologie der Psychotherapie. Stuttgart: Schattauer.

Moran, M., Watson, C.G., Brown, J., White, C. & Jacobs, L. (1978). Systems Releasing Action therapy with alcoholics: an experimental evaluation. Journal of Clinical Psychology, 34, 3, 769–774.

Morris, J.S., Friston, K.J., Büchel, C., Frith, C.D., Young, A.W., Calder, A.J. & Dolan, R.J. (1998). A neuromodulatory role of the human amygdala in processing emotional facial expressions. Brain, 121, 47–57.

Morris, J.S., C.D. Frith, D.I. Perret, D. Rowland, A.W. Young, A.J. Calder & R.J. Dolan (1996). A differential neural response in the human amygdala to fearful and happy facial expressions. Nature, 383, 812–815.

Müller, I. & Czogalik, D. (1995). Veränderungen nach einer Integrativen Therapie bei Patienten mit chronischen Rückenschmerzen. Eine Evaluationsstudie. Abschlussbericht für das Fritz-Perls-Institut.

Mulder, C.L., Emmelkamp, P. M.G., Antoni, M.H., Mulder, J.W., Sandfort, T. G.M. & de Vries, M.J. (1994). Cognitive-behavioral and experiential group psychotherapy for asymptomatic HIV-infected homosexual men: a comparative study. Psychosomatic Medicine, 3, 271–288.

Mundt, Ch. & Lang, H. (1984). Die Psychopathologie der Schizophrenien. In Kisker, K., Lauter, H., Meyer, J.E., Müller, C. & Strömgren, E. (Hrsg.), Psychiatrie der Gegenwart 4, Band: Schizophrenien. Berlin, Heidelberg: Springer.

Naranjo, C. (1978). Techniken der Gestalttherapie. Hamburg: Isko.

O'Doherty, J., Kringelbach, M.L., Rolls, E.T., Hornak, J. & Andrews, C. (2001). Reward and punishment representations in the human orbitofrontal cortex. Nature, Neuroscience, 4, 95–102.

Oerter, R. & Montada, L. (2002). Entwicklungspsychologie. Weinheim, Basel, Berlin: Beltz.

Orlinsky, D., Grawe, K. & Parks, B. (1994). Process and outcome in psychotherapy – noch einmal. In A. E. Bergin & S. L. Garfield (Hrsg.), Handbook of Psychotherapy and Behavior Change (S. 270–376). New York: Wiley.

Paivio, S.C. & Greenberg, L. S. (1995). Resolving »unfinished business«: efficacy of experiential therapy using empty-chair dialogue. Journal of Consulting and Clinical Psychology, 63, 3, 419–425.

Pauls, H. & Reicherts, M. (1998). Empirische Forschung in der Gestalttherapie am Beispiel eines praxisorientierten Forschungsprojektes. In R. Fuhr, M. Sreckovic. & M. Gremmler-Fuhr (Hrsg.), Das Handbuch der Gestalttherapie (S. 1137–1160). Köln: Edition Humanistische Psychologie.

Perls, F.S. (1942/1978). Das Ich, der Hunger und die Aggression. Stuttgart: Klett-Cotta. (engl. Orig. 1942: Ego, hunger and aggression. Durban).

Perls, F.S. (1969/1974). Gestalttherapie in Aktion. Stuttgart: Klett-Cotta (engl. Orig. 1969: Gestalttherapy verbatim. Real People Press. Lafayette).

Perls, F.S. (1973/1976). Grundlagen der Gestalttherapie. München: Pfeiffer (engl. Orig.1973: The Gestalt-Approach + eye witness to therapy. Science and Behavior Books, Palo Alto).

Perls, F.S. (1980). Gestalt – Wachstum – Integration. Aufsätze, Vorträge, Therapiesitzungen. In H. Petzold (Hrsg.), Integrative Therapie. Paderborn: Junfermann.

Perls, F.S. (1981). Gestalt-Wahrnehmung. Verlorenes und Wiedergefundenes aus meiner Mülltonne. Frankfurt a.M.: Verlag für Humanistische Psychologie, W. Flach. (engl. Orig.1969: In and out the garbage pail. Real People Press, Lafayette).

Perls, F.S., Hefferline, R.F. & Goodman, P. (1951/1979). Gestalttherapie. Wiederbelebung des Selbst (Bd.1) und: Lebensfreude und Persönlichkeitsentfaltung. (Bd.2), Klett-Cotta, Stuttgart. (engl. Orig. 1951: Gestalttherapy, exitement and growth in the human personality. New York: The Julian Press).

Pert, C.B. (2001). Moleküle der Gefühle. Körper, Geist und Emotionen. Reinbek bei Hamburg: Rororo.

Pert, C.B., Dreher, H.E., Ruff, M.R. (1998). The psychosomatic network: foundations of mind-body medicine. Alternative Therapy Health Medicine, 4, 30–41.

Pert, C.B., Ruff, M., Weber, R.J., Herkenheim, M. (1985). Neuropeptides and their receptors: A psychosomatic network. Journal of Immunology, 135, 820–826.

Pert, C.B., Snowman, A.M., Snyder, S.H. (1974). Localization of opiate receptor binding in synaptic membranes of the rat brain. Brain Research, 70, 184–188.

Petzold, H.G. (1979). Zur Veränderung der sozialen Mikrostruktur im Alter – eine Untersuchung von 40 »sozialen Atomen« alter Menschen. Integrative Therapie, 1–2, 51–78.

Petzold, H.G. (2001). Integrative Therapie – Das biopsychosoziale Modell kritischer Humantherapie und Kulturarbeit. Paderborn: Junfermann.

Petzold, H.G. & Frühmann, R. (Hrsg.). (1986). Modelle der Gruppe. Paderborn: Junfermann.

Petzold, H.G., Wolf, H.U., Landgrebe, B. Josic, Z. (2002). Das Trauma überwinden. Sonderausgabe der Zeitschrift Integrative Therapie. Paderborn: Junfermann.

Piaget, J. (1973a). Das moralische Urteil beim Kinde. Frankfurt a. M.: Suhrkamp.

Piaget, J. (1973b). Das Erwachen der Intelligenz beim Kinde. Stuttgart: Klett-Cotta.

Piaget, J. (1973c). Einführung in die genetische Erkenntnistheorie. Frankfurt: Fischer.

Platon (1982). Sämtliche Werke, Bd. 1–3. Heidelberg: Verlag Lambert Schneider.

Popp, F.A. (1984a). Biophoton emission: New evidence for coherence and DNA as source. Cell Biophysics, 6, 33–52.

Popp, F.A. (1984b). Biologie des Lichts. Grundlagen der ultraschwachen Zellstrahlung. Berlin, Hamburg: Verlag Paul Parey.

Popp, F.A. (1992). Evolution as the expansion of coherent states. In F.A. Popp, K.H. Li, Q. Gu (eds.), Recent advances in biophoton research and its applications. (pp. 445–456). Singapur: World Scientific.

Popp, F. A. (2000). Leben als Sinnsuche. In H.-P. Dürr, F.-A. Popp, W. Schommers (Hrsg.), Elemente des Lebens. Naturwissenschaftliche Zugänge – philosophische Positionen. Kusterdingen: Die Graue Edition. SFG.

Popp, F.A. (2002). Bewusstsein als Eigenschaft kohärenter Zustände. Grenzgebiete der Wissenschaft, 51, (3), 195–217.

Popper, K. & Eccles, J. (1982). Das Ich und sein Gehirn. München: Piper.

Portele, G.H. (1987). Gestalt-Theorie, Gestalt-Therapie und Theorien der Selbstorganisation. Zeitschrift für Gestalttherapie, 1, 25–29.

Portele, G.H. (1989). Autonomie, Macht, Liebe. Frankfurt a. M.: Suhrkamp.

Portele, G.H. (1999). Gestaltpsychologische Wurzeln der Gestalttherapie. In R. Fuhr, M. Sreckovic, M. Gremmler-Fuhr (Hrsg.), Handbuch der Gestalttherapie. Göttingen: Hogrefe.

Reddemann, L. (2001). Imagination als heilsame Kraft. Zur Behandlung von Traumafolgen mit ressourcenorientierten Verfahren. Stuttgart: Pfeiffer bei Klett-Cotta.

Revenstorf, D. (1996). Verhaltenstherapie und andere Therapieformen. In J. Margraf (Hrsg.), Lehrbuch der Verhaltenstherapie (Band 1, S. 137–154). Berlin Heidelberg New York: Springer.

Riedel, H. (2000). Fraktionierte stationäre Psychotherapie. Selbst- und fremdevaluierte Ergebnisse eines integrativ orientierten Behandlungsansatzes bei chronischen Erkrankungen des Bewegungssystems. In U. Peschel & R. Sandweg (Hrsg.), Therapiekonzepte und Therapieerfahrungen bei chronischen Schmerzen des Bewegungssystems, Kongressband zur 7. Fachtagung der Stiftung »Psychosomatik der Wirbelsäule«, Malente-Krummsee 10.–12.6.1999 (S. 167–189). Blieskastel: Stiftung »Psychosomatik der Wirbelsäule«.

Röhrle, B., Schmölder, H. Psychotherapie, 37, 3, 291–302.

Rolls, E.T. (1999). The brain and emotion. Oxford: Oxford Universitiy Press.

Rosner, R. (1996). The relationship between emotional expression, treatment and outcome in psychotherapy. Frankfurt: Peter Lang.

Roth, G. (1997). Das Gehirn und seine Wirklichkeit. Kognitive Neurobiologie und ihre philosophischen Konsequenzen. Frankfurt a. M.: Suhrkamp.

Rüegg, C.J. (1998). Neuronale Plastizität und Psychosomatik (1) In R. Haux et al. (Hrsg.), Wissenschaftlichkeit in der Medizin. Frankfurt a. M.: VAS.

Rüegg, C.J. (2001). Psychosomatik, Psychotherapie und Gehirn. Neuronale Plastizität als Grundlage einer biopsychosozialen Medizin. Stuttgart: Schattauer.

Sandweg, R. & Riedel, H. (1998). Gibt es Prädiktoren für den Erfolg bei der Behandlung chronischer Schmerzen? In H. Riedel & P. Henningsen (Hrsg.), Die Behandlung chronischer Rückenschmerzen: Grundlagen, Therapiekonzepte, offene Fragen. Kongressband zur 6. Fachtagung der Stiftung »Psychosomatik der Wirbelsäule«, Heidelberg 20.–21.3.1998 (S. 171–197). Blieskastel: Psychosomatik der Wirbelsäule.

Satir, V.M. (1991/am. Orig. 1987). Die psychotherapeutische Reise hinter das Sichtbare. In Jeffrey & M. Zeig (Hrsg.), Psychotherapie/Entwicklungslinien und Geschichte. Tübingen: DGVT.

Satir, V.M., Banmen, J., Gerber, J., Gomori, M. (1995/2000). Das Satir-Modell. Familientherapie und ihre Erweiterung. Paderborn: Junfermann.

Satir, V.M., Stachowiak, J., Taschman, H. (2000). Praxiskurs der Familientherapie. Paderborn: Junfermann.

Scharfetter, Chr. (1983). Schizophrene Menschen. München: Urban & Schwarzenberg.

Scharfetter, Chr. (1995). Bewusstseinsentwicklung und Psychotherapie. In M. Wernado & I. Olbricht (Hrsg.), Spiritualität und Psychotherapie. WAP-Kongressband. Schmallenberg: Grobbel.

Scharfetter, Chr. (2002). Allgemeine Psychopathologie. (5. Aufl.). Stuttgart: Thieme.

Schiepek, G. (Hrsg.). (2003). Neurobiologie der Psychotherapie. Stuttgart: Schattauer.

Schigl, B. (1998). Evaluationsstudie zur Integrativen Gestalttherapie: Wirkung und Wirkfaktoren aus katamnestischer Sicht ehemaliger KlientInnen. Endbericht zum Forschungsprojekt der Fachsektion für Integrative Gestalttherapie im ÖAGG.

Schigl, B. (1999). Wirkung und Wirkfaktoren von Gestalttherapie aus katamnestischer Sicht der KlientInnen. Ausgewählte Ergebnisse einer evaluativen Untersuchung. In R. Hutterer-Kirsch, I. Luif, G. Baumgartner (Hrsg.), Neue Entwicklungen in der Integrativen Gestalttherapie. Wiener Beiträge zum Theorie-Praxis-Bezug (S. 222–250). Wien: Facultas.

Schigl, B. (2000). Wirkung und Wirkfaktoren aus katamnestischer Sicht der KlientInnen. Ausgewählte Ergebnisse einer praxisnahen evaluativen Untersuchung. Psychotherapie Forum, 8, 79–87.

Schmidt, S. (1988). Der Diskurs des Radikalen Konstruktivismus. Frankfurt a.M.: Suhrkamp (Taschenbuch Wissenschaft Nr. 636).

Schmidt-Traub, S. (2003). Therapeutische Beziehung – ein Überblick. Psychotherapeutische Praxis, 3 (3), 111–129.

Schroeder, W. (1995). Musik – Spiegel der Seele. Paderborn: Junfermann.

Schultz-Hencke, H. (1927). Einführung in die Psychoanalyse. Frankfurt a. M.: Fischer.

Schultz-Hencke, H. (1951). Lehrbuch der analytischen Psychotherapie. Stuttgart: Thieme.

Scott, A. (1995). Stairway to the mind. The controversial new science of consciousness. New York: Copernicus in Springer.

Serok, S., Rabin, C. & Spitz, Y. (1984). Intensive Gestalt group therapy with schizophrenics. International Journal of Group Psychotherapy, 34, 3, 431–450.

Serok, S. & Zemet, R. M. (1983). An experiment of Gestalt group therapy with hospitalised schizophrenics. Psychotherapy: Theory, Research and Practice, 20, 4, 417–424.

Sheehan, P.W. & Cross, D.G. (1981). Alternative advice and support provided during and following short-term insight-oriented therapy and behavior therapy. Academic Psychological Bulletin, 3, 371–385.

Spagnuolo Lobb, M.S. (1992). Childbirth as rebirth of the mother. Gestalt Journal, 15, 1, 7–38.

Spitzer, M. (2002). Lernen. Gehirnforschung und die Schule des Lebens. Heidelberg: Spektrum

Sreckovic, M. (1999). Geschichte und Entwicklung der Gestalttherapie. In R. Fuhr, M. Sreckovic & M. Gremmler-Fuhr (Hrsg.), Handbuch der Gestalttherapie. Göttingen: Hogrefe.

Stapp, H.P. (1993). Mind, matter, and quantum mechanics. Berlin, Heidelberg New York: Springer.

Steinebach, C. (2000). Entwicklungspsychologie. Stuttgart: Klett-Cotta.

Stern, D. (1971). A micro-analysis of mother-infant interaction: behaviour regulating social contact between a mother and a her 3 and a half months old twins. Journal of the American Academy of Child Psychiatry, 10, 501–517.

Stern, D. (1979). Mutter und Kind. Die erste Beziehung. Stuttgart: Klett.

Stern, D. (1983). The early development of schemas of self, other and self with other. In J. Lichtenberg & S. Kaplan (eds.), Reflections of self psychology. Hillsdale: Analytic Press.

Stern, D. (1985). The interpersonal world of the infant: a view from psychoanalysis and developmental psychology. New York: Basic Books.

Stern, D. (1989). The representation of relational patterns: developmental considerations. In D. Cicchetti & M. Beehgly (eds.), The self in transition: infancy to childhood. Chicago: Chicago Press.

Stern, D. (1990). Tagebuch eines Babys. München: Piper.

Stern, D. (1992). Die Lebenserfahrung des Säuglings. Stuttgart: Klett-Cotta.

Strauß, B., Buchheim, A. & Kächele, H. (2002). Klinische Bindungsforschung. Stuttgart: Schattauer.

Strobel, W. (1999). Reader Musiktherapie. Klanggeleitete Trance. Wiesbaden: Reichert.

Strümpfel, U. (in Vorbereitung). Forschungsergebnisse zur Gestalttherapie. Köln: Edition Humanistische Psychologie.

Taylor, Ch. (1994). Der Ton macht die Physik. Braunschweig: Viehweg & Sohn-Verlag.

Teegen, F., Johannsen, A. & Voght, K.-H. (1986). Modifikation von Beschwerdehäufigkeit, -intensität und Medikamentenverbrauch bei Klienten mit funktionellen Bauchbeschwerden. Integrative Therapie, 1–2, 39–48.

Teschke, D. (1996). Existentielle Momente in der Psychotherapie. In Fortschritte in der Psychologie (Bd. 18). Münster: LIT Verlag.

Thayer, J.F. & Lane, R.D. (2000). A model for neurovisceral integration in emotion regulation and disregulation. Journal of Affective Disorders, 61, 201–216.

Thomä, H. & Kächele, H. (1985). Lehrbuch der psychoanalytischen Therapie. Berlin Heidelberg New York: Springer.

Thomas, G.J. & Schmitz, B. (1993). Zur Effektivität ambulanter Psychotherapien. Report Psychologie, 18, 5–6, 22–25.

Toukmanian, S.G. & Grech, T. (1991). Changes in cognitive complexity in the context of perceptual-processing experiential therapy. Report No. 194, Toronto, Ontario, Canada: York University, Department of Psychology.

Uexküll, Th. von (1996). Psychosomatische Medizin. München: Urban & Schwarzenberg.

Viney, L.L. (1994). Sequences of emotional distress expressed by clients and acknowledged by therapist: are they associated more with some therapist than others. British Journal of Clinical Psychology, 33, 469–481.

Viola, J.M. & McCarthy, D.A. (1994). An eclectic inpatient treatment model for Vietnam and desert storm veterans suffering from posttraumatic stress disorder. Military Medicine, 159, 217–220.

Warnke, U. (1998). Gehirn-Magie. Der Zauber unserer Gefühlswelt. München: Frühmorgen & Holzmann.

Warnke, U. (2001). Diesseits und Jenseits der Raum-Zeit-Netze. Saarbrücken: Popular Academic.

Watson, J.C. & Greenberg, L.S. (1996). Pathways to change in the psychotherapy of depression: relating process to session change and outcome. Psychotherapy, 33, 2, 262–274.

Watson, J.C., Gordon, L.B., Stermac, L., Kalogerakos, F. & Steckley, P. (2003). Comparing the effectiveness of process-experiential with cognitive-behavioral psychotherapy in the treatment of depression. Journal of Consulting and Clinical Psychology, 71, 773–781.

Watzlawik, P., Beavin, J.H. & Jackson, D.D. (1969). Menschliche Kommunikation. Bern: Huber.

Wertheimer, M. (1964). Produktives Denken. Frankfurt: W. Kramer.

Wexberg, E. (1928). Individualpsychologie. Leipzig: Hirzel.

Wheeler, G. & Backmann, S. (1999). Gestalttherapie mit Paaren. Wuppertal: Peter Hammer.

Wilber, K. (1996). Eros, Kosmos, Logos. , Frankfurt a. M.: Wolfgang Krüger Verlag.

Wilber, K. (2001). Integrale Psychologie. Freiamt: Arbor.

Wilber, K. (2002). Das Wahre, Schöne, Gute. Geist und Kultur im 3. Jahrtausend. Frankfurt a. M: Fischer.

Willi, J. (1975). Die Zweierbeziehung. Reinbek: Rowohlt.

Wolf, H.U. (1999). Behandlungsergebnisse ganzheitlicher stationärer Psychosomatik in Bad Zwesten. In Bad Zwestener Hefte zur klinischen Gestalttherapie/Integrativer Therapie (Bd. 2). Bad Zwesten: Hardtwaldklinik, Werner Wicker KG.

Wolf, H.U. (2000a). Der therapeutische Ansatz im Gestalt-Klinikum Bad Zwesten. Gestaltzeitung, 13, 9–17.

Wolf, H.U. (2000b). Evaluation of an in-station-psychotherapy in the Gestaltclinic Bad Zwesten, Germany. Vortrag auf der International Conference on Client-Centered and Experiential Psychotherapy, ICCCEP in Chicago, USA, Juni 2000.

Wolf, U. (1999a). Psychosomatik – die Leib-Seele-Einheit in der Gestalttherapie. In R. Fuhr, M. Sreckovic & M. Gremmler-Fuhr (Hrsg.), Handbuch der Gestalttherapie. Göttingen: Hogrefe.

Wolf, U. (1999b). Psychotherapeutische Unterstützung bei Trauma und Gewalt. In R. Fuhr, M. Sreckovic & M. Gremmler-Fuhr (Hrsg.), Handbuch der Gestalttherapie. Göttingen: Hogrefe.

Wynne, L.C. (1969). Family research on the pathogenesis of schizophrenia. Intermediate variables of family at high risk. In Problems of psychosis. Amsterdam: Excerpta medica.

Yalom, I.D., Bond, G., Bloch, S., Zimmerman, E. & Friedman, L. (1977). The impact of a weekend group experience on individual therapy. Archives of General Psychiatry, 34, 399–415.

Yontef, G. (1998). Dialogic Gestalt therapy. In L. Greenberg, J. Watson & G. Lietaer (eds.), Handbook of Experiential Psychotherapy. New York: Guilford.

Yontef, G.M. (1999). Awareness, Dialog, Prozess. Wege zu einer relationalen Gestalttherapie. Köln: EHP.

Zimmermann, P. (2002). Von Bindungserfahrungen zur individuellen Emotionsregulation: das entwicklungspsychopathologische Konzept der Bindungstheorie. Stuttgart: Schattauer.

Zinker, J. (1982). Gestalttherapie als kreativer Prozess. Paderborn: Junfermann.

Zinker, J. (1997). Auf der Suche nach gelingender Partnerschaft. Paderborn: Junfermann.

Weiterführende Literatur

Ainsworth, M.D.S. & Bowlby, J. (1991). An ethological approach to personality development. American Psychologist, 46 (4), 333–341.

Antonovsky, A. (1997). Salutogenese. Zur Entmystifizierung der Gesundheit. Tübingen: DGVT.

Bachmann, C.H. (1976). Psychoanalyse und Verhaltenstherapie. Frankfurt a. M.: Fischer.

Bandler, R. & Grinder, J. (1986). Neue Wege der Kurzzeit-Therapie. Paderborn: Junfermann.

Bateson, G. (1979/1987). Geist und Natur. Frankfurt a. M.: Suhrkamp.

Beck, H. (1987). Natürliche Theologie. Grundriss philosophischer Gotteserkenntnis. München, Salzburg: Pustet

Beißer, A. R. (1997). Wozu brauche ich Flügel. Wuppertal: Peter Hammer.

Beloussov, L.V. (2000). Die gestaltbildenden Kräfte lebender Organismen. In H.-P. Dürr, F.-A. Popp, W. Schommers (Hrsg.), Elemente des Lebens. Kusterdingen: Die Graue Edition.

Bergemann, W. (1995). Focusing. München: Humboldt.

Blankertz, S. (2000). Gestalt begreifen. Wuppertal: Peter Hammer.

Bosch, M. & Ulrich, W. (1989). Die entwicklungsorientierte Familientherapie nach Virginia Satir. Paderborn: Junfermann.

Bräutigam, W. & Christian, P. (1986). Psychosomatische Medizin. Stuttgart: Thieme.

Buchheim, A. & Kächele, H. (2002). Das Adult Attachment Interview und psychoanalytisches Verstehen. Psyche, 56, 946–973.

Dauber, H. (1989). Bildung und Zukunft. Ist das Universum uns freundlich gesonnen? Weinheim: Deutscher Studien-Verlag.

Dauber, H. (1997). Grundlagen Humanistischer Pädagogik. Heilbrunn: Klinkhardt.

Davies, P. (1988). Prinzip Chaos. Die neue Ordnung des Kosmos. München: Bertelsmann.

Dennett, D.C. (2001). Spielarten des Geistes. Wie erkennen wir die Welt? München: Goldmann.

Dornes, M. (2000). Die emotionale Welt des Kindes. Frankfurt a.M.: Fischer.

Doubrawa, E. & Staemmler, F. (1999). Heilende Beziehung. Wuppertal: Peter Hammer.

Dürr, H.-P. et al. (1989). Geist und Natur. Bern: Schert.

Emme, M. (1996). Der Versuch, den Feind zu verstehen. Frankfurt a. M.: IKO.

Fagan, J. & Shepherd, L. (1970). Gestalt Therapy now. Palo Alto: Science and Behavior Books.

Ferguson, K. (1994/2001). Gott und die Gesetze des Universums. München: Econ.

Fischer-Epe, M. (2002). Coaching – miteinander Ziele erreichen. Hamburg: Rowohlt.

Foerster, H. von (1988). Erkenntnistheorien und Selbstorganisation. In: S.J. Schmidt (Hrsg.), Der Diskurs des Radikalen Konstruktivismus. Frankfurt a. M.: Suhrkamp.

Fonagy, P. & Target, M. (2002). Neubewertung der Entwicklung der Affektregulation vor dem Hintergrund von Winnicotts Konzept des »falschen Selbst«. Psyche, 56, 839–862.

Foulkes, S.H. (1992). Gruppenanalytische Psychoptherapie. München: Pfeiffer.

Fuhr, R. & Dauber, H. (2002). Praxisentwicklung im Bildungsbereich- ein integraler Forschungsansatz. Bad Heilbrunn: Klinkhardt.

Fuhr, R., Gremmler-Fuhr, M. (1995). Gestalt-Ansatz. Köln: EHP.

Freud, S. (1923). Das Ich und das Es. Wien: Internationaler Psychoanalytischer Verlag.

Frohne-Hagemann, I. (1990). Musik und Gestalt. Paderborn: Junfermann.

Fromm, E. (1980). Psychoanalyse und Religion. München: Goldmann.

Fürstenau, P. (2002). Psychoanalytisch verstehen – Systemisch denken – Suggestiv intervenieren. Stuttgart: Klett-Cotta.

Gallo, F.P. (2002). Handbuch der energetischen Psychotherapie. Kirchzarten b. Freiburg: VAK.

Ginger & Ginger (1994). Gestalttherapie. Weinheim: Beltz.

Goldner, G.C. (1986). ZEN in der Kunst der Gestalt-Therapie. Augsburg: AV-Verlag.

Grawe, K. (1998). Psychologische Therapie. Göttingen: Hogrefe.

Gurwitsch, A. (1922). Über den Begriff des embryonalen Feldes. Wilhelm Roux' Archiv für Entwicklungsmechanik der Organismen, 51, 383–415.

Gurwitsch, A. (1923). Versuch einer synthetischen Biologie. Schaxels Abhandlungen zur theoretischen Biologie, 17, 1–87.

Hahn, P. (1998). Bemerkungen zur »Wissenschaftlichkeit«. In R. Haux et al. (Hrsg.), Wissenschaftlichkeit in der Medizin. Frankfurt: VAS.

Haken, H. & Haken-Krell, M. (1992). Erfolgsgeheimnisse der Wahrnehmung. Synergetik als Schlüssel zum Gehirn. Stuttgart: DVA.

Hansch, D. (1999). Synergetik, Geist-Körper-Problem und Psychosomatik. In F. Kröger & E.R. Petzold (Hrsg.), Selbstorganisation und Ordnungswandel in der Psychosomatik. Frankfurt: VAS.

Hatcher, C. & Himelstein, Ph. (1976). The Handbook of Gestalt-Therapy. New York: Jaron Aronson.

Helmeke C., Poeggel G. & Braun, K. (2002). Differenzial emotional experience induces elevated spine densities on basal dendrites of Pyramidal neurons in the anterior cingulate cortex of Octodon degus. Neuroscience, 104, 927–930.

Heim, C. & Nemeroff, C.B. (2001). The role of childhood trauma in the neurobiology of mood and anxiety disorders: preclinical and clinical studies. Biological Psychiatry, 49,1023–1039.

Henningsen, P., Hartkamp, N., Loew, T., Sack, M., Scheidt, C.E. & Rudolf, G. (2002). Somatoforme Störungen. Leitlinien und Quellentexte. Stuttgart: Schattauer.

Herrigel, E. (Bungaku Hakushi/1953/1978). ZEN in der Kunst des Bogenschießens. (17. Aufl.). Otto-Wilhelm-Barth-Verlag.

Hess, W.R. (1948). Die funktionelle Organisation des vegetativen Nervensystems. Basel: Schwabe.

Hess, W.R. (1957). Die Formatio reticularis des Hirnstamms im verhaltensphysiologischen Aspekt. Archiv für Psychiatrie und Nervenkrankheiten, 196, 329–336.

Hess, W.R. (1962). Psychologie in biologischer Sicht. Stuttgart: Thieme.

Husserl, E. (1950). Ideen zu einer reinen Phänomenologie und phänomenologischen Psychologie. Husserliana, Bd.1, Den Haag.

Hutterer-Krisch, R. (1994). Psychotherapie mit psychotischen Menschen. Berlin Heidelberg New York: Springer.

Keleman, S. (1977). Lebe dein Sterben. Hamburg: Isko.

Keleman, S. (1982). Leibhaftes Leben. München: Kösel.

Keleman, S. (1986). Körperlicher Dialog in der therapeutischen Beziehung. München: Kösel.

Keleman, S. (1992). Verkörperte Gefühle. München: Kösel.

Kessler, C. (2002). amo ergo sum/Ich liebe, also bin ich. Freiamt im Schwarzwald: Arbor.

Klein, S. (2002). Die Glücksformel. Reinbek b. Hamburg: Rowohlt.

Kröger, F. & Petzold, E.R. (1999). Selbstorganisation und Ordnungswandel in der Psychosomatik. Frankfurt a.M.: VAS.

Koemeda-Lutz, M. (2002). Körperpsychotherapie – Bioenergetische Konzepte im Wandel. Basel: Schwabe.

Kriz, J. (1998). Chaos, Angst und Ordnung. Wie wir unsere Lebenswelt gestalten. Göttingen: Vandenhoeck & Ruprecht.

Kurtz, R. (1986). Körperzentrierte Psychotherapie. Die Hakomi Methode. Essen: Synthesis.

Kybalion. Hermetische Philosophie des alten Ägyptens und Griechenlands. Heidelberg: Arkana (»akasha«-Verlagsgesellschaft).

Lempp, R. (1987). Reifung und Ablösung. Bern: Huber.

Lempp, R. (1990). Die Therapie der Psychosen im Kindes- und Jugendalter. Bern: Huber.

Lichtenberg, J.D. (1991). Psychoanalyse und Säuglingsforschung. (am. Orig. 1983: Psychoanalysis and Infant Research. New Jersey: Analytic Press).

Luborsky, L. (1995). Einführung in die analytische Psychotherapie. Göttingen: Vandenhoeck & Ruprecht.

Lucadou, W. von (1995). Psyche und Chaos. Frankfurt a. M.: Insel.

Marcus, E.H. (1979). Gestalttherapie. Hamburg: Isko.

Maris, M. & Maris, A. (1992). Gestaltpraxis. Oldenburg: Transform.

May, R. (1986). Die Erfahrung »Ich bin«. Sich selbst entdecken in den Grenzen der Welt. Paderborn: Junfermann.

Miketta, G. (1991). Netzwerk Mensch. Stuttgart: Thieme.

Montagu, A. (1974). Körperkontakt. Stuttgart: Klett-Cotta.

Niedecken, D. (2002). Zur Selbstreferenz des Bewusstseins. Oder: Wie konstituiert sich das Subjekt einer Szene? Psyche, 56, 922–945.

Olds, J. (1958). Self-stimulation experiments and differenziated reward systems. In H.H. Jasper (ed.), Reticular formation of the brain. Boston: Little & Brown.

Olds, J. (1966). Pleasure centers in the brain. In J.L McGaugh, N.M. Weinberger & R.E. Whalen (eds.), Psychobiology. San Francisco: Freeman.

Olds, J. (1977). Drives and reinforcements. Behavioral studies of hypothalamic functions. New York: Raven.

OPD (Operationalisierte Psychodynamische Diagnostik). (1998). Arbeitskreis OPD. Bern: Huber.

Oschman, J.L. (2002). Energy medicine. The scientific basis. London: Elsevier Science.

Peat, D.F. (1991). Synchronizität. Die verborgene Ordnung. München: Barth/Scherz.

Perls, F.S. (1975). Gestalttherapie und Kybernetik. Integrative Therapie, 1, 24–32.

Perls, F.S. & Baumgardner, P. (1990). Das Vermächtnis der Gestalttherapie. Stuttgart: Klett-Cotta.

Perls, L. (Lore) (1989). Leben an der Grenze. Köln: EHP.

Petzold, H.G. (1993a). Integrative Therapie, Band 1–3. Paderborn: Junfermann.

Petzold, H.G. (1993b). Frühe Schädigungen – späte Folgen? Paderborn: Junfermann.

Petzold, H. & Bubolz, E. (1976). Bildungsarbeit mit alten Menschen. Stuttgart: Klett-Cotta.

Polster, E. & Polster, M. (1975). Gestalttherapie. Theorie und Praxis der integrativen Gestalttherapie. München: Kindler.

Polster, M. (1991/am. Orig. 1987). Theorie und Praxis der Gestalttherapie. In J.K. Zeig (Hrsg.), Psychotherapie/Entwicklungslinien und Geschichte. Tübingen: DGVT.

Pongratz, L. (1983). Hauptströmungen der Tiefenpsychologie. Stuttgart: Kröner.

Porkert, M. (1986). Die chinesische Medizin. München: Econ.

Portele, G.H. (1992). Der Mensch ist kein Wägelchen. Gestaltpsychologie – Gestalttherapie – Selbstorganisation – Konstruktivismus. Köln: EHP.

Prigogine, I. (1979). Vom Sein zum Werden. München: Piper.

Rad, M. von & Gündel, H. (2003). Neue Entwicklungen in der Psychosomatik. Nervenheilkunde, 6, 307–310.

Rahm, D., Otte, H., Bosse, S., Ruhe-Hollenbach, H. (1993). Einführung in die Integrative Therapie. Paderborn: Junfermann.

Reich, W. (1970). Charakteranalyse. Köln: Kiepenheuer & Witsch.

Revenstorf, D. (1983). Psychotherapeutische Verfahren, Bd.1–3. Stuttgart: Kohlhammer.

Revenstorf, D. & Peter, B. (2001). Hypnose in Psychotherapie, Psychosomatik und Medizin. Berlin Heidelberg New York: Springer.

Roeck de, B.-P. (1991). Gras unter meinen Füßen. Eine ungewöhnliche Einführung in die Gestalttherapie. Reinbek b. Hamburg: Rowohlt.

Rogers, C. (1979). Encounter-Gruppen. Das Erlebnis menschlicher Begegnung. München: Kindler.

Ronall, R. & Feder, B. (1983). Gestaltgruppen. Stuttgart: Klett-Cotta.

Rudolf, G. (1991). Die therapeutische Arbeitsbeziehung. Berlin, Heidelberg, New York: Springer.

Rudolf, G. (1993). Psychotherapeutische Medizin. Ein einführendes Lehrbuch auf psychodynamischer Grundlage. Stuttgart: Enke.

Rudolf, G. (1998). Neuronale Plastizität und Psychosomatik (2) In R. Haux et al. (Hrsg.), Wissenschaftlichkeit in der Medizin. Frankfurt a. M.: VAS.

Sandler, J., Dare, Ch., Holder, A. (1978). Die Grundbegriffe der psychoanalytischen Therapie. Stuttgart: Klett-Cotta.

Satir, V. (1973). Familienbehandlung. Freiburg: Lambertus.

Satir, V. (1975). Selbstwert und Kommunikation. München: Pfeiffer.

Satir, V., Stachowiak, J., Taschman, H. (2000). Praxiskurs Familientherapie. Paderborn: Junfermann.

Schauenburg, H., Freyberger, H.J., Cierpka, M. & Buchheim, P. (1998). OPD in der Praxis. Konzepte, Anwendungen, Ergebnisse der Operationalisierten Psychodynamischen Diagnostik. Bern: Huber.

Schiepek, G. (1999a). Die Grundlagen der Systemischen Therapie. Göttingen: Vandenhoeck & Ruprecht.

Schiepek, G. (1999b). Synergetik der Psychotherapie. In F. Kröger, Petzold E.R. (Hrsg.), Selbstorganisation und Ordnungswandel in der Psychosomatik. Frankfurt: VAS.

Schiffer, E. (2001). Wie Gesundheit entsteht. Salutogenese: Schatzsuche statt Fehlerfahndung. Weinheim: Beltz.

Schmidt-Lellek, C. (2001). Ich und Du. Dialogische Beziehung und Sokratisches Gespräch. In F. Staemmler (Hrsg.), Gestalttherapie im Umbruch. Von alten Begriffen zu neuen Ideen. (S. 143–175). Köln: EHP.

Schneider, K. (1990). Grenzerlebnisse. Köln: EHP.

Schoen, S. (1996). Wenn Sonne und Mond Zweifel hätten. Wuppertal: Peter Hammer.

Schroeder, M. (1994). Fraktale, Chaos und Selbstähnlichkeit. Heidelberg: Spektrum.

Selye, H. (1974). Stress, Bewältigung und Lebensgewinn. München: Piper.

Sheldrake, R., Mc Kenna, T. & Abraham, R. (1998). Cyber-Talk. Bern München Wien: Scherz.

Sheleen, L. (1987). Maske und Individuation. Paderborn: Junfermann.

Simkin, J.S. (1976). Gestalttherapy. Mini-Lectures. California: Millbrae, Celestial Arts.

Simon, F.B. (1988). Lebende Systeme. Wirklichkeitskonstruktionen in der systemischen Therapie. Heidelberg Berlin New York: Springer.

Spitz, R.A. (1967). Vom Säugling zum Kleinkind. Stuttgart: Klett-Cotta.

Spitzer, M. (2000). Geist im Netz. Modelle für Lernen, Denken und Handeln. Heidelberg: Spektrum.

Staemmler, F.-M. (1993). Therapeutische Beziehung und Diagnose. Gestalttherapeutische Antworten. München: Pfeiffer.

Stamboliev, R. (1992). Den Energien eine Stimme geben. Essen: Synthesis.

Stevens, B. (1970). Don't push the River – it flows by itself. Moab Utah: Real People Press.

Thich Nhat Hanh (1973/1997). Schlüssel zum Zen. Der Weg zu einem achtsamen Leben. Freiburg: Herder.

Tschacher, W. (1997). Prozessgestalten. Die Anwendung der Selbstorganisationstheorie und der Theorie dynamischer Systeme auf Probleme der Psychologie. Göttingen: Hogrefe.

Unger, F. (2003). Kritik des Konstruktivismus. Heidelberg. Carl-Auer-Systeme.

Vaitl, D., Schienle, A., Stark, R. (2003). Emotion, Kognition und Gedächtnis. In G. Schiepek (Hrsg.), Neurobiologie der Psychotherapie. Stuttgart: Schattauer.

Vester, F. (1984/1999). Neuland des Denkens. Vom technokratischen zum kybernetischen Zeitalter. München: Dtv.

Votsmeier-Röhr, A. (1999). Grundsätze der Gestalttherapie bei strukturellen Störungen. In R. Fuhr, M. Sreckovic & M. Gremmler-Fuhr (Hrsg.), Handbuch der Gestalttherapie. Göttingen: Hogrefe.

Wachtel, P. (1981). Psychoanalyse und Verhaltenstherapie. Stuttgart: Klett-Cotta.

Walter, H.-J. (1985). Gestalttheorie und Psychotherapie. Opladen: Westdeutscher Verlag.
Watzlawick, P. (1987). Wie wirklich ist die Wirklichkeit? München, Zürich: Piper.
Watzlawick, P. (1997). Wirklichkeitsanpassung oder angepasste »Wirklichkeit«? In H. von Foerster, E. von Glasersfeld, P.M. Heigl et al. (Hrsg.), Einführung in den Konstruktivismus. München, Zürich: Piper.
Watzlawick, P. & Kreuzer, F. (1988). Die Unsicherheit unserer Wirklichkeit. Ein Gespräch über den Konstruktivismus. München, Zürich: Piper.
Wheeler, G. (1993). Kontakt und Widerstand. Köln: EHP.
Wilber, K. (1997). Vom Tier zu den Göttern. Die große Kette des Seins. Freiburg: Herder.
Wyss, D. (1977). Die tiefenpsychologischen Schulen von den Anfängen bis zur Gegenwart. Göttingen: Vandenhoeck & Ruprecht.
Yalom, I.D. (1989). Existenzielle Psychotherapie. Köln: EHP.
Zeig, J.K. (1991/am. Orig. 1987). Psychotherapie/Entwicklungslinien und Geschichte. Tübingen: DGVT.

Über die Autoren

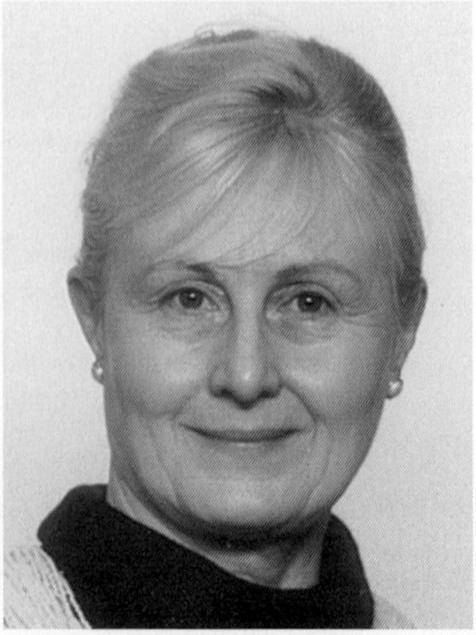

Hartmann-Kottek, Lotte, Dr. med., Dipl.-Psych.

Lehrtherapeutin in Gestalttherapie. Psychologiestudium mit den Schwerpunkten Philosophie, Gestalttheorie (in Tübingen: Prof. Witte, Prof. Metzger) und Tiefenpsychologie (in Freiburg: Prof. Heiß), parallel Medizinstudium mit den Spezialisierungen in innerer Medizin, Nervenheilkunde sowie Psychosomatik, Psychiatrie und Psychotherapie. 10 Jahre lang Leitung einer psychiatrisch-psychotherapeutischen Abteilung. Seitdem Schwerpunktsetzung in der psychotherapeutischen Weiterbildung.

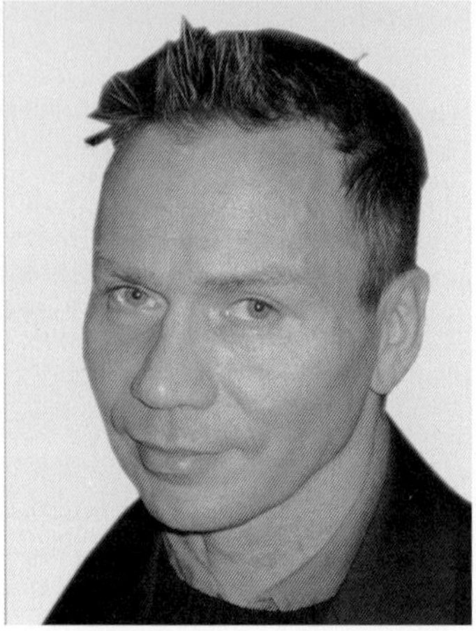

Strümpfel, Uwe, Dr. phil., Dipl.-Psych.

Gestalttherapeut, promoviert in experimenteller Psychologie, hat 1989 in der Deutschen Vereinigung für Gestalttherapie (DVG e. V.) eine Arbeitsgruppe zur empirischen Forschung initiiert, aus der heraus bis heute eine Reihe von Publikationen entstanden ist. Seit 1990 Arbeiten zu unterschiedlichen Praxisfeldern, vor allem zu Menschen mit terminalen und Abhängigkeitserkrankungen, sowie 1994 mit Straßenkindern in Brasilien. Bis 1998 therapeutischer Leiter in der Drogenhilfe Tannenhof, Zentrum II (Berlin). Seit 1996 Arbeit in freier Praxis und als unabhängiger Autor.

Sachverzeichnis

A

B

C

D

E

F

G

H

I

K

Q

R

S

T

U

V

W

Z